CB051127

TRATADO DE
MEDICINA
ESTÉTICA

SEGUNDA EDIÇÃO

Volume II

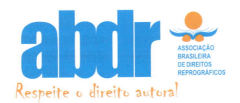

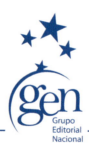

O GEN | Grupo Editorial Nacional – maior plataforma editorial brasileira no segmento científico, técnico e profissional – publica conteúdos nas áreas de ciências da saúde, exatas, humanas, jurídicas e sociais aplicadas, além de prover serviços direcionados à educação continuada e à preparação para concursos.

As editoras que integram o GEN, das mais respeitadas no mercado editorial, construíram catálogos inigualáveis, com obras decisivas para a formação acadêmica e o aperfeiçoamento de várias gerações de profissionais e estudantes, tendo se tornado sinônimo de qualidade e seriedade.

A missão do GEN e dos núcleos de conteúdo que o compõem é prover a melhor informação científica e distribuí-la de maneira flexível e conveniente, a preços justos, gerando benefícios e servindo a autores, docentes, livreiros, funcionários, colaboradores e acionistas.

Nosso comportamento ético incondicional e nossa responsabilidade social e ambiental são reforçados pela natureza educacional de nossa atividade e dão sustentabilidade ao crescimento contínuo e à rentabilidade do grupo.

TRATADO DE MEDICINA ESTÉTICA

SEGUNDA EDIÇÃO

Volume II

MAURÍCIO DE MAIO

Organizador

Médico pela Faculdade de Medicina da Universidade de São Paulo. Cirurgião Plástico pelo Hospital das Clínicas da Faculdade de Medicina da Universidade de São Paulo. Mestre em Medicina pela Faculdade de Medicina da Universidade de São Paulo. Doutor em Ciências pela Faculdade de Medicina da Universidade de São Paulo. Membro Titular da Sociedade Brasileira de Cirurgia Plástica. Membro da International Society of Plastic Surgery (ISAPS)

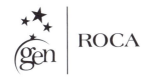

Copyright © 2011 da 2ª Edição pela Editora Roca Ltda.
ISBN: 978-85-7241-917-8 (obra completa)
ISBN: 978-85-7241-918-5 (volume 1)
ISBN: 978-85-7241-919-2 (volume 2)
ISBN: 978-85-7241-920-8 (volume 3)

EDITORA ROCA LTDA.
Uma editora integrante do GEN | Grupo Editorial Nacional
Travessa do Ouvidor, 11
Rio de Janeiro – RJ – CEP 20040-040
Tels.: (21) 3543-0770/(11) 5080-0770 | Fax: (21) 3543-0896
www.grupogen.com.br | editorial.saude@grupogen.com.br

CIP-BRASIL. CATALOGAÇÃO-NA-FONTE
SINDICATO NACIONAL DOS EDITORES DE LIVROS, RJ.

T698
2.ed.
v. 2

Tratado de medicina estética / organizador Maurício de Maio.
2.ed. – [Reimpr.] – São Paulo : Roca, 2017.

Inclui bibliografia
ISBN 978-85-7241-919-2

1. Cirurgia plástica. 2. Estética. I. Maio, Maurício de.

11-0626.   CDD: 617.95
                                                  CDU: 616-089.844

Não dormimos jovens e acordamos
velhos no dia seguinte.

Maurício de Maio

Aos meus pacientes, pela confiança que
em mim depositaram, e aos meus mestres, sem os
quais não poderia ter me desenvolvido profissionalmente.

Agradecimentos da 2ª Edição

Aos colaboradores da primeira edição que disponibilizaram seu tempo na atualização dos capítulos. Aos novos colaboradores que enriqueceram esta segunda edição. Ao dermatologista Dr. Celso Pieralini, pelo auxílio na revisão de diversos capítulos. À Dra. Ivy Magri, pela preciosa colaboração na elaboração de questões, *hot topics* e sumários da presente obra. À Liliann Cristina Amoroso, pelo apoio durante a preparação desta segunda edição.

A Maria del Pilar Payá e Casimiro Payá, pela confiança em mim depositada desde a primeira edição deste Tratado. A toda a equipe da Editora Roca, pelo alto grau de profissionalismo em todas as etapas deste compêndio, meus sinceros agradecimentos.

Agradecimentos da 1ª Edição

Esta obra é fruto do encontro que tive com profissionais que me direcionaram durante minha trajetória acadêmica. Gostaria de conseguir expressar, em breves linhas, a importância dos que me auxiliaram diretamente na realização deste projeto. À Profª Drª Nadir Barbato Valverde de Prates, minha orientadora desde o primeiro ano da faculdade, que me doutrinou sobre o valor do estudo e a preciosidade do conhecimento. À Ana Maria Coelho Dutra, ex-secretária do Departamento de Anatomia da Universidade de São Paulo (USP), que me ensinou a importância do registro e documentação de toda a informação que um dia iria utilizar. À cirurgiã plástica Drª Célia Sampaio Costa Accursio, precursora de Medicina Estética no Brasil, que me instruiu sobre os primeiros passos nessa área. Ao Prof. Dr. Marcus Castro Ferreira, titular da Disciplina de Cirurgia Plástica da USP, que me possibilitou a criação do Setor de Medicina Estética e Laser e que sempre me estimulou a publicar os conhecimentos adquiridos e o desenvolvimento da área no meio acadêmico. À Drª Ignez do Carmo Braga, voluntária do Hospital das Clínicas por quase 50 anos e companheira inseparável durante os anos que me dediquei ao Setor de Medicina Estética da USP, auxiliando-me no registro e controle dos pacientes; aos colegas cirurgiões plásticos Dr. Cesar Isaac e Dr. Rogério Ruiz, no projeto inicial do livro e na coordenação de módulos. À farmacêutica Drª Cláudia Garcia, presente em todas as fases do livro, pela orientação fundamental em cosmecêutica e auxílio na realização desta obra. À Maria del Pilar Payá e à equipe da Editora Roca pela paciência, orientação e operacionalização de todas as etapas deste trabalho. Aos colaboradores, muitos dos quais foram meus professores formais ou informais, sem os quais este livro não existiria, meus sinceros agradecimentos.

Apresentação da 2ª Edição

Esta segunda edição apresenta um formato mais atualizado no conteúdo e na estrutura dos capítulos. Introduzimos sumários e tópicos principais (*hot topics*), que possibilitam uma noção rápida dos aspectos mais importantes que serão discutidos. As perguntas ao final de cada capítulo fornecem as questões mais importantes que o leitor deverá estar apto a responder após a leitura.

Mantivemos a grande maioria dos capítulos da primeira edição, ampliando seu conteúdo devido à necessidade clínica. Contudo, excluímos os assuntos que perderam relevância no tratamento de nossos pacientes.

Apresentação da 1ª Edição

Por não haver um compêndio nessa área de atuação no circuito nacional, nem no internacional, o *Tratado de Medicina Estética* pode ser considerado um marco ao oferecer explanação detalhada e aprofundada sobre aspectos anatômicos desde a embriologia até o envelhecimento do ser humano. Biologia molecular e biomecânica da pele foram incluídas para possibilitar aos estudiosos de cadeira básica e aos clínicos maior compreensão de órgãos e sistemas sobre os quais técnicas são desenvolvidas ou implementadas, além de oferecer maior segurança durante a aplicação de técnicas específicas nos pacientes.

Diferenças étnicas, cronológicas e estados especiais, como o gestacional, promovem subsídios para a fundamentação da cosmecêutica, área que vem se desenvolvendo em ampla escala. A cosmiatria e a cosmecêutica foram desenvolvidas por médicos e farmacêuticos, respectivamente. Um dos pontos interessantes desta obra é o mesmo tema ser apresentado sob a óptica de profissionais de diversas áreas, decisão que possibilitou maior aprofundamento e enriquecimento dos tópicos importantes para atuação em Medicina Estética.

Peelings químicos, dermabrasão, *laser*, inclusões, toxina botulínica e intradermoterapia são descritos com informações sobre aspectos básicos, características fisicoquímicas, imunologia e biocompatibilidade, indicação e seleção de pacientes, técnica e complicações desses métodos amplamente utilizados. Anestesia e analgesia foram incluídas para auxílio dos profissionais que atuam diretamente na área ou necessitam de tais conhecimentos para complementação dos procedimentos.

Condições inestéticas como celulite, microvarizes, acne, alopecia, hirsutismo e cicatrizes patológicas foram definidas e tratamentos tradicionais e atuais apresentados de forma minuciosa, porém com alta praticidade. Incluímos também as terapias antienvelhecimento, que estão cada vez mais presentes e são foco de preocupação de nossos pacientes e de grande interesse médico. Vários procedimentos surgidos no decorrer da elaboração deste livro serão abordados em próxima edição.

A interação multidisciplinar é tendência mundial e recebeu espaço especial nesta obra. Enfermeiros, fisioterapeutas, fonoaudiólogos, cirurgiões-dentistas, psicólogos e esteticistas apresentaram seus conhecimentos nos tópicos de interação com a Medicina Estética.

Finalmente, para fomentar a singularidade deste livro, incluímos aspectos administrativos, éticos, jurídicos e de mídia desenvolvidos por especialistas que auxiliaram a tornar esta obra percussora em Medicina Estética.

Prefácios da 2ª Edição

Os procedimentos não cirúrgicos têm ganhado popularidade e um avanço vertiginoso dentro das especialidades de Cirurgia Plástica e Dermatologia no mundo todo. Esse crescimento fica evidente no número de procedimentos estéticos não cirúrgicos realizados nos Estados Unidos, cujo número saltou de 5.550.446 no ano de 2000 para 10.424.595 no ano de 2008, significando um aumento de 90%.

Atualmente, tais procedimentos são considerados padrão-ouro para muitas lesões e adjuvantes a outros procedimentos cirúrgicos. Esse campo tem permitido o enorme avanço de novas tecnologias e táticas e, consequentemente, uma forte integração da pesquisa com as empresas privadas que atuam nessa área.

Além do impacto social, esses procedimentos têm gerado questões acerca de seu impacto econômico, tal a dimensão que ocupam no cenário mundial. O imediato resultado e o elevado retorno financeiro têm atraído muitos profissionais e, paralelamente, resultados insatisfatórios têm sido observados, o que é mais um motivo para a importância desta obra em concomitância com a formação profissional adequada destes profissionais.

O dinamismo e a liderança do mestre Dr. Maurício de Maio têm sido as características que acompanham sua iniciativa na criação de serviços, na formação de recursos humanos e na produção e divulgação do conhecimento na área de cosmiatria, *peelings*, *laser*, toxina botulínica, inclusões, acne, alopecia e cicatrizes.

Essa nova empreitada de seu *Tratado de Medicina Estética* traz à comunidade médica e paramédica a sua experiência ímpar nesses temas, assim como a experiência de outros profissionais que abrilhantam esta obra. Mostra ao leitor a situação atual desses procedimentos e suas perspectivas, passando pela morfofisiologia da pele até aspectos éticos, jurídicos e de *marketing*.

Congratulo o Dr. Maurício de Maio por essa iniciativa e estendo meus cumprimentos a todos os autores e à Editora Roca. Estou convencida de que o trabalho será de grande valia e continuará a inspirar a todos nesse campo promissor.

LYDIA MASAKO FERREIRA

Professora Titular da Disciplina de Cirurgia Plástica da Universidade Federal de São Paulo.
Chefe do Departamento de Cirurgia da Universidade Federal de São Paulo.
Pesquisadora do Conselho Nacional de Desenvolvimento Científico e Tecnológico 1B.
Representante Adjunta Med III Coordenação de Aperfeiçoamento de Pessoal de Nível Superior.

Meu contato mais constante com Maurício de Maio começou na enfermaria de Cirurgia Plástica do Hospital das Clínicas, quando precisei de ajuda para testar aparelhos de *laser*.

Prontamente, o jovem Maurício se dispôs a me ajudar encarregando-se de tudo, desde a seleção dos pacientes, exames, cirurgia e até o acompanhamento de todo o pós-operatório, o que implicava perder seu repouso de sábados, domingos e tudo mais.

Ganhou, no entanto, meu maior respeito ao se interessar pela aparência do paciente mais sofrido e esquecido do mundo, que é o queimado. A ordem na época era fechar as feridas e dar alta o mais rapidamente possível para poder atender mais. Maurício de Maio colocou todo o seu empenho em melhorar não apenas os rostos, mas toda a aparência, trazendo os queimados de volta ao convívio social, recuperando a autoestima e, principalmente, a dignidade humana. Mostrou, dessa maneira, sua verdadeira vocação: pensar nos outros antes de pensar em sua carreira pessoal. Cresceu não só como Médico, com M maiúsculo, mas como pesquisador e cientista.

Sua maior virtude foi não esconder o que lhe custou anos de trabalho árduo, mas compartilhar, ensinar e dividir tudo aquilo que tinha conquistado, a duras penas, com seu próprio esforço.

A primeira edição, planejada para ser uma obra simples, não pôde ser resumida, necessitando logo de início de três grandes volumes.

Esta nova edição, que conta com 138 capítulos, mostra o sucesso alcançado. É uma honra e satisfação escrever um prefácio para uma obra de tal porte, de utilidade não só para estudantes e médicos jovens, mas também para especialistas.

O tempo irá provar que serão exigidas novas e novas publicações. Tenho certeza de que este jovem e brilhante cientista, que me dá a honra de figurar na sua lista de amigos, não irá fugir de seu destino de trabalho árduo nos campos de pesquisa, ensino e divulgação, sem, com isso, esmorecer no atendimento de todos aqueles que necessitarem de sua ajuda.

WALTER SOARES PINTO
Cirurgião Plástico. Doutor em Medicina pela FMUSP.
Ex-diretor do Serviço de Cirurgia Plástica do Hospital das Clínicas da FMUSP.
Ex-professor Titular de Cirurgia Plástica da Faculdade
de Medicina da Universidade de Santo Amaro.
Perito judicial.

Prefácios da 1ª Edição

O *Tratado de Medicina Estética*, organizado pelo Dr. Maurício de Maio, apresenta ao leitor, num texto didático e bem ilustrado, os diversos procedimentos cirúrgicos e dermato-cosméticos que possam ser de valia no tratamento do processo de senescência. Esta obra conta com vários colaboradores, todos conhecidos pela experiência que têm nas suas respectivas áreas de interesse e apresenta uma oportunidade ao leitor de se informar e se atualizar no campo cada vez mais abrangente da medicina estética.

É, portanto, com prazer que prefacio este livro, que representa uma contribuição significativa para aqueles interessados no tratamento dermato-cosmético, associado ou não à cirurgia estética.

PROF. IVO PITANGUY
Professor Titular do Curso de Pós-Graduação em Cirurgia Plástica da PUC-Rio e do Instituto de Pós-Graduação Médica Carlos Chagas. Chefe da 38ª Enfermaria da Santa Casa da Misericórdia do Rio de Janeiro. Membro Titular da Sociedade Brasileira de Cirurgia Plástica. Membro Titular da Academia Nacional de Medicina e da Academia Brasileira de Letras. FACS, FICS, TCBC.

Vemos, com prazer, vir à luz este livro *Tratado de Medicina Estética*, resultado do trabalho coletivo de seus autores mas representando, sem dúvida, a experiência adquirida por seu editor, o Dr. Maurício de Maio, em sua atuação no Setor de Medicina Estética, na Disciplina de Cirurgia Plástica do Hospital das Clínicas de São Paulo.

Ele terminava sua residência em Cirurgia Plástica, ao final de 1995, quando surgiu a ideia de se iniciar clínica específica para procedimentos de Medicina Estética, dentro da Divisão de Cirurgia Plástica no Hospital das Clínicas.

A Medicina Estética, embora praticada de longa data, recebeu grande impulso na década de 1990, graças à introdução de alguns novos tratamentos como os com ácidos retinoico e glicólico, a toxina botulínica, o *laser* e outros. Tem sido divulgada abundantemente na mídia, de forma até exagerada, segundo alguns.

De qualquer forma, não era ensinada em Faculdades de Medicina, não fazia parte do universo considerado tradicional da medicina curativa. Relacionava-se com a Cirurgia Estética, parte mais conhecida da Cirurgia Plástica.

À época, sentimos a necessidade de reunir informações mais confiáveis sobre os novos procedimentos, pesquisar sua eventual ação em pacientes com problemas cutâneos, associados ou não à cirurgia estética pura, criar critérios para capacitar os profissionais que a utilizariam.

Foi criado grupo de Cirurgia Estética junto ao ambulatório de Cirurgia Plástica, com vários profissionais médicos e não médicos que se associaram sob a liderança do Dr. Maurício.

Pacientes com alterações estéticas da aparência iniciaram tratamento ao lado de outros com sequelas de queimaduras, paralisia facial e outras. Protocolos de pesquisa foram elaborados.

Houve interesse na parte didática, com cursos para alunos de graduação em medicina, liga acadêmica específica de medicina estética, *workshops* para capacitação de profissionais nessa nova área.

Vários trabalhos de pesquisa puderam ser feitos e só não foram mais numerosos pela dificuldade conhecida na avaliação de resultados estéticos. Esses trabalhos foram apresentados em eventos médicos e um deles, sobre o *laser*, propiciou dissertação de mestrado defendida pelo Dr. Maurício.

Este livro representa essa atividade, juntamente com a experiência de vários colaboradores. O cerne do livro mostra vivência significativa e pioneira, relatada de forma acadêmica. Em boa hora vem a público e já constitui a referência mais importante sobre a Medicina Estética em nosso meio.

PROF. DR. MARCUS CASTRO FERREIRA
Professor Titular da Disciplina de Cirurgia Plástica da FMUSP
Chefe da Divisão de Cirurgia Plástica e Queimaduras do Hospital das Clínicas da FMUSP

A busca do rejuvenescimento à custa de tecnologias mais simples empregadas pela Medicina Estética tem tido maior receptividade nos últimos anos. Neste mercado, o Brasil apresenta-se como a nação que disponibiliza o maior número de tratamentos e procedimentos para atender uma demanda de pacientes em franca expansão, que buscam, além da melhoria corporal, também uma vida mais saudável. Para tal, não medem esforços para atenuar ou retardar o envelhecimento utilizando-se das múltiplas terapias disponíveis no mercado da beleza, muitas efetivas e algumas absolutamente ineficazes.

Os avanços alcançados pela Medicina Estética foram mais evidentes nesta última década, chegando mesmo a interessar várias especialidades como cirurgia plástica, dermatologia, endocrinologia e cirurgia vascular, visando tratar problemas como manchas da pele, estrias, preenchimento de rugas, fotoenvelhecimento, queda de cabelos, obesidade, reposição hormonal e celulite, dentre outros.

Nossa era caracteriza-se pela extraordinária produção de novos conhecimentos que crescem de forma exponencial, chegando mesmo a considerar-se a medicina como ciência das verdades transitórias. A globalização derruba fronteiras e aproxima cada vez mais os profissionais independentemente das distâncias. A medicina baseada em evidências ganha espaço importante no cenário da produção científica no qual a divulgação dos resultados tornou-se obrigatória em todas as especialidades médicas. Assim, a procura do limite claro entre os procedimentos comprovadamente eficazes e aqueles ineficientes é de fundamental importância para a segurança da sua utilização e para evitar eventuais riscos à saúde dos pacientes.

O lançamento do *Tratado de Medicina Estética* vem, de forma pioneira na literatura médica, difundir conhecimentos atuais adquiridos por profissionais altamente capacitados e agregar novas conquistas a essa recente área médica, além de discutir assuntos correlatos importantes. Além de vasto armamental terapêutico, a obra também relata alguns procedimentos cirúrgicos de forma responsável e séria, apresentados exclusivamente por cirurgiões qualificados e com a devida formação para executá-los, transmitindo, assim, inestimáveis conhecimentos.

Com base na experiência adquirida no período de 1996 a 2002, quando foi responsável pelo setor de Medicina Estética e Cosmiatria da Divisão de Cirurgia Plástica e Queimaduras do Hospital das Clínicas da Faculdade de Medicina da Universidade de São Paulo, o Dr. Maurício de Maio reuniu todas as condições para, com o auxílio de outros profissionais da instituição e pesquisadores convidados, levar avante, com tenacidade e determinação, a ideia de lançar este importante compêndio com abordagem multidisciplinar que, certamente, contribuirá sobremaneira para o aprimoramento dessa área de atuação profissional.

PROF. DR. HENRI FRIEDHOFER
Cirurgião Plástico, Professor Livre-docente da FMUSP
Membro Titular da Sociedade Brasileira de Cirurgia Plástica e do Colégio Brasileiro de Cirurgiões
Membro Titular da Federação Ibero-latino-americana de Cirurgia Plástica

A Medicina Estética é um ramo importante da Medicina e cuja procura aumentou drastica-mente na última década, graças à disponibilidade de novas substâncias e métodos efetivos, maior consciência de beleza e ao envelhecimento tardio de grande parte da população.

O aumento na demanda faz com que um número cada vez maior de médicos se dedique à especialidade. Contudo, como a maioria de substâncias e métodos não previamente estabele-cidos pode se associar a eventos adversos, é necessário que haja fundamentação científica nesta área. Obras como esta são a base dessa educação formal, aliadas a cursos específicos.

A Medicina Estética não deve mais ser considerada apenas mera especialização de cirurgiões plásticos ou dermatologistas. Para atender às necessidades dos pacientes, a melhor solução é uma abordagem multidisciplinar, com a aplicação dos melhores métodos de todas as especia-lidades. Não obstante, o melhor médico não é o que conhece todas as técnicas e produtos, mas aquele que compreende o que o paciente deseja e de que realmente necessita.

PROF. DR. BERTHOLD RZANY
Professor Titular de Medicina Baseada
em Evidência – Charité – Berlim, Alemanha

Introdução da 2ª Edição

Desde a publicação da primeira edição do *Tratado de Medicina Estética*, muito se compreendeu sobre a importância dos métodos estéticos não cirúrgicos ou minimamente invasivos no tratamento da face e do corpo. Muitas dúvidas foram sanadas e técnicas incipientes tornaram-se consagradas.

O mais surpreendente, no entanto, foi a modificação da solicitação de nossos pacientes por tratamentos com recuperação mais rápida ou de resultado imediato, que culminaram com a redução de métodos cirúrgicos em detrimento dos métodos menos invasivos. Lipoaspiração e colocação de implantes mamários deixaram de ser os tratamentos estéticos mais realizados nas clínicas médicas. A aplicação de toxina botulínica se tornou o procedimento número 1 no mundo, seguido dos preenchimentos com ácido hialurônico. A cirurgia do terço superior da face foi quase completamente substituída pelo uso da toxina botulínica nessa região. Os implantes de silicone sólido na região malar praticamente desapareceram com a introdução de substâncias de preenchimento biodegradáveis à base de ácido hialurônico de alta viscosidade.

Verificamos também que, nos últimos anos, o avanço dos tratamentos faciais foi muito maior que os corporais, tanto em técnicas quanto na eficiência dos equipamentos. O resultado clínico e a satisfação de nossos pacientes comprovam essa tendência.

Hoje é possível falar sobre prevenção, correção e embelezamento para todas a pessoas que não nasceram geneticamente no padrão estético vigente na época. Finalmente, podemos melhorar a autoestima de nossos pacientes com métodos mais rápidos e menos onerosos. A medicina estética está democratizada e acessível às diferentes camadas sociais.

E o futuro? Já estamos vivendo nele. Atualmente, já é possível lentificar o processo de envelhecimento e até evitá-lo em algumas áreas do corpo e da face. O processo de envelhecimento é contínuo e progressivo. Sinais de envelhecimento são qualitativos e quantitativos. As alterações avançam de leves a moderadas, de moderadas a graves e de graves a muito graves. Já que se trata de problema progressivo, como teremos, por exemplo, um sulco nasogeniano profundo e grave se nunca o deixarmos se tornar leve? Tomemos esse exemplo e o apliquemos a todas as regiões do corpo e da face. Desta forma, atuaremos ativamente contra o processo de envelhecimento e trabalharemos na prevenção, pois, como dissemos no início desta obra, "não dormimos jovens e acordamos velhos no dia seguinte".

MAURÍCIO DE MAIO

Introdução da 1ª Edição

Meu interesse em Medicina Estética iniciou-se antes da conclusão da residência em Cirurgia Plástica. A possibilidade de realizar procedimentos minimamente invasivos com recuperação mais rápida dos pacientes e de complementar procedimentos cirúrgicos estéticos era realmente tentadora. Entrei em contato com a área em 1990, quando várias técnicas e produtos estavam sendo introduzidos no Brasil. Frequentei cursos, palestras, *workshops* destinados somente a pequenos grupos, vistos pelo meio acadêmico com certa reserva, pela ausência de comprovação científica e publicações em revistas indexadas. A rigorosidade para com essa *nova área* era tão grande que o cirurgião plástico em formação nas entidades mais tradicionais era repreendido se frequentasse *esse tipo de curso*. Minha curiosidade e interesse eram maiores do que qualquer pressão sofrida na época. Comecei a aplicar os *novos peelings de ácido glicólico* que aqui chegaram inclusive com indicação no verão; como conclusão, apareciam as manchas hiperpigmentadas. Era verdade, a falta de publicações em nosso meio propiciava o aparecimento de complicações. Havia necessidade de pesquisas clínicas para validar os métodos e produtos que entravam no mercado brasileiro. Comecei a estudar farmacologia, histologia e as interações biológicas entre tecido e produto. A literatura específica na área de Medicina Estética era superficial ou escassa.

Concluída a residência em Cirurgia Plástica no Hospital das Clínicas da FMUSP, em 1995, iniciei como médico colaborador da Disciplina de Cirurgia Plástica naquela instituição em 1996. A proposta estabelecida pelo Prof. Dr. Marcus Castro Ferreira era disseminar essa área no meio acadêmico. Foi criado o ambulatório de Cosmiatria onde, inicialmente, com recursos limitados, atendíamos pacientes para tratamento tópico e *peelings* químicos como coadjuvantes dos procedimentos cirúrgicos estéticos faciais. O afluxo de pacientes cresceu de forma exponencial. Os capítulos do *Tratado de Medicina Estética* destinados à *Cosmiatria e Cosmecêutica* trazem informações valiosas para quem deseja atuar nesta área. A experiência com cosmecêuticos e *peelings* químicos resultou no convite do Instituto Magistral para ministrar palestras sobre o assunto, primeiro no eixo Rio-São Paulo e, após curto período, nas principais capitais do país. Foram cinco anos de palestras, quase todos os finais de semana. O intercâmbio com outros profissionais foi enriquecedor. Na época, dois aspectos chamaram minha atenção: a necessidade de os médicos encontrarem literatura específica, em especial de cadeira básica e o fato de que alguns *peelings* químicos não deveriam ser aplicados em todos os tipos de pele e em qualquer lugar do país, devido ao clima e hábitos. Na Parte *Fundamentos*, os leitores encontrarão dados compilados de cadeira básica, para a realização de procedimentos com maior segurança. O que hoje parece óbvio, não o era, absolutamente, naquela época. Percebi a importância dos biotipos e da regionalização climática, o que veio reforçar a necessidade de adaptação das técnicas e dos produtos estrangeiros ao nosso meio. Os capítulos sobre *Aspectos Cronológicos, Étnicos e Estados Específicos* fundamentam a percepção dessas diferenças.

No início de 1997, a promessa de os sistemas a *laser* substituirem o *bisturi* criou expectativa tão grande e tão efêmera entre pacientes e médicos que muitos rejeitam o método até hoje, mesmo nas indicações mais precisas. Com minha dissertação de Mestrado na FMUSP, concluída em 1999, sobre tratamento de rugas com *laser*, aprendi a importância da adequação entre técnica e indicação clínica específica. Não são todos os métodos *miraculosos* que se aplicam a todos os pacientes. O que hoje é claro para o *laser*, ainda não o é para a toxina botulínica e substâncias de preenchimento para a grande maioria dos profissionais, o que resulta em decepções para médicos e pacientes. Percebi isso nos últimos cinco anos, ao ministrar cursos sobre substâncias de preenchimento e toxina botulínica. Há certa ingenuidade da comunidade médica e, principalmente, dos pacientes, em acreditar que uma seringa de preenchimento e outra de toxina botulínica sejam capazes de solucionar toda a complexidade do envelhecimento facial. Com os capítulos destinados aos *Peelings Químicos, Dermabrasão, Laser, Inclusões e Toxina Botulínica*, esperamos que os leitores possam solucionar dúvidas pertinentes a cada método.

Em 1998, foi criado o Setor de Medicina Estética e *Laser* e iniciaram-se as parcerias com entidades, indústrias farmacêuticas e distribuidoras de produtos importados. Gostaria de ressaltar a parceria HC-SENAC, cujo objetivo, na época, era associar o trabalho multidisciplinar de esteticistas, sob a orientação de Denise Ribeiro, ao atendimento de pacientes com sequelas de queimaduras, com micromassagens em enxertos e cicatrizes. O conhecimento da aplicação de cosmecêuticos para fotoenvelhecimento culminou com o convite para a coordenação médica desse projeto. Foi incrível: descobrimos a total ausência de produtos específicos para higienização, fotoproteção, hidratação, clareadores e pigmentantes, que foram desenvolvidos em conjunto com a farmacêutica Drª Cláudia Garcia, a qual exerceria papel fundamental na elaboração deste livro. O impacto do projeto foi tal que fomos agraciados com o *Prêmio Nelson Piccolo*, pela Sociedade Brasileira de Queimaduras, em 1999. Há capítulos destinados a *Cicatrizes Inestéticas*.

Com a introdução de injetáveis para preenchimento no Hospital das Clínicas em 1998 e pela experiência adquirida com vários produtos, fui convidado a relatar o que havia aprendido nas diversas capitais do país. Pude perceber que a realidade da região sudeste é muito diferente daquela das regiões sul e, principalmente, nordeste no que se diz respeito ao elevado custo de materiais importados. No meu modo de ver, existe uma *regionalização econômica* que apresenta papel decisório na escolha de produtos, suplantando até as indicações médicas formais. A questão de produtos biodegradáveis *versus* não biodegradáveis ainda não está solucionada e se encontra nos capítulos sobre *Inclusões*, para apreciação dos leitores.

Por se tratar de um Hospital-Escola associado à Faculdade de Medicina da USP, somei a experiência assistencial à educacional e fundei a "Liga de Medicina Estética e *Laser*" destinada a acadêmicos de medicina, farmacologia, enfermagem, fisioterapia, odontologia e física. Pela primeira vez na história acadêmica, o tema Medicina Estética entrava na graduação médica. O contato multidisciplinar estimulou-me a incluir seção específica sobre *Interação Multidisciplinar*. A mudança, na FMUSP, para currículo nuclear e optativo possibilitou a criação da Disciplina Optativa "Fundamentos em Medicina Estética e *Laser*", em 1999, a qual tive a oportunidade de coordenar e que me possibilitou preparar parte do material encontrado neste livro. Por curiosidade e pelo apelo da mídia quanto ao tema, tínhamos alunos do primeiro ao terceiro ano, sendo a disciplina mais frequentada do currículo optativo, preenchendo todas as vagas disponíveis. Graças ao interesse dos alunos e à restrição do número de vagas e após ler, casualmente, sobre educação médica virtual, criei, em 2000, a primeira Disciplina Optativa Virtual na Faculdade de Medicina da USP. Atingimos 180 alunos num curso de 2 meses, com disponibilidade 24 horas por dia e 7 dias por semana. Mas faltava ainda um livro de referência sobre o assunto, no qual se pudesse aprofundar os assuntos de maior interesse. A força da *Mídia* e *Marketing* é tão surpreendente na Medicina Estética que os incluí em capítulos especiais, em conjunto com *Aspectos Administrativos, Éticos e Jurídicos*.

Ao receber o convite da Editora Roca para escrever um manual sobre Medicina Estética com base na experiência adquirida até então, tive a presunção de realizar um sonho e transformá-lo no *Tratado de Medicina Estética*. Editar este livro foi tarefa árdua, pois queria reunir os nomes de maior expressão no país, sem esquecer os profissionais que ainda não tiveram espaço, até o momento, para publicar seus conhecimentos. Estão todos aqui reunidos. Espero que os leitores apreciem o trabalho dos colaboradores, pois dedicaram seu precioso tempo para auxiliar-me nesta obra. Sinto-me honrado e privilegiado, pois muitos deles foram meus professores e orientadores que exerceram influência de forma direta ou indireta no meu percurso profissional e pessoal.

Muitos profissionais de renome nacional e internacional não puderam participar desta primeira edição devido a compromissos profissionais. Espero que possam abrilhantar esta obra na segunda edição.

Maurício de Maio

Coordenadores da 1ª Edição

Cláudia Rivieri Castellano Garcia

Farmacêutica-bioquímica pela Faculdade de Ciências Farmacêuticas da Universidade de São Paulo. Especialista em Alopatia pela ANFARMAG e Conselho Federal de Farmácia.

Cesar Isaac

Cirurgião Plástico Doutor em Ciências pela FMUSP. Especialista e Membro Titular da Sociedade Brasileira de Cirurgia Plástica. Membro da Sociedade Brasileira de Queimaduras, da Sociedade Brasileira de Laser em Medicina e da Sociedade Brasileira de Cirurgia Craniomaxilofacial.

Rogério de Oliveira Ruiz

Cirurgião Plástico. Preceptor da Cadeira de Cirurgia Plástica da Pontifícia Universidade Católica de São Paulo (PUC-SP). Responsável pelo Ambulatório de Cosmiatria da PUC-SP. Membro Titular da Sociedade Brasileira de Cirurgia Plástica e da Sociedade de Queimaduras.

Colaboradores

Ada Regina Trindade de Almeida
Dermatologista Assistente e Preceptora de Ensino da Clínica Dermatológica do Hospital do Servidor Público de São Paulo.

Adriana de Cerqueira Leite
Dermatologista Pós-graduada em Dermatologia Clínica e em Cirurgia Dermatológica pela Faculdade de Medicina do ABC. Especialista pela Sociedade Brasileira de Dermatologia. Membro da Sociedade Brasileira de Cirurgia Dermatológica, da Academy of Dermatology e da International Society of Dermatologic Surgery.

Adriana Mello
Farmacêutica-bioquímica pela Faculdade Oswaldo Cruz. Membro da American Medical Writers Association.

Alberto Keidi Kurebayashi
Farmacêutico-bioquímico pela USP. Especialização em Fármaco-medicamentos. Especialização em Dermatocosmética pela Vrije Universiteit Brussel – Bélgica.

Aldo Toschi
Dermatologista. Coordenador de Dermatologia do Instituto Brasileiro de Controle do Câncer. Membro-fundador da Sociedade Brasileira de Cirurgia Dermatológica. Membro do Grupo Brasileiro de Melanoma. Sócio efetivo da Sociedade Brasileira de Dermatologia.

Alessandra Grassi Salles
Cirurgiã Plástica. Mestre e Doutora pela FMUSP. Coordenadora do Grupo de Cosmiatria e Laser da Divisão de Cirurgia Plástica e Queimaduras do Hospital das Clínicas da FMUSP. Membro Titular da Sociedade Brasileira de Cirurgia Plástica.

Alessandra Haddad
Cirurgiã Plástica. Mestre pela UNIFESP-EPM. Chefe do Setor de Cosmiatria e Laser da UNIFESP. Membro Titular da Sociedade Brasileira de Cirurgia Plástica. Membro da Academia Internacional de Dermatologia Cosmética, da Sociedade Brasileira de Laser em Medicina e Cirurgia e da International Society of Aesthetic Plastic Surgery.

Alexandros Spyros Botsaris
Clínico Geral. Consultor da Área de Biodiversidade da Natura Cosméticos. Diretor do Instituto Brasileiro de Plantas Medicinais.

Alfredo Luiz Jacomo
Professor Doutor da Disciplina de Topografia Estrutural Humana do Departamento de Cirurgia da FMUSP.

Álvaro Luiz Gomes
Químico pela USP e Master of Business Administration em Economia e Finanças pela Fundação Instituto de Pesquisas Econômicas – USP.

Amâncio Ramalho Jr.
Ortopedista e Traumatologista. Professor da Disciplina de Anatomia Descritiva e Topográfica da UNIFESP.

Ana Carolina Oliveira Carvalho de Nadai
Cirurgiã Plástica. Membro da Sociedade Brasileira de Cirurgia Plástica.

Ana Cláudia de Agostine Schor
Dermatologista. Especialista em Cosmiatria pelo Hospital das Clínicas da Faculdade de Medicina de Ribeirão Preto – USP.

Ana Maria Auricchio
Enfermeira. Mestre pela Escola de Enfermagem da USP. Docente do Curso de Enfermagem do Centro Universitário São Camilo.

Ana Zulmira Eschholz Diniz Badin
Cirurgiã Plástica. Mestre pela Universidade Federal do Paraná. Membro Titular da Sociedade Brasileira de Cirurgia Plástica e da Sociedade de Laser em Medicina e Cirurgia. Membro da International Society of Aesthetic Plastic Surgery.

Andréa Bernardo Mapeli
Dermatologista. Membro Titular da Sociedade Brasileira de Dermatologia.

Angela Leal Chichierchio
Presidente Regional da Sociedade Brasileira de Medicina Estética – Rio de Janeiro.

Anna Maria de Souza Toledo Farias
Professora Doutora do Departamento de Histologia e Embriologia do Instituto de Ciências Biomédicas da USP.

Audrey Katherine Worthington
Cirurgiã Plástica. Especialista e Membro da Sociedade Brasileira de Cirurgia Plástica. Diretora da Sociedade Brasileira de Laser. Coordenadora da Pós-graduação em Medicina Estética da Fundação de Apoio à Pesquisa e Estudo na Área da Saúde.

Bogdana Victoria Kadunc
Professora Doutora em Dermatologia pela Faculdade de Medicina da Universidade de São Paulo. Chefe da Clínica Dermatológica do Hospital do Servidor Público Municipal de São Paulo.

Camila Millani Oba
Cirurgiã Geral e Vascular da FMUSP.

Camile L. Hexsel
Médica Residente do Serviço de Dermatologia do Hospital Henry Ford.

Carla Sanctis Pecora
Dermatologista. Colaboradora na Unidade de Cosmiatria, Cirurgia e Oncologia do Departamento de Dermatologia da UNIFESP-EPM.

Cecília Valentim
Musicista e Psicoterapeuta Corporal pelo Instituto de Análise Bioenergética de São Paulo (*Certified Bioenergetic Therapist* – CBT). Membro do International Institute of Bioenergetics Analysis.

Cesar Isaac
Cirurgião Plástico. Doutor em Ciências pela FMUSP. Médico Especialista e Membro Titular da Sociedade Brasileira de Cirurgia Plástica. Membro da Sociedade Brasileira de Queimaduras, da Sociedade Brasileira de Laser em Medicina e da Sociedade Brasileira de Cirurgia Craniomaxilofacial.

Charles Yamaguchi
Cirurgião Plástico. Membro Titular da Sociedade Brasileira de Cirurgia Plástica. Membro da American Laser Society in Medicine and Surgery.

Cilene Gomes Pereira Ciochetti
Jornalista. Editora de Medicina e Bem-estar da Revista *IstoÉ*.

Cinthia Roman Monteiro Sobral
Nutricionista. Especialista em Nutrição Clínica e Mestre em Nutrição Humana Aplicada. Professora do Centro Universitário São Camilo.

Cláudia Rivieri Castellano Garcia
Farmacêutica-bioquímica pela Faculdade de Ciências Farmacêuticas da USP. Especialista pela Associação Nacional de Farmacêuticos Magistrais e pelo Conselho Federal de Farmácia. Docente em Cosmetologia do Centro de Tecnologia em Beleza, Serviço Nacional de Aprendizagem Comercial – São Paulo.

Cláudio Paiva
Engenheiro Naval pela Universidade Federal do Rio de Janeiro. Master of Business Administration em Administração pelo Instituto Brasileiro de Mercado de Capitais.

Cristiane Stecca Dente
Fisioterapeuta e Educadora Física. Técnica Esteticista pelo Serviço Nacional de Aprendizagem Comercial – Jundiaí. Especialista em Acupuntura pela Faculdade de Ciências da Saúde.

Cristina Pires Camargo
Cirurgiã Plástica pelo HCFMUSP. Membro Associado da Sociedade Brasileira de Cirurgia Plástica. Membro da Sociedade Brasileira de Medicina Estética.

Dacio Broggiato Júnior
Dermatologista Assistente do Departamento de Dermatologia do HCFMUSP.

Daniel Vasconcellos Regazzini
Cirurgião Plástico. Cocoordenador da Cirurgia Plástica na Comissão de Especialidades Associadas e Membro da Sociedade Brasileira de Cirurgia Bariátrica e Metabólica. Membro Titular da Sociedade Brasileira de Cirurgia Plástica. Membro Ativo da International Society of Aesthetic Plastic Surgery.

Daniela de Fátima Teixeira da Silva
Doutora em Ciências pela USP.

Daniela Graff
Dermatologista. Ginecologista Obstetra. Membro da Sociedade Brasileira de Medicina Estética.

Daniela Guedes Pellegrino
Dermatologista. Membro Titular da Sociedade Brasileira de Dermatologia.

Daniele Pace
Cirurgiã Plástica. Membro Especialista da Sociedade Brasileira de Cirurgia Plástica.

Danielle M. Bertino
Dermatologista. Membro da Sociedade Brasileira de Dermatologia e da American Academy of Dermatology.

Débora Cristina Sanches Pinto
Cirurgiã Plástica. Mestre pela FMUSP. Assistente da Divisão de Cirurgia Plástica e Queimaduras do Hospital das Clínicas da FMUSP.

Deborah Cara Oliveira
Farmacêutica Especialista em Análises Clínicas.

Denise Maria Zezell
Mestre e Bacharel em Física pela UNICAMP. Doutora em Ciências pelo Instituto de Física da UNICAMP. Pesquisadora Titular do Centro de Lasers e Aplicações do Instituto de Pesquisas Energéticas e Nucleares – Comissão Nacional de Energia Nuclear – São Paulo (IPEN – CNEN – SP). Coordenadora do programa de Mestrado Profissional em Lasers em Odontologia do IPEN (2009-2011).

Dirceu Henrique Mendes Pereira
Ginecologista e Obstetra. Doutor pela FMUSP. Secretário Executivo da Sociedade Brasileira de Reprodução Humana.

Doris Maria Hexsel
Dermatologista. Especialista pela Sociedade Brasileira de Dermatologia. Professora da Disciplina de Dermatologia da Faculdade de Medicina da Universidade de Passo Fundo. Preceptora do Departamento de Dermatologia e Responsável pelo Setor de Cosmiatria da Pontifícia Universidade Católica do Rio Grande do Sul – Porto Alegre.

Ediléia Bagatin
Dermatologista. Professora Adjunta do Departamento de Dermatologia da UNIFESP-EPM.

Edith Kawano Horibe
Cirurgiã Plástica. Doutora pela FMUSP. Professora de Pós-graduação da Universidade Cruzeiro do Sul. Membro Titular da Sociedade Brasileira de Cirurgia Plástica. Vice-presidente da Academia Brasileira de Medicina Antienvelhecimento. Presidente da Iberoamerican Confederation of Antiaging Medicine. Membro Titular e Diretora Científica da Sociedade Brasileira de Laser em Medicina e Cirurgia. Membro da International College of Surgeons e da International Confederation of Plastic Reconstructive Aesthetic Surgery.

Edson Hilgert
Pós-graduando em nível de Doutorado em Prótese da Faculdade de Odontologia de São José dos Campos – UNESP.

Eduardo Cunha Farias
Professor Associado do Departamento de Histologia e Embriologia do Instituto de Ciências Biomédicas da USP.

Emiro Khury
Farmacêutico-bioquímico. Professor da Disciplina de Toxicologia e Protetores Solares do Curso de Pós-graduação da Associação Brasileira de Cosmetologia.

Fabia Oppido Schalch
Dermatologista. Especialista pela Sociedade Brasileira de Dermatologia. Mestranda em Ciências Médicas pela Faculdade de Medicina do ABC (FMABC). Colaboradora do Ambulatório de Cabelos e Unhas da FMABC.

Fabio Antonio Naccache
Cirurgião Plástico. Membro Titular da Sociedade Brasileira de Cirurgia Plástica.

Fábio J. D. Carvalho
Advogado. Especialista pela FMUSP. Pós-graduado em Administração Hospitalar e Gestão em Saúde pela Universidade de Santo Amaro. Membro efetivo da Comissão de Direito Médico da Ordem dos Advogados do Brasil – São Paulo.

Fabio Paganini
Cirurgião Plástico. Membro Associado da Sociedade Brasileira de Cirurgia Plástica.

Fernando César Maiorino
Cirurgião Plástico pela UNIFESP-EPM. Especialista pela Sociedade Brasileira de Cirurgia Plástica.

Fernando César Ribeiro
Otorrinolaringologista. Mestre em Medicina pela Universidade Federal do Rio de Janeiro. Doutor em Medicina pela USP.

Flávia Alvim S. Addor
Dermatologista. Mestre em Dermatologia pela FMUSP. Professora Associada da Universidade de Santo Amaro. Diretora Técnica do MEDCIN – Instituto da Pele.

Flávia Emi Akamatsu
Professora Doutora da Disciplina de Topografia Humana do Departamento de Cirurgia da FMUSP.

Flávio Augusto Flório Stilantano Orgaes
Cirurgião Plástico. Especialista pela Sociedade Brasileira de Cirurgia Plástica.

Flávio Henrique Duarte
Cirurgião Vascular. Especialização no HCFMUSP. Cirurgião Vascular da Clínica Miyake – São Paulo. Membro da American Society for Laser Medicine and Surgery e da Sociedade Brasileira de Angiologia e Cirurgia Vascular.

Francisco Leite
Dermatologista. Especialista pela Sociedade Brasileira de Dermatologia. Cirurgião Dermatológico pela Sociedade Brasileira de Cirurgia Dermatológica. Membro Internacional da American Academy of Dermatology.

Gessé Eduardo Calvo Nogueira
Engenheiro Eletrônico pela Fundação Paulista de Tecnologia e Ensino. Mestre em Ciências pela Universidade Federal do Rio de Janeiro. Doutor em Tecnologia Nuclear pela USP.

Gláucia Zeferino
Cirurgiã Plástica pela FMUSP. Doutoranda pela FMUSP. Membro Titular da Sociedade Brasileira de Cirurgia Plástica.

Guilherme O. Olsen de Almeida
Dermatologista. Especialista pela Sociedade Brasileira de Dermatologia. Membro Titular da Sociedade Brasileira de Cirurgia Dermatológica, da American Academy of Dermatology e da American Society for Laser in Medicine and Surgery.

Hamilton Aleardo Gonella
Professor Titular de Cirurgia Plástica da Pontifícia Universidade Católica de São Paulo. Membro Titular da Sociedade Brasileira de Cirurgia Plástica.

Hamilton Takata Costa
Cirurgião-dentista com Aperfeiçoamento em Estética Dental, Periodontia e Endodontia pela Associação Paulista de Cirurgiões-dentistas.

Henrique Cerveira Netto
Cirurgião-dentista. Doutor em Ciências pela Faculdade de Odontologia de São José dos Campos – UNESP. Professor Titular de Prótese Dental da Faculdade de Odontologia da Universidade Metropolitana de Santos.

Henry Okigami
Farmacêutico pela Universidade Federal de Goiás com Especialização em Homeopatia e Farmácia Hospitalar.

Isabel Cristina Pedro Martinez
Dermatologista. Especialista pelo Hospital Ipiranga. Membro da American Society for Laser Medicine and Surgery, da European Academy of Dermatology and Venereology, da International Society of Dermatology e da International Academy of Cosmetic Dermatology.

Ivy Magri
Médica pela Faculdade de Medicina do ABC.

Izabel Coelho
Farmacêutica-bioquímica pela USP. Especialista em *Marketing* pela Escola Superior de Propaganda e Marketing.

Jaime Finazzi
Publicitário com ênfase em *Marketing* pela Universidade Anhembi Morumbi.

Jean-Luc Gesztesi
Farmacêutico-bioquímico. Cientista-chefe de Pesquisa e Desenvolvimento da Natura Inovação e Tecnologia.

Joan Schneider
Economista pela Universidade Federal do Paraná com atuação na Área de Marketing.

Joice Helena Armelin
Ginecologista e Obstetra pela FMUSP.

José Carlos Greco
Médico e Farmacêutico-bioquímico pela USP. Especialista pela Associação Médica Brasileira. Membro da American Academy of Dermatology e da European Academy of Dermatology and Venerealogy. Membro Efetivo da Sociedade Brasileira de Dermatologia. Sócio Efetivo Fundador da Sociedade Brasileira de Cirurgia Dermatológica.

José Carlos Prates
Professor Honorário da UNIFESP-EPM. Membro-representante do Brasil na Comissão Federativa Internacional de Terminologia Anatômica.

José Carlos Prates Filho
Otorrinolaringologista. Especialista pela UNIFESP-EPM.

José Fabio Saad
Cirurgião Plástico pela FMUSP. Mestre pela FMUSP. Membro Titular da Sociedade Brasileira de Cirurgia Plástica.

Karime Marques Hassun
Dermatologista. Mestre pela UNIFESP.

Kazuko Uchikawa Graziano
Enfermeira Livre-docente do Departamento de Enfermagem Médico-cirúrgica da Escola de Enfermagem da USP.

Kose Horibe
Cirurgião Plástico. Doutor em Ciências Médicas pela FMUSP.

Léa Mara Moraes
Cirurgiã Plástica. Membro Titular da Sociedade Brasileira de Cirurgia Plástica e da Sociedade Brasileira de Laser em Medicina e Cirurgia.

Lecy Marcondes Cabral
Cirurgiã Plástica. Mestre pela UNIFESP. Membro Titular da Sociedade Brasileira de Cirurgia Plástica e do Colégio Brasileiro de Cirurgiões. Membro da International Society of Aesthetic Plastic Surgery e da Federação Ibero-latinoamericana de Cirurgia Plástica.

Leny Toma
Professora Associada da Disciplina de Biologia Molecular e do Departamento de Bioquímica da UNIFESP.

Leonardo Buso
Mestre e Doutor em Prótese Dentária pela Faculdade de Odontologia de São José dos Campos – UNESP. Professor do Curso de Especialização em Implantologia e Prótese Dentária da Associação Paulista de Cirurgiões-dentistas.

Lia Mayumi Shinmyo
Cirurgiã Plástica. Especialista e Membro Titular da Sociedade Brasileira de Cirurgia Plástica.

Luciana Archetti Conrado
Dermatologista. Mestre e Doutora pela FMUSP. Especialista e Membro da Sociedade Brasileira de Dermatologia. Membro da Sociedade Brasileira de Cirurgia Dermatológica e da American Academy of Dermatology.

Luciane Hiramatsu Azevedo
Professora Doutora do Mestrado Profissionalizante de Laser em Odontologia – Instituto de Pesquisas Energéticas e Nucleares da Faculdade de Odontologia da USP.

Luiz Gustavo Leite de Oliveira
Cirurgião Plástico. Especialista pela Sociedade Brasileira de Cirurgia Plástica.

Luiz Gustavo Martins Matheus
Farmacêutico-bioquímico pela USP. Pós-gradua-do e Especialista pela Vrije Universiteit Brussel – Bélgica. Pós-graduado e Doutor em Envelheci-mento e Imunologia da Pele pela Universidade de Paris – França. Master of Business Adminis-tration Executivo pela Faculdade Getúlio Vargas – São Paulo.

Luiza Kassab Vicencio
Dermatologista. Especialista pela Sociedade Brasileira de Dermatologia. Membro-funda-dor da Sociedade Brasileira de Laser em Cirur-gia e Medicina.

Malba Bertino
Dermatologista. Mestre em Dermatologia pela USP. Membro da Sociedade Brasileira de Der-matologia, da Sociedade Brasileira de Cirur-gia Dermatológica e da American Academy of Dermatology.

Marcelo Giovannetti
Cirurgião Plástico. Graduado e Pós-graduado pela FMUSP. Doutor pela Faculdade de Medi-cina da Universidade de Colônia – Alemanha. Membro Titular da Sociedade Brasileira de Ci-rurgia Plástica.

Marcia Ramos-e-Silva
Dermatologista. Professora Associada e Chefe do Serviço de Dermatologia do Hospital Univer-sitário Clementino Fraga Filho – Universidade Federal do Rio de Janeiro (UFRJ) e da Facul-dade de Medicina da UFRJ – Rio de Janeiro.

Márcia Salhani do Prado Barbosa
Dermatologista. Membro da Sociedade Brasi-leira de Laser em Medicina e Cirurgia, da Socie-dade Brasileira de Dermatologia e da Sociedade Brasileira de Medicina Estética.

Marco Antonio Bottino
Cirurgião-dentista. Professor Titular de Prótese Parcial Fixa da Faculdade de Odontologia de São José dos Campos – UNESP. Professor Ti-tular de Prótese Dentária da Faculdade de Odon-tologia da Universidade Paulista. Coordenador da Especialidade de Prótese Dentária do Progra-ma de Pós-graduação em Odontologia Restau-radora da Faculdade de Odontologia de São José dos Campos – UNESP.

Marcos Duarte
Mestre e Doutor em Física pela USP. Professor Livre-docente da Escola de Educação Física e Esportes da USP.

Maria Aparecida Salinas Ortega
Cirurgiã-dentista. Especialista em Implantodontia. Professora Assistente do Curso de Especialização em Implantodontia da Universidade de Uberaba e da Universidade Camilo Castelo Branco.

Maria Fernanda Demattê Soares
Cirurgiã Plástica. Doutora pelo Departamento de Cirurgia da USP. Membro Titular e Especialis-ta pela Sociedade Brasileira de Cirurgia Plástica.

Maria Helena Sant'Ana Mandelbaum
Enfermeira. Mestre em Gerontologia. Especia-lista pela Sociedade Brasileira de Enfermagem em Dermatologia (SOBENDE). Esteticista pelo Serviço Nacional de Aprendizagem Comercial. Coordenadora Científica da SOBENDE. Membro da Dermatology Nursing Association.

Maria Inês Nogueira de Camargo Harris
Bacharel em Química e Doutora em Química Orgânica pela UNICAMP. Especialização Pós-doutorado em Toxicologia Celular e Molecular de Radicais Livres pela UNICAMP. Professora de Cosmetologia das Faculdades Oswaldo Cruz.

Mariângela Amato Vigorito
Mestre em Imunologia pela FMUSP.

Marina Emiko Yagima Odo
Dermatologista pela Sociedade Brasileira de Der-matologia. Responsável pela Cosmiatria e Cirur-gia Dermatológica Cosmiátrica da Faculdade de Medicina da Universidade de Santo Amaro.

Marina Stella Bello-Silva
Cirurgiã-dentista. Doutoranda pelo Departamento de Dentística da Faculdade de Odontologia da USP.

Mario Grinblat
Dermatologista. Coordenador do Setor de Derma-tologia do Hospital Israelita Albert Einstein. Membro-fundador da Sociedade Brasileira de Laser em Medicina e Cirurgia. Membro da So-ciedade Brasileira de Dermatologia, da American Society for Laser Medicine and Surgery, da Ame-rican Academy of Dermatology, da Sociedade

Brasileira de Cirurgia Dermatológica e da European Academy of Dermatology and Veneorology.

Marisa Roma Herson
Cirurgiã Plástica Assistente da Divisão de Cirurgia Plástica do HCFMUSP. Membro Titular da Sociedade Brasileira de Cirurgia Plástica e do Victorian Institute of Forensic Medicine – Donor Tissue Bank of Victoria.

Martha Katayama
Cirurgiã Plástica. Especialista pela Sociedade Brasileira de Cirurgia Plástica.

Martha Simões Ribeiro
Doutora em Ciências pela USP. Pesquisadora do Centro de Lasers e Aplicações do Instituto de Pesquisas Energéticas Nucleares – Comissão Nacional de Energia Nuclear – São Paulo.

Mauro Figueiredo Carvalho de Andrade
Cirurgião Vascular. Professo Doutor do Departamento de Cirurgia da FMUSP (Disciplina de Cirurgia Geral e Topografia Estrutural Humana).

Mauro Yoshiaki Enokihara
Dermatologista. Mestre e Doutor pela UNIFESP. Colaborador na Unidade de Cosmiatria, Cirurgia e Oncologia do Departamento de Dermatologia da UNIFESP-EPM.

Meire Brasil Parada
Dermatologista. Colaboradora da Unidade de Cosmiatria, Cirurgia e Oncologia do Departamento de Dermatologia da UNIFESP-EPM. Membro da Sociedade Brasileira de Dermatologia, da Sociedade Brasileira de Cirurgia Dermatológica e da American Academy of Dermatology.

Mônica Iunes Fernandes Spirandelli
Anestesiologista Assistente da Disciplina de Anestesiologia da FMUSP.

Mônica Zechmeister
Acadêmica de Medicina da Fundação Faculdade Federal de Ciências Médicas de Porto Alegre – Rio Grande do Sul.

Munir Miguel Curi
Cirurgião Plástico. Doutor pela FMUSP.

Murilo Gattass Ayub
Acadêmico de Medicina da FMUSP.

Nadir Eunice Valverde Barbato de Prates
Professora Doutora do Departamento de Anatomia do Instituto de Ciências Biomédicas da USP. Secretária Geral da Associação Panamericana de Anatomia. Membro Representante do Brasil na Comissão Panamericana da Terminologia Anatômica.

Niklaus Ursus Wetter
Físico pelo Instituto Federal de Tecnologia de Zurique – Suíça. Doutor em Ciências pelo Instituto de Pesquisas Energéticas e Nucleares (IPEN). Pesquisador Titular do IPEN.

Otávio R. Macedo
Dermatologista. Membro da American Academy of Dermatology, da European Academy of Dermatology e da Sociedade Brasileira de Dermatologia. Membro Efetivo e Fundador da Sociedade Brasileira de Medicina e Cirurgia a Laser.

Pascale Mutti Tacani
Fisioterapeuta pela Universidade Cidade de São Paulo (UNICID). Mestre em Ciências pelo Programa de Pós-graduação em Cirurgia Plástica da UNIFESP. Membro da Associação de Fisioterapia Dermato-funcional do Estado de São Paulo e da Associação Brasileira de Fisioterapia Dermato-funcional.

Patricia Jaqueline Erazo
Cirurgiã Plástica. Membro da Sociedade Brasileira de Cirurgia Plástica.

Patricia Rizzo Credidio
Médica. Pós-graduada pela Union Internationale de Médicine Esthétique da Universidade Argentina John F. Kennedy e pela Asociación Médica Argentina.

Paula Nunes Toledo
Fonoaudióloga. Mestre pela Pontifícia Universidade Católica de São Paulo e Especialista pelo Conselho Federal de Fonoaudiologia. Docente do Centro de Especialização em Fonoaudiologia Clínica e do Centro Universitário das Faculdades Metropolitanas Unidas.

Raul Mauad
Cirurgião Plástico. Pós-graduado pelo Serviço do Professor Ivo Pitanguy. Doutor em Cirurgia pela Disciplina de Técnica Cirúrgica e Cirurgia Experimental da FMUSP.

Raul Telerman

Cirurgião Plástico. Especialista pela Associação Médica Brasileira e pelo Conselho Regional de Medicina – São Paulo. Mestre pela UNIFESP-EPM. Membro Titular da Sociedade Brasileira de Cirurgia Plástica e da Sociedade Brasileira de Queimaduras.

Roberto Kasuo Miyake

Cirurgião Vascular. Especialista pela Sociedade Brasileira de Angiologia e Cirurgia Vascular. Doutor em Cirurgia pela USP. Membro-fundador e da Diretoria Executiva da Sociedade Brasileira de Laser em Medicina e Cirurgia. Membro da American Society for Laser Medicine and Surgery.

Roberto Rovigatti

Cirurgião Geral pela USP. Pós-graduado em Administração pela Fundação Getúlio Vargas.

Rodrigo Achilles

Cirurgião Plástico. Especialista pela Sociedade Brasileira de Cirurgia Plástica. Médico Pesquisador da FMUSP.

Rodrigo de Faria Valle Dornelles

Cirurgião Plástico. Mestre em Cirurgia Plástica pela USP. Coordenador do Curso de Pós-graduação *lato sensu* em Cirurgia Craniofacial do Hospital São Joaquim da Real e Benemérita Sociedade de Beneficência Portuguesa. Membro Titular da Sociedade Brasileira de Cirurgia Plástica e da Sociedade Brasileira de Cirurgia Craniomaxilofacial.

Rodrigo Gimenez

Cirurgião Plástico. Mestre pela FMUSP. Doutorando pela Faculdade de Ciências Médicas da UNICAMP. Membro Titular da Sociedade Brasileira de Cirurgia Plástica.

Rodrigo Kikuchi

Cirurgião Vascular pela FMUSP. Membro da American Society for Laser in Medicine and Surgery, do American College of Medicine, do American Venous Forum e da Sociedade Brasileira de Laser em Medicina e Cirurgia.

Rogério de Oliveira Ruiz

Cirurgião Plástico. Preceptor da Cadeira de Cirurgia Plástica da Pontifícia Universidade Católica de São Paulo (PUC-SP). Responsável pelo Ambulatório de Cosmiatria da PUC-SP. Membro Titular da Sociedade Brasileira de Cirurgia Plástica e da Sociedade de Queimaduras.

Rogério Eduardo Tacani

Fisioterapeuta pela Universidade Cidade de São Paulo (UNICID). Mestre em Ciências do Movimento pela Universidade de Guarulhos. Doutorando em Engenharia Biomédica pela Universidade de Mogi das Cruzes. Membro da Associação de Fisioterapia Dermato-funcional do Estado de São Paulo e da Associação Brasileira de Fisioterapia Dermato-funcional.

Rolf Lucas Salomons

Cirurgião Plástico. Coordenador do Curso de Pós-Graduação *lato sensu* em Cirurgia Craniofacial do Hospital São Joaquim da Real e Benemérita Sociedade de Beneficência Portuguesa. Membro Titular da Sociedade Brasileira de Cirurgia Plástica.

Rômulo Mêne

Cirurgião Plástico. Membro Titular da Sociedade Brasileira de Cirurgia Plástica, da Sociedade Brasileira de Laser em Medicina e Cirurgia, da Sociedade Americana de Laser em Medicina e Cirurgia e da Sociedade Europeia de Laser em Medicina e Cirurgia.

Rosane Orofino-Costa

Dermatologista. Doutora pela Universidade Federal do Rio de Janeiro. Professora Adjunta da Disciplina de Dermatologia da Faculdade de Ciências Médicas da Universidade do Estado do Rio de Janeiro.

Rosemari Mazzuco

Dermatologista. Especialista pela Sociedade Brasileira de Dermatologia. Secretária do Departamento de Cosmiatria da Sociedade Brasileira de Dermatologia.

Ruth Graf

Cirurgiã Plástica. Professora Adjunta da Disciplina de Cirurgia Plástica da Universidade Federal do Paraná. Membro Titular da Sociedade Brasileira de Cirurgia Plástica. Membro Efetivo da International Society of Aesthetic Plastic Surgery. Membro Internacional da American Society for Aesthetic Plastic Surgery.

Sabrina Guimarães
Dermatologista. Pós-graduanda pelo Serviço de Dermatologia do Hospital da Gamboa – Rio de Janeiro. Membro da Sociedade Brasileira de Laser em Medicina e Cirurgia.

Samira Yarak
Dermatologista. Mestre pela UNIFESP. Doutoranda da UNIFESP – Departamento de Patologia. Professora e Coordenadora da Disciplina de Dermatologia da Universidade Federal do Vale do São Francisco. Membro da Sociedade Brasileira de Dermatologia, da Sociedade Brasileira de Cirurgia Dermatológica e da American Academy of Dermatology.

Sandra Faragó Magrini
Psicóloga. Doutora em Ciências pela FMUSP. Mestre em Psicologia Clínica pelo Instituto de Psicologia da USP.

Sandra Mayumi Assami
Enfermeira. Especialista em Enfermagem pela Escola de Enfermagem da USP.

Selma Fukushima
Técnica Esteticista pelo Serviço Nacional de Aprendizagem Comercial de São Paulo.

Serafim Vincenzo Cricenti
Professor Responsável pelo Laboratório Morfofuncional da Universidade Cidade de São Paulo. Membro Titular da Disciplina de Anatomia Descritiva e Topográfica da Universidade de Santo Amaro.

Sheila Gouw-Soares
Professora Doutora do Mestrado Profissionalizante de Laser em Odontologia – Instituto de Pesquisas Energéticas e Nucleares, Faculdade de Odontologia da USP.

Shirlei Schnaider Borelli
Dermatologista pela Sociedade Brasileira de Dermatologia e pela American Academy of Dermatology. Pesquisadora do Centro de Estudos do Envelhecimento da UNIFESP.

Silvia Cristina Núñez
Doutora em Ciências pela USP.

Silvia Regina Pierotti
Fonoaudióloga. Especialista em Motricidade Orofacial pelo Conselho Federal de Fonoaudiologia. Mestre em Distúrbios da Comunicação pela Pontifícia Universidade Católica de São Paulo. Supervisora do Ambulatório de Fonoaudiologia Estética da Face do Instituto do Centro de Especialização em Fonoaudiologia Clínica (CEFAC). Coordenadora e Docente do Curso de Aprimoramento em Motricidade Orofacial com Enfoque em Estética do CEFAC.

Silvio Previde Neto
Cirurgião Plástico Especialista pela Sociedade Brasileira de Cirurgia Plástica.

Su Chao
Cirurgião Vascular. Médico Assistente do Instituto de Câncer Octávio Frias de Oliveira – HCFMUSP.

Sueli Coelho da Silva Carneiro
Dermatologista. Professora Adjunta de Dermatologia do Hospital Universitário Pedro Ernesto – Universidade do Estado do Rio de Janeiro (HUPE-UERJ) e da Faculdade de Medicina da UERJ. Docente dos Programas de Pós-graduação (Mestrado e Doutorado) em Ciências Médicas da UFRJ e em Medicina da UFRJ. Livre-docente em Dermatologia pela USP.

Suzana Cutin Schainberg
Dermatologista. Especialista pela Sociedade Brasileira de Dermatologia. Membro-fundador da Sociedade Brasileira de Laser em Cirurgia e Medicina.

Tania Aparecida Meneghel
Dermatologista. Membro Efetivo da Sociedade Brasileira de Dermatologia, da Sociedade Brasileira de Cirurgia Dermatológica, da Sociedade Brasileira de Laser, da Academia Americana de Dermatologia e da American Society for Laser Medicine and Surgery.

Teresa Makaron Passarelli
Dermatologista. Mestre pelo Departamento de Dermatologia da USP. Membro das Sociedades Brasileira, Americana e Espanhola de Laser e Sociedades Brasileira e Americana de Dermatologia.

Thaís Mauad
Professora Doutora do Departamento de Patologia da FMUSP.

Vera Lúcia Kögler
Cirurgiã-dentista. Especialista em Implantodontia pela Faculdade de Odontologia da USP. Mestre em *Lasers* em Odontologia pelo Instituto de Pesquisas Energéticas e Nucleares de São Paulo e pela Faculdade de Odontologia da USP.

Vera Lúcia Nocchi Cardim
Cirurgiã Plástica. Doutora em Medicina pela Faculdade de Medicina da Santa Casa de Misericórdia de São Paulo. Chefe do Núcleo de Plástica Avançada do Hospital São Joaquim da Real e Benemérita Sociedade de Beneficência Portuguesa (HSJRBSPB) – São Paulo. Professora Responsável pelo Curso de Pós-graduação *lato sensu* em Cirurgia Craniofacial do HSJRBSPB. Diretora do Capítulo Cirurgia Craniomaxilofacial da Federação Ibero-latinoamericana de Cirurgia Plástica. Membro Titular da Sociedade Brasileira de Cirurgia Plástica e da Sociedade Brasileira de Cirurgia Craniomaxilofacial. Membro Associado da International Society of Craniofacial Surgery.

Vera Regina Ferraz de Laurentiis
Psicóloga e Psicoterapeuta do Movimento Interdisciplinar de Psicossomática, do Programa Psicofísico de Reeducação Alimentar e da EQUIPSI – Tratamentos Psicodinamicamente Orientados.

Walter Soares Pinto
Cirurgião Plástico. Doutor em Medicina pela FMUSP. Ex-diretor do Serviço de Cirurgia Plástica do Hospital das Clínicas. Ex-professor Titular de Cirurgia Plástica da Faculdade de Medicina da Universidade de Santo Amaro. Perito Judicial.

Young Sinn Lee
Cirurgião Plástico e Membro Associado à Sociedade Brasileira de Cirurgia Plástica.

Yuri de Souza Lima Mêne
Dermatologista. Pós-graduando pelo Serviço de Dermatologia do Hospital da Gamboa – Rio de Janeiro. Membro da Sociedade Brasileira de Laser em Medicina e Cirurgia.

Índice

TÉCNICAS E PROCEDIMENTOS TERAPÊUTICOS

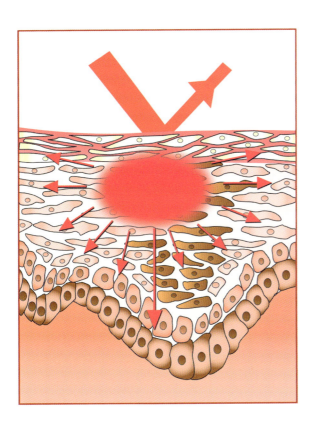

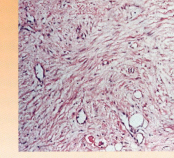

Seção 5

Peelings Químicos

Capítulo 34

Indicação e Seleção de Pacientes

Mauro Yoshiaki Enokihara ◆ Carla Sanctis Pecora

SUMÁRIO

A indicação correta dos procedimentos e uma seleção adequada de pacientes são de extrema importância para garantir um resultado positivo e a satisfação tanto do paciente quanto do médico.

É de responsabilidade total do médico explicar minuciosamente a técnica e as possíveis reações adversas e esclarecer qualquer dúvida que o paciente possa ter. É importante também não criar falsas expectativas ou ludibriar o paciente quanto a um possível resultado inatingível.

Quando uma boa relação entre médico e paciente é estabelecida e as dúvidas são totalmente sanadas, é possível alcançar o objetivo do tratamento para ambos os lados.

HOT TOPICS

- Os *peelings* são classificados em superficial, médio e profundo.
- As principais indicações para a dermabrasão são: cicatrizes de acne, queratoses actínicas, adenomas sebáceos, rugas, tatuagens, etc.
- Contraindicações relativas de um procedimento compreendem: o fototipo, o hábito de exposição solar e a estabilidade emocional.
- A definição do fototipo do indivíduo baseia-se no conteúdo de melanina epidérmica da pele não exposta e na sua capacidade genética de se bronzear.
- Os fototipos ideais para o *peeling* são o I e o III.
- O uso prévio de ácido retinoico e hidroxiácidos pode aumentar a permeabilidade dos agentes do *peeling*.
- O diagnóstico de *angina pectoris* constitui contraindicação a qualquer *peeling* que cause sensação de queimação ou ardor que possa aumentar a frequência cardíaca.
- O *peeling* profundo apresenta risco de formação de cicatriz hipertrófica ou queloidiana.

- Os *peeling*s superficiais não apresentam contraindicação absoluta, pois costumam ser bem tolerados.
- O uso de hormônios pode predispor ao aparecimento de pigmentação pós-inflamatória.
- O tabagismo pode multiplicar o aparecimento de rugas actínicas.

INDICAÇÕES DO *PEELING* QUÍMICO

O conhecimento científico sobre a atividade e as consequências das substâncias químicas utilizadas nos *peelings* é fundamental, pois é pela correlação entre o tipo de pele, a localização e a alteração tegumentar que se consegue definir a profundidade necessária a ser atingida para obter o resultado estético possível e desejado.

Os *peelings* podem ser classificados em superficial, médio e profundo, ou seja, o superficial atinge a epiderme até a derme papilar; o médio se estende da derme papilar até a parte superior da derme reticular e o profundo estende-se até as camadas intermediárias da derme reticular[1]. As indicações para o emprego dos *peelings* químicos são: queratoses actínicas, hipercromias, cicatrizes superficiais, rugas, radiodermites, acne vulgar e rosácea.

Para obter melhores resultados, deve-se correlacionar a queixa do paciente com o diagnóstico e a profundidade do *peeling*[2] (Tabela 34.1).

As indicações para a dermabrasão são mais amplas do que para o *peeling* químico. Hanke[3] descreve mais de 50 possíveis situações para o emprego da dermabrasão; no entanto, serão citadas as mais comuns[4]: cicatrizes de acne e traumáticas, queratoses actínicas e seborreicas, nevo epidérmico, tricoepiteliomas, adenomas sebáceos, rinofima, rugas, tatuagens, doença de Hailey-Hailey.

SELEÇÃO DE PACIENTES

A consulta inicial é o ponto crucial para a seleção adequada e a instituição de um plano de tratamento. Nesse momento, o médico tem uma primeira oportunidade de checar a personalidade do paciente, estudar a melhor forma de abordagem e, dependendo do perfil do paciente, optar até pela não realização do procedimento. Muito importante também é saber ouvir o paciente, quais motivos o trazem ao consultório e somente depois salientar os pontos que podem ser tratados. Cada face deve ser cuidadosamente estudada, para escolha do(s) agente(s) do *peeling* químico que proporcionará(ão) o melhor resultado com a menor morbidade, baseando-se nas características da pele a ser tratada e na profundidade dos defeitos.

Uma vez determinado o tratamento, é importante expor, de forma clara, o regime de tratamento, o tempo de cicatrização, as possíveis complicações e outras opções possíveis, para sentir o nível de tolerância do paciente, sua disponibilidade, seja pelo estilo de vida, tipo de trabalho ou custo. Algumas vezes, pelo grau de fotoenvelhecimento, indica-se o *peeling* médio ou profundo, mas, pelo tipo de trabalho, a opção mais adequada é a realização de *peelings* seriados superficiais ou médios (Fig. 34.1), com menor morbidade e resultado cumulativo a médio prazo. Por outro lado, os homens geralmente

Tabela 34.1 – Profundidade dos *peelings* com base nas alterações cutâneas

Indicação	Profundidade
Acne	
Em atividade	Superficial
Pós-atividade (sequela)	Profunda
Hipercromias	
Melasma	Superficial/média
Hiperpigmentação pós-inflamatória	Superficial/média/profunda
Efélides (sardas)	Superficial
Lentigos	Superficial/média
Cicatrizes	Média
Rugas	
Muito suaves	Superficial/média
Suaves	Média
Moderadas	Média/profunda
Intensas	Profunda
Radiodermite	Média/profunda

978-85-7241-919-2

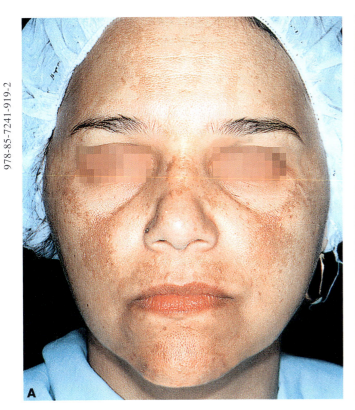

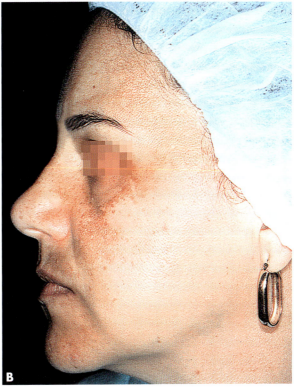

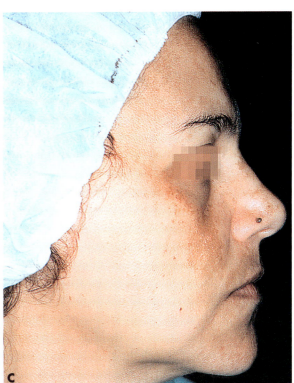

Figura 34.1 – (*A* a *C*) Paciente com melasma que acomete as regiões malar bilateral, frontal, dorsal do nariz, lábio superior e mento. Indicação de *peelings* superficiais seriados. Ressaltar a importância da documentação fotográfica nas três posições.

preferem fazer um único procedimento que proporcione resultados mais rápidos.

O médico também deve estar seguro de que o paciente não apresenta expectativas irreais quanto aos resultados, o que garante um bom relacionamento no pós-operatório. O paciente deve estar ciente dos perigos e das limitações e, se possível, ter acesso a fotografias que elucidem o procedimento em si (principalmente na dermabrasão), o pós-operatório e as possíveis complicações.

Existem alguns achados clínicos, hábitos do paciente ou antecedentes pessoais que devem ser analisados cuidadosamente, pois podem constituir contraindicação relativa ao procedimento, como por exemplo, o fototipo, o hábito de exposição solar e a estabilidade emocional[5]. Os fatores a serem analisados estão listados a seguir.

- Fototipo (Fitzpatrick).
- Grau de fotoenvelhecimento e dano actínico.
- Exposição solar/proteção solar inadequada.
- Escoriação neurótica.
- Uso de cosméticos.
- Uso anterior de isotretinoína ou radiação.
- Cirurgia plástica pregressa.
- Tabagismo.
- Saúdes física (*angina pectoris*) e mental.
- Medicações.
- Gestação.
- História de herpes simples labial.
- História de cicatriz hipertrófica ou queloide.
- Expectativa do paciente.

Conscientização do Paciente

Expondo de forma clara e detalhada as opções de tratamento, suas complicações, tempo de cicatrização e tempo de obtenção de resultados, o paciente pode opinar na escolha do tratamento e, desta forma, se tornar também um pouco responsável, diminuindo a quantidade de conflitos e insatisfações por expectativas irreais no pós-operatório.

Os pacientes devem se conscientizar quanto à mudança de hábito com relação à exposição solar e ao uso diário de um filtro solar. É imprudente a realização de *peeling* profundo em pacientes que trabalham ou praticam esporte ao ar livre sem uma proteção solar adequada, assim como também é imprudente atribuir ao procedimento a resolução de todas as anomalias. No tratamento de efélides e melasma, a exposição solar sem proteção adequada é capaz de anular o efeito de um *peeling*. Para uso diário são indicados protetores solares com fator de proteção solar (FPS) 15. Pacientes com pele clara que se expõem ao sol devem utilizar protetores solares com FPS 30.

Pacientes que não têm o hábito de usar cosméticos diariamente e não têm a intenção de restringir a exposição solar futuramente não são bons candidatos a um *peeling* profundo, uma vez que podem ser necessárias bases corretivas para mascarar a diferença de bronzeado entre a pele tratada e a não tratada e possíveis áreas com hipopigmentação.

A definição do fototipo do indivíduo baseia-se, em grande parte, no conteúdo de melanina epidérmica da pele não exposta e na sua capacidade genética de bronzear como resposta à radiação ultravioleta (UV)[6]. Uma história cuidadosa da reação de cada indivíduo à exposição solar, avaliando tendência à queimadura solar ou capacidade de bronzear, permite ao médico a classificação segundo o fototipo de pele e, desta maneira, uma real estimativa dos riscos de alterações agudas e crônicas, secundárias à exposição à radiação UV (Tabela 34.2).

É mais fácil prever os resultados do *peeling* e escolher o agente mais adequado quando, na avaliação do paciente, o fototipo for combinado com a cor dos olhos. Os fototipos I a III são ideais para *peeling* de qualquer tipo. O fototipo IV tem menor chance de apresentar pigmen-

Tabela 34.2 – Fototipo: classificação de Fitzpatrick

Tipo	Cor da pele	Resposta da pele ao ultravioleta	DME
I	Branca	Sempre queima Nunca bronzeia	$1,5J/cm^2$
II	Branca	Queima sempre Dificilmente bronzeia	$2,5J/cm^2$
III	Branca	Às vezes queima Bronzeia moderadamente	$3,5J/cm^2$
IV	Marrom	Raramente queima Bronzeia com facilidade	$4,5J/cm^2$
V	Marrom-escura	Queima muito raramente Bronzeia muito facilmente Indivíduo natural e moderadamente pigmentado	$5,5J/cm^2$
VI	Negra	Não queima Bronzeia muito	$6,5J/cm^2$

DME = dose mínima eritematosa .

tação pós-inflamatória se tiver olhos claros (verdes, azuis ou castanho-claros). Os fototipos V e VI apresentam maior risco de discromia. Nesses casos, deve-se realizar um teste na linha do cabelo com o agente a ser utilizado, o que não assegura a mesma resposta em toda a face.

Deve-se também dar a devida atenção àqueles pacientes com fototipo I, mas com fotoenvelhecimento avançado e poiquilodermia solar, pois têm alto risco de apresentar uma linha de demarcação branca entre a área submetida ao *peeling* e a pele não tratada.

FOTOENVELHECIMENTO

Para definição do plano de tratamento são essenciais a avaliação e a definição do grau de fotoenvelhecimento (Fig. 34.2). A classificação de fotoenvelhecimento de Glogau (Quadro 34.1) é útil na avaliação do fotodano em pacientes com ou sem história de acne. Não é possível generalizar e tratar os grupos I e II com *peelings*

Quadro 34.1 – Classificação de Glogau[8]

I – Leve (28 – 35 anos de idade)
- *Rugas mínimas*
- Ausência de queratoses
- Mínimas cicatrizes de acne
- Sem "maquilagem"

II – Moderado (35 – 50 anos de idade)
- *Rugas dinâmicas*
- Melanoses solares incipientes
- Queratoses actínicas precoces e palpáveis
- Acne cicatricial leve
- Uso mínimo de "maquilagem"

III – Avançado (50 – 65 anos de idade)
- *Rugas no repouso*
- Discromia evidente, telangiectasias
- Queratoses actínicas visíveis
- Acne cicatricial que não desaparece com "maquilagem"
- Uso intenso de "maquilagem"

IV – Severo (60 – 75 anos de idade)
- *Só rugas*
- Pele frouxa, amarelo-acinzentada
- Discromias
- Queratoses actínicas e câncer de pele
- Acne cicatricial grave
- Não consegue usar "maquilagem"

---

superficial e médio e os grupos III e IV com médio ou profundo[7]. Alguns pacientes exibem cicatrizes profundas com fotoenvelhecimento leve e, desta forma, estaríamos fazendo a opção menos adequada.

A distinção entre rugas de expressão (dinâmicas) e rugas associadas ao fotoenvelhecimento é primordial, uma vez que rugas ou sulcos dinâmicos não serão permanentemente alterados pelo *peeling*, mostrando melhores resultados com técnicas de preenchimento ou com o uso da toxina botulínica. As pregas ou sulcos gravitacionais devem ser tratados cirurgicamente (por exemplo, ritidoplastia, blefaroplastia) em associação com *peeling*, mas em tempos diferentes. Da mesma forma, os sulcos secundários à posição ao dormir também apresentam resultado ruim ou pouco duradouro com os *peelings*, com melhor resultado com técnicas de preenchimento.

O tratamento das telangiectasias também fica limitado somente com *peelings*, sendo mais indicada a eletrofulguração, a escleroterapia ou a *laser*-cirurgia (*laser* neodímio ítrio alumínio granada, *laser* com corante).

Cada unidade estética deve ser analisada individualmente para determinação do agente do *peeling* ou do tipo de procedimento necessário para obtenção do resultado desejado, com menor risco.

É importante verificar se o aspecto da pele não foi alterado pelo uso de agentes como o ácido retinoico, ou se o paciente estava usando alfa-hidroxiácidos, pois estes podem aumentar a permeabilidade dos agentes do *peeling* na pele.

Saúdes Física e Mental

Todo *peeling* consiste numa agressão à pele. Dessa forma, o paciente precisa estar apto dos pontos de vista físico e mental para enfrentar o processo em si e o tempo de cicatrização. Sendo o *peeling* um procedimento estético, o médico está seguro legalmente, caso não considere oportuna sua realização.

Pacientes submetidos à quimioterapia recente ou infectados pelo vírus da imunodeficiência humana (HIV, *human immunodeficiency virus*)

978-85-7241-919-2

978-85-7241-919-2

SEÇÃO 5

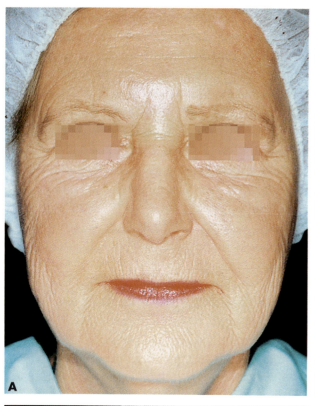

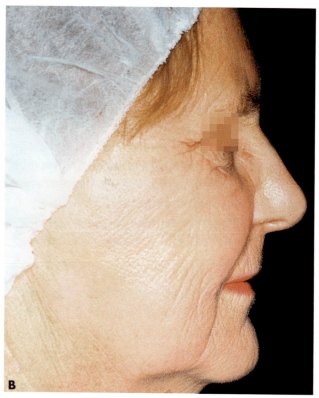

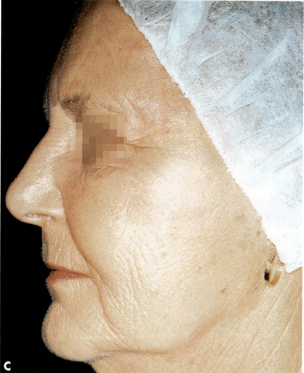

Figura 34.2 – (*A* a *C*) Paciente com fotoenvelhecimento avançado necessita de avaliação global.

podem apresentar retardo na cicatrização e maior risco de infecção secundária. No entanto, aqueles com contagem de CD4 superior a 500 podem ser submetidos ao *peeling* com risco pequeno de complicações[2].

O diagnóstico de *angina pectoris* constitui contraindicação a qualquer *peeling* que cause sensação de queimação ou ardor intenso e que possa elevar a frequência cardíaca e a pressão arterial[2].

Caso o paciente tenha história pregressa de herpes simples recorrente, deve ser instituída terapia profilática com aciclovir, valciclovir ou fanciclovir durante a realização de um *peeling* médio ou profundo, com dose de 1g de aciclovir ao dia durante o período de cicatrização[2].

Outras dermatoses que podem ser exacerbadas com *peelings* químicos ou dermabrasão são: verruga plana, dermatite seborreica, dermatites atópica e perioral, acne rosácea e telangiectasias[2].

Ao contrário do *peeling* médio, o profundo apresenta risco de formação de cicatriz hipertrófica ou queloideana, que pode ser minimizada pela realização de um teste na linha do cabelo, o que também não garante resposta uniforme na face toda[2].

Exames Laboratoriais

Para realização de um *peeling* profundo de fenol em mais de uma unidade estética o paciente deve ser avaliado quanto à função hepatorrenal, para assegurar um *clearance* adequado do fenol, e à função cardiológica com eletrocardiograma recente, para afastar possíveis arritmias, uma vez que o fenol é cardiotóxico[5].

Os *peelings* superficiais praticamente não apresentam contraindicações absolutas, pois costumam ser bem tolerados e ter baixo risco.

Pacientes que serão submetidos à dermabrasão devem realizar uma avaliação laboratorial para determinação do tempo de coagulação e do tempo de sangramento, assim como sorologia para hepatites B e C e anti-HIV[9].

Medicamentos

O uso de hormônios (estrógeno) como contraceptivos ou reposição hormonal da menopausa pode predispor ao aparecimento de pigmentação pós-inflamatória. Não é indicado o *peeling* profundo para pacientes que estejam fazendo uso de anticoagulantes; porém, não há contraindicação ao uso de anti-inflamatório não esteroide ou ácido acetilsalicílico. Por outro lado, é contraindicado o uso de aspirina e anti-inflamatórios não esteroides[9] na dermabrasão.

Isotretinoína – Radiação

Seborreia residual ou oleosidade da pele pode representar uma dificuldade na realização do *peeling*. Pode ocorrer maior penetração do agente químico nas áreas comprometidas com dermatite seborreica (ou qualquer outra dermatite); assim, a oleosidade da pele pode dificultar a penetração do agente, sendo de grande importância um desengorduramento adequado pré-*peeling*. O paciente deve ser advertido de que o *peeling* não altera a oleosidade da pele.

A radiação provoca atrofia da unidade pilos-sebácea, interferindo no processo de cicatrização. Dessa forma, áreas irradiadas somente devem ser submetidas a *peelings* superficiais e áreas com radiodermite aguda não devem sofrer qualquer tipo de abrasão[10].

É necessário sempre se certificar do uso atual ou pregresso de isotretinoína por via oral, pois existe alto risco de formação de cicatrizes pós--*peeling*[10]. Seu papel na formação de cicatrizes pós-*peeling* químico ainda não está estabelecido. Existem relatos de casos de cicatrizes pós-dermabrasão, mas estudos em animais não demonstraram aumento do risco. Tem sido observado o aparecimento de cicatrizes em pacientes que suspenderam o uso da isotretinoína 4, 14, 24 e 36 meses antes da dermabrasão. Portanto, a generalização do intervalo de seis meses de suspensão da droga para realização da dermabrasão dependerá também da técnica utilizada e da dose total da droga.

É rara a incidência de cicatrizes decorrentes de *peelings* químicos pelo uso da isotretinoína, mas, como um *peeling* profundo pode atingir até a derme reticular média – como uma dermabrasão –, deve ser cuidadosa sua realização em pacientes com uso anterior de isotretinoína. A utilização da droga durante seis meses antes ou depois do procedimento pode ser um fator de predisposição à formação de cicatrizes, provavelmente porque o tecido ainda não tenha retornado ao metabolismo basal após a agressão tanto do *peeling* como da droga. A duração do tratamento com isotretinoína e a profundidade do *peeling* devem ser levadas em consideração na escolha do intervalo adequado. Alguns autores consideram um intervalo de um a dois anos para realização do *peeling*[11].

Cirurgia Estética

Caso o paciente tenha sido submetido a um *peeling*, é importante certificar-se de que tipo foi e qual o intervalo de tempo, para se assegurar de que tenha ocorrido uma remodelação adequada do colágeno. É recomendado um intervalo de 4 a 12 semanas entre o *peeling* e procedimentos que envolvam descolamentos.

Tabagismo

Caso o paciente seja candidato a um *peeling* profundo, cabe salientar que o ato de fumar (movimentação da boca e região perioral) pode contribuir para o retorno das rugas num período de seis meses, assim como o movimento repetitivo da boca pode contribuir para a formação de cicatrizes perorais.

O tabagismo pode multiplicar o aparecimento de rugas actínicas, assim como ativar enzimas que danifiquem as fibras colágenas e elásticas[12]. Os fumantes devem ser esclarecidos quanto à limitação da manutenção dos resultados do *peeling* segundo a realidade, em comparação com suas reais expectativas.

QUESTÕES

1. Como ocorre a classificação do fotoenvelhecimento?
2. Quais são as dermatoses que podem ser exacerbadas com o *peeling* químico?
3. Quais são os exames laboratoriais feitos para a realização de um *peeling* profundo?
4. Qual é o risco do uso da isotretinoína concomitante ao *peeling* profundo?
5. Qual a influência do tabagismo no *peeling* profundo?

REFERÊNCIAS

1. BRODY, H. J. Histologia e classificação. In: *Peeling Químico e Resurfacing*. 2. ed. Rio de Janeiro: Reichmann & Affonso, 2000. cap. 2, p. 22.
2. BRODY, H. J. Conceitos básicos no *peeling*. In: *Peeling Químico e Resurfacing*. 2. ed. Rio de Janeiro: Reichmann & Affonso, 2000. cap. 2, p. 47.
3. HANKE, C. W.; O'BRIEN, J. J.; SOLOW, E. B. Laboratory evaluation of skin refrigerants used in dermabrasion. *J. Dermatol. Surg. Oncol.*, v. 11, p. 45-49, 1985.
4. YARBOROUGH, J. M.; COLLEMAN III, W. P. Dermabrasion. In: ROBINSON, J. K. et al. *Atlas of Cutaneous Surgery*. Philadelphia: W. B. Saunders, 1996. p. 333.
5. DRAKE, L. A. et al. Guidelines of care for chemical peeling. *J. Am. Acad. Dermatol.*, v. 33, p. 497-503, 1995.
6. PATHAK, M. A.; FITZPATRICK, T. B. Skin color and sun-reactive skin prototypes. In: FITZPATRICK, T. B.; ELISEN, A. Z.; WOLFF, K. et al. *Dermatology in General Medicine*. 4. ed. New York: McGraw Hill, 1993. v. 1, cap. 22, p. 1694.
7. BRODY, H. J. Conceitos básicos no peeling. In: *Peeling Químico e Resurfacing*. 2. ed. Rio de Janeiro: Reichmann & Affonso, 2000. cap. 2, p. 54.
8. GLOGAU, R. G. Chemical peeling and aging skin. *J. Geriatr. Dermatol.*, v. 2, n. 1, p. 30-35, 1994.
9. ROENIGK JR., H. H. Dermabrasion for rejuvenation and scar revision. In: BARAN, R.; MAIBACH, H. I. (eds.). *Textbook of Cosmetic Dermatology*. 2. ed. London: Martin Dunitz, 1998. cap. 52, p. 595.
10. RUBIN, M. G. Patient selection. In: *Manual of Chemical Peels: superficial and medium depth*. Philadelphia: J. B. Lippincott, 1995. cap. 11, p. 154.
11. HUMPHREYS, T. R.; WERTH, V.; DZUBOW, L. et al. Treatment of photo damaged skin with trichloroacetic acid and topical isotretinoin. *J. Am. Acad. Dermatol.*, v. 34, p. 638-644, 1996.
12. HERNANDEZ-PEREZ, E. Different grades of chemical peels. *Am. J. Cosmet. Surg.*, v. 7, p. 67-70, 1990.

Processo de Cura das Feridas

Marisa Roma Herson

SUMÁRIO

Cicatrização é o nome dado ao processo de reparo, o qual se faz à custa da proliferação do tecido conjuntivo fibroso, em que o tecido preexistente é substituído por cicatriz fibrosa.

A cicatrização é a forma mais comum de cura dos tecidos inflamados. Nela se tem a reposição tecidual, porém, a anatomia e a função do local comprometido não são restituídas, uma vez que se forma a cicatriz, tecido conjuntivo fibroso mais primitivo que substitui o parênquima destruído.

Para que possa haver cicatrização completa, são necessárias eliminação do agente agressor, irrigação, nutrição e oxigenação. Esses fatores são os responsáveis pelo equilíbrio do processo.

HOT TOPICS

- Se houver comprometimento dérmico, o processo de cicatrização incluirá, além da reepitelização, a reorganização dérmica e a contração do leito da ferida.
- A fase inicial da cicatrização compreende coagulação, hemostasia e um processo inflamatório local.
- Os macrófagos permanecem no leito da ferida participando do processo de debridamento tissular, fagocitose bacteriana e migração tissular.
- O tempo da cicatrização dependerá do grau de comprometimento dos anexos cutâneos comprometidos na ferida.

- O contato entre os queratinócitos inibe o processo de proliferação celular.
- A reorganização do leito cicatricial envolve a maturação do tecido de granulação em tecido cicatricial propriamente dito.
- A resistência mecânica de uma cicatriz nunca atinge os patamares de um tecido normal.
- O amadurecimento da cicatriz é caracterizado pela reorganização espacial do colágeno com espessamento da fibras e orientação dos seus feixes.
- Os tipos de colágeno mais abundantes na matriz extracelular são o I e o III.
- O desequilíbrio entre a síntese e a degradação do colágeno resulta em cicatrizes hipertróficas ou queloide.
- Indivíduos jovens possuem maior predisposição para desenvolver queloides que idosos.

INTRODUÇÃO

Apesar de o termo "cicatriz" trazer à mente a imagem de uma alteração cutânea inestética, deve ser lembrado que os fenômenos envolvidos na cicatrização das feridas representam mecanismo dos mais sofisticados para a defesa de nosso organismo, garantindo sua integridade e a manutenção da função de certos órgãos. Por exemplo, é a formação de uma cicatriz em substituição ao tecido cardíaco necrosado após um infarto do miocárdio que previne a ruptura cardíaca e garante a continuidade dos batimentos, ainda que algumas vezes com falhas em seu ritmo; é a restauração constante da mucosa intestinal que garante a continuidade da absorção dos alimentos.

No caso da pele, fenômenos similares aos descritos para a cicatrização de uma úlcera também ocorrem diuturnamente, permitindo sua renovação e garantindo sua continuidade. Uma cicatriz cutânea é reconhecida morfologicamente pela falta de reorganização específica dos componentes de matriz dérmica e células epidérmicas, quando comparada à pele sã vizinha.

Independentemente do agente causal, os processos envolvidos na cicatrização de lesões cutâneas são similares. Como na grande maioria dos fenômenos biológicos, não existe uma ordem cronológica exata das etapas ou mesmo uma compartimentação delas. O cenário é similar ao de uma grande orquestra em que os instrumentos envolvidos se alternam ou unem esforços para atingir a meta final, no caso, reparar a ferida. Isso posto, fica claro que determinada sequência de eventos pode ser potencialmente revertida, modificada, impedida ou mesmo prolongada pelas características genéticas do próprio indivíduo ou por fatores extrínsecos, tais como componentes nutricionais e agentes químicos ou físicos.

A compreensão da importância dos fenômenos envolvidos na cicatrização de feridas cutâneas e principalmente da possibilidade de sua administração pode ser uma arma potente nas mãos de profissionais que, utilizando vários métodos mecânicos e químicos, podem simular, acelerar ou retardar alguns desses processos em seu benefício.

A profundidade e a amplitude da lesão cutânea determinarão, em última instância, a intensidade da resposta cicatricial. Em queimadura solar de primeiro grau ou *peeling* superficial, em que ocorra lesão de apenas algumas camadas de células epidérmicas, sem dano à camada dérmica, a proliferação e a migração de queratinócitos se encarregarão de regenerar a estrutura anatômica; nesse caso, a síntese, a deposição e a remodelação do colágeno dérmico não participam do processo de cicatrização.

No entanto, em ferimentos e abrasões, nos quais o componente dérmico esteja envolvido, o processo de cicatrização incluirá não apenas o fenômeno da reepitelização, mas também o de reorganização dérmica e contração do leito da ferida. Nesse processo de reparação será criada uma nova estrutura, cujas características finais, principalmente sua qualidade estética, dependerão de uma série de fatores nem sempre previsíveis; entre eles, a quantidade e a profundidade de tecido inicialmente lesionado, sua localização, o grau de pigmentação cutânea e o tratamento dado à ferida.

Para efeito de maior clareza, os fenômenos que ocorrem durante a cicatrização de feridas, envolvendo a epiderme e partes ou a totalidade da derme, serão aqui descritos na forma de compartimentos estanques; na realidade, esses acontecimentos fazem parte de um processo extremamente dinâmico, cuja sequência de acontecimentos é modulada por vários fatores intrínsecos e extrínsecos à própria lesão.

FASE INICIAL: COAGULAÇÃO, HEMOSTASIA, INFLAMAÇÃO

A perda da continuidade do tegumento cutâneo, somada aos fatores químicos liberados na circulação, decorrentes da lise de células epidérmicas e da desnaturação do colágeno dérmico, desencadeia uma sequência de processos[1].

Primeiramente, a lesão da derme implica a lesão de vasos sanguíneos, com o consequente sangramento local. A ruptura de células de revestimento interno desses vasos (endoteliais) e a exposição do colágeno subendotelial provocam a adesão local de plaquetas e o depósito de fibrina. Desencadeia-se a mobilização dos fatores da coagulação sanguínea, com a formação de coágulos de fibrina a fim de estancar a perda de elementos formados do sangue e de plasma. Esse esforço local é complementado com a excreção pelas plaquetas de prostaglandinas (serotonina, bradicininas, adrenalina, etc.) e do ácido araquidônico, que induzem vasoconstrição. Essa vasoconstrição local inicial é seguida pela dilatação das vênulas pós-capilares, resultando em rubor e calor locais.

Os depósitos de fibrina intravasculares promovem a adesão progressiva das plaquetas, as quais, por sua vez, continuam liberando produtos na circulação que induzem locorregionalmente ao afastamento de células endoteliais entre si com a formação de verdadeiros poros. Esses pertuitos permitem o extravasamento de maior quantidade de fluidos e a migração de células do compartimento intravascular para os tecidos circunvizinhos, estabelecendo o edema inflamatório.

As plaquetas produzem ainda fatores quimioatraentes que incentivam a migração e a proliferação de células, tais como o fator de crescimento derivado das plaquetas (PDGF, *platelet-derived growth factor*), o fator de crescimento tumoral beta (TGF-beta, *tumor growth factor beta*) e o fator de crescimento dos fibroblastos (FGF, *fibroblast growth factor*)[2]. Uma vez na circulação, esses fatores, além de atraírem a migração de mais plaquetas, funcionam direcionando a migração de fibroblastos e leucócitos (inicialmente neutrófilos em sua maioria) para o local da ferida. Os neutrófilos também são atraídos para o leito da ferida por produtos da desintegração de bactérias, pelo fator C5a, pelo PDGF e por prostaglandinas. Esses últimos têm importante papel na remoção dos detritos celulares e bacterianos.

Transcorridas 24 a 36h, a migração de neutrófilos é seguida por uma onda de migração de monócitos também atraídos por produtos bacterianos, fator linfocitário quimiotático, fragmentos de colágeno, C3b e C5a, calicreína, ativador de plasminogênio, fibrina, TGF-beta e linfocinas. Os monócitos ativam-se em macrófagos e são responsáveis pela secreção de interleucina 1 (IL-1), que agindo sobre o hipotálamo provocam a produção de prostaglandinas e a manifestação sistêmica do quadro febril.

Os macrófagos permanecem no leito da ferida durante dias até semanas, participando ativamente do debridamento tissular, da fagocitose bacteriana e da migração celular. Durante esse período, sintetizam uma série de produtos que contribuem para a neovascularização, a reepitelização e a fibroplasia, como fator de angiogênese (TGF-alfa), fator de crescimento epidérmico (EGF, *epidermal growth factor*), fator de necrose tumoral (TNF, *tumor necrosis factor*) e um tipo de colagenase[3].

Os linfócitos migram ao local da ferida atraídos por C5a, interleucina 2 (IL-2) e imunoglobu-

Tabela 35.1 – Principais citocinas e fatores de crescimento que modulam a cicatrização cutânea

Citocina/Fator de crescimento	Célula produtora	Célula-alvo	Efeito biológico principal
TGF-beta	Plaquetas, macrófagos, fibroblastos e queratinócitos	Células inflamatórias, queratinócitos, fibroblastos	Fibrose; aumento da força tênsil da cicatriz, motilidade de queratinócitos, quimiotaxia de fibroblastos e macrófagos, síntese e remodelação de matriz extracelular
TGF-alfa	Plaquetas, macrófagos, queratinócitos	Queratinócitos, fibroblastos, células endoteliais	Proliferação e motilidade de queratinócitos e células mesenquimatosas
PDGF	Plaquetas, macrófagos, fibroblastos, células endoteliais, células epidérmicas	Neutrófilos, macrófagos, fibroblastos, células endoteliais	Proliferação e quimiotaxia de fibroblastos, quimiotaxia e ativação de macrófagos, síntese de matriz extracelular
FGF	Macrófagos, fibroblastos e células endoteliais	Queratinócitos, fibroblastos, células endoteliais	Angiogênese, quimiotaxia e proliferação de fibroblastos
EGF	Plaquetas, macrófagos, queratinócitos	Queratinócitos, fibroblastos, células endoteliais	Quimiotaxia, proliferação e movimentação de queratinócitos e células mesenquimatosas
IL-1	Neutrófilos, macrófagos	Macrófagos, fibroblastos, queratinócitos	Síntese de colagenase, quimiotaxia de queratinócitos; quimiotaxia, proliferação e expressão de fatores de crescimento de células mesenquimatosas
TNF	Neutrófilos, macrófagos	Macrófagos, queratinócitos, fibroblastos	Ativação da expressão de fatores de crescimento

EGF = fator de crescimento epidérmico; FGF = fator de crescimento dos fibroblastos; IL-1 = interleucina 1; PDGF = fator de crescimento derivado das plaquetas; TGF-alfa e beta = fatores de crescimento tumoral alfa e beta; TNF = fator de necrose tumoral.

lina G (IgG). Essas células também sintetizam fatores de crescimento importantes na síntese do colágeno e sua reabsorção através da modulação da produção de colagenase pelos macrófagos.

Na Tabela 35.1, podem ser observados os principais fatores de crescimento envolvidos nos processos de cicatrização de feridas.

Apoiadas na rede de fibrina existente e com o estímulo gerado por TGF-alfa, prostaglandinas, baixos teores de O_2 e acidose, células endoteliais organizam-se em brotos vasculares que confluem formando novos capilares. O tecido resultante dessa combinação de células inflamatórias e desses brotos capilares confere ao leito cruento o aspecto granular e vermelho rutilante característico do tecido de granulação.

EPITELIZAÇÃO

Lesões cutâneas intraepidérmicas, como as decorrentes de um agente esfoliante, mimetizam a renovação fisiológica da epiderme, desencadeando a regeneração da epiderme através de mecanismos bastante similares. Nesse tipo de lesão, as células superficiais sinalizam às células mais profundas a sua perda de contato com as células vizinhas destruídas. Esses sinais atingem as células da camada basal que, detentoras da capacidade de proliferação celular,

entram em mitose; sua duplicação resulta em células-filhas que irão repovoar as áreas perdidas da epiderme (Fig. 35.1).

O estímulo principal para a mitose dos queratinócitos é a supressão da "inibição por contato". Normalmente, o contato físico entre um queratinócito e outro inibe a proliferação; na falta do contato intercelular, renova-se o mecanismo que desencadeia os processos de proliferação celular[4]. Fatores de crescimento sintetizados pelos próprios queratinócitos e por fibroblastos dérmicos, tais como o EGF e o FGF, modulam a intensidade dessa resposta[5].

O processo de divisão celular origina duas células-filhas: uma, retentora da capacidade proliferativa, permanece aderida à junção dermoepidérmica; outra, destinada à diferenciação celular, progride em direção à superfície epidérmica em substituição às células perdidas.

Por diferenciação de uma célula epidérmica entende-se a organização gradual intracelular dos precursores de queratina, culminando com a perda nuclear e a constituição do envoltório córneo. O comprometimento definitivo com a diferenciação não ocorre imediatamente após o abandono da camada basal; dependendo do nível do estímulo à proliferação celular, células suprabasais podem ser mobilizadas novamente em direção à proliferação, incrementando o potencial de reepitelização das feridas[6].

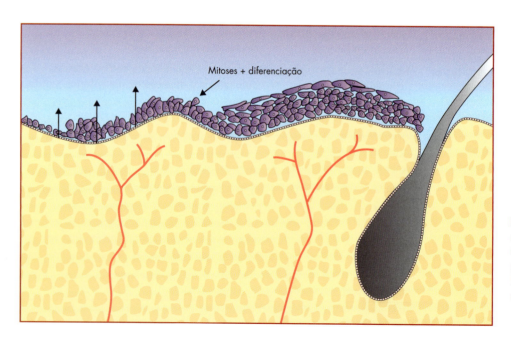

Figura 35.1 – Cicatrização de lesão cutânea com comprometimento exclusivo da epiderme – proliferação e diferenciação celulares.

978-85-7241-919-2

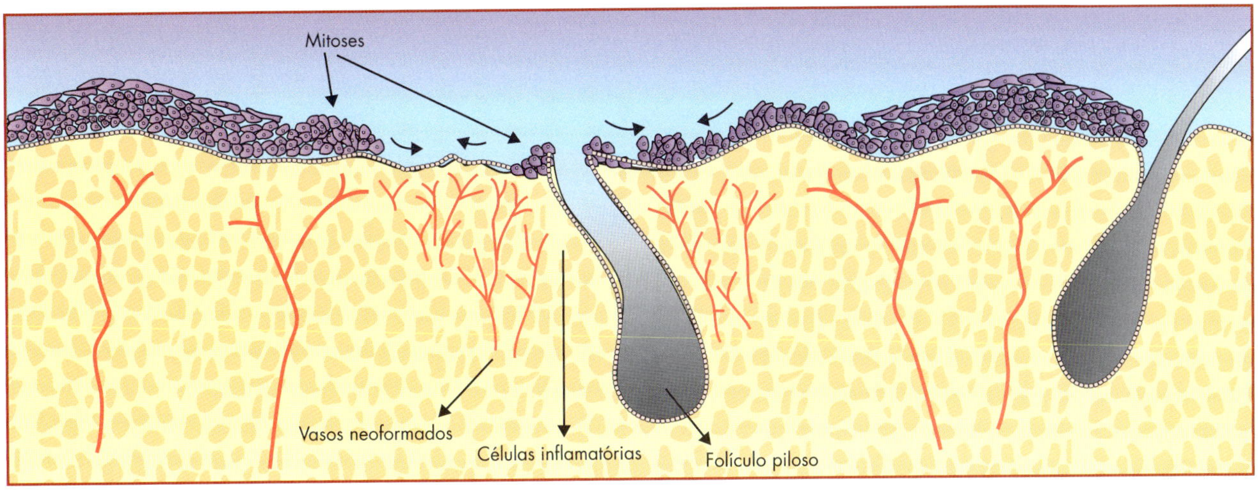

Figura 35.2 – Cicatrização de lesão cutânea com comprometimento da epiderme e de espessura parcial da derme (proliferação, migração e diferenciação celular + reorganização dérmica).

Em ferimentos de espessura parcial que incluam toda a epiderme e parte da espessura da derme, tais como *peeling* profundo ou queimadura de segundo grau, as reservas de queratinócitos que podem ser mobilizadas para a reepitelização estão localizadas ao longo da borda da ferida e nos epitélios que revestem os anexos cutâneos poupados no leito da ferida, como folículos pilosos e glândulas sudoríparas (Fig. 35.2).

Dessa maneira, o tempo de cicatrização dependerá, entre outros, do grau de comprometimento dos anexos cutâneos no leito da ferida. Ou seja, quanto maior o número destes, poupados durante a lesão inicial, mais eficiente e breve será o processo de reepitelização. Normalmente, feridas com lesão apenas parcial da espessura dérmica cicatrizam entre duas e três semanas.

Após as mitoses celulares no nível de camada basal e o espessamento epidérmico nas bordas da ferida, ocorre a perda da aderência de queratinócitos com a junção dermoepidérmica, permitindo a migração das células-filhas em direção à área central do defeito. Proteases sintetizadas pelas células dissolvem o coágulo plasmático à sua frente[7].

Cada queratinócito migra cerca de dois a três espaços celulares, adere-se ao leito e converte-se em uma nova célula basal que, se dividindo novamente, assegura a produção de novas células-filhas. A junção dermoepidérmica restaura-se paulatinamente[8,9].

A migração dos queratinócitos seguintes ocorre sobre os antecessores direcionados pela autossecreção de trilhas de fibronectina, colágenos de tipos IV e V e epibolina, em fenômeno conhecido como epibolia[10-12]. Os queratinócitos migram a partir dos diversos focos mencionados, formando "ilhas" de células epidérmicas que confluem em novo epitélio de revestimento bastante similar à epiderme normal, exceto pela ausência das ondulações dermoepidérmicas.

O contato com outros queratinócitos acaba inibindo o estímulo à proliferação e os mecanismos celulares se desviam na direção da diferenciação celular. Novas mitoses celulares na camada basal provocam o espessamento da neoepiderme, com acúmulo de células que, em posições suprabasais, acabam por restaurar as diversas camadas da epiderme, identificadas por suas características próprias: granulosa, espinhosa e córnea.

Em feridas de espessura total, ou seja, com lesão completa de toda a epiderme e derme, inclusive anexos, a reepitelização dependerá única e exclusivamente da migração de queratinócitos da borda da ferida. De acordo com a extensão da lesão, o processo de reepitelização será demorado e nesse cenário, além da formação de tecido de granulação abundante e fibroso, terá papel mais expressivo o fenômeno de contração do leito da ferida na tentativa do organismo de ocluir primariamente a ferida (Fig. 35.3).

Gabbiani *et al.*[13] descreveram a transformação, no leito da ferida, de alguns fibroblastos em células

978-85-7241-919-2

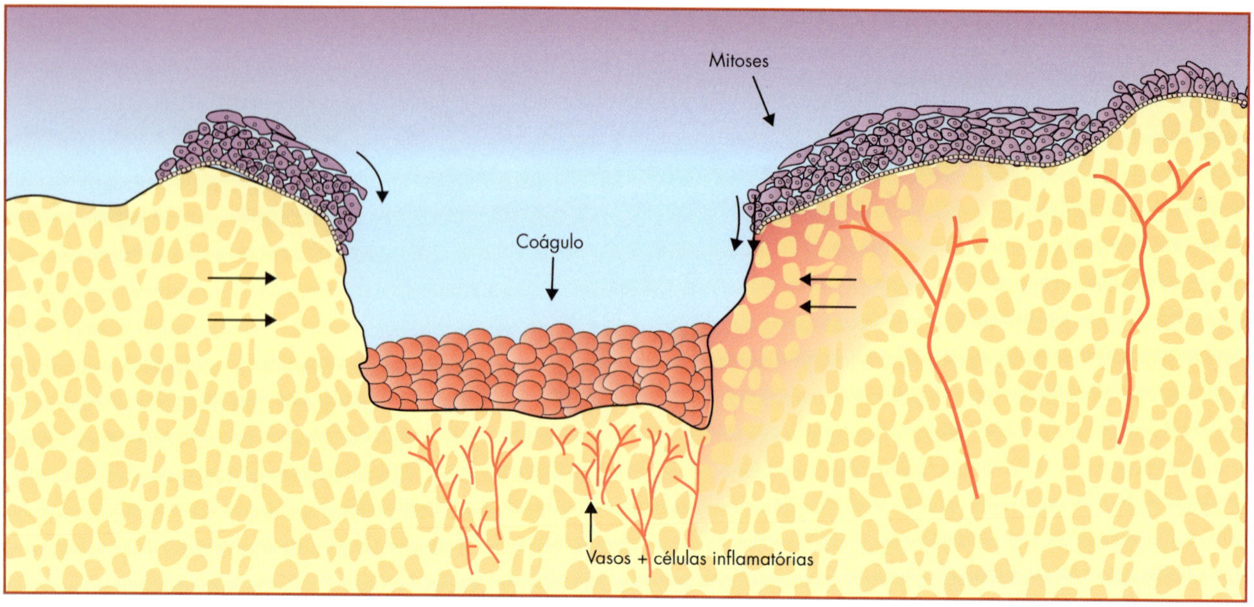

Figura 35.3 – Cicatrização de lesão cutânea com comprometimento de epiderme e perda da derme na totalidade de sua espessura (proliferação, migração e diferenciação celulares + reorganização dérmica; a contração do leito tem papel significativo).

especializadas, denominadas miofibroblastos. Essas células possuem características morfológicas intermediárias entre um fibroblasto típico e uma célula de musculatura lisa e podem ser identificadas bioquimicamente pela presença de α-actina de músculo liso em seu citoplasma[14]. Quando presentes no tecido de granulação, convertem-no em uma verdadeira unidade contrátil, que, gerando uma força centrípeta no leito da ferida, tende a aproximar suas bordas.

À medida que os fibroblastos sintetizam e compactam as fibrilas de colágeno em fibras e feixes, os miofibroblastos contribuem para a contração da ferida, aderindo-se a estes feixes, facilitando o espessamento e o alinhamento das fibras[15]. A identificação de α-actina no leito da ferida é máxima em torno do décimo quinto dia e diminui progressivamente até o trigésimo dia, sinalizando o desaparecimento dessas células no leito cicatricial[14].

Os melanócitos proliferam e migram, juntamente com os queratinócitos, mantendo sua distribuição numérica normal entre eles. No entanto, frequentemente, a produção do pigmento melânico é alterada pelos agentes inflamatórios, tanto a hipocromia como a hipercromia, e pode ser observada nas áreas cicatriciais. Em áreas hipocrômicas resultantes da cicatrização

de queimaduras de segundo grau profundo, observou-se ainda a ausência de melanócitos no leito cicatricial.

REORGANIZAÇÃO DO LEITO CICATRICIAL: FIBROPLASIA, SÍNTESE DO COLÁGENO E DA MATRIZ EXTRACELULAR

Desde o início do processo cicatricial, os fibroblastos são atraídos ao leito da ferida pela presença de níveis anormalmente elevados de fibronectina, fatores plaquetários, citocinas, linfocinas, fragmentos de colágeno e complementos peptídicos[16]. Estimulados por fatores de crescimento, tais como PDGF e TGF-beta, proliferam e, em torno do quinto dia, inicia-se a produção de colágeno[17,18].

A reorganização do leito cicatricial envolve a maturação do tecido de granulação em tecido cicatricial propriamente dito, acelerada pela oclusão da ferida pelo epitélio de queratinócitos neoformados. Progressivamente, ocorre a diminuição da celularidade, vasos sanguíneos exuberantes obliteram-se e diminui a taxa metabólica local.

Os fibroblastos sintetizam ativamente peptídeos de pró-colágeno a partir de resíduos de prolina, glicina e, em menor quantidade, de lisina em seu retículo endoplasmático[19,20]. Além de sintetizar o colágeno, os fibroblastos contribuirão posteriormente para a sua polimerização extracelular em feixes fibrosos e sua orientação espacial[21].

Já no compartimento extracelular, o pró-colágeno sofre a perda de terminais amino e carboxi com a formação de ligações covalentes intramoleculares, resultando na conformação espacial em hélice tripla, característica da molécula de colágeno. A combinação de moléculas de colágeno entre si provoca a formação de fibrilas e, entre estas, de fibras, que são orientadas por fibroblastos conformando uma rede em meio aos constituintes amorfos da matriz dérmica[22].

Tanto a excreção do pró-colágeno para o compartimento extracelular como a formação de fibrilas e fibras de colágeno são moduladas por cofatores, tais como O_2, ferro, α-cetoglutarato e ácido ascórbico. Deficiências de quaisquer um desses elementos, por exemplo, hipóxia ou escorbuto, implicarão em alterações na síntese do colágeno.

Os fibroblastos são ainda responsáveis pela síntese de outros componentes amorfos da matriz extracelular, tais como colágenos dos tipos V e IV e de diferentes tipos de glicosaminoglicanos, normalmente dispersos em meio ao colágeno fibrilar. O glicosaminoglicano mais abundante é o ácido hialurônico, distribuído entre as fibras de colágeno em concentrações mais elevadas próximas à superfície dérmica, e o sulfato de dermatan, distribuído uniformemente na derme. Outros componentes presentes em concentrações menores seriam o sulfato de condroitina, o sulfato de heparano e a heparina[23-25].

Em uma cicatriz cutânea com características normais, os componentes da matriz extracelular estão presentes em concentrações bastante similares à pele normal, exceto pela diminuição da quantidade de ácido hialurônico. A depleção de ácido hialurônico na derme cicatricial tem sido relacionada a processos de cicatrização patológica e alteração em sua fração insolúvel ao envelhecimento cutâneo[26,27].

Apesar da síntese intensa de colágeno, a resistência mecânica de uma cicatriz nunca atinge os patamares do tecido normal; existe apenas um ganho progressivo, de 3% em uma semana até atingir 80% transcorrido um ano pós-lesão. Essa incapacidade de a cicatriz recuperar completamente a resistência mecânica da pele normal parece estar relacionada a falhas no restabelecimento de entrelaçamento eficiente entre os feixes de colágeno existentes na periferia da cicatriz, com os feixes de colágeno do leito cicatricial[17].

REMODELAÇÃO DA CICATRIZ

Após o período de intensa produção de matriz extracelular amorfa e constituída, da contração da ferida e reepitelização da superfície, segue-se o período de "amadurecimento" da cicatriz. Essa fase caracteriza-se pela reorganização espacial do colágeno com espessamento das fibras de colágeno e orientação de seus feixes. Persiste a secreção dos constituintes da matriz extracelular, concomitantemente à reabsorção de colágeno depositado em excesso.

Os tipos de colágeno presentes na matriz extracelular em maior proporção são os tipos I (80%) e III (20%). As fibras de colágeno, sintetizadas durante o processo cicatricial, possuem, inicialmente, características de colágeno de tipo III, sendo mais delgadas do que as do tipo I. No tecido de granulação existe aumento em quase 50% desse tipo de colágeno em relação à derme normal[28].

Esse colágeno tipo III, considerado imaturo, é progressivamente substituído por fibras colágenas com características de colágeno do tipo I. Dessa maneira, cicatrizes "maduras" e com características histológicas e estéticas, consideradas dentro de um padrão de normalidade, apresentam teor final de apenas 10 a 20% de colágeno de tipo III; fibras compactadas em feixes birrefringentes e bem alinhados[29,30].

A reabsorção do colágeno produzido em excesso é gerenciada por metaloproteínas, sintetizadas por macrófagos e fibroblastos, entre elas, a colagenase. Outras proteases como hidrolases e catepsina B e outros fatores genericamente denominados fatores de crescimento (por exemplo, TGF-beta, PDGF, EGF, etc.) também participam desse processo[31,32].

CICATRIZES HIPERTRÓFICAS E QUELOIDES

Imperfeição na remodelação das cicatrizes devido ao desequilíbrio entre a síntese e a degradação de colágeno, bem como em sua organização espacial, resulta em cicatrizes exuberantes, descritas como hipertróficas ou queloides. Esse é um fenômeno exclusivo da espécie humana.

Algumas vezes, a distinção entre uma cicatriz hipertrófica ou um queloide torna-se bastante difícil em nível clínico ou mesmo histológico.

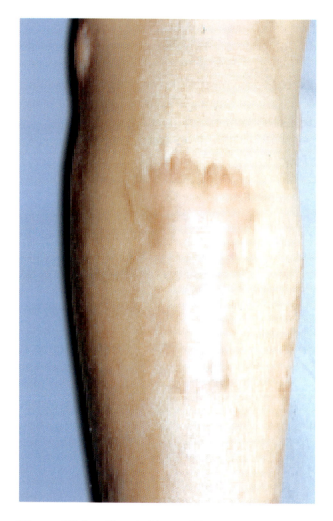

Figura 35.4 – Cicatriz hipertrófica em área doadora de enxerto de pele; as bordas da cicatriz acompanham as bordas da ferida original.

Muito mais frequentes, as cicatrizes hipertróficas tendem a regredir espontaneamente e se limitam aos contornos originais das feridas (Fig. 35.4). Já os queloides se estendem micro e macroscopicamente além dos limites originais da ferida, na forma de verdadeiras massas exuberantes de tecido fibroso e células. Raramente ocorre sua regressão espontânea e tendem a recorrer após sua ablação.

A resposta tissular, que resulta em cicatrizes hipertróficas, pode ocorrer em todas as raças humanas, mas negros e orientais têm maior tendência a desenvolvê-la. A incidência aumenta nos extremos pigmentares cutâneos, sejam negros ou brancos. Os queloides também incidem em pacientes com pigmentação cutânea acentuada (negros e orientais), 2 a 20 vezes mais do que em indivíduos caucasianos. As regiões mais propensas são justamente aquelas ricas em melanócitos funcionantes (face, pescoço, deltoide, pré-esternais). Cicatrizes hipertróficas raramente são observadas nas pálpebras, palmas das mãos ou solas dos pés, ao passo que os queloides foram descritos nestas regiões e em lóbulos de orelhas; mais raramente, mucosas e córnea[33,34].

Indivíduos jovens têm predisposição mais acentuada à formação de cicatrizes hipertróficas e queloides do que idosos. Alguns fatores podem contribuir para tal incidência, como maior índice de traumas nessa faixa etária, maior turgor cutâneo no jovem, maior síntese de colágeno. De forma interessante, pacientes que apresentam grave tendência à formação de cicatrizes hipertróficas na infância e na adolescência podem deixar de tê-la na idade adulta. Apesar de alguns relatos descreverem a formação "espontânea" de um queloide, com frequência, seu aparecimento está associado a trauma ocorrido muito tempo antes ou despercebido por ser tão mínimo como uma picada de inseto ou uma foliculite isolada[35].

Outros fatores relacionados ao aparecimento principalmente de queloides são: predisposição genética; tensão excessiva na oclusão de feridas cirúrgicas; orientação das incisões cirúrgicas contrária às linhas de força da pele; fatores autoimunes justificados pela detecção aumentada de imunoglobulinas e complexos inflamatórios;

Tabela 35.2 – Porcentagem dos principais componentes não colagênicos da matriz extracelular em derme normal, cicatrizes hipertróficas e queloides

Tipo de tecido	HP (%)	DS (%)	HS (%)	HA (%)	CS (%)
Pele normal	8,02	33,20	13,70	22,10	12,10
Cicatriz normal	8,46	38,61	13,97	14,29	15,16
Cicatriz hipertrófica	7,33	44,89	16,09	10,71	16,92
Cicatriz queloide	5,55	33,07	12,60	15,21	27,03

CS = sulfato de condroitina; DS = sulfato de dermatan; HA = ácido hialurônico; HP = heparina; HS = sulfato de heparina.
Modificado de Garg e Longacker[41].

978-85-7241-919-2

CAPÍTULO 35

anormalidades no metabolismo do hormônio estimulador de melanócitos; infecção da ferida com resultante reação inflamatória prolongada e demora na oclusão da ferida com depósitos exagerados de fibras colágenas. Alguns fatores de crescimento e outros produtos celulares têm sido também implicados no estabelecimento de cicatrizes hipertróficas e queloides, como TGF-beta, EGF, FGF e PDGF, uma vez que estes produtos estimulam a proliferação celular e a fibroplasia, com consequente alteração na deposição e na reabsorção do colágeno. Níveis elevados de fibronectina, detectados em cicatrizes hipertróficas e queloides, podem justificar o aumento da migração celular, uma vez que esta funciona como um locorreceptor celular[32,36].

Apesar de similitudes no aspecto clínico, foram descritas algumas diferenças histológicas e bioquímicas entre os dois tipos de cicatrizes[37]. Contrariamente à presença ordenada das fibras de colágeno na derme normal ou das fibras finas e organizadas ao acaso nas cicatrizes hipertróficas, nos queloides as fibras de colágeno apresentam-se organizadas como verdadeiros cordões dispersos em meio à matriz rica em ácido hialurônico e glicosaminoglicanos sulfatados. Esses feixes estão alinhados paralelamente à epiderme, enquanto, na porção central do queloide, se apresentam compactados, com poucas células entremeadas. Em contraste, nas cicatrizes hipertróficas, o material colagenoso é mais fibrilar, sem uma orientação específica, pode ser encontrado conformando nódulos que envolvem miofibroblastos. Os miofibroblastos não são detectados em queloides[38-40].

Ainda é controverso se os depósitos excessivos de colágeno em queloides se devem ao aumento de sua produção ou à diminuição de sua degradação, ou ambos. Ao mesmo tempo em que a principal causa parece ser o aumento da síntese do colágeno, corroborado pelo elevado número de fibroblastos na periferia das cicatrizes e por níveis elevados de prolil-hidroxilase e ácido ribonucleico mensageiro (mRNA, *messenger ribonucleic acid*) intracelular, denotando elevado metabolismo celular, parece haver diminuição da reabsorção da matriz justificada por níveis mais baixos de colagenase produzida pelos fibroblastos nos queloides.

Além da distribuição espacial anômala, as proporções dos principais componentes da matriz extracelular, como colágenos dos tipos I, III, IV e V e proteoglicanos (em especial sulfato de dermatan), também estão alteradas em comparação com a derme normal (Tabela 35.2). Os queloides possuem concentração mais elevada de água, sódio, potássio, magnésio, fósforo, cobre, cálcio e ferro que a pele normal e as cicatrizes hipertróficas[41,42].

O controle do depósito excessivo de matriz extracelular parece ser a chave do sucesso na prevenção da formação de cicatrizes hipertróficas ou queloides. No entanto, apesar desses achados e de inúmeras tentativas terapêuticas utilizando esses conceitos, nenhum tratamento específico para a prevenção do aparecimento dessas cicatrizes patológicas pôde ser instaurado com sucesso até o momento.

QUESTÕES

1. Quais são as fases da cicatrização?
2. Qual o papel dos neutrófilos na cicatrização?
3. Como ocorre o fenômeno da epitelização?
4. Qual é a função dos fibroblastos no processo de cicatrização?

SEÇÃO 5

5. Em que consiste o processo de remodelação de uma cicatriz?

6. Quais são os principais fatores relacionados com o aparecimento de queloide?

REFERÊNCIAS

1. HOCHBERG, J. Wound healing mechanisms. Instructional Course on Wound Healing Update. In: XII IPRAS CONGRESS, 1999. San Francisco. *Anais do XII IPRAS Congress*, Jun. 1999.

2. SEPPA, H.; GROSTENDORST, G.; SEPPA, S.; SCHIFFMAN, E.; MARTIN, G. R. Platelet derived growth factors is chemotactic for fibroblasts. *J. Cell Biol.*, v. 92, p. 584-588, 1982.

3. DAVIDSON, J. M. Growth factors in wound healing. *Wounds*, v. 7, suppl., p. 53A-64A, 1995.

4. POTTEN, C. S. The epidermal proliferative unit. The possible role of the central basal cell. *Cell Tissue Kinet.*, v. 7, p. 77-88, 1974.

5. COULOMB, B.; LEBRETON, C.; DUBERTRET, L. Influence of human dermal fibroblasts on epidermalization. *J. Invest. Dermatol.*, v. 92, p. 122-125, 1989.

6. GILLMAN, T.; PENN, J. Studies on the repair of cutaneous wounds. *Med. Proc.*, v. 2, suppl. 3, p. 121, 1956.

7. GRILLO, H. C.; GROSS, J. Collagenolytic activity and epithelial mesenchimal interaction in healing mammalian wounds. *J. Cell Biol.*, v. 23, p. 39A, 1964.

8. PILCHER, B. K.; DUMIN, J. A.; SUDBECK, B. D.; KRANE, S. M.; WELGUS, H. G.; PARKS, W. C. The activity of collagenase is required for keratinocyte migration on a type I collagen matrix. *J. Cell Biol.*, v. 137, p. 1445-1457, 1997.

9. MESSENT, A. J.; TUCKWELL, D. S.; KNAUPER, V.; HUMPHRIES, M. J.; MURPHY, G.; GRAVILOVIC, J. Effects of collagenase cleavage of type I collagen on a1b1 integrin-mediated cell adhesion. *J. Cell Sci.*, v. 111, p. 1127-1135, 1998.

10. STENN, K. S.; MADRI, J. A.; ROLL, F. J. Migrating epidermis produces AB2 collagen and requires continual collagen synthesis for movement. *Nature (London)*, v. 277, p. 229, 1979.

11. STENN, K. S. Epibolin, a protein in human plasma that supports epithelial movement. *Proc. Natl. Acad. Sci. USA*, v. 78, p. 69-70, 1981.

12. KUBO, M.; NORRIS, D. A.; HOWELL, S. E.; RYAN, S. R.; CLARK, R. A. F. Human keratinocytes synthesize, secrete and deposit fibronectin in the pericellular matrix. *J. Invest. Dermatol.*, v. 83, p. 580-586, 1984.

13. GABBIANI, G.; RYAN, G. B.; MANJO, G. Presence of modified fibroblasts in granulation tissue and their possible role in wound contraction. *Experientia*, v. 27, p. 549-550, 1971.

14. DARBY, I.; SKALLI, O.; GABBIANI, G. Alpha smooth muscle actin is transiently expressed by myofibroblasts during experimental wound healing. *Lab. Invest.*, v. 63, p. 21-29, 1990.

15. GRINNEL, F. Fibroblasts, myofibroblasts and wound contraction. *J. Cell Biol.*, v. 124, p. 401-44, 1994.

16. POSTLETHWAITE, A. E.; KESKI-OJA, J.; MOSES, H. L.; KANG, A. H. Stimulation of the chemotactic migration of human fibroblasts by transforming growth factor b. *J. Exp. Med.*, v. 165, p. 251-256, 1987.

17. PEACOCK, E. E.; COHEN, I. K. Wound healing. In: MCCARTHY, J. (ed.). *Plastic Surgery*. Philadelphia: W. B. Saunders, 1990. v. 1, p. 161-185.

18. ABRAHAM, J. A.; KLAGSBRUN, M. Modulation of wound repair by members of the fibroblast growth factor family. In: CLARK, R. A. F. (ed.). *The Molecular and Cellular Biology of Wound Repair*. New York: Plenum, 1996. p. 275-298.

19. SCHOFIELD, J. D.; UITTO, J.; PROCKOP, D. J. Formation of interchain disulfide bonds and helical structure during biosynthesis of procollagen by embryonic tendon cells. *Biochemistry*, v. 13, p. 1801, 1974.

20. UITTO, J.; PROCKOP, D. J. Hydroxylation of peptide bound proline and lysine before and after chain competition of the polypeptide chains of procollagen. *Arch. Biochem. Biophys.*, v. 164, p. 210, 1974.

21. ROSS, R. The fibroblast and wound repair. *Biol. Ver.*, v. 43, p. 51, 1968.

22. SPEAKMAN, P. T. Proposed mechanism for the biological assembly of collagen triple helix. *Nature*, v. 229, p. 241, 1971.

23. HOFFMAN, P.; LINKER, A.; MEYER, K. The acid mucopolysaccharides of connective tissues. II Further experiments on chondroitin sulfates. *Arch. Biochem. Biophys.*, v. 69, p. 435-440, 1957.

24. DAVIDSON, E. A.; SMALL, W. Metabolism in vitro of connective tissue mucopolysaccharides. II chondroitin sulfate B and hyaluronic acid of skin. *Biochem. Biophys. Acta.*, v. 69, p. 453-458, 1963.

25. GARG, H. G.; BIRCH, D. A. R.; SWANN, D. A. Small dermatan sulphate proteoglycans in human epidermis and dermis. *Biomed. Res.*, v. 10, p. 197-207, 1989.

26. LONGAS, M.; GARG, H. C. Sulfate composition of dermatan sulfate from scar tissue. *Carbohydr. Res.*, v. 237, p. 319-324, 1992.

27. GARG, H. G.; WARREN, C. D.; SIEBERT, I. W. Chemistry of scarring. In: GARG, H. C.; LONGACKER, M. T. (eds.). *Scarless Wound Healing*. New York: Marcel Dekker, 2000. p. 1-22.

28. EPSTEIN JR., C. H.; MUNDERLOH, N. H. Human skin collagen. Presence of type I and type II at all levels of the dermis. *J. Biol. Chem.*, v. 253, p. 1336-1337, 1978.

29. BAILEY, A. J.; SIMS, J. J.; LE LOUIS, M.; BAZIN, S. Collagen polymorphism in experimental granulation tissue. *Biochem. Biophys. Res. Commun.*, v. 66, p. 1160-1165, 1975.

30. LONGACKER, M. T. (eds.). *Scarless Wound Healing*. New York: Marcel Dekker, 2000.

31. ROBSON, M. C. Growth factors as wound healing agents. *Curr. Opin. Biotech.*, v. 2, p. 863-867, 1991.

32. BOLGIANI, A. The role of biosynthetic skin replacements. In: PHILLIPS, G. O. (ed.). *Radiation and Tissue Banking*. Singapore: World Scientific, 2000.

33. ROCKWELL, W. B.; COHEN, I. K.; EHRLICH, H. P. Keloids and hypertrophic scars. *Plast. Reconstr. Surg.*, v. 84, p. 827-837, 1989.

34. COHEN, I. K.; PEACOCK JR., E. E. Keloids and hypertrophic scars. In: MCCARTHY, J. (ed.). *Plastic Surgery*. Philadelphia: W. B. Saunders, 1990. v. 1, p. 732-746.

35. MUIR, J. F. K. On the nature of keloids and hypertrophic scars. *Br. J. Plast. Surg.*, v. 43, p. 61-69, 1990.

36. EHRLICH, H. P.; DEMOULIERE, A.; DIEGELMAN, R. F.; COHEN, I. K.; COMPTON, C. C.; GARNER, W. L.; KAPANCI, Y.; GABBIANI, G. Morphological and immunochemical differences between keloids and hypertrophic scar. *Am. J. Pathol.*, v. 145, p. 105-113, 1994.

37. KIM, W. J. H.; LEVINSON, H.; GOITTES, G. K.; LONGACKER, M. T. Molecular mechanisms in keloid biology. In: GARG, H. C.; LONGACKER, M. T. (eds.). *Scarless Wound Healing*. New York: Marcel Dekker, 2000. p. 161-172.

38. BLACKBURN, W. R.; COSMAN, B. Hystologic basis of keloid and hypertrophic scar differentiation. Clinicopathologic correlations. *Arch. Pathol.*, v. 82, p. 65-67, 1966.

39. LINARES, H. A.; KIRSCHER, C. W.; DOBROVSKY, M.; LARSON, D. L. The hystiotypic organization of the hypertrophic scar in humans. *J. Invest. Dermatol.*, v. 59, p. 323-331, 1972.

40. KIRSCHER, C. W. Collagen and dermal patterns in the hypertrophic scar. *Anat. Rec.*, v. 179, p. 137-145, 1974.

41. GARG, H. G.; LONGACKER, M. T. (eds.). *Scarless Wound Healing*. New York: Marcel Dekker, 2000. p. 9.

42. PSILLAKIS, J. M. et al. Water and electrolyte content of normal skin, scars and keloid. *Plast. Reconst. Surg.*, v. 47, p. 272-274, 1971.

LEITURA COMPLEMENTAR

MURRAY, J. C.; POLLACK, S. V.; PINNEL, S. R. Keloids and hypertrophic scars. *Clin. Dermatol.*, v. 2, p. 121-133, 1984.

CAPÍTULO 35

Peeling de Ácido Retinoico

Alessandra Grassi Salles

SUMÁRIO

O *peeling* é um método utilizado para tratamento das alterações da pele. A intenção é acelerar o processo de renovação celular a partir das camadas mais profundas da pele ao mesmo tempo em que elimina as camadas mais superficiais, envelhecidas. A pele é dinâmica, viva, é um órgão em constante renovação. Todos os dias, células novas são produzidas e outras são eliminadas. Mas, com o passar dos anos, diminui a velocidade de renovação das células.

O *peeling* de ácido retinoico requer de três a sete sessões e pode ser usado em sardas, melasmas, cloasmas, manchas pós-acne, sardas escuras e brancas. O rosto descama por uma semana, mas a descamação pode ser disfarçada com cremes hidratantes.

O ácido retinoico (3 a 5%) ou retinoide, derivado da vitamina A, causa proliferação epidérmica e neocolagênese.

HOT TOPICS

- O ácido retinoico de uso tópico é chamado de tretinoína.
- Os efeitos dos retinoides são mediados pelos receptores retinoides intranucleares, mediante a transcrição gênica.
- O principal efeito do ácido retinoico é o estímulo à proliferação e a diferenciação dos queratinócitos na camada basal.
- O ácido retinoico estimula ainda a angiogênese, aumentando a vascularização dérmica.
- Os retinoides são fotolábeis, sendo preferencialmente usados durante a noite.
- O pré-tratamento com retinoides tópicos antes de *peelings* químicos acelera a restauração epitelial.
- As principais indicações para o *peeling* de tretinoína são: acne, discromias, melasma, dano actínico e no tratamento corporal.
- Os principais efeitos adversos da tretinoína são: eritema, descamação, ressecamento e prurido.
- A exposição a retinoides sistêmicos é causa frequente de abortos e malformações.
- A frequência de aplicação dos *peelings* varia conforme o tipo de pele do paciente, a queixa e a urgência na obtenção do resultado.

INTRODUÇÃO

O *peeling* de ácido retinoico deve ser estudado dentro de um contexto mais amplo de tratamento cutâneo, no qual o agente é utilizado na forma tópica domiciliar e em *peelings* associados para a obtenção de um melhor resultado. Por esse motivo, será apresentada inicialmente uma revisão sobre os efeitos e a ação do ácido retinoico na pele.

O ácido retinoico de uso tópico é chamado de tretinoína (termos que serão utilizados como sinônimos) e foi utilizado a partir da década de 1960 em distúrbios da queratinização e, em seguida, no tratamento da acne. Recentemente, passou a ser utilizado em pacientes com fotoenvelhecimento e na forma de *peelings*, para obtenção de uma descamação superficial[1-3].

NOMENCLATURA

O termo *retinoide* é utilizado desde 1976, correspondendo tanto aos compostos com vitamina A naturalmente encontrados como aos análogos sintéticos do retinol. Assim, *retinoide* refere-se tanto à ação (atividade da vitamina A) quanto à estrutura (derivados de retinol). A descoberta de receptores intranucleares específicos do ácido retinoico (RAR, receptores para ácido retinoico) em 1987 e da transcrição de um fator proteico retinoide-responsivo foi um marco na compreensão do seu mecanismo de ação. Também sugeriu o conceito de que retinoides agem de maneira semelhante a hormônios. Assim, um retinoide pode ser definido hoje como qualquer molécula que, por si mesma ou após conversão metabólica, liga-se e ativa os RAR, provocando a transcrição de determinados genes que resultam em respostas biológicas específicas[1].

A vitamina A é uma molécula de 20 carbonos que consiste em um anel cicloexenil (C_6H_{10}), uma cadeia lateral com duas ligações duplas arranjadas em configuração *trans* e um grupo alcoólico final. É também chamada de *all-trans*-retinol. A oxi-

dação do grupo alcoólico distal resulta na formação de um aldeído (*all-trans*-retinaldeído), que pode ser então oxidado a ácido carboxílico, o ácido *all-trans*-retinoico ou tretinoína (Fig. 36.1). Os termos ácido 9-*cis* e 13-*cis*-retinoico referem-se a estereoisômeros nos quais a ligação dupla tem configuração *cis* e não *trans* no carbono correspondente (Fig. 36.2). O quarto carbono do anel cicloexenil do ácido *all-trans*-retinoico pode ser envolvido em uma reação de hidroxilação para gerar ácido 4-hidroxi-*all-trans*-retinoico. A adição do grupo hidroxila ao anel deixa a molécula mais polar e bem menos ativa biologicamente, facilitando sua eliminação das células e dos organismos.

Tratando-se de moléculas hidrofóbicas, associam-se rapidamente a proteínas celulares retinol-específicas.

Os três isômeros do ácido retinoico podem ser isolados dos tecidos e aplicados topicamente. A forma predominante na pele é o ácido *all-trans*-retinoico[1].

RECEPTORES

Os efeitos dos retinoides são mediados pelos receptores retinoides intranucleares, similares aos receptores a esteroides e hormônios tireóideos. Os receptores ligam-se a regiões regulató-

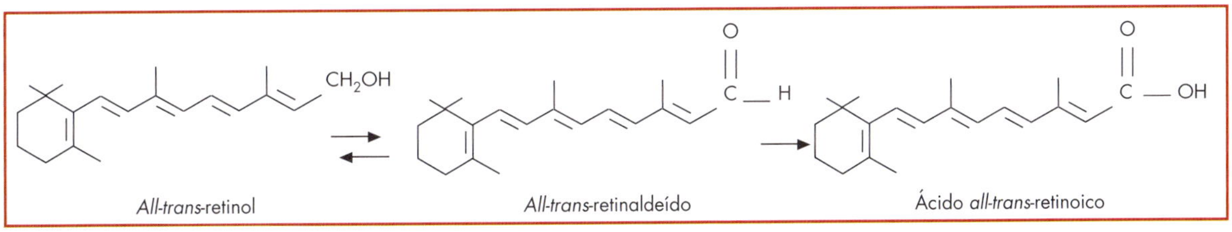

Figura 36.1 – Oxidação sequencial do retinol.

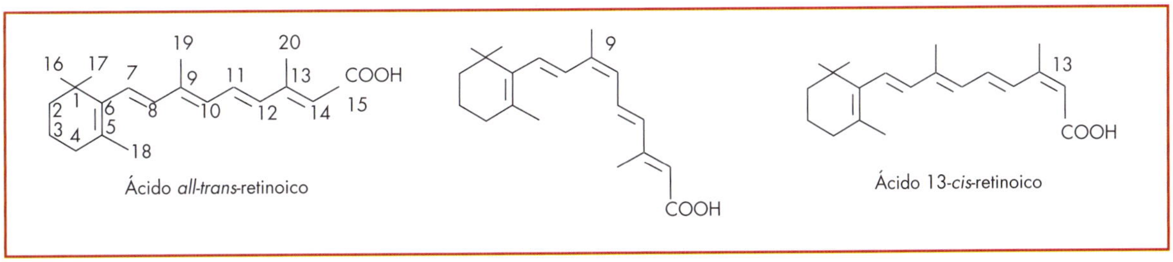

Figura 36.2 – Estereoisômeros do ácido retinoico.

rias do ácido desoxirribonucleico (DNA, *deoxyribonucleic acid*) chamadas sequências-alvo, que ativam a transcrição gênica.

A resposta aos retinoides na pele é mediada pela ativação direta e indireta de genes, em cascata. Existem diferentes tipos de receptores aos retinoides, com diferentes códigos genéticos correspondentes, por exemplo, os receptores retinoicos X (RXR, *retinoid X receptors*), aparentemente com função regulatória[1].

EFEITOS BIOLÓGICOS

Os retinoides apresentam diversos efeitos biológicos, afetando o crescimento e a diferenciação celulares, ações imunomodulatórias e alteração na coesão celular[1].

Na epiderme, promovem compactação do estrato córneo, aumento da espessura epidérmica, eliminação de displasias e atipias, bem como diminuição ou melhor distribuição do conteúdo de melanina[4,5]. O efeito mais bem documentado do ácido *all-trans*-retinoico é o estímulo à proliferação e à diferenciação dos queratinócitos da camada basal, provocando descamação e renovação do epitélio[1]. Aparentemente, após 48 semanas de tratamento com retinoides tópicos, apesar da continuidade da melhora clínica, a hiperplasia epidérmica retorna ao normal[6].

Efeitos dérmicos incluem aumento do colágeno da camada papilar e aumento significativo da elasticidade cutânea, em razão da melhora da arquitetura dérmica, com realinhamento das bandas de colágeno[5-7]. O estímulo à síntese de colágeno promovido pela tretinoína a 0,05% é diferente daquele observado com agentes irritantes e/ou inflamatórios[1]. A zona de novo colágeno induzida pela tretinoína é duas vezes mais profunda que a consequente a agentes irritantes. Após tratamento com tretinoína, as quantidades de colágeno e procolágeno de tipo III, bem como de glicosaminoglicanos, tropoelastina e fibronectina, estão significantemente aumentadas[8,9]. A tretinoína não promove, entretanto, melhora nas repostas mediadas por fibras elásticas[5]. O ácido retinoico estimula, ainda, a angiogênese, acarretando aumento na vascularização dérmica[5,10].

Outros achados histológicos documentados após *peelings* de tretinoína incluem melhor organização do estrato de Malpighi e aumento da profundidade das cristas dermoepidérmicas previamente retificadas[2].

INTERAÇÕES MEDICAMENTOSAS E INCOMPATIBILIDADES

Os retinoides, em geral, são fotolábeis (fotoinativados), razão pela qual a aplicação deve ser preferencialmente noturna. Cetoconazol e liarozol são inibidores eficientes da hidroxilase de inativação do ácido retinoico, prolongando a meia-vida e podendo potencializar a ocorrência de efeitos adversos. Pode haver também alguma interação com a aplicação tópica de vitamina D, em decorrência da semelhança entre os receptores[1].

EFEITOS CLÍNICOS DOS RETINOIDES

A terapêutica tópica domiciliar é o uso mais comum e bem documentado.

O ácido *all-trans*-retinoico ou tretinoína foi aplicado inicialmente no tratamento de queratoses actínicas e distúrbios da queratinização. As únicas indicações dermatológicas já aprovadas nos Estados Unidos são para tratamento da acne e do fotoenvelhecimento.

Os retinoides apresentam atividade comedolítica, além de normalizar a descamação do epitélio folicular, fator importante na patogênese da acne, conferindo, portanto, efeito profilático por meio da inibição da formação de novas lesões. Podem ser utilizados em acne comedogênica e inflamatória, pois a alteração do microclima dos folículos pilosos torna-os menos suscetíveis à colonização pelo *Propionibacterium acnes*. Existe risco potencial de agravamento da inflamação na acne inflamatória, ou seja, com pápulas e pústulas, no período inicial de tratamento[1,7,11].

No tratamento do fotoenvelhecimento, estudos multicêntricos bem conduzidos demonstraram redução significativa de rugas finas superficiais, bem como melhora da hiperpigmentação, aspereza e flacidez da pele após 24 semanas de tratamento com creme de ácido retinoico a 0,05%[4]. Pode promover a remoção de queratoses actínicas[5]. A melhora do fotoenvelhecimento é específica e não decorre de irritação ou dermatite produzidas com frequência por esse agente, conforme apresentado anteriormente.

Outras condições melhoradas pelos retinoides em estudos bem controlados são hiperpigmentação pós-inflamatória em negros, discromia em orientais, melasma e estrias recentes. Negros e asiáticos toleram bem a tretinoína tópica, não apresentando hiperpigmentação pós-inflamatória mesmo após dermatite pelos retinoides. Patologias com aparente melhora com retinoides (porém, em estudos não tão rigorosos) são molusco contagioso, verruga, psoríase e ictiose[1].

Há evidências de que a tretinoína tópica melhore cicatrizes, especialmente as hipertróficas e queloideanas. Em sequela de acne, houve melhora da elasticidade após quatro meses de uso diário, sem hiperpigmentação pós-inflamatória. Em sequelas de queimaduras, há clareamento, diminuição do prurido e melhora da textura[5-7,12-16].

O pré-tratamento com retinoides tópicos antes de *peelings* químicos ou dermabrasão acelera a restauração epitelial, sendo comumente realizado[9,17].

Demonstrou-se também que o ácido retinoico pode acelerar a formação de tecido de granulação saudável em úlceras crônicas de membros inferiores. Soluções de tretinoína a 0,05% aplicadas diretamente no leito das feridas durante 10min por dia e lavadas com soro fisiológico aumentaram, após uma semana, o tecido de granulação nas margens da lesão e, após quatro semanas, promoveram formação ainda maior de tecido de granulação, colágeno e neovascularização[17].

Diferentemente do tratamento tópico domiciliar com ácido retinoico, o *peeling* de ácido retinoico encontra documentação disponível em literatura menor. Enquadra-se nos *peelings* superficiais e tem sido cada vez mais utilizado, potencializando os efeitos benéficos da tretinoína.

Cucé demonstrou que a realização de uma série de cinco *peelings* de tretinoína em concentração de 1 a 5%, com intervalos de dois a três dias entre eles, pode alcançar, em pacientes com

fotoenvelhecimento, melasma e acne, melhora clínica na textura e na aparência cutânea correspondente a quatro a seis meses de tratamento tópico domiciliar[2].

PEELINGS QUÍMICOS

A definição de *peeling* é controversa, podendo incluir diversos procedimentos. A esfoliação química compreende a utilização tópica de agentes cáusticos para causar necrose dérmica superficial, ou seja, de espessura parcial da pele e, portanto, com capacidade de restauração por segunda intenção a partir dos anexos cutâneos, produzindo esfoliação efetiva e duradoura da pele com benefício terapêutico ou estético. A esfoliação controlada da pele pode também ser obtida por agentes mecânicos (dermabrasão) ou físicos (*laser*)[9,18]. O termo em inglês é utilizado habitualmente em nosso meio, não havendo até o momento uma palavra adequada para sua substituição.

Os *peelings* químicos podem ser divididos em muito superficiais, superficiais, médios e profundos, conforme a profundidade da lesão causada por determinado agente. Os *peelings* superficiais causam necrose da epiderme até a junção dermoepidérmica e podem, com isso, estimular a formação de colágeno na derme papilar superficial. Os *peelings* de profundidade média atingem a derme papilar e a reticular superficial, enquanto os profundos atingem a derme reticular média[10,18]. *Peelings* mais profundos proporcionam resultados clínicos mais evidentes, porém, implicam maior tempo para restauração cutânea e maior número de complicações, como hiperpigmentação pós-inflamatória, infecção, herpes simples ou cicatrizes hipertróficas, devendo, portanto, ser utilizados somente em indicações clínicas precisas[10].

A tretinoína é um agente para *peelings* superficiais, classe na qual os agentes mais conhecidos e documentados são os alfa-hidroxiácidos, em especial, o ácido glicólico. Outros agentes nessa classe são a solução de Jessner, a resorcina, o ácido tricloroacético de 10 a 15%, o ácido salicílico e a 5-fluoruracila[10].

978-85-7241-919-2

Os *peelings* superficiais não são indicados para melhora de dano actínico grave ou sequela de acne. Entretanto, promovem algum grau de melhora maior que a simples renovação epidérmica. O efeito comedolítico pode promover melhora e prevenção da acne. Em casos de melasma e manchas, por exemplo, *peelings* superficiais potencializam a penetração das medicações de uso tópico[19].

Alguns autores sugerem que o principal mecanismo de ação do *peeling* de ácido retinoico não seria por necrose, e sim pela estimulação da proliferação celular[20].

INDICAÇÕES PARA *PEELINGS* DE TRETINOÍNA

- *Acne*: uma série de *peelings* pode melhorar drasticamente a acne ativa em um período curto. A lesão primária ou comedão resulta de um padrão anormal de queratinização, obstruindo os folículos pilosos. A evolução para pápula ou pústula com a presença de *Propionibacterium acnes* caracteriza a acne secundária. Os *peelings* superficiais atuam primariamente na acne por meio de comedólise, mas também epidermólise para as pústulas. Pacientes com acne têm a pele muito sensível a *peelings* e demandam acompanhamento rigoroso[19].

- *Discromia*: fornece razoável segurança mesmo no tratamento de pacientes com fototipos IV, V e VI, sem hiperpigmentação pós-inflamatória (Fig. 36.3)[1,19].
- *Melasma*: histologicamente o pigmento fica na camada basal ou na derme, aumentando o risco de hiperpigmentação pós-inflamatória com *peelings* mais profundos. Há duas respostas possíveis: alguns pacientes têm resposta positiva, mas leve, enquanto outros têm melhora drástica.
- *Dano actínico, rugas finas e hidratação*: apesar de controversas na literatura, são significativas as melhoras na textura cutânea, nas rugas finas e na diminuição das queratoses actínicas.
- *Tratamento corporal*: indicações que também podem se beneficiar da aplicação de tretinoína associada a *peelings* são fotoenvelhecimento nas mãos, cicatrizes e estrias[21].

EFEITOS ADVERSOS DA TRETINOÍNA E CONTRAINDICAÇÕES

É uma droga bastante segura, sendo os efeitos adversos limitados à pele. O efeito adverso mais comum associado à tretinoína tópica é a irritação cutânea local caracterizada por eritema, descamação, ressecamento e prurido. A reação é tempo-

978-85-7241-919-2

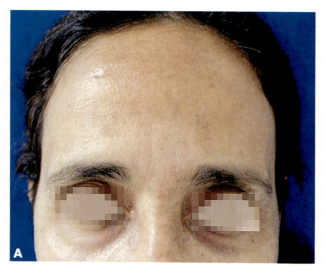 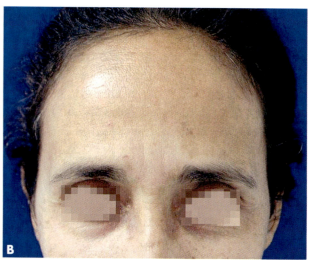

Figura 36.3 – (*A* e *B*) Paciente de fototipo IV com discromia em fronte submetida a duas sessões de *peeling* de tretinoína a 5%.

rária, também chamada dermatite por retinoides, e ocorre mais comumente no primeiro mês de uso, em geral moderada e bem tolerada. O tratamento consiste em diminuir a frequência de aplicação ou a dose e a associação de emolientes[1,4]. Pacientes com rosácea podem desenvolver eritema persistente.

Entre as complicações descritas do ácido retinoico, incluem-se exacerbação temporária leve das pústulas após uma a duas semanas de uso, hiperpigmentação e aumento de telangiectasias[7,11,20].

A exposição a retinoides sistêmicos é causa bem documentada de aborto e de malformações congênitas. A potencial teratogenicidade da tretinoína tópica é uma preocupação justificada. Entretanto, a absorção sistêmica de retinoides de aplicação tópica é desprezível: apenas 1% do que é aplicado topicamente é absorvido, não provocando alteração dos níveis plasmáticos e não apresentando efeitos adversos sistêmicos. A presença da tretinoína na pele ativa a enzima 4-hidroxilase, que a inativa, sendo um mecanismo protetor natural[1]. Estudos com mulheres que por desconhecimento utilizaram tretinoína tópica no primeiro trimestre de gestação comprovam que não existe relação com a ocorrência de malformações. No entanto, como nenhuma das indicações oferece morbimortalidade para a mãe ou o feto (acne, estrias, melasma), é prudente suspender o uso durante o período gestacional[11].

A sensibilidade ao sol é outro tópico frequente de discussão. A tretinoína não é um agente fototóxico, não alterando a sensibilidade da pele à luz ultravioleta B. Alguns pacientes referem sensação desagradável, como queimação, em exposição ao calor (ou luz infravermelha)[1,11]. Retinoides tópicos não são carcinogênicos em humanos[1].

TRATAMENTO CLÍNICO COM TRETINOÍNA

Pré-tratamento Domiciliar

Um regime comum de preparo da pele para *peelings* é a associação de tretinoína e ácido glicólico. Essa combinação melhora a acne e o fotoenvelhecimento mais que cada um dos agentes isoladamente[3,8,10].

A tretinoína (ácido *all-trans*-retinoico) pode ser formulada em emulsão ou gel de acordo com o tipo de pele do paciente (seca ou oleosa). A formulação em creme *oil free* (ou gel-creme) para uso noturno é bem tolerada pela maioria dos pacientes. A concentração em produtos domiciliares pode variar de 0,01 a 0,1%. Deve-se explicar ao paciente que, como parte do tratamento, pode ocorrer irritação cutânea local, caracterizada por hiperemia e descamação. Doses mais baixas são igualmente eficientes, com menor irritação que doses altas de tretinoína. Assim, a dose ideal para cada paciente deve ser titulada de acordo com o grau de reação cutânea. Para alguns indivíduos, podem ser necessárias apenas duas aplicações por semana, enquanto outros podem utilizar diariamente. A frequência pode ser aumentada gradativamente de acordo com a tolerância, bem como a concentração[1].

O ácido glicólico pode ser formulado em gel de uso matinal ou gel-creme, em concentrações variáveis, de 3 a 15%, sendo esta concentração também titulada de acordo com a tolerância e o tipo de pele do paciente.

Ambos os agentes podem ser combinados a despigmentantes, como ácido kójico ou hidroquinona, potencializando o efeito de clareamento nas hipercromias.

O pré-tratamento inclui a utilização de loções com filtro solar com fator de proteção contra ultravioleta A e B (UVA e UVB) acima de 15, em veículo livre de óleo *(oil free)* ou hidratante, na maioria dos casos. Esse produto pode ser formulado em frascos com pequenas quantidades, permitindo que o paciente carregue-o consigo durante o dia, reaplicando-o a cada 3 a 4h.

Peeling de Tretinoína

Os *peelings* devem sempre ser realizados no consultório médico.

A pele pode ser desengordurada com água e sabão. É preferível o sabão neutro, suave e líquido. Alguns autores utilizam solução de Hofmann (éter a 35% em solução alcoólica)[2]. Classicamente, utiliza-se uma solução glicoetanólica

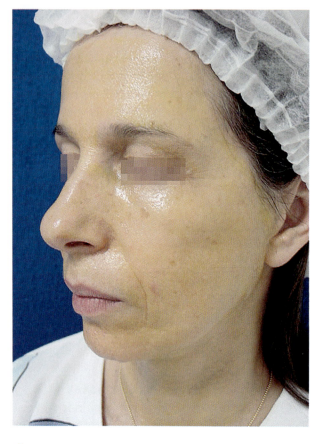

Figura 36.4 – *Peeling* de tretinoína (cor amarelada).

(etanol e propilenoglicol) de tretinoína de 1 a 5%, aplicando-a com gaze ou pincel[2].

É preferível, para alguns, a manipulação da tretinoína para *peeling* em gel ou emulsão, que permite aplicação homogênea por toda a face, com luva ou pincel. Nas pálpebras, deve-se evitar a proximidade dos olhos. O produto tem coloração amarelada e aspecto oleoso, fator que para muitas pacientes é contraindicação relativa, pois, como deve permanecer na pele por um período prolongado, implica a saída do consultório com ele em áreas visíveis (Fig. 36.4). Existe a possibilidade de manipulação do produto com adição de pigmentos de cor da pele, à base de óxido de ferro, a fim de minimizar a coloração amarelada.

A aplicação é indolor. O tempo de contato com o agente varia de 30min para peles muito sensíveis a até 8h na face, com uma média de 3h. Na primeira sessão, convém iniciar com um tempo menor e aumentá-lo nas sessões seguintes, conforme a resposta individual de cada paciente. No tratamento de acne corporal ou estrias, o produto pode ser deixado por até 12h em contato com a pele.

O agente pode ser retirado com água e sabão neutro, após o tempo estabelecido. A paciente deve ser orientada a enxugar a pele com cuidado após o *peeling*, sob pena de aprofundamento da lesão dérmica, e a não utilizar cosméticos (Fig. 36.5).

A pele inicia o processo de descamação em média após 48h, processo que em geral dura mais cinco dias. Essa descamação é semelhante à observada após queimaduras solares de primeiro grau. Alguns pacientes apresentam áreas hipersensíveis com eritema e ardência, por exemplo, próximas aos cantos dos olhos ou da boca, nas quais pode ser utilizado creme de hidrocortisona

978-85-7241-919-2

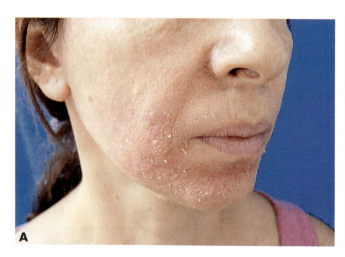
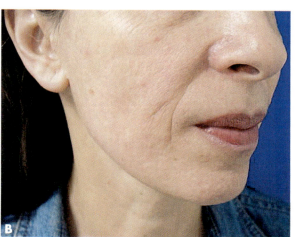

Figura 36.5 – (*A*) Paciente com antecedente de rosácea, com dermatite por trauma acidental com toalha, no dia seguinte ao *peeling*. (*B*) Resolução do processo.

a 1%. Ressecamento e sensação de repuxamento da pele são aspectos normais dos primeiros dias pós-*peeling*, melhorados após a renovação epidérmica. Pode ocorrer agravamento das lesões acneicas após a primeira sessão, possibilidade da qual o paciente deve ser alertado previamente. Tal fato ocorre em razão de lesões em fase inflamatória inicial, que, após o *peeling,* formam pústulas, com resolução ao fim desse período.

O tratamento domiciliar com ácidos deve ser suspenso no dia de realização do *peeling*, até o fim do processo de descamação, em média após sete a dez dias. Quanto ao fotoprotetor, pode ser utilizado normalmente. Algumas pacientes podem apresentar ardência com o uso do fotoprotetor, o qual é também suspenso temporariamente. Recomenda-se evitar exposição solar[3,9,21].

A frequência de realização dos *peelings* varia conforme o tipo de pele da paciente, a queixa e a urgência na obtenção de resultados. A realização de *peelings* semanais permite a obtenção de bons resultados rapidamente[2]. Por outro lado, pacientes com pele sensível não toleram bem *peelings* em intervalos inferiores a três semanas. Cabe lembrar que, no caso de aplicações frequentes, a cada uma o tempo de contato com o agente pode ser diminuído, com a mesma resposta.

CONSIDERAÇÕES FINAIS

O *peeling* de tretinoína a 5% é eficaz no tratamento de fotoenvelhecimento leve, melasma, acne e estrias. É de aplicação rápida, simples, de baixo custo e não causa desconforto.

Tem boa aceitação e tolerância pelos pacientes, não comprometendo suas atividades diárias. As reações adversas são poucas, leves e de curta duração[2].

QUESTÕES

1. Quais os efeitos clínicos do *peeling* de ácido retinoico?
2. Quais são as indicações dos *peelings* de tretinoína?
3. Quais são os efeitos adversos mais comuns no *peeling* de tretinoína?
4. Quais os casos em que o *peeling* superficial não é indicado?
5. Quais as orientações pré e pós *peeling* de ácido retinoico?

REFERÊNCIAS

1. KANG, S.; VOORHEES, J. J. Topical retinoids. In: FREDBERG, E. M. et al. *Fitzpatrick's Dermatology in General Medicine.* 5. ed. New York: McGraw-Hill, 1999. v. 2, Cap. 245, p. 2726-2733.
2. CUCÉ, L. C.; BERTINO, M. C. M.; SCATTONE, L.; BIRKENHAUER, M. C. Tretinoin peeling. *Dermatol. Surg.,* v. 27, n. 1, p. 12-14, 2001.
3. APPA, Y. Retinoid therapy: compatible skin care. *Skin Pharmacol. Appl. Skin Physiol.,* v. 12, n. 3, p. 111-119, 1999.
4. WEINSTEIN, G. D.; NIGRA, T. P.; POCHI, P. E.; SAVIN, R. C.; ALLAN, A.; BENIK, K.; JEFFES, E.; LUFRANO, L.; THORNE, E. G. Topical tretinoin for treatment of photodamaged skin. A multicenter study. *Arch. Dermatol.,* v. 127, n. 5, p. 659-665, 1991.
5. BERARDESCA, E.; GABBA, P.; FARINELLI, N.; BORRONI, G.; RABBIOSI, G. In vivo tretinoin-induced changes in skin mechanical properties. *Br. J. Dermatol.,* v. 122, p. 525-552, 1990.
6. BHAWAN, J.; PALKO, M. J.; LEE, J.; LABADIE, R. R. Reversible histologic effects of tretinoin on photodamaged skin. *J. Geriatr. Dermatol.,* v. 3, n. 3, p. 62-67, 1995.
7. HARRIS, D. W. S.; BUCKLEY, C. C.; OSTLERE, L. S.; RUSTIN, M. H. A. Topical retinoic acid in the treatment of fine acne scarring. *Br. J. Dermatol.,* v. 125, p. 81-82, 1991.
8. KLIGMAN, L. H.; SAPADIN, A. N.; SCHWARTZ, E. Peeling agents and irritants, unlike tretinoin, do not stimulate collagen synthesis in the photoaged hairless mouse. *Arch. Dermatol. Res.,* v. 288, n. 10, p. 615-620, 1996.
9. BRODY, H. J. Skin response to chemical peeling. In: COLEMAN III, W. P.; LAWRENCE, N. *Skin Resurfacing.* Baltimore: Williams & Wilkins, 1998, cap. 5, p. 37-44.
10. COLEMAN III, W. P.; BRODY, H. J. Advances in chemical peeling. *Dermatol. Clin.,* v. 15, n. 1, p. 19-26, 1997.
11. WEBSTER, G. F. Topical tretinoin in acne therapy. *J. Am. Acad. Dermatol.,* v. 39, n. 2, p. S38-S44, 1998.
12. JENKINS, S. C.; HENKE, J. Retinoic acid modifies scars from self-injury by burning. *Am. J. Psychiatry,* v. 150, n. 7, p. 1125, 1993.
13. DE LIMPENS, A. M. P. J. The local treatment of hypertrophic scars and keloids with topical retinoic acid. *Br. J. Dermatol.,* v. 103, p. 319-323, 1980.
14. UENO, C. M.; MAIO, M.; SALLES, A. G.; FONTANA, C.; FERREIRA, M. C. Tratamento da hipercromia pós-queimaduras em adultos. *Arqu. Catar. Med.,* v. 29, suppl. 1, p. 78-80, 2000.
15. MAIO, M.; SALLES, A. G.; NAUFAL, R. R.; FERREIRA, M. C. Tratamento das lesões hipercrômicas pós-queimaduras em crianças. In: II CONGRESSO BRASILEIRO DE QUEIMADURAS, 1999. Fortaleza. *Anais do II Congresso Brasileiro de Queimaduras,* 1999.
16. MAIO, M.; SALLES, A. G.; AHUAJI, V. M.; FERREIRA, M. C. Tratamento tópico da hipercromia pós-queimadura associado ou não ao peeling de ácido glicólico. In: II

CONGRESSO BRASILEIRO DE QUEIMADURAS, 1999. Fortaleza. *Anais do II Congresso Brasileiro de Queimaduras*, 1999.

17. PAQUETTE, D.; BADIAVAS, E.; FALANGA, V. Short--contact topical tretinoin therapy to stimulate granulation tissue in chronic wounds. *J. Am. Acad. Dermatol.*, v. 45, n. 3, p. 382-386, 2001.

18. ROENIGK, R. K. Facial chemical peel. In: BARAN, R.; MAIBACH, H. I. *Textbook of Cosmetic Dermatology*. 2. ed. Londres: Martin Dunitz, 1998, cap. 51, p. 585-594.

19. LAWRENCE, N.; COLEMAN III, W. P. Superficial chemical peeling. In: COLEMAN III, W. P.; LAWRENCE, N. *Skin Resurfacing*. Baltimore: Williams & Wilkins, 1998, cap. 6, p. 45-56.

20. PERSSONELLE, J. G. Ácido retinóico. In: HORIBE, E. K. *Estética Clínica e Cirúrgica*. Rio de Janeiro: Revinter, 2000, cap. 4, p. 21-27.

21. FLYNN, T. C.; COLEMAN III, W. P. Topical revitalization of body skin. *J. Eur. Acad. Dermatol. Venereol.*, v. 14, n. 4, p. 280-284, 2000.

Peeling de Alfa-hidroxiácidos

Meire Brasil Parada ♦ Samira Yarak

SUMÁRIO

Os alfa-hidroxiácidos (AHA) são ácidos carboxílicos que têm um grupo hidroxil alcoólico na posição alfa. São derivados de cana-de-açúcar, leite e frutas cítricas e incluem-se os ácidos glicólico, lático, málico, cítrico e tartárico. Os AHA são solúveis em água, ao passo que o beta-hidroxiácido é solúvel em lipídeos. Assim, a principal diferença entre o AHA e o beta-hidroxiácido é a sua solubilidade em lipídeos. O beta-hidroxiácido é indicado para a pele oleosa e com comedões e o AHA para a pele espessa e com fotoenvelhecimento. Os AHA mais frequentemente utilizados em forma de *peeling* são o ácido glicólico e o ácido lático. Ressaltamos que o *peeling* do ácido glicólico é tempo-dependente e, assim, para cada tipo de pele ou de patologia devemos considerar o tempo de exposição ao ácido. Há maior penetração do ácido quanto maior for o tempo de contato com a pele e, consequentemente, maior será a descamação, podendo chegar até mesmo à necrose da derme. As principais indicações do *peeling* de AHA são: discromias pigmentares, rítides (fotoenvelhecimento), cicatrizes superficiais, ictiose, hiperqueratose folicular, queratoses seborreicas, queratoses actínicas e verrugas virais. A tolerabilidade, a ausência de toxidade sistêmica e os excelentes resultados são as vantagens do *peeling* de AHA, ao passo que a sua eficácia variável para cada paciente, a necessidade de neutralização e a irregular penetração na pele são as desvantagens.

HOT TOPICS

- AHA são ácidos carboxílicos que têm um grupo hidroxil alcoólico na posição – ácidos glicólico, lático, málico, cítrico e tartárico.
- Ácido salicílico é um beta-hidroxiácido.
- Os AHA são solúveis em água e os beta-hidroxiácidos são solúveis em lipídeos.
- Principais indicações do *peeling* de AHA: discromias, fotoenvelhecimento, cicatrizes superficiais, ictiose, hiperqueratose folicular, queratoses actínicas.
- A penetração dos AHA depende de vários fatores: características individuais dos pacientes (idade, tipo de pele, predisposição genética), integridade da barreira epidérmica, concentração do agente, pH, veículo e técnica do procedimento.
- Patologias cutâneas ativas (herpes simples), processos inflamatórios e infecciosos e cicatriz recente pós-trauma constituem contraindicações absolutas aos *peelings*.
- Os *peelings* de AHA são bem tolerados pelo paciente e apresentam baixa toxicidade sistêmica.

INTRODUÇÃO

Os *peelings* químicos, também chamados de "quimioesfoliação", "quimiocirurgia" ou "quimioabrasão", consistem na aplicação de um ou mais agentes esfoliantes da pele, promovendo destruição da epiderme e/ou derme e resultando na regeneração de nova epiderme e tecido dérmico. Essas aplicações produzem processo inflamatório controlado, causando coagulação vascular instantânea e promovendo o rejuvenescimento da pele com desaparecimento das discromias pigmentares, alterações actínicas e queratóticas, rítides e algumas cicatrizes superficiais deprimidas[1].

Atualmente, o uso de hidroxiácidos aumentou em popularidade, por causa do aumento do número de pesquisas em relação às rítides e aos efeitos do fotoenvelhecimento. Os hidroxiácidos ou ácidos carboxílicos são compostos orgânicos que contêm os radicais hidroxil em carbono próximo aos da carboxila. Conforme o carbono com a hidroxila se afasta do carbono da carboxila, temos os AHA, os beta-hidroxiácidos, os gama-hidroxiácidos, etc. Na dermatologia, há dois tipos de hidroxiácidos utilizados, o AHA e o beta-hidroxiácido, havendo apenas um tipo de beta-hidroxiácido – o ácido salicílico.

Os AHA são ácidos carboxílicos que têm um grupo hidroxil alcoólico na posição. São derivados de fontes de alimentos, tais como cana-de--açúcar, leite e frutas cítricas (daí a denominação de ácido de frutas). Entre os AHA incluem-se os ácidos glicólico (derivado da cana-de-açúcar), lático (derivado do leite), málico (derivado da maçã), cítrico (derivado das frutas cítricas) e tartárico (derivado da uva). A principal diferença entre o AHA e o beta-hidroxiácido é a sua solubilidade em lipídeos. Os AHA são solúveis em água e o beta-hidroxiácido é solúvel em lipídeos. Assim, o beta-hidroxiácido é indicado para a pele oleosa e com comedões e o AHA para a pele espessa e com fotoenvelhecimento.

Os AHA, quando usados em baixa concentração na pele, reduzem a espessura do estrato córneo hiperqueratótico, diminuindo a adesão dos corneócitos nos níveis mais baixos do estrato córneo. Essa propriedade permite eficiente controle da pele seca, da ictiose, da hiperqueratose folicular e de outras condições caracterizadas pela retenção do estrato córneo.

Aplicados topicamente em altas concentrações, esses ácidos causam o desprendimento dos queratinócitos e a epidermólise, promovendo desta forma descamação do tecido superficial, ou seja, *peeling* químico.

Essa propriedade sugere boa alternativa para o tratamento das lesões que apresentam diferentes hiperplasias epidérmicas e ainda a retenção do estrato córneo, ou seja, queratoses seborreicas, queratoses actínicas, verrugas virais e outras.

No tratamento das rugas faciais, os AHA são muito úteis quando aplicados em altas concentrações no consultório (em forma de *peeling*), associados ao uso diário de baixas concentrações em casa.

As principais indicações do *peeling* de AHA são: discromias pigmentrares, rítides (fotoenvelhecimento), cicatrizes superficiais, ictiose, hiperqueratose folicular, queratoses seborreicas, queratoses actínicas e verrugas virais[2-8].

ALFA-HIDROXIÁCIDOS[2-8]

Dentre os AHA para uso em forma de *peeling*, os mais frequentemente utilizados são os dois ácidos de cadeia mais curta:

- *Ácido glicólico* (alfa-hidroxietanoico) – encontrado na cana-de-açúcar.
- *Ácido lático* (alfa-hidroxipropanoico) – encontrado no leite azedo.

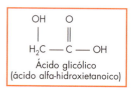
Ácido glicólico
(ácido alfa-hidroxietanoico)

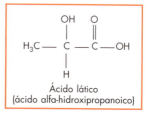
Ácido lático
(ácido alfa-hidroxipropanoico)

A despeito do fato de o ácido glicólico ser encontrado na cana-de-açúcar, o que se utiliza na prática não é derivado do processamento da cana-de-açúcar. Esse ácido é elaborado em laboratórios, a partir de agentes químicos, sendo assim muito mais seguro do que se fosse extraído da planta.

Mecanismo de Ação dos Alfa-hidroxiácidos

Vários artigos científicos anteriores demonstraram o efeito dos AHA de acordo com a concentração e o pH.

978-85-7241-919-2

Embora esses estudos demonstrem que o ácido glicólico melhora várias patologias da pele, como as já citadas, o mecanismo de ação e seus efeitos observados histologicamente não são demonstrados de modo muito claro, daí o fato de se encontrar muitos trabalhos referentes à ação dessas substâncias na pele.

Esses trabalhos evidenciaram a redução na coesão dos queratinócitos, epidermólise, separação da epiderme e impactos na derme papilar e reticular, que podem causar alterações dérmicas, incluindo a síntese de novo colágeno.

Os estudos científicos realizados em animais (*minipigs* e rato albino sem pelos) observaram espessamento do colágeno e aumento da intensidade da coloração para fibras colágenas pelo tricômio de Masson na derme papilar. Esses autores concluíram que os *peelings* de média profundidade e os profundos causavam processo inflamatório muito pronunciado, correlacionado à nova produção de colágeno. Porém, em contraste, o ácido pirúvico a 100% e o ácido glicólico a 70% causaram pouco infiltrado inflamatório, embora ambos os agentes químicos tenham promovido maior depósito de colágeno do que o esperado pela intensidade de inflamação ocorrida. Além disso, o ácido lático a 12% não causou reação inflamatória e resultou em moderado depósito de colágeno. Assim, não há necessidade de profunda necrose do tecido para se obter produção de colágeno e os *peelings* repetidos de AHA, causando mínimos danos, podem reverter certo grau de fotoenvelhecimento.

Há muito se sabe que os AHA, bem como outros agentes de *peelings* químicos, provocam efeitos vasculares bem definidos, como se observa pelo eritema e pela vasodilatação que persiste após horas ou dias depois do tratamento. Vários estudos científicos sugerem que as alterações da microcirculação ocorridas seriam decorrentes de diminuição do tônus vascular ou de neoangiogênese, as quais seriam secundárias à reação inflamatória provocada pelo agente químico.

O aumento da perfusão dérmica foi demonstrado com o uso de um monitor de perfusão – Doppler – em cinco pontos da face antes do início do tratamento e após seis sessões de tratamento, sugerindo que este aumento é um fator tão importante quanto os fatores de estimulação de crescimento dérmico e deposição de colágeno. Nesse estudo, observou-se que houve aumento significativo da perfusão após a quarta sessão, com maior intensidade nas regiões da bochecha e do mento e pequena diferença na região frontal. Concluiu-se que as regiões que melhor responderam ao tratamento seriado com AHA foram as bochechas e o mento. Assim, os *peelings* de AHA podem ser capazes de reverter a redução natural no fluxo sanguíneo da pele e os pacientes mais idosos foram os que apresentaram maiores benefícios pós-*peelings* com AHA em comparação aos mais jovens.

Vários estudos evidenciaram o aumento da síntese dos glicosaminoglicanos e outras substâncias da matriz intercelular da derme humana e a consequente atenuação das rugas. O glicosaminoglicano é uma proteína multirramificada e tem como propriedade a fixação da molécula de H_2O em suas ramificações, promovendo assim maior retenção de água na derme, aumentando o turgor da pele e diminuindo as rugas superficiais e médias.

Peeling com Alfa-hidroxiácidos

A penetração dos AHA depende de vários fatores que devem ser considerados antes do *peeling*; são eles: características individuais do paciente, integridade da barreira epidérmica, agente utilizado e técnica de procedimento.

Características Individuais do Paciente[5-8]

- *Idade*: conforme já citado, quanto mais idoso o paciente, menor o fluxo sanguíneo na pele; este fato permite e exige o uso de concentrações mais altas de AHA na pele com maior grau de fotoenvelhecimento; dessa forma, melhores resultados estéticos são alcançados na pele do paciente.
- *Tipo de pele (oleosa, seca ou normal)*: sabe-se que a pele mais oleosa dificulta mais a penetração dos AHA, pois são hidrossolúveis. Portanto, um bom resultado do *peeling* depende de preparo prévio e desengorduramento da pele adequados. Por outro lado,

a pele seca e sensível necessita de cuidados especiais para evitar resultados indesejáveis.

- *Fotoenvelhecimento*: a pele fotoenvelhecida deve ser tratada com concentrações mais altas de AHA, para melhores resultados.
- *História de medicamentos*: o uso de isotretinoína, radioterapia, *peelings* prévios, dermabrasão, terapias com *laser*, hormônios, cirurgias anteriores *(liftings)*, etc. deixa a pele muito sensível e como tal deve ser tratada, evitando-se *peelings* mais agressivos ou qualquer tipo de *peeling*.
- *Predisposição genética (queloides)*: a possibilidade de formação de queloide sempre deve ser considerada e analisada antes de se fazer um *peeling*.

Integridade da Barreira Epidérmica[5-8]

- *Pré-tratamento*: uso de ácido retinoico, AHA, cera depilatória, *cleansers* abrasivos, etc. é fator importante que deve ser considerado no pré-*peeling* (Fig. 37.1).
- *Ambiental*: umidade, exposições ao sol e vento aumentam a sensibilidade da pele.
- *Limpeza da pele*: sabões, álcool e acetona aplicados com gaze deixam a pele mais permeável e aumentam a absorção do ácido.

Esses três fatores citados devem ser considerados, uma vez que deixam a pele muito sensível, podendo ocasionar penetração intensa do agente químico e danos na pele.

Agente Utilizado[5-8]

- *Concentração do ácido (%)*: na forma de *peeling*, o ácido glicólico pode ser usado das seguintes formas:
  - *Em concentrações de 30 a 50%*: promove descamação muito superficial, causando *peeling* químico *muito superficial*.
  - *Em concentrações de 50 a 70%*: promovendo descamação superficial, causando *peeling* químico *superficial*.
- *Grau de tamponamento ou neutralização da solução do ácido*: as soluções não tamponadas de ácido glicólico, com pH inferior a 1, causam maior risco de penetração na

derme, podendo trazer complicações indesejáveis. Na prática, deve-se sempre fazer uso do ácido glicólico parcialmente tamponado, o que resulta em ácido mais fraco com pH mais alto, reduzindo possíveis complicações.

- *Tipo de formulação*: as formulações podem ser em forma de gel, líquido, loção ou creme. Na prática dos *peelings*, a forma mais utilizada é o gel, pela maior praticidade e controle na aplicação. O gel proporciona boa espalhabilidade e não escorre.

Técnica de Procedimento[5-8]

- *Volume aplicado*: a substância deve ser aplicada de maneira uniforme, sem exagero, para haver penetração e descamação homogêneas e, consequentemente, resultado satisfatório.
- *Tempo de exposição ao ácido*: este é um dos dados mais importantes na aplicação do ácido glicólico, uma vez que este *peeling* é "tempo-dependente"; isso significa que para cada tipo de pele ou de patologia deve ser considerado um determinado tempo de exposição ao ácido. Quanto mais tempo de exposição, maior é a penetração, sendo certamente maior a descamação, podendo chegar até mesmo à necrose da derme.
- *Frequência de aplicações*: *peelings* repetidos, ou seja, os chamados "sequenciais" deixam a epiderme mais delgada, podendo deixar a pele mais sensível.

Considerações Importantes[5-8]

O *ácido glicólico* é o que possui a menor molécula e por isso é o mais usado na indústria cosmética. Na prática, é utilizado nas concentrações de 30, 50 ou 70%, de acordo com o espessamento da camada córnea de cada paciente.

É possível fazer uso de ácido glicólico a 70% em pacientes com pele de tipos I e II da classificação de Fitzpatrick, com exposições frequentes ao sol, portanto, com espessamento importante da camada córnea, bem como em pacientes com cicatrizes de acne e pele oleosa.

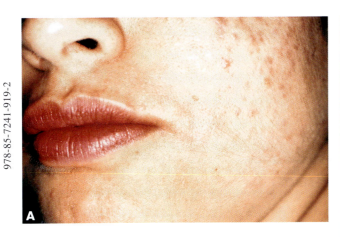

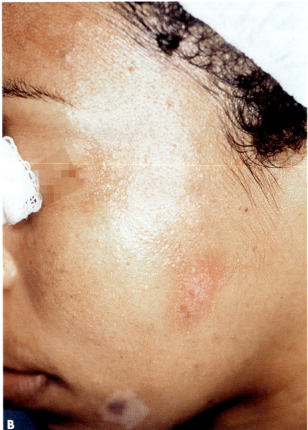

Figura 37.1 – (*A* e *B*) *Peeling* de ácido glicólico a 70%, após uso de cera depilatória. (Cortesia do Serviço de Cosmiatria da Universidade Federal do Estado de São Paulo – Escola Paulista de Medicina).

Nos pacientes com pele sensível deve-se ter muita cautela, usando-se concentrações entre 30 e 50%, evitando efeitos colaterais indesejáveis.

Em pacientes com acne ativa, pode-se fazer uso de *peelings* sequenciais de ácido glicólico a 30%, denominado *acne wash*, com bons resultados (Fig. 37.2).

A seguir, são citadas algumas considerações importantes sobre pré-*peeling*:

1. O paciente deve estar confortavelmente deitado em decúbito dorsal, com os cabelos presos para trás e os olhos devem estar protegidos com gaze dobrada e umedecida com soro fisiológico para evitar acidentes durante a aplicação (Figs. 37.3 e 37.4, *A*). O ambiente deve ser muito bem iluminado, com luz natural ou fria, evitando "sombras" que possam dificultar a observação de possíveis eritemas indesejados.
2. Preparo da pele: esta é uma das fases mais importantes, em que é feito um bom exame da pele, avaliando possíveis áreas com pequenas irregularidades na camada córnea, ou com escoriações, que possam causar diferenças na penetração do agente químico. O paciente deve lavar o rosto para remover a maquilagem e depois o médico ou o assistente faz o desengorduramento (Fig. 37.4, *B*). O desengordurante ideal da pele seria um solvente ou detergente com lipossolubilidade elevada, não tóxico, de fácil aplicação, sem deixar resíduos. Porém, é muito difícil um único produto com todas essas qualidades. Na prática, podem-se usar *cleansers* contendo ácido glicólico a 20% ou soluções de álcool com acetona, ou mesmo somente acetona.

É necessário interrogar o paciente sobre possíveis áreas que possam mostrar certo desconforto, pois são zonas com solução de continuidade e nas quais se deve evitar a aplicação do ácido, para evitar complicações indesejáveis. A esfregação vigorosa da pele antes do *peeling* de ácido glicólico pode provocar desengorduramento excessivo,

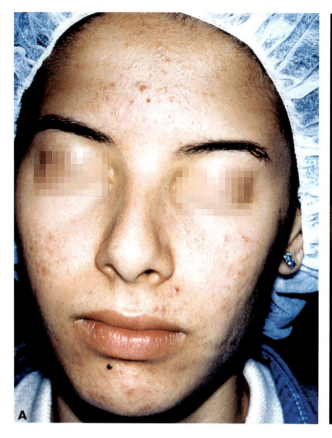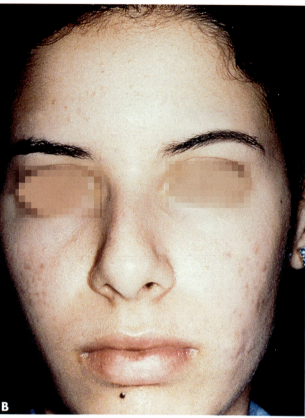

Figura 37.2 – (*A*) Pré-*acne wash*. (*B*) Pós-*acne wash*. (Cortesia do serviço de Cosmiatria da Universidade Federal do Estado de São Paulo – Escola Paulista de Medicina).

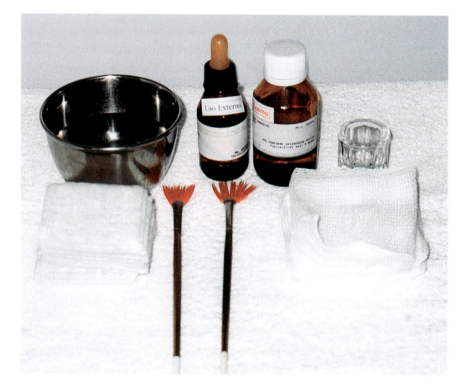

978-85-7241-919-2

Figura 37.3 – Mesa preparada para iniciar o *peeling*.

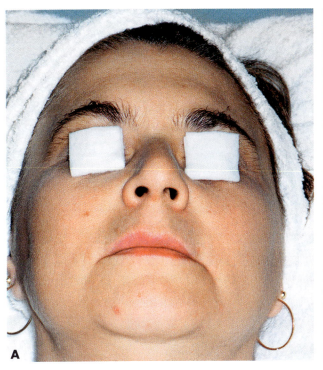 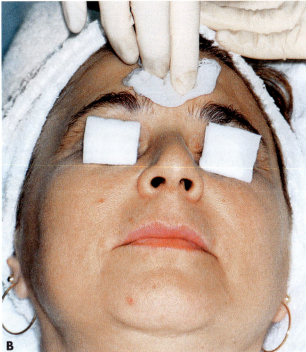

Figura 37.4 – (*A*) Paciente confortavelmente deitada e preparada para iniciar o *peeling*. (*B*) Desengorduramento da pele.

podendo causar eritema com pigmentação indesejável após o procedimento.

Sugestão de formulação para solução desengordurante:

- *Laurilsulfato de sódio*: 1,5%.
- *Acetona*: 20%.
- *Ácido glicólico*: 10%.
- *Álcool etílico*: 30%.
- *Água de rosas qsp*: 50mL.

3. Contraindicações: de modo geral, os *peelings* com AHA são seguros e não há grandes contraindicações para o seu uso. Como em todos esses procedimentos, prevalece o bom senso na sua execução. As contraindicações podem ser *absolutas* ou *relativas*:

   Contraindicações absolutas: referem-se à presença de qualquer processo em que há perda da solução de continuidade da pele, tais como escoriações; processos inflamatórios e infecciosos, mesmo que pequenos; cicatriz recente pós-trauma ou pós-cirúrgica; lesões ativas de herpes simples.

   Contraindicações relativas: abrasão excessiva da pele pelo uso prévio de ácidos esfoliantes; pacientes que fizeram uso de ceras depilatórias ou qualquer outro método que possa ter agredido a pele; pacientes que apresentam eritema solar intenso. Nesses casos, o *peeling* deve ser suspenso temporariamente até que a pele recupere suas condições de integridade.

4. Vantagens e desvantagens do *peeling*: o paciente deve estar plenamente informado sobre as vantagens e desvantagens do *peeling* com AHA.

   - Vantagens:
     - É muito bem tolerado pelo paciente.
     - Mesmo sendo superficial, pode trazer excelentes resultados.
     - Não se trata de um *peeling* com toxicidade sistêmica.
   - Desvantagens:
     - Há variação de paciente para paciente na reação e na eficácia.
     - Os AHA nem sempre promovem *peeling* verdadeiro; em alguns casos, pode não se chegar a resultados satisfatórios.
     - Sempre necessita ser neutralizado.
     - Os AHA penetram irregularmente na pele.

5. Documentação fotográfica: todo paciente deve ser rotineiramente fotografado no pré-*peeling*, para que haja uma análise comparativa entre pré e pós-tratamento. Essa é também uma maneira de estimular o paciente a continuar o tratamento.

Aplicações Práticas[5,6]

- *Preparo da pele*: deve-se iniciar o preparo da pele aproximadamente 30 dias antes, com uso diário de baixas concentrações de AHA ou retinoides tópicos aplicados à noite e filtro solar de manhã. Sempre é preciso saber se o paciente adquiriu o hábito do uso de filtro solar diariamente antes de fazer qualquer tipo de *peeling*. Antes do *peeling*, inicia-se o desengorduramento, conforme já citado.
- *Aplicação do ácido*: deve ser feita sem exagero e de maneira uniforme em toda a área a ser tratada. A aplicação deve se iniciar na região frontal, seguindo para a nasal, malares, mento e supralabial e finalizar na

região palpebral. Deve ser feita de forma rápida, pois o tempo tem grande importância: 30s já alteram a penetração. Deve-se colocar uma gaze dobrada embebida em soro fisiológico cobrindo os olhos do paciente, para evitar acidentes e também para não deixar a lágrima escorrer e remover o agente do *peeling*, causando irregularidade na descamação. O agente químico pode ser aplicado a 1mm de distância do bordo ciliar da pálpebra inferior e a 3mm do vermelhão do lábio para erradicar as rugas dessas áreas. Deve ser aplicado até a linha do cabelo, fazendo um *feathering* nesta área e nas sobrancelhas para evitar linhas de demarcação. Deve-se aplicar também nos lóbulos das orelhas, assim como no pescoço e na região anterior do tórax. Se o *peeling* não for aplicado no pescoço e na região anterior do tórax, é necessário fazer um *feathering* na região do ramo mandibular para não ficar inestético.
- *Tempo de exposição*: varia de indivíduo para indivíduo e de área para área. Nesse tipo de *peeling* não deve haver o *frost* conforme

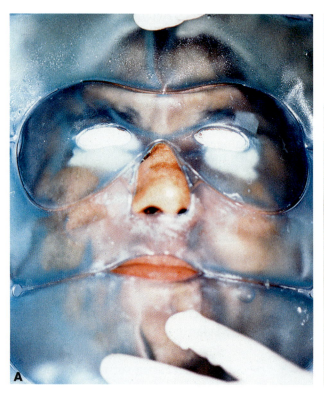
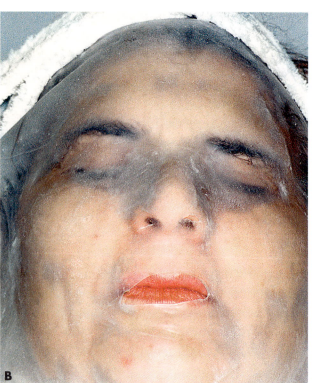

Figura 37.5 – Aplicação de máscaras calmantes pós-*peeling*. (*A*) Máscara térmica com gel. (*B*) Máscara de silicone.

978-85-7241-919-2

esperado em outros tipos. O que mais se observa é o eritema que se inicia após o primeiro minuto da aplicação e que pode variar de leve a intenso. Vale lembrar que o grau de eritema é diretamente proporcional ao grau de penetração. O tempo de exposição ao agente químico deve ser controlado por um relógio, de acordo com a indicação e a tolerância do paciente.

- *Neutralização do ácido*: finalizado o *peeling*, o AHA deve ser retirado com compressas embebidas em água e deve-se pedir para o paciente lavar o rosto com água corrente na pia; em seguida, é preciso verificar se todo o ácido foi removido para não haver complicações. Para neutralizar o ácido, pode-se usar água purificada ou bicarbonato de sódio, embora estes agentes não tenham qualquer vantagem sobre a água comum. O importante é a remoção total do ácido em todas as áreas. Esses *peelings* podem ser repetidos semanal, quinzenal ou mensalmente.

- *Máscaras calmantes*: após a neutralização do ácido, pode-se fazer uso de máscaras calmantes de diferentes tipos para aliviar a sensação desagradável do *peeling*. As máscaras de silicone são colocadas na geladeira 30min antes do *peeling*; as máscaras térmicas podem ser mantidas na geladeira ou podem ser feitas aplicações de compressas de gaze ou algodão prensado embebido em soro fisiológico gelado, o que proporciona agradável sensação de alívio (Fig. 37.5).

Cuidados Pós-*peeling*[5,6]

Os cuidados pós-*peelings* superficiais são mínimos. A maior restrição é referente à exposição ao sol; deve-se, portanto, insistir no uso de filtro solar com fator de proteção solar (FPS) 30, no mínimo. A restrição a hidratantes nas primeiras 48h colabora para acelerar a descamação, principalmente nas mãos, e muitos médicos adotam esta prática. Havendo irritação maior em alguma área, aconselha-se cuidar com corticosteroides ou antibióticos tópicos.

QUESTÕES

1. O que são hidroxiácidos?
2. Qual a diferença entre AHA e beta-hidroxiácidos?
3. Na natureza, onde são encontrados os AHA e quais são os mais utilizados para *peeling*?
4. Quais as principais indicações do *peeling* de AHA?
5. Quais as vantagens e as desvantagens do *peeling* de AHA?

REFERÊNCIAS

1. COLLEMAN III, W. P.; HANKE, W.; ALT, T.; ASKEN, S. *Cosmetic Surgery of the Skin*. 2. ed. St. Louis: Mosby, 1997.
2. VAN SCOTT, E. J. Control of keratinization with alpha-hydroxy acids and related compounds. I. Topical treatment of ichthyotic disorders. *Arch. Dermatol.*, v. 110, p. 586-590, 1974.
3. KESSLER, E.; FLANAGAN, K.; CHIA, C.; ROGERS, C.; GLASER, D. A. Comparison of a- and b-hydroxy acid chemical peels in the treatment of mild to moderately severe facial acne vulgaris. *Dermatol. Surg.*, v. 34, p. 45-51, 2008.
4. SMITH, W. P. Comparative effectiveness of α-hydroxy acids on skin properties. *In. J. Cosmet. Sci.*, v. 18, n. 2, p. 75-83, 1996.
5. BRODY, H. J. *Peeling Químico e Resurfacing*. 2. ed. Rio de Janeiro: Reichmann & Affonso, 2000.
6. RUBIN, M. *Manual of Chemical Peels: superficial and medium depth*. Philadelphia: Lippincott, 1995.
7. YAMAMOTO, Y.; UEDE, K.; YONEI, N.; KISHIOKA, A.; OHTANI, T.; FURUKAWA. Effects of alpha-hydroxy acids on the human skin of Japanese subjects: The rationale for chemical peeling. *Journal of Dermatology*, v. 1, p. 16-22, 2006.
8. DITRE, C. M.; GRIFFIN, T. D.; MURPHY, G. F.; SUEKI, H.; TELEGAN, B.; JOHNSON, W. J. et al. Effects of alpha-hydroxy acids on photoaged skin: a pilot clinical, histologic, and ultrastructural study. *J. Am. Acad. Dermatol.*, v. 34, p. 187-195, 1996.

LEITURA COMPLEMENTAR

GRIFFITHS, C. E. M. Drug treatment of photoaged skin. *Drugs & Aging*, v. 14, n. 4, p. 289-301, 1999.
MÊNE, R.; MOY, L.; ALESSANDRINI, G.; MENDONÇA, O. Peeling químico superficial com ácido glicólico. In: HORIBE, E. K. *Estética Clínica e Cirúrgica*. Rio de Janeiro: Revinter, 2000.
MOON, S. E.; PARK, S. B.; AHN, H. T.; YOUN, I. J. The effect of glycolic acid on photoaged albino hairless mouse. *Skin Dermatologic Surgery*, v. 25, n. 3, p. 179-182, 1999.
PIÉRARD, G. E.; KLIGMAN, A. M. T.; STOUDEMAYER, T. J. L.; LÉVÊQUE, J. L. Comparative effects of retinoic acid, glycolic acid and a lipophilic derivative of salicylic acid on photodamaged epidermis. *Dermatology*, v. 199, p. 50-53, 1999.
WANG, X. A theory for the mechanism of action of the alpha-hydroxy acids applied to the skin. *Medical Hypotheses*, v. 53, n. 5, p. 380-382, 1999.

Peeling de Ácido Salicílico

Ediléia Bagatin

SUMÁRIO

O *peeling* de ácido salicílico é utilizado em solução alcoólica a 35% por cerca de 5min, seguido de neutralização com água. É indicado para clareamento da pele, atenuação de rugas e tratamento de comedões. A descamação se inicia entre o quarto e o quinto dia, prolongando-se por cerca de dez dias, com eritema e edema mínimos, podendo o *peeling* ser repetido entre duas e quatro semanas.

HOT TOPICS

- O *peeling* de ácido salicílico possui efeito queratolítico e é utilizado para *peelings* superficiais.
- Em baixas concentrações, possui atividade queratoplásica, isto é, estimula a formação da camada córnea.
- Os *peelings* químicos melhoram o dano solar, diminuem as rugas finas e as cicatrizes leves e melhoram a hiperpigmentação.
- Após a aplicação do *peeling*, são esperados: eritema, edema, formação de crostas, descamação e alterações pigmentares.
- O uso da tretinoína tem sido considerado de fundamental importância para a redução do tempo de cicatrização pós-*peeling*.
- O *peeling* de ácido salicílico deve ser sempre realizado de forma seriada com intervalos de 15 a 30 dias e em um mínimo de três aplicações.
- O *peeling* de ácido salicílico é útil na acne comedogênica e inflamatória, nos casos de rosácea, no fotoenvelhecimento e no clareamento das hiperpigmentações.

INTRODUÇÃO

Denominado também ácido orto-hidroxibenzoico ou ácido 2-hidroxibenzoico, o ácido salicílico é um composto fenólico considerado um beta-hidroxiácido por causa da orientação β do grupo hidroxi (OH). Não tem qualquer relação estrutural com os alfa-hidroxiácidos que possuem cadeia reta[1] (Fig. 38.1).

É um pó branco, cristalino, derivado de uma variedade de fontes naturais. Foi isolado em 1829 por Leroux e sintetizado em 1860, quando se descobriu que a sua utilização poderia esfoliar levemente e amaciar a camada córnea da epiderme.

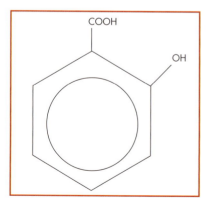

Figura 38.1 – Estrutura química do ácido salicílico[1].

Passou, desde então, a ser amplamente usado para acelerar a remoção das células mortas superficiais da camada córnea[2].

Possui efeito queratolítico importante e, em razão de sua estrutura química única, pode ser facilmente adaptado para uso tópico diário no tratamento de condições hiperqueratóticas variadas ou como agente para a realização de *peelings* superficiais[1].

É clássico o seu emprego em dermatologia desde que se tornou um dos componentes da pasta de Lassar original, que continha: ácido salicílico, 2%; óxido de zinco, 24%; amido, 24%; e parafina branca, 50%. A pasta de Lassar moderna não o contém mais, porque se percebeu que o ácido salicílico se degrada na presença do óxido de zinco (componente principal da referida pasta). Outra preparação tradicional é a pomada ou loção de Whitfield que combina 6% de ácido salicílico e 12% de ácido benzoico e que já foi muito utilizada, com eficácia, no tratamento de infecções fúngicas, especialmente dos pés[2-4].

Admite-se que em baixas concentrações (0,5 até 3%) possa ter alguma atividade queratoplásica, isto é, estimular a formação da camada córnea; em concentrações superiores (4 a 20%), age exclusivamente como queratolítico, removendo a camada córnea. Esse efeito esfoliativo parece estar relacionado à habilidade dos beta--hidroxiácidos de solubilizar as substâncias intercelulares (cemento) da camada córnea, sem afetar a velocidade de divisão celular da camada germinativa. O resultado é um aumento da eliminação dos queratinócitos, sem interferência na atividade mitótica.

A aceleração da esfoliação pelo ácido salicílico na pele envelhecida é também um benefício desejado, uma vez que este processo se torna menos eficiente com a idade, resultando na presença de queratinócitos ou corneócitos muito variáveis em forma e tamanho, o que também está associado à diminuição no conteúdo de água da camada córnea. A esfoliação desses corneócitos ajuda a melhorar a hidratação da camada córnea, além de atenuar alguns sinais visíveis da pele envelhecida[2,5,6].

Existem várias formas modernas de emprego do ácido salicílico para uso diário, pelo próprio paciente, ou seja, em soluções, loções, cremes,

pomadas, xampus, sabões, géis, colódios e pastas, dependendo da indicação[2-4].

Pode ser usado como agente terapêutico isolado ou em associações medicamentosas. Nesses casos, por diminuir ou remover a camada córnea, facilita a penetração de outros princípios ativos. É o caso do seu emprego no tratamento de doenças escamosas como psoríase e ictiose[2,5,6]. É o mecanismo pelo qual se pode melhorar a penetração de alguns corticosteroides através das membranas celulares[4].

Em concentrações de 2 a 4%, combinado ou não à resorcina, atua como esfoliante para acne e dermatite seborreica. É aprovado pela Food and Drug Administration (FDA), dos Estados Unidos, em concentrações de 2% ou mais, como agente ativo em muitos produtos antiacne e antisseborreicos em forma de creme, agentes de limpeza líquidos, adstringentes, *pads* para limpeza da pele, sabão em barra e xampu. Não se sabe exatamente como o ácido salicílico exerce efeito comedolítico na acne.

As hipóteses são: dissolução do cemento intercelular, redução da adesão intercorneócitos e ruptura dos lipídeos lamelares. A perda das pontes intercelulares entre os corneócitos pode ser demonstrada pelo aumento das escamas, observado 6h após exposição da pele ao ácido salicílico a 2%[2,5-7].

Em concentrações superiores, de 10 a 40%, associado ao ácido lático em colódios, *patchs* ou pastas, é empregado na remoção efetiva de verrugas virais, calosidades ou condições excessivamente hiperqueratóticas (inclusive ungueais)[2-4,6,8].

A aplicação do ácido salicílico em áreas extensas ou sob forma oclusiva, em concentrações elevadas (acima de 10%) e particularmente em crianças, pode produzir quadro tóxico conhecido por salicilismo por absorção pela pele. O salicilismo caracteriza-se por náuseas, dispneia, tinido e alucinações[4]. Esse quadro foi relatado em adulto com psoríase extensa tratada com pomada de ácido salicílico[9].

Derivados do ácido salicílico – os salicilatos[2] – são aprovados como ingredientes de filtros solares químicos, absorvendo a faixa de 300 a 310nm da radiação ultravioleta (UV). São adequadamente incorporados em preparações tópicas associados a outros agentes químicos, como as

978-85-7241-919-2

978-85-7241-919-2

benzofenonas. Os salicilatos também possuem certa atividade anti-inflamatória em concentrações de 0,5 a 5%. É possível que esse efeito tenha relação com a similaridade química com a aspirina, a qual é o ácido acetilsalicílico e que age via cascata do ácido araquidônico.

O ácido salicílico tem efeito terapêutico suficientemente comprovado em dermatologia, uma vez que é utilizado há mais de 100 anos, principalmente como potente queratolítico. Na década de 1990, passou a ser destacado também pela sua capacidade de, em baixas concentrações, melhorar a aparência da pele fotoenvelhecida e, em concentrações mais altas, ser usado como agente seguro e eficaz para a realização de *peelings* superficiais, com vantagens em relação a outros agentes como os alfa-hidroxiácidos e, em particular, o ácido glicólico[1,2].

PEELINGS QUÍMICOS

Os *peelings* químicos constituem uma forma acelerada de esfoliação induzida por diversos agentes cáusticos, resultando na destruição e na perda de porções da epiderme e/ou derme com subsequente regeneração de tecido novo, desde a derme papilar e os anexos da pele. Quando fracos ou superficiais, induzem apenas a troca mais rápida das células da camada córnea; se mais agressivos ou potentes (médios e profundos), provocam inflamação e/ou necrose da epiderme, derme papilar ou reticular[10,11].

A aplicação de *peeling* químico causa alterações na pele em razão de três mecanismos:

1. Estimulação do espessamento da epiderme e remoção da camada córnea.
2. Destruição das camadas de pele que serão substituídas por tecido regenerado, com melhora do seu aspecto estético.
3. Indução de reação inflamatória mais profunda que a necrose, com a consequente ativação de mediadores capazes de estimular a síntese de colágeno novo.

O dano epidérmico, por sua vez, induz o depósito de colágeno e glicosaminoglicanos na derme[8]. Sendo assim, o *peeling* químico ideal é aquele que provoca a menor necrose e induz a maior formação de tecido novo possível. Esse é o conceito que suporta a ideia de que *peelings* químicos superficiais e médios seriados ou repetidos são preferíveis aos *peelings* mais profundos e únicos que envolvem maiores riscos de complicações e períodos mais longos de recuperação. Os *peelings* superficiais ou médios repetidos são de baixo risco e geram benefícios cumulativos comparáveis aos de um único e profundo *peeling*[11].

A profundidade que um produto empregado para a realização dos *peelings* atinge na pele depende de algumas variáveis: tipo de pele; local anatômico, tratamentos prévios e preparo da pele; como a pele é limpa e desengordurada imediatamente antes da aplicação; técnica de aplicação (particularmente, a pressão exercida sobre a pele); número de camadas aplicadas; concentração e duração do contato do agente com a pele.

Considerando-se tantas variáveis relacionadas à profundidade dos *peelings*, qualquer classificação será aproximada, pois um mesmo agente pode produzir *peeling* superficial em indivíduo ou local da pele e médio em outro. Por isso, ao realizar *peelings* químicos, é importante que cada médico padronize a sua conduta, principalmente em relação a: preparo; limpeza e desengorduramento da pele e técnica de aplicação. Desse modo, serão reduzidas as variáveis que podem, inadvertidamente, alterar a profundidade do *peeling*[12].

As indicações[10-12] para os *peelings* químicos são:

- Todas as alterações cutâneas relacionadas ao fotoenvelhecimento leve ou moderado.
- Discromias, particularmente melasma e hiperpigmentações pós-inflamatórias.
- Acne em atividade ou cicatricial (cicatrizes superficiais deprimidas).
- Pele seborreica, rosácea, verrugas planas, estrias, dermatose papulosa *nigra*, entre outras.

De modo geral, os *peelings* químicos podem melhorar o dano solar, diminuir as rugas finas e as cicatrizes leves e melhorar a hiperpigmentação;

não são capazes de alterar significativamente o tamanho dos óstios foliculares, melhorar a elasticidade da pele e as cicatrizes profundas, remover pequenos vasos e remover, totalmente, a hiperpigmentação, em particular nas peles dos fototipos IV a VI de Fitzpatrick[10].

As principais contraindicações para realização de *peelings* químicos, mesmo os superficiais são:

- Fotoproteção inadequada.
- Expectativas irreais.
- Gravidez.
- Estresse físico ou mental grave.
- Hábito de se escoriar.
- Presença de ferimentos abertos ou dano recente na face ou no pescoço.

É importante a profilaxia do herpes labial recidivante e o controle de certas condições, como dermatites de contato, atópica e seborreica com intensa resposta inflamatória[10].

Após a aplicação do *peeling* químico, são esperados os seguintes achados: eritema, edema (eventualmente vesiculação), formação de crostas, descamação e até alterações pigmentares transitórias. Constituem complicações: hipo ou hiperpigmentações mais duradouras ou permanentes; eritema e/ou prurido prolongados; alterações da textura da pele; alargamento transitório dos orifícios foliculares; milios; cicatrização retardada; cicatrizes atróficas ou hipertróficas; infecções (virais, bacterianas ou fúngicas) e alterações psicológicas (depressão)[12].

Os resultados obtidos com a realização dos *peelings* químicos são superiores se forem respeitadas as indicações e a seleção dos pacientes, se a relação médico-paciente for bem estabelecida e estiver garantido o cumprimento das orientações pré e pós-*peeling*, incluindo o preparo adequado da pele[11,12]. Com a pele bem preparada, obtém-se melhor uniformidade de penetração do agente e menor risco de complicações.

É fundamental a adoção de medidas de fotoproteção (incluindo mudanças de atitude em relação à exposição ao sol e uso diário de filtro solar com fator de proteção solar 15, no mínimo) e tratamento prévio com as substâncias ditas "antienvelhecimento" (tretinoína, isotretinoína, retinol, retinaldeído, alfa-hidroxiácidos, ácidos ascórbico e salicílico), despigmentantes (hidroquinona e ácido kójico) e aquelas usadas para o controle da acne (a própria tretinoína, adapaleno, peróxido de benzoíla, eritromicina e clindamicina). De todas, a tretinoína tem sido considerada, ao lado da fotoproteção, medida fundamental para reduzir o tempo de cicatrização pós-*peeling,* evitando complicações e melhorando os resultados[13].

Embora os *peelings* químicos constituam um dos procedimentos cosmiátricos mais comumente realizados, há pouca literatura científica consistente sobre esta técnica. São escassos os estudos controlados, duplos-cegos, randomizados. Um dos agentes clássicos e mais frequentemente referidos é o ácido tricloroacético (ATA), o qual é muito versátil (pode ser usado em várias concentrações, em geral de 10 a 35%); é útil tanto para os superficiais como para os médios e muito empregado nos chamados *peelings* médios combinados. Do mesmo modo, a solução de Jessner, que combina resorcinol, ácidos lático e salicílico em partes iguais, é agente clássico para a realização dos *peelings* superficiais e também muito utilizada de forma combinada ao ATA[9].

Com o crescente interesse pelos *peelings* superficiais e na busca por substitutos a esses agentes clássicos, a partir de 1993[11,14] ganharam grande popularidade os alfa-hidroxiácidos, particularmente o ácido glicólico a 70% no tratamento do fotoenvelhecimento leve e das rugas finas. Apesar de ser amplamente usado, não há estudos convincentes sobre seus reais efeitos e são frequentes os relatos a respeito da imprevisibilidade da sua ação, por vezes ocasionando resultados desastrosos. Isso é especialmente preocupante quando se trata do tratamento das hiperpigmentações cutâneas. Há relatos isolados de resultados interessantes do *peeling* de ácido glicólico em peles escuras ou negras, mas é recomendável muito cuidado com este agente nas peles de fototipos IV a VI[15].

Dentro desse contexto e como alternativa ao ácido glicólico, a partir de 1997[16-19] o ácido salicílico foi apontado, em estudos clínicos, como agente para *peelings* superficiais, com a vantagem principal de ter ação mais bem controlada e, portanto, efeito mais previsível.

PEELING DE ÁCIDO SALICÍLICO

A literatura a respeito do *peeling* de ácido salicílico é bem escassa. Existem apenas seis citações até este momento[16-21].

Na realidade, a primeira referência ao uso do ácido salicílico como agente para a realização de *peelings* químicos foi um estudo de 1977[20], realizado em pele animal, comparativo entre três agentes – ácido salicílico, resorcinol e enxofre cristalino –, todos em concentrações de 1 e 3%. Os autores confirmaram que o ácido salicílico tem mecanismo de ação diferente dos outros agentes. Na concentração de 3%, seu efeito queratolítico está relacionado à ação direta na substância cimentante intercelular da camada córnea, enquanto os outros agentes agem pelo aumento da proliferação celular, com aumento do fator de acantose, hiperqueratose e papilomatose.

Em publicação de 1992[21], em que foi utilizado em pasta a 50% no tratamento da pele dos antebraços e das mãos com fotoenvelhecimento intenso, o ácido salicílico foi apontado como um agente extremamente efetivo na melhora do aspecto geral dessa pele e na remoção de melanoses e queratoses solares, particularmente se associado à aplicação localizada de ATA a 20%. Os autores consideraram a aplicação, geralmente única, simples e fácil, com resultados uniformes e com menor risco de sequelas em relação a outros agentes. Seu efeito foi atribuído à desnaturação e à solubilização de proteínas da pele.

O ácido salicílico aparece, porém, na literatura pertinente aos *peelings* químicos superficiais com frequência relativa maior e em estudos clínicos nos trabalhos de Matarasso *et al.*[16], Kligman e Kligman[17,18] e Grimes[19].

Indicações

De forma geral, as indicações sugeridas para esse *peeling* têm sido:

- Acne inflamatória, não inflamatória e cicatricial[17].
- Pele seborreica e com orifícios foliculares (poros) dilatados[17].
- Rosácea pustulosa[18].
- Fotoenvelhecimento leve e moderado[18].
- Hiperpigmentações cutâneas[16,19] – as de natureza pós-inflamatória (principalmente as provocadas pela acne) e o melasma epidérmico.

TÉCNICA DE APLICAÇÃO

As concentrações do ácido salicílico usualmente utilizadas para a realização de *peelings* superficiais são as de 20 e 30%, em veículo hidroalcoólico (95% de etanol e 5% de água). A pele deve ser desengordurada, em geral, com uma solução de álcool, éter e acetona em partes iguais ou com soluções desengordurantes específicas. Eventualmente, nas peles mais secas ou com um pouco de descamação, relacionada ao próprio preparo, ou em casos de fotoenvelhecimento, faz-se apenas a limpeza com soro fisiológico ou loções de limpeza.

A solução de ácido salicílico é aplicada com gaze dobrada ou esponja (Fig. 38.2, *A*). Após cerca de 3min, ocorre evaporação do veículo e a pele fica recoberta por uma camada esbranquiçada fina que representa o ácido salicílico cristalizado, o que permite visualizar se houve uniformidade na aplicação (Fig. 38.2, *B*). A partir daí, pode-se aplicar o ácido nas áreas em que não houve o branqueamento desejado. Durante a aplicação e por cerca de 3min, o paciente pode sentir ardor discreto, em seguida substituído por sensação semelhante à anestesia superficial.

A retirada dos finos cristais esbranquiçados pode ser feita com água corrente, água termal ou loção de limpeza. Imediatamente após a realização, pode-se observar eritema moderado, mais frequente em peles de fototipos I, II e III (Fig. 38.3). Após dois dias, ocorre descamação variável, em geral, fina e uniforme e que pode durar até cinco dias. Nesse período, deve-se enfatizar a utilização de filtros solares para UVA e UVB, com fator de proteção solar (FPS) mínimo de 15 e em veículo emoliente ou associado a hidratante. É importante a orientação para não manipular a pele nem tentar remover as escamas.

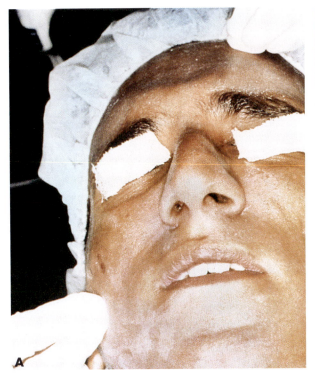
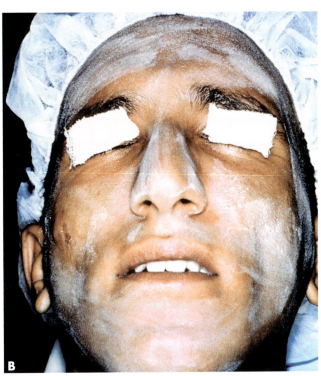

Figura 38.2 – (*A*) Aplicação do *peeling* de ácido salicílico, com gaze dobrada, em paciente masculino, de 26 anos de idade, fototipo IV, com acne cicatricial. (*B*) Branqueamento superficial relacionado à cristalização do ácido salicílico e volatilização do veículo, observado 3min após a aplicação do *peeling*.

O *peeling* de ácido salicílico, como todos os superficiais, deve sempre ser realizado de forma seriada, com intervalos de 15 a 30 dias e em número mínimo de três aplicações. Os resultados são superiores nas peles preparadas com as substâncias já mencionadas e selecionadas de acordo com a indicação, substâncias estas que devem ser utilizadas pelo período mínimo de 30 dias.

As contraindicações são as mesmas já citadas para os *peelings* em geral; as complicações com o ácido salicílico são muito raras; nunca foi descrita a ocorrência de salicilismo, uma vez que a quantidade total aplicada é muito pequena e a maior parte da solução é removida após a volatilização do veículo.

O *peeling* de ácido salicílico tem sido considerado procedimento ambulatorial, simples, rápido, bem tolerado, seguro e eficaz, particularmente se realizado de forma seriada e respeitadas as indicações e as expectativas do paciente.

No estudo de Matarasso *et al.*[16], a fluoresceína foi acrescentada à solução de ácido salicílico para facilitar a visualização, pela lâmpada de Wood, das regiões em que foi aplicado e assim controlar a uniformidade do *peeling*, em casos de hiperpigmentações faciais. Esse procedimento tem sido considerado desnecessário, visto que a uniformidade da aplicação é facilmente observada, a olho nu, pelo precipitado branco. Caso isso não seja claramente visível, basta usar a lâmpada de Wood, pois o ácido salicílico, por si só, fluoresce.

Kligman e Kligman[17,18] usaram o *peeling* de ácido salicílico a 30% em 66 mulheres, com idades entre 25 e 55 anos, peles de fototipos I a III, com acne comedogênica e/ou inflamatória, fotoenvelhecimento leve ou moderado (grau I ou II de Glogau[10]), rosácea e hiperpigmentações faciais. Não realizaram qualquer tipo de preparo da pele. Utilizaram 3mL da solução para todo o rosto; durante 30s a 3min, as pacientes relataram sensação de "queimação" progressivamente mais intensa, porém, seguida por melhora completa, até certo grau de anestesia superficial. Os autores não recomendaram a utilização de ventiladores para alívio dos sintomas, pois isso poderia causar evaporação mais rápida do veículo, resultando em *peeling* mais superficial e menos efetivo.

Não sentiram necessidade de monitorar o *peeling* ou de se preocupar com o risco de *over peeling*, uma vez que após a cristalização da solução e a volatilização do veículo, que ocorreram em cerca de 3min, praticamente não houve mais penetração do agente ativo. O agente foi removido com algodão embebido em água. A maioria das pacientes não reclamou de desconforto ou dor; todas relataram uma sensação de textura mais lisa da pele imediatamente após o processo. Poucas pacientes observaram formação de pequenas crostas acastanhadas superficiais após um a dois dias. Todas tiveram descamação mais intensa na região central da face, que teve início em dois a três dias e durou cerca de sete dias. As pacientes foram orientadas a usar creme emoliente e fotoprotetor.

Foram feitas reaplicações com intervalos mensais e em número médio de dois a três. Os autores consideraram que a eficácia dos *peelings*

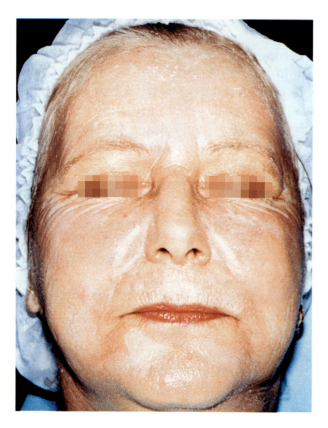

Figura 38.3 – Eritema difuso e uniforme observado imediatamente após a remoção do *peeling*, em paciente feminina, de 64 anos de idade, fototipo II, com fotoenvelhecimento moderado.

superficiais se correlaciona diretamente ao grau de descamação que causam; descamação significativamente mais intensa que a do ácido glicólico. Concluíram que:

- O *peeling* de ácido salicílico foi útil em acne comedogênica e acne inflamatória, com diminuição do eritema e involução das lesões pustulosas; houve maior penetração e descamação nas áreas inflamadas e muitos comedões foram expulsos alguns dias após a aplicação.
- Os casos de rosácea também demonstraram boa resposta.
- Nos casos de fotoenvelhecimento, a maioria das pacientes apresentou melhora da textura geral da pele e das rugas finas.
- Houve clareamento significativo das hiperpigmentações faciais após várias aplicações, sempre acompanhadas de melhora da textura da pele.

Kligman e Kligman[17,18] compararam o ácido salicílico à solução de Jessner e aos alfa-hidroxiácidos, particularmente o ácido glicólico. Concluíram que há várias vantagens a favor do ácido salicílico:

- A formulação não inclui, como na solução de Jessner, o resorcinol, que provoca mais efeitos colaterais e pode ser cardiotóxico, nem o ácido lático, que aumenta o desconforto do *peeling*.
- Comparado ao ácido glicólico, há maior uniformidade de penetração e de efeitos, com baixo risco de *over peeling* e resultados mais previsíveis.
- A anestesia superficial provocada pelo ácido salicílico tem repercussão psicológica positiva.
- Comparativamente ao ácido glicólico a 70%, o ácido salicílico provoca descamação e eficácia maiores.
- O número de aplicações para atingir o resultado desejado é menor (duas ou três para o ácido salicílico e cinco ou seis para o ácido glicólico).
- As indicações, as contraindicações e os critérios para seleção dos pacientes são os mesmos.

- As complicações são muito menores com o ácido salicílico em razão da uniformidade dos seus efeitos e da previsibilidade dos resultados.

Do ponto de vista químico[1], o ácido glicólico é hidrossolúvel e isto pode ser responsável por sua penetração mais profunda em algumas áreas, provocando ardor mais intenso, efeitos imprevisíveis, não uniformes e risco maior de complicações. Já o ácido salicílico é lipossolúvel, o que o torna mais miscível aos lipídeos da epiderme e ao material sebáceo dos folículos, induzindo esfoliação mais eficiente e restringindo seu efeito nos níveis mais superficiais.

Grimes[19] publicou estudo-piloto sobre a segurança e a eficácia do *peeling* de ácido salicílico em pessoas com peles de fototipos V e VI, já que é conhecida a dificuldade de indicar *peelings* químicos, mesmo superficiais, nestes casos. Foram incluídos 25 pacientes, com média de idade de 34 anos, 22 mulheres e três homens, nove com acne, cinco com hiperpigmentação pós-inflamatória, seis com melasma e cinco com pele seborreica e poros dilatados. Todos foram tratados previamente com hidroquinona a 4%.

Foram realizados cinco *peelings* (dois com a concentração de 20% e três com a de 30%), com duas semanas de intervalo. A aplicação foi bem tolerada e houve melhora, em graus variados, em todos os pacientes. A autora concluiu que houve segurança e eficácia do *peeling* de ácido salicílico em todas as indicações incluídas e para peles de fototipos V e VI. De qualquer forma, recomenda cuidado e precaução na realização dos superficiais em peles mais escuras, em razão da tendência ao desenvolvimento de discromias.

A experiência do Grupo de Cosmiatria da Universidade Federal de São Paulo – Escola Paulista de Medicina (UNIFESP – EPM) (dados não publicados) com o *peeling* de ácido salicílico é ainda pequena (aproximadamente, 24 casos tratados ou em tratamento), mas as observações são muito favoráveis. Tem sido usado na concentração

978-85-7241-919-2

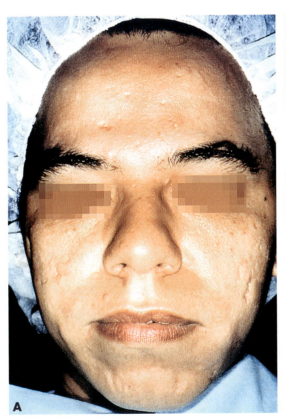
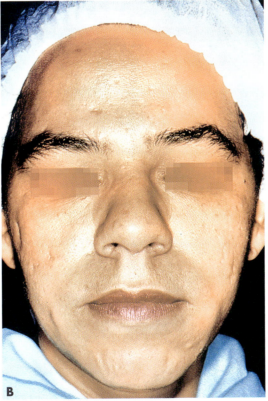

Figura 38.4 – (*A*) Pré-tratamento. (*B*) Pós-tratamento. Resultado após três *peelings* de ácido salicílico, em paciente feminina, de 23 anos de idade, fototipo IV, com pele seborreica, poros dilatados, cicatrizes de acne e eventuais lesões inflamatórias de acne.

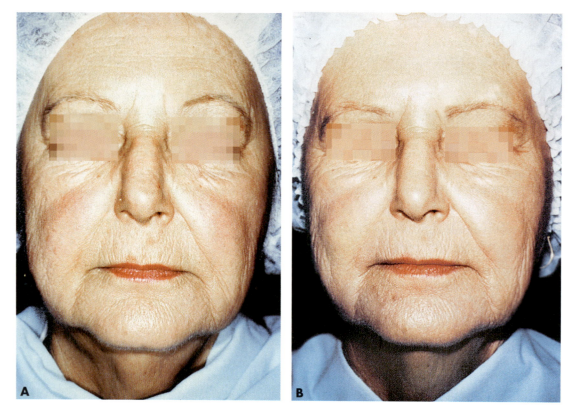

Figura 38.5 – (*A*) Pré-tratamento. (*B*) Pós-tratamento. Resultado após três *peelings* de ácido salicílico, em paciente feminina, de 64 anos de idade, fototipo II, com fotoenvelhecimento moderado.

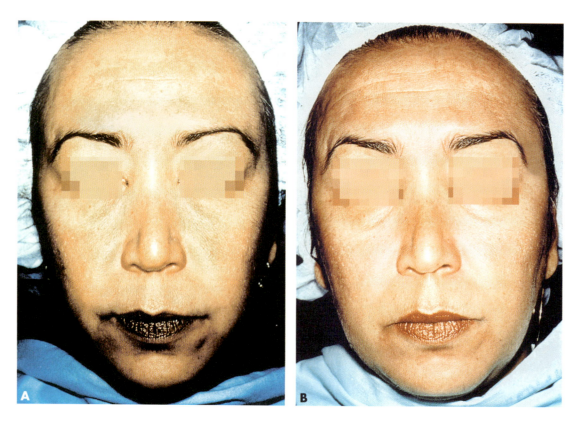

Figura 38.6 – (*A*) Pré-tratamento. (*B*) Pós-tratamento. Resultado após cinco *peelings* de ácido salicílico, em paciente feminina, de 36 anos de idade, fototipo IV, com hiperpigmentação facial do tipo melasma.

de 30%, em veículo hidroalcoólico, em aplicações seriadas, com intervalos mensais, em número mínimo de três aplicações (mas há casos submetidos a até oito aplicações), em indivíduos de ambos os sexos, de todos os fototipos. Os primeiros casos são de pele seborreica, com poros dilatados e acne comedogênica, inflamatória ou cicatricial; estes constituem a maioria dos casos, cerca de 15 (Fig. 38.4). Outros cinco casos são de fotoenvelhecimento leve ou moderado (Fig. 38.5). E outros quatro casos são de hiperpigmentações faciais, particularmente as relacionadas à acne inflamatória e/ou escoriada e ao melasma (Fig. 38.6).

Todos os pacientes são submetidos a preparo da pele pelo período mínimo de um mês, com as substâncias já mencionadas e escolhidas de acordo com a indicação. São orientados a adotar medidas de fotoproteção, incluindo a utilização diária de filtros solares, com FPS mínimo de 15. Os resultados são considerados de bons a ótimos, sempre com melhora do aspecto geral da pele, a qual adquire textura mais uniforme. O ácido salicílico vem sendo utilizado como agente preferencial na realização dos *peelings* superficiais. Todas as vantagens relatadas, principalmente em relação ao ácido glicólico a 70%, têm sido confirmadas.

QUESTÕES

1. Quais são os efeitos comedolíticos do ácido salicílico na acne?
2. O que é salicilismo?
3. Quais são as alterações causadas na pele pela aplicação do *peeling* de ácido salicílico?
4. Quais são as indicações para um *peeling* de ácido salicílico?
5. Quais são as principais contraindicações dos *peelings* de ácido salicílico?

REFERÊNCIAS

1. BRACKETT, W. The chemistry of salicylic acid. *Cosmetic Dermatol.*, v. 10, p. 5-6, 1997.
2. DRAELOS, Z. D. Salicylic acid in the dermatologic armamentarium. *Cosmetic Dermatol.*, v. 10, p. 7-8, 1997.
3. GRIFFITHS, W.; WILKINSON, J. D. Topical therapy. In: CHAMPION, R. H.; BURTON, J. L.; BURNS, D. A.; BREATHNACH, S. M. *Textbook of Dermatology*. 6. ed. Oxford: Blackwell, 1998, v. 4, cap. 78, p. 3519-3563.
4. SAMPAIO, S. A. P.; RIVITTI, E. A. Terapêutica tópica. In: *Dermatologia*. 2. ed. São Paulo: Artes Médicas, 2000, cap. 97, p. 1003-1033.
5. LODEN, M.; BOSTROM, P.; KNECZKE, M. Distribution and keratolytic effect of salicylic acid and urea in human skin. *Skin Pharmacol.*, v. 8, p. 173-178, 1995.
6. LIN, A. N.; NAKATSUI, T. Salicylic acid revisited. *Int. J. Dermatol.*, v. 37, p. 335-342, 1998.
7. ZANDER, E.; WEISMAN, S. Treatment of acne vulgaris with salicylic acid pads. *Clin. Ther.*, v. 14, p. 247-253, 1992.
8. DAVEY, T.; PHILLIPS, G. J. Studies on the mechanism of action of salicylic acid on human callus tissue. *J. Pharm. Pharmacol.*, v. 33, p. 333, 1993.
9. CHIARETTI, A.; SCHEMBRI-WISMAYER, D.; JORTOROLO, L. et al. Salicylate intoxication using a skin ointment. *Acta Paediatr.*, v. 86, p. 330-331, 1997.
10. BRODY, H. J. *Chemical Peeling and Resurfacing*. 2. ed. St. Louis: Mosby-Year Book, 1997, p. 240.
11. COLEMAN, W. P.; BRODY, H. J. Advances in chemical peeling. *Dermatol. Clin.*, v. 15, p. 19-26, 1997.
12. DRAKE, L. A.; DINEHART, S. M.; GOLTZ, R. W. et al. Guidelines of care for chemical peeling. *J. Am. Acad. Dermatol.*, v. 33, p. 497-503, 1995.
13. HEVIA, O.; NEMETH, A. J.; TAYLOR, J. R. Tretinoin accelerates healing after trichloroacetic acid chemical peel. *Arch. Dermatol.*, v. 127, p. 678-682, 1991.
14. MOY, L. S.; MURAD, H.; MOY, R. L. Glycolic acid peels for the treatment of wrinkles and photoaging. *J. Dermatol. Surg. Oncol.*, v. 19, p. 243-246, 1993.
15. BURNS, R. L.; PREVOST-BLANK, P. L.; LAWRY, M. A. et al. Glycolic acid peels for post inflammatory hyperpigmentation in black patients: a comparative study. *Dermatol. Surg.*, v. 23, p. 171-174, 1997.
16. MATARASSO, S. L.; GLOGAU, R. G.; MARKEY, A. C. Wood's lamp for superficial chemical peels. *J. Am. Acad. Dermatol.*, v. 30, p. 988-992, 1994.
17. KLIGMAN, D.; KLIGMAN, A. M. Salicylic acid as a peeling agent for the treatment of acne. *Cosmetic Dermatol.*, v. 10, p. 44-47, 1997.
18. KLIGMAN, D.; KLIGMAN, A. M. Salicylic acid peels for the treatment of photoaging. *Dermatol. Surg.*, v. 24, p. 325-328, 1998.
19. GRIMES, P. E. The safety and efficacy of salicylic acid chemical peels in darker racial-ethnic groups. *Dermatol. Surg.*, v. 25, p. 18-22, 1999.
20. WINDHAGER, K.; PLEWIG, G. Effects of peeling agents (resorcinol, crystalline sulfur, salicylic acid) on the epidermis of guinea pig. *Arch. Dermatol. Res.*, v. 259, p. 187-198, 1977.
21. SWINEHART, J. M. Salicylic acid ointment peeling of the hands and forearms: effective nonsurgical removal of pigmented lesions and actinic damage. *J. Dermatol. Surg. Oncol.*, v. 18, p. 495-498, 1992.

Peeling de Jessner

Francisco Leite

SUMÁRIO

O *peeling* com solução de Jessner é superficial, podendo ter sua profundidade de ação um pouco aumentada quanto mais repetidas forem as aplicações da solução.

As vantagens desse *peeling* baseiam-se na sua estabilidade e no baixo custo; já a desvantagem é a possibilidade de reação alérgica e intoxicação, que aumenta com as aplicações múltiplas.

O *peeling* de Jessner é utilizado no tratamento de acne, discromias, peles rugosas e hiperpigmentação pós-inflamatória, podendo ser utilizado em peles mais escuras, com tendência à hiperpigmentação.

HOT TOPICS

- A solução de Jessner deve ser fresca e armazenada em frasco de vidro castanho, evitando a exposição solar.
- O *peeling* de Jessner causa lesão epidérmica.
- Edema intenso e clinicamente visível pode ocorrer nos casos de reação de hipersensibilidade ao resorcinol.
- O preparo da pele antes do *peeling* diminui a chance de hipercromia, permitindo maior uniformidade e maior penetração da solução.
- Ardência logo após a aplicação do *peeling* é muito frequente.
- O volume aplicado em cada camada, bem como o grau de pressão ou atrito sobre a pele, determinará o grau de branqueamento obtido.
- A cada nova camada aplicada obtém-se branqueamento mais intenso.

INTRODUÇÃO

Os *peelings* superficiais são valiosas ferramentas na prática diária da dermatologia estética.

Versáteis e seguros, podem ser utilizados como terapia corretiva para ampla gama de afecções dermatológicas.

Produzem resultados consistentes e reprodutíveis, com mínimo risco de complicações, se boa e padronizada metodologia de aplicação, criteriosa seleção de indicações e bom seguimento pós-*peeling* forem utilizados.

Neste capítulo, serão abordados esses e outros aspectos de um dos mais utilizados *peelings* superficiais: o *peeling* de Jessner.

IMPORTÂNCIA DA FÓRMULA DE JESSNER E COMBES

Diversos métodos artesanais e empíricos têm sido descritos desde as mais remotas civilizações, como o uso de esfoliações com pedras calcárias e urina pela medicina indiana Ayurvédica antes de Cristo, os banhos em leite de cabra fermentado (ácido lático) no antigo Egito, o uso de lama (sílica e calcário) com extratos vegetais (alcaloides) por tribos de índios amazonenses, entre muitos outros.

Uma das primeiras descrições médicas sistematizadas de princípios ativos purificados usados especificamente para produzir descamação controlada, visando benefícios estéticos e terapêuticos determinados (ou *peelings*, termo inglês consagrado na literatura médica internacional), foi feita pelo dermatologista alemão Unna em 1882.

Já naquela época se reconhecia o valor do resorcinol, do ácido salicílico, do ácido tricloroacético (ATA) e do fenol em *peelings*; entretanto, os efeitos colaterais e a toxicidade destas substâncias tornavam arriscado o seu uso efetivo na prática diária.

Dentre os agentes de *peelings* superficiais, o resorcinol produzia síncopes e podia deprimir a função tireóidea, ao passo que o salicilismo (intoxicação pelo ácido salicílico) leve gerava zumbidos e cefaleia.

Os doutores Max Jessner e F. C. Combes desenvolveram uma fórmula estável e segura que combinava ambos (resorcinol e ácido salicílico) ao etanol e ao ácido lático, de modo que os efeitos colaterais e a toxicidade fossem eliminados (Quadro 39.1).

A solução de Jessner deve ser fresca e armazenada em frasco de vidro castanho, evitando exposição à luz e com a tampa bem fechada, protegida do contato com ar. Seu aspecto deve ser límpido. Se estiver rosada ou amarelada, poderá ter sido exposta ao ar e os resultados não serão homogêneos, além de poder manchar a pele e as unhas.

Essa é a importância da fórmula de Jessner ou Jessner/Combes que é usada desde a década de 1960 até os dias de hoje: confiável, segura e versátil ferramenta de *peelings* superficiais, capaz de produzir resultados gratificantes em mãos experientes e com criteriosa seleção de indicações.

BASES HISTOLÓGICAS E CORRELAÇÕES CLÍNICAS

Como já dito, o *peeling* de Jessner é um *peeling* superficial, isto é, causa lesão epidérmica, uma esfoliação superficial, com a formação de vesículas imperceptíveis a olho nu, mas detectáveis histologicamente.

Há separação das lâminas da camada córnea (queratólise) e coagulação da queratina, evidenciáveis pelo branqueamento suave, lento e gradual, clinicamente visível na aplicação da solução de Jessner. Ainda na epiderme, ocorrem edema intercelular (espongiose) e processo inflamatório reacional. Apesar de danos estruturais dérmicos não serem detectados, a liberação de mediadores inflamatórios e citocinas pode induzir a estímulo pouco mais profundo (derme papilar), ainda que transitório, com discreta deposição de colágeno, aumento de glicosaminoglicanos (GAG), de elastina e de mucina.

Edema mais intenso, dérmico e clinicamente bem visível às vezes acontece, podendo estar relacionado à reação de hipersensibilidade ao resorcinol. Mesmo nesses casos, os resultados finais costumam ser seguros e superficiais.

A coagulação da queratina das lâminas da camada córnea forma, inicialmente, o referido branqueamento. Nas horas seguintes, clinicamente, se vê o surgimento de fina película acastanhada. Esta será eliminada espontaneamente após três a oito dias, evidenciando pele de melhor qualidade, mais rosada, com superfície mais uniforme e brilhante. Por isso, esses *peelings* são chamados de refrescamento.

Esse aspecto de pele melhor, refrescada, talvez se deva à formação de camada córnea mais uniforme e compacta, à redução na pigmentação basal e ao aumento da camada granulosa. Entretanto, essas alterações são transitórias e reversíveis, necessitando-se de repetição seriada desses *peelings* para resultados mais duradouros.

Indicações e Resultados Esperados

Justamente por ser superficial, praticamente todos os fototipos podem ser tratados, com o devido cuidado no preparo e no pós-operatório.

Quadro 39.1 – Fórmula da solução de Jessner

- Resorcinol: 14%
- Ácido salicílico: 14%
- Ácido lático: 14%
- Etanol (95°): qsp 100mL

978-85-7241-919-2

Tabela 39.1 – Indicações e resultados do *peeling* de Jessner

Indicação clínica	Objetivo terapêutico	Resultado esperado
Sardas (efélides) Melasma superficial Melanoses solares leves Hipercromia residual pós-inflamatória leve	Remoção de pigmento melanótico epidérmico	Clareamento das lesões
Melasma misto	Remoção de pigmento melanótico epidérmico Ação queratolítica, adelgaçamento das lâminas da camada córnea Preparo e teste visando *peelings* médios posteriores	Clareamento das lesões Aumentar e homogeneizar a absorção tópica de cremes inibidores e quelantes de melanina Ver tolerância à dor, aderência aos cuidados de pré e pós-*peeling* e se não haverá piora das lesões
Acne ativa	Ação queratolítica, adelgaçamento das lâminas da camada córnea com desobstrução dos óstios pilossebáceos Coagulação e drenagem de pústulas superficiais Aplanamento leve de cicatrizes incipientes Remoção de pigmento melanótico epidérmico	Melhora da drenagem da secreção sebácea Redução do número de comedões e pústulas Melhor cicatrização e desinflamação de lesões Clareamento de manchas residuais
Fotoenvelhecimento leve (elastose solar nível I de Glougau) Rugas actínicas muito leves	Adelgaçamento e compactação das lâminas da camada córnea espessada Remoção de pigmento melanótico epidérmico Estimular a colagenogênese	Refrescamento da pele, com melhora da textura, brilho, clareamento de lesões melanóticas e queratóticas superficiais Redução das rugas finas e superficiais
Preparo para *peelings* médios e profundos	Ação queratolítica, adelgaçamento e compactação das lâminas da camada córnea Analisar perfil psicológico do paciente	Aumentar, aprofundar e homogeneizar a absorção tópica dos agentes de *peelings* médios e profundos, tanto se imediatamente aplicados após o Jessner quanto depois de ter cicatrizado Ver tolerância à dor e adesão aos cuidados de pré e pós-*peeling*
Tratamento coadjuvante para queratoses actínicas	Ação queratolítica, adelgaçamento das lâminas da camada córnea	Aumentar, aprofundar e homogeneizar a absorção tópica de 5-fluoruracila

978-85-7241-919-2

Deve-se ter em mente esse *peeling* quando se for combater alterações quase exclusivamente epidérmicas (Tabela 39.1).

TÉCNICA DE APLICAÇÃO

Preparo da Área a Ser Tratada

Recomenda-se o preparo da pele por, pelo menos, duas semanas antes do *peeling*, com creme de ácido retinoico associado a hidroquinona e corticosteroide (fórmula de Kligman – Quadro 39.2)

ao deitar-se. O seu tempo total de uso não deve ser superior a alguns meses, para serem evitadas complicações do uso tópico de corticosteroides fluorados na face (acne rosácea, dermatite perioral, atrofia cutânea, hirsutismo, etc.). Filtros solares também são indicados.

Quadro 39.2 – Preparo pré-*peeling* – fórmula de Kligman

- Ácido retinoico: 0,1%
- Hidroquinona: 5%
- Dexametasona: 0,1%
- Veículo creme qsp: 30g

Esses cuidados diminuirão a chance de hipercromia pós-*peeling* e permitirão maior uniformidade e intensidade de penetração da solução de Jessner.

Além disso, possibilitam diagnosticar eventuais perfis psicológicos que contraindiquem o *peeling* (pacientes que não conseguem fazer pré-*peeling* adequado dificilmente farão pós--*peeling* adequado).

A ardência durante o *peeling* de Jessner é considerável e muitos pacientes podem necessitar de ventilador para o seu alívio. Esse alívio ocorre espontaneamente em cerca de 10 a 15min após o *peeling*. O uso de soluções anestésicas tópicas previamente ao *peeling* é preconizado por alguns, mas o alívio é variável e pode haver potencialização não uniforme da penetração da solução.

Limpeza da Área a Ser Tratada

O paciente deve inicialmente lavar sua face com sabonete líquido neutro antisséptico.

Após secar a face, faz-se um suave, porém completo desengorduramento desta com gaze embebida em acetona, sem esfregar.

Aplicação da Solução de Jessner

- *Medidas de segurança*: é obrigatória a proteção dos olhos do paciente com compressas de gaze embebidas em soro fisiológico. Deve-se garantir que o paciente ficará de olhos fechados durante todo o procedimento. A solução de Jessner pode causar danos irreversíveis à córnea humana. O frasco da solução de Jessner deve ficar em lugar seguro, longe do paciente, durante toda a aplicação, para evitar que a solução seja acidentalmente derramada sobre ele.
- *Agitar antes de usar*: deve-se agitar e homogeneizar a solução antes de utilizá-la.
- *Aplicação das camadas e controle da intensidade desejada*: com as mãos enluvadas, aplica-se uma camada, por meio de gaze levemente embebida na solução, de maneira uniforme em toda a área ou subregião anatômica a ser tratada. O volume aplicado em cada camada, bem como o grau de pressão ou atrito ao se esfregar a gaze sobre a pele, determinará o grau de branqueamento obtido. É um branqueamento lento, pálido e suave, sobre um fundo rosado. O grau de branqueamento obtido é diretamente proporcional à profundidade e à intensidade do *peeling* de Jessner. Quanto mais intenso o branqueamento, mais intensos a penetração e o resultado da descamação. A cada nova camada aplicada, obtém-se branqueamento mais intenso. Deve-se esperar cerca de 4min entre cada camada, para não se subestimar o branqueamento da camada anterior, que pode ainda não se ter completado. Isso dá uma boa estimativa visual da profundidade atingida. Treina os olhos para o grau de agressividade que se quer de cada *peeling*, de modo relativamente previsível e reprodutível, permitindo a obtenção de resultados consistentes.
- *Finalização do* peeling *de Jessner*: ao final do *peeling*, o branqueamento começa a se tornar menos notado, sendo mais evidentes o eritema e um tom acastanhado difuso, além do aspecto de película plástica e brilhante sobre a pele. Nesse momento, deve-se limpar gentilmente qualquer resíduo de cristais de ácido salicílico sobre a pele, com lavagem simples desta em água corrente.

Cuidados Pós-*peeling*

Intensa xerose e alguma exsudação podem ser esperadas nos três a oito dias seguintes, quando a pele coagulada for eliminada por descamação. Para maior conforto e uniformidade, o paciente deverá aplicar pomada umectante (com ou sem antibióticos ou corticosteroides de baixa potência não fluorados) sobre a pele, reaplicando duas a três vezes/dia, após ter removido os restos da aplicação anterior em água corrente e com sabonete antisséptico neutro líquido. Nesse momento, a remoção das escamas soltas deverá ser feita cuidadosamente, sem forçar ou escoriar a pele.

Após finda essa fase descamativa e assim que a pele tolerar (o que ocorre em cerca de duas semanas), o paciente poderá retomar o uso de filtros solares e da solução de Kligman.

POSSÍVEIS COMPLICAÇÕES E CUIDADOS A SEREM TOMADOS

Por ser um *peeling* superficial e relativamente seguro, muitos se esquecem de tomar precauções fundamentais. É daí que surge grande parte das complicações vistas.

Antes do Tratamento

Deve ser feito completo e rigoroso exame dermatológico para que sejam afastados:

- Displasias e neoplasias cutâneas:
  - Carcinomas espinocelulares e basocelulares devem ser tratados antes de qualquer *peeling*, sob o risco de mascaramento ou retardamento de sua eliminação.
  - Qualquer lesão melanocítica suspeita também deve ser avaliada e adequadamente tratada, visando o afastamento de melanoma maligno.

- Na dúvida, não se faz o *peeling*, avalia-se o problema e após seu esclarecimento retoma-se o rumo ao *peeling*.
- Tendência a queloides:
  - Por ser superficial, atingindo apenas a epiderme, esta não chega a ser contraindicação absoluta, mas esfregação excessivamente vigorosa da gaze durante o procedimento (pelo médico) ou a remoção precoce e impetuosa das crostas e descamações (pelo paciente) pode provocar ulceração bem mais profunda e resultar em cicatrizes hipertróficas e mesmo queloides nessas áreas. Ter cuidadosa técnica, boa análise do perfil psicológico do paciente, bem como boa orientação quanto à importância dos cuidados, é fundamental.
- Tendência à hipercromia pós-inflamatória:
  - Pode haver efeito rebote com aumento da hipercromia prévia. Esse risco deve ser avaliado e discutido com o paciente antes de se decidir pelo *peeling*. É muito mais difícil explicar isso para um paciente furioso após o *peeling*.
- Exposição solar:
  - Antes, durante e depois da recuperação do *peeling* está contraindicada a exposição solar desprotegida. O paciente deve assumir esse compromisso formalmente.

Tabela 39.2 – Cuidados durante e após o *peeling*

Cuidados a serem tomados durante o *peeling*	Complicações a serem evitadas
Proteger os olhos do paciente	Lesões irreversíveis na córnea
Manter o frasco da solução longe do paciente	Derramamentos e queimaduras acidentais
Controlar bem o grau de atrito da gaze na pele	Aprofundamento inadequado do *peeling*
Esperar cerca de 3min antes de sobrepor outra camada da solução, para que a pele seque bem e o branqueamento seja completo	
Posicionar ventilador portátil	Ardência excessiva
Enxugar rapidamente qualquer lágrima que escorra pela face	Espalhamento não uniforme da solução na face e no pescoço, formando riscos escorridos
Profilaxia oral anti-herpética (caso haja história prévia de herpes)	Eczema herpético, cicatrizes inestéticas
Cuidados a serem tomados após o *peeling*	**Complicações a serem evitadas**
Pomada umectante	Xerose excessiva
	Fissuras entre as crostas
Nunca remover as escamas e as crostas; deixá-las caírem por si	Cicatrizes inestéticas
Fotoproteção	
Reintroduzir a fórmula de Kligman (Quadro 39.2) assim que o eritema e a descamação cederem	Hipercromia pós-inflamatória

978-85-7241-919-2

- Tabagismo:
  - Fumantes devem se abster do vício durante todo o período de preparo e recuperação do *peeling*. Se isso não for possível, repensar o perfil psicológico do paciente e se vale a pena se arriscar a fazer o *peeling*.
  - O índice de retardo na cicatrização e de complicações em geral é significativamente maior em fumantes.
- Herpes:
  - Caso haja história de herpes simples, deve ser feita a terapia profilática com antivirais orais. Obviamente, não se faz *peeling* na vigência de uma crise.
- Gestação:
  - Não se deve fazer *peeling* em gestantes. Apesar de estar provado que o *peeling* é seguro na gestação, podem-se ter problemas legais e transtornos, caso a paciente, por qualquer outra razão, sofra aborto ou dê à luz a criança malformada. Para os leigos, a culpa sempre será do *peeling*, ou do médico que fez o *peeling*.
- Diabetes:
  - Se equilibrado, não contraindica o procedimento. Avaliar a glicemia de jejum e a dosagem de hemoglobina glicosilada e, então, decidir.

Durante o *Peeling* e na sua Recuperação (Pós-*peeling*)

Esses cuidados serão repetidos e resumidos na Tabela 39.2.

TERMO ESCRITO DE CONSENTIMENTO AUTORIZADO

É sempre prudente ter um termo de consentimento esclarecido antes de se fazer qualquer procedimento estético. Deve conter explicitamente todos os cuidados exigidos do paciente no pré-*peeling*, no pós-*peeling* e durante o *peeling*. Todas as complicações possíveis têm de estar explicadas.

A recusa no preenchimento deve ser encarada como sinal de alerta e todo o procedimento deve ser repensado.

DOCUMENTAÇÃO FOTOGRÁFICA DO PACIENTE

É fundamental, senão obrigatória. Aconselha-se, veementemente, a leitura do Capítulo 131, neste Tratado.

CONSIDERAÇÕES FINAIS

Neste capítulo foram abordados importantes aspectos de um dos mais utilizados *peelings* superficiais: o *peeling* de Jessner.

Pode ser valiosa ferramenta para a prática diária da dermatologia estética.

Apesar de versátil e seguro, podendo ser utilizado como terapia corretiva para diversas e variadas afecções dermatológicas, é preciso que seja cercado dos cuidados aqui referidos para produzir resultados consistentes e reprodutíveis.

Existem riscos de complicações, como em todo procedimento médico. Sugere-se seguir com cautela, até a familiarização com a técnica. Boa e padronizada metodologia de aplicação, criteriosa seleção de indicações e bom seguimento pós-*peeling* são necessários para minimizar os riscos.

QUESTÕES

1. Quais são as indicações do *peeling* de Jessner?
2. Como ocorre o preparo da pele a ser tratada?
3. Quais são os cuidados pós-*peeling*?
4. Quais são as complicações do *peeling* de Jessner?
5. Qual a composição do *peeling* de Jessner?

LEITURA COMPLEMENTAR

BRODY, H. J. *Chemical Peeling and Resurfacing*. 2. ed. St. Louis: Mosby, 2000.

COLEMAN III, W. P. *Cosmetic Surgery of the Skin*. 2. ed. St. Louis: Mosby, 1997.

ODO, M. E. Y. *Práticas em Cosmiatria e Medicina Estética*. 2. ed. São Paulo: Tecnopress, 1999.

STEGMAN, S. J. *Cosmetic Dermatologic Surgery*. 2. ed. St. Louis: Mosby, 1990.

WHEELAND, R. G. *Cutaneous Surgery*. Philadelphia: W. B. Saunders, 1994.

Peeling de Ácido Tricloroacético

Edith Kawano Horibe

SUMÁRIO

Descreve-se o uso do ácido tricloroacético (ATA) para efetuar dermabrasão química ou *peeling* químico. Abordam-se: histórico, diferentes concentrações, mecanismo de cura, indicações e contraindicações, técnica de aplicação das modalidades (ininterrupta, pontoada, controlada, *blue peel*, *peelings* não faciais e associada), cuidados pré e pós-*peeling*, resultados, complicações e conclusões.

HOT TOPICS

- O ATA é um ácido orgânico, derivado do ácido acético pela substituição de três átomos de hidrogênio do radical CH_3 por três átomos de cloro, fórmula Cl_3COOH.
- O ATA não tem toxicidade sistêmica ou relatos de reações alérgicas.
- As soluções de ATA são estáveis por longos períodos.
- O *peeling* pode ser classificado de acordo com a sua profundidade em:
  - *Superficial*: intraepidérmico.
  - *Médio*: acomete até a derme papilar.
  - *Profundo*: acomete a derme reticular.
- A concentração do ATA a 30% é indicada para *peelings* superficiais e a de 50%, para *peelings* médios e profundos.
- O preparo da pele no pré-*peeling* tem por objetivo propiciar a uniformidade da absorção do produto, a rápida restauração da pele e a diminuição do risco de hiperpigmentação pós-inflamatória.
- *Frosting* (embranquecimento) decorre da coagulação química de proteínas e da formação de sais.
- Não se indica a remoção das crostas e bolhas, o que pode resultar em aparecimento de hipercromias e infecções secundárias.
- Hiper ou hipocromia melânica, milio, cicatriz hipertrófica, infecção e telangiectasias são complicações descritas.
- Em cicatrizes atróficas de acne, varicela e rugas profundas, o *laser* e a dermabrasão são técnicas preferíveis ao *peeling*.

INTRODUÇÃO

A busca da beleza e da juventude é tão antiga quanto a história da humanidade. As exigências cada vez maiores dos pacientes geram o desenvolvimento de novas técnicas cirúrgicas e de novos procedimentos, sendo o *peeling* químico um dos mais solicitados.

Durante séculos, o Homem aplica substâncias químicas na face para induzir a esfoliação com a finalidade de obter benefícios terapêuticos e estéticos. O Homem pré-histórico usava óleos e drogas para rejuvenescer a pele envelhecida. O exemplo mais antigo sobre esfoliação química data de 3.500 anos atrás, no papiro egípcio *Ebers*, que descreve várias soluções queratolíticas para o rejuvenescimento da pele.

978-85-7241-919-2

Há ampla evidência do uso do *peeling* químico ao longo do tempo pelos anciãos romanos. Os leigos aderiram imediatamente ao seu uso. Utilizaram várias formas, incluindo ácidos tricloroacético e salicílico, resorcinol, formaldeído e fenol. Por causa dos resultados desfavoráveis obtidos por esses leigos, a aceitação desses procedimentos pela classe médica foi limitada.

A moderna esfoliação química médica com fórmulas de ATA começou em 1926, quando Roberts relatou seu uso para o tratamento de úlceras e outras dermatoses. Um artigo publicado por Bames apresentou algum conhecimento das observações clínicas feitas após uso do *peeling* químico. Subsequentemente, Monasch[1] relatou a aplicação do ATA para o tratamento de cicatrizes de acne, xantelasma e outras dermatoses. Também sugeriu a aplicação de várias concentrações de ATA para inúmeras indicações terapêuticas e cosméticas. Urkov descreveu seu método de esfoliação superficial usando uma mistura de resorcinol e ácido salicílico para *peeling* superficial e preferindo o líquido fenol para cicatrizes de acne e rugas.

Brown, Kaplan e Brown são considerados os introdutores do *peeling* químico na literatura da cirurgia plástica. Em seguida, vem apontado o trabalho de Baker[2].

Tem sido relatado o uso extensivo do ATA como *peeling* químico há muitos anos, assim como se pode verificar a sua grande popularização desde a década de 1960, como mostram os trabalhos de Ayres, Wolfort, Dalton e Hoopes[3], Horibe[4], Rubin[5] e Horibe[6]. Sua ampla aceitação baseia-se nos seguintes fatos: o ATA não tem toxicidade sistêmica ou relatos de reação alérgica; as soluções são estáveis por longos períodos e muitos estudos têm apresentado aspectos histológicos das diferentes concentrações do ATA, entre os quais a pesquisa de Brodland *et al*.

O *peeling* ou dermabrasão química é um procedimento que consiste em destruir e remover a epiderme e/ou parte da camada dérmica, preservando suficiente quantidade de anexos de pele para que haja a restauração, evitando a cicatrização por segunda intenção.

O objetivo do *peeling* é tornar uniformes as irregularidades e alterações da pigmentação na superfície cutânea das dermatoses inestéticas, como melanoses solares, rugas finas múltiplas, cicatrizes atróficas de acne e outras. Pode ser utilizado em pacientes com peles de tipos I a IV e em situações clínicas e técnicas específicas nos tipos V e VI.

O objetivo deste capítulo é descrever as principais técnicas do *peeling* químico com ATA. Embora certamente existam outras técnicas, as quatro modalidades descritas aqui oferecem a habilidade para executar todos os níveis de *peeling* químico, que é classificado de acordo com sua profundidade de penetração.

Podem-se classificar didaticamente os *peelings* quanto aos agentes utilizados e quanto à profundidade de penetração na pele:

- Quanto aos agentes utilizados:
  - *Peeling* químico:
    - Resorcinol.
    - Ácido retinoico.
    - Ácido glicólico.
    - ATA.
    - Fenol.
    - Outros.
  - *Peeling* físico:
    - Dermabrasão: cirúrgica (dermabrasor); superficial (dermabrasor).
    - *Laser*: CO_2; érbio ítrio alumínio granada; outros.
    - Aparelho eletromagnético cirúrgico de alta frequência.
    - Raios actínicos.
    - Outros.
- Quanto à profundidade de penetração na pele:
  - *Superficial*: *peeling* intraepidérmico.
  - *Médio*: o *peeling* se estende até a derme papilar.
  - *Profundo*: o *peeling* se estende até a derme reticular superior.
  - *Muito profundo*: o *peeling* atinge a derme reticular média e/ou inferior.

Para que haja melhor compreensão do tratamento com o uso do ATA, é importante conhecer o mecanismo de cura das lesões pós-*peeling* químico, que é semelhante ao da queimadura de segundo grau e ao da área doadora de enxerto de espessura parcial da pele. A cura é espontânea e se processa pela restauração da pele. Gillmann[7], em sua pesquisa experimental, descreveu o esquema tridimensional reconstruído de secções seriadas de biópsias compreendendo a epiderme e a porção parcial da derme, que consiste no seguinte mecanismo:

- Após 24 a 48h, surge a aréola do novo epitélio, estendendo-se desde as terminações lesionadas dos anexos de pele, ou seja, dos restos de folículos pilíferos, de glândulas sebáceas sudoríparas remanescentes, que contêm células semelhantes às da camada germinativa da epiderme.
- O epitélio, ao mesmo tempo, avança por toda a margem da ferida. Assim, a epitelização se processa rapidamente a partir dos múltiplos centros anexiais e do contorno da ferida. Após seis dias, o epitélio, crescendo de todas as fontes, já se encontra fundido para formar uma camada contínua sob a escara, surgindo então um fluido do tecido, sob forma de bolha, debaixo do novo epitélio. Por esse motivo, não se deve retirar a escara, principalmente nessa fase, pois, por ser muito aderente, romperia a bolha, prejudicando o mecanismo de cura. Em seguida, observa-se o espessamento da cobertura do novo epitélio e forma-se uma

pseudorreconstrução da transição dermoepidérmica que será eliminada pelo novo tecido conectivo, retificando sua estrutura. Mais tarde, há perda da escara e a lesão é considerada curada.

Os achados histológicos após a aplicação do ATA na pele humana, de acordo com Ayres, são estritamente análogos aos da dermabrasão cirúrgica, exceto que a epiderme e a camada superficial da derme são destruídas e permanecem no lugar, enquanto as novas células epiteliais, derivadas dos anexos cutâneos, produzem uma nova epiderme sob este tecido destruído.

De acordo com Campbell, o estiramento geral da área tratada pode ser atribuído ao fenômeno da contração interinsular descrita por Converse e Robb-Smith[8], causado pela aproximação de novas ilhas de epitélio na contração, curando a ferida dérmica. A contração interinsular é a responsável pela redução na área superficial da ferida dérmica e tende a constringir e colapsar as profundas depressões das cicatrizes de acne. E é essa contração que produz a pele lisa e brilhante.

Butler *et al.* demonstram em seu estudo experimental que ocorrem mudanças qualitativas e quantitativas na matriz extracelular dérmica após aplicação de agentes químicos de *peelings*. Há aumento no volume dérmico nos grupos que utilizam ATA a 50%, sem alteração no conteúdo

978-85-7241-919-2

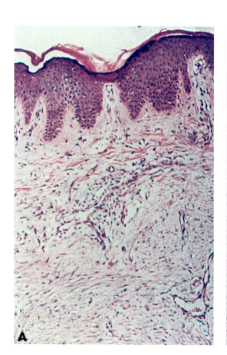 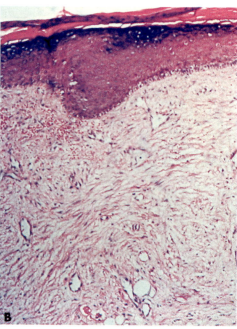

Figura 40.1 – Aspecto histológico da pele. (*A*) Área sã e (*B*) área restaurada. (Gentilmente cedida por Mariani[9]).

de glicosaminoglicanos e colágeno por unidade de área. Há também a reorganização dos elementos estruturais dérmicos, colágeno e elastina, marcadamente em *peelings* profundos. Os achados desse estudo sugerem que o *peeling* químico causa seu efeito clínico por dois mecanismos: reorganização nos elementos estruturais e aumento no volume dérmico.

Histologicamente, de acordo com a investigação feita por Mariani[9] (Fig. 40.1), na pele restaurada o tecido conectivo jovem é semelhante à derme papilar da pele sã. Há retificação da transição dermoepidérmica; a quantidade relativa de capilares é maior do que na pele sã; a quantidade relativa de melanina na camada basal é menor do que na pele sã; consequentemente, a pele é eritematosa e hipocrômica.

INDICAÇÕES E CONTRAINDICAÇÕES

O *peeling* com ATA pode ser realizado na cabeça, no tronco e nos membros. Considera-se que as principais indicações para dermabrasão química sejam:

- *Peeling* superficial: queratose actínica, melasma, linhas finas, poros dilatados, comedões, verrugas, lentigo, efélides, etc.
- *Peeling* médio: maioria dos problemas cutâneos epidérmicos e dérmico-papilares, como melasma dérmico e epidérmico, melanose actínica, poros dilatados, cicatrizes superficiais, telangiectasia disseminada, rugas finas, etc.
- *Peeling* profundo: rugas profundas, cicatrizes de acne, flacidez cutânea, fotoenvelhecimento com elastoses solares, xeroderma pigmentosa, queratose actínica grave, hemangiomas disseminados, telangiectasia e outros.
- *Peeling* muito profundo: cicatrizes profundas, rugas profundas, deformidades estruturais profundas como nevo piloso congênito, hemangiomas planotuberosos, rinofima, etc.

Considera-se que as principais contraindicações sejam: cicatrizes extensas e radiodermatites por falta de elementos regeneradores de epitélio; pacientes com tendência a cicatrizes queloidianas ou hipertróficas; pele de tipos Fitzpatrick V e VI sem preparo e cuidado adequado; diabéticos descompensados; presença de infecção; pacientes com falsa expectativa; pacientes com desequilíbrio psicológico.

Considera-se de fundamental importância a seleção de pacientes para se obter êxito com esses procedimentos. A seleção deverá ser efetuada com critério, bom senso e experiência de cada profissional.

O *peeling* químico é um procedimento de risco, pois promove uma queimadura. O diagnóstico correto é de fundamental importância para a indicação do *peeling* adequado para cada caso. O bom relacionamento entre médico e paciente e o esclarecimento de todo o processo facilitam um fator preponderante para o êxito desse procedimento, que é a corresponsabilidade do profissional e do paciente.

Quadro 40.1 – Fatores de segurança e de risco relacionados a médicos e pacientes e ao método

- Fatores relacionados a médicos e pacientes:
  - Fatores de segurança:
    - Paciente bem selecionado
    - Médico bem treinado
    - Pacientes com expectativas realísticas
    - Consentimento informado
    - Boa comunicação com o paciente
    - Promessas e afirmações sem exagero pelos médicos
  - Fatores de risco:
    - Paciente malselecionado
    - Médico maltreinado
    - Expectativas irreais
    - Consentimento com parco preparo
    - Comunicação pobre
    - Promessas exageradas ou fatores de risco subestimados
  - Fatores relacionados ao método:
    - Erros na identificação apropriada da profundidade
    - Seleção errada da profundidade do *peeling*
    - Ir de modo muito profundo, desnecessariamente
    - Repetir *peelings* sem aguardar o tempo adequado entre os procedimentos
    - Tentar fazer muito de uma vez
    - Condicionamento da pele impróprio ou inadequado antes do *peeling*

978-85-7241-919-2

SEÇÃO 5

COMO AUMENTAR A MARGEM DE SEGURANÇA DO *PEELING*

Não existe um *peeling* 100% seguro; há somente mais seguros ou de maior risco. Segurança e riscos dependem de muitos fatores e os mais importantes são apresentados no Quadro 40.1.

TÉCNICAS

O ATA é um ácido orgânico, derivado do ácido acético (CH_3COOH) pela substituição dos três átomos de hidrogênio (H) do radical CH_3 (metil) por três átomos de cloro (Cl), portanto, com a fórmula Cl_3COOH. É um poderoso cáustico, corrosivo, adstringente e germicida, que coagula as proteínas. Até a concentração de 50%, promove destruição de tecidos, coagula o citoplasma, diminui a linfa do leito capilar e dissolve a queratina. Em concentrações superiores a 50%, deve ser usado somente em regiões circunscritas. Indica-se a concentração de 30% para *peeling* superficial e 50% para médio e profundo.

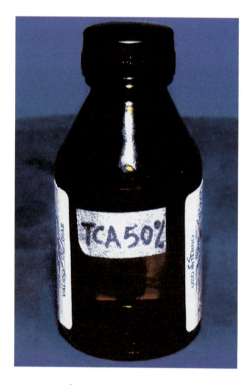

Figura 40.2 – Ácido tricloroacético a 50%, preservado em frasco de cor âmbar, com tampa de vidro esmerilhado.

Utiliza-se o ATA com solução aquosa de 30 a 50%, preservado em frasco de cor âmbar, com tampa de vidro esmerilhada (Fig. 40.2).

A fórmula utilizada é a padrão:

- ATA a 30% [peso em volume (P/V)]:
  - Cristais de ATA United States Pharmacopeia (USP), 30g.
  - Acrescentar água destilada para completar volume total de 100mL.
- ATA a 50% (P/V):
  - Cristais de ATA USP, 50g.
  - Acrescentar água destilada para completar volume total de 100mL.

O método farmacêutico padrão de calcular a concentração de uma solução na qual um sólido é dissolvido em um líquido é o método de P/V. Por convenção, tal solução é considerada P/V mesmo que isso não esteja especificamente indicado ou estabelecido pelo padrão de referência USP.

Vossen *et al.*[10], na revisão de 120 publicações sobre ATA que aparecem desde 1926, concluíram que autores de 87 publicações (73%) não relataram a fórmula de sua solução. Publicaram que a avaliação apropriada dos resultados e a prevenção de complicações do ATA só são possíveis se a concentração e a fórmula da solução forem relatadas pelo autor. Os médicos que usam a solução de ATA necessitam estabelecer se a concentração da solução que aplicam corresponde à solução relatada na literatura. Nesse estudo, observaram que a uniformidade da fórmula usada para preparar as soluções de ATA é essencial para instrução, avaliação e comparação da esfoliação química. Em sua pesquisa, concluíram que essa uniformidade ainda não existe.

Os autores convocaram todos os praticantes do *peeling* com ATA a aderir à fórmula da sua solução de ATA para prevenir que a confusão em torno deste assunto continue.

CUIDADOS PRÉ-*PEELING*

Para se efetuar um *peeling* eficaz, é importante fazer o preparo da pele duas a seis semanas antes. A finalidade é preparar a pele de modo que a solução seja absorvida uniformemente e estimule a pele a se restaurar mais rapidamente. O ácido retinoico e os alfa-hidroxiácidos (AHA) têm mostrado capacidade de afinar e compactar a camada córnea, aumentando, deste modo, a penetração do agente do *peeling*. Entretanto, até o momento, somente o ácido retinoico tem sido estudado como acelerador da reepitelização.

Não se sabe se os AHA podem acelerar a cura tão bem; assim, para *peeling* superficial com ATA, pode-se usar a tretinoína todas as noites ou AHA a 8 a 15%, duas vezes ao dia. O ácido retinoico é recomendado para *peelings* médios e profundos, pois o aumento da velocidade de reepitelização pode ser útil.

Os outros produtos usados rotineiramente para o preparo da pele são o ácido kójico e a hidroquinona (ambos inibidores da tirosinase). O uso desses agentes em concentração de 2 a 4%, misturados com 6 a 10% de AHA, por, pelo menos, duas semanas antes do *peeling*, parece diminuir o risco de hiperpigmentação pós-inflamatória. Esses produtos são recomendados a todos os pacientes que tenham algum problema com discromia, mormente em classificação Fitzpatrick de tipo IV. Entre as diversas fórmulas existentes, cita-se a utilizada com maior frequência em razão de sua eficácia:

- Hidroquinona a 4% ou ácido kójico a 4% ou ácido fítico a 2 a 4%.
- Ácido retinoico a 0,05 a 0,1%.
- Hidrocortisona a 1%.
- Antioxidante – qsp.
- Emulsão não iônica (loção ou creme) – 30mL.
- Passar à noite.
- De dia, usar protetor com fator de proteção solar (FPS) acima de 45.

Em relação à técnica, utilizam-se as seguintes modalidades: *ininterrupta*; *pontoada*; *controlada*; blue peel; peelings *não faciais* e *associada*.

O preparo descrito a seguir é valido para todas as modalidades anteriores: lavar com sabão antisséptico a região a ser tratada. A posição do paciente depende da região a ser tratada.

Antissepsia: desengorduramento da pele com álcool 70° ou correspondente. Tratamento prévio

de lesões como milio, telangiectasia, acne e outras. Uma cuba com água para ser utilizada em casos de acidentes, como diluidora, que poderá ser aplicada com algodão.

Anestesia: é dispensável a anestesia geral ou local. Pode-se recorrer ao uso tópico de creme de lidocaína-prilocaína aplicado no local 30min antes.

As técnicas de relaxamento, inclusive com música, são úteis. Uso de tranquilizante somente em caso de necessidade. Serão descritas, a seguir, as modalidades utilizadas.

Ininterrupta

Essa modalidade é indicada para ser usada por médicos com familiaridade e experiência no uso do ATA, uma vez que o controle da velocidade de penetração deste agente não é muito fácil. É empregada quando a aplicação é feita em toda a área a ser tratada. O instrumento usado é um hissope do tipo especial para essa finalidade, envolto firmemente com algodão.

A aplicação é feita com firmeza sobre a pele, fazendo-se pressão forte e uniforme para que o ácido cubra a área lesionada, em velocidade lenta, com movimento firme e seguro. O paciente sente um ardor tolerável durante a infiltração do líquido. A epiderme e a derme sofrem coagulação química da proteína e formação de sais, o que pode ser observado pelo embranquecimento com aspecto de porcelana (*frosting*).

A seguir, aplica-se na região contígua, tendo-se o cuidado necessário para que não haja sobreposição na pele tratada, evitando assim queimaduras profundas (Fig. 40.3). O procedimento é feito somente na região das lesões ou em todo o segmento, dependendo de cada situação clínica. Para se obter um *peeling* profundo, aplica-se o ATA a 50% mais de uma vez na mesma área, com muita cautela. O médico deverá saber o local em que já foi aplicado o ATA.

É feita a ventilação com ar frio, com ventilador ou secador de cabelos, para aliviar o ardor durante o procedimento. Essa conduta é aplicada em todas as demais modalidades do *peeling*. Para efeito didático, classifica-se a progressiva profundidade do *peeling* químico em três níveis, com os respectivos sinais:

Nível 1

- *Peeling* superficial, intraepidérmico.
- Embranquecimento suave e irregular.
- Fundo cor-de-rosa muito aparente.
- Deslizamento da epiderme com aparecimento de rugas ao aproximar com os dedos.
- Edema insignificante.
- Cura, em média, em sete dias.
- O *peeling* pode ser repetido sem limites.

Nível 2

- *Peeling* médio, atinge a derme papilar.
- Embranquecimento uniforme.
- Fundo cor-de-rosa mantido e aparente.
- Mantido o deslizamento da epiderme.
- Edema mais aparente.
- Cura usualmente entre sete e dez dias.
- *Peeling* pode ser repetido a cada três a quatro semanas, sem limites. Se for repetido duas vezes ou mais, não será obtido o mesmo efeito do nível 3.

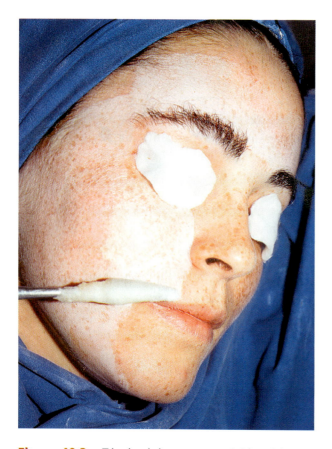

Figura 40.3 – Técnica ininterrupta – ácido tricloroacético a 50%.

- Este nível é muito seguro; porém, se houver infecção ou irritação sobreposta, pode provocar descoloração ou cicatrizes.

Nível 3

- *Peeling* profundo, atinge a derme reticular superior:
  - Embranquecimento sólido, forte e uniforme.
  - Fundo cor-de-rosa ausente, pois todas as alças capilares e vasculares da derme papilar são coaguladas.
  - Perda do deslizamento da epiderme, uma vez que a proteína da derme papilar e epiderme está totalmente desnaturada e coagulada em uma camada.
  - Edema desenvolve-se rapidamente.
  - Cura, em geral, entre 10 e 14 dias.
  - *Peeling* pode ser repetido após um mês.
  - Experiência e habilidade do médico são imprescindíveis antes de efetuar este nível de *peeling*.
  - Os níveis 1 e 2 devem ser praticados antes de se tentar o nível 3.
- *Peeling* muito profundo, atinge a derme reticular média e/ou inferior:
  - No lugar do embranquecimento aparecerá um tom marrom-claro acinzentado, por causa da coagulação dos vasos sanguíneos localizados na derme média.
  - Firmeza máxima à palpação, com textura de cartolina.
  - Edema é evidente de imediato.
  - Cura, em média, em 12 a 16 dias.
  - A pele poderá ficar com tom mais claro, fato que deverá ser informado ao paciente.
  - Pode ocorrer potencial aumentado de cicatrizes e queloides em pacientes suscetíveis.
  - Este nível é bom para pele espessa, hamartomatosa e flácida, em áreas circunscritas.
  - Pouquíssimos pacientes necessitam do nível 3b, sendo, portanto, um procedimento de exceção. A maioria será beneficiada com os níveis 2 e 3.
  - São necessários quatro a seis meses para repetir o nível 3.

978-85-7241-919-2

– Este nível requer grande experiência e especial habilidade, além do perfeito entendimento e domínio da arte do uso do ATA.

Pontoada

Essa modalidade é indicada quando o objetivo é atingir somente as lesões propriamente ditas, preservando-se a área sã. Na forma pontoada, usa-se uma pipeta de Pasteur estirada e alongada. Um leve toque de pipeta no líquido é suficiente para que este suba por ela e não caia, graças ao fenômeno da capilaridade. Outro toque da mesma pipeta na lesão é suficiente para molhá-la. A lesão deve ser coberta por completo pelo cáustico (Fig. 40.4).

Controlada

Essa modalidade é indicada para médicos que desejam ter maior segurança no uso do ATA, controlando sua velocidade de penetração. Isso pode ser alcançado por meio da mistura desse agente com uma pequena quantidade de saponina derivada da planta iúca (diluente complexo V). A saponina tem papel surfactante. O objetivo dessa solução modificada é tornar mais lenta a ação do ATA para produzir mais nitidamente os sinais clínicos dos níveis 1, 2 e 3, já referidos, indicando a profundidade da penetração com maior segurança.

Em geral, utiliza-se a diluição de 5:1, ou seja, 5mL de ATA (30% para *peeling* superficial e 50% para médio e profundo) para 1mL do diluente complexo V.

A solução é embebida em gaze dobrada e aplicada com a mão enluvada, em movimentos rápidos e seguros, em vaivém, em várias camadas de aplicação (Fig. 40.5), enxugando-se o excesso do líquido com lenço de papel, usando a outra mão. Na técnica controlada, os níveis 1 de *peeling* superficial, 2 de *peeling* médio e 3 de *peeling* profundo são identificados com maior facilidade.

Blue Peel

Essa modalidade é indicada para médicos que desejam um *peeling* químico eficaz, não tóxico e mais seguro e para aqueles que não têm familiaridade e experiência com o uso do ATA.

O *blue peel* foi desenvolvido por Obagi[11]. É um *peeling* químico cuja profundidade é controlada para produzir esfoliação acima da camada basal ou papilar ou reticular superior. Realiza os *peelings* superficial e médio e não atua como profundo. É apropriado para todos

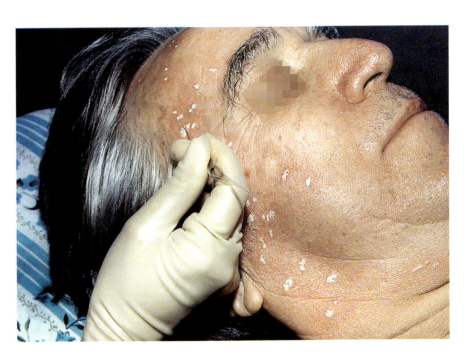

Figura 40.4 – Técnica pontoada – ácido tricloroacético a 50%.

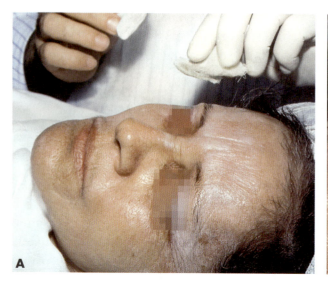 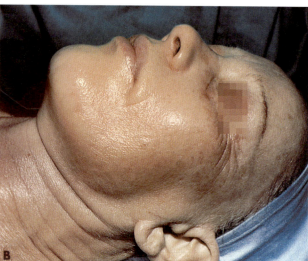

Figura 40.5 – (*A*) Técnica controlada – ácido tricloroacético a 50%. (*B*) Observa-se o *frosting*, com *peeling* profundo na face e superficial na região cervical.

os tipos de pele e em regiões faciais e não faciais. É fácil aprender a aplicá-lo e pode ser repetido o quanto for necessário para se obter o máximo de benefício.

Pode ser feito sem preparo anterior da pele. Entretanto, duas ou três semanas de condicionamento da pele com ácido retinoico, AHA e hidroquinona, ácido kójico ou ácido fítico são preferíveis antes e depois do *peeling*. O *blue peel* pode atingir quatro profundidades: esfoliação I; esfoliação II; *peeling* superficial; *peeling* médio.

É utilizado em duas concentrações: 15 e 20%. A profundidade pode ser controlada precisamente pelo uso do sistema de camadas e uma camada cobre 9% da superfície cutânea corporal (Fig. 40.6).

Blue Peel a 15%

O sistema a 15% é recomendado para pacientes com pele seca, fina ou sensível e para áreas não faciais. É também a melhor concentração a ser usada quando se está aprendendo a efetuar o *peeling*.

Preparo da solução: misturam-se 2mL de ATA a 30% com 2mL de base de *blue peel*. Obter-se-á uma solução de cor azul por causa da base. O volume resultante de 4mL deverá ser aplicado na área de 9% da superfície cutânea pré-mensurada. Essa aplicação corresponde a uma camada.

Técnica de aplicação: a pele é desengordurada com álcool a 70°. Uma gaze dobrada ou uma esponja é embebida em pequena quantidade da solução e aplicada com pressão, cuidadosamente, na pele (Fig. 40.6, *A*). O volume total é utilizado na área. Aguardam-se 2 a 3min entre as camadas até que a sensação de queimação diminua. Aplicam-se as camadas subsequentes.

Quando for alcançado o aspecto do ponto final desejado, aguardam-se 2 a 3min até alcançar o ardor. As lágrimas devem ser enxugadas com lenço de papel durante o procedimento. A seguir, aplica-se com os dedos o hidratante de limpeza na área tratada, massageando-se a pele e limpando-a com lenço de papel.

O controle da profundidade do *blue peel* a 15% pode ser verificado na Tabela 40.1.

Blue Peel a 20%

O sistema a 20% é indicado para pele espessa, de preferência facial. Deve ser usado somente após suficiente experiência com o sistema a 15% (Fig. 40.6, *B*).

Preparo da solução: misturam-se 4mL de ATA a 30% com 2mL de base de *blue peel*.

A técnica de aplicação é a mesma do sistema a 15%.

O controle de profundidade do *blue peel* a 20% pode ser verificado na Tabela 40.2.

CAPÍTULO 40

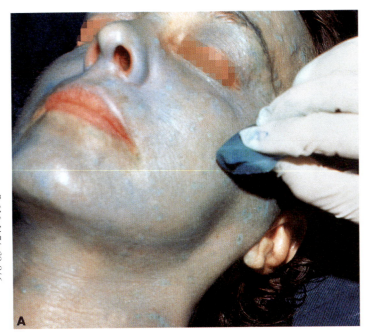
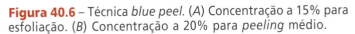
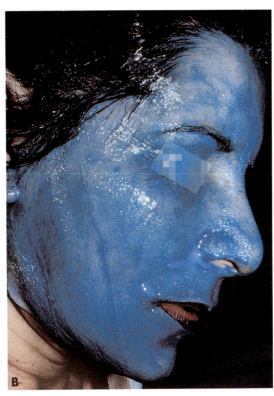

Figura 40.6 – Técnica *blue peel.* (*A*) Concentração a 15% para esfoliação. (*B*) Concentração a 20% para *peeling* médio.

Peelings não Faciais

Utiliza-se a mesma técnica facial para áreas não faciais. É indicado fazer um *peeling* superficial nessas áreas, pois fibrosam com muita facilidade.

É mais seguro começar tratando áreas não faciais com baixas concentrações de ATA (20, 25 e 30%) e *blue peel* a 20% superficial para evitar sequelas indesejáveis com um *peeling* dérmico acidental (Fig. 40.7). Várias camadas de aplicação podem

Tabela 40.1 – Controle da profundidade do *blue peel* a 15%

Profundidade	Quantidade da solução por camada	Número de camadas	Ponto final
Esfoliação I	4mL	1	Cor azul-clara uniforme
Esfoliação II	4mL	2	Cor azul uniforme
Peeling superficial	4mL	3 – 4	Cor azul-escura uniforme e embranquecimento com fundo rosa
Peeling médio	4mL	5 – 6	Cor azul-escura uniforme e embranquecimento com fundo rosa desvanecido

Tabela 40.2 – Controle da profundidade do *blue peel* a 20%

Profundidade	Quantidade da solução por camada	Número de camadas	Ponto final
Esfoliação I	O sistema a 20% não é recomendado		
Esfoliação II	6mL	1	Cor azul uniforme
Peeling superficial	6mL	2	Cor azul-escura uniforme, embranquecimento com fundo rosa
Peeling médio	6mL	3	Cor azul-escura uniforme, embranquecimento com fundo rosa desvanecido

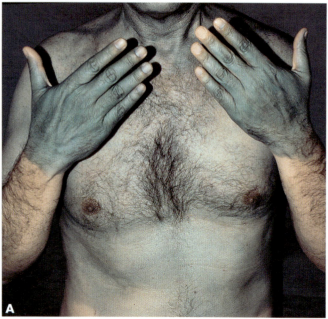

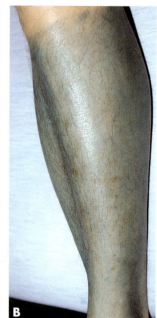

978-85-7241-919-2

Figura 40.7 – (*A*) *Blue peel* a 20% em tronco, braços e mãos. (*B*) *Blue peel* a 20% na perna.

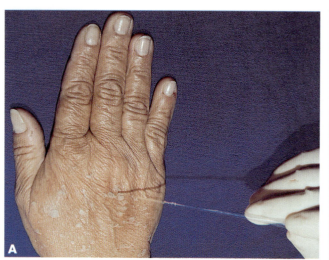

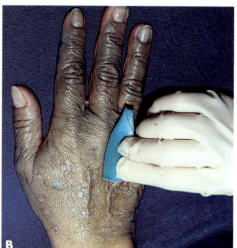

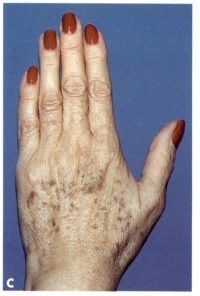

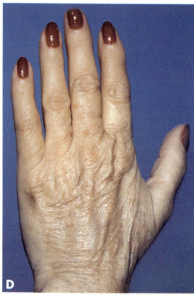

Figura 40.8 – (*A*) Ácido tricloroacético a 45% sobre melanoses solares. (*B*) Aplicação do *blue peel* a 20%. (*C*) Mão apresentando fotoenvelhecimento com melanoses solares. (*D*) Após *blue peel* a 20% e técnica pontoada com resultado excelente.

ser necessárias para conseguir o nível de *frosting* desejado, porém, isto é mais seguro do que começar com uma concentração muito elevada do ácido, causando *peeling* mais profundo.

Podem-se obter resultados excelentes no *peeling* das mãos, aplicando-se inicialmente com a técnica pontoada o ATA a 30 a 45%, especificamente sobre as lesões (melanoses e queratoses solares), e em seguida aplicando-se o *blue peel* a 20% superficialmente sobre o dorso das mãos e dedos (Fig. 40.8).

Associada

O *peeling* químico pode ser associado a outros procedimentos, como ritidoplastia, blefaroplastia, dermabrasão cirúrgica, *laser* e outros (Fig. 40.9).

O *peeling* pode ser efetuado antes, durante ou depois dos procedimentos, dependendo de cada situação clínica. Essa associação traz indubitável benefício ao paciente, oferecendo resultado muito mais completo e satisfatório.

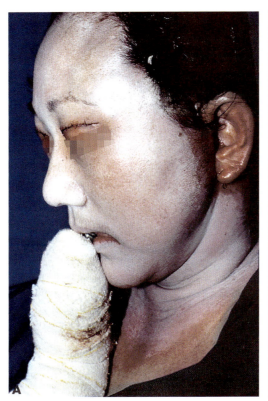
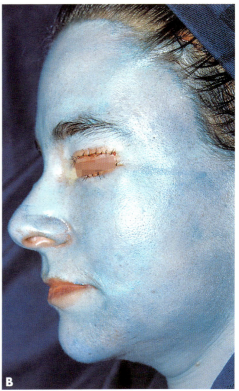
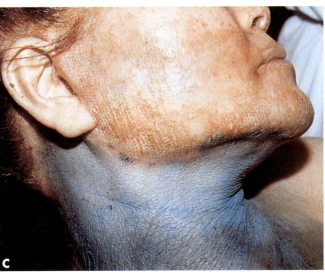

Figura 40.9 – Técnica associada. (*A*) *Lifting* com *peeling* de ácido tricloroacético a 50%. (*B*) Blefaroplastia com *blue peel* a 20%. (*C*) *Laser* de CO_2 na face com *blue peel* a 20% na região cervical.

CUIDADOS PÓS-*PEELING*

A aplicação do agente de *peeling* na pele causa formação de camada de tecido morto. O objetivo do cuidado pós-*peeling* é manter no lugar essa camada protetora de tecido desvitalizado tanto tempo quanto for possível. Quando a epiderme sob ela estiver formada e a pele, restaurada, essa camada se desprenderá naturalmente. A remoção prematura desse tecido resultará na exposição de camadas imaturas e suculentas da nova pele, propensas a infecção e desenvolvimento de hipercromia melânica pós-inflamatória. Deve-se, portanto, proibir terminantemente a retirada precoce da escara.

As áreas tratadas ficarão com eritema e as regiões hiperpigmentadas antes do *peeling* ficarão mais escuras durante os primeiros dois a três dias após o procedimento. Isso é sinal de destruição do tecido e essa hiperpigmentação será esfoliada junto com a escara. Dessa forma, as primeiras 48 a 72h são caracterizadas por eritema, variado grau de edema, particularmente ao redor dos olhos, e progressivo escurecimento da escara por toda a face. O aspecto será de uma pessoa que teve queimadura solar grave. Após 72h, a pele normalmente começa a descamar, em geral na área periorbital ou perioral (Fig. 40.10).

A descamação progride e a restauração total se faz conforme a profundidade do *peeling*. No *peeling* superficial, o tempo de cura em geral é de 5 a 7 dias; no médio, é de 8 a 10 dias; no profundo, é de 10 a 14 dias; e no muito profundo, é de 12 a 16 dias.

Administra-se o antibiótico oral se houver sinal de infecção. Há autores que usam rotineiramente o antibiótico profilático, para proteger o paciente de *Staphylococcus* e *Streptococcus*, que são os que mais causam infecção cutânea, embora ocasionalmente possa ocorrer infecção por *Pseudomonas*. O curativo é feito pelo método da exposição.

Embora haja os mais variados esquemas de cuidados pós-operatórios, o esquema a seguir tem dado resultado satisfatório:

- Lavar a face com delicadeza duas vezes ao dia com solução limpadora ou sabonete líquido de glicerina; enxugar com toalha limpa sem esfregar.
- Aplicar hidrocortisona a 1% e vaselina líquida com cuidado. Repetir esse passo tantas vezes quanto for necessário para manter a escara macia e maleável, evitando assim a sensação incômoda ao paciente.
- Aplicar protetor solar no mínimo três vezes ao dia, tão logo comece a descamação da pele, e continuar por dois a três meses.
- O paciente deverá permanecer em ambiente rigorosamente protegido dos raios solares durante um mês, no mínimo. Após esse período, os cuidados podem ser pouco a pouco amenizados. Convém evitar a exposição solar durante seis meses. Este item e o anterior (protetor solar) servem para prevenir a hipercromia melânica.
- Não retirar a escara, picar, esfregar ou tocar a área tratada desnecessariamente.
- Dormir em decúbito dorsal horizontal para evitar que a pele da face seja acidentalmente esfregada no travesseiro.
- A maquilagem pode ser usada 24h após a completa restauração da pele.
- Após o paciente sentir a pele normal, pode-se aplicar o creme de ácido retinoico à noite. Paciente com tendência à hipercromia melânica pós-inflamatória deverá recomeçar o uso de hidroquinona, ácido kójico ou ácido fítico a 2 a 4%. O uso da vitamina C em loção de 5 a 10% ou 20% também é recomendado.

RESULTADOS

As principais características da pele restaurada são: presença de eritema, hipocromia melânica, descamação, elasticidade, consistência e mobilidade quase iguais às da pele sã e ausência de deformidades.

O eritema pode permanecer após restauração da pele por cerca de quatro semanas e vai clareando e se normalizando paulatinamente em um mês. Nessa fase, podem-se usar cosméticos para camuflagem.

978-85-7241-919-2

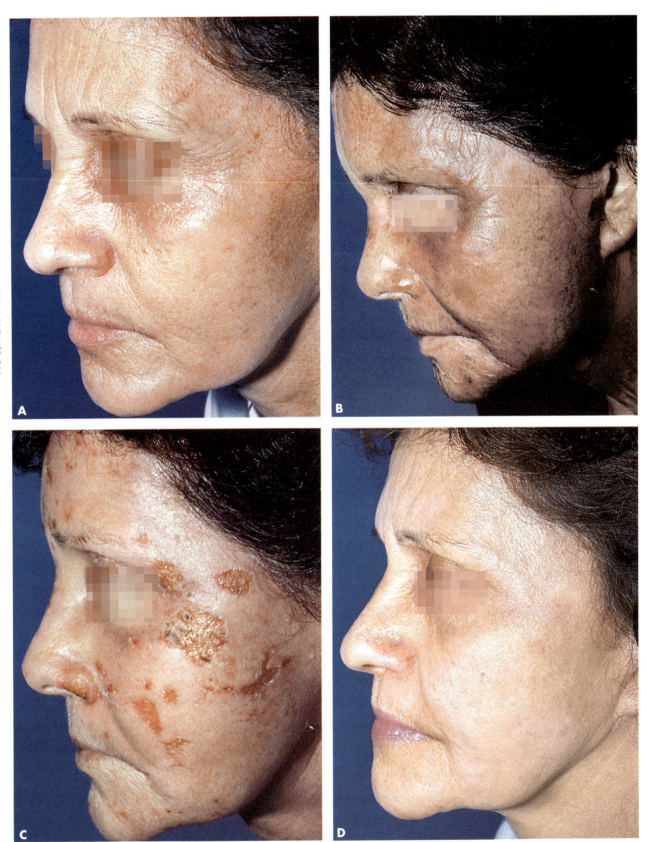

Figura 40.10 – (*A*) Paciente com envelhecimento cutâneo, apresentando melanoses solares e múltiplas rugas. (*B*) Quarto dia pós-*peeling* profundo com ácido tricloroacético a 50%, com escara em toda a face e início de descamação perioral. (*C*) Décimo segundo dia pós-aplicação, pele restaurada em sua maioria e áreas muito profundas com escara. (*D*) Oito meses pós-aplicação, com excelente resultado.

O edema pode demorar 3 a 4 dias para desaparecer. É importante explicar ao paciente que as pequenas rugas, que parecem desaparecer totalmente nesse período, podem voltar mais visíveis no pós-operatório tardio, embora menos proeminentes do que antes do tratamento.

O *peeling* é um procedimento que precisa ser repetido tantas vezes quantas forem necessárias, até se alcançar um resultado que seja satisfatório para o paciente e para o médico.

O *laser* ou a dermabrasão cirúrgica é preferível à química quando se deseja uma considerável profundidade de destruição, especialmente para cicatrizes atróficas de acne, traumáticas e de varicela e rugas profundas múltiplas em toda a face.

Pode-se dizer que, por experiência, os *peelings* químicos das modalidades ininterrupta,

controlada e *blue peel* mostram melhores resultados nas rugas finas superficiais, nas dermatoses inestéticas, como nas efélides, queratoses actínicas, melanoses actínicas, manchas em geral em grande quantidade, em que se necessita tratar toda a região.

O *peeling* químico de modalidade pontoada apresenta bons resultados em lesões cutâneas múltiplas em que é desejável o tratamento somente das dermatoses propriamente ditas, preservando a área sã, como em nevo verrucoso, nevo comedogênico, hemangioma plano tuberoso, lentigo, siringoma, milio, dermatose papulosa *nigra*, molusco, queratose actínica, queratose seborreica, corno cutâneo e demais lesões circunscritas.

São ilustrados alguns casos clínicos nas Figuras 40.11 a 40.18.

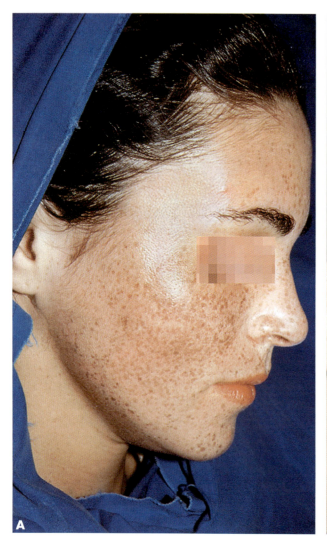 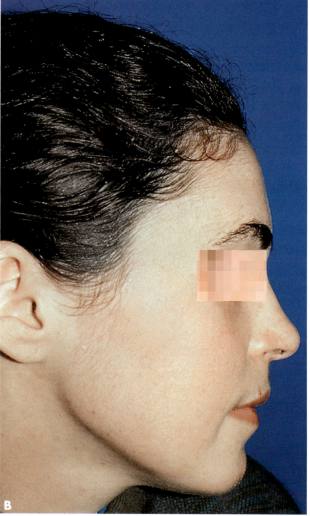

Figura 40.11 – (*A*) Paciente com efélides na face. (*B*) Após técnica ininterrupta com ácido tricloroacético a 50%.

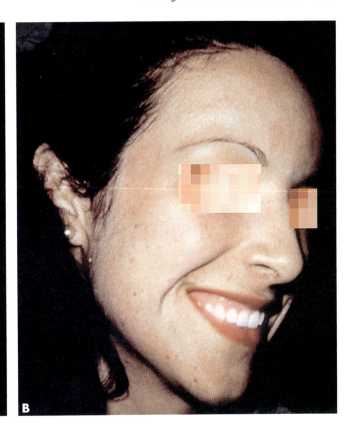

Figura 40.12 – (*A*) Paciente com acne e cicatriz atrófica de acne. (*B*) Após tratamento com ácido tricloroacético a 50%, técnica ininterrupta.

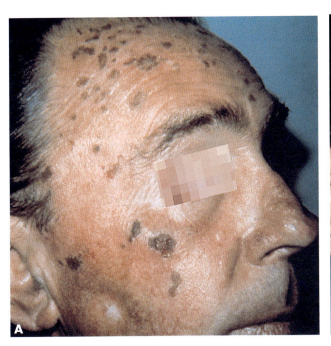
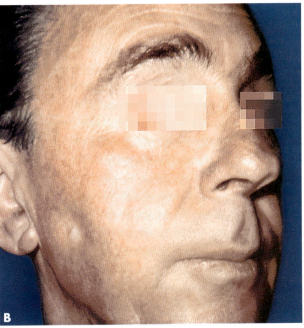

Figura 40.13 – (*A*) Paciente com queratoses seborreicas. (*B*) Após tratamento com ácido tricloroacético a 50%, técnica pontoada.

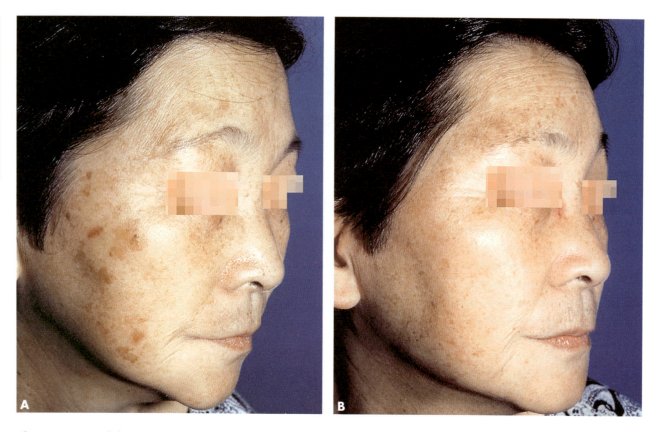

Figura 40.14 – (*A*) Paciente com melanoses solares. (*B*) Após técnica controlada com ácido tricloroacético a 50%.

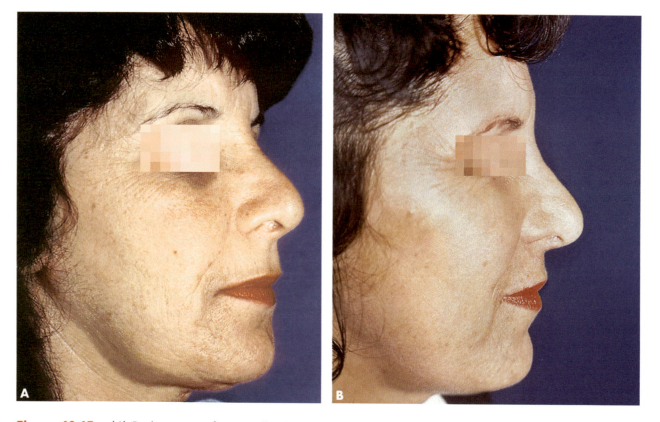

Figura 40.15 – (*A*) Paciente com fotoenvelhecimento cutâneo. (*B*) Após técnica *blue peel* a 20%. Notam-se desaparecimento das lesões e rejuvenescimento cutâneo.

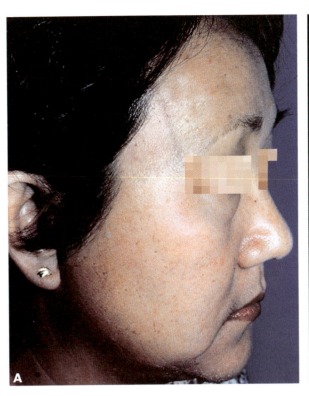 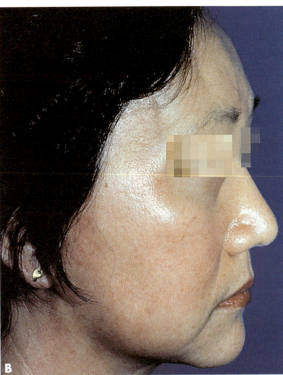

Figura 40.16 – (*A*) Paciente com envelhecimento facial e fotoenvelhecimento cutâneo. (*B*) Após *lifting* associado no mesmo tempo cirúrgico com ácido tricloroacético a 50%, técnica controlada (ver Fig. 40.9, *A*). Nota-se rejuvenescimento facial e cutâneo.

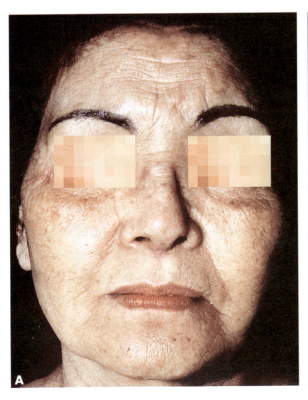 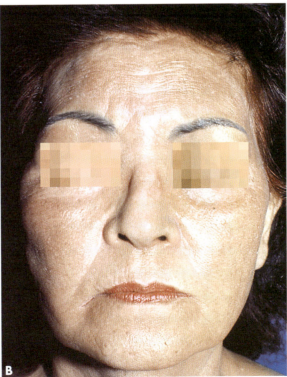

Figura 40.17 – (*A*) Paciente com fotoenvelhecimento, apresentando melanoses solares e múltiplas rugas. (*B*) Após associação do *laser* de CO_2 na face, com *blue peel* a 20% no pescoço e no colo. Nota-se resultado homogêneo, mais completo, com melhora estética acentuada.

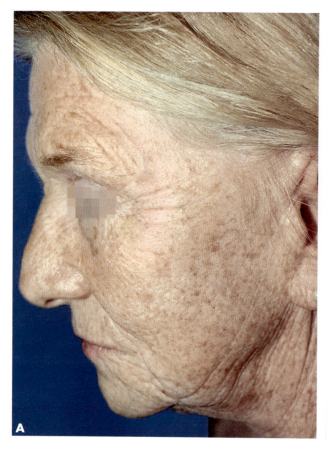 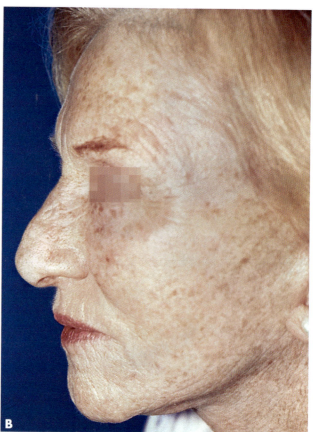

978-85-7241-919-2

Figura 40.18 – (*A*) Paciente de 72 anos de idade, com envelhecimento facial acentuado e fotoenvelhecimento cutâneo grave, com pele de coloração amarelo-pálida, espessa, com melanoses solares e múltiplas rugas. (*B*) Após ritidoplastia associada no mesmo tempo cirúrgico a *peeling* químico *blue peel*, lipoaspiração, tratamento do sistema musculoaponeurótico superficial-platisma e blefaroplastia com excelente resultado estético.

COMPLICAÇÕES

Até o presente, observaram-se somente milio, hipercromia melânica e cicatriz hipertrófica. No entanto, as principais complicações do *peeling* químico, conforme a literatura, são consideradas a seguir.

Hipercromia Melânica

Também conhecida como hiperpigmentação (Fig. 40.19) e ocorre com muita frequência após *peeling* químico, às vezes, mesmo com o uso de protetor solar. Na maioria dos pacientes, a hipercromia melânica melhora espontaneamente em 3 a 18 meses. O uso rigoroso de protetor solar, ácido retinoico, hidroquinona, ácido kójico ou fítico e evitar a exposição solar antes e depois do *peeling* podem reduzir o risco da hipercromia pós-inflamatória, assim como diminuir o tempo da melhora espontânea.

É indicada a aplicação de protetor solar duas a três vezes ao dia no período de dois a seis meses após o tratamento. Pacientes que fazem terapia anticoncepcional ou reposição hormonal parecem ter risco maior de hipercromia. Recomenda-se, portanto, a suspensão desses produtos três a quatro semanas antes do *peeling*.

Milio

Pode ocorrer de quatro a oito semanas após o tratamento. Representa minúsculos cistos de inclusão epidérmica superficial, causados por células anexiais e epidermais que são separadas da superfície durante a regeneração da epiderme. A maior parte desaparece de modo espontâneo; ocasionalmente, há necessidade de fazer pequena abertura com agulha e espremer seu conteúdo.

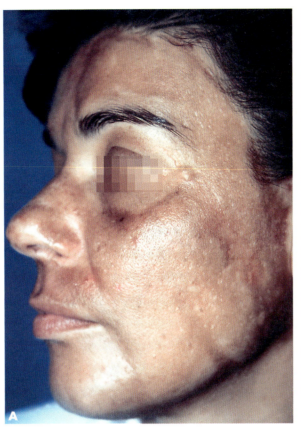 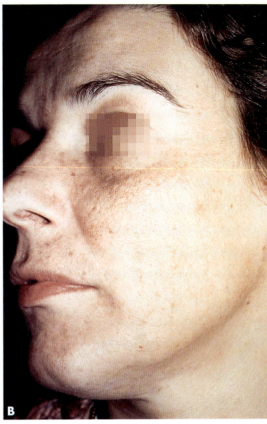

Figura 40.19 – (*A*) Paciente com hipercromia melânica pós-*peeling* com ácido tricloroacético a 50%. (*B*) Após tratamento, principalmente com clareadores.

Cicatriz Hipertrófica

Pode ocorrer quando se aprofunda o *peeling* ou em áreas de grande movimento como lábio superior e linha do queixo. Usualmente, a formação da cicatriz hipertrófica é precedida por áreas de eritema persistente, que podem não aparecer até várias semanas após o *peeling*. As áreas de eritema persistente deverão ser tratadas intensamente com potente esteroide tópico fluorado ou fita adesiva impregnada de esteroide. Caso a cicatriz hipertrófica já tenha se desenvolvido, o uso do acetato de triancinolona intralesional (2 a 40mg/mL), repetido a cada duas a quatro semanas, ajudará na redução da cicatriz.

Hipocromia Melânica

É também denominada hipopigmentação. Quando ocorre, costuma ser de natureza temporária, de 9 a 18 meses, e a hipocromia transitória é normal

por seis a oito semanas após o *peeling*. Entretanto, se o *peeling* for profundo o suficiente para danificar a melanina no folículo piloso, é possível que o paciente tenha hipopigmentação definitiva. A profilaxia consiste no cuidado na indicação e na execução técnica. O uso de psoralênicos ajuda na pigmentação, assim como a fototerapia. Em casos irreversíveis, pode-se lançar mão de micropigmentação ou uso de máscaras cosméticas à prova d'água.

Infecção

É muitíssimo rara. Para preveni-la, devem-se evitar contaminações ou fazer uso de antibioticoterapia preventiva.

Na presença de infecção, tratar com antibiótico sistêmico e/ou tópico de acordo com a situação clínica. Áreas de infecção são mais propensas a cicatriz hipertrófica e hipercromia pós-inflamatória; assim, é obrigatório tratar a infecção com intensidade.

Telangiectasia

Pode tornar-se mais evidente após o *peeling*. Os vasos sanguíneos dilatados são usualmente profundos dentro da derme e não são removidos pelo *peeling*.

CONSIDERAÇÕES FINAIS

O *peeling* químico com ATA é um procedimento muito importante para ajudar a solucionar determinadas situações clínicas, apesar de suas limitações. Em associação à cirurgia facial e/ou ao *laser*, apresenta resultado mais completo e satisfatório.

A relação médico-paciente deve ser muito boa para se atingir um resultado satisfatório, uma vez que há necessidade de grande colaboração por parte do paciente no pós-*peeling*.

É importante a conscientização da corresponsabilidade do paciente com o médico, em relação ao tratamento.

O esclarecimento verbal de todo o procedimento, o termo de consentimento assinado pelo paciente e as fotografias são fundamentalmente importantes.

No *peeling* químico, prefere-se utilizar o ATA em razão de sua versatilidade, abrangência, praticidade, não toxicidade, evitando as complicações do fenol, como disritmias, edema de laringe, óbito e outras. Com o ATA, conseguem-se tratar as dermatoses inestéticas desde a camada córnea até a derme reticular em áreas faciais e não faciais, em todos os tipos de pele, quando utilizado corretamente.

Quando se almeja considerável profundidade de destruição tissular, como nos casos de cicatrizes atróficas de acne, traumáticas e de varicela, rugas profundas e outros, o *laser* ou a dermabrasão cirúrgica é preferível ao *peeling*.

No uso do ATA, por ser aparentemente fácil, deve-se tomar muito cuidado, já que a aplicação inadequada pode causar queimaduras profundas, produzindo úlceras e cicatrizes. Os resultados satisfatórios da dermabrasão química ou *peeling* químico são obtidos quando o médico tem aprendizado e treinamento prévios, habilidade, experiência, bom senso, critério de indicação e consciência das suas limitações.

QUESTÕES

1. O que é *peeling* de ATA? Como se classifica?
2. Quais são as principais indicações?
3. Que técnicas são utilizadas?
4. Quais são os cuidados pós-*peeling* de ATA?
5. Quais as complicações do *peeling* de ATA?

REFERÊNCIAS

1. MONASH, S. The uses of diluted trichloroacetic acid in dermatology. *Urol. Cutan. Rev.*, v. 49, p. 119, 1945.
2. BAKER, T. J. The ablation of rhytides by chemical means: a preliminary report. *J. Fla. Med. Assoc.*, v. 47, p. 451, 1961.
3. WOLFORT, F. G.; DALTON, W. E.; HOOPES, J. E. Chemical peel with trichloroacetic acid. *Br. J. Plast. Surg.*, v. 25, p. 333, 1972.
4. HORIBE, E. K. Dermabrasão química e cirúrgica da face. In: XXII CONGRESSO BRASILEIRO DE CIRURGIA PLÁSTICA, 1985. Gramado. *Anais do XXII Congresso Brasileiro de Cirurgia Plástica*. Gramado, Nov. 1985.
5. RUBIN, M. G. Trichloroacetic acid and other non-phenol peels. *Clin. Plast. Surg.*, v. 19, n. 2, p. 525-536, 1992.
6. HORIBE, E. K. Chemical and surgical dermabrasion. *Armonia*, v. 17, p. 50-69, 1993.
7. GILLMANN, T.; ROOK, A. J.; SIMS, R. T. (ed.). *An Introduction to the Biology of the Skin*. Great Britain: Spottiswoode, 1970, p. 318-341.
8. CONVERSE, J. M.; ROBB-SMITH, A. H. The healing of surface cutaneous wounds: its analogy with the healing of superficial burns. *Ann. Plast. Surg.*, v. 120, p. 873, 1944.
9. MARIANI, U. *Enxerto de Pele Restaurada Pós-queimadura*. São Paulo: USP, 1972. Tese (Doutorado) – Faculdade de Medicina da Universidade de São Paulo, 1972.
10. VOSSEN, M.; HAGE, J. J.; KARIM, R. B. Formulation of trichloroacetic acid peeling solution: a bibliometric analysis. *Plast. Reconstr. Surg.*, v. 105, n. 3, p. 1088-1094, 2000.
11. OBAGI, Z. E.; OBAGI, S.; ALAITI, S. TCA-based blue peel: a standardized procedure with depth control. *Dermatol. Surg.*, v. 25, n. 10, p. 733-780, 1999.

LEITURA COMPLEMENTAR

HEVIA, O.; NEMETH, A. J.; TAYLOR, J. R. Tretinoin accelerates healing after trichloroacetic acid chemical peel. *Arch. Dermatol.*, v. 127, p. 678-682, 1944.

HORIBE, E. K. Uso do ácido tricloroacético. In: *Estética Clínica e Cirúrgica*. Rio de Janeiro: Revinter, 2000, cap. 14, p. 47-60.

HORIBE, E. K.; FERREIRA, L. M. et al. Use of blue peel in photoaging hands. In: XXIII PLASTIC SURGICAL FORUM, 2000. *Abstract LXIX Annual Scientific Meeting*, p. 63-64, 2000.

JOHNSON, J. B.; ICHINOSE, H.; OBAGI, Z. E. et al. Obagi's modified trichloroacetic acid (TCA). Controled variable-depth peel: a study of clinical signs correlating with histological findings. *Ann. Plast. Surg.*, v. 36, n. 3, p. 225-237, 1996.

PATHAK, M. A.; NGHLEM, P.; FITZPATRICK, T. B. Acute and chronic effects of the sun. In: FITZPATRICK, T. B. *Fitzpatrick's Dermatology in General Medicine*. 5. ed. New York: McGraw Hill, 1999, v. 1, p. 1598-1607.

Peeling de Fenol

Maurício de Maio ◆ Ivy Magri

SUMÁRIO

Os *peelings* de fenol são inegavelmente os mais eficazes. É um *peeling* de exclusividade médica. Possui grande poder de esfoliação, pois penetra profundamente até o nível da derme reticular, sendo indicado para o tratamento de rugas profundas, periorais e de queratoses mais intensas.

Sua principal desvantagem é sua cardiotoxidade, nefrotoxidade e ação depressora sobre o sistema nervoso central (SNC), havendo a necessidade de ser realizada em ambiente hospitalar devido a obrigatoriedade de sedação por ser muito dolorida para o paciente.

Pode-se utilizar oclusão parcial ou total da face para aumentar a ação do produto. É de extrema importância suspender o uso de tretinoína e ácido glicólico antes da aplicação por potencializar a penetração da droga.

HOT TOPICS

- Pacientes que serão submetidos a *peelings* profundos devem reconhecer os fatores de risco e possíveis complicações envolvidas neste processo.
- Há dois métodos básicos de se realizar um *peeling* químico profundo: a fórmula de Backer ocluída e não ocluída.
- O processo de cura baseia-se em 4 etapas: inflamação, coagulação, reepitelização e fibroplasia.
- As complicações podem ser intra ou pós-operatórias.
- As complicações sistêmicas compreendem arritmias cardíacas, problemas renais, edema de laringe, síndrome do choque tóxico e até morte súbita.
- Infecções raramente ocorrem, no entanto, pode haver ativação da infecção por herpes-vírus.
- O risco de aparecimento de cicatriz hipertrófica está relacionado à hereditariedade, pele escura, hidratação inadequada, mastigação excessiva e infecção durante a cicatrização.
- O mais importante sobre *peelings* não é a forma escolhida nem o agente, mas sim a profundidade obtida com o método.

INTRODUÇÃO

Nos últimos anos houve uma explosão de interesse sobre os mais diversos procedimentos estéticos, entre os quais os *peelings* profundos. A possibilidade de adquirir aparência mais jovem e atenuar as marcas deixadas pelo fotoenvelhecimento possibilitou o aparecimento dos *lasers* ablativos e ressurgimento dos *peelings* de fenol.

A facilidade dos pacientes em adquirir produtos de "rejuvenescimento" em qualquer lugar e informações técnicas na *internet* fez com que alguns desses pacientes procurassem, com auxílio médico, métodos mais eficientes e rápidos para tratamento do fotoenvelhecimento. O médico assume novamente um papel que parecia haver perdido diante da indústria cosmética sem prescrição. A possibilidade de análise, exame físico e indicação terapêutica faz com que se possa escolher a melhor opção para os pacientes, seja *laser*, dermabrasão ou *peelings* químicos.

O tratamento do fotoenvelhecimento deixou de estar limitado a um só procedimento e inclui atualmente terapia médica preparatória e cosmecêutica pós-operatória para manter resultados e prevenir comprometimento futuro de fotoenvelhecimento. O consultório médico passa a ser local de tratamento e orientação para proteção e cuidados com a pele. É dever do médico compreender a natureza da pele e lesão solar, técnicas de prevenção e ativos presentes em preparações cosmecêuticas.

Peeling químico facial é a aplicação de agente químico exfoliante em epiderme e/ou derme para remoção de lesões superficiais e melhora da textura da pele. Esse procedimento causa queimadura química parcial em camadas da epiderme, podendo até chegar à derme reticular. A cura subsequente resulta em substituição do tecido lesado por nova epiderme e nova faixa de tecido dérmico. Vários agentes químicos ácidos ou básicos são usados para produzir lesões diversas, dependendo da habilidade de destruir a pele. Os níveis de penetração, destruição e inflamação determinam o nível do *peeling*[1].

Os *peelings* químicos podem ser subdivididos em superficiais, médios e profundos. O estímulo do crescimento epidérmico pela remoção do estrato córneo sem necrose é chamado de *peeling* superficial. Por intermédio da esfoliação, há espessamento da epiderme com alterações regenerativas qualitativas. A destruição da epiderme define *peeling* superficial completo, que induz à regeneração da epiderme. A destruição epidérmica com inflamação através da derme papilar constitui *peeling* médio. Resposta inflamatória em derme reticular intermediária ou profunda, que induz produção de colágeno e substância fundamental, é conhecida como *peeling* profundo[2].

As soluções que estão atualmente disponíveis para *peelings* superficiais incluem ácidos glicólico, salicílico, mandélico e retinoico, solução de Jessner e até mesmo soluções de 20 a 35% de ácido tricloroacético (ATA). *Peelings* com soluções de 35 a 50% de ATA são designados para atingirem camadas mais profundas da pele, ou seja, *peelings* médios. Por último, *peelings* com soluções à base de fenol são indicados para remoção de rugas profundas e sequelas de acne.

Pacientes que serão submetidos a *peelings* profundos devem reconhecer os fatores de risco inerentes à morbidade e possíveis complicações envolvidas nesse processo, a fim de que os benefícios possam apresentar ganho positivo diante das adversidades. Para médicos que realizam esse procedimento regularmente, este é um método seguro e confiável de rejuvenescimento para fotoenvelhecimento grave para rugas das regiões periorais, periorbitais e frontal, bem como para alterações texturais e lesões pertinentes a esse tipo de comprometimento cutâneo.

PREPARAÇÃO

A utilização de determinados métodos requer cuidados específicos com a pele antes e após a realização do tratamento. Em alguns casos de *peelings* superficiais ou até mesmo médio-profundos, lavagem cuidadosa da pele com água e sabão é suficiente como preparação para a aplicação das soluções. Em relação aos *peelings* profundos, é necessário pré-tratamento mais demorado, podendo durar até 4 semanas.

CONCEITOS GERAIS

O *peeling* de fenol Baker-Gordon tem sido utilizado, com sucesso, por mais de 40 anos com resultados muito confiáveis. É procedimento trabalhoso que deve ser conduzido o mais seriamente possível.

Há dois métodos clássicos de se realizar *peeling* químico profundo: a fórmula de Baker ocluída e não ocluída. A fórmula de Baker é constituída por 3mL de fenol liquefeito (fenol United States Pharmacopeia [USP]), 2mL de água, 8 gotas de septisol a 0,25% e 3 gotas de óleo de cróton.

978-85-7241-919-2

A fórmula à base de fenol USP contém 88% de fenol e 12% de água.

A oclusão é geralmente realizada com a aplicação de curativo à base de óxido de zinco à prova d'água. A oclusão aumenta a penetração da solução e promove tratamento eficiente para rugas profundas. A profundidade chega a atingir a derme reticular intermediária. Os métodos sem oclusão promovem *peelings* não tão profundos[3].

É interessante ressaltar que as soluções diluídas, como a fórmula de Baker-Gordon, penetram mais profundamente do que o fenol puro, em razão de a propriedade do fenol puro causar coagulação imediata das proteínas das queratinas, o que provoca a interrupção da própria penetração. A diluição do fenol para 50 ou 55% produz queratólise e queratocoagulação, resultando em maior penetração. A aplicação prévia de tensoativos que reduzem a tensão superficial promove penetração mais uniforme do agente.

PREPARAÇÃO DA PELE

Tretinoína é uma das substâncias mais comuns a serem utilizadas no preparo da pele antes da aplicação do *peeling*[4]. Sua principal função é afilar o estrato córneo da pele com a ativação de queratinócitos, aumentando a velocidade da reepitelização. A preparação da pele deve ser realizada por no mínimo 15 dias antes do procedimento.

CUIDADOS GERAIS

Deve-se ter cautela com a absorção do fenol pela pele e, consequentemente, com a concentração sistêmica final. Métodos que limitam o aumento de concentração sérica incluem hidratação pré e durante o procedimento como auxiliar na diminuição sérica de fenol. Deve-se prolongar o tempo de aplicação do fenol para além de 90min, a fim de evitar a intoxicação.

Todos os pacientes devem ser monitorados e, se surgir qualquer anormalidade no eletrocardiograma, deve-se interromper o procedimento e verificar outros sinais de intoxicação. Qualquer paciente com história de arritmia cardíaca, comprometimento renal ou hepático ou que esteja sob medicamentos que propiciam arritmias não deve ser submetido a esse tipo de procedimento[5].

TÉCNICA

O paciente necessita de sedação e hidratação intravenosa. Geralmente, 1L de solução salina é aplicado no pré-operatório e mais 1L durante o procedimento para diminuir a concentração de fenol no soro. O uso de oxigênio durante o procedimento auxilia na prevenção de complicações de arritmia.

Antes de iniciar o procedimento anestésico, a face do paciente é marcada na posição sentada a partir de pontos de referência como o ângulo da mandíbula, o mento, o sulco pré-auricular, a rima orbital e a fronte. As demarcações estabelecem os limites de aplicação do *peeling* na face, exceto da borda mandibular, na qual há suave avanço para disfarçar contrastes exuberantes de cor.

Após monitoração cardíaca adequada e sedação intravenosa, é prudente o bloqueio dos nervos supra e infraorbitais e ao longo do nervo mental com marcaína, a fim de promover analgesia no pós-operatório. Em seguida, o paciente é submetido à aplicação de agente desengordurante e queratolítico em toda a face com ênfase nas áreas mais oleosas como nariz, linha do cabelo e terço médio da face. Dessa forma, haverá maior uniformidade na ação do ácido.

O fenol é aplicado sequencialmente nas unidades estéticas da face, que incluem as regiões frontal, peribucal, malar direita, malar esquerda, nariz e periorbitais. Cada área leva 15min para aplicação, totalizando 60 a 90min de procedimento. A aplicação é realizada com cotonetes embebidos levemente no ácido, pois o *frost* aparece quase imediatamente. A última área a ser tratada é a região periorbital, com cotonetes levemente umedecidos com extrema cautela, inclusive no que diz respeito às lágrimas. A lágrima pode atrair o agente para dentro dos olhos por capilaridade. Deve-se lembrar que a diluição desse agente com água pode aumentar a absorção. Assim, se houver contato com os olhos, é mais prudente a lavagem com óleo mineral do que com água.

INTERAÇÃO ENTRE AGENTE QUÍMICO E PELE

O contato do agente químico com a pele resultará em reação específica. *Peelings* superficiais podem causar somente vermelhidão na pele, ao passo que agentes mais profundos podem resultar em coagulação e aglutinação de proteínas, conferindo à pele uma aparência branca sólida. Essa reação é chamada de *frosting*.

De acordo com o agente utilizado, essa reação ocorre em diferentes velocidades. O *peeling* de fenol Baker-Gordon é o que possui a maior velocidade de *frosting*[4].

CUIDADOS PÓS-*PEELING*

Após a aplicação do agente em toda a face, o *frost* branco torna-se amarronzado e inicia-se a colocação do curativo oclusivo. Podem ser aplicadas bolsas de gelo para melhorar o conforto do paciente. Se a técnica for por exposição, aplica-se vaselina sobre a pele. O paciente é examinado após 24h para remoção do curativo e verificação do processo de cura. É muito importante a remoção das crostas.

O processo de cura obedece às quatro etapas conhecidas: inflamação, coagulação, reepitelização e fibroplasia[6]. A fase inflamatória inicia-se logo no início com a presença do eritema e evolui por cerca de 12h. Com a coagulação, há separação da epiderme da derme com produção de exsudato seroso, crosta e pioderma. Nessa fase é importante o uso de sabonete antisséptico, pomadas e compressas para remoção dos *debris*. Esse procedimento retira a epiderme necrótica e previne que o exsudato seroso endureça e forme crostas. O uso de preparação de vinagre diluído em água é muito útil para remoção de material necrótico e pela ação antibactericida, especialmente contra pseudomonas e Gram-negativos.

A reepitelização inicia-se em três dias e continua por 10 a 14 dias. O uso de pomadas oclusivas promove reepitelização mais rápida e menor tendência no retardo desse processo, que pode ocorrer pela presença do ressecamento das crostas. O estágio final do processo de cura, a fibroplasia, continua após o fechamento da ferida com a neoangiogênese e neocolagênese por 3 a 4 meses. A neocolagênese promove contínua melhora da textura da pele e nas rugas por até quatro meses, que compreende o período de fibroplasia. Eritema prolongado pode permanecer por até quatro meses por esse motivo ou além disso em peles sensíveis ou por dermatite de contato.

Os cuidados após a realização dos procedimentos também são importantes porque podem diminuir o risco de determinadas complicações e resultados indesejáveis. Evitar exposição ao sol (enquanto houver eritema) e o uso de determinados medicamentos, como, por exemplo, fórmulas com estrógenos e pílulas anticoncepcionais, é importante para o sucesso de qualquer tipo de tratamento pós-*peeling* químico, a fim de evitar o aparecimento de manchas na pele. O uso de fitas à prova d'água, a aplicação de camada de vaselina ou petrolato, bem como o uso de sabonetes suaves também são indicados em alguns casos.

COMPLICAÇÕES

Muitas complicações podem ser evidenciadas desde os primeiros estágios do processo de cura. Deve-se conhecer a evolução normal do processo de cura nos *peelings* médios e profundos para ser capaz de evidenciar qualquer anormalidade na evolução desse processo. A presença de tecido de granulação além de 7 a 10 dias evidencia processo de cura lento. Esse fato pode resultar da presença de infecções virais, bacterianas ou fúngicas, de dermatite de contato e alterações sistêmicas. Deve-se intervir rapidamente para evitar presença de cicatriz hipertrófica[7].

As complicações podem ser intra ou pós-operatórias. As duas complicações intraoperatórias mais comuns estão relacionadas às características

978-85-7241-919-2

farmacológicas do produto ou a acidentes durante sua aplicação. É responsabilidade do médico determinar se a solução e a concentração estão corretas. Deve-se ter cautela com as aplicações na área central da face, pois alguma gota pode cair inadvertidamente sobre os olhos.

Como dito anteriormente, a neutralização do fenol deve ser feita com óleo mineral, se houver aplicação inadequada ou acidental.

As complicações mais frequentemente observadas são: hiperpigmentação, hipopigmentação, cicatrizes, eritema persistente, infecção.

REPERCUSSÕES SISTÊMICAS

Em *peelings* profundos com soluções de fenol podem ocorrer complicações sistêmicas, como arritmias cardíacas, que se iniciam geralmente 30min após o início do procedimento com duração de 2 a 19min; problemas renais, quando o fenol é absorvido em aplicações inadequadas; edema de laringe, observado em fumantes crônicos; síndrome do choque tóxico; e, até mesmo, morte súbita.

ALTERAÇÕES PIGMENTARES

Complicações locais resultantes de *peelings* incluem, em primeiro lugar, alterações pigmentares que podem ser hipopigmentação ou manchas brancas que têm maior chance de ocorrer em peles escuras e em peles expostas ao sol nos primeiros seis meses pós-*peeling*.

A hiperpigmentação pode ocorrer após qualquer tipo de *peeling* químico; quanto mais clara for a pele, menor a chance de haver hiperpigmentação. Esta também é mais comum nos *peelings* superficiais e médios. A hipopigmentação é mais comum nos *peelings* de fenol e a *laser*.

Se pacientes utilizarem pílulas anticoncepcionais, estrógenos, drogas fotossensibilizantes ou mesmo se engravidarem em até seis meses após o *peeling* haverá alto risco de hiperpigmentação, apesar de fotoproteção intensa[8]. Aplicações subsequentes de *peelings* após 3 a 6 meses podem auxiliar no clareamento dessas lesões.

A hipopigmentação após *peelings* de fenol está relacionada ao fototipo do paciente e ao modo de aplicação. A hipopigmentação é proporcional à quantidade de fenol aplicado e perda leve de pigmentação é esperada e não pode ser considerada uma complicação.

Os casos de hipopigmentação mais graves resultam da aplicação de grandes quantidades de fenol com oclusão. A despigmentação ocorre, com maior probabilidade, nos casos de aplicação muito forte em pele com fotoenvelhecimento leve. O *peeling* de fenol causa hipopigmentação e não despigmentação, por prejudicar a síntese de melanina nos melanócitos[9].

Também são relatados casos de telangiectasias, que, em consequência da hipopigmentação, tornam-se, geralmente, mais proeminentes após o procedimento, e milio.

ERITEMA PROLONGADO E PRURIDO

Processo de cura lento e eritema prolongado são sinais de que o *peeling* não está evoluindo normalmente. O eritema prolongado define-se como síndrome e cursa com presença eritematosa da pele além do que seria normal para aquele tipo específico de *peeling*. *Peelings* profundos podem permanecer por cerca de 60 a 90 dias com eritema.

Eritema e/ou prurido além desse período de tempo é considerado anormal e pode resultar de dermatite de contato, sensibilização por contato, exacerbação de doença prévia ou suscetibilidade genética ao eritema. Eritema prolongado também é um dos sinais de risco potencial de cicatriz hipertrófica.

O eritema resulta de fatores angiogênicos que estimulam a vasodilatação, a qual indica que a fase de fibroplasia está permanecendo por período de tempo prolongado. Isto significa que pode vir acompanhada de espessamento e cicatrização patológica. Portanto, deve ser tratado apropriadamente com esteroides tópicos, intralesionais ou sistêmicos. Se houver espessamento ou aparecimento de cicatrizes patológicas, devem-se tentar outras medidas como colocação de placas de silicone ou mesmo uso de *laser* para os fatores vasculares. Com a intervenção rápida, o aparecimento de cicatrizes pode ser evitado.

Prurido é muito comum após a reepitelização e persiste por cerca de um mês. Além da hidrocortisona, podem-se utilizar aspirina e propranolol em baixas doses. Se o prurido ocorrer durante o processo de cura, pode indicar dermatite de contato aos produtos utilizados no cuidado da ferida, principalmente se estiver acompanhado de processo de cura lento, aumento na intensidade do eritema, pústulas foliculares no pescoço e em áreas não tratadas.

INFECÇÃO

Raramente ocorrem infecções, já que alguns agentes químicos utilizados nos procedimentos têm ação antisséptica e também porque a pele da face, na qual a frequência de *peelings* é grande, apresenta bom suprimento sanguíneo; entretanto, pode ocorrer ativação da infecção por herpes-vírus.

Infecções, apesar de raras, podem se tornar catastróficas nos *peelings* profundos. A melhor medida para infecção local é a lavagem contínua de sabão para debridar crostas e tecido necrótico. Infecções estreptocócicas ou estafilocócicas podem ocorrer abaixo de membranas biossintéticas ou pomadas oclusivas espessas. O uso de soluções com ácido acético a 0,025% auxilia muito na remoção de *debris* e infecções. Antibióticos orais devem sempre ser utilizados na vigência de infecções mais graves.

Várias visitas podem ser necessárias para reconhecer o aparecimento de infecções bacterianas. Infecções podem aparecer de diversas formas, como processo de cura demorado, ulcerações, presença de material necrótico com excesso de crostas, secreção purulenta e odor fétido. O reconhecimento precoce e a rápida introdução de antibióticos apropriados previnem o aumento de infecção e cicatrizes hipertróficas.

Infecções virais, como o herpes, resultam da reativação do vírus na face e mais comumente na região perioral. História pregressa desse tipo de infecção requer uso profilático de aciclovir (1.200mg/dia) por 14 dias a partir do dia do procedimento. Em geral, devem-se tratar todos os pacientes antes desse tipo de procedimento, pois muitos não se recordam de infecções prévias. O mecanismo de ação dos agentes antivirais é a inibição da replicação na célula epidérmica intacta; por isso, o tratamento deve ser feito até o final do processo de reepitelização.

CICATRIZ

O risco de aparecimento de cicatriz hipertrófica cursa com fatores contribuintes. Hereditariedade, peles escuras, hidratação tópica inadequada, cirurgia prévia facial (ritidoplastia), mastigação facial excessiva e infecção durante o processo de cura contribuem para o aparecimento de cicatrizes. A grande maioria de cicatrizes patológicas nos *peelings* químicos é hipertrófica e não queloide[10]. Qualquer *peeling* prévio, *laser* ou uso de isotretinoína pode ser considerado fator de risco para cicatrizes. A realização de *peeling* médio ou profundo na vigência de eritema também é preocupante. A frequência de cicatriz hipertrófica em mãos experientes é inferior a 1%.

HISTOLOGIA

Peelings profundos realizados com soluções de Baker proporcionam rápida e irreversível desnaturação, seguida de processo de coagulação da queratina superficial da pele e de outras proteínas na epiderme e na derme superficial causado pelo fenol USP. Isso acarreta um tipo de queimadura química com um alcance de 2 a 3mm de profundidade na pele. Já o septisol reduz a tensão superficial, agindo como emulsificante para ajudar na penetração do fenol. Por último, o óleo de cróton atua irritando a pele, causando inflamação e, posteriormente, formação do colágeno. Acredita-se que óleo de cróton cause mais danos à pele que o fenol propriamente dito[11].

A profundidade dessa queimadura química atinge a derme reticular profunda e causa variações importantes na derme.

Em geral, a regeneração da pele que sofreu *peeling* químico, superficial ou médio/profundo resulta, histologicamente, em epiderme nova, uniforme e organizada, bem como nova camada densa de derme, com cerca de 2 a 3mm, com fibras de colágeno novas, paralelas e organizadas em feixes, localizadas entre a epiderme e a derme atingidas pelos agentes químicos. Tudo isso reflete em desaparecimento de rugas e pigmentos indesejáveis (discromias). Já em relação aos *peelings* profundos, o resultado envolve tempo maior de cura para que possa haver reorganização da derme superficial e cicatrização da derme reticular. Portanto, a profundidade que o *peeling* químico pode atingir varia desde a epiderme até a derme reticular. Esses resultados na epiderme e na derme persistem nos pacientes e são observados de 15 a 20 anos após a realização do *peeling*.

PEELINGS DE FENOL *LIGHT*

Os *peelings* modificados de fenol conseguiram, através da introdução de alguns aditivos à fórmula original, abrandar a ação do fenol, bloqueando sua rápida penetração no organismo. O principal objetivo desta nova formulação é produzir os mesmos resultados dos *peelings* de fenol clássico sem riscos e complicações. Porém, o fato de aplicar fenol *light* não significa que se esteja realizando *peeling* profundo, mas sim *peeling* médio ou até superficial.

O mais importante nos *peelings* de fenol é a maneira como se aplica e não os componentes novos introduzidos ou retirados das formulações[12]. Portanto, deve-se verificar se está se realizando *peeling* profundo com fenol ou se o composto químico fenol está sendo utilizado para promover *peeling* médio.

O mais importante sobre *peelings* não é a forma (química ou física) escolhida e nem o agente, mas sim a profundidade obtida com o método. Isso faz a real diferença no resultado e no aparecimento de complicações.

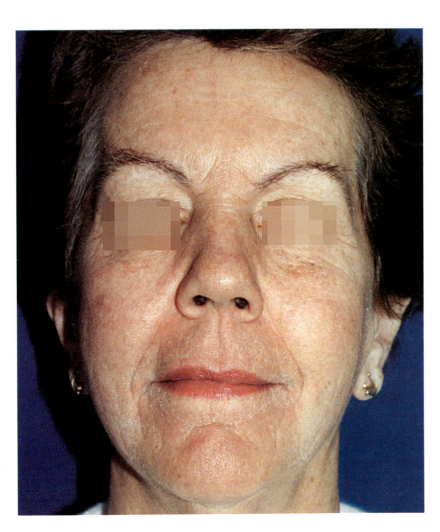

Figura 41.1 – Paciente com fotoenvelhecimento antes do *peeling* de fenol.

978-85-7241-919-2

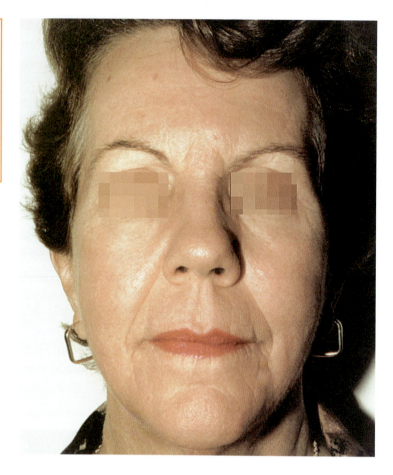

Figura 41.2 – Paciente após quatro meses da aplicação do *peeling* de fenol.

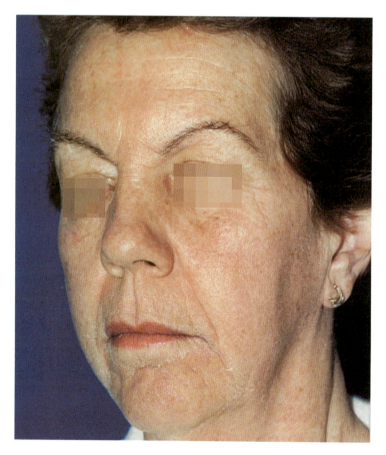

Figura 41.3 – Paciente em vista oblíqua antes do procedimento.

978-85-7241-919-2

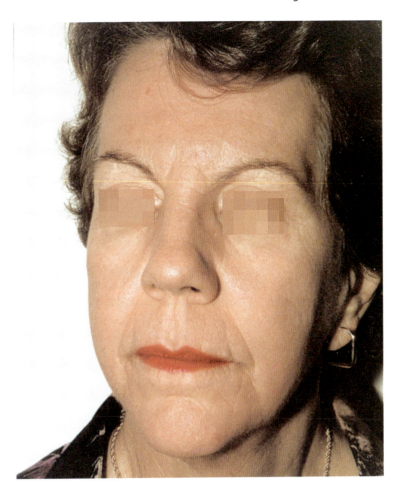

Figura 41.4 – Paciente em vista oblíqua quatro meses após o procedimento.

FORMULAÇÕES DE FENOL ATUAIS

Há algumas variações do *peeling* de fenol. O objetivo dessas preparações é atenuar a irritabilidade do fenol, minimizando as complicações locais e sistêmicas associadas às formulações clássicas de fenol. Obtém-se maior segurança a partir da modificação dos componentes químicos da solução, que inclui uma variedade de óleos, álcoois e tampões, os quais aumentam a penetração epidérmica ao causar liquefação e limitam, concomitantemente, a absorção dos agentes químicos na junção dermoepidérmica.

Esses tipos de preparações afetam seletivamente as camadas superficiais da pele, resultando em liquefação dessas camadas e preservação parcial dos melanócitos na camada basal. O procedimento é realizado com sedação intravenosa e monitoração cardiorrespiratória completa. A solução é aplicada em toda a face e, a seguir, aplica-se curativo oclusivo impermeável e hipoa-

lergênico de óxido de zinco por 24h. Após a remoção do curativo, a pele é coberta com pó antisséptico de subgalato de bismuto e este permanece por sete dias.

Esse método induz à restauração da pele e estimula a formação de colágeno e fibras elásticas na camada subepidérmica (zona de Grenz). O resultado final é a eliminação de rugas médias e profundas, bem como de alterações de cor e lesões pré-malignas, promovendo efeito de rejuvenescimento prolongado (Figs. 41.1 a 41.4).

QUESTÕES

1. O que é *peeling* de fenol? Como se classifica?
2. Quais são as principais indicações do *peeling* de fenol?
3. Quais são as duas complicações intraoperatórias mais frequentes?
4. Quais são as principais complicações locais da aplicação do *peeling*?
5. O que é o *peeling* de fenol *light*?

REFERÊNCIAS

1. COLEMAN III, W. P.; BRODY, H. J. Advances in chemical peeling. *Dermatologic Clinics*, v. 15, n. 1, p. 19-26, 1997.

2. STEGMAN, S. J. A comparative histologic study of the effects of three peeling agents and dermabrasion on normal and sun-damaged skin. *Aesthetic Plast. Surg.*, v. 6, p. 123-125, 1982.

3. MCCOLOOOUGH, E. G.; LANGSDON, P. R. Chemical peeling with phenol. In: ROENIGK, H.; ROENIGK, R. (eds.). *Dermatologic Surgery: principles and practice*. New York: Marcel Dekker, 1989.

4. MAIO, M.; BERTHOLD, R. *The Male Patient in Aesthetic Medicine*. Berlin: Heidelberg, 2009. cap. 6, p. 80-82.

5. BAKER, T. J.; GORDON, H. L. *Chemical Face Peeling – Surgical Rejuvenation of the Face*. St. Louis: Mosby, 1986.

6. GOSLEN, J. B. Wound healing after cosmetic surgery. In: COLEMAN, W. P.; HANKE, C. W.; ALT, T. H. et al. (eds.). *Cosmetic Surgery of the Skin*. Philadelphia: BC Decker, 1991. p. 47-63.

7. MONHEIT, G. D. Facial resurfacing may trigger the herpes simplex virus. *Cosmet. Dermatol.*, v. 8, n. 7, p. 9-16, 1995.

9. BRODY, H. J. Complications of chemical peeling. *J. Dermatol. Surg. Oncol.*, v. 15, p. 1010-1019, 1989.

9. KLIGMAN, A. M.; BAKER, T. J.; GORDON, H. L. Long-term histologic follow-up of phenol face peels. *Plast. Reconstr. Surg.*, v. 75, p. 652-659, 1985.

10. NEMETH, A. J. Keloids and hypertrophic scars. *J. Dermatol. Surg. Oncol.*, v. 19, p. 738-746, 1993.

11. HETTER, G. P. An examination of the phenol-croton oil peel: part III. The plastic surgeon's role. *Plast. Reconstr. Surg.*, v. 105, n. 2, p. 752-763, 2000.

12. STONE, P. A.; LEFER, L. G. Modified phenol chemical face peels: recognizing the role of application technique. *Facial Plast. Surg. Clin. North Am.*, v. 9, n. 3, p. 351-376, 2001.

SEÇÃO 5

Peelings Químicos Combinados

Rômulo Mêne ◆ Yuri de Souza Lima Mêne
Sabrina Guimarães

SUMÁRIO

Algumas substâncias químicas, quando aplicadas sobre a pele, combatem os danos provocados pelo sol, melhorando seu aspecto, entre elas os ácidos retinoico, glicólico, salicílico, lático e a resorcina. O resultado é a melhora da textura, do brilho e da aparência da pele, com a diminuição das manchas e atenuação das rugas.

Os efeitos dos ácidos sobre a pele podem aparecer mais rapidamente quando utilizados em alta concentração, através dos *peelings* químicos.

Os *peelings* superficiais são os mais adequados para quem deseja melhorar a aparência da pele, sem deixar de exercer suas atividades diárias. A descamação é discreta, não impedindo o convívio social, e a melhora da pele é percebida gradualmente, desde o início do tratamento.

A aplicação seriada dos *peelings* superficiais acelera o processo de renovação da pele e estimula a produção e a reorganização do colágeno, atenuando manchas e rugas.

Visando obter resultados mais perceptíveis em menor tempo, sem abrir mão da segurança e do conforto dos *peelings* superficiais, pode-se utilizar a técnica dos *peelings* combinados. Neste tratamento são utilizados dois tipos de *peelings* em uma mesma sessão, aproveitando-se os melhores efeitos de cada substância e conseguindo-se uma ação mais eficiente sem aprofundar o tipo de *peeling*.

É possível, também, utilizar potências diferentes de ácidos de acordo com as alterações de cada área da face. Pode-se, por exemplo, utilizar um *peeling* de média profundidade apenas nos locais em que o fotoenvelhecimento se manifesta mais pronunciadamente e, nas áreas em que o dano for menor, utilizar ácidos mais fracos. Desta forma, os efeitos colaterais mais intensos ficam restritos aos locais em que foram utilizados os ácidos mais potentes, diminuindo o desconforto pós-*peeling*.

HOT TOPICS

- Os principais usos do ácido glicólico englobam lesões epidermais, verrugas vulgares, queratose actínica, rugas, lentigo solar, acne.
- O ácido glicólico possui importante ação superficial na camada córnea e ação profunda na derme papilar, caracterizada por vasodilatação.
- O ácido glicólico é combinado com o ácido salicílico, formando um complexo sinérgico muito eficiente.
- As indicações desse *peeling* combinado são para queratose pilar, acne comedogênica e papulosa, fotoenvelhecimento e melasma epidérmico.
- O uso de fotoprotetor é indicado no período pós-*peeling*.
- As principais contraindicações do Yellow Peel® são cicatrizes, infeccção herpética

recidivante, suspeita de gravidez, exposição solar.
- Os efeitos colaterais do *peeling* de ácido tricloroacético (ATA) são hipercromia pós--inflamatória, hipocromia, infecções e cicatrizes hipertróficas.

INTRODUÇÃO

Diferentes tipos de *peelings* químicos são utilizados atualmente na prática médica[1]. Alguns desses *peelings* foram criados para penetrar profundamente na pele e causar efeitos na remodelagem do colágeno. Os *peelings* químicos profundos são procedimentos que produzem extensa necrose de tecido e, em geral, necessitam de longos períodos de cicatrização. O *fenol* é o agente químico mais conhecido para essa finalidade. Embora introduzido nos Estados Unidos em 1930[2] por um dermatologista alemão, apenas a partir da década de 1970 sua utilização se tornou mais frequente graças aos trabalhos histológicos realizados por Baker *et al.*[3]. Nas últimas duas décadas, outro agente químico, o *ácido tricloroacético* (ATA), passou a ser muito aplicado nos Estados Unidos[4,5]. Este novo produto, em altas concentrações, pode produzir *peelings* químicos também de média e grande profundidade sem os graves riscos a que os pacientes são submetidos quando se utiliza o fenol

Tabela 42.1 – Estudo histológico comparativo de estimulação da pele por diferentes agentes de *peelings* (21 dias pós-*peeling*)

Agentes químicos	%	Infiltração	Novo colágeno
Baker-Gordon	–	+ +	+ + + + +
Fenol	25	0	0
Fenol	50	+	+ +
Fenol	75	+	+ +
Fenol	88	+ +	+ + + + +
Ácido tricloroacético	25	+	0
Ácido tricloroacético	50	+	+ +
Ácido tricloroacético	75	+	+ + +
Ácido pirúvico	100	+	+ + +
Ácido glicólico	70	+	+ +

(nefrotoxidade, hepatotoxidade, risco de parada cardíaca e outros[6]). Entretanto, foram desenvolvidas naquele país diversas formulações de fenol *light* com reduzido nível de efeitos colaterais indesejáveis. Porém, a aplicação de fenol *light* não significa que se esteja realizando um *peeling* profundo, pois o resultado alcançado é o de um *peeling* médio ou até mesmo superficial[7].

No início da última década do século XX, uma nova substância, o *ácido glicólico*, foi incorporada ao arsenal de produtos químicos que podem ser utilizados como agentes de *peeling*. Isto se deve aos trabalhos clínicos desenvolvidos por Eugene Van Scott, que descreveu uma nova família de ácidos conhecidos hoje como alfa-hidroxiácido (AHA)[8]. Com base nesses trabalhos, Lawrence Moy (University of California, Los Angeles [UCLA]) realizou diferentes estudos histológicos comparativos entre fenol, ATA e ácido glicólico. Estas pesquisas demonstraram claramente a possibilidade de estimulação dérmica pelo ácido glicólico com risco mínimo de necrose tecidual[9] (Tabela 42.1).

No final do século XX, uma nova série de *peelings* foi desenvolvida por diferentes autores[10]. Estes *peelings* utilizam um conjunto de substâncias químicas que durante sua aplicação buscam o sinergismo com a pele.

O mais popular destes *peelings* combinados utiliza a associação do ácido glicólico (alfa-hidroxiácido) com ácido salicílico (beta-hidroxiácido), como será visto neste capítulo[10].

Provavelmente, a grande revolução na dinâmica dos *peelings* químicos superficiais, médios e profundos é a possibilidade de se utilizar o ácido retinoico e seus derivados, em concentrações entre 2 e 8%, para promover *peelings* de característica superficial, ou seja, leve epidermólise, além do seu potencial de estimulação dérmica profunda (forte vasodilatação).

ÁCIDO GLICÓLICO: CONSIDERAÇÕES GERAIS

Os AHA, também conhecidos como ácidos de frutas, constituem um grupo de substâncias normalmente encontradas em frutas e alimentos ácidos. O ácido glicólico é o mais popular desses ácidos, sendo encontrado normalmente na cana-de-açúcar. Outros ácidos deste grupo são: o ácido lático (encontrado no leite azedo), o ácido cítrico (presente nas frutas cítricas), o ácido tartárico (presente nas uvas), o ácido málico e o ácido mandélico (presente na maçã)[8].

O ácido glicólico possui a menor molécula e, por isso, é aquele que encontrou grande emprego na indústria cosmética[11]. Outros ácidos da família dos AHA possuem também potencial para uso clínico em medicina.

O ácido glicólico tem sido muito usado no tratamento de diversos tipos de lesões da pele humana, incluindo condições associadas à excessiva produção dos corneócitos, como a ictiose[11]. Muitas lesões epidermais, incluindo queratose seborreica, verrugas vulgares e queratose actínica, têm sido tratadas com sucesso pelo ácido glicólico[8]. Além disso, o ácido glicólico vem sendo utilizado no tratamento de rugas superficiais, médias e profundas; lentigo solar; acne e sua sequelas; manchas hipercrômicas de diversas etiologias, como o melasma epidérmico; manchas hipercrômicas pós-inflamatórias; flacidez da pele; pele seca; estrias; manchas senis; ictiose; e fases isoladas de algumas lesões de psoríase[1].

O mecanismo por meio do qual o ácido glicólico exerce sua influência sobre o tratamento de rugas e lesões hiperpigmentadas é similar ao mecanismo de ação do ácido ascórbico. Este derivado da família dos AHA tem ação comprovada como estimulador da produção de colágeno[9] e também diminui a produção de melanina[12,13].

Outra hipótese é o modo como o ácido glicólico age atenuando rugas, o qual deve ocorrer pelo fato de aumentar a síntese de glicosaminoglicano (GAG) e outras substâncias que compõem

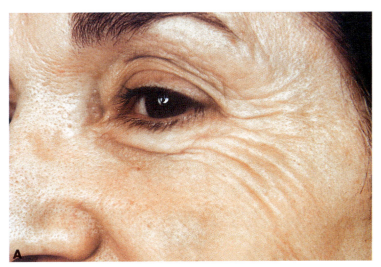

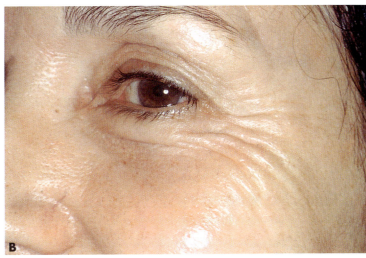

Figura 42.1 – (*A*) Fotoenvelhecimento (pré-tratamento). (*B*) Após 30 dias de tratamento de *peelings* superficiais com ácido glicólico gel a 70%.

978-85-7241-919-2

a matriz extracelular da derme humana[14]. O glicosaminoglicano é um polissacarídeo multirramificado que tem a propriedade de fixar a molécula de H_2O em suas intermináveis ramificações. Por este fato é possível reter água no interior da derme (expandindo o volume da derme)[14], o que contribui para aumentar o turgor da pele e, com isso, conseguir a diminuição das rugas superficiais e de médias profundidades (Fig. 42.1).

Outro fundamento que comprova o desempenho do ácido glicólico é o estudo em laboratório em que fibroblastos humanos incubados na presença deste agente são estimulados a produzir colágeno[14]. Crostas e necroses não são os efeitos desejados nos *peelings* químicos e, por isso, o ácido glicólico tornou-se muito popular nos dias atuais. Em estudos histológicos realizados com porco pigmeu, Lawrence Moy *et al.* (UCLA) demonstrou que 12% de ácido lático poderia formar depósitos de novo colágeno na derme papilar, o que não ocorreu com o uso de ATA a 25% e fenol a 25% após 21 dias[9]. Estudos histológicos com ácido retinoico têm sugerido efeitos similares[15].

Quando o ácido glicólico em forma de gel, na concentração de 50 e 70% (pH ± 0,6 a 1), é deixado sobre a pele do porco pigmeu por 15min, pode produzir necrose que é comparada àquela que acontece quando utilizamos uma concentração de ATA entre 35 e 50%[9]. Em exposições mais curtas (tempos normalmente utilizados nos *peelings* convencionais de ácido glicólico, variando entre 1 e 3min), o ácido glicólico, de 50 a 70%, pode causar menos danos teciduais que o ATA a 35%[9].

Resumindo, com base nesses estudos, é possível dizer que o ácido glicólico possui importante ação superficial na camada córnea, desagregando os corneócitos, e ação profunda na derme papilar, que é caracterizada por vasodilatação (na derme superficial).

Clinicamente, pode-se interpretar a intensidade e a profundidade dos peelings com ácido glicólico pelo nível de irritação na pele que desenvolve vasodilatação dérmica, e isto promove o desenvolvimento de eritema que varia de róseo a intenso vermelho, ou seja, quanto maior a intensidade do eritema, maior é a estimulação promovida pelo ácido glicólico. Em decorrência da irregularidade da integridade na superfície da pele ou camada córnea, nem sempre esses eritemas podem ser uniformes. Em razão disso, o médico que assiste ao *peeling* com o ácido

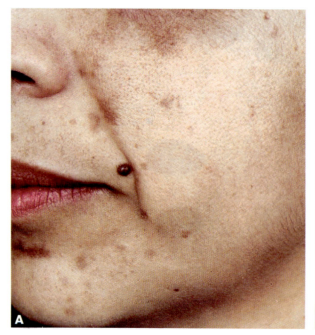 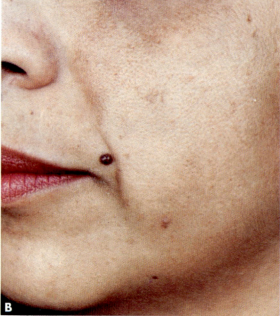

Figura 42.2 – (*A*) Hiperpigmentação pós-*peeling* químico (ácido glicólico gel a 70%). (*B*) Após 90 dias de tratamento com creme de ácido glicólico e ácido fítico.

glicólico deve estar atento a determinadas zonas frágeis da pele: sulco nasolabial, pele na projeção dos ossos malares, pele da pálpebra superior e da inferior e região anterior do pescoço. Em tais áreas, a penetração do ácido glicólico é mais precoce e, se mal controlado, o *peeling* pode levar à hiperpenetração nestas regiões, com o desenvolvimento de intenso eritema, podendo mesmo atingir a formação de *frost* (ou *mancha branca*, que é resultado da coagulação de proteína durante o *peeling*. Esta mancha branca pode significar lesão na junção dermoepidérmica, com a consequente formação de crostas no período de 2 a 6 dias seguintes ao *peeling*. Estas crostas, quando eliminadas, deixam uma lesão inflamatória residual que deve ser adequadamente tratada com corticosteroides específicos, a hidrocortisona a 1 ou 2%. Neste caso, poderemos ter uma evolução da lesão, sem deixar resíduos, se a pele for branca. Se a pele tiver tendência à pigmentação pós-inflamatória, essa lesão pode evoluir para mancha hipercrômica, que deve ser tratada com clareadores de uso domiciliar, segundo protocolos de diferentes autores[10] (Fig. 42.2).

SELEÇÃO DOS PACIENTES AO *PEELING* QUÍMICO

O mais importante em qualquer tipo de *peeling* químico é a seleção adequada dos pacientes e do tipo de agente químico a ser utilizado. No caso dos *peelings* químicos com ácido glicólico existe outra preocupação adicional, selecionar a formulação adequada do ácido glicólico, a qual deve obedecer a algumas recomendações básicas: a concentração do ácido glicólico deve ser sempre constante, se possível em forma de gel espesso e com um pH adequado; o mais recomendado é o de índice de 1,8. A maioria das complicações dos *peelings* com ácido glicólico deve-se ao desconhecimento da fisiopatologia da lesão a ser tratada e do mecanismo de ação do ácido glicólico sobre esse tipo de lesão. É importante salientar que preparações inadequadas do ácido glicólico, aliadas aos fatos citados anteriormente, são os principais responsáveis pelas sequelas que ocorrem com os *peelings* de ácido glicólico.

Na prática, utilizamos altas concentrações de ácido glicólico gel a 70% somente para peles

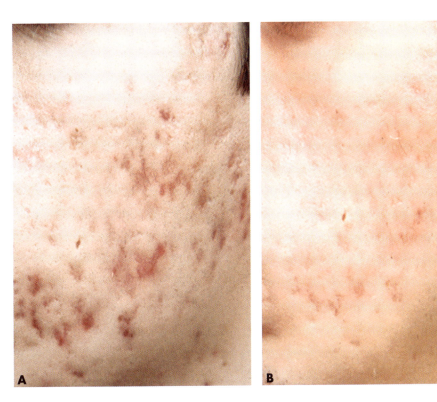

Figura 42.3 – (*A*) Graves sequelas de acne. (*B*) Pele após 6 meses de tratamento com *peelings* de ácido glicólico gel a 70%.

que apresentam grande espessamento da camada córnea, muito comum em pacientes que costumam expor-se ao sol por longos períodos e, de preferência, que sejam tipos I e II da classificação de Fitzpatrick. Também, nas sequelas de acne e peles oleosas, é possível utilizar com relativa segurança concentrações de ácido glicólico a 70% (Fig. 42.3). Em contraste com esta conduta,

978-85-7241-919-2

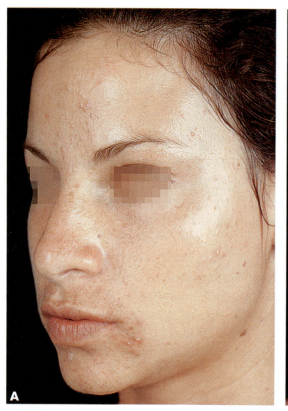

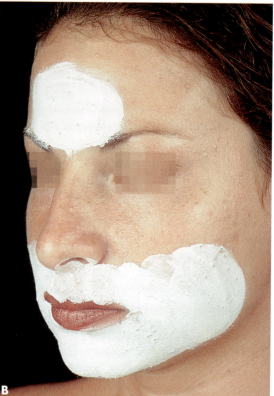

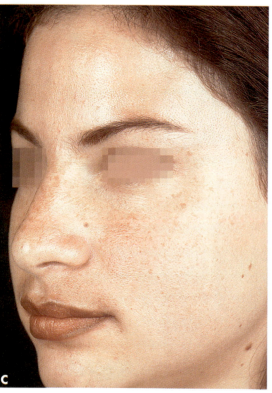

Figura 42.4 – (*A*) Acne juvenil (pré-tratamento). (*B*) Tratamento com máscara de ácido glicólico a 25%. (*C*) Pele após 90 dias de tratamento.

é necessário ser extremamente cauteloso com pacientes que relatam ter peles sensíveis, pois nesta condição clínica é aconselhável não usar concentrações maiores que 30% do ácido glicólico, sob a forma de máscaras de bentonita, associadas ao ácido glicólico, em concentrações de ácido glicólico variando entre 10 a 25%. Estas últimas formulações são aquelas que elegemos para o tratamento atual da acne juvenil ou peles oleosas (Fig. 42.4).

Provavelmente, o *peeling* com ácido glicólico que requer mais habilidade por parte do médico assistente é aquele que realizamos para o tratamento das lesões hiperpigmentadas da pele. Nessas lesões, deve-se agir com extrema cautela e praticar *peelings* altamente superficiais, com o objetivo claro de obter somente ligeira quebra da coesão dos corneócitos superficiais. Ao primeiro sinal de referência de ardor, remova o gel da pele. Isso é o bastante para que a pele possa receber a medicação domiciliar a ser aplicada três dias após o *peeling*. Essa quebra da integridade da camada córnea facilita a penetração dos agentes bloqueadores da enzima tirosinase, responsável pela produção da melanina.

Quando se realiza o *peeling* com ácido glicólico em nível corporal, com a intenção de tratar a flacidez da pele ou recuperar lesões produzidas por estriamento da pele, as estrias, enfrentam-se algumas dificuldades naturais, como a excessiva dificuldade de penetrar o gel de ácido glicólico a 70% devido à grande espessura do estrato córneo da pele do corpo. Por esse motivo devemos, quase sempre, associar a esse *peeling* uma fase preparatória que chamamos de *pré-peeling*, em que utilizamos uma solução queratolítica composta de ácido glicólico, ácido lático e ácido salicílico, em base alcoólica. Essa solução pré-*peeling* queratolítica abre rapidamente a camada córnea e prepara a pele para a penetração do ácido glicólico gel a 70%, que é aplicado sobre a solução pré-*peeling* após o período de 3 a 5min. O ácido glicólico deve permanecer na pele até que ocorra o aparecimento de um visível eritema na área tratada, mas jamais se deve deixar que ocorra *frost* ou epidermólise (isto pode desenvolver lesões hiperpigmentadas) (ver Fig. 42.2).

A seguir, faz-se um relato da rotina em que se utilizam diferentes tipos de *peeling* com ácido glicólico, analisando o *peeling* fase a fase, a conduta no período pós-*peeling* e a terapia domiciliar adequada a cada tipo de lesão.

Iluminação do Ambiente

É importante que o *peeling* seja realizado com iluminação de luz natural ou com auxílio de luz fria, as lâmpadas fluorescentes. O objetivo é que não haja a formação de sombras e que exista o máximo de condições para que o eritema seja atentamente observado.

Preparação da Pele

Como rotina, deve-se limpar a pele com sabão de ácido glicólico a 20%, o Pre-peel Cleanser, com o objetivo de remover totalmente a gordura e outras substâncias existentes na superfície da pele, reduzindo as barreiras que poderiam impedir a penetração do agente de *peeling*. Essa fase pré-*peeling* é também conhecida como *check-up* da pele, onde pequenas irregularidades na camada córnea podem ser detectadas, porque o sabão com ácido glicólico a 20% penetra nessas irregularidades e pode produzir discreto desconforto nestes pontos. Como medida de segurança, o médico assistente poderá evitar o *peeling* nessas áreas ou tomar mais precauções com a condução do *peeling* nesses locais.

Contraindicações ao *Peeling*

Existem contraindicações absolutas e relativas. As primeiras são aquelas situações em que a pele se encontra com algum tipo de ferimento: cicatrizes recentes, período pós-operatório imediato de *peelings* profundos, lesões ativas de herpes-zóster e outras lesões inflamatórias, etc. As contraindicações relativas são as condições clínicas da pele altamente sensível, peles com presença de eritemas, provocados por uso de medicações agressivas, como o ácido retinoico em altas concentrações, hidroquinona em formulações agressivas, pacientes em uso de formulações contendo exfoliantes como resorcina, ácido salicílico e outros. Pacientes que apresentam eritema solar ou que realizaram depilação com uso de cera quente ou qualquer outro método agressivo devem ter o *peeling* com ácido glicólico contraindicado até que a pele recupere suas condições de integridade. É desaconselhável a exposição ao sol ou o uso de medicações irritantes da pele nas 72h que sucedem o *peeling* com ácido glicólico.

Informações ao Paciente

O paciente deve estar plenamente informado do que significa o *peeling* com ácido glicólico, como ele age na pele, o que pode produzir de benefícios e os limites do método. Normalmente, procura-se informar os efeitos do ácido glicólico no nível superficial da camada cutânea (com a possibilidade de removê-la de forma delicada e sem produzir nenhum dano visível à pele) e também procurando mostrar que é um *peeling* com características de revitalizar a pele por causar vasodilatação dérmica e trazer nutrientes para o sistema de fibroblastos, o que pode promover reestruturação da camada dérmica da pele.

Quando existe necessidade de estimulação profunda da pele, em casos de rugas, flacidez da pele, sequelas de acne e estrias e se a pele for clara, classificada dentro dos tipos I e II da classificação de Fitzpatrick, é possível estimular a pele até obter eritemas de diversas tonalidades. Nesse caso, explicamos que isso significa estimulação da pele, por meio da qual produz-se vasodilatação na camada dérmica e, com isso, consegue-se ativar a nutrição da pele e, consequentemente, melhorar sua textura, volume e elasticidade. Coloca-se bem claro que essas estimulações serão repetidas com intervalos regulares de 12 a 15 dias e que os benefícios obtidos em cada sessão de *peeling* com ácido glicólico são sempre cumulativos, visando à reestruturação e melhor qualidade final da pele. A pergunta a seguir é feita comumente pelos pacientes: "De quantos *peelings* eu preciso?". Se o paciente e o médico entenderem bem o que

está sendo discutindo neste capítulo, ficará claro que as reações e estimulações com o ácido glicólico são individuais e que obedecem a algumas variáveis; idade, estado nutricional, gravidade das lesões, assiduidade dos pacientes aos procedimentos e o cumprimento do programa de tratamento domiciliar a ser instituído pelo médico são fatores determinantes dos resultados. Quanto mais intensa for a estimulação da pele, menor será o tempo de tratamento.

Documentação Fotográfica

Todo paciente deve ser fotografado rotineiramente, pois isso facilitará o acompanhamento de seu tratamento. Deve-se fotografar de forma clara as lesões preexistentes e, a cada sessão de *peeling*, reavaliar com o paciente as modificações que ocorreram. Provavelmente, essa é a melhor forma de estimular um paciente a prosseguir com o tratamento.

ÁCIDO GLICÓLICO: ROTINA DO *PEELING* FACIAL

Preparo da Pele

Usa-se o Pre-peel Cleanser a 20%, um sabão contendo 20% de ácido glicólico. Isso remove o excesso de oleosidade e regulariza a pele para a penetração do ácido glicólico durante o *peeling*. Normalmente, este sabão é aplicado em toda a pele da face e aí permanece por:

- *Pele sensível*: 1 a 3min.
- *Pele normal*: 3 a 5min.
- *Pele oleosa e/ou com intenso fotoenvelhecimento*: 5 a 20min.

O sabão deve ser removido delicadamente, com água corrente, e a pele deve ser cuidadosamente seca com toalha macia. Se houver qualquer irritação provocada pela fase Pre-peel Cleanser, em alguns casos localizados ou generalizados, isto significa que o estrato córneo não está íntegro e que pode ocorrer hiperpenetração do

978-85-7241-919-2

ácido glicólico nestes pontos em que houve a ocorrência da irritação. O operador que conduzirá o *peeling* deve, em seguida, observar atentamente a penetração do ácido glicólico nos pontos com maior sensibilidade, perceber se há alguma zona irritada e, se a irritação for significativa, é aconselhável que a área não seja tratada com ácido glicólico até que seja restabelecida a integridade da pele.

Como Fazer o *Peeling*

Aplica-se o ácido glicólico sob a forma de gel, com o auxílio de pincel com cerdas adequadas. As concentrações do gel de ácido glicólico podem variar entre 30%, 50% e 70%, de acordo com a resistência da pele e a natureza da lesão a ser tratada. O tempo de permanência do gel sobre a pele será variável, dependendo dos objetivos desejados. Na prática, aplica-se o seguinte conceito em *peelings* faciais: o *peeling* é superficial quando se deixa a substância, gel de ácido glicólico, agir na pele até que o paciente comece a referir os primeiros sinais de ardor; nesse momento, interrompe-se o *peeling* aplicando na pele um adequado neutralizador do ácido glicólico, uma loção contendo trietanolamina, que age imediatamente invertendo o pH ácido. É possível também neutralizar o *peeling* utilizando-se a lavagem da pele com água corrente. Caso deseje realizar um *peeling* mais profundo e a pele do paciente possua condições ideais para isso, deve-se deixar o ácido glicólico agir por um tempo maior e, então, tratar de observar o desenvolvimento do eritema. Quanto maior o grau de eritema, maior será o grau de penetração e a profundidade dos efeitos do *peeling*.

Devemos evitar a formação de eritemas fortes em pacientes que estão em programa de tratamento de melasma, com peles sensíveis ou irritadas. Estes pacientes devem ser tratados somente com *peeling* superficial, com gel de ácido glicólico em concentrações entre 30 e 50%.

Pacientes com pele escura, classificados como fototipos IV, V e VI na classificação de Fitzpatrick, apresentam grande dificuldade na condução do *peeling*, pois é quase impossível visualizar o eritema, em razão da grande quantidade de melanina existente nessas peles. A condução do *peeling*, nesses casos, é difícil, devendo-se realizar somente *peeling* superficial: passar o ácido glicólico e, ao sentir arder, lavar a pele. Pacientes jovens e/ou com pele sensível devem ser tratados com *peelings* de ácido glicólico a 30% ou com máscara de ácido glicólico a 10 ou 25% (ver Fig. 42.4). A aplicação da máscara é feita com a ponta dos dedos, espalhando-se uma fina camada sobre a pele. Deixa-se atuar por 2 a 3min e remove-se com água corrente quando o paciente referir forte ardor na pele.

Período Pós-*peeling*

Imediatamente após a neutralização do *peeling*, utilizamos hidratantes específicos para peles seca, normal ou oleosa.

O paciente deve hidratar a área tratada pelo prazo de 2 a 3 dias, a fim de recuperar a superfície da pele, que foi levemente agredida com o *peeling* superficial. Se durante o *peeling* houve exagerada penetração do ácido glicólico, com a formação de pontos com fortes eritemas ou zonas de *frost*, ou seja, uma lesão da junção dermoepidérmica, deve-se recomendar imediatamente o uso de um anti-inflamatório eficaz, hidrocortisona pomada ou creme a 1 ou 2%, por 3 a 4 dias, ou por mais tempo, caso a lesão seja importante.

Período Pós-*peeling* Tardio

Após o 3º ou o 4º dia do *peeling* com ácido glicólico, o paciente estará liberado para o tratamento domiciliar, adequado ao seu tipo de pele e à natureza da lesão a ser tratada (Tabela 42.2).

Tratamento Domiciliar

Uma parte importante do tratamento domiciliar é a correta limpeza diária da pele. Para isso, utilizam-se sabões especiais, como o Facial Cleanser, com pH neutro para peles sensíveis. No caso de peles normais, pode-se utilizar sabões

Tabela 42.2 – Principais indicações de tratamento com ácido glicólico e sugestões de formulações contendo ácido glicólico

Tipo da lesão	Medicação recomendada	Sabão
Fotoenvelhecimento	Creme a 8 – 15% de ácido glicólico + loção a 20% de vitamina C	FC a 20%
Rugas finas	Creme a 8 – 10% de ácido glicólico + loção a 20% de vitamina C	FC a 4%
Rugas médias	Creme a 10 – 15% de ácido glicólico + loção a 20% de vitamina C	FC a 10%
Rugas profundas	Creme a 15 – 30% de ácido glicólico + loção 20% de vitamina C	FC a 20%
Acne ativa	Gel com ácido glicólico a 10% + cloridrato de benzalcônio	FC a 20%
Acne (sequelas)	Gel com ácido glicólico a 15 – 18%	FC a 20%
Manchas hipercrômicas	Creme ou gel a 8 – 10% de ácido glicólico + ácido fítico a 4%	FC a 4%
Estrias/flacidez da pele	Loção corporal a 20 – 30% de ácido glicólico + vitamina C	FC a 20%
Melasma	Creme ou gel a 8 – 10% de ácido glicólico + ácido fítico a 4%	FC a 20%

FC = Facial Cleanser.

com concentrações de 4 a 10% de ácido glicólico. Nas peles resistentes e/ou oleosas ou com tendências à acne, utilizam-se sabões com concentrações de 10 a 20% de ácido glicólico. Essa limpeza prévia da pele, antes do uso da medicação domiciliar, faz com que haja melhor penetração dos produtos em uso; assim, espera-se potencialização do tratamento.

Nos dias atuais, o ácido glicólico pode ser utilizado em formulações isoladas ou combinado a agentes clareadores, bloqueadores da tirosinase (como ácido fítico e ácido kójico), antibióticos (como a eritromicina), para tratamento da acne, ou cloridrato de benzalcônio.

De modo geral, esses produtos domiciliares são usados duas vezes por dia, em baixas concentrações no período da manhã e maiores concentrações à noite. Pacientes com pele oleosa ou com tendência à acne devem usar formulações à base de géis ou loções livres de óleo. Portadores de pele normal ou seca devem ser aconselhados a usar formulações cremosas ou loções, o que ajudará a hidratar a pele. A região do contorno dos olhos deve ser sempre cautelosamente tratada com produtos nutritivos e hidratantes específicos contendo ácidos graxos e outros nutrientes como vitamina C, pois o uso de altas concentrações de ácido glicólico ou ácido retinoico pode causar ressecamento e acentuar ainda mais as rugas dessa área. Provavelmente, a pele sensível ou irritada é aquela que requer maiores cuidados. É aconselhável que os produtos sejam testados previamente.

ÁCIDO GLICÓLICO: *PEELING* CORPORAL

Provavelmente, esse é o *peeling* químico mais fácil de ser realizado. A estrutura superficial da pele do corpo em tronco e membros é, em geral, resistente ao ácido glicólico por longo tempo, mesmo em altas concentrações (20 a 30min).

Normalmente, as zonas mais frágeis são aquelas de pregas e sulcos naturais do corpo, sulco submamário, etc. Esse *peeling* está indicado no tratamento da pele ressecada pelo sol e também em outras condições dermatológicas em que o estrato córneo aumenta sua espessura, em casos de flacidez da pele, fotoenvelhecimento (Fig. 42.5), estrias, manchas hipercrômicas de diversas etiologias, acne e suas sequelas. Se o objetivo é realizar um *peeling* superficial, o ácido glicólico pode ser aplicado de forma uniforme sobre a superfície da pele a ser tratada e deve ser removido quando o paciente relatar os primeiros sinais de ardor à presença do ácido glicólico.

Se o objetivo é realizar um *peeling* médio ou profundo para estimular os vasos da camada dérmica é necessário acompanhar, sempre que possível, o desenvolvimento de certo grau de eritema. Lembramos que, em peles escuras, não será possível visualizar este eritema. Como a camada córnea superficial é bastante resistente nessas regiões anatômicas do corpo, existe uma dificuldade natural à penetração do ácido glicólico gel a 70%. Visando diminuir o tempo médio

978-85-7241-919-2

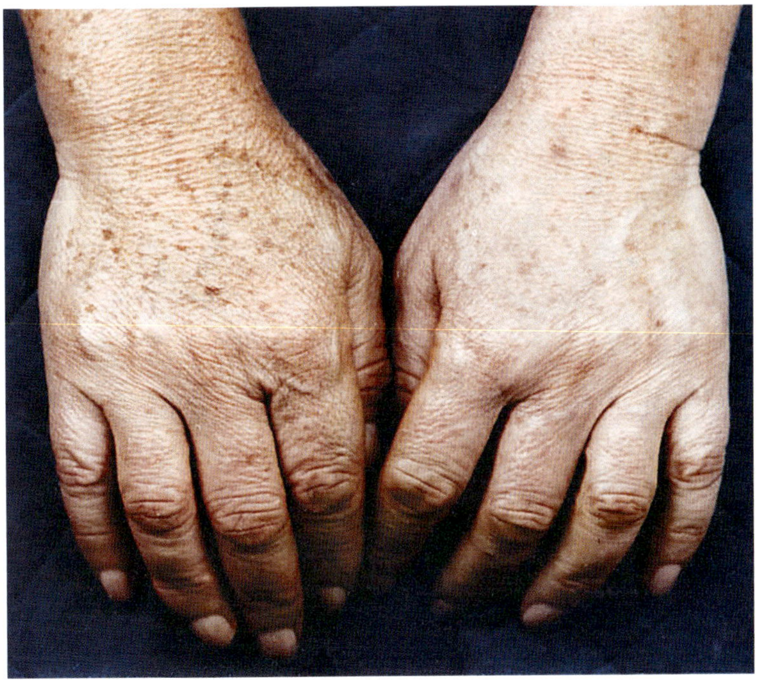

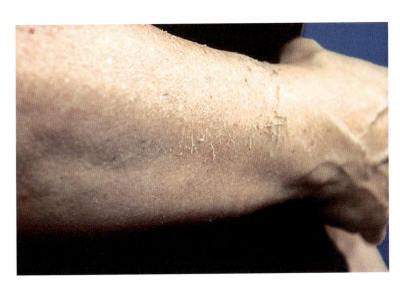

Figura 42.5 – Ácido glicólico em gel no tratamento de lesões provocadas pelo sol (braço direito não tratado e braço esquerdo tratado com quatro *peelings* corporais a 70%).

dessa estimulação dérmica, a vasodilatação, que ocorre em geral entre 8 e 25min, é aconselhável, em caso de pele espessa, prepará-la com solução queratolítica pré-*peeling*, já descrita anteriormente. Deixa-se essa solução agir por 3 a 5min sobre a pele e, em seguida, aplica-se o gel de ácido glicólico a 70% sem remover a solução pré-*peeling*. Atingindo o objetivo do *peeling*, ou seja, a formação de leve eritema na pele tratada, remove-se o ácido glicólico lavando a pele com água corrente ou com a ajuda de esponja embebida em água. Frequentemente, pode-se observar o descolamento do estrato córneo superficial

logo após a remoção do ácido glicólico a 70% (mais frequente em pacientes no primeiro dia do tratamento) (Fig. 42.6).

Caso haja formação precoce de eritema localizado podemos usar o neutralizante específico do ácido glicólico ou lavar esta área precocemente.

O período pós-*peeling* no caso de *peeling* corporal com ácido glicólico é de 2 a 3 dias e, nesse caso, aconselha-se o uso de hidratante para pele seca, aplicado uma a duas vezes ao dia sobre a área tratada. O tratamento domiciliar normalmente é feito com uso de loção corporal contendo

Figura 42.6 – Exfoliação após 15min de ácido glicólico gel a 70%.

ácido glicólico em concentrações de 15 ou 30%, aplicando-se na pele uma a duas vezes ao dia. O *peeling* corporal deve ser repetido em intervalos de 12 a 15 dias (ver Figs. 42.5 e 42.6).

ÁCIDO GLICÓLICO: PREPARAÇÃO DA PELE ANTES DO TRATAMENTO DE *RESURFACING* COM *LASER*

Tratamento Facial

Basicamente seguem-se os mesmos cuidados do *peeling* facial com ácido glicólico já descrito anteriormente.

Este preparo tem como objetivo diminuir as lesões existentes e melhorar a vascularização, reduzir a profundidade das rugas, homogeneizar a pele e, consequentemente, diminuir a necessidade de maior agressividade do *laser* nas áreas a serem tratadas, alcançando-se resultados finais mais completos e com um período mínimo de eritema pós-*laser* (Fig. 42.7).

No período pós-*laser*, inicia-se o uso imediato de uma pomada de colagenase, como Iruxol, Fibrase ou Post Peel Recovery Formula®, que é cicatrizante e contém ácidos graxos naturais de origem animal. Esse tratamento deve perdurar por um período de 10 dias, lavando-se a pele com Facial Cleanser neutro. Após este período, iniciamos o uso de creme contendo ácido fítico a 4% e vitamina C, como o Stand C by Cream.

978-85-7241-919-2

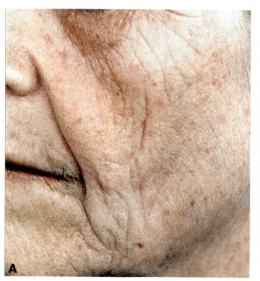
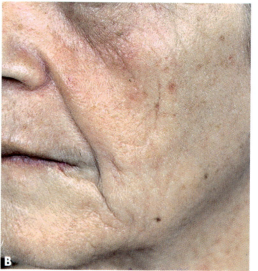
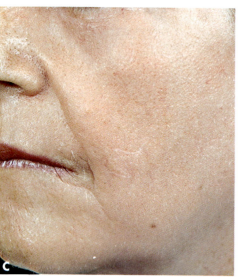

Figura 42.7 – (*A*) Antes do tratamento. (*B*) Após 60 dias do preparo com ácido glicólico gel a 70%. (*C*) Após 90 dias do tratamento com *laser* érbio-ítrio alumínio granada.

Após a quarta semana, este esquema pode ser modificado e, para corrigir problemas de hipercromia residual, pode-se utilizar clareadores de pele contendo ácido fítico a 4% em formulações de cremes ou loções, com ou sem a associação do ácido glicólico.

PEELINGS QUÍMICOS COMBINADOS

Primeira Combinação: Alpha Beta Complex Gel®

- Gel com ácido glicólico.
- Ácido salicílico.

Anteriormente, descreveu-se com detalhes a utilização do ácido glicólico como agente de *peeling* químico superficial. Agora, relatar-se-á sua combinação com o ácido salicílico, formando um complexo sinérgico muito eficiente. O ácido salicílico é um beta-hidroxiácido de ação queratolítica e com grande afinidade por gordura, ou seja, lipofílico e que tem também ação anti-inflamatória e seborreguladora. As indicações clínicas deste *peeling* Alpha Beta Complex Gel® são: queratose pilar (Fig. 42.8), acne comedogênico e papulosa, fotoenvelhecimento (Fig. 42.9), melasma epidérmico e principalmente como *peeling* de refrescamento, no qual, obje-tivamente, pode-se remover o estrato córneo superficial e deixar a pele com a aparência fresca e suave mesmo sem a ocorrência visível de processo exfoliativo. As principais contraindicações a este *peeling* são: peles com cicatrizes recentes ou que apresentam irritação causada por depilação ou por tratamentos também recentes com peelings químicos ou *resurfacing* com *laser*, além de pacientes que relatem alergia ao ácido acetilsalisílico, ou com sintomas de foto-dermatite ou urticária.

É recomendável o uso de foto protetor no período pós-*peeling* imediato principalmente até o 3º dia do *peeling*.

Rotina do *Peeling* Alpha Beta Complex Gel®

- Lavar a pele com sabão especial contendo 20% de ácido glicólico, como o Pre-peel Cleanser. Aplicar o sabão na pele pelo período de 2 a 3min e removê-lo com água corrente. Secar a pele com uma toalha macia.
- Aplicar uma camada do Alpha Beta Complex Gel® com a ajuda de um pincel em forma de leque. É aconselhável aplicar o gel primeiro nas áreas de maior resistência da face, que costumam ser a testa e o nariz. Deixar agir por alguns segundos e, em seguida, aplicar o gel nas áreas de maior sensibilidade. Para os diferentes níveis de *peelings* siga os protocolos a seguir.

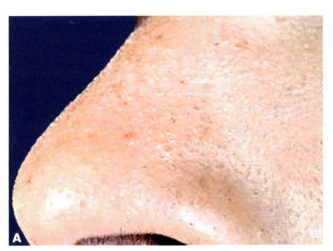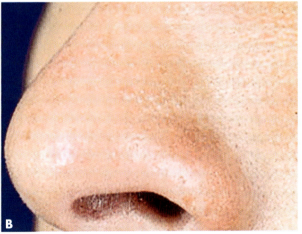

Figura 42.8 – (*A*) Queratose pilar, pré-tratamento. (*B*) Resultado imediato após o tratamento com *peeling* Alpha Beta Complex Gel®.

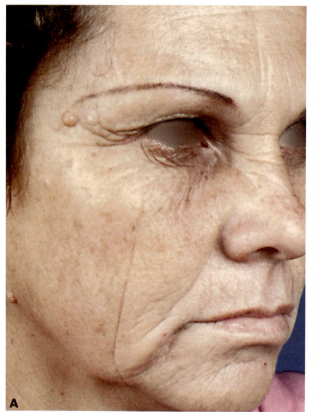
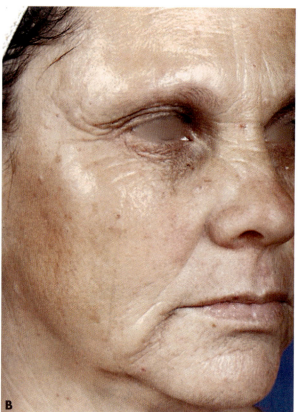

Figura 42.9 – (*A*) Antes do tratamento. (*B*) Após 8 *peelings* profundos com Alpha Beta Complex Gel®.

Peeling muito Superficial

Indicado para melasma epidérmico, pele sensível, pele asiática, pele escura e/ou pele com tendência à hiperpigmentação:

- Aplique o gel e o remova com água corrente abundante assim que a pele ficar bem aquecida, mas sem eritema.
- Aplique Post Peel Recovery Formula® pelos próximos três dias e use somente sabão neutro para lavar a pele.

Peeling Superficial

Indicado para fotoenvelhecimento inicial ou pacientes jovens com poucas lesões (sem sinais de pele atrófica):

- Aplique o gel e o remova com água corrente abundante assim que a pele apresentar um intenso eritema de cor rosada.
- Aplique Post Peel Recovery Formula® pelos próximos três dias e use somente sabão neutro para lavar a pele durante este período.

Peeling Médio

Indicado para fotoenvelhecimento médio nos fototipos I, II e III (leve atrofia):

- Aplique o gel e remova com água corrente abundante assim que a pele apresentar forte eritema (similar a intenso eritema solar).
- Aplique Post Peel Recovery Formula® pelos próximos três dias e use somente sabão neutro para lavar a pele durante este período.

Peeling Profundo

Indicado para fotoenvelhecimento intenso e pele com atrofia significante (Fig. 42.9):

- Aplique o gel e remova com água corrente abundante assim que a pele apresentar um forte eritema e um leve edema.
- Aplique Post Peel Recovery Formula® pelos próximos três dias e use somente sabão neutro para lavar a pele durante este período.

978-85-7241-919-2

CAPÍTULO 42

Observações

- O processo inflamatório desenvolvido pelo *peeling* é previsto e corresponde às expectativas de melhor resultado final em curto período de tempo.
- *Peeling* profundo: se houver presença de *frost* com este *peeling* de Alpha Beta Complex Gel® será apenas de modo superficial e estará relacionada à fração do ácido salicílico contido na formulação. Este nível de *peeling* deve ser reservado somente aos fototipos I e II, pois com a presença de *frost* fatalmente haverá formação de crostas e, consequentemente, de um processo posterior de cicatrização entre o 2º e o 5º dia. Neste caso é recomendável o uso de pomada de hidrocortisona a 1 ou 2%, como a Berlison®, por 5 a 6 dias.

Importante: para os quatro níveis de *peeling* o tratamento domiciliar específico (ver Tabela 42.2) deve ser reiniciado somente após o terceiro dia do *peeling*, de acordo com a prescrição do médico assistente.

Segunda Combinação: Yellow Peel®

- Ácido retinoico ou seus derivados.
- Clareadores e anti-inflamatórios.

O ácido retinoico e seus derivados podem ser utilizados como agentes de *peeling* e podem promover *peelings* superficiais ou médios. Para esse resultado, a concentração de ácido retinoico ou de seus derivados (retinol) deve variar de 2 a 8%, e a pele deve ser previamente preparada para reduzir a coesão do estrato córneo e permitir a penetração do Yellow Peel®.

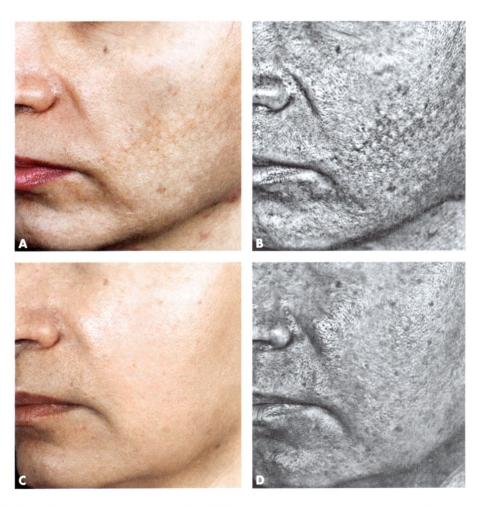

Figura 42.10 – (*A* e *B*) Antes do tratamento. (*C* e *D*) Após 6 anos do tratamento com *peelings* superficiais (Alpha Beta e Yellow Peel®). (*B* e *D*) Fotos com controle ultravioleta.

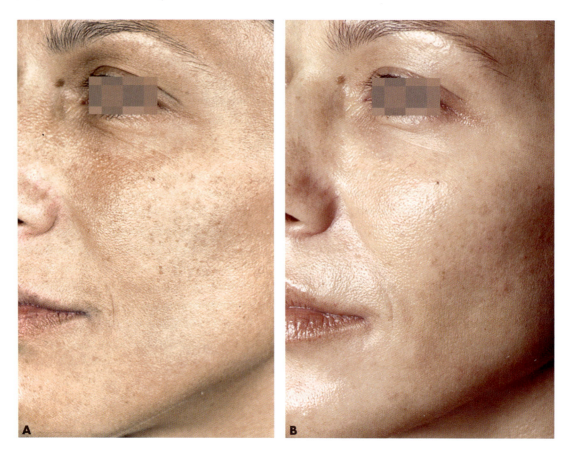

Figura 42.11 – (*A*) Antes do tratamento. (*B*) Após 1 semana do tratamento com Yellow Peel.

O Yellow Peel® é uma combinação de ácidos em altas concentrações, composto por três agentes bloqueadores de tirosinase (ácidos fítico, kójico e azeláico), agentes antioxidantes e anti-inflamatórios. É um *peeling* progressivo, que aumenta a vascularização da derme por um processo irritativo que também estimula os fibroblastos e induz ao aumento da síntese de glicosaminoglicano e colágeno. A vantagem é que tem características de *peeling* químico profundo com mínima esfoliação e baixo período de recuperação da pele.

As principais indicações clínicas do Yellow Peel® são: melasma epidérmico (Fig. 42.10), manchas hipercrômicas superficiais de diversas etiologias, lesões epidérmicas devido ao fotoenvelhecimento (Fig. 42.11), pele flácida e sequelas de acne. Mas sua indicação mais relevante é no processo de revitalização da pele envelhecida e atrófica.

As contraindicações a este *peeling* são: história recente de *peelings* químicos agressivos e cicatrizes, infecção herpética recidivante, suspeita de gravidez, hábito de atividades ao sol e pacientes com algum comprometimento cognitivo ou com expectativas exageradas em relação aos benefícios que este *peeling* pode proporcionar.

Rotina do Yellow Peel®

1. Documentação fotográfica detalhada.
2. Informações pormenorizadas ao paciente sobre vantagens e desvantagens do *peeling* (fase exfoliativo no 3º e 4º dias).
3. Lavar a pele com Pre-peel Cleanser, um sabão com 20% de ácido glicólico.
   Aplicar um *peeling* superficial para baixar a resistência da pele e facilitar a penetração do Yellow Peel®. O ideal como *peeling* superficial é o Alpha Beta Complex Gel® (ver o protocolo neste capítulo).
4. Em sequência, o creme Yellow Peel® deve ser aplicado na pele a ser tratada, espalhando bem o produto com a ponta dos dedos até que o creme seja absorvido. Em geral,

o creme deve permanecer por 15min e ser removido com água corrente e sabão neutro, conforme o protocolo. A seguir, são descritas algumas rotinas específicas para o uso do Yellow Peel®, de acordo com o quadro clínico a ser tratado.

Peeling muito Superficial

Indicado para melasma epidérmico, pele sensível, pele asiática, pele escura, pele com tendência à hiperpigmentação (ver Fig. 42.10):

1. Aplique o creme amarelo sobre a pele da face, massageando fortemente, e deixe agir por 15min.
2. Remova o creme inativo com sabão neutro e reaplique nova camada do creme amarelo, deixando agir pelo mesmo tempo.
3. Repita estas aplicações até que a pele fique bem aquecida, mas sem o aparecimento de eritema.
4. Aplique Post Peel Recovery Formula® pelos próximos 8 a 10 dias e use somente sabão neutro para lavar a pele durante este período.

Peeling Superficial

Indicado para fotoenvelhecimento inicial (leve atrofia) (Figs. 42.11 e 42.12):

- Repita os passos 1, 2 e 3 descritos anteriormente até que a pele atinja um intenso eritema de coloração rosada (Fig. 42.13).

- Aplique Post Peel Recovery Formula® pelos próximos 8 a 10 dias e use somente sabão neutro para lavar a pele durante este período.

Peeling Médio

Indicado para fotoenvelhecimento médio nos fototipos I, II e III (atrofia moderada):

- Repita os passos 1, 2 e 3 anteriormente mencionados até que a pele atinja um forte eritema (semelhante a intenso eritema solar).
- Aplique Post Peel Recovery Formula® pelos próximos 8 a 10 dias e use somente sabão neutro para lavar a pele durante este período.

Peeling Profundo

Indicado para fotoenvelhecimento intenso (atrofia intensa da pele) (Fig. 42.14):

- Deve ser indicado para peles mais claras e com intenso fotoenvelhecimento (fototipos I e II).
- Recomenda-se realizar este *peeling* somente em pacientes que recebam bom nível de informação sobre os princípios e objetivos deste *peeling*.
- O processo inflamatório desenvolvido pelo *peeling* é previsto; isto corresponde à expectativa de melhor resultado final.
- Repita os passos 1, 2 e 3 descritos anteriormente até que a pele atinja forte eritema e a presença de discreto edema local.

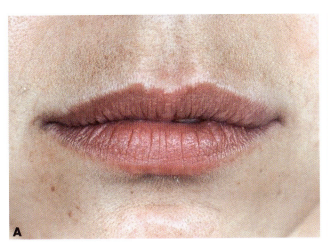
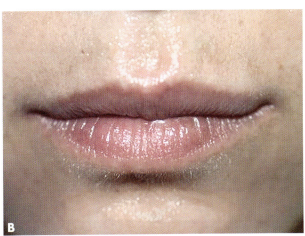

Figura 42.12 – (*A*) Antes do tratamento. (*B*) Após 10 dias do tratamento com Yellow Peel®.

978-85-7241-919-2

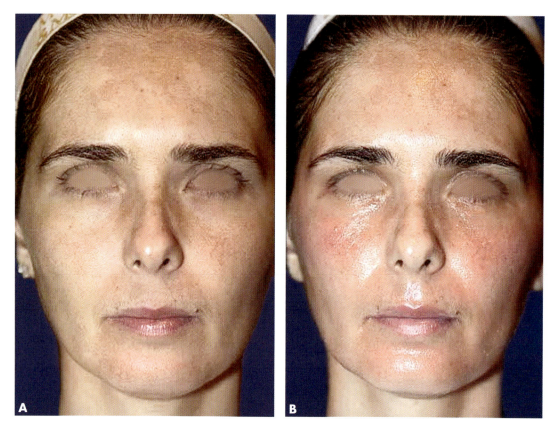

Figura 42.13 – (*A*) Antes do tratamento. (*B*) Eritema observado 24h após o Yellow Peel®.

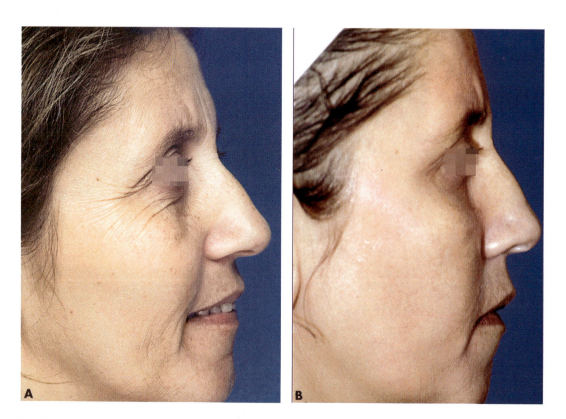

Figura 42.14 – (*A*) Fotoenvelhecimento (pré-tratamento). (*B*) Resultado do tratamento no 6º dia após Duplo Yellow Peel®; eritema observado 24h após o Yellow Peel®.

- Aplique Post Peel Recovery Formula® pelos próximos 8 a 10 dias e use somente sabão neutro para lavar a pele durante este período.
- Usar somente protetor solar físico.
- Melasma epidérmico: é aconselhável o diagnóstico correto dos níveis do melasma e informar ao paciente o que é possível tratar com a proposta Yellow Peel®. Em geral, o melasma é misto, estando à melanina depositada na epiderme e também na camada dérmica. Infelizmente, a melanina depositada abaixo da camada basal (germinativa) não pode ser removida com *peelings* que promovem epidermólise superficial, como é o caso do Yellow Peel®. Até o presente momento, não existe nenhuma terapia que possa remover a melanina depositada na derme sem o risco de causar graves danos à camada germinativa e com consequências indesejáveis como a hipocromia. Por outro lado, é muito fácil programar a remoção da melanina depositada na camada epidérmica. Inicialmente é aconselhável a realização de *peeling* muito superficial e, para isto, quando for proposto um *peeling* com Yellow Peel®, a irritação com o creme amarelo ou Yellow Peel®, deve ser a mínima possível. Normalmente, utilizam-se três aplicações do creme amarelo com intervalo de 15min entre cada uma, até que a pele fique bem aquecida. Este seria o ponto ideal para interromper a irritação e iniciar hidratação intensa da pele com Post Peel Recvery Formula, pomada cicatrizante que contém ácidos graxos. Após esta fase, a pomada Berlison®, de hidrocortizona, a 1% ou 2%, deverá ser aplicada pelo período de 3 a 4 dias. O descamamento ocorrerá de 36 a 72h e a hidratação com Post Peel Recovery® pode ser mantida até o 6º ou 8º dia, dependendo da sensibilidade da pele ou do processo inflamatório criado pelo *peeling*. O tratamento do melasma residual, não removido pelo *peeling*, deverá ser iniciado após o 10º dia, com um creme hidratante contendo 4% de ácido fítico, que tem propriedade de clareamento, por duas a três semanas. O uso de cremes clareadores contendo ácido glicólico ou outros ácidos irritantes deve ser avaliado com critério pelo médico assistente. O Yellow Peel® pode ser repetido no tratamento do melasma epidérmico após 30 ou 40 dias e, durante esse período, é aconselhável uso de protetor solar (ver Fig. 42.10, *A* e *B*).
- Fotoenvelhecimento: no tratamento do envelhecimento da pele provocado pelo sol, o Yellow Peel® pode promover a remoção destas lesões contidas na epiderme, além de deixar a pele refrescada e com brilho especial. Dependendo do fototipo do paciente, o Yellow Peel® pode ser aplicado intensamente na pele a ser tratada. Para os fototipos I, II e III, o eritema progressivo, criado pela aplicação a cada 15min do Yellow Peel®, pode atingir um grau forte, inclusive com a presença de edema, pois quanto mais intenso maior será a estimulação dérmica (Fig. 42.14). O descamamento deve ocorrer entre 36 a 72h. A hidratação da pele deve ser feita com Post Peel Recovery Formula pelo período de 6 a 8 dias. A fase de tratamento pós-*peeling* pode ser de acordo com a Tabela 42.1.
- Duplo Yellow Peel®: é um *peeling* ideal para o tratamento do fotoenvelhecimento grave ou de fortes sinais de atrofia da pele, sequelas de acne e pele flácida em pacientes com fototipos I e II. Para realizar um Yellow Peel® com grande estimulação dérmica é necessário irritar a pele até que se obtenha um extenso eritema com forte edema. Normalmente procedemos com o protocolo já descrito anteriormente, repetindo a aplicação do creme a cada 15min. Se ao final do primeiro dia da estimulação a pele não apresentar ainda forte eritema e leve edema, o médico assistente deverá avaliar a necessidade de repetir o *peeling* Alpha Beta em outro dia. A pele será, então, novamente estimulada com o creme amarelo, até que apresente o eritema e edema previsto para estimulação dérmica importante. Neste caso, o período pós-*peeling* é mais demorado e também deve ser mantido o uso da Post Peel Recovery Formula, de 8 a 10 dias (ver Fig. 42.14).

Terceira Combinação: *Peeling* de Ácido Tricloroacético
Loção Quelada a 20 – 30%

- Ácido tricloroacético 20 – 30%.
- Ácido glicólico 30%.

O ATA é um agente de *peeling* que promove coagulação proteica importante quando em contato com a pele. Classicamente, o ATA é utilizado na forma líquida, em concentrações entre 15 e 50%, adequado para promover *peelings* químicos na face[4-5]. Este *peeling* na forma líquida deve ser executado por profissional médico com alto grau de treinamento em *peeling* químico, devido à necessidade de formação médica para selecionar os pacientes e diagnosticar os tipos de lesões que podem ser tratadas com ATA. O ATA na forma líquida e acima de 30% de concentração pode provocar necrose em forma de coagulação proteica que atinge a epiderme e a derme papilar e/ou reticular e, consequentemente, promove epidermólise profunda com processo inflamatório residual, o qual pode durar de 3 a 8 semanas. Os efeitos colaterais indesejáveis são bastante frequentes, entre eles hipercromia pós-inflamatória, hipocromia, infecções e cicatrizes hipertróficas.

Uma nova forma de utilizar o ATA como agente de *peeling* seletivo e seguro é associá-lo ao ácido glicólico, uma vez que este agente promove maior eficácia na penetração do ATA. Por outro lado, a quelação da molécula do ATA, ou seja, ATA ligado a aminoácidos, faz com que esta molécula não penetre profundamente na pele e, deste modo, seja possível evitar necrose desnecessária da camada dérmica (Figs. 42.15 e 42.16).

As consequências benéficas são:

- A necrose ocorre exclusivamente na epiderme e promove epidermólise seletiva e clara (Fig. 42.16).
- Não existindo necrose em nível dérmico, evita-se o processo inflamatório prolongado, comum quando usamos o ATA líquido.

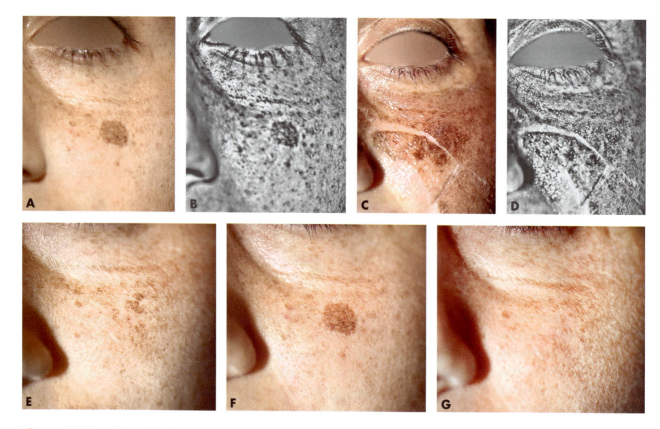

Figura 42.15 – (*A* e *B*) Pré-tratamento. (*C* e *D*) Após 4 dias do *peeling* de ácido tricloroacético (ATA) a 30%. (*E*) Pré-tratamento. (*F*) Após 3 anos do ATA. (*G*) Após 7 meses do 2º *peeling* de ácido tricloroacético.

978-85-7241-919-2

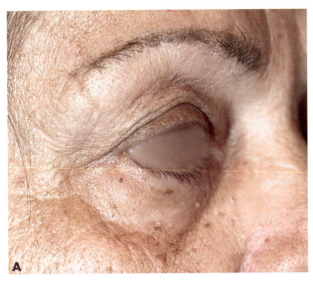

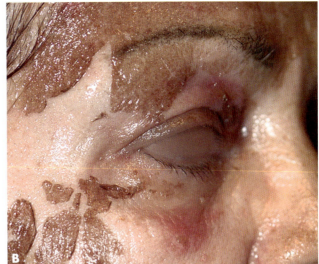

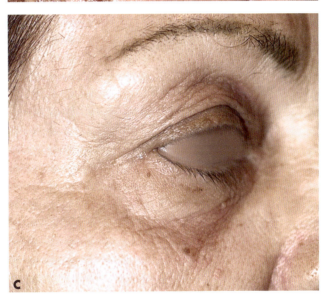

Figura 42.16 – (*A*) Pré-tratamento. (*B*) Após 5 dias do *peeling* de ácido tricloroacético a 30%. (*C*) Após 16 dias do *peeling* de ácido tricloroacético a 30%.

- Após o descamamento, que ocorre entre o 4º e o 5º dia, o processo inflamatório residual permanece em média de 8 a 10 dias (Figs. 42.15 e 42.16).

As principais indicações clínicas do *peeling* de ATA quelado a 20%/30% são: manchas hipercrômicas superficiais ocorridas pela exposição ao sol, rugas finas (Fig. 42.16), efélides e hipercromias residuais pós-acne. É desaconselhável o uso do ATA para o tratamento de melasma devido à possibilidade de se criar um processo inflamatório que possa causar a recidiva da lesão. As contraindicações ao *peeling* de ATA são: presença de qualquer processo inflamatório sobre a pele a ser tratada, infecção herpética reci-

divante, vida ativa ao sol, paciente em processo de desequilíbrio mental ou déficit cognitivo.

Rotina do *Peeling* de Ácido Tricloroacético a 20 – 30%

- Documentação fotográfica detalhada.
- Requerer da paciente a assinatura de um formulário no qual o médico assistente informa vantagens, desvantagens, efeitos colaterais indesejáveis e necessidade de tempo de recuperação para o *peeling* proposto.
- Selecionar o paciente correto ao *peeling* de ATA. Os fototipos ideais são I, II e III. Selecionar também o tipo de lesão a ser tratada e nunca propor este *peeling* para melasma devido ao grande percentual de recidiva.

978-85-7241-919-2

- Lavar a pele com Pré-peel Cleanser a 20%, um sabão com 20% de ácido glicólico.
- Aplicar sobre a pele a ser tratada um *peeling* superficial. O ideal é o Alfa Beta Complex Gel®. Este *peeling* promove a abertura do estrato córneo e aumenta a penetração do ATA. Remover o *peeling* superficial com água corrente e usar toalha macia para secar a pele.
- Aplicar o ATA quelado, loção a 20 ou 30%, sobre a pele a ser tratada, com a ajuda de um pincel. Remover a loção após 1 ou 2min lavando a pele com água corrente. Neste momento, é importante a avaliação do grau de *frost* obtido. Quanto mais forte for a coloração do *frost* maior será a epidermólise. No *peeling* facial, o *frost* deverá ser obtido em toda a extensão da pele do modo mais uniforme possível.
- Período pós-*peeling* imediato: a pele deve ser hidratada intensamente com pomada Post Peel Recovery Formula® ou Berlison® (pomada de hidrocortisona a 1 ou 2%), várias vezes ao dia, por um período mínimo de 8 a 10 dias. Usar somente sabão neutro por um período de 15 a 20 dias. Após o 10º dia de *peeling*, a pele pode ser hidratada com creme contendo 4% de ácido fítico, que é anti-inflamatório, antioxidante e clareador, por 10 a 20 dias. Após este período é possível o uso de outros produtos contendo ácido glicólico (ver Tabela 42.2).
- A fotoproteção é muito importante neste tipo de *peeling* e o ideal é o uso de um bloqueador solar que contenha óxido de zinco e dióxido de titânio (físico).
- Este *peeling* pode ser repetido após 30 ou 40 dias, caso o resultado da epidermólise não tenha sido satisfatório para o tratamento proposto.

Observações

- O procedimento descrito anteriormente foi para o *peeling* de TCA/ATA quelado loção, a 20% e 30%, aplicado na face. A decisão de usar 20% ou 30% de concentração será de responsabilidade do médico assistente que deverá avaliar a sensibilidade da pele a ser tratada.

- Quando o TCA/ATA quelado loção for aplicado no tratamento da pele do tronco, dorso, mãos, braços e pernas deve-se optar pela concentração de 30%. O tempo de contato com a pele deve ser de 5 a 8min e a presença do *frost* não deve ser intensa e uniforme, bastando somente a ocorrência de ligeiros pontos para que o *peeling* seja eficiente. O descamamento ocorrerá entre o 10º e o 15º dia do *peeling*.
- O *TCA/ATA quelado loção*, quando aplicado no colo e pescoço, deve ser deixado em contato com a pele por 2 a 3min, dependendo da sensibilidade da pele. O *frost* deve ser fraco para evitar o aprofundamento da lesão.

QUESTÕES

1. Quais as principais indicações dos *peelings* químicos combinados?
2. Quais são os tipos mais comuns de *peelings* combinados superficiais?
3. Quais são os tipos mais comuns de *peelings* combinados profundos?
4. Quais são as principais complicações do *peeling* combinado de ácido glicólico e ácido salicílico?
5. Em que consiste o Yellow Peel®?
6. Quais são as principais indicações clínicas do Yellow Peel®?

REFERÊNCIAS

1. MOY, L. S.; MENE, R. Glycolic acid chemical peels. In: ROENIGK, R. K.; ROENIGK, H. H. (eds.). *Dermatologic Surgery, Principles and Practice*. New York: Marcel Dekker, 1997. p. 1103-1113.
2. STEGMAN, S. J.; TROMOVITCH, T. A. Chemical peels in cosmetic dermatologic surgery. In: STEGMAN, S. S.; TROMOVITCH, T. A.; GLOCAU, R. G. (eds.). *Cosmetic Dermatologic Surgery*. Chicago: Year Book, 1984. p. 27-46.
3. BAKER, T. J.; GORDON, H.; MOSIENKO, P.; SECKINGER, D. L. Long term histological study of skin after chemical peel and dermabrasion. *Plast. Reconstr. Surg.*, v. 53, p. 522-525, 1974.
4. GREENBAUM, S. S.; LASK, G. P. Facial peeling: trichloroacetic acid. In: PARISH, L. C.; LASK, G. P. (eds.). *Aesthetic Dermatology*. New York: McGraw-Hill, 1991. p. 139-143.
5. RUBIN, M. G. *Manual of Chemical Peels: superficial and medium depth*. Philadelphia: JB Lippincott, 1995.

6. TRUPPMAN, E. S.; ELLENBERG, J. D. Major electro-cardiographic changes during chemical face peeling. *Plast. Reconstr. Surg.*, v. 64, p. 44-48, 1979.

7. MAIO, M. *Peeling* de Fenol. In: DE MAIO, M. (ed.). *Tratado de Medicina Estética*. 1. ed. São Paulo: Roca, 2004. p. 801-810.

8. VAN SCOTT, E. J.; YU, R. J. Substances that modify the stratum corneum by modulating its formation. In: FROST, P.; HORWITZ, S. N. (eds.). *Principles of Cosmetic for the Dermatologist*. St. Louis: CV Mosby, 1982. p. 70-74.

9. MOY, L. S.; PIECE, S.; MOY, R. L. Epidermal and dermal histologic effects of different peeling agents on the skin of guinea pigs and minipigs. In press.

10. MENE, R. M.; ANDREONI, W. R.; MORAES, P. O.; MENDONÇA, O. *Peelings* químicos combinados. In: DE MAIO, M. (ed.). *Tratado de Medicina Estética*. 1. ed. São Paulo: Roca, 2004. p. 811-831.

11. VAN SCOTT, E. J.; YU, R. J. Alpha hydroxy acids: therapeutic potentials. *Cac. J. Dermatol.*, v. 1, n. 5, p. 108-112, 1989.

12. HAAS, J. E. The effect of ascorbic acid and potassium ferricyanide as melanogenesis inhibitors on the development of pigmentation in Mexican axolotols. *Am. Osteopath*, v. 73, p. 674, 1974.

13. LOTTER, A. M. Human pigment factors relative to chemical face peeling. *Ann. Plast. Surg.*, v. 3, p. 231-239, 1979.

14. MOY, L. S.; MURAD, H.; MOY, R. L. Effect of glycolic acid on collagen production by human skin fibroblast (*no prelo*).

15. MOY, R. L.; MOY, L. S.; BENNETT, R. G. et al. Effects of systemic 13-cisretinoic acid on dermal wound healing in rabbit ears in vivo. *J. Dermatol. Surg. Oncol.* (*no prelo*).

LEITURA COMPLEMENTAR

BRODY, H. J. Complications of chemical peeling. *J. Dermatol. Surg. Oncol.*, v. 15, p. 1010-1019, 1989.

HAY, E. D. *Cell Biology of Extracellular Matrix*. New York: Plenum, 1981.

MOY, L. S.; MURAD, H.; MOY, R. L. *Superficial Chemical Peel. Cutaneos Surgery*. Philadelphia: WB Saunder, 1994. p. 462-478.

VAN SCOTT, E. J.; YU, R. J. Hyperkeratinization, corneocyte cohesion and alpha hydroxy acids. *J. Am. Acad. Dermatol.*, v. 5, p. 867-879, 1984.

Cuidados Pré e Pós-*peeling*

Marina Emiko Yagima Odo ♦ Angela Leal Chichierchio

SUMÁRIO

Antes do início dos *peelings*, a pele deve ser preparada para receber melhor o tratamento, com a utilização, em casa, de formulação contendo ácido retinoico e despigmentantes, durante 15 a 30 dias. Essa medicação deve ser utilizada também durante todo o processo. Durante o dia, antes de sair ao sol, deve ser usado um protetor solar, pois a pele fica mais sensível à radiação ultravioleta (UV).

No dia seguinte ao *peeling*, a pele pode ficar levemente rosada. Dois dias depois, inicia-se uma fina descamação, da cor da pele, que dura de três a cinco dias.

Nos dias subsequentes ao *peeling* químico, é necessário limpar bem a pele com detergentes leves e usar pomada à noite, quando indicado; evitar a manipulação da crosta e usar filtro solar. Sempre ocorrerá a formação de uma crosta, que será mais fina ou mais espessa dependendo da profundidade do *peeling*. Essa crosta (casca) não deve ser arrancada e, sim, sair naturalmente. O cuidado com o sol é imprescindível durante, pelo menos, um mês após o *peeling*.

Os resultados começam a ser percebidos logo depois do primeiro *peeling*, com a sensação de melhora da textura da pele, a qual fica mais lisa. Com a continuação do tratamento, melhoram, também, as manchas e as rugas finas.

HOT TOPICS

- O paciente deve ser preparado psicologicamente para a aplicação do *peeling*.
- A fotografia deve ser realizada antes do preparo pré-*peeling* e as fotos pós-*peeling* são utilizadas para o controle médico.
- A preparação prolongada com agentes branqueadores para evitar o rebote pigmentar pós-*peeling* é fundamental.
- O fator de proteção solar alto para UVB não bloqueia a ação do UVA.
- Um fator importante para o sucesso do tratamento é diagnosticar e corrigir patologias dermatológicas presentes, como dermatite seborreica e eczemas.
- O *peeling* superficial só necessita de cremes emolientes e clareadores no pós--procedimento.
- As principais complicações pós-*peelings* são: dor, infecção, eritema, hiperpigmentação, milio, pele asteatósica e depressão psicológica.

INTRODUÇÃO

A importância da preparação antes da realização do *peeling* e os cuidados necessários após o procedimento são salientados por vários autores para o sucesso do tratamento[1-3].

CUIDADOS PRÉ-*PEELING*

Identificação, Orientação e Termo de Compromisso

Inicialmente, o paciente é identificado e preparado psicologicamente para a aplicação do *peeling*. Nesse momento, selecionam-se pessoas disciplinadas ou não e o que se deseja é a postura séria e correta diante do tratamento proposto. As orientações devem estar bem claras e um termo de compromisso deve ser assinado para a realização desse tipo de procedimento (Fig. 43.1). Assinar um documento no momento do preparo, isto é, na fase pré-*peeling*, leva o paciente a pensar duas vezes antes de fazer o tratamento. São excluídas nessa etapa de seleção as pessoas desobedientes, indisciplinadas, que têm ideias próprias sobre o procedimento, ou que esperam muito do procedimento, com imaginação fantasiosa ou influenciada pela mídia. São excluídas também as portadoras de patologias contraindicadas para o *peeling* ou com algum impedimento que altere totalmente a previsão pós-*peeling*, garantia que é cobrada para o resultado final.

O termo de compromisso contém as perguntas pertinentes aos antecedentes pessoais, aos tratamentos anteriores e à explicação de todas as fases, pré, pós e durante o *peeling*, e os medicamentos a serem utilizados com assiduidade. A assinatura e o "ciente" devem ser datados, tudo em duas vias, sendo uma para o médico e outra para o paciente.

Fotografia

A fotografia deve ser realizada antes do preparo pré-*peeling*, isto é, 21 a 30 dias antes e no dia do procedimento. As mudanças podem ocorrer já durante o preparo. As fotos pós-*peeling* servem para o controle do médico.

A evolução cuidadosa, registrada com fotos tanto antes como depois, tem utilidade também para fins legais. Segundo Rubin[1], o Ektachrome® da Kodak® fornece cores mais fiéis relativas à tonalidade da pele viva e aos pigmentos.

Preparação da Pele

As várias preparações medicamentosas pré-*peeling* devem ser feitas para facilitar e prever a penetração da substância utilizada durante o procedimento. A seguir, exemplificam-se como esses medicamentos preparam as camadas da pele:

- *Camada córnea*: sabe-se que as soluções aquosas que fazem parte da formulação do *peeling* não apresentam distribuição uniforme em razão da camada de queratina, que necessita de um período de tempo para se hidratar, e pela presença de manta lipofílica, principalmente na região perifolicular. A preparação tem o objetivo de diminuir e uniformizar a camada córnea com a utilização de substâncias como o ácido retinoico. O ácido glicólico age rompendo as pontes intercelulares e, consequentemente, descamando as camadas superficiais da epiderme.
- *Camada de Malpighi*: a epiderme toda apresenta espessura mais uniforme após uso de ácido retinoico[4] e ácido glicólico[5]. É importante que a preparação seja realizada com algumas semanas de antecedência para haver tempo de uma resposta celular. Pode ser padronizado para 21 ou 30 dias.
- *Derme*: a utilização dos ácidos aumenta a atividade dos fibroblastos e a síntese do colágeno e há também aumento da vascularização, preparando a pele para receber o *peeling* em boas condições e com a finalidade de haver uma recuperação rápida.

Ácido Retinoico

O ácido retinoico atua sobre a camada córnea, que se adelgaça durante os primeiros meses de tratamento, normalizando-se ao fim de um ano. Essa propriedade é útil para a preparação do *peeling*.

O ácido retinoico normaliza a epiderme que se apresenta fina por causa do envelhecimento, tornando-a acantótica.

978-85-7241-919-2

Modelo 1

Antecedentes pessoais e termo de consentimento

Nome:_____

Procedimento: _____

Este roteiro serve para lhe orientar a preparar a pele da melhor forma possível para o sucesso do seu *peeling*.

O cumprimento da rotina de cuidados acelera a normalização da pele após o *peeling*, prevenindo ou tornando mínimos ou temporários os efeitos adversos durante a produção da nova pele, como pigmentação, despigmentação ou cicatrizes. Para esse fim, necessitamos saber todos os detalhes de seus antecedentes pessoais para podermos avaliar e orientar adequadamente o procedimento.

Antecedentes pessoais:

• Quais as doenças que já teve ou tem? _____

• Está com algum problema que provoque estresse? _____

• Quais as doenças familiares? _____ Tem história de depressão ou problemas psicológicos na família? _____

• Você já foi submetido(a) a procedimentos cirúrgicos ou cosmiátricos como *peelings*, lixamentos, *laser* ou preenchimentos?_____ _____ Quando?_____

• Ficou satisfeito(a) ou insatisfeito(a) com os resultados estéticos?_____

• Se insatisfeito(a), por quê? _____

• Já teve queloide ou cicatriz inestética? _____

• É alérgico(a) a algum medicamento, pomadas ou antissépticos? _____

• Já teve herpes? Qual a frequência dos surtos?_____

• Tem infecções recorrentes? Onde? Com que frequência?_____

• Está tomando algum medicamento para algum problema? Quantas vezes ao dia? _____

• Outras informações úteis _____

_____

Data: ____/____/_____

Nome e assinatura _____

Modelo 2

Preparo pré-*peeling* (durante 30 dias)

Um mês antes, até o dia do seu *peeling*, utilize:

• Comprimidos de vitamina C, 1g por dia.

• Fórmula de creme ou loção clareadora receitada pelo seu médico, todas as noites.

• Fotoprotetor, com fator de proteção solar (FPS) acima de 30, todas as manhãs.

• Caso haja intolerância ou irritação com o uso dos cremes, avisar imediatamente o seu médico, para que seja alterada a sua formulação.

Obs.: evite ingerir bebidas alcoólicas, fumar, ou usar medicamentos que não sejam do conhecimento do seu médico.

Preparo pré-*peeling* (na semana do *peeling*)

• Tome aciclovir, 400mg, 2 vezes ao dia, iniciando 3 dias antes do *peeling* e tomando durante o período de cicatrização. Essa medicação serve para evitar um surto de herpes que prolongará a sua recuperação e eventual produção de cicatriz.

• Tome cefalexina de 12 em 12h após o *peeling*, conforme orientação médica, para evitar infecção secundária.

• Não faça tintura no cabelo, permanentes, alisamentos, depilação de pelos da face, limpeza de pele, esfoliações caseiras. Todos esses procedimentos podem aprofundar o *peeling*, produzindo efeitos não desejáveis.

• No dia, compareça com roupas que tenham abertura na frente, para facilitar a troca de vestimentas. Não faça maquilagem.

• Ciente_____

• Orientações adicionais para cuidados pré-*peeling* de fenol no dia do procedimento:

• Lave bem o rosto com muita espuma, sem materiais ásperos, no dia do seu *peeling*.

• Venha com acompanhante.

• Venha em jejum para não se sentir mal após a sedação.

• Compre analgésicos, pomada vaselinada e antissépticos receitados para pós-*peeling*.

Ciente_____

Figura 43.1 – Formulário para antecedentes pessoais e termo de consentimento.

978-85-7241-919-2

Modelo 3

Instruções pós-*peeling* superficial

Você realizou um *peeling* que deixará sua pele escura e ela descamará durante 5 dias, aproximadamente. Poderá lavar o rosto normalmente e utilizar somente o hidratante e o filtro solar receitados para pós-*peeling*; se a pele arder, poderá usar um creme mais gorduroso. Após a descamação, sua pele ficará rosada.

Caso seja necessário, poderá utilizar base de maquilagem sobre os produtos já citados.

Eventual edema ou crosta um pouco mais persistente poderão surgir, mas não deverão remover a escama. Logo que a sua pele permitir, reinicie o uso do clareador ou da fórmula receitada pelo seu médico. Continue tomando antiviral por mais 2 dias após o *peeling*.

Recebi as instruções e estou ciente dos cuidados e riscos,

Data: ____/____/_____

Instruções pós-*peeling* de média intensidade

Você fez um *peeling* que produzirá cor escura, eventuais bolhas, exsudação ou crostas durante aproximadamente 10 dias ou mais.

Lave com água e sabonete, levemente, sem esfregar; passe uma pomada de vaselina, simples ou com antibiótico e/ou corticosteroide, conforme a receita do seu médico. Não deverá remover as escamas. Continue tomando o antiviral por mais 5 dias. O corticosteroide injetável foi aplicado logo após o seu *peeling*. Havendo alguma região exsudativa, tome o antibiótico receitado.

Para minimizar o efeito pigmentador pós-*peeling*, evite o sol utilizando filtros e chapéu. As sombrinhas feitas de náilon permitem a penetração de raios solares, portanto, é melhor o tecido de algodão, se possível.

Logo que a sua pele permitir, deverão ser reintroduzidos os cremes clareadores utilizados no período pré-*peeling*.

Recebi as instruções e estou ciente dos cuidados e riscos,

Data: ____/____/_____

Instruções pós-*peeling* profundo

Você fez um *peeling* profundo e sentirá dores nas primeiras 12h. Tome analgésicos e corticosteroide injetável receitados pelo seu médico; se a dor for muito intensa, poderá colocar gelo por cima das bandagens.

Os alimentos devem ser líquidos ou batidos no liquidificador para serem tomados com canudo.

Quando não for colocada a bandagem, a cobertura deverá ser feita constantemente com pomada vaselinada, em casa.

Haverá edema bastante intenso e dificuldades em abrir as pálpebras. Haverá exsudação de líquidos, que poderão escorrer por baixo das bandagens. Continue tomando o antiviral e o antibiótico enquanto a sua pele estiver com exsudação. O antisséptico do tipo povidona poderá ser usado para lavar após a remoção das bandagens. A superfície não poderá ressecar, portanto, passe sempre uma camada grossa de pomada. Não remova qualquer crosta.

O inchaço cede após o 5º dia e a cicatrização ocorre aproximadamente em 2 semanas. Se a dor for muito intensa durante a fase de cicatrização, deverá entrar em contato, pela possibilidade de estar apresentando uma crise de herpes. Coceira intensa e vermelhidão podem indicar alergia pela pomada; peça outra receita para substituir. Não faça exercícios forçados durante 30 dias, pois podem romper os pequenos vasos novos.

A maquilagem pode ser utilizada após a cicatrização, utilizando-se bases cosméticas verdes se a pele estiver vermelha e completando com a base da cor da pele. A fotoproteção é fundamental e não tome pílulas e nem engravide no pós-*peeling* até normalizar a pele, com o risco de produzir manchas não desejáveis. O vermelho pode permanecer por 3 a 18 meses.

Recebi as orientações e estou ciente dos cuidados e riscos,

Data: ____/____/_____

Figura 43.1 – (*Continuação*) Formulário para antecedentes pessoais e termo de consentimento.

A zona de Grenz, localizada logo abaixo da epiderme, torna-se larga, com neoformação de faixas de colágeno com o uso contínuo de ácido retinoico a 0,05%, após 26 meses. O ácido também aumenta o número e a atividade dos fibroblastos na derme papilar; aumenta o número de vasos e o fluxo sanguíneo, o que pode ser constatado com *laser* Doppler. Diminui a quantidade de melanina na camada basal e na camada espinhosa, em razão da rápida proliferação e substituição das células velhas pelas novas, não havendo tempo para produção e distribuição de melanina[4].

Ácido Glicólico

É um alfa-hidroxiácido derivado da cana-de-açúcar, fazendo parte de um grande grupo de substâncias que pertencem a esta classe. Exemplos de alfa-hidroxiácido: ácidos málico, lático, cítrico, pirúvico, tartárico, mandélico, benzílico e gliconico. Age sobre a epiderme, a derme papilar e na unidade pilossebácea.

O ácido glicólico atua sobre a epiderme aumentando a hidratação dos corneócitos e dos queratinócitos e diminuindo a coesão destes. Também atua sobre a reação química na formação da

Quadro 43.1 – Fórmula pré-*peeling* de ácido glicólico

- Hidroquinona: 4 a 10%
- Ácido glicólico tamponado: 10%
- Creme não iônico qsp: 50g
- O metabissulfito não deve ser utilizado como antioxidante da hidroquinona, para não haver reação com o ácido

Quadro 43.5 – Solução de Jessner

- No momento do *peeling*
  - Ácido salicílico USP: 14%
  - Ácido lático USP: 14%
  - Resorcina USP: 14%
  - Etanol USP qsp: 100mL

USP = United States Pharmacopeia.

queratina, impedindo a formação das ligações cruzadas das matrizes proteicas (Quadro 43.1).

A utilização associada dos ácidos retinoico e glicólico pode melhorar o desempenho da preparação pré-*peeling*.

Pele sem Preparo

Não é recomendado fazer *peeling* em pele sem cuidado prévio, havendo maior possibilidade de efeitos não desejáveis. Alguns autores são desfavoráveis ao uso de preparo antes do *peeling* de fenol, para que não haja penetração maior da substância. É realizado somente o desengorduramento intensivo no momento da aplicação do fenol.

Quadro 43.2 – Fórmula queratolítica muito leve

- 1h antes
  - Ureia: 30%
  - Solução hidroalcoólica qsp: 100mL

Quadro 43.3 – Fórmula queratolítica leve

- 1h antes
  - Ureia: 20%
  - Ácido salicílico: 3%
  - Etanol e água em partes iguais qsp: 100mL
  - Esta solução contém ácido salicílico, que imita um *frost* (coagulação), após aplicação de algumas camadas

Quadro 43.4 – Fórmula queratolítica moderada

- 15min antes
  - Ácido glicólico: 30%
  - Água destilada qsp: 100mL

Nos casos em que não são realizados os preparos prévios para os *peelings* superficiais e médios, a camada córnea pode ser parcialmente corrigida com a utilização de queratolíticos do tipo ureia, ácido salicílico, ácido glicólico, com concentração que varia de 3 a 30%, minutos a horas antes do procedimento. A qualidade do preparo não é tão boa e homogênea quando é realizado imediatamente antes do *peeling*. O melhor é fazê-lo semanas antes. Mesmo assim, os agentes pré-*peeling*, que são aplicados no dia em concentração moderada e por tempo prolongado, produzem lise das pontes intercelulares de modo mais uniforme do que se utilizados em alta concentração por menor tempo (Quadros 43.2 a 43.4).

Todas as fórmulas queratolíticas não apresentam boa atividade se aplicadas sobre a pele engordurada. É essencial o desengorduramento enérgico.

A camada córnea reduzida uniformemente no pré-*peeling* facilita a aplicação dos agentes prévios, como a solução de Jessner, que não deixa de ser uma fórmula queratolítica mais intensa. Assim, a profundidade, a tolerância e a distribuição homogênea do agente de *peeling* já podem ser previstas pela leve coagulação esbranquiçada e uniforme que a solução de Jessner mostra (Quadro 43.5).

A distribuição homogênea do *peeling* é também reforçada na hora do procedimento, com o uso de produtos adjuvantes dentro dos ácidos, como saponinas, tensoativos e emulsionantes que aumentam a tensão superficial da solução do *peeling*, a qual é espalhada uniformemente.

Despigmentantes

A preparação prolongada com agentes branqueadores para evitar o rebote pigmentar pós-*peeling*

CAPÍTULO 43

é tão importante quanto o preparo para a aplicação propriamente dita. Os despigmentantes mais utilizados, como hidroquinona, ácidos kójico, azelaico, fítico e ascórbico, arbutina e o próprio ácido retinoico, previnem as hiperpigmentações pós-inflamatórias. Esses inibidores da tirosinase impedem sua conversão em L-dopa. Quando aplicados durante várias semanas, dificultam a produção de melanina logo após o *peeling*, principalmente na fase da pigmentação pós-inflamatória. Rubin[1] sugere sua utilização pelo menos duas semanas antes do procedimento. Essa preparação é válida para os melanócitos remanescentes na camada basal.

No caso de *peelings* mais profundos, *laser* e lixamento, os melanócitos preparados pelos agentes pré-*peelings* são eliminados pela própria ablação de epiderme e dermes superior e média. A nova pele reconstituída provém dos anexos e os melanócitos novos não foram atingidos pela preparação pré, em razão de sua profundidade. Portanto, nos *peelings* profundos, a pele deve receber forçosamente o tratamento despigmentante pós-*peeling*.

A formulação para preparação pré-*peeling* mais conhecida e utilizada é a de Kligman e Willis (Quadro 43.6), na qual a hidroquinona previne a hiperpigmentação, a tretinoína prepara a epiderme e a derme e a dexametasona diminui a reatividade inflamatória.

Essa fórmula pode ser adaptada conforme o tipo de pele ou o tempo de uso. Os veículos etanol e propilenoglicol podem ser substituídos por cremes não iônicos para peles extremamente secas.

A ação comedogênica da dexametasona é neutralizada pela ação da tretinoína. A utilização prolongada da dexametasona pode produzir atrofia da pele e vasodilatação. Nesse caso, pode ser substituída por hidrocortisona.

A hidroquinona, em tipos de pele V e VI de Fitzpatrick, pode produzir uma pequena incidência de ocronose, quando utilizada a longo prazo.

Hipersensibilidade e Irritação Primária

A hidroquinona é uma substância branqueadora considerada como a mais eficiente, porém, existe uma porcentagem da população que não a tolera, por sua ação como irritante primário em altas dosagens ou como sensibilizante em qualquer concentração. Um teste prévio durante três dias é o suficiente para detectar a sensibilidade preexistente. Isso não evita que ocorra sensibilização pelo produto durante a fase de tratamento.

Na constatação de alergia à hidroquinona, indica-se a sua substituição por ácido kójico. Segundo informação do fabricante, o ácido kójico tem atuação menor sobre a tirosinase; no entanto, o poder de irritação também é menor. O ácido azelaico é recomendado para pele oleosa ou acneica; nas peles mais secas, causa irritabilidade.

A utilização de hidroquinona em menor porcentagem pode diminuir o seu estímulo alergênico; a porcentagem pode ser potencializada associando-se na formulação os ácidos glicólico e kójico, para fins de clareamento (Quadro 43.7).

A intolerância total à hidroquinona obriga substituir este ativo por arbutina ou ácido fítico, ou o próprio ácido kójico (Quadros 43.8 e 43.9).

Quadro 43.7 – Associação de ativos clareadores

- Hidroquinona: 2%
- Ácido kójico: 2%
- Ácido glicólico: 6%
- Hidrocortisona: 1%
- Veículo não iônico qsp: 100g

Quadro 43.6 – Fórmula de Kligman e Willis

- Hidroquinona: 5%
- Tretinoína: 0,1%
- Dexametasona: 0,1%
- Etanol a 95%: 47,4%
- Propilenoglicol: 47,4%

Quadro 43.8 – Clareador sem hidroquinona

- Arbutina: 3%
- Ácido kójico: 2%
- Ácido glicólico: 8%
- Veículo não iônico qsp: 100g

978-85-7241-919-2

978-85-7241-919-2

SEÇÃO 5

Quadro 43.9 – Clareador sem hidroquinona

- Ácido fítico: 2%
- Ácido glicólico: 8%
- Arbutina: 3%
- Veículo não iônico qsp: 100g

Sabe-se que o ácido retinoico também favorece a diminuição da produção de pigmento melânico e entra na estimulação de reepitelização mais acelerada, pelo menos 24h mais rapidamente do que o grupo-controle, na concentração de 0,1% durante duas semanas antes do *peeling* de ácido tricloroacético a 35%[1].

Não há contraindicação para a utilização de isotretinoína oral antes dos *peelings* moderados. Porém, se a profundidade é grande como no de fenol, semelhante ao *peeling* a *laser*, a realização dessa modalidade de procedimento não é indicada por um período de um ano após a isotretinoína na dose e no período preconizados para acne, a fim de garantir boa cicatrização.

Caso a utilização dos produtos pré-*peeling* tenha como consequência dermatite de contato muito intensa na véspera do procedimento, é melhor suspender o *peeling* para que não ocorra qualquer surpresa desagradável com o aprofundamento do ácido.

Fotoprotetores

A utilização prévia de protetores solares impede a ativação da tirosinase e a sua disponibilidade durante o *peeling*.

É importante que o filtro solar contenha proteção para faixas de luz solar UVB (290 a 320nm) e UVA (320 a 400nm), sem contar com as regiões do globo terrestre onde foi detectada a radiação UVC (100 a 280nm) por causa da diminuição de camada de ozônio. Esta última radiação pode ser altamente lesiva para a pele sem filtro solar. A faixa de radiação visível entre 400 e 700nm tem atuação fraca e duvidosa sobre a estimulação da produção de pigmento melânico.

A maioria dos fotoprotetores disponíveis no comércio protege principalmente contra UVB e comprimentos de onda mais curtos da radiação UVA, isto é, até 340nm. As ondas mais longas

Tabela 43.1 – Principais substâncias disponíveis para formulação de filtros solares comerciais

Filtros para UVB e UVA curto	Porcentagem utilizada (%)
Metoxicinamato de isoamila	2 – 10
Metoxicinamato de octila	2 – 7,5
Metilbenzilideno cânfora	Até 6
Octocrileno	7 – 10
Filtros para UVB	
Ácido fenilbenzimidazol sulfônico	1 – 8
Salicilato de octila	3 – 5
Filtros para UVA curto	
Antranilato de mentila	3,5 – 5
UVB/UVA curto e longo/luz visível (filtros físicos)	
Óxido de zinco micropulverizado	2 – 10
Dióxido de titânio micropulverizado	1 – 10

UV = ultravioleta.

que 340nm devem ser bloqueadas com pigmentos brancos como dióxido de titânio ou óxido de zinco. As principais substâncias disponíveis tanto para formulação como em filtros solares comerciais são apresentadas na Tabela 43.1.

O fator de proteção solar alto para UVB não bloqueia a ação do UVA, que faz parte dos raios pigmentadores. A proteção solar adequada para evitar a pigmentação é formulada com um filtro UVB/UVA curto associado com um filtro físico para atingir os raios de UVA longos.

A sua eficácia não depende somente da substância em si, mas também da capacidade de a formulação aderir à pele uniformemente e por tempo prolongado.

Outros Cuidados Pré-*peeling*

Nos compromissos assinados no termo de responsabilidade devem estar bem grifados os itens proibidos nos dias anteriores ao *peeling*, principalmente alguns atos comuns da vida cotidiana para os quais os pacientes não dão tanta importância. Todos podem alterar a camada córnea e aprofundar o *peeling* irregularmente. Por exemplo: depilação, clareadores de pelos, tinturas de cabelos, luzes, permanentes ou alisamentos, uso de esponjas ásperas ou o ato de esfregar, máscaras esfoliantes, cosméticos com hidroxiácidos, ácidos retinoico e salicílico e resorcina que não são do conhecimento do médico.

Outro fator importante para o sucesso do tratamento é diagnosticar e corrigir as patologias dermatológicas presentes, como dermatite seborreica, asteatose, eczemas de contato e atópico, etc.

CUIDADOS PÓS-*PEELING*

Para um bom acompanhamento da pele no pós-*peeling*, há necessidade de conhecimento básico sobre a cicatrização da pele[6].

O mecanismo de cicatrização do *peeling* é um pouco diferente da cicatrização normal da pele com solução de continuidade, porém, as etapas valem para fins didáticos.

Normalmente, a pele apresenta os seguintes estágios de regeneração após um *peeling* profundo:

- *Estágio 1*: é a fase inflamatória (fase precoce e tardia), quando ocorre vasodilatação e infiltrado inflamatório constituído de polimorfonucleares neutrófilos, monócitos, aumento de fibroblastos e proliferação endotelial.
- *Estágio 2*: é a fase de neoformação da epiderme a partir do folículo pilossebáceo e tecido de granulação. Os melanócitos neoformados produzem pigmentos nesta fase. Apresenta infiltrado de macrófagos e fibroblastos com formação de novo colágeno e capilares. Nessa fase, denominada angiogênese, pode ocorrer cicatriz hipertrófica.
- *Estágio 3*: corresponde à fase de formação de matriz colagênica e a superfície da pele se remodela. É chamada também de fase de maturação. Nesta etapa, a cicatrização apresenta diminuição de células e vasos e o colágeno é remodelado; a pele volta à normalidade parcial.

Os *peelings* médios apresentam intensidade menor desse fenômeno. Nos *peelings* superficiais, os estágios são discretos e nas esfoliações, não chegam a produzir reações, a não ser na epiderme somente.

Contração da Pele

Segundo Majno *et al.*[7], a contração da pele é atribuída aos miofibroblastos que contêm as células musculares lisas que podem estar presentes em paredes vasculares e nas contraturas de queimaduras[8].

Acreditam que a matriz colagênica do tipo III exerce ação fundamental na contração. A durabilidade da contração dos tecidos deve-se aos ligamentos cruzados do colágeno; se o tecido é tratado com β-aminopropionitrila, não ocorre a ligação cruzada, portanto, não há contração. O mecanismo de contração é mais acentuado em *peelings* profundos, principalmente os de fenol.

Milio

Segundo Burton[6], a reconstituição dos anexos da pele depende das estruturas remanescentes que possam produzir glândula e folículo piloso novos. Quando não se regeneram adequadamente, podem produzir pérolas epiteliais ou milio.

Melanina

Os melanócitos podem estar ou não comprometidos no processo de migração. Aumenta-se a atividade mitótica nos melanócitos no momento da cicatrização. Não se conhece exatamente o fator que determina o aumento ou a diminuição da pigmentação após a cicatrização. O acometimento de camadas superficiais não produz alterações pigmentares na maioria das vezes. Porém, a agressão que ocorre durante um *peeling* sobre os melanócitos da camada basal e o processo inflamatório que se instala obrigam a liberação e a mobilização da melanina tanto nas células de Malpighi, por meio dos prolongamentos dendríticos, quanto na derme, por meio do derrame pigmentar. O desaparecimento do pigmento dependerá de normalização da produção de melanina, descamação das células de Malpighi e fagocitação das melaninas pelos macrófagos na derme. Quanto maior a quantidade de pigmento derramado, após um processo inflamatório induzido pelo *peeling*, mais tempo será necessário para a normalização da cútis.

Agentes Farmacológicos na Cicatrização

Ácido Ascórbico (Vitamina C)

Segundo Burton, o ácido ascórbico ou vitamina C é a base da formação do colágeno, agindo como cofator para prolina hidroxilase. Taylor *et al.*[9] relatam que em um estudo duplo-cego se observou aumento da cicatrização em grupos de pacientes com escaras e consumidores de dieta com superoferta de ácido ascórbico.

Glicocorticosteroides

Os glicocorticosteroides reduzem a síntese do ácido desoxirribonucleico (DNA, *deoxyribonucleic acid*) na epiderme e alteram a morfologia dos fibroblastos[10,11].

Vitamina A e Análogos

Segundo Hunt[12], a vitamina A é essencial para a diferenciação do epitélio e sua diminuição causa demora na cicatrização.

O tratamento feito previamente com solução a 1% de vitamina A e seus derivados, como o ácido retinoico, acelera a cicatrização em pele de rato. Na pele humana, é mais complexo.

Aceleradores da Cicatrização

Na prática, *peelings* de fenol, físicos ou a *laser*, e cirúrgicos são os que necessitam de substâncias aceleradoras de cicatrizes. Nesses casos, é interessante que haja uma substância seladora como vaselina sólida ou dimeticona, na sua superfície, para servir de ponte para migração das células da camada basal e reconstituição homogênea da pele no pós-*peeling*. Nem todos os autores concordam com o uso de subgalato de bismuto como acelerador ou ponte para cicatrização.

Cuidados no Pós-*peeling* Químico Superficial

O *peeling* químico superficial necessita apenas de cremes emolientes e clareadores no pós-procedimento. A proteção solar é obrigatória em todos os tipos de *peelings*.

As complicações são raras em razão da pouca profundidade do tratamento. As pigmentações transitórias podem ocorrer.

Cuidados no Pós-*peeling* Químico de Média Profundidade

O primeiro dia do pós-*peeling* se caracteriza pela cor eritematosa da pele. A sensação dolorosa pode ser melhorada com analgésico e aliviada com compressas frias de água de hamamélis, *sprays* de solução fisiológica ou águas termais. No segundo dia, acentua-se o edema, porém, não há muito desconforto. Nessa fase, a pele poderá ser lavada normalmente, utilizando-se em seguida creme emoliente simples ou contendo antibiótico e hidrocortisona para remover o mais rápido possível o processo inflamatório e não ressecar as crostas que vão se formando. A descamação inicia-se no quarto dia, prolongando-se até o décimo segundo dia. Nesse período, uma leve massagem realizada com o creme pode ajudar a remover as crostas em excesso, porém, não é recomendável remover as crostas puxando-as, pois se pode produzir infecções ou cicatrizes.

É recomendável a utilização de fotoprotetores e cosméticos para cobertura, do tipo base facial, em toda a fase pós-*peeling*. Quando o eritema é muito intenso, utiliza-se a base com a tonalidade branco-esverdeada para neutralizar a cor vermelha antes de passar a base da cor da pele.

Cuidados no Pós-*peeling* Químico Profundo

Os cuidados imediatos no pós-*peeling* profundo são abordados no Capítulo 41, mas as regras gerais valem para todos os tratamentos mais agressivos.

A dor é muito intensa, necessitando de sedação, analgésico potente e anti-inflamatório por um período mínimo de 8 a 12h. As bolsas de gelo melhoram a sensação de ardência.

Para o edema é utilizado o corticosteroide sistêmico solúvel associado com o de depósito, imediatamente após o *peeling*. Mesmo assim, o edema é muito intenso, principalmente nas pálpebras.

978-85-7241-9119-2

O *peeling* de fenol sem oclusão ou com oclusão parcial com vaselina pode exsudar, por isso, é preciso haver compressas limpas e soro fisiológico para as limpezas necessárias.

O *peeling* oclusivo com adesivos aumenta a profundidade de atuação; a remoção das fitas deixa a pele macerada totalmente exposta. Após a limpeza com soro fisiológico e uma parte de água oxigenada diluída, a pele é recoberta com pomada de antibiótico para não ressecar ou formar crostas. Os curativos biossintéticos utilizados em *resurfacing* a *laser* ou lixamentos (Silon®, Vigilon®, Second Skin®) podem ser utilizados após a remoção das fitas oclusivas, mas não são muito práticos nem econômicos, pelo fato de haver necessidade de limpeza da superfície necrotizada constantemente.

Todo esse período continua coberto com antiviral e antibióticos para prevenção de infecção por herpes simples, *Staphylococcus aureus* e, eventualmente, por *Pseudomonas*.

Logo após a reepitelização, inicia-se o uso de fotoprotetor, base para cobertura e cremes para aliviar o ressecamento, o prurido e o eritema. Havendo risco de hiperpigmentação, pode-se aplicar a fórmula de Kligman precocemente, quando a pele suportar.

Prevenção no Pós-*peeling*

Dores

Os *peelings* superficiais não causam dores, os médios causam uma sensibilidade suportável e os profundos ou ablativos deixam sensação dolorosa por mais de 8h. Para aliviar seus sintomas, utilizam-se sedativos, analgésico e anti-inflamatórios.

Infecções

As complicações na fase de recuperação, como, por exemplo, as infecções secundárias bacterianas, são evitadas com os cuidados pós-*peeling*, com a continuação do uso do antibiótico administrado no pré-*peeling* e mantendo-o enquanto existir qualquer solução de continuidade na pele.

As monilíases causadas por *Candida albicans* produzem pústulas resistentes na vigência de antibióticos. Devem ser diagnosticadas precocemente para não agravar a evolução da cicatrização. A administração de fluconazol, 150mg, apenas no dia do procedimento, pode prevenir essa complicação.

As infecções herpéticas são controladas profilaticamente mesmo sem história pregressa[13]. São controladas por antivirais do tipo aciclovir ou fanciclovir, 1g por dia, de preferência com início três dias antes do procedimento.

Eritema

O eritema pós-*peeling* ocorre durante a fase inflamatória com vasodilatação. O processo da vasodilatação pode prolongar-se ou ficar com o eritema indefinidamente, em especial em peles dos tipos I e II de Fitzpatrick. O cuidado pós-*peeling* é evitar o aprofundamento produzido por infecções e escoriações.

As regiões mais eritematosas com tendência a hipertrofiar devem ser tratadas com corticosteroide tópico potente para evitar cicatriz hipertrófica[14].

Hiperpigmentação

A utilização de hidrocortisona em veículo vaselinado no pós-*peeling*, durante a fase descamativa, quando não há tolerância à tretinoína ou à hidroquinona, previne não só a pigmentação pós-inflamatória como também o prurido pós-*peeling* que pode provocar escoriações e a consequente formação de cicatrizes atróficas ou hipertróficas como complicação. A fórmula de Kligman utilizada no pré-*peeling* é continuada no pós, logo que a pele tolerar, sem irritar demasiadamente. Quando a pigmentação é provável, no pós-procedimento, é aplicado corticosteroide solúvel associado a corticosteroide de depósito, na forma injetável.

Milio

Os anexos remanescentes que não se regeneraram adequadamente formam o milio. O tratamento é a remoção no pós-*peeling* tardio.

SEÇÃO 5

Quadro 43.10 – Creme moderadamente emoliente

- Ácido hialurônico: 3%
- Lactato de amônia: 3%
- Aminoácido da seda: 5%
- Óleo de macadâmia: 10%
- Dimeticona: 5%
- Emulgin qs
- Creme não iônico qsp: 100g

Quadro 43.11 – Creme muito emoliente (neutro)

- Óleo mineral: 5%
- Dimeticona: 5%
- Petrolato sólido qsp: 100g

Pele Asteatósica

Também chamada de pele seca, caracteriza-se pela diminuição de secreção das glândulas sebáceas e sudoríparas. Ocorre por um período temporário, principalmente em *peelings* superficiais sucessivos, podendo ser solucionada com a utilização de cremes emolientes. Os Quadros 43.10 e 43.11 mostram exemplos de cremes emolientes.

Depressão Psicológica Pós-*peeling*

A depressão é um quadro psicológico que deve ser constatado antes de se realizar a intervenção. Assim como pode ocorrer após qualquer tipo de procedimento, é importante que o sucesso do procedimento tenha influência positiva no estado emocional do paciente. No entanto, se a patologia se manifestar, é necessário o encaminhamento do paciente ao especialista.

QUESTÕES

1. Quais são as finalidades das medicações pré-*peeling* e como estas preparam as camadas da pele?
2. Quais são os principais cuidados do pré-*peeling*?
3. Quais são os principais cuidados do pós-*peeling*?
4. Qual são as principais complicações e cuidados do *peeling* químico de média profundidade?
5. Qual a função da utilização prévia de fotoprotetores solares?
6. Quais são os estágios de regeneração da pele após um *peeling* profundo?

REFERÊNCIAS

1. RUBIN, M. G. Patient information. In: *Manual of Chemical Peels: superficial and medium depth*. Philadelphia: Lippincott, 1995. cap. 5, p. 60-78.
2. DEUTSCH, J. J. *Les Peelings Chimiques*. Paris: Arnette, 1998. p. 57-80.
3. ODO, M. E. Y.; CHICHIERCHIO, A. L. *Peelings* químicos. In: *Práticas em Cosmiatria e Medicina Estética. Procedimentos Cirúrgicos de Pequeno Porte*. 2. ed. São Paulo: Tecnopress, 1999. cap. 6.
4. KLIGMAN, A. M. Topical tretinoin can correct the structural abnormalities of human photoaged skin. In: ELSON, M. L. *Evaluation and Treatment of the Aging Face*. New York: Springer-Verlag, 1995. cap. 6, p. 16-21.
5. HARRIS, D. R. Treatment of the aging skin with glycolic acid. In: ELSON, M. L. *Evaluation and Treatment of the Aging Face*. New York: Springer-Verlag, 1995. cap. 4, p. 22-33.
6. BURTON, J. L. Wound healing. In: ROOK, A.; WILKINSON, D. S.; EBLING, F. J. G. *Textbook of Dermatology*. 5. ed. Cambridge: Blackwell Scientific, 1995. v. 2, cap. 19, p. 824-832.
7. MAJNO, G.; GABBIANI, G.; HIRSCHELL, B. J. Contraction of granulation tissue in vitro: similarity to smooth muscle. *Science*, v. 173, p. 548-550, 1971.
8. ERLICH, H. P. Wound closure. Evidence of cooperation between fibroblasts and collagen matrix. *Eye*, v. 2, p. 149-157, 1988.
9. TAYLOR, T. V.; RIMMER, E. S.; DAY, D. Ascorbic acid supplementation 1 Pressure sores. *Lancet*, v. 2, p. 544-546, 1974.
10. BERLINER, D. L.; RUHMANN, A. G. Comparison of the growth of fibroblasts under the influence of 11b-hydroxy and 11-ketocorticosteroid. *Endocrinol.*, v. 78, p. 373-382, 1966.
11. DEVITT, H.; CLARK, M.; MACKS, R. et al. A quantitative approach to epidermal wound healing: the effect of dexamethasone on regenerating epithelium. *Br. J. Dermatol.*, v. 98, p. 315-323, 1978.
12. HUNT, T. K. Vit A and wound healing. *J. Am. Acad. Dermatol.*, v. 15, p. 817-821, 1986.
13. NANNI, C. A.; ALSTER, T. S. Complications of cutaneous laser surgery. *J. Dermatol. Surg.*, v. 24, p. 209-219, 1998.
14. BRODY, H. J. *Peeling Químico e Resurfacing*. 2. ed. Rio de Janeiro: Reichmann & Affonso, 2000. cap. 6, p. 131-162.

Complicações de *Peelings* Químicos

Bogdana Victoria Kadunc

SUMÁRIO

Os *peelings* químicos são praticados desde o século XIX e ainda hoje têm grande aplicabilidade clínica em razão do baixo custo e da facilidade de execução.

Para utilizar a técnica com segurança, é necessário o conhecimento profundo das propriedades de cada substância e da reação da pele humana ao seu contato.

As complicações mais comuns dos *peelings* químicos e sua respectiva prevenção ou terapêutica são:

- Aprofundamento indesejado (prevenção: treinamento).
- Toxicidade sistêmica provocada pelo fenol (prevenção: monitorização cardíaca, infusão de volume por via endovenosa e aplicação lenta com intervalos mínimos de 15min entre as unidades estéticas).
- Infecções pelo vírus do herpes simples (prevenção: profilaxia prévia e posterior ao procedimento com altas doses de antivirais sistêmicos).
- Hiperpigmentação pós-inflamatória (tratamento satisfatório com a fórmula de Kligman e suas variantes).

até hoje utilizadas, como ácido salicílico, resorcinol, fenol e ácido tricloroacético (ATA).
- A popularidade que o procedimento vem alcançando deve-se à fácil execução e ao baixo custo, associado a grandes benefícios, quando bem utilizado.
- A complexidade das complicações resultantes do uso de esfoliações químicas cutâneas varia de simples edema a infecções, intoxicações sistêmicas e cicatrizes definitivas.
- O nível de profundidade pretendida com a utilização dos *peelings* químicos depende dos seguintes fatores: exame rigoroso da pele, características da substância escolhida e o método para sua aplicação.
- As principais indicações do método incluem profilaxia do câncer cutâneo, acne vulgar e rosácea, discromias, cicatrizes de acne, nevos pigmentados congênitos e fotoenvelhecimento.
- Nas áreas não faciais, a vascularização cutânea é mais escassa e tem menos unidades pilossebáceas, a partir das quais vem a reepitelização, o que explica a tendência de formação de cicatrizes inestéticas nessas áreas.

INTRODUÇÃO – HISTÓRICO

A literatura contemporânea tem registrado inúmeras publicações a respeito de *peelings* químicos na última década. É um assunto emergente e

HOT TOPICS

- Em 1882, surgiram os primeiros relatos na literatura médica do uso de substâncias esfoliantes muito difundido devido à popularidade que esse procedimento vem alcançando por ser de fácil execução e baixo custo, proporcionando grandes benefícios ao paciente. Por outro lado, esse uso disseminado é também uma das causas do aumento das complicações.

A percepção de que a esfoliação melhora a qualidade e o aspecto da pele é bastante remota, de caráter secular. Os registros mais antigos encontram-se no papiro egípcio *Ebers*, escrito por volta do ano 1560 a.C., no qual constam referências ao uso de substâncias irritantes na pele.

Na medicina, os dermatologistas foram pioneiros no uso de esfoliações para benefícios terapêuticos. Em 1882, no seu livro *Therapéutique générale de la peau*, o dermatologista alemão Unna relatou pela primeira vez na literatura médica as propriedades esfoliativas de substâncias que ainda hoje são usadas com esta mesma finalidade: ácido salicílico, resorcinol, fenol e ATA.

O período posterior à Primeira Guerra Mundial marca historicamente o início do uso frequente, na prática, das esfoliações químicas e também do relato das primeiras complicações. Em 1918, o dermatologista francês La Gassé praticava esfoliações com fenol para tratamento de queimaduras faciais com pólvora, obtendo bons resultados. Nove anos depois, sua filha Antoinette, que não era médica, emigrou para a Califórnia e introduziu, nos salões de beleza de Los Angeles, a prática de *peelings* químicos com fenol para tratamento de cicatrizes e rugas faciais por leigos, os chamados *lay peelers*. Outros práticos, que aprenderam a técnica com ela, difundiram o fenol também na Flórida, entre 1930 e 1940. Muitos acidentes ocorriam como resultado dessas esfoliações, porque os práticos leigos desconheciam não apenas a poderosa ação cáustica do fenol na pele, que provocava o aparecimento de cicatrizes deformantes, como também ignoravam a alta toxicidade desta substância, cuja absorção através da pele pode causar morte por cardiotoxicidade.

A gama das complicações resultantes do uso de esfoliações químicas cutâneas varia do simples edema até importantes infecções, intoxicações sistêmicas e cicatrizes definitivas. Podem ser evitadas com a rigorosa seleção do paciente e profundos conhecimentos teóricos do profissional sobre histologia e fisiologia da pele, do processo de cicatrização e das propriedades químicas das substâncias empregadas. Deve também ser considerada a importância do treinamento específico com experiência prática.

Os conceitos éticos e morais que norteiam as indicações dos *peelings* químicos são também importantes na profilaxia das complicações, lembrando-se que devem ser procedimentos sempre realizados por médicos e nunca por leigos, pelos riscos que apresentam.

SELEÇÃO DOS PACIENTES

Os *peelings* químicos são classificados em superficiais (desde a camada córnea até a interface dermoepidérmica), médios (desde a derme papilar até a derme reticular superior) e profundos (até a derme reticular média).

As indicações dos *peelings* químicos, assim como suas contraindicações, baseiam-se na história geral do paciente, acompanhada de exames físico e dermatológico direcionados ao detalhamento do tipo de pele e das alterações a serem corrigidas.

O estabelecimento de uma boa relação entre médico e paciente, com tempo de contato interpessoal suficiente para que sejam detectadas possíveis falsas expectativas, a habilidade para seguir as recomendações e o equilíbrio emocional suficiente para suportar os incômodos do período pós-operatório são também extremamente importantes e diminuem a possibilidade de complicações.

Indicações

Os *peelings* químicos superficiais, médios e profundos encontram múltiplas aplicações terapêuticas e cosméticas, as quais passamos a enumerar:

- *Profilaxia do câncer cutâneo*: mediante tratamento das queratoses actínicas. São indicados *peelings* médios com ATA para tratamento e profilaxia dessas lesões que apresentam risco de transformação em carcinomas espinocelulares. Entretanto, segundo Coleman, as esfoliações químicas e a dermabrasão não teriam efeito profilático no caso do carcinoma basocelular, uma vez que estes procedimentos não destroem totalmente o folículo piloso, que é, juntamente com a epiderme, o local em que se origina este tumor.

- *Acne vulgar e rosácea*: *peelings* superficiais de rápido contato, com ácido glicólico a 50 ou 70%, de ácido salicílico a 30% em solução alcoólica, ou com solução de Jessner são bastante úteis no controle da acne ativa.

- *Discromias*: os lentigos solares são indicações consagradas dos *peelings* químicos. Apresentam excelente resposta a procedimentos médios, bem como as leucodermias solares dos membros superiores e inferiores. As efélides respondem melhor a procedimentos profundos. Os melasmas epidérmico e misto, assim como a hiperpigmentação pós-inflamatória, têm tido indicações controversas, já que seus portadores geralmente estão nos grupos de raças mestiças, hispânicas ou asiáticas, podendo assim haver resposta imprevisível. Costumam-se usar preferencialmente esfoliações superficiais seriadas, associadas a tratamento clínico, resultando disto, além da retirada dos pigmentos epidérmicos, a melhor absorção de agentes clareadores.

- *Cicatrizes de acne*: embora *peelings* profundos com fenol fossem muito indicados para o tratamento de cicatrizes fibróticas e profundas de acne nas décadas de 1940, 1950 e 1960, hoje este procedimento foi substituído pela dermabrasão e pelos *resurfacings* com *laser*, passando as esfoliações químicas a terem indicação eventual em cicatrizes superficiais.

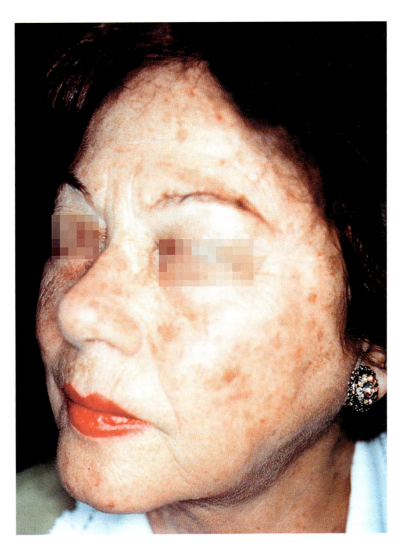

Figura 44.1 – Fotoenvelhecimento.

978-85-7241-919-2

- *Fotoenvelhecimento (Fig. 44.1)*: é a indicação mais frequente de esfoliações químicas, tanto na face quanto em áreas corporais. A indicação precisa de *peelings* químicos superficiais, médios ou profundos no fotoenvelhecimento deve obedecer a correlações clínico-histopatológicas.

Contraindicações

As situações que contraindicam ou excluem pacientes candidatos a esfoliações químicas, observando-se que determinados itens são proporcionalmente mais importantes nos procedimentos médios ou profundos, são:

- *Gravidez*: nos casos de substâncias com absorção sistêmica como a resorcina, o ácido salicílico e o fenol. Na maioria dos estudos controlados, sempre se excluem as gestantes, e as esfoliações só podem ser indicadas nestas pacientes com substâncias que não sejam absorvidas e que não provoquem efeitos tóxicos.
- *História pregressa de alergia*: principalmente quando se cogita o uso da resorcina. Pode ser feito teste retroauricular para detectar possível sensibilidade a essa substância.
- *Insuficiência hepática ou renal e cardiopatias*: esfoliações profundas com fenol.
- *Abuso de drogas, álcool e fumo*: esfoliações superficiais, médias e profundas.
- *Instabilidades emocionais*: que impeçam o paciente de suportar o desconforto do momento do procedimento, assim como o cumprimento das instruções do período pós-operatório; esfoliações superficiais, médias e profundas.
- *Portadores da síndrome da imunodeficiência adquirida (AIDS,* acquired immune deficiency syndrome*) e pacientes positivos para vírus da imunodeficiência humana (HIV,* human immunodeficiency virus*)*: se a contagem de CD4 estiver abaixo de 500 células; esfoliações médias e profundas.
- *Portadores de síndrome de Ehlers-Danlos, colagenoses, imunodeficiências*: esfoliações médias e profundas.

- *Uso de terapêutica hormonal*: estrógeno e/ou progesterona, principalmente em pessoas de pele morena; esfoliações médias ou profundas.
- *Exposição contínua à luz ultravioleta (UV)*: como no caso da prática de certos esportes e em determinadas profissões; esfoliações médias e profundas.
- *Predisposição pessoal ou familiar para queloides*: nestes casos, recomenda-se fazer teste em pequena área, antes do procedimento; esfoliações profundas.
- *Uso recente de isotretinoína oral*: recomenda-se que se respeitem intervalos de seis meses a dois anos entre o fim do tratamento com isotretinoína e os procedimentos ablativos médios ou profundos. Foram constatados queloides atípicos médio-faciais após dermabrasão em pacientes que tinham ingerido isotretinoína recentemente. Os retinoides orais têm efeito modulatório no metabolismo do tecido conectivo, provocando a supressão da colagenase, fato que favorece o aparecimento dos queloides.
- *Blefaroplastia inferior recente*: esfoliações profundas na área palpebral.
- *Presença de condições clínicas fora de controle*: hipertensão arterial, diabetes, infecções.
- *Presença de herpes simples*: labial ativo ou recente.
- *Radiodermite crônica ou cicatrizes de queimaduras*: pela diminuição ou ausência de anexos suficientemente íntegros para um perfeito processo de reepitelização.
- *Ritidoplastia concomitante ou recente*: esfoliações profundas.
- *Ectrópio senil*: esfoliações profundas.

COMPLICAÇÕES

As complicações podem ser *imediatas*, *precoces*, ou *tardias* no que se refere ao período de aparecimento e, naturalmente, serão tanto mais graves, duradouras ou, muitas vezes, permanentes quanto maior for a profundidade atingida pela esfoliação. Devem ser identificadas de pronto e tratadas de modo conveniente para que suas consequências possam ser totalmente resolvidas ou minimizadas.

Edema, eritema (Fig. 44.2) e sensibilidade à radiação UV são eventos normais e transitórios consequentes à lesão cutânea e não devem ser considerados verdadeiras complicações, porém, o paciente deve ser previamente alertado quanto à sua ocorrência.

Todos os *peelings* podem causar edema facial indolor, proporcional à profundidade atingida pelo procedimento. Esse edema surge após 24 a 72h, sendo pior no período matutino e melhorando com a deambulação. A região periorbitária é normalmente a mais atingida, ocorrendo muitas vezes dificuldade para a abertura dos olhos. As compressas geladas com solução salina podem agilizar o seu desaparecimento.

As reais complicações consequentes às esfoliações químicas cutâneas são expostas a seguir.

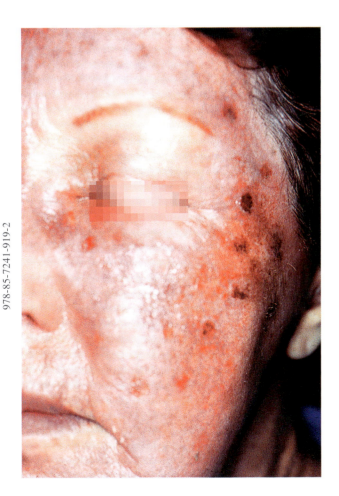

978-85-7241-919-2

Figura 44.2 – Edema e eritema: são transitórios e não devem ser considerados verdadeiras complicações.

Complicações Imediatas

Ocorrem durante o procedimento.

Absorção e Toxicidade Sistêmicas

As substâncias utilizadas para *peelings* químicos podem ou não ser absorvidas pela pele ou apresentar toxicidade sistêmica. Portanto, os fenômenos de absorção e toxicidade devem ser sempre levados em consideração quando da escolha dessas substâncias.

Desde as publicações da década de 1940 já se conheciam a absorção e a toxicidade sistêmica do fenol que, se for ingerido ou absorvido acidentalmente pela pele em altas quantidades, pode ser mortal. No homem, a dose tóxica é de 5 a 8g por via oral. Os principais efeitos colaterais resultantes da absorção sistêmica do fenol são: nefrotoxicidade, hepatotoxicidade e cardiotoxicidade. Entre os efeitos cardiovasculares, os mais frequentes são as arritmias, podendo ocorrer também taquicardia ventricular.

Essa toxicidade tem relação direta com as superfícies tratadas e o tempo de aplicação. O uso de monitorização cardíaca, manutenção adequada da diurese e de fluidos por via endovenosa e o tratamento das unidades anatômicas com intervalos de 15min entre elas previnem essas complicações

O ATA não é absorvido e não é tóxico, sendo esta uma de suas grandes qualidades como cáustico.

O ácido salicílico apresenta risco de intoxicação. O salicilismo caracteriza-se por náuseas, vômitos, tontura e zumbido. Em nefropatas, a substância deve ser usada com cautela, recomendando-se a ingestão de grandes quantidades de líquidos para acelerar a sua eliminação, em casos de intoxicação. É necessário limitar o volume total a ser usado, e esse fato deve ser lembrado quando a proposta for o uso de solução de Jessner ou ácido salicílico a 30% em solução hidroalcoólica para esfoliação concomitante em várias áreas corporais.

Quando o ácido salicílico é usado nos braços e nas mãos, em pastas a 50%, deve-se tratar um membro por vez ou apenas braços ou mãos em cada sessão.

Quanto à resorcina, esta apresenta potencial de toxicidade bastante baixo e somente o uso de grandes quantidades em dias consecutivos (pasta a 40%, 1 a 4h por dia, diariamente, por 22 dias) pode provocar tremores, meta-hemoglobinemia, hipotireoidismo ou síncope.

Os alfa-hidroxiácidos, em cujo grupo se encontra o ácido glicólico, não apresentam potencial de toxicidade por serem substâncias de origem orgânica, ligadas ao metabolismo endógeno, sendo esta uma de suas principais vantagens.

Fenômenos sistêmicos sem referência com toxicidade, como edema de laringe em pacientes fumantes, broncoespasmo, picos de hipertensão arterial, arritmia ou taquicardia, são raramente referidos.

Aprofundamento Indesejável

Sua ocorrência comumente é consequência de excesso de volume da substância cáustica empregada, principalmente quando se utiliza ATA em concentrações acima de 35%.

O aprofundamento indesejável pode ocorrer também com o uso dos alfa-hidroxiácidos se o agente químico não for completamente retirado ou se o tempo de exposição exceder a tolerância da pele. Segundo Coleman e Brody, o ácido glicólico a 70%, se deixado prolongadamente sobre a pele, pode causar necrose dérmica comparável ao ATA a 35%. É necessária a aplicação de agentes neutralizadores para que seu efeito seja interrompido.

Fenômenos Alérgicos Ligados à Substância Utilizada

A alergia de contato determinada pelas substâncias empregadas na esfoliação caracteriza-se por edema acentuado, forte prurido na área de aplicação e aparecimento de lesões eritematosas ou urticariformes em áreas que não tiveram contato com a substância. Pode ocorrer já durante o procedimento ou algumas horas depois.

No caso da presença desses fenômenos, a substância deve ser imediatamente retirada da pele por meio de lavagens repetidas com água corrente, seguidas da aplicação de corticosteroides locais. Pode ser necessário o uso sistêmico de anti-histamínicos e corticosteroides ou adrenalina por via subcutânea. Vinte e quatro a quarenta e oito horas depois, desenvolve-se quadro de intenso eritema, vesículas e crostas, acompanhado de forte prurido na área de aplicação, caracterizando a dermatite de contato (Fig. 44.3).

A alergia à resorcina tem a maior incidência nesse grupo, seguida pelo ácido salicílico.

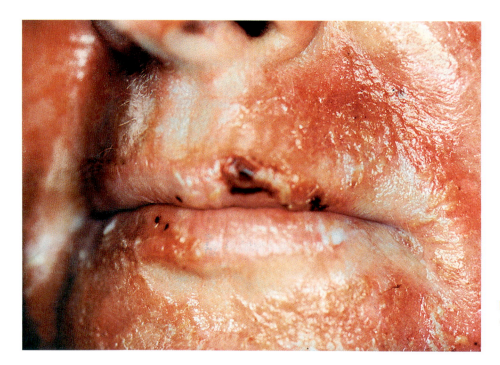

Figura 44.3 – Dermatite de contato.

978-85-7241-919-2

Erros Acidentais ou Resultantes de Falta de Atenção ou Inabilidade Motora do Médico durante a Aplicação das Substâncias Químicas

- Troca do frasco de solução utilizada.
- Utilização de substâncias com prazo de validade vencido, fato este que acarreta modificação da concentração das substâncias da fórmula original.
- Escorrimento de lágrimas, levando inadvertidamente substâncias para áreas não desejadas, por exemplo, a região cervical.
- Contato de cáusticos com os olhos.

Complicações Precoces

Ocorrem nas duas primeiras semanas que se seguem ao procedimento.

Infecções Virais, Bacterianas ou Fúngicas

Entre as infecções virais, são mais comuns as herpéticas que ocorrem com grande frequência, principalmente após esfoliações médias e profundas. Dor e prurido intensos em áreas localizadas da pele da face, no período que se segue à esfoliação, podem ser sinais indicativos de primoinfecção ou reativação de infecção latente pelo herpes-vírus humano tipo I. Na sua forma típica, caracteriza-se pela presença de ulcerações superficiais exsudativas dolorosas na região perilabial, com ausência do teto das vesículas, pois o epitélio foi retirado pelo *peeling*. As lesões herpéticas pós-esfoliativas podem, porém, ter caráter atípico, com início às vezes até uma semana depois do *peeling* e disseminação por toda a face (Fig. 44.4). Nesses casos, podem ser confundidas com infecções bacterianas, que por sua vez não provocam fenômenos dolorosos. Eventualmente, são observados sintomas sistêmicos, como febre e calafrios, podendo ocasionar cicatrizes.

É necessário elucidar minuciosamente a história pregressa em relação a essa patologia, já que alguns pacientes negam episódios anteriores, mas podem ter tido infecções subclínicas no passado ou ter contraído a infecção primária por contato da pele desnuda após o procedimento. É absolutamente necessário o tratamento profilático antiviral sistêmico em todos os procedimentos periorais médios e profundos.

Recomendam-se 400mg de aciclovir, três vezes ao dia, dois dias antes e cinco depois de esfoliações químicas médias. Perkins e Sklarew usam esse antiviral em altas doses e períodos prolongados em dermabrasões ou *peelings* periorais com fenol: 2.400mg/dia, desde 2 dias antes até 15 dias depois. Esses autores, após revisão de 181 pacientes que sofreram dermabrasão ou esfoliação profunda na área perioral, concluíram que 50% dos pacientes que não usaram a profilaxia e tinham história pregressa da virose desenvolveram herpes simples no período pós-operatório, eventualmente com início do quadro até dez dias depois.

Entre complicações por infecções virais, deve-se também lembrar a possibilidade da disseminação de verrugas planas na área esfoliada.

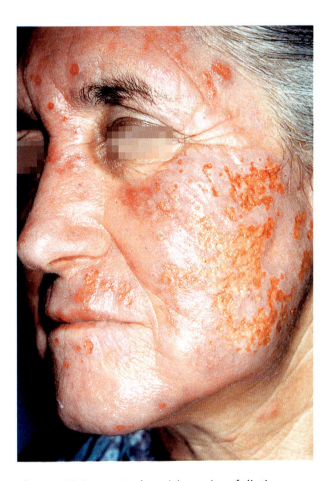

Figura 44.4 – Lesões herpéticas pós-esfoliativas.

As infecções bacterianas são raras, pois os ácidos são geralmente germicidas. Ocorrem se não houver higiene adequada da pele nos dias subsequentes ao procedimento, com acúmulo de restos teciduais, ou oclusão por produtos excessivamente gordurosos utilizados nos cuidados pós-operatórios, fatos estes que facilitam o crescimento bacteriano. O uso de cremes de antibióticos naquele período pode minimizar essa complicação, podendo causar dermatite de contato. O paciente deve ser orientado a lavar a face três a quatro vezes ao dia com sabões comuns e evitar contato com indivíduos portadores de infecções bacterianas cutâneas ou de orofaringe, pois a pele facial desepitelizada é muito sensível às bactérias. Se a infecção for detectada, inclusive com confirmação laboratorial, deve ser tratada com antibióticos locais e sistêmicos penicilinase-resistentes. Os microrganismos mais comumente envolvidos são: *Staphylococcus aureus*, *Streptococcus* e *Pseudomonas*.

As infecções fúngicas são causadas basicamente pela *Candida albicans*, caracterizando-se pela presença de placas esbranquiçadas na área ainda não epitelizada. Devem ser tratadas com cetoconazol, itraconazol ou fluconazol via oral.

Esfoliação Prematura

Ocorre por escoriações acidentais ou voluntárias, podendo causar cicatrizes hipertróficas.

Dermatite de Contato

Pelas substâncias utilizadas nos cuidados ou na proteção no período pós-esfoliativo. São bastante comuns e decorrem da vulnerabilidade da pele nesse período, com a ausência da barreira de proteção cutânea.

Erupção Acneiforme

Caracteriza-se pela presença de múltiplas pápulas e pústulas foliculares. É geralmente causada por oclusão pelas pomadas lubrificantes que se usam no período esfoliativo. É transitória e facilmente tratável por peróxido de benzoíla tópico em baixas concentrações em veículos não irritantes.

Complicações Tardias

Ocorrem a partir da terceira semana do procedimento.

Hiperpigmentações

São as complicações mais comuns dos *peelings* químicos. Os pacientes que se inserem nas características dos fototipos IV, V e VI de Fitzpatrick são mais sujeitos a essa complicação, mas podem também usufruir das esfoliações químicas, desde que sejam superadas as dificuldades pigmentares das peles mais escuras.

Em nosso meio, em razão da grande miscigenação de raças que constitui o povo brasileiro, a hiperpigmentação pós-inflamatória alcança uma frequência muito alta, principalmente no que se refere aos *peelings* médios e profundos, ainda que se proceda à fotoproteção e ao preparo prévio adequados (Fig. 44.5). Ocorrem casos de hiperpigmentação pós-inflamatória para cada três pacientes tratados.

O quadro clínico dessa discromia caracteriza-se por escurecimento de toda a área esfoliada, que ocorre entre a terceira e a quarta semana após o procedimento, variando de intensidade conforme o tipo da pele e a profundidade da esfoliação. É uma complicação quase sempre transitória, respondendo facilmente ao tratamento específico entre 30 e 60 dias.

A fórmula de Kligman e Willis (tretinoína: 0,1%; hidroquinona: 5%; dexametasona: 0,1%; veículo cremoso) e suas variantes são bastante efetivas no tratamento desses casos. O uso de contraceptivos orais, estrógenos e drogas fotossensibilizantes, a exposição solar e a gravidez pelo período de seis meses após o procedimento podem agravar a hiperpigmentação.

Eritema Persistente Generalizado da Face

Esse sintoma só é considerado complicação quando se prolonga por mais de seis meses. Nesses casos, explica-se por condições de sensibilidade e instabilidade vasomotora de certas peles ou por reação à tretinoína, podendo ser tratado com corticosteroides locais não fluorados de média potência.

978-85-7241-919-2

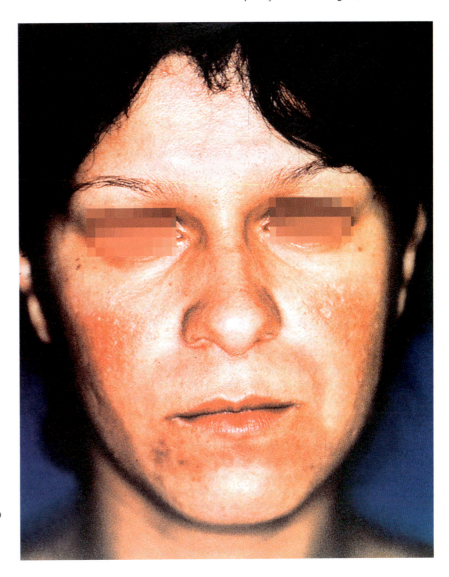

Figura 44.5 – Hiperpigmentação pós-inflamatória.

Cicatrizes Hipertróficas

São raras nas esfoliações químicas superficiais, porém mais frequentes nas médias e, sobretudo, nas profundas. As cicatrizes hipertróficas apresentam como sinal prévio o eritema localizado, em áreas nas quais houve aprofundamento da esfoliação ou retirada prematura de crostas. Esse sinal deve ser agressivamente tratado com corticosteroides de alta potência, sob a forma de pomadas ou curativos oclusivos. Se o eritema localizado evoluir para o desenvolvimento das cicatrizes hipertróficas, utilizam-se infiltrações de triancinolona (20 a 40mg/mL) ou silicone, sob a forma de cremes, gel ou placas. Essas lesões localizam-se frequentemente na região perioral, pelo intenso movimento muscular, ou nas regiões zigomática ou mandibular, em que os *peelings* podem se aprofundar rapidamente por se tratarem de áreas nas quais o tecido subcutâneo é escasso (Fig. 44.6).

Esfoliações agressivas antes do sexto mês após blefaroplastias ou ritidoplastias em plano profundo podem também evoluir com cicatrização imperfeita.

Ectrópio

Existe possibilidade da ocorrência de ectrópio em esfoliações médias e, principalmente, nas profundas da pálpebra inferior em caso de blefaroplastia recente, ou ectrópio senil incipiente não identificado. Usualmente, ocorre regressão espontânea, mas, se houver necessidade de reparo, pode-se utilizar cantopexia ou enxertos de pele total.

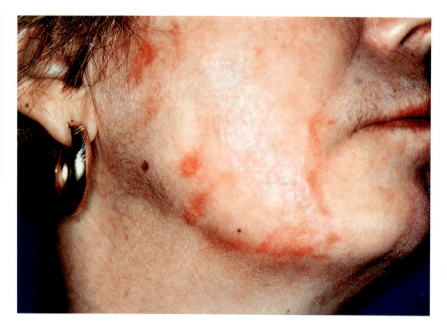

Figura 44.6 – Área de aprofundamento do *peeling* químico.

Queloides

Foram diagnosticados queloides atípicos médio--faciais após dermabrasão em pacientes que tinham sido tratados com isotretinoína recentemente. Recomenda-se que se respeitem intervalos mínimos de um a dois anos entre o término do tratamento com isotretinoína sistêmica e os procedimentos ablativos médios ou profundos

Textura Irregular

Observa-se quando a penetração das substâncias não ocorre de modo uniforme, em uma mesma unidade estética.

Hipopigmentação

É um efeito indesejável tardio, que ocorre de cinco a nove meses após a esfoliação. Deve-se raramente ao ATA, é incomum com o uso de ácido glicólico, mas ocorre em praticamente todos os casos de esfoliações profundas com a solução de Baker.

Linhas de Demarcação

Situam-se entre as áreas esfoliada e não esfoliada (Fig. 44.7). São muito comuns com o *peeling* profundo de fenol. Note-se que a poiquilodermia da região cervical não responde aos *peelings* químicos, evidenciando as linhas de demarcação.

Acentuação de Anormalidades Preexistentes

Nevos pigmentados e telangiectasias preexistentes podem se tornar mais evidentes, pois a pele de toda a face fica mais clara.

Prejuízo da Relação entre Médico e Paciente

A quebra da confiança nessa relação, por desinformação sobre os desconfortos do período imediatamente após o procedimento ou sobre a possibilidade de complicações, pode acarretar ações litigiosas por parte dos pacientes ou de seus familiares.

Complicações de *Peelings* não Faciais

Todas as áreas do corpo humano podem ser quimicamente esfoliadas, incluindo-se: região cervical, tórax anterior, dorso, dorso das mãos, antebraços, braços e pernas.

Nas áreas não faciais, a vascularização cutânea é mais escassa e existe diminuição do número das unidades pilossebáceas, a partir das quais ocorre a reepitelização; na face, há 30 vezes mais anexos do que nas regiões cervical e torácica anterior e 40 vezes mais do que no dorso

978-85-7241-919-2

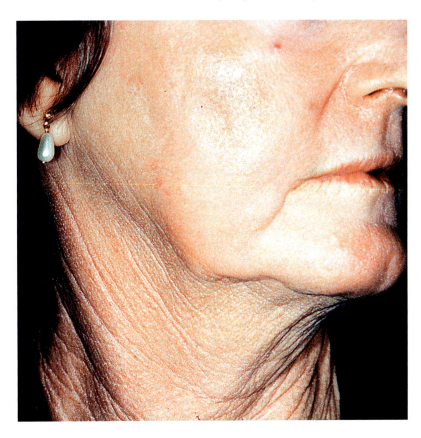

Figura 44.7 – Linha de demarcação entre as áreas tratada e não tratada.

das mãos. Essas características explicam a tendência a cicatrizes inestéticas nessas áreas, quando submetidas a métodos ablativos, e a resposta mais lenta, tanto em relação ao aparecimento dos sinais de absorção dos agentes químicos (eritema, branqueamento) quanto à reepitelização. Assim, recomenda-se que essas esfoliações sejam sempre superficiais e que seja feito o preparo prévio com tretinoína local.

Por outro lado, deve ser dada atenção à possibilidade da absorção sistêmica dos agentes empregados em grandes superfícies cutâneas, buscando-se preferencialmente substâncias não tóxicas. Portanto, para emprego em áreas extensas, devem ser evitados o fenol, o ácido salicílico e a resorcina.

PREVENÇÃO DAS COMPLICAÇÕES

No período que antecede ao procedimento, vários fatores importantes devem ser observados para a prevenção das complicações.

Os pacientes devem ser devidamente esclarecidos a respeito de detalhes dos procedimentos propostos; nível de dor e ardor no momento da aplicação do agente químico; aspecto da pele e desconforto no período pós-operatório; tempo de recuperação necessário para o retorno às atividades profissionais e sociais e período mínimo de abstenção de contato com ambientes ricos em raios UV.

A documentação fotográfica prévia e posterior é muito útil para a memorização pelo médico e pelo paciente quanto ao grau de melhora obtida com o procedimento.

Por sua vez, o termo de consentimento pós-informado é indispensável na função de esclarecer o paciente e proteger o profissional em caso de disputas jurídicas.

Ainda como prevenção de complicações, devem ser dadas ao paciente as orientações detalhadas escritas para o período pós-operatório.

Os retornos devem ser frequentes, ocorrendo a cada 24 ou 48h até o estabelecimento da epitelização completa. Esse fato evita que o paciente procure profissionais de outra área que, mal-informados sobre o procedimento, podem alarmar o paciente ou recomendar tratamentos inadequados.

É importante o conhecimento de alguns tópicos para a prevenção das complicações.

Preparo Prévio à Esfoliação

Os *peelings* químicos devem ser efetuados somente se a pele-alvo estiver devidamente preparada para receber as substâncias esfoliantes. O preparo prévio da pele, em regime domiciliar, é necessário pelo período mínimo de duas semanas, tendo por finalidades: diminuição e compactação da camada córnea; uniformização da superfície da pele a ser esfoliada e aumento da permeabilidade cutânea às substâncias, promovendo uma verdadeira aclimatação da pele para receber os agentes químicos.

A tretinoína tópica é tradicionalmente o agente mais utilizado nesse período de preparo, não só para os *peelings* químicos, como também para qualquer outra técnica ablativa. Seu emprego no período anterior ao procedimento não só proporciona as condições já mencionadas, mas também abrevia o período de cicatrização. Em 1986, Mandy comparou o período de cicatrização de pacientes submetidos à dermabrasão, com e sem uso prévio de tretinoína, observando que os pacientes preparados tiveram epitelização completa entre 5 e 7 dias, ao passo que aqueles que não haviam recebido o preparo tiveram período de epitelização entre 7 e 11 dias. A tretinoína tópica estimula a proliferação epidérmica e o fluxo sanguíneo para o tecido.

A utilidade do preparo prévio na profilaxia das hiperpigmentações em técnicas ablativas profundas tem sido questionada. West e Alster sugerem que o fenômeno estaria ligado aos melanócitos foliculares que não seriam atingidos pela tretinoína e pela hidroquinona.

A 5-fluoruracila a 5% em creme é útil na fase que antecede os *peelings*. Roenigk e Brodland recomendam seu uso por sete dias, duas vezes ao dia, antes de esfoliações de média profundidade com ATA. A 5-fluoruracila, em uso limitado a sete dias, permite melhor visualização das lesões queratóticas, sem, no entanto, provocar a irritação incômoda que se observa no esquema usual de três semanas.

Conhecimento Técnico dos Agentes Esfoliantes

As substâncias químicas que se usam hoje para *peelings* são: fenol, ATA, resorcina, ácido salicílico, ácido retinoico e ácido glicólico.

É de fundamental importância que o profissional que realiza esfoliações químicas tenha conhecimento técnico profundo a respeito das substâncias utilizadas, dos métodos de diluição utilizados no seu preparo, das associações químicas necessárias para o bom desempenho dos fármacos e da reação da pele humana ao seu contato.

QUESTÕES

1. Quando ocorreram as primeiras citações na literatura médica a respeito de esfoliações cutâneas? Quais foram as substâncias citadas?
2. Quais são as principais contraindicações dos *peelings* químicos?
3. Entre as substâncias mais comuns utilizadas para *peelings* químicos, quais são as que apresentam risco de toxicidade sistêmica?
4. Quais são as precauções que se devem tomar para evitar complicações sistêmicas com *peelings* de fenol?
5. Como deve ser a profilaxia para herpes simples em *peelings* profundos?

LEITURA COMPLEMENTAR

BRODY, H. J. *Chemical Peeling and Resurfacing*. 2. ed. Saint Louis: Mosby, 1997.

BRODY H. J. Complications of chemical peeling. *J. Dermatol. Surg. Oncol.*, v. 15, p. 1010-1019, 1989.

COLEMAN III, W. P.; BRODY, H. J. Advances in chemical peeling. In: PRISTOWSKY, J. H. (ed.). *Dermatologic Clinics – Advances in Chemical Research*. Philadelphia: Saunders, 1997, v. 15, p. 19-25.

COLEMAN III, W. P.; YARBOROUGH, J. M.; MANDY, S. H. Dermabrasion for prophylaxis and treatment of actinic keratoses. *Dermatol. Surg.*, v. 22, p. 17-21, 1996.

DODSON, J. M.; DESPAIN, J.; HEWETT, J. E.; CLARK, D. P. Malignant potential of actinic keratoses and the controversy over treatment. A patient-oriented perspective. *Arch. Dermatol.*, v. 127, p. 1029-1031, 1991.

KLIGMAN, A. M.; GROVE, G. L.; HIROSE, R.; LEYDEN, J. J. Topical tretinoin for photoaged skin. *J. Am. Acad. Dermatol.*, v. 15, p. 836-859, 1986.

KOTLER, R. *Chemical Rejuvenation of the Face*. Saint Louis: Mosby Year Book, 1992.

MANDY, S. H. Tretinoin in preoperative and postoperative management of dermabrasion. *J. Am. Acad. Dermatol.*, v. 15, p. 878-879, 1986.

MOLL, R.; COWIN, P.; KAPPRELL, H. P.; FRANKE, W. W. Desmossomal proteins: new markers for identification and classification of tumors. *Lab. Invest.*, v. 54, p. 4-25, 1986.

PERKINS, S. W.; SKLAREW, E. C. Prevention of facial herpetic infections after chemical peel and dermabrasion: new treatment strategies in the prophylaxis of patients undergoing procedures of the perioral area. *Plast. Reconstr. Surg.*, v. 98, p. 427-433; discussion 434-435, 1996.

ROENIGK, R. K.; BRODLAND, D. G. Facial chemical peel with trichloroacetic acid. In: ROEGNIK, R. K.; ROEGNIK JR., H. H. (eds.). *Surgical Dermatology*. Philadelphia: Mosby, 1993, cap. 47.

STAGNONE, G. J.; ORGEL, M. G.; STAGNONE, J. J. Cardiovascular effects of topical 50% trichloroacetic acid and Baker's phenol solution. *J. Dermatol. Surg. Oncol.*, v. 13, p. 999-1002, 1987.

WEST, T.; ALSTER, T. Effect of pretreatment on the incidence of hyperpigmentation following cutaneous CO_2 laser resurfacing. *Dermatol. Surg.*, v. 23, p. 25-17, 1999.

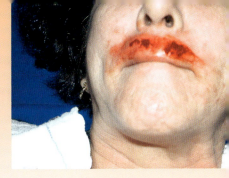

Seção **6**

Dermabrasão

Indicação e Seleção de Pacientes

José Carlos Greco

SUMÁRIO

O capítulo aborda as indicações da dermabrasão, como rugas superficiais e profundas, cicatrizes deprimidas, lesões hiperplásicas, estrias, tatuagens, radiodermites e lesões epidérmicas e dérmicas superficiais. Os pacientes candidatos a essa terapia devem ser bem esclarecidos sobre o método e a complexidade do pós-operatório, apontando-se as vantagens e desvantagens do procedimento.

HOT TOPICS

- São fatores decisivos na seleção do paciente: história pregressa da pele a ser tratada, antecedentes e hábitos, além de exame físico da região.
- Investigar exposição solar, uso de cosméticos, uso de isotretinoína oral e outro procedimentos anteriores.
- Em razão da complexidade do pós-operatório, esse método é reservado para casos mais graves de alterações teciduais.
- Importante notar a necessidade do preparo da pele para evitar as reações adversas.

INTRODUÇÃO

Existe uma série de regras básicas para a melhor indicação e seleção dos pacientes que serão submetidos ao tratamento de dermabrasão.

O médico precisa avaliar profundamente a indicação clínica e estar ciente de que todos os fatores envolvidos na seleção do paciente foram observados, para poder prepará-lo para a execução do procedimento.

INDICAÇÕES CLÍNICAS DA DERMABRASÃO

Em razão da complexidade do pós-operatório, esse método é reservado para casos mais graves de alterações teciduais, tais como:

- Rugas superficiais e profundas.
- Cicatrizes deprimidas em geral (acne, varicela, traumatismos).
- Cicatrizes elevadas.
- Lesões hiperplásicas.
- Lesões de depósito.
- Estrias.
- Tatuagens.
- Radiodermites.
- Lesões de epiderme e derme superficial (efélides, queratoses actínicas, alterações pigmentares da derme) também serão beneficiadas pelo procedimento, apesar de não ser esse método o de primeira escolha para tais alterações.

Rugas Superficiais e Profundas

A dermabrasão é um método bastante eficiente para essas alterações, pois o médico modula a profundidade do procedimento de acordo com a intensidade e o aspecto das rugas apresentadas (Fig. 45.1).

O médico pode executar procedimentos suaves, com o mínimo de esfoliação, em pequenas rugas superficiais, ou abrasões profundas, com grande retirada de tecidos, nos casos de alterações mais importantes.

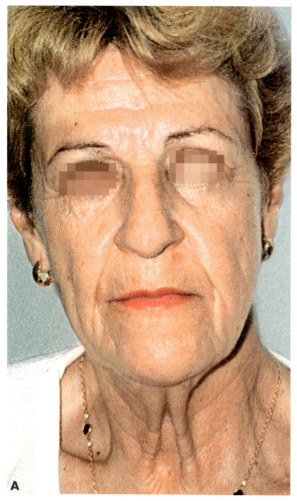
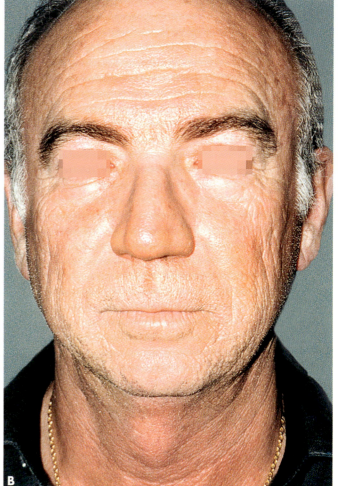

Figura 45.1 – (*A* e *B*) Rugas superficiais e profundas.

978-85-7241-919-2

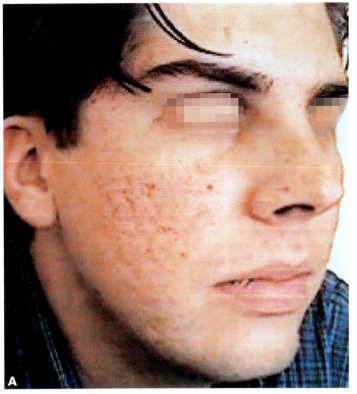
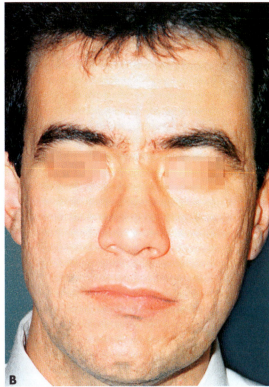

Figura 45.2 – (*A* e *B*) Cicatrizes de acne.

Cicatrizes Deprimidas

O resultado da dermabrasão para esse diagnóstico depende de alguns fatores, que estão fundamentalmente ligados ao grau de atrofia da derme.

Muitas vezes, para o melhor resultado, é interessante associar o procedimento com outros métodos, como subincisão ou enxertia com *punch* (Fig. 45.2), principalmente quando as cicatrizes apresentam atrofia grave da derme e da gordura subcutânea.

A grande vantagem do método para esses casos é que o médico pode, em nível intraoperatório, decidir a profundidade a ser atingida para o melhor resultado, possibilidade que nenhuma outra técnica de *peeling* pode oferecer.

Cicatrizes Elevadas

A melhora para esses casos pode ser boa, sempre associada a métodos complementares, como corticoterapia tópica e/ou oclusiva e, em casos mais graves, a β-terapia (Fig. 45.3).

Lesões Hiperplásicas

A dermabrasão é um método eficaz para algumas lesões hiperplásicas, por exemplo, o rinofima (Fig. 45.4). Os tecidos em relevo são retirados e modelados, podendo o médico desenhar o melhor aspecto estético. Siringomas, hiperplasias sebáceas, neurofibromas e outras formações semelhantes também podem ser abrasados até a retirada total das lesões.

Lesões de Depósito

Podem ser retiradas pela dermabrasão as lesões formadas por depósito, por exemplo, de gordura (xantomas) ou de substâncias amiloides (amiloidose).

Estrias

A eliminação total dessas formações extremamente inestéticas é complicada. A ruptura das fibras elásticas que promove essa alteração pode ser classificada em três parâmetros: tempo de

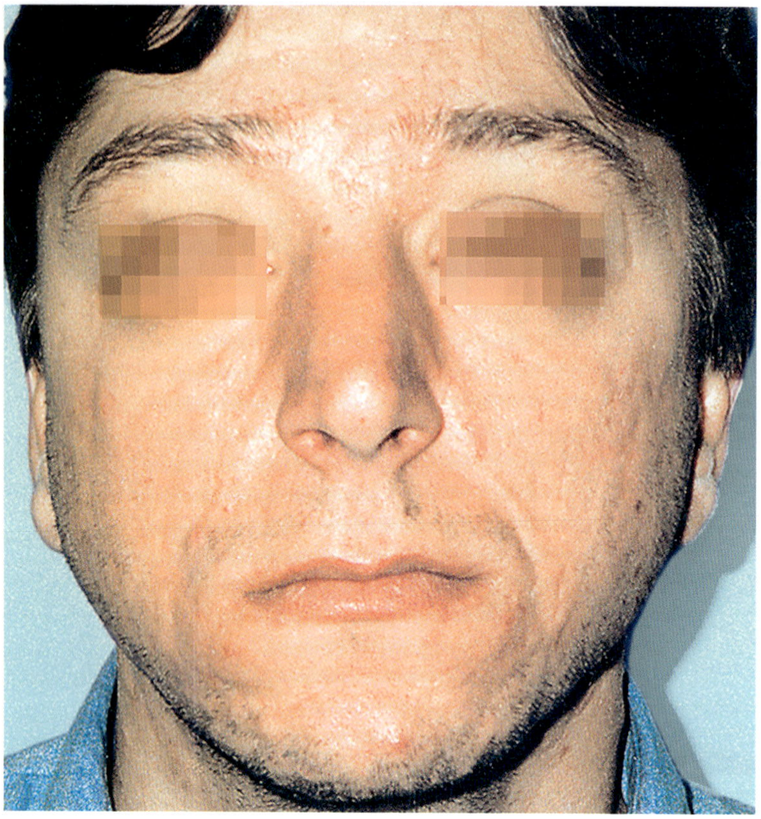

Figura 45.3 – Cicatrizes elevadas.

aparecimento, largura e profundidade das lesões. Esses parâmetros vão determinar o prognóstico do tratamento. Por exemplo, lesões recentes, finas e superficiais têm excelente prognóstico, podendo desaparecer totalmente com uma simples sessão de abrasão superficial. Por outro lado, lesões mais antigas, largas e profundas dificilmente desaparecem, mesmo com procedimentos mais agressivos, apesar de, no final do tratamento, melhorarem em seu aspecto (Fig. 45.5).

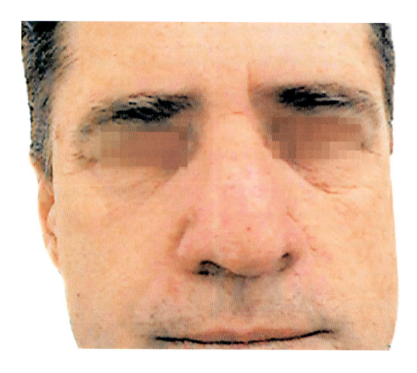

Figura 45.4 – Rinofima.

978-85-7241-919-2

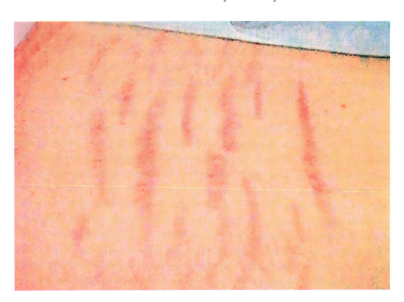

Figura 45.5 – Estrias.

Nesse diagnóstico, é importante o médico ter o bom senso de não passar expectativas irreais a seu paciente.

Tatuagens

Mesmo existindo técnicas mais modernas e eficazes para a retirada de tatuagens cosméticas ou acidentais, a dermabrasão pode ser empregada neste caso, pois o lixamento provocado retira os pigmentos depositados em nível dérmico (Fig. 45.6).

Radiodermites

A dermabrasão é uma técnica útil para a melhora dessa patologia. Considera-se de vital importância a avaliação correta do grau de destruição tecidual provocado pela radiação. Com um exame anatomopatológico da região afetada, é possível avaliar se as estruturas anexiais estão preservadas[1], permitindo assim a regeneração epidérmica após o tratamento.

Lesões Epidérmicas e de Derme Superficial

Como citado anteriormente, as lesões nessas regiões, por serem mais superficiais, podem ser tratadas com métodos menos agressivos. Contudo, dependendo do tipo de pele, os resultados podem ser satisfatórios, pois uma leve abrasão superficial dá ao médico a exata noção de profundidade na retirada da lesão. Melasmas são retirados facilmente com abrasão superficial[2]. Algumas alterações de difícil tratamento, como o xeroderma pigmentoso, beneficiam-se com esse método[3].

SELEÇÃO DE PACIENTES

A perfeita seleção dos pacientes, após a indicação precisa anteriormente citada, dará ao profissional subsídios para obter os melhores resultados terapêuticos com a dermabrasão.

A anamnese deve ser completa. São fatores decisivos importantes na seleção dos pacientes:

- História pregressa da pele a ser tratada:
  - Informações sobre exposição solar.
  - Cirurgias anteriores.
  - Uso de cosméticos.
  - Uso de isotretinoína oral.
  - Outros procedimentos estéticos anteriores (*peeling*, preenchimentos, toxina botulínica, cirurgias).
- Antecedentes pessoais e hábitos:
  - Gravidez.
  - Tabagismo.
  - História de herpes simples.
  - Utilização de medicamentos.
  - Informações das condições gerais de saúde física e psíquica.

978-85-7241-919-2

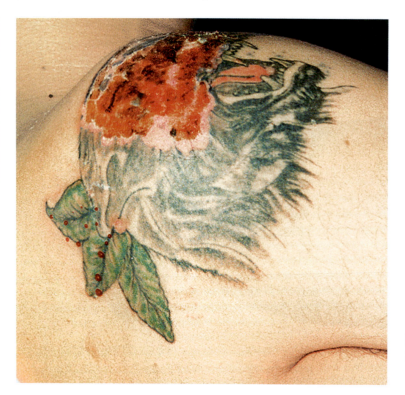

Figura 45.6 – Tatuagem em tratamento por dermabrasão.

Nunca esquecer de realizar um exame físico minucioso da região a ser tratada, pois, dependendo do grau de destruição tecidual, o tratamento pode apresentar resultados que deixem a desejar.

Antes da realização do procedimento, além dos termos de consentimento, deve-se realizar uma documentação fotográfica completa. É muito comum os pacientes "esquecerem" de como estavam antes do tratamento.

História Pregressa da Pele a Ser Tratada

Os dados colhidos na anamnese são informações fundamentais para a melhor indicação e acompanhamento dos pacientes que serão submetidos a esse método. A seguir, são expostos os dados relevantes.

Informações sobre Exposição Solar

Tempo da última exposição e dados para avaliação de Fitzpatrick[4] (Tabela 45.1) darão indicações de possíveis sequelas, como cicatrizes e pigmentação pós-procedimento.

Cirurgias Anteriores

Observar o resultado cirúrgico quanto à cicatrização, alterações de pigmentação e tempo de recuperação.

Os antecedentes de alterações em procedimentos anteriores são muito importantes na orientação e nos cuidados após a dermabrasão, inclusive dando prognósticos de possíveis sequelas.

Tabela 45.1 – Classificação de Fitzpatrick[4]

Tipo	Cor da pele	Resposta da pele ao ultravioleta	DME (J/cm²)
I	Branca	Sempre queima Nunca bronzeia	1,5
II	Branca	Queima sempre Dificilmente bronzeia	2,5
III	Branca	Às vezes queima Bronzeia moderadamente	3,5
IV	Marrom	Raramente queima Bronzeia com facilidade	4,5
V	Marrom-escura	Queima muito raramente Bronzeia muito facilmente Indivíduo natural e moderadamente pigmentado	5,5
VI	Negra	Não queima Bronzeia muito	6,5

DME = dose mínima eritematosa .

Uso de Cosméticos

O uso contínuo de cosméticos esfoliantes, como retinoides ou alfa-hidroxiácidos, por exemplo, pode alterar a permeabilidade da pele sem, contudo, ser fator que altere a indicação e a seleção de pacientes para a abrasão[5].

Uso de Isotretinoína Oral

Esse tratamento prévio ou concomitante ao *peeling* cirúrgico pode ser um grave fator de predisposição à formação de cicatrizes pós-procedimento. Durante e até seis meses após o término do tratamento com isotretinoína por via oral, está contraindicada a execução da dermabrasão.

Outros Procedimentos Estéticos Anteriores

Os *peelings* químicos anteriores não contraindicam a dermabrasão. A utilização de produtos para preenchimento pode alterar a perfeita avaliação da formação de rugas, dobras e sulcos, inclusive a avaliação dinâmica destes, em relação aos formados pela exposição solar. No entanto, não atrapalham o resultado do procedimento de dermabrasão, inclusive substâncias não absorvíveis, como o silicone líquido e os polímeros como os acrilatos.

A toxina botulínica também pode interferir no diagnóstico da extensão e dos tipos de rugas, porém, não interfere no resultado final da dermabrasão.

Antecedentes Pessoais e Hábitos

Gravidez

Como em qualquer procedimento que envolva dor e pós-operatório complicado, a gravidez é contraindicação absoluta para este procedimento.

Tabagismo

Antes da realização da dermabrasão, o fumante deve ser informado de todas as consequências que o ato de fumar causou e pode desenvolver, tanto do ponto de vista dinâmico (as rugas se evidenciam pelo ato contínuo de fumar) quanto do químico (os componentes existentes na fumaça do cigarro podem ativar enzimas que lesionam o colágeno e a elastina). É importante enfatizar que a pele pós-abrasão estará propensa à maior atuação da fumaça durante o processo natural de cicatrização pós-*peeling* cirúrgico.

História de Herpes Simples

Antecedentes dessa patologia devem ser informados, pois, para segurança, o médico deve prescrever, antes da dermabrasão, anti-herpéticos orais para prevenção da erupção desta virose pós-procedimento.

Medicamentos em Uso pelo Paciente

Como a dermabrasão é um procedimento que provoca sangramento importante, o uso de substâncias que interfiram na coagulação deve sempre ser observado; anticoagulantes, ácido acetilsalicílico e derivados devem ser evitados antes, durante e no pós-operatório imediato. O uso de hormônios, tanto pílulas anticoncepcionais quanto os utilizados para a menopausa, pode sensibilizar a pele à exposição solar produzindo manchas após a dermabrasão.

Condições Gerais de Saúde do Paciente

A dermabrasão, por se tratar de um procedimento que classificamos como cirúrgico, obriga o médico a obter as informações completas da saúde geral de seu paciente, com todas as precauções prévias, realização de todas as provas bioquímicas, hematológicas e cardiovasculares necessárias. Avaliação cardiológica para classificação de risco cirúrgico pode ser necessária, dependendo do tipo de anestesia, da idade e das condições desse paciente.

Condições de Saúde Mental

Acredita-se ser essa a avaliação mais importante na anamnese. Esse processo envolve autoestima, expectativa de resultados, resoluções de problemas afetivos e aceitação do envelhecimento. Conhecer bem essas razões é fundamental para o procedimento ter sucesso. A relação entre médico e paciente deve ser perfeita. O paciente deve saber exatamente o quanto pode melhorar e quais são as limitações do procedimento.

Cabe ao médico ter o *feeling* para orientar e contraindicar o procedimento se o seu diagnóstico mental não for o adequado. Em última análise, pode até pedir ou indicar ajuda de colegas que cuidem dessa área para melhor passar as informações ao paciente, pois a simples contraindicação não impede que o paciente procure outros colegas que, muitas vezes, por não terem os mesmos cuidados, acabam executando o procedimento, criando problemas insolúveis para ambas as partes.

EXAME FÍSICO DA PELE QUE SERÁ SUBMETIDA À DERMABRASÃO

A inspeção cuidadosa da pele que será tratada é importante para que o médico indique o procedimento. Na seleção dos pacientes, o tipo de pele e o grau de envelhecimentos actínico e crono-

lógico são fatores que vão determinar o desfecho da indicação do método de tratamento.

Tipos de Pele

A classificação mais aceita quanto aos tipos de pele é a proposta por Fitzpatrick (ver Tabela 45.1).

O médico pode, utilizando essa classificação, prever a possibilidade de sequelas pós-procedimento. A classificação fornece a possibilidade de determinar a origem étnica do paciente, sendo informação de especial relevância na indicação desse tipo de procedimento.

A dermabrasão pode ser indicada sem temores para as peles de tipos I e II, com reservas para as peles de tipos III e IV, e deve ser evitada nas peles de tipos V e VI.

Grau de Envelhecimento

A avaliação do grau de fotoenvelhecimento é importante para o planejamento do *peeling* cirúrgico, pois envolve fatores como queratoses actí-

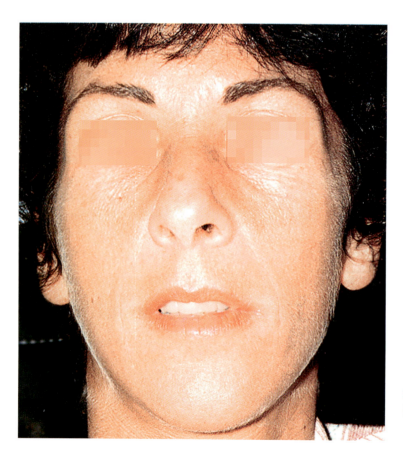

Figura 45.7 – Alterações provocadas pela exposição solar.

978-85-7241-919-2

CAPÍTULO 45

Quadro 45.1 – Classificação de Glogau

I – Leve (28 – 35 anos de idade)

• *Rugas mínimas:*
  – Ausência de queratoses
  – Mínimas cicatrizes de acne
  – Sem maquilagem

II – Moderado (35 – 50 anos de idade)

• *Rugas dinâmicas:*
  – Melanoses solares incipientes
  – Queratoses actínicas precoces e palpáveis
  – Acne cicatricial leve
  – Uso mínimo de maquilagem

III – Avançado (50 – 65 anos de idade)

• *Rugas no repouso:*
  – Discromia evidente, telangiectasias
  – Queratoses actínicas visíveis
  – Acne cicatricial que não desaparece com maquilagem
  – Uso intenso de maquilagem

IV – Grave (60 – 75 anos)

• *Somente rugas:*
  – Pele frouxa, amarelo-acinzentada
  – Discromias
  – Queratoses actínicas e câncer de pele
  – Acne cicatricial grave
  – Não consegue usar maquilagem

nicas, diferenciação das rugas formadas pela exposição solar e a presença ou não de outras alterações, como poiquilodermia.

Julga-se primordial a diferenciação entre as rugas formadas pela exposição solar (Fig. 45.7) e as dinâmicas causadas pelos movimentos de expressão facial.

Podem-se classificar didaticamente as regiões em que se formam as rugas faciais relacionando-as com o seu mecanismo de formação:

• *Rugas dinâmicas*: formadas nas regiões da glabela, periorais, periorbiculares (pés-de-galinha).

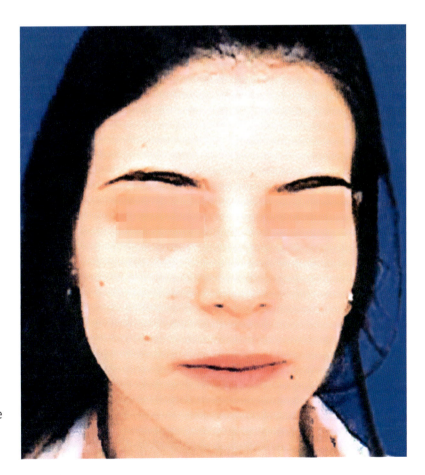

Figura 45.8 – Nível I, leve (idade entre 28 e 35 anos).

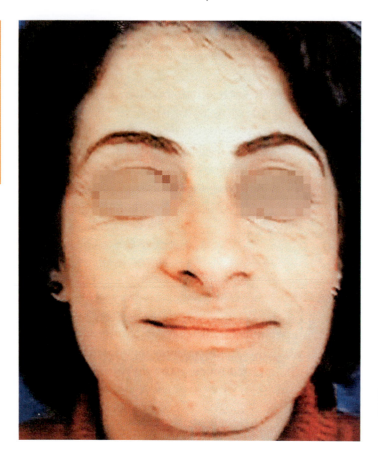

Figura 45.9 – Nível II, moderado (idade entre 35 e 50 anos).

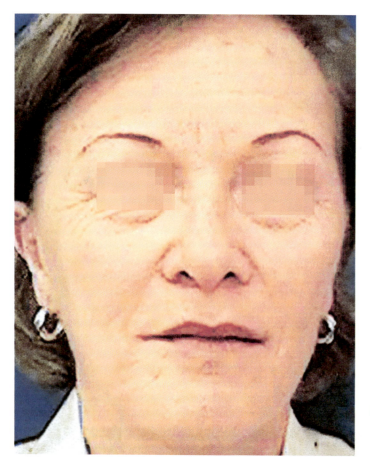

Figura 45.10 – Nível III, avançado (idade entre 50 e 60 anos).

978-85-7241-919-2

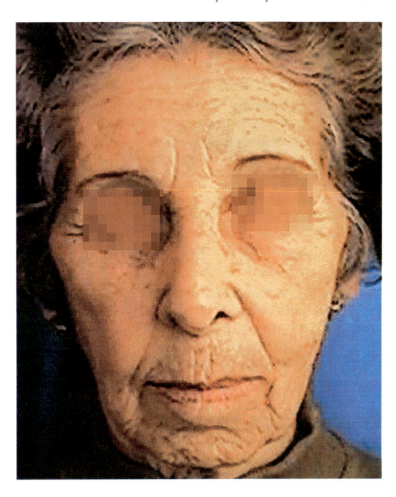

Figura 45.11 – Nível IV, grave (idade entre 60 e 75 anos).

- *Rugas actínicas*: distribuídas por toda a face.
- *Rugas por pressão (no sono)*: regiões laterais da face e frontolaterais.
- *Rugas gravitacionais*: região do sulco nasogeniano lateral do mento.

Glogau[6] desenvolveu uma classificação que facilita a avaliação dos níveis de fotoenvelhecimento (Quadro 45.1; Figs. 45.8 a 45.11).

CONSIDERAÇÕES FINAIS

Os critérios para seleção e indicação de pacientes candidatos aos procedimentos esfoliativos são similares nos *peelings* químicos e na dermabrasão, pois se trata, em síntese, do mesmo procedimento. Apenas diferem na técnica de realização.

É importante notar que é necessário preparar a pele para minimizar reações adversas, principalmente as hipercromias. Outro ponto muito importante é a avaliação da ansiedade e das condições mentais dos pacientes para suportar agressões mais fortes (procedimentos mais profundos com atuação dérmica) em regiões da face.

A dermabrasão é um procedimento esfoliante clássico que, apesar de ter perdido espaço para outros processos, até mesmo para alguns tipos de *laser*, continua sendo muito interessante quando feita com critério e indicação precisa.

QUESTÕES

1. Qual a diferença entre os tratamentos abrasivos que existem na terapêutica atual?
2. Como determinamos as principais indicações da dermabrasão?
3. Quais as principais indicações clínicas da dermabrasão?
4. Quais os principais critérios para a seleção dos pacientes para a dermabrasão?
5. Em quais idades está indicada a dermabrasão?

REFERÊNCIAS

1. MACCOLLOUGH, E. G.; EGLANGSDON, P. R. *Dermabrasion and Chemical Peel, a Guide for Facial Plastic Surgery*. New York: Thieme Medical, 1988. p. 53-112.

2. GRIMES, P. E. Melasma: etiologic and therapeutic considerations. *Arch. Dermatol.*, v. 131, p. 1453-1457, 1995.

3. NELSON, B. R.; FADER, D. J.; GILLARD, M. et al. The role of dermabrasion and chemical peels in the patients with xeroderma pigmentosum. *J. Am. Acad. Dermatol.*, v. 32, p. 623-636, 1995.

4. FITZPATRICK, T. B. The validity and practicality of sun-reactive skin types I through VI. *Arch. Dermatol.*, v. 124, p. 869-871, 1988.

5. VOGOTIS, F. L.; BRUNDAGE, S. R. Histologic study of dermabrasion and chemical peel in animal model after pretreatment with retin A. *Aesthetic Plast. Surg.*, v. 19, p. 243-246, 1995.

6. GLOGAU, R. G. Chemical peeling and aging skin. *J. Geriatr. Dermatol.*, v. 2, p. 30-35, 1994.

LEITURA COMPLEMENTAR

ABRAHAMS, P. H.; HUTCHINGS, R. T.; MARKS JR., S. C. *Atlas Colorido de Anatomia Humana de McMinn*. São Paulo: Manole, 1980. p. 33-41.

ALSTER, T.; PRESTON, L.; MACEDO, O. R. *Benefícios da Cirurgia Cosmética a Laser*. São Paulo: Senac, 1997. p. 11-170.

CLINICAL DISCUSSIONS. Joint Meeting of Florida Society of Dermatology Surgery and Florida Society of Plastic and Reconstructive Surgery. Miami. Sep., 1990, and American Academy of Facial Plastic and Reconstructive Surgery. Indianapolis – Ind, March, 1993.

COX, N. H.; LAWRENCE, C. M. *Diagnostic Problems in Dermatology*. Newcastle: Mosby-Wolfe, 1999. p. 26-57.

OWSLEY, J. Q. *Aesthetic Facial Surgery*. San Francisco: W. B. Saunders, 1994. p. 1-24.

STEGMAN, S. J. A comparative histologic study of the effects of three peelings agents and dermabrasion on normal and sundamaged skin. *Aesthetic Plast. Surg.*, v. 6, p. 123-135, 1982.

STEGMAN, S. J.; TROMOVITCH, T. A.; GLOGAU, R. G. *Cosmetic Dermatologic Surgery*. St. Louis: Mosby, 1990. p. 35-58.

SWINCHARI, J. M. Test spots in dermabrasion and chemical peeling. *J. Dermatol. Surg. Oncol.*, v. 16, p. 557-563, 1990.

SEÇÃO 6

Dermabrasão Clássica

Maurício de Maio

SUMÁRIO

A dermabrasão, um procedimento no qual a superfície da pele é friccionada com um instrumento metálico abrasivo com o objetivo de remover a camada superior, pode ajudar na remoção de pequenas cicatrizes.

Neste capítulo, serão estudadas técnicas, indicações, complicações e resultados obtidos com essa técnica.

HOT TOPICS

- As principais indicações da dermabrasão são: remoção de cicatrizes superficiais, fotoenvelhecimento grave e pele danificada por traumas. Também pode ser utilizada nos casos de queratoses solares e tumores benignos.
- O objetivo do tratamento é a retirada da epiderme e derme papilar, sem atingir a derme reticular profunda.
- A laceração controlada dos tecidos faz com que os pontos altos das cicatrizes sejam rebaixados.
- A recuperação da pele no pós-operatório deve-se aos folículos pilossebáceos, que possuem células proliferativas.
- A terapêutica prévia com aciclovir está ligada à prevenção do herpes-vírus.
- Após a dermabrasão, deve-se aplicar curativo contendo antibióticos e solução de lidocaína para aliviar o ardor.
- *Punch elevation*, *punch graft*, *subcision*, injeções de corticosteroides e eletrodissecação são alguns dos procedimentos complementares à dermabrasão.
- A segunda aplicação da dermabrasão pode ser realizada após 6 a 12 semanas da primeira sessão.
- O mais importante dessa técnica não é o método utilizado, mas sim a profundidade atingida.

INTRODUÇÃO

A dermabrasão é um processo de lesão mecânica controlada com o objetivo de remoção da epiderme e parte da derme. É indicada para tratamento de pele com cicatriz superficial, fotoenvelhecimento grave ou em pele danificada por traumas. É um tratamento cosmético que também se mostrou eficiente para tratamento de patologias como queratoses solares pré-malignas e tumores benignos como o adenoma sebáceo.

Como todos os métodos esfoliativos, não há 100% de sucesso em todos os casos e por isso é importante que os pacientes sejam avisados e tenham expectativas realistas sobre esse procedimento.

Deve-se salientar que é extremamente importante serem efetuados exames de sangue pré-operatórios, principalmente para vírus da imunodeficiência humana (HIV, *human immunodeficiency virus*) e hepatite, pois são transmissíveis pelos restos celulares que permanecem no ar durante o procedimento[1].

MECANISMO DE AÇÃO

O aparelho usado para a dermabrasão clássica baseia-se em um pequeno motor de alta rotação que gira uma haste de metal com uma espécie de escova de aço na ponta, ou pode também ser uma "escova" de diamante (ponteira de diamante). As escovas variam muito em tamanho, capacidade de abrasão e formatos, para cada região do corpo e tipo de cicatriz.

O mecanismo de funcionamento consiste na utilização dessa escova de metal ou ponteira de diamante girando em alta velocidade sobre a pele resfriada. O objetivo é a retirada da epiderme e da derme papilar, sem atingir a derme reticular profunda, o que poderia causar resposta inflamatória exacerbada e posterior formação de cicatriz hipertrófica. A abrasão causa laceração da pele e, no caso da ponteira de diamante, há também aquecimento excessivo consequente à abrasão, somando-se a lesão térmica à lesão mecânica.

A laceração controlada faz com que os pontos altos das cicatrizes sejam rebaixados, nivelando-os com o tecido adjacente. Há estímulo da síntese, da reorganização e da reestruturação do colágeno. Além disso, torna a derme papilar mais firme e contraída. A recuperação da pele no pós-operatório deve-se aos folículos pilossebáceos que possuem as células proliferativas da epiderme. A face é ricamente provida de glândulas sebáceas, possibilitando excelente restauração da pele após a dermabrasão[2].

INDICAÇÃO

A dermabrasão é indicada para muitos tratamentos, que incluem cicatrizes acneicas, traumáticas, e cirúrgicas, sequelas de acne, angiomas, melanoses, radiodermatites, rugas e rugosidades, cistos sebáceos, adenoma sebáceo, câncer de célula basal superficial e tatuagem.

Apesar de todas essas indicações potenciais, a dermabrasão pode ser considerada um dos métodos de eleição para tratamento de pacientes com sequelas de acne.

TÉCNICA

Fase Pré-operatória

O paciente deve iniciar o tratamento com aciclovir dois dias antes da cirurgia e manter por uma a duas semanas após o procedimento até o final do processo de reepitelização. A terapêutica com aciclovir está relacionada com a prevenção do desenvolvimento de herpes simples. O trauma promovido pela dermabrasão produz grande chance de disseminação do vírus na pele lacerada[3].

Procedimento Anestésico

A dermabrasão na face total deve ser feita em sala cirúrgica com o paciente propriamente anestesiado. Em decorrência do desenvolvimento de técnicas analgésicas pré-operatórias, a dermabrasão tornou-se um procedimento ambulatorial. A administração de benzodiazepínico oral 45min a 1h antes do procedimento, associado à atropina intramuscular, promove maior conforto ao paciente e menor ansiedade. A dermabrasão regional pode ser realizada somente com anestesia local.

Antes de iniciar com a anestesia locorregional, deve-se administrar sedação endovenosa ou intramuscular para aliviar o desconforto da injeção da anestesia local. A anestesia regional é realizada nos forames supraorbitais, infraorbitais e mentuais. O bloqueio dessas regiões promove analgesia de aproximadamente 60 a 70% da face. Se realizada em associação com *sprays* refrigerados ou anestesia tumescente, a maioria dos pacientes tolera a dermabrasão totalmente sem dor.

Procedimento Cirúrgico

Quando se utiliza o instrumento rotatório, deve-se segurá-lo firmemente e movê-lo na direção da ponteira e perpendicularmente ao plano de rotação. Movimentos circulares ou ir para a frente e para trás com a ponteira podem resultar em depressões ou ausência de tratamento em algumas áreas. A escova de aço ou a ponteira de diamante não necessita praticamente de nenhuma pressão durante a aplicação para produzir microlacerações múltiplas (Figs. 46.1 e 46.2).

Há sinais que identificam a profundidade da lesão. A remoção da pigmentação significa a passagem pela camada basal da epiderme. Com a proximidade da derme papilar, aparecem pequenas alças capilares do plexo papilar com sangramento puntiforme conhecido como "gotas de orvalho sangrante". Quando se avança mais além na derme papilar, as pequenas fibras paralelas de colágeno tornam-se aparentes. A leve abrasão dessas pequenas fibras de colágeno indica que o nível da dermabrasão está correto e que promoverá bons resultados. Aprofundar além desse nível pode resultar em cicatriz[4].

O resfriamento da pele antes do procedimento promove uma superfície rígida, possibilitando abrasão uniforme e manutenção das unidades anatômicas que podem sofrer distorção com o estiramento. A pele a ser tratada pode ser resfriada a aproximadamente -30°C. Temperaturas mais baixas podem causar necrose do tecido e, posteriormente, cicatrizes.

978-85-7241-919-2

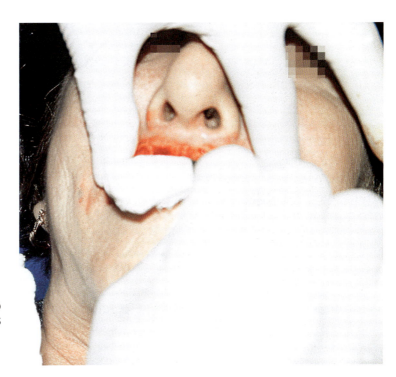

Figura 46.1 – É muito importante o apoio para os lábios para que não haja distorções e aprofundamento irregular.

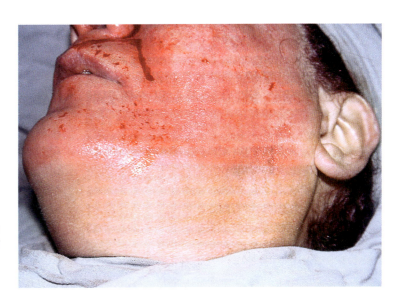

Figura 46.2 – Linha de demarcação entre a área tratada e a não tratada. Deve-se ter cautela na região cervical.

978-85-7241-919-2

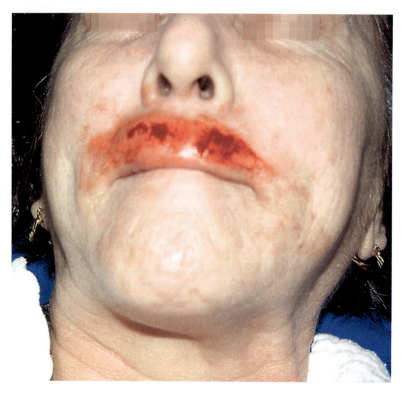

Figura 46.3 – Aparência imediatamente após a dermabrasão na região do lábio superior.

Para estabilizar a pele, pode-se também utilizar a anestesia tumescente, que por sua vez não apresenta riscos de lesão térmica como os métodos de congelamento previamente à dermabrasão. É fundamental que se fixe por tração a pele ao redor dos lábios e pálpebras para que a pele não seja dilacerada pelo aparelho. É muito importante que a ponteira fique paralela à pele, especialmente em áreas de curvatura complexa como mento, eminência malar e borda mandibular.

Apesar de a dermabrasão poder ser realizada em locais isolados, como nos casos de cicatrizes, deve-se tratar toda a unidade anatômica para evitar linha de demarcação ou transição acentuada e alterações pigmentares. Para se uniformizar a pigmentação, pode-se aplicar o ácido tricloroacético a 35% nas áreas não tratadas por dermabrasão, como supercílios, linha do cabelo e pálpebras.

Fase Pós-operatória

Após a dermabrasão, deve-se aplicar curativo contendo antibióticos e pode-se associar uma solução de lidocaína a 2% para aliviar o ardor. O paciente deve continuar o tratamento com aciclovir por uma a duas semanas e aplicar creme antibiótico com vitaminas A e D, bem como vaselina para acelerar o processo de cura. Pode-se optar também pela aplicação de creme inerte e antibioticoterapia via oral (Fig. 46.3).

Lesões tratadas com curativos oclusivos recuperam-se 40% mais rapidamente que as sem proteção. A proteção mais indicada para esse tratamento é a colocação de curativos biossintéticos que aliviam a dor e mantêm o ferimento úmido, deixando principalmente os fluidos com fatores de crescimento em contato constante com a superfície do ferimento[5].

A proteção contra o sol e outros agentes agressivos deve ser feita com uso de roupa, chapéu, bloqueador solar ou até mesmo maquilagem pesada (Fig. 46.4).

PROCEDIMENTOS COMPLEMENTARES

- *Punch elevation*: um trecho contendo uma cicatriz deprimida com a base normal é elevado através do corte e da suspensão

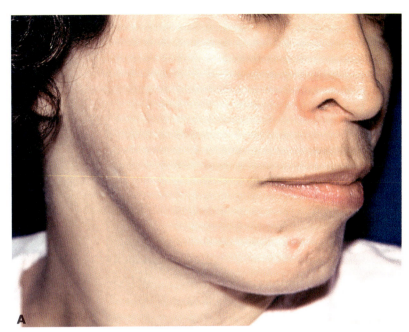

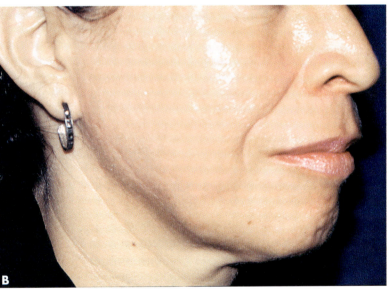

Figura 46.4 – (*A*) Pré-operatório e (*B*) pós-operatório de paciente com sequela de acne submetida à dermabrasão.

somente da área rebaixada, deixando-a no mesmo nível do tecido ao redor.

- *Punch graft*: um pequeno cilindro contendo a cicatriz é retirado e substituído por um enxerto de pele normal.
- *Subcision*: uma agulha hipodérmica com ponta afiada é introduzida na região subcutânea e corta as retrações da pele com a sua base, elevando as áreas deprimidas da pele e formando um novo tecido conectivo que não estará mais abaixo dos tecidos vizinhos.
- *Injeções de corticosteroides*: são substâncias que dissolvem o excesso de colágeno nas cicatrizes queloideanas ou hipertróficas.

- *Eletrodissecação*: usada para diminuir as bordas afiladas das cicatrizes do tipo cratera.

A dermabrasão pode ser repetida, apesar de serem raramente necessárias três ou mais operações.

Áreas com cicatrizes muito profundas podem necessitar de uma segunda aplicação, que pode ser feita 6 a 12 semanas após a primeira. É recomendado, porém, um intervalo de no mínimo seis meses para procedimentos completos. Para receber a segunda aplicação, a pele deve ter tempo suficiente para a reepitelização completa e não deve apresentar qualquer sinal de inflamação.

COMPARAÇÃO COM OUTROS TRATAMENTOS

Nos últimos anos, a utilização da dermabrasão tem sido encoberta pela ampla aplicação do *laser* de CO_2 para o tratamento de cicatrizes faciais e sequelas de acne.

Em estudos comparativos com fenol, ácido tricloroacético e *laser* de CO_2, a dermabrasão mostrou-se bastante eficiente e com poucas sequelas.

O mais importante a ressaltar não é o método utilizado, mas sim a profundidade atingida. A melhora das sequelas de acne está mais relacionada à espessura de pele removida no intuito de atingir as áreas mais deprimidas e não ao tipo de procedimento escolhido.

Não é incomum a realização de dermabrasão com lixa d'água no dia seguinte à aplicação de *peeling* de fenol nas áreas de maior concentração de rugas ou cicatrizes de acne.

COMPLICAÇÕES

Uma complicação muito comum é o *milio,* que aparece três a quatro semanas após o procedimento. A complicação mais temida da dermabrasão, porém, é a ocorrência de cicatriz hipertrófica. Outras complicações como infecções por vírus, bactérias ou fungos podem ocorrer. Apesar de o eritema ser bastante comum nesse tipo de operação, a presença de eritema prolongado e localizado após quatro semanas pode significar a formação posterior de cicatrizes hipertróficas[6].

Hiper ou hipopigmentação também pode aparecer após a dermabrasão. A hipopigmentação desaparece por volta de quatro a seis semanas após a operação, igualando a pigmentação anterior em um ano. Pacientes submetidos a três ou mais dermabrasões possuem hipopigmentação que poderá ser permanente. A hiperpigmentação pode ser tratada com despigmentante como hidroquinona, ou por *peelings* de ácido tricloroacético, alfa-hidroxiácidos, ácido salicílico, fenol e nitrogênio líquido.

CONSIDERAÇÕES FINAIS

A dermabrasão tem um efeito muito bom no tratamento de cicatrizes em geral e lesões da camada superficial da derme e da epiderme. Sua utilização para tratar outras alterações, porém, não tem resultado muito satisfatório, como, por exemplo, no vitiligo, pois os pacientes podem ter exacerbação do seu estado (resposta isomórfica); mas no aspecto geral há melhora na pigmentação, tornando-a uniforme.

No tratamento de tatuagens, havia alguma vantagem antes do aparecimento dos sistemas a *laser.* Há relatos, porém, de remoção de algumas tatuagens superficiais sem sequelas.

No tratamento de cicatrizes de acnes profundas, uma única aplicação promove melhora de 50 a 75%, além de reduzir as bordas finas das cicatrizes, que dão aspecto de "crateras lunares".

QUESTÕES

1. Por que devem ser realizados exames de sangue pré-operatórios?
2. Quais são as indicações para a dermabrasão?
3. Quais são as técnicas anestésicas utilizadas no processo?
4. Quais os cuidados principais após o procedimento de dermabrasão?
5. Quais são as complicações mais frequentes dessa técnica?

REFERÊNCIAS

1. BAKER, T. M. *Clinics in Plastic Surgery*, v. 25, n. 1, p. 81-88, 1998.
2. MANDY, S. H. *Seminaire in Cutaneous Medicine and Surgery*, v. 15, n. 3, p. 162-169, 1996.
3. ORENTREICH, N.; ORENTREICH, D. S. *Dermatologic Clinics*, v. 13, n. 2, p. 313-327, 1995.
4. STUZIN, J. M.; BAKER, T. J.; GORDON, H. L. *Clinics in Plastic Surgery.* v. 20, n. 1, p. 9-25, 1993.
5. MATSUOKA, L. Y. *Clinics in Plastic Surgery*, v. 20, n. 1, p. 35-41, 1993.
6. ROENIGK, H. H. *Dermatologic Clinics*, v. 13, n. 2, p. 245-261, 1995.

Microdermabrasão

Rogério de Oliveira Ruiz ◆ Flávio Augusto Flório Stilantano Orgaes

SUMÁRIO

A microdermabrasão é uma técnica de esfoliação não cirúrgica que consiste em projetar sobre a pele uma quantidade de microcristais de hidróxido de alumínio quimicamente inertes, com equipamento que possibilita regular os níveis de esfoliação sob pressão assistida.

As indicações mais frequentes são as dermatoses inestéticas superficiais. As principais indicações são: fotoenvelhecimento em pacientes de todas as idades e fototipos de pele; cicatrizes inestéticas superficiais pós-acne, pós-cirúrgica e pós-afecções dermatológicas; melasma, melanose solar e hiperpigmentação pós-inflamatória; rugas finas, estrias superficiais, entre outras. Em tatuagens, queratoses actínicas e seborreicas, cicatrizes hipertróficas e sequelas moderadas e graves de acne, a microdermabrasão não é indicada.

HOT TOPICS

- Procedimento físico de abrasão que respeita o limite da epiderme.
- A microdermabrasão pode ser realizada com lixa d'água ou dermabrasor com lixa diamantada ou eletroabrasão.
- Cicatrizes inestéticas, cicatrizes traumáticas, queimaduras, lesões actínicas, fotoenvelhecimento, estrias e rinofima são indicações de microdermabrasão.

- Discromias, formação de milio, cicatrizes hipertróficas, eritema intenso e persistente e infecção secundária são possíveis complicações.
- A microdermabrasão é menos regular e menos profunda em relação à dermabrasão mecânica.
- O "orvalho sangrante" é o sinal que indica o limite em profundidade do procedimento.
- A profundidade do procedimento depende da quantidade jateada de cristais, da pressão e do número de passadas sobre a área.
- Cuidados pós-cirúrgicos consistem em curativos oclusivos úmidos.
- Na microdermabrasão setorizada deve-se respeitar as unidades estéticas.
- Anestesia com vasoconstrição muito intensa não é recomendada, pois se perde o parâmetro do "orvalho sangrante".

INTRODUÇÃO

A técnica conhecida como dermabrasão foi desenvolvida pelo dermatologista alemão Kromayer, em 1905, que descreveu o método para tratamento das cicatrizes pós-acne. Foi o primeiro a utilizar um motor de rotação para tratamento dermatológico.

Em 1947, Iverson, cirurgião plástico norte-americano, relatou a remoção de tatuagens pós-traumáticas na face com uso de lixa de papel. Em 1953, Kurtin, dermatologista norte-americano, relatou seus cinco anos de experiência com dermabrasão usando um motor de rotação para dentista.

Classicamente a microdermabrasão consiste em projetar sobre a pele microcristais de hidróxido de alumínio [Al(OH)$_3$] quimicamente inertes, sob pressão assistida. Porém, pode-se considerar microdermabrasão todo procedimento físico de abrasão que respeite o limite da epiderme, ou seja, que pare na junção dermoepidérmica. Pode-se realizar a dermabrasão com lixas d'água, bisturi de alta frequência e outros métodos.

INDICAÇÕES

Várias são as aplicações da microdermabrasão:

- Cicatrizes inestéticas causadas por cirurgias, pós-acne.
- Cicatrizes traumáticas decorrentes de acidentes automobilísticos, estilhaços de vidros de para-brisas, raladuras. A microdermabrasão é uma boa indicação para esses tipos de cicatrizes, geralmente múltiplas, de profundidade variável e formas bizarras. A técnica pode ser adaptada a cada lesão e, particularmente, àquelas situadas em locais pouco propícios para outros métodos de tratamento. Várias sessões podem ser necessárias para regularizar a epiderme.
- Queimaduras acidentais por eletrocoagulação ou crioterapia. A microdermabrasão permite, por regularização fina, o nivelamento das zonas atrofiadas e a abrasão das regiões hipertróficas das queimaduras.
- Cicatrizes pós-afecções dermatológicas: acne, varicela, herpes. As cicatrizes que surgem após afecções virais só podem ser tratadas na total ausência de atividades do agente causador. A correção dessas cicatrizes circunscritas, de pequeno diâmetro, geralmente arredondadas e profundas, é facilitada pelo efeito "vácuo", que nivela momentaneamente seu fundo e permite a abrasão. Em sessões repetidas e sem anestesia, a microdermabrasão efetua um trabalho

idêntico ao da cirurgia, sem alargar a superfície da cicatriz. As cicatrizes de acne da face são boas indicações após o controle da afecção.

Outras Aplicações

- Lesões actínicas (solares), como elastose, efélides, queratose actínica ou lentigo senil, sendo para este último pouco indicada em razão da impossibilidade de exames histológicos de lesões dúbias.
- Queratoses actínicas, queratoses seborreicas.
- Pigmentação superficial. Tatuagens pós-trauma.
- Envelhecimento cutâneo: rugas, envelhecimento da face, dorso das mãos e braços, colo. Sessões repetidas melhoram notavelmente o tônus e conseguem eliminar rugas finas, utilizando-se pressão de jateamento variável em função das diferentes espessuras cutâneas dessas regiões.
- Estrias.
- Enxertos de pele hiperpigmentados.
- Rinofima.

SELEÇÃO DE PACIENTES

Como todo paciente em cirurgia plástica, este deve ser bem avaliado quanto às suas aspirações e informado das limitações do procedimento.

As cicatrizes de acne são algumas das indicações mais frequentes e exigem que a avaliação da profundidade seja a mais fidedigna possível, pois este é o parâmetro para o julgamento do resultado. É importante alertar para a possível necessidade de mais de uma intervenção. A gravidade das lesões pode levar a três, quatro ou mais sessões.

O intervalo entre as sessões depende da evolução da cicatrização, mas nunca deve ser inferior a dois meses.

Na entrevista pré-operatória deve-se prevenir o paciente de que se trata de um processo, pelo menos, muito desconfortável. Quanto à dor, que quase sempre é a maior preocupação, tem-se observado que é muito bem tolerada.

A melhor maneira de minorar o problema é dar a exata dimensão do pós-operatório, informando sobre possíveis complicações (formação de milio e hipopigmentação), prevenindo o paciente quanto ao que deverá evitar, como exercícios violentos, calor ou frio intensos, mormaço, vento e uso de medicamentos abrasivos.

CONSIDERAÇÕES SOBRE O MÉTODO CLÁSSICO

A microdermabrasão é uma técnica ambulatorial, sem riscos de alergias.

Os pontos de impacto dos microcristais sobre a pele não são uniformes e a abrasão provocada não se localiza em profundidade idêntica, contrariamente às dermabrasões por mola rotativa. Isso resulta na vantagem de não ocorrer o risco de despigmentação total e haver regeneração mais rápida dos tegumentos. Em contrapartida, quando comparada à dermabrasão mecânica, a microdermabrasão é menos regular, menos profunda e perde em precisão no tratamento de lesões muito pequenas.

O processo repetitivo de agressão sobre a epiderme, sem atingir a derme, produz reação satisfatória, mesmo sem haver sangramento. O número de sessões varia de acordo com o tipo de tratamento, aproximadamente:

- *Rugas*: de cinco a dez sessões.
- *Clareamento da pele*: de duas a três sessões.
- *Estrias*: de 10 a 15 sessões.

TÉCNICA

A microdermabrasão não é dolorosa. Quando muito superficial, assemelha-se a um *peeling* químico realizado para se obter apenas a descamação da epiderme. É denominada microdermabrasão superficial quando atinge a derme superficial, observando-se pontos hemorrágicos ("orvalho sangrante"), sendo este o sinal clínico que indica o limite da profundidade do procedimento. A abrasão não ultrapassa o limite hemor-

rágico. A anestesia, quando necessária, é feita com prilocaína.

O operador trabalha com uma peça manual que lhe permite os movimentos de vaivém necessários à execução da técnica. Na extremidade que entra em contato com a pele do paciente, adapta-se um bocal plástico descartável com orifícios de diversos diâmetros. O jato de microcristais sai com alta pressão, bombardeando a pele, ao mesmo tempo em que a aspiração imediata recolhe os detritos.

É a técnica usada para suavizar cicatrizes e rugas por desgaste de epiderme e das papilas dérmicas, deixando o restante da camada basal para a reconstituição da pele.

PROFUNDIDADE

A abrasão produzida nos tecidos será proporcional à quantidade jateada de cristais, à pressão utilizada para sua projeção, à aspiração e ao número de passagens sobre a área tratada.

Nas cicatrizes de varicela, acne, traumatismo, cirurgia e estrias produzidas por crescimento, obesidade e corticoterapia, a aspiração-abrasão é efetuada sobre uma parte fina central da cicatriz e sobre suas bordas. Quanto mais recentes forem as lesões, melhores serão os resultados.

A originalidade do método consiste na abrasão forte das bordas da cicatriz, o que sistematicamente faz surgir um pequeno sangramento. Esse procedimento reduz muito sua superfície total e também contribui com o preenchimento dermoepidérmico provocado pela granulação de sua base.

A depressão cicatricial é inteiramente jateada até a obtenção de sangramento leve, mas deve-se ter prudência nos casos em que o fundo da cicatriz é delgado.

É o que ocorre nas estrias largas e nos retardos de cicatrização cirúrgica. Os cuidados do pós-operatório consistem em curativos oclusivos úmidos ou gel de *second skin*.

O intervalo entre duas sessões dependerá da duração da cicatrização; na maioria dos casos, três a quatro semanas são indispensáveis para permitir à derme e à epiderme a sua máxima regeneração.

978-85-7241-919-2

CUIDADOS ESPECIAIS

- Utilização de bocais descartáveis.
- Diagnóstico preciso das lesões.
- Prevenção da hipercromia com moduladores de pele e fotoproteção.
- Precauções especiais com diabéticos, hemofílicos e portadores de coagulopatias, soropositivos para vírus da imunodeficiência humana (HIV, *human immunodeficiency virus*) e hepatite B.
- Cuidados domiciliares (curativos).

MATERIAIS

Pode ser utilizada a técnica manual com lixa d'água ou dermabrasor com lixa diamantada, ou ainda eletroabrasão.

Alguns casos de rugas superficiais necessitam de microdermabrasão suave; para tal, a lixa de protético dentário (lixa mole) descartável apresenta resultados bastante significativos.

Encontra-se o equipamento com motor rotativo em diversas marcas. Utiliza-se desde motor de dentista, de baixa rotação, controlado com pedal, até pequena unidade de mesa, com 1.500 a 30.000rpm. Existem equipamentos portáteis, que funcionam com baterias, de até 20.000rpm.

Para a abrasão utiliza-se escova ou lixa, sendo a lixa diamantada a mais usada, com dureza que varia de regular a extradura. As lixas com formatos arredondados devem apresentar uniformidade na medida do raio.

Recentemente, aparelhos que promovem abrasão, graças ao arco voltaico, estão sendo utilizados para abrasão superficial da pele.

ANESTESIA

A anestesia pode ser tópica quando a área é pequena, com prilocaína-lidocaína ou *spray* de diclorotetrafluoretano, que não é inflamável nem explosivo. Quando a área é maior, utilizam-se bloqueios regionais com ou sem sedação do paciente, o que pode ser feito com midazolam intravenoso na dosagem de 0,1 a 0,2mg/kg de peso, ou com meperidina, meia ampola intravenosa. Durante a infiltração de lidocaína a 1%, pode ser utilizado o *spray* nos pontos de introdução de agulha.

Pode-se utilizar a solução de Klein, que dá a turgescência necessária para o lixamento uniforme da superfície, com boa durabilidade do tempo de anestesia. Utilizando-se a bipuvocaína (marcaína a 0,5%), aumenta-se o tempo de anestesia. A vasoconstrição muito intensa não é recomendada para o lixamento, visto que o controle da profundidade é feito com a observação do "orvalho sangrante".

TÉCNICA

É semelhante à dermabrasão clássica, diferindo dela ou no tamanho da ponta da lixa, que é pequena, esférica ou cilíndrica, simples ou diamantada, ou na suavidade da retirada das camadas epidérmicas.

É versátil para remoção de pequenas discromias ou lesões verrucosas no dorso das mãos, removendo-as praticamente sem cicatrizes. A pigmentação pós-inflamatória é mais breve do que nos processos térmicos.

A minilixa é pressionada moderadamente sobre a lesão até aparecer uma superfície desnuda. Aguarda-se de 10 a 20s antes de reiniciar o processo, quando aparecem minigotículas de sangue, sinal de que se atingiu a derme papilar.

Os movimentos manuais dependem da experiência de cada cirurgião, porém, é importante estar sempre atento para não dobrar a pele, com especial cuidado na região peripalpebral. Deve-se tracionar a pele, deixando-a distendida para a ação da lixa. A pressão da mão sobre a lixa determinará a profundidade da dermabrasão. Para não haver aprofundamento excessivo é aconselhável ter como referência o início da aparição de pontos sangrantes.

Não é conveniente aprofundar até os pontos sangrantes coalescerem, pois a camada basal remanescente pode ficar insuficiente para reepitelização.

Não ocorre cicatriz quando o nível é até a camada basal. Não se recomenda aprofundar a

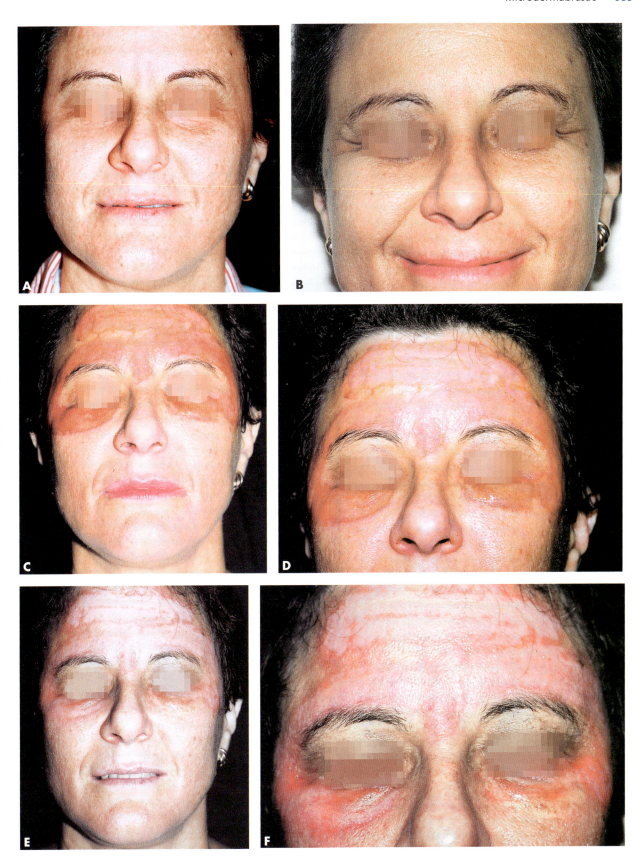

Figura 47.1 – (*A*) Fotografia frontal da face da paciente no pré-tratamento. (*B*) *Close* das regiões periocular e frontal no pré-tratamento. (*C*) Dois dias pós-tratamento. Nota-se edema importante do local tratado (periorbicular e frontal). (*D*) *Close* da área tratada, dois dias depois do tratamento. (*E*) Cinco dias após o tratamento. Notam-se a regressão do edema e o início da reepitelização. (*F*) *Close* da área tratada cinco dias após o tratamento.

(*Continua*)

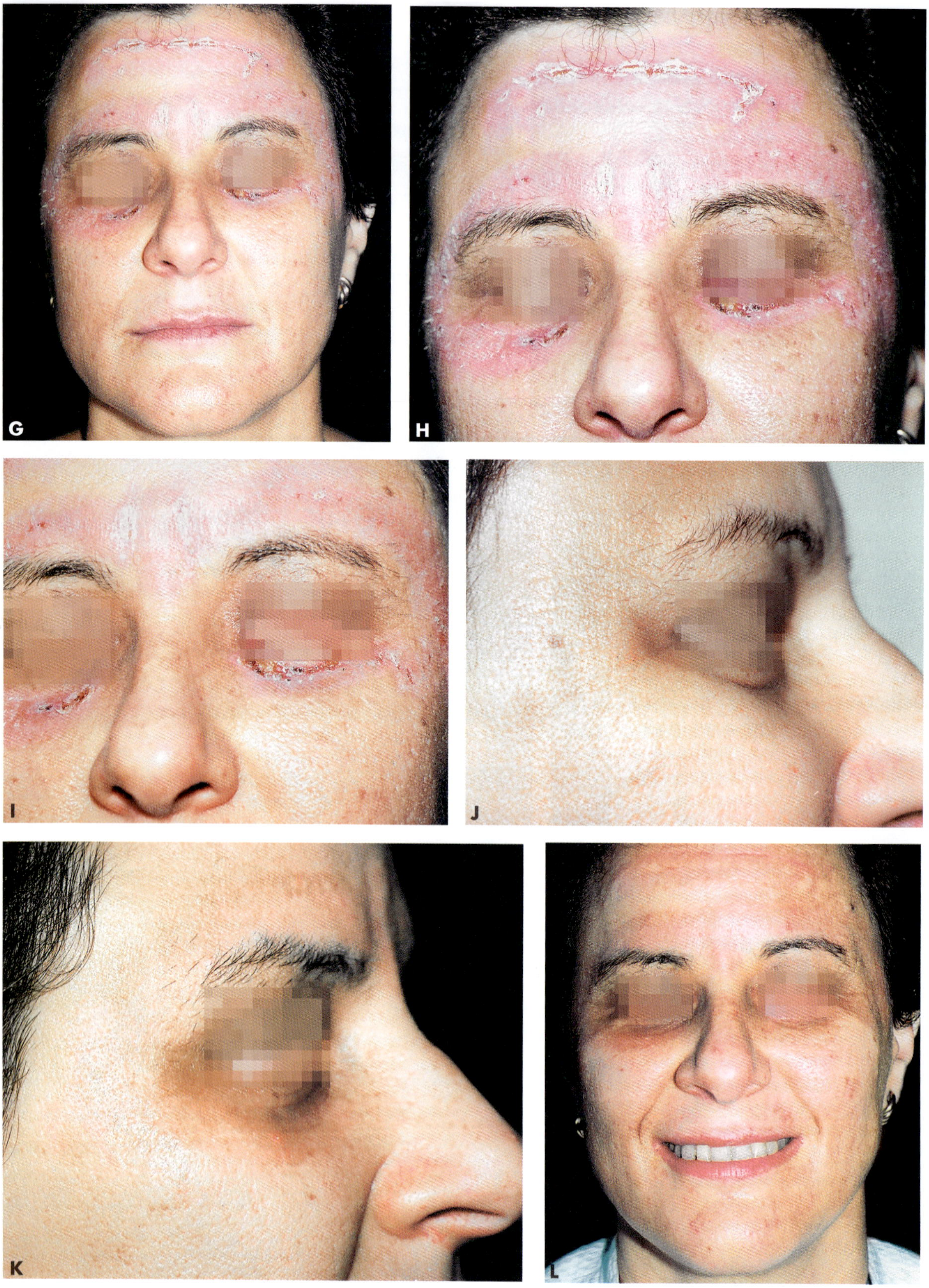

978-85-7241-919-2

Figura 47.1 – (*Continuação*) (*G*) Dez dias pós-tratamento. Notam-se crostas semelhantes às de *peeling* químico de média profundidade. (*H*) *Close* da região tratada. Nota-se a crosta. (*I*) *Close* da crosta em região infraorbital. (*J*) Pré-tratamento. (*K*) Três meses pós-tratamento. (*L*) Hipercromia pós-inflamatória tratada com moduladores da resposta celular e despigmentantes em regime domiciliar; dois meses após o tratamento.

abrasão além do sinal do "orvalho sangrante". Verifica-se normalização da pigmentação pela neoformação do epitélio a partir das células vizinhas e das estruturas pilossebáceas. Portanto, a microdermabrasão sempre deve atingir a borda da mancha. Para dar aspecto uniforme à superfície abrasada, é conveniente realizar o procedimento na face toda. Evitar as idades diferentes da mesma pele e pigmentações em volta da área lixada.

O curativo é feito com antibiótico tópico e cobertura simples ou gaze vaselinada. O suporte é feito com bandagens apropriadas ou malhas de contenção. Quando se procede a tratamentos setoriais de rítides, pode-se manter o local aberto.

No pós-operatório, é introduzido antibiótico via oral durante uma semana, período suficiente para remoção das crostas.

Em caso de antecedentes de herpes, deve-se administrar aciclovir via oral, um dia antes da intervenção e durante cinco dias, na dose de 400mg, três vezes ao dia, ou 200mg, cinco vezes ao dia.

Os cuidados tópicos se restringem a lavar a área com solução fisiológica várias vezes ao dia, por um período de 30min a cada lavagem. Utilizar vaselina, óleo de amêndoas doces ou outro produto altamente umectante, com ou sem antibiótico, em abundância, para não haver aderência da crosta à superfície rosada.

Após a cicatrização, utilizar fotoprotetores, de preferência que não contenham radicais de ácido para-aminobenzoico (PABA, *para-aminobenzoic acid*) e com menor poder alergênico, como os filtros físicos, o dióxido de titânio e o óxido de zinco micropulverizado.

MICRODERMABRASÃO SETORIZADA

Pode-se realizar a microdermabrasão na face toda ou apenas nos setores afetados pela patologia que se deseja tratar, desde que se respeitem as unidades estéticas anatômicas da face. Para o lábio superior, a dermabrasão melhora pequenos sulcos periorais.

Uma vez que a técnica setorizada seja preconizada, inicia-se a preparação da pele da face com despigmentantes e agentes esfoliativos fracos para amenizar o período pós-tratamento, prevenindo hipercromias pós-inflamatórias e peles com características muito díspares em áreas adjacentes às áreas tratadas.

Usa-se hidroquinona como despigmentante; ocasionalmente, utiliza-se o ácido kójico ou o ácido ascórbico como substitutos da hidroquinona. Em casos de tratamento de manchas hipercrômicas preexistentes ou pacientes com história pregressa de hipercromias, podem-se associar os fármacos citados.

Como esfoliantes, utilizam-se preferencialmente o ácido retinoico ou os alfa-hidroxiácidos, ou a associação dos dois em períodos diferentes do dia. Quando se trata de envelhecimento facial, geralmente a hidroquinona é associada ao ácido retinoico à noite e, se o caso for de envelhecimento razoavelmente grave, aplica-se o ácido glicólico pela manhã. Em todos os casos, a proteção solar é preconizada.

Pode-se realizar microdemoabrasão em setores da face e um *peeling* químico de profundidade semelhante ou pouco mais superficial para um resultado final mais interessante. Para tanto, usam-se alfa-hidroxiácidos (deixando-se o tempo necessário para a profundidade desejada), solução de Jessner ou mesmo ácido tricloroacético em poucas camadas.

Como ilustração dessa técnica, exemplifica-se um caso clínico de tratamento de rítides finas periorbitais e frontais e de hipercromia em pálpebras inferiores (Fig. 47.1).

COMPLICAÇÕES

Podem ocorrer as seguintes complicações:

- Cicatrizes hipertróficas: quase sempre decorrentes da abrasão profunda; parece ser a infiltração intralesional de corticosteroide o melhor tratamento, juntamente com massagens. Essa infiltração deve ser bem dimensionada, pois o excesso certamente provoca atrofia da pele.
- Espessamento anormal do local.

- Eritema mais intenso e persistente.
- Discromias: a hipopigmentação resolve-se em poucas semanas e a sua persistência se deve a uma abrasão muito profunda, o que deve ser evitado. É preferível uma abrasão superficial; na dúvida, deve-se ser sempre parcimonioso. A hiperpigmentação é muito desgastante para o médico e para o paciente. Na maioria dos casos, evolui bem, mas deve-se estar prevenido para o uso de esfoliativos. Conquanto se diga sempre que é um problema para poucas semanas – até seis semanas – já houve caso de persistência por seis meses.
- Milio: cada microcisto deve ser aberto e eliminado.
- Infecção do tipo piodermite: ou mesmo eczema, é raro, mas mesmo assim o uso de antibiótico no pós-operatório deve ser rotina.

QUESTÕES

1. Como se classifica o procedimento de microdermabrasão?
2. Quais as indicações de dermabrasão?
3. Que tipos de pacientes mais se beneficiam desse procedimento?
4. Quais são as complicações da microdermabrasão?
5. Quais são os cuidados após a microdermabrasão?

LEITURA COMPLEMENTAR

BERNARD, R. W.; BERAN, S. J.; RUSIN, L. Microdermabrasion in clinical practice. *Clin. Plast. Surg.*, v. 27, n. 4, p. 571-577, Oct. 2000.

BRODY, H. J. *Peeling Químico e Resurfacing*. Rio de Janeiro: Reichmann & Affonso, 2000.

GOODMAN, G. Dermabrasion using tumest anesthesia. *J. Dermatol. Surg. Oncol.*, v. 20, p. 802, 1994.

HARMON, C. B. et al. Dermabrasive scar revision: immuno-histochemical and ultrastructural evaluation. *Dermatol. Surg.*, v. 21, p. 503, 1995.

HERNANDEZ-PEREZ, E.; IBIETT, E. V. Gross and microscope findings in patients undergoing microdermoabrasion for facial rejuvenation. *Dermatol. Surg.*, v. 27, n. 7, p. 637-640, Jul. 2001.

LLOYD, J. R. The use of microdermabrasion for acne: a pilot study. *Dermatol. Surg.*, v. 27, n. 4, p. 329-331, Apr. 2001.

ROBBINS, N. Dr. Abner Kurtin, father of ambulatory dermabrasion. *J. Dermato. Surg. Oncol.*, v. 14, p. 425, 1988.

ROENIGK, H. H. Dermabrasion for miscellaneous cutaneous lesions (exclusive of scarring from acne). *J. Dermatol. Surg. Oncol.*, v. 3, p. 322, 1997.

STEGMAN, S. J. et al. *Dermabrasion in Cosmetic Dermatologic Surgery*. Chicago: Year Book, 1990. p. 59.

YARBOROUGH, J. M. Dermabrasion by wire brush. *J. Dermatol. Surg. Oncol.*, v. 13, p. 610, 1987.

Cuidados Pré e Pós-dermabrasão

Alessandra Haddad

SUMÁRIO

O uso da microdermabrasão está indicado no tratamento de pigmentações superficiais, irregularidades da superfície da pele, sequelas de acne e fotoenvelhecimento cutâneo.

Pode ser associado ao *peeling* químico superficial com bioativadores preestabelecidos, aumentando o seu potencial de ação. O *peeling* deve ser incorporado ao tratamento desde que a epiderme esteja ainda intacta.

As principais precauções são com pacientes de pele fina ou com muita lesão solar, que podem apresentar pequenas hemorragias em razão do rompimento dos capilares pela sucção agressiva.

Neste capítulo serão descritos os principais cuidados pré e pós-operatórios para a obtenção de melhores resultados e satisfação do paciente.

HOT TOPICS

- O uso de retinoides via oral aumenta a incidência de queloides pós-dermabrasão.
- O uso de anticoagulantes dificulta tecnicamente o tratamento.
- O uso de anticoncepcionais pode ocasionar hipercromias.
- O preparo da pele com cremes contendo tretinoína promove redução do tempo de reepitelização, da formação de milios e das hipercromias pós-inflamatórias.
- O preparo da pele com a utilização de alfa-hidroxiácidos é uma alternativa para os pacientes com intolerância à tretinoína tópica.
- Antibioticoterapia e anti-herpéticos são medidas profiláticas.
- Cuidados pós-operatórios iniciais: anti-herpético, antibióticos, analgésicos, tranquilizantes, desgermantes suaves.
- O período exsudativo ocorre em média de quatro a seis dias.
- O recondicionamento cutâneo está indicado geralmente após o nono dia do pós-operatório.
- A hiperpigmentação pós-operatória ocorre em 10% dos casos.

INTRODUÇÃO

Apesar de se tratar da segunda edição deste Tratado, muito pouco mudou no que diz respeito aos cuidados pré e pós-dermabrasão clássica. Apenas situaremos a dermabrasão no quadro dos procedimentos comparativamente às demais modalidades de *resurfacing* e, então, retomaremos os cuidados perioperatórios deste procedimento.

RESURFACING FACIAL

Em 1968, o *laser* de CO_2 foi descrito para o tratamento de queilite actínica, mais foi só na década de 1980 que seu uso como instrumento de rejuvenescimento tornou-se difundido, sendo uma alternativa à clássica dermabrasão ou aos *peelings* de agentes fenólicos. No entanto, apesar da efusiva propagação do uso dos *lasers* com forte apelo de *marketing*, atualmente vê-se que

Tabela 48.1 – Comparação entre diferentes modalidades de *resurfacing*

	Dermabrasão	*Resurfacing* com *laser*	*Peeling* profundo (fenol)
Custo	Baixo	Alto	Baixo
Tipos de pele	Todos	I a IV	I a III
Hipocromia	+ +	+	+ + +
Hipercromia	+	+ + +	+
Sequelas de acne	Boa resposta	Boa resposta	Resposta pobre
Fotoenvelhecimento	Boa opção	Boa opção	Boa opção
Treinamento profissional	Fácil	Difícil	Moderado

há espaço para todos os métodos de *resurfacing* que atuem em planos profundos e sejam capazes de reverter total ou parcialmete o fotoenvelhecimento moderado a grave, as sequelas de acne ou as cicatrizes de superfície irregular, bastando ao cirurgião ter em mente quais as vantagens e as desvantagens de cada método, bem como ter domínio sobre a sua realização e o tratamento de suas possíveis intercorrências, conforme esquematiza a Tabela 48.1.

Preparo Pré-operatório

O preparo pré-operatório começa durante a primeira consulta, na qual a anamnese deve incluir história pessoal de doenças de base (diabetes, hipertensão, coagulopatias), doenças infecciosas [hepatites B e C, herpes perioral, síndrome da imunodeficiência adquirida (AIDS, *acquired immune deficiency syndrome*)], tratamentos prévios (infiltrações, radioterapia, uso de retinoides via oral).

É aconselhável o intervalo de um ano no uso de retinoides até a dermabrasão[1]; sua utilização via oral é contraindicada, pois aumenta a incidência de queloides. O uso de anticoncepcionais pode provocar hipercromias após a dermabrasão e os anticoagulantes dificultam tecnicamente o tratamento.

Em todos os procedimentos estéticos é fundamental uma conversa detalhada com o paciente sobre indicações, pré e pós-operatório, complicações e limitações da técnica. Desse modo, evitam-se expectativas indevidas com o resultado final, ao mesmo tempo em que o paciente é conscientizado dos cuidados necessários no processo.

Na atual situação, em que o número de processos médicos é crescente, aconselha-se, além da orientação verbal, uma autorização por escrito em duas vias assinadas pelo paciente, válida apenas para pacientes maiores de idade, ou representante legal (Quadro 48.1 e Fig. 48.1).

O exame também é importante e deve levar em consideração:

- Áreas que mais incomodam o paciente, pois podem não coincidir com a opinião do profissional.
- Fototipo de pele do paciente.
- Presença de acne ativa ou cística bastante inadequada, podendo provocar a formação de cistos no pós-operatório ou infecção no local cirúrgico.
- Regiões de barba facilmente irritáveis.
- Presença ou ausência de velo (indicativos da capacidade regeneradora da epiderme).
- Lesões neoplásicas ou suspeitas (exérese e biópsia anteriores ao procedimento).
- Cicatrizes recentes de ritidoplastia (retalhos reduzem o fluxo sanguíneo, aumentando a possibilidade de distúrbios de cicatrização).
- Herpes labial agudizado (aguardar resolução).

Precondicionamento da Pele

O trabalho de Mandy[2] foi um marco na conduta adotada antes dos procedimentos de *resurfacing*. Estudando 88 faces tratadas com creme de tretinoína a 0,05% durante um tempo mínimo de duas semanas antes da dermabrasão, observou redução efetiva do tempo de reepitelização (de

Quadro 48.1 – **Autorização para dermabrasão**

Paciente: _____

Data: ____/____/____

1. Eu autorizo o Dr.(a) _____ e sua equipe a proceder à dermabrasão
   em _____ (localização).
2. A natureza e os resultados da operação, bem como riscos e complicações possíveis, foram explicados e eu os compreendi.
3. Entre outros, os seguintes pontos foram explicados:
   a. Durante o procedimento pode haver algum desconforto e inchaço com formação de crostas que se separam entre o quinto e o décimo dia pós-operatório.
   b. A pele vai ficar com aspecto avermelhado por um determinado tempo.
   c. Na transição com as áreas não tratadas pode haver algum grau de diferença de cor ou textura da pele.
   d. Podem ocorrer alterações de pigmentação ou o aparecimento de pequenos cistos nas áreas tratadas.
   e. É raro aparecerem queloides ou cicatrizes inestéticas, mas podem ocorrer.
   f. A exata porcentagem de melhora não pode ser precisamente estimada, pois depende da resposta de cada pele.
   g. O procedimento não previne a recidiva do problema inicial (por exemplo, acne).
4. Eu autorizo o uso de anestésicos durante o procedimento.
5. Nenhuma garantia exata de resultados me foi dada.
6. Eu entendo que os dois lados do corpo humano não são iguais nem nunca o serão.
7. Eu autorizo a realização de fotografias do meu caso, sendo este material propriedade da equipe médica.
8. Eu declaro não ser alérgico(a) a nenhum produto, exceto os discriminados a seguir:
   _____
   _____
   _____

9. Eu declaro estar de acordo e ter entendido as explicações anteriores.

_____
Paciente (assinatura)

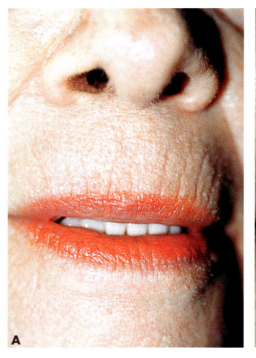 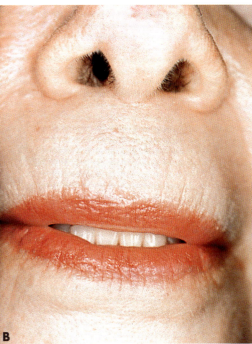

Figura 48.1 – (*A* e *B*) Pré e pós-operatório de dermabrasão em região perioral.

11 para 7 dias), da formação de milios (20% menor) e do aparecimento de hipercromia pós-inflamatória (28%). O estudo fez uma comparação com um grupo de 35 faces que não foram pré-tratadas. Segundo Kligman[3], esse aumento na capacidade de epitelização se dá em razão da taxa mitótica elevada na epiderme pelo uso da tretinoína. Suas conclusões foram comprovadas histologicamente por Vagotis e Brundage[4].

Quanto aos alfa-hidroxiácidos, sua eficácia como agentes de preparo da pele antes da dermabrasão vem sendo estudada como alternativa viável para os pacientes que apresentam intolerância ao uso da tretinoína tópica.

A combinação desses elementos com agentes despigmentantes na prevenção das discromias ainda é bastante controversa. Para alguns autores, a hipercromia pós-inflamatória é decorrente do estímulo de melanócitos da derme profunda, que migrariam para a superfície durante a reepitelização, portanto, não seriam suscetíveis à ação dos despigmentantes tópicos usados no pré-operatório. Outros preferem acreditar que os despigmentantes inibem a enzima tirosinase, reduzindo a cinética da formação da melanina como um todo e prevenindo as hipercromias e a repigmentação de melasmas, principalmente se estiverem associados com a hidrocortisona a 1%.

Destaque-se que o preparo por duas a seis semanas é válido para os fototipos de pele I e II e imprescindível nos fototipos III a VI de Fitzpatrick, pois reduz o tempo de reepitelização em três a quatro dias em média e permite testar previamente a sensibilidade individual a agentes como tretinoína, hidroquinona e filtros solares, importantes armas a serem usadas no período pós-operatório na prevenção e no tratamento de possíveis complicações.

Profilaxia Pré-operatória

A estratégia da profilaxia anti-herpética era utilizada somente em pacientes com antecedentes positivos para herpes labial, cuja incidência de herpes pós-operatória era seis vezes maior. Contudo, após o trabalho de Perkins e Sklarew[5] demonstrando a incidência de 6,6% de herpes pós-procedimentos na região perioral

de pacientes com história negativa, a profilaxia tem sido feita em todos os pacientes submetidos à dermabrasão de face, com aciclovir, 1.200mg/dia, ou fanciclovir, 250 a 500mg/dia, da véspera do procedimento até, no mínimo, o quinto dia pós-operatório.

Antibioticoterapia de amplo espectro pode ser administrada de forma profilática, visto que a infecção pode retardar a epitelização.

Controvérsia dos Testes

Por razões médico-legais, é indiscutível a validade da realização dos testes, porém, devem ser feitos na região pré-auricular para serem fidedignos, pois na região retroauricular a reepitelização não corresponde à facial, a exposição solar é diferente e a visualização pelo paciente fica dificultada quanto à cicatrização e à evolução. No entanto, um teste com bons resultados não isenta a possibilidade de complicações, daí a controvérsia de sua realização. Como o teste prolonga o período de tratamento, é aconselhável fazê-lo somente em pacientes com pele oliva ou escura, dispensando-o naqueles com pele clara.

Pacientes com Sorologia Positiva

Em razão do potencial de contaminação da equipe médica pelas partículas dispersas sob a forma de aerossol durante o procedimento, deve-se solicitar sorologia para hepatites B e C e AIDS. Nos casos positivos, é recomendado recobrir as brocas com barreiras protetoras adequadas e utilizar óculos e máscaras.

CUIDADOS PÓS-OPERATÓRIOS

Pós-operatório Imediato

Após o término do procedimento, compressas de xilocaína com adrenalina devem ser colocadas por alguns minutos de forma a promover analgesia e hemostasia.

A área é recoberta com pomada antibiótica, podendo-se optar entre os métodos aberto (Fig. 48.2), sem curativo (Quadro 48.2), ou fechado

978-85-7241-919-2

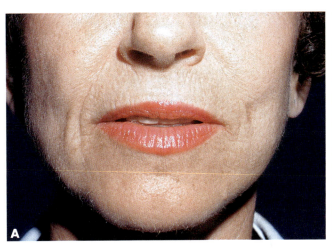
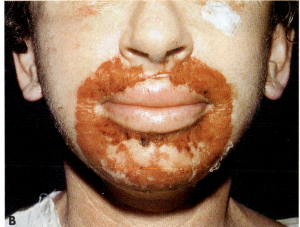
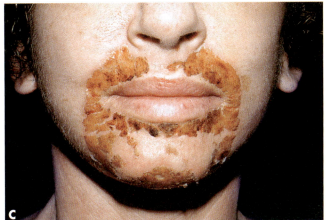
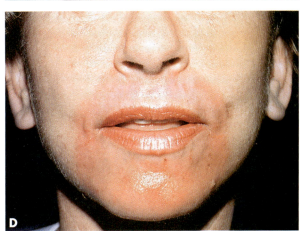
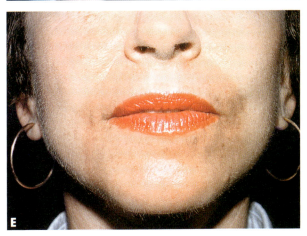

Figura 48.2 – (*A* a *E*) Dermabrasão em região perioral.

Quadro 48.2 – Vantagens da adoção do método aberto
• Evita maceração do tecido
• Paciente mais contido
• Menor custo
• Envolve o paciente nos cuidados pós-operatórios
• Diminui a incidência de infecções por *Staphylococcus aureus* e Gram-negativos
• Crosta biológica mantém o leite seco

Quadro 48.3 – Vantagens do uso de curativos semipermeáveis – método fechado
• Permitem passagem de vapor, evitando maceração
• Barreira preventiva contra infecções (principalmente fúngicas)
• Migração epitelial mais rápida[5]
• Facilita alimentação e fala
• Menor intensidade de dor
• Redução de 72 a 96h no tempo de reepitelização

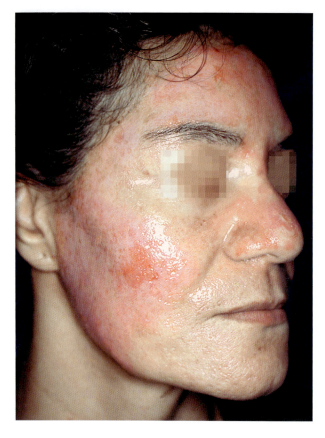

Figura 48.3 – Período exsudativo pós-dermabrasão.

(Quadro 48.3) na ferida cirúrgica. Novos curativos biológicos do tipo hidrogel estão sendo desenvolvidos, principalmente após o advento do *resurfacing* com *laser*. Entre eles, Biobrain®, Omniderm®, N-Interface®, Silon®, Flexzan® e Vigílon®, sendo este último a preferência entre diversos autores na literatura. Os curativos são mantidos por 24 a 48h e trocados a cada dois ou três dias durante toda a fase exsudativa.

Pós-operatório Inicial

O *home care kit* consiste em um conjunto de elementos que permite maior conforto durante os primeiros dias. Deve conter:

- Anti-herpético.
- Antibiótico.
- Analgésicos.
- Tranquilizantes menores.
- Degermante suave (loção de limpeza não lipídica ou sabonete infantil).
- Trocas de curativo (método fechado) ou unguento à base de vaselina (método aberto).

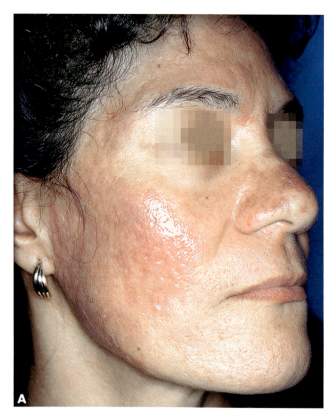
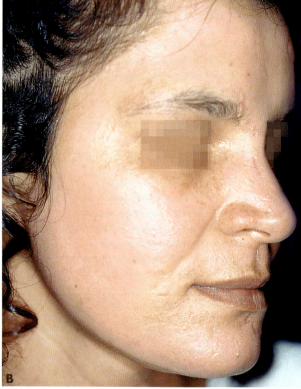

Figura 48.4 – (*A*) Pós-operatório precoce. (*B*) Pós-operatório tardio.

Quadro 48.4 – Complicações das dermabrasões

- Reações foliculares
  - Milio
  - Surtos de acne
  - Foliculites
- Problemas de pigmentação
  - Hipercromias
  - Melasmas
  - Hipocromias
- Infecções
  - Virais
  - Fúngicos (*Candida*)
  - Bacterianas
- Cicatrização
  - Perda de textura
  - Cicatriz hipertrófica
  - Queloides
- Miscelânea
  - Eritema persistente
  - Poros abertos

Pós-operatório Tardio

O pós-operatório tardio tem por objetivo a profilaxia ou o tratamento das complicações sumarizadas no Quadro 48.4.

As alterações foliculares são comuns. Os milios aparecem entre a quarta e a sexta semana após o procedimento, devendo ser extraídos pelo médico. Os surtos de acne que ocorrem em cerca de 15% dos pacientes são tratados topicamente. Cremes à base de alfa-hidroxiácidos tratam e previnem a recidiva dessas complicações (Fig. 48.5).

Em pacientes com fototipos de pele III ou superior, inicia-se um programa com despigmentantes tópicos entre o décimo quinto e o vigésimo dia antes que a hipercromia venha a se instalar. Estima-se que a hiperpigmentação pós-operatória ocorra em 10% dos casos.

As hipocromias ocorrem de forma transitória em peles negras submetidas à dermabrasão até a derme papilar e de forma irreversível em peles claras, pois em geral são decorrentes de lesão definitiva de melanócitos e secundárias à dermabrasão muito profunda.

Espera-se que o período exsudativo dure em média de quatro a seis dias (Fig. 48.3) a partir do qual se orienta o uso de emolientes alternados com lavagens, para a remoção delicada de eventuais crostas.

Por volta do nono ou décimo dia do pós-operatório, a pele está cicatrizada e inicia-se o programa de recondicionamento, com uso de hidratantes, bloqueadores solares e maquilagem (Fig. 48.4). As orientações sobre a não exposição solar devem ser reforçadas durante três meses.

978-85-7241-919-2

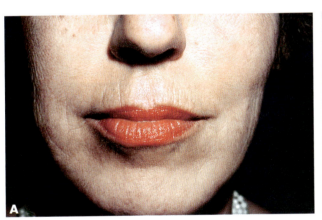
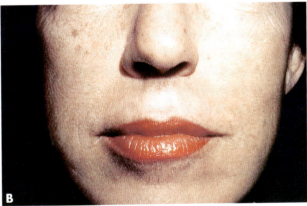
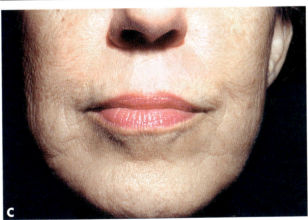

Figura 48.5 – (*A*) Pré-tratamento. (*B*) Pós-tratamento imediato. (*C*) Pós-tratamento tardio.

SEÇÃO 6

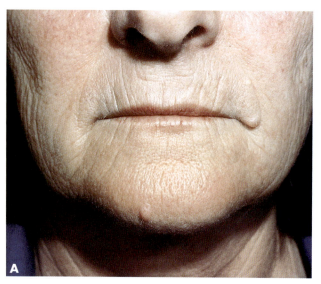
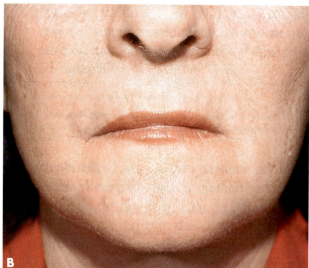

Figura 48.6 – Dermabrasão. (*A*) Pré-tratamento. (*B*) Pós-tratamento.

Apesar da profilaxia, desconfia-se de infecções virais e aparecimento de vesículas em presença de dor aguda, febre e mal-estar geral. Nesses casos, institui-se tratamento em dose plena via oral por 10 a 15 dias. Em casos de cicatrização lenta ou em climas muito úmidos, a infecção fúngica pode estar presente e deve ser medicada.

Se no período de clareamento da pele (três a quatro semanas) alguns pontos permanecerem avermelhados e apresentarem prurido, pode-se estar evoluindo para uma cicatriz hipertrófica. Nesse caso, é recomendada a oclusão com placas de silicone e, mesmo assim, se não houver resultado, procede-se à infiltração de corticosteroide intralesional para prevenir a formação de queloides ou cicatrizes hipertróficas.

Quanto ao eritema prolongado, cremes à base de vitaminas K_1 (1 ou 5%), C e E podem ser úteis, bem como produtos contendo silicone, que formam uma película sobre a superfície operada.

PERSPECTIVAS FUTURAS

Apesar do advento dos *lasers* para procedimentos de *resurfacing*, os *peelings* e a dermabrasão continuam tendo seu espaço e novas perspectivas podem otimizar seus resultados (Fig. 48.6).

Arambula *et al.*[6] descrevem uma cicatrização mais acelerada e menos dolorida quando cultu-ras humanas de epiderme alogênica congelada são aplicadas no leito da dermabrasão. Esses autores sugerem seu uso futuro em rotinas desses procedimentos.

Outros autores vêm estudando o uso de fatores de crescimento epidérmico ou antioxidantes na fase exsudativa da dermabrasão.

Novos estudos, como o de Berger *et al.*[7], descrevem que o uso de pomada combinando três diferentes antibióticos (polimixina B, bacitracina e neomicina), se comparada com veículo, e veículo com apenas dois antibióticos aplicados em locais de dermabrasão de dorso de 70 pacientes, apresentam benefícios reduzindo o tempo de epitelização, a presença de alterações texturais finais e hipercromias. É uma opção na retomada do antigo e conhecido método aberto.

QUESTÕES

1. Quais as vantagens e as desvantagens dos diferentes métodos de *resurfacing*?
2. Quais as vantagens do preparo de pele antes da dermabrasão?
3. Em quais tipos de pele o preparo é imprescindível?
4. Quais agentes sistêmicos são usados na profilaxia pré-dermabrasão?
5. Quais as principais complicações da dermabrasão?

REFERÊNCIAS

1. RUBENSTEIN, R. et al. Atypical keloids after dermabrasion of patients taking isotretinoin. *J. Am. Acad. Dermatol.*, v. 75, p. 280, 1986.

2. MANDY, S. H. Tretinoin in the preoperative and postoperative management of dermabrasion. *J. Am. Acad. Dermatol.*, v. 15, p. 878-879, 1986.

3. KLIGMAN, A. Topical tretinoin: indications, safety and effectiveness. *Cutis*, v. 39, p. 486-488, 1987.

4. VAGOTIS, E.; BRUNDAGE, S. R. Histologic study of dermabrasion and chemical peel in an animal mode after pretreatment with Retin-A. *Aesth. Plast. Surg.*, v. 1, p. 243-246, 1995.

5. PERKINS, W. S.; SKLAREW, C. E. Prevention of facial herpetic infections after chemical peel and dermabrasion: new treatment strategies in the prophylaxis of patients undergoing procedures of perioral area. *Plast. Rec. Surg.*, v. 3, p. 427-435, 1996.

6. ARAMBULA, H.; MARTINEZ, E. S.; GONZALEZ, A. N. et al. Frozen human epidermal allogenic cultures promote rapid healing of facial dermabrasion wounds. *Dermatol. Surg.*, v. 25, n. 9, p. 708-712, 1999.

7. BERGER, R. A.; PAPPERT, A. S.; VAN ZILE, P. S.; CENTAROWSKIW, E. A newly formulated topical triple antibiotic ointment minimizes scarring. *Cutis*, v. 65, p. 401-405, 2000.

LEITURA COMPLEMENTAR

ALT, T. H. Dermabrasion. Facial plastic surg. *Clin. North Am.*, v. 2, n. 1, p. 43-67, 1994.

COLEMANN, W. P. Dermabrasion and hypertrophic scars. *Int. J. Dermatol.*, v. 30, p. 629-631, 1991.

FULTON, J. E. Dermabrasion, chemabrasin and laserabrasion – historical perspectives, modern dermabrasion techniques, and future trends. *Dermatol. Surg.*, v. 22, p. 619-628, 1996.

GREENBAUN, S. S. Chemical peeling, injectable collagen implants and dermabrasion. In: ODMARK, K. (ed.). *Grabb and Smith Plastic Surgery*. 5. ed. Philadelphia: Lippincott Raven, 1997.

MARIZ, S.; SILVA, M.; PITANGUY, I. Cuidados pré, per e pós-operatórios na dermoabrasão da face, prevenção das complicações. *Rev. Bras. Cir.*, v. 78, n. 3, p. 197-204, 1988.

ORENTREICH, N.; DURR, N. Dermabrasion. *Aesthetic Plastic Surgery*, v. 44, p. 919-931, 1996.

STUZIN, J. M.; BAKER, T.; GORDON, H. Treatment of photoaging. *Clinics in Plastic Surgery*, v. 20, n. 1, p. 9-25, 1993.

YARABOROUGH, J. Dermabrasive surgery. *Clin. Dermatol.*, v. 5, p. 75-80, 1987.

CAPÍTULO 48

Efeitos Adversos da Dermabrasão

Hamilton Aleardo Gonella

SUMÁRIO

A dermabrasão, podendo ser realizada com vários tipos de lixas, é um recurso utilizável ainda nos dias atuais, propiciando, quando em uso adequado, bons resultados. Deve-se fazer anamnese e exame físico apurado e explicar ao paciente como é feita e os efeitos adversos que poderão advir, como milio, eritema, distúrbios da pigmentação (hipo e hiperpigmentação), cicatrização hipertrófica, infecção e alterações de matiz que poderão ocorrer na linha de demarcação, bem como os tratamentos reservados a estes casos e os cuidados necessários para a obtenção do resultado desejado.

HOT TOPICS

- Anamnese cuidadosa, orientação pré-operatória adequada e o correto preparo da pele podem prevenir ou minimizar os efeitos adversos.
- Nevo verrucoso, rinofima, tatuagens e cicatrizes inestéticas são indicações de dermabrasão.
- Evitar realizar dermabrasão próximo às margens palpebrais.
- Milios podem surgir entre três e oito semanas após o procedimento.
- Eritema ocorre em todos os pacientes e pode permanecer por algumas semanas ou meses.
- A hiperpigmentação é o efeito adverso mais frequente.
- A hipopigmentação está relacionada à profundidade da dermabrasão.
- A hipopigmentação é mais frequente em pacientes idosos.
- Abrasões muito profundas e infecções podem ocasionar cicatrizes hipertróficas.
- As cicatrizes hipertróficas são mais frequentes ao redor dos lábios, eminências ósseas, bordas mandibulares e região malar.

INTRODUÇÃO

A dermabrasão ou lixamento da pele é utilizada há muitos anos para tratamento de cicatrizes consequentes a acne vulgar, varíola, catapora ou traumas. Pode ser aplicada em alguns casos para tratamento de nevos verrucosos, rinofima e tatuagens.

Para promover atenuação de rugas cutâneas, dá-se preferência à esfoliação química.

A dermabrasão propicia um resultado adequado, porém, deve-se informar o paciente sobre a eventual necessidade de realizar várias sessões, com intervalos de três a seis meses.

A orientação pré-operatória adequada e o correto preparo da pele podem prevenir ou minimizar os efeitos adversos. A primeira sessão de dermabrasão deve ser feita superficialmente, para que se verifique a cicatrização do paciente.

Não deve ser realizada próxima às margens palpebrais, pois há risco de ocorrer trauma cirúrgico.

978-85-7241-919-2

SELEÇÃO DE PACIENTES

Durante a anamnese, deve-se conhecer a história pregressa de herpes simples labial. Pacientes de pele escura são suscetíveis a discromias após a dermabrasão. Pacientes com história de cicatrizes hipertróficas ou queloideanas devem ser cuidadosamente manipulados, se forem submetidos ao tratamento.

Há controvérsia sobre tratamento de pacientes que usam isotretinoína, principalmente nos casos de esfoliação profunda. Deve-se aguardar de 6 a 12 meses após a interrupção desse medicamento.

CUIDADOS PÓS-OPERATÓRIOS

Após a cirurgia, deve-se lavar abundantemente a área com soro fisiológico. Não há necessidade de cauterização dos pontos sangrantes. A compressão local adequada é suficiente para estagnar o sangramento.

Utiliza-se curativo com gazes embebidas em soro fisiológico. Em geral, o curativo é removido em uma semana. Deve-se evitar luz solar durante seis meses para não produzir manchas na pele.

Não se usa qualquer tipo de medicamento tópico por um período de seis meses, pois há possibilidade de ativação dos melanócitos e consequente ocorrência de hiperpigmentação. Deve-se evitar uso de anticoncepcionais, pois a estrutura molecular do estrogênio é bastante similar à da melanina e pode produzir manchas na pele.

EFEITOS ADVERSOS

Podem ocorrer mesmo em condições clínico-cirúrgicas consideradas ideais, baseando-se em boa técnica cirúrgica e correto manuseio da ferida. Os efeitos adversos mais comuns com dermabrasão são citados a seguir.

Milio

Corresponde a cistos de retenção causados pelos anexos da pele e surgem entre três e oito semanas após a cirurgia. Apresentam vários graus e

podem desaparecer espontaneamente após algumas semanas. Caso contrário, podem ser tratados com esfoliantes ou removidos um a um pela técnica de extração.

Eritema

O eritema após a reepitelização ocorre em todos os pacientes e pode permanecer por algumas semanas ou até meses. A coloração é mais intensa no primeiro mês, passando a róseo-clara, tendendo a desaparecer em três meses. Deve-se tomar mais cuidado com os mais persistentes, usando-se protetores solares e cosméticos adequados por período prolongado. Podem-se utilizar cremes à base de esteroides.

Distúrbios de Pigmentação

Hiperpigmentação

Pode-se apresentar de forma homogênea ou irregular. Quase todos os pacientes apresentam graus variados de alteração pigmentar, apesar de a maioria dos casos ser quase imperceptível.

Pode estar associada ao uso exógeno de estrógenos e progesterona (anticoncepcionais) e à exposição excessiva à luz ultravioleta, mesmo sem a ação direta, somente pela refração destes raios.

É o efeito adverso mais frequente, podendo ser transitório. Deve-se evitar o sol e usar protetores solares. O uso adequado de esfoliantes e clareadores propicia bons resultados quando ocorre a hiperpigmentação. Alguns autores recomendam sua prevenção por meio de tratamento prévio (seis meses) com tretinoína, alfa-hidroxiácidos, hidroquinona ou outros despigmentantes. Também citam a reepitelização rápida e a possibilidade de supressão dos melanócitos com a terapia prévia.

Hipopigmentação

Inicialmente, há certa hipopigmentação com o desaparecimento do eritema. A pigmentação normal retorna em quatro a seis semanas, ajustando-se em até um ano. Normalmente, há melhora com o tempo, porém, é de difícil tratamento se permanecer após um ano. A hipopigmentação está relacionada com a profundidade da dermabrasão. Ocorre mais frequentemente em pacientes idosos. Pode-se desenvolver após um ano do tratamento. Os pacientes submetidos a várias sessões estão mais suscetíveis, pois são atingidas as camadas mais profundas da pele.

Cicatrizes Hipertróficas

Não se tem observado a presença de cicatrizes hipertróficas com frequência nesse método. Entretanto, abrasões muito profundas ou infecção secundária podem resultar em cicatrizes hipertróficas. É mais frequente ao redor dos lábios, nas eminências ósseas, borda mandibular e região malar. Como tratamento, utilizam-se cremes ou esteroides injetáveis, como triancinolona, placas ou gel de silicone e uso de malhas.

Infecção

Não se tem observado na prática. Pode ser bacteriana, virótica ou fúngica. Na literatura, há relato de aparecimento entre o segundo e o quinto dia de pós-operatório. É caracterizada pela formação de crostas descoloridas, purulentas, com mau cheiro, dor local e febrícula. Devem-se pedir cultura e antibiograma.

Pode ser tratada com antimicrobianos tópicos ou sistêmicos. A infecção pode apresentar reativação do herpes-vírus simples. O trauma cutâneo associado ao estresse cirúrgico pode precipitar o herpes labial, principalmente se houver história prévia. Não há necessidade de sua profilaxia, apesar de muitos autores preconizarem seu uso.

Linha de Demarcação

Quando ocorre transição nítida entre a área tratada e a não tratada, o adequado é realizar abrasão superficial ou utilizar *peeling* químico na região da linha de demarcação.

QUESTÕES

1. Qual o efeito adverso mais frequente da dermabrasão?
2. Como evitar a marca na linha de demarcação pós-dermabrasão?
3. Há necessidade de cauterização durante o ato operatório?
4. Há necessidade de antimicrobianos profiláticos?
5. A infecção é complicação frequente da dermabrasão?

LEITURA RECOMENDADA

BRANHAM, G. H.; THOMAS, J. R. Rejuvenation of the skin surface. Chemical peel and dermabrasion. *Facial Plast. Surg.*, v. 12, p. 125-133, 1996.

DEMAS, P. N.; BRIDENSTINE, J. B. Diagnosis and treatment of postoperative complications after skin resurfacing. *J. Oral Maxillafac. Surg.*, v. 57, p. 837-841, 1999.

FULTON, J. E. The prevention and management of postdermabrasion complications. *J. Dermatolog. Surg. Oncol.*, v. 17, p. 431-437, 1991.

GONELLA, H. A. Complicações em dermabrasão. In: DE MAIO, M. *Tratado de Medicina Estética*. São Paulo: Roca, 2004. p. 911-914.

HORIBE, E. K. Dermabrasão cirúrgica. In: *Estética Clínica & Cirúrgica*. Rio de Janeiro: Revinter, 2000. p. 77-83.

HORIBE, E. K. Dermabrasão superficial. In: *Estética Clínica & Cirúrgica*. Rio de Janeiro: Revinter, 2000. p. 85-89.

OREINTREICH, N.; OREINTREICH, D. S. Dermabrasion. *Dermat. Clin.*, v. 13, p. 313-327, 1995.

RAGLAN, H. P.; MCBURNEY, E. I. Complications of resurfacing. *Semin. Cutan. Med. Surg.*, v. 15, p. 200-207, 1996.

ROSSITER, J. L. Dermabrasion: clinical uses in otolaryngology. *J. Otolafyngol.*, v. 23, p. 347-353, 1994.

SMITH, R. Dermabrasion is it an option? *Aust. Fam. Physician*, v. 26, p. 1041-1044, 1997.

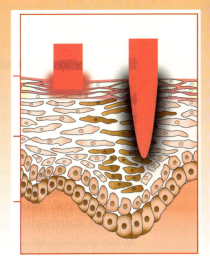

Princípios do *Laser*

Niklaus Ursus Wetter

SUMÁRIO

O *laser* é uma ferramenta poderosa que pode ser empregada numa vasta gama de aplicações, tanto na indústria quanto em ciências da vida. O seu uso está se proliferando mundialmente como consequência do desenvolvimento de novos sistemas *laser* cada vez mais adequados ao processo, mais confiáveis e com custo cada vez mais acessível. Hoje em dia, o *laser* fornece soluções para muitos problemas tecnológicos relevantes e em alguns casos até substitui tecnologias estabelecidas. Entre as suas características vantajosas destacam-se sua versatilidade, velocidade, precisão e, principalmente para aplicações nas ciências da vida, conforto para o paciente. A seguir faz-se uma breve introdução de alguns conceitos físicos necessários para o entendimento do funcionamento básico de um *laser*.

HOT TOPICS

- A frequência de uma onda corresponde ao número de ondas que passam por um ponto fixo.
- A onda eletromagnética é uma perturbação de um campo de força invisível.
- O *laser* emite ondas que se propagam na mesma direção e com suas cristas alinhadas.
- Os *lasers* mais utilizados na medicina são os de neodímio, de diodo e de CO_2.
- Cada tipo de *laser* possui um comprimento de onda específico.
- Os fótons correspondem a ondas de luz.
- Um *laser* é composto de um meio ativo, um mecanismo de bombeamento fornecedor de energia e um ressonador.
- Um *laser* com grande capacidade de penetração sofre menor absorção.
- Os meios ativos do *laser* podem ser sólidos, líquidos e gasosos.

• Quanto maior for a absorção do *laser*, mais alterações serão provocadas no tecido exposto a ele.

ONDA ELETROMAGNÉTICA

Ao contrário do que acontece em geral em todos os livros que descrevem o funcionamento básico do *laser*, este capítulo começará pelo produto final da ação do *laser*: a radiação eletromagnética, que é a responsável por todos os efeitos causados pelo *laser* nas diversas aplicações, e só posteriormente serão tratados os detalhes construtivos do *laser*. A maneira como essa radiação interage com a matéria e os efeitos físicos e biológicos provocados pela radiação *laser* no tecido biológico é conteúdo do próximo capítulo deste livro.

Antes de explicar as propriedades de uma onda eletromagnética é necessário entender o conceito físico de uma onda. Conhecemos as ondas que chegam à praia ou as ondas circulares causadas por uma pedra jogada na água. Todas têm algumas características em comum, como cristas de onda, vales, a *velocidade de propagação da onda* (símbolo utilizado na física: *c*) e a distância entre as cristas de duas ondas sucessivas. Na Física, este último parâmetro é chamado

de *comprimento de onda* (símbolo: λ), representado na Figura 50.1.

Muitas vezes, a onda é caracterizada com o auxílio de outro parâmetro físico chamado de *frequência* (símbolo: *v* ou *f*). A frequência de uma onda significa o número de ondas que passam por um ponto fixo (por exemplo, o número de ondas que chegam à praia) em cada segundo.

As ondas eletromagnéticas diferem de todas as outras ondas em duas principais características: primeiro, não precisam de matéria para a sua propagação, como por exemplo, ondas de água ou ondas de som (estas últimas são ondas acústicas que precisam do ar); segundo, a sua velocidade de propagação é de 300.000km/s no vácuo.

A partir dessa definição, podemos já distinguir algumas ondas eletromagnéticas como, por exemplo, ondas de luz, ondas de ultravioleta e raios X que, vindas do sol, são capazes de atravessar o vácuo do espaço. Porém existem muito mais ondas eletromagnéticas na nossa vida diária. Alguns exemplos são ondas de rádio e TV, radar e raio γ. Todos esses tipos de ondas eletromagnéticas têm as duas características apontadas acima e diferem entre si apenas pelo comprimento de onda, conforme pode ser visto na Figura 50.2.

O olho humano é sensível a ondas eletromagnéticas cujos comprimentos de onda estão entre 0,0004 e 0,0007mm. Essa estreita faixa espectral é chamada de luz visível. A cor vermelha é sentida quando o comprimento de onda é de 0,00063mm. As cores laranja, amarelo e verde são sentidas para comprimentos de onda sucessivamente menores e o azul corresponde a 0,00045mm.

A onda eletromagnética é uma "perturbação" de um campo de força invisível, parecido com o experimento da pedra que é jogada no lago calmo. Através da propagação da onda, essa "perturbação" leva energia consigo, que pode ser reaproveitada em outro lugar. Porém, conforme Einstein demonstrou brilhantemente, energia e matéria são na verdade a mesma coisa[1]. Portanto, podemos associar uma partícula a essa energia da onda (isto faz sentido apenas para partículas menores que um elétron). Esse fato é conhecido como a dualidade onda–partícula.

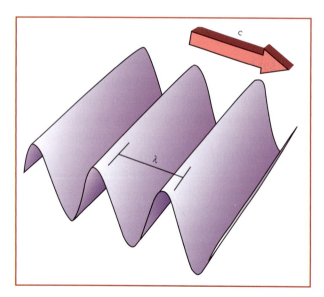

Figura 50.1 – Representação esquemática de uma série de três ondas que se propagam com velocidade *c* para a direita e cujo comprimento de onda é λ.

978-85-7241-919-2

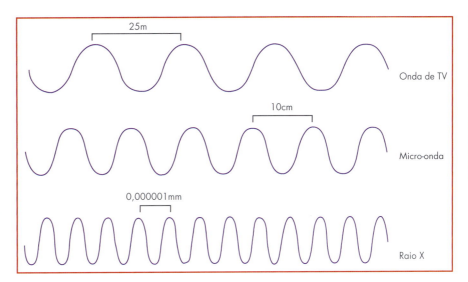

Figura 50.2 – Comparação entre os comprimentos de onda de diferentes ondas eletromagnéticas.

No caso de uma onda eletromagnética com comprimento de onda em torno da faixa espectral da luz visível, essa partícula é comumente chamada de *fóton*.

A diferença entre o feixe *laser* e os feixes eletromagnéticos saindo de outras fontes de luz está na maneira como esses fótons são emitidos, conforme é mostrado esquematicamente na Figura 50.3. Uma lâmpada incandescente emite fótons com diferentes comprimentos de onda. Existem também dispositivos [como o *light emitting diode* (LED)] que emitem luz que tem somente um comprimento de onda, chamado luz monocromática. O *laser* emite ondas que, além de monocromáticas, estão se propagando todas na mesma direção e todas com as suas cristas alinhadas.

É exatamente esse aspecto que faz com que a luz *laser* seja tão especial. As ondas são extremamente organizadas, têm todas a mesma cor e propagam-se todas na mesma direção. Nesse caso, a luz é dita *coerente*. Em se pensando na

luz como pequenas partículas ou fótons, estamos percebendo que o raio *laser* é um fluxo perfeitamente uniforme e de altíssima densidade de partículas, indo todas na mesma direção. Por ser tão bem organizada, podemos manipular a luz *laser* extremamente bem e fazer inúmeras aplicações com ela.

Para explicar melhor a interação da luz com a matéria, precisamos primeiro entender um pouco mais sobre o campo de força invisível no qual as ondas eletromagnéticas se propagam e como estas ondas são geradas. Sabemos que duas cargas elétricas, uma negativa e uma positiva, se atraem devido à força elétrica invisível. Na verdade, as duas cargas geram um campo de força, conforme representado na Figura 50.4.

Se na Figura 50.4 a posição das duas cargas é invertida antes que as três cargas de prova cheguem à carga negativa e se aniquilem, as três cargas vão igualmente inverter a sua direção e se propagarão no sentido oposto. Num próximo ensaio, poder-se-ia alternar o sinal das

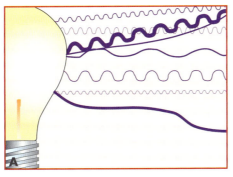
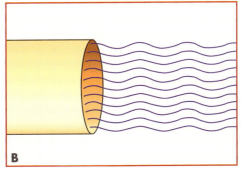

Figura 50.3 – Representação das ondas eletromagnéticas emitidas por uma lâmpada incandescente (*A*) e um bastão *laser* (*B*).

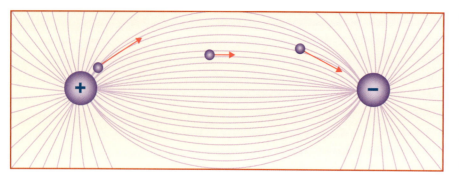

Figura 50.4 – Campo de força de uma carga negativa e uma carga positiva. As três pequenas cargas são levemente positivas. São atraídas pela carga negativa e repulsadas pela carga positiva ao longo das linhas do campo de força na direção da *seta*. O comprimento da *seta* corresponde à intensidade da força de atração ou de repulsão.

duas cargas continuamente e observar apenas a pequena carga de prova do meio. Nesse caso, se a frequência de alternação das duas cargas for suficientemente rápida para que a carga de prova nunca se choque com as cargas grandes, teremos um movimento ondulatório desta carga de prova da direita para a esquerda e da esquerda para direita. Esse movimento é parecido com o sobe e desce de um barco nas ondas do oceano. Na verdade acabamos de criar uma onda eletromagnética.

Antenas de rádio e TV funcionam basicamente da maneira explicada acima. Na antena da estação de rádio, uma grande quantidade de cargas positivas e negativas inverte continuamente a sua posição, gerando as ondas eletromagnéticas. Essas ondas são captadas pela antena do carro, em que pequenas cargas livres dentro da antena (elétrons) começam a oscilar, gerando baixa corrente elétrica alternada, que fornece o sinal para o rádio.

Ondas de rádio FM têm comprimento de onda de aproximadamente 3m e a sua velocidade de propagação é de 300.000km/s. Portanto, em cada segundo passam 100 milhões de ondas, ou seja, a frequência da onda de rádio é de 100 megahertz (100MHz).

A princípio, poderíamos oscilar as cargas cada vez mais rapidamente na antena até que o comprimento de onda fosse tão pequeno que produzíssemos luz visível. Seria necessária uma oscilação de 600×10^{12}Hz, ou seja, 600 quadrilhões de ondas por segundo. Porém, a nossa eletrônica atual é capaz de alternar cargas com até cinco bilhões de vezes por segundo.

A pergunta de como a luz é produzida foi um dos principais desafios da Física no início do século XX. O resultado dessa pesquisa foi uma revolução na Física, chamada de "mecânica quântica".

INTERAÇÕES DA LUZ COM OS ÁTOMOS

No final do século XIX, os físicos sabiam que os átomos emitem luz e associaram este efeito ao elétron que orbita o átomo como um satélite que orbita a Terra. Olhando do lado, o elétron está ora em cima, ora embaixo do núcleo positivo do átomo, alternando desta maneira a posição das cargas elétricas e gerando uma onda eletromagnética. O erro desse modelo é que ao emitir ondas eletromagnéticas (que precisam de energia), o elétron perderia energia e diminuiria a sua velocidade até colidir com o núcleo. Obviamente, não é o que acontece na natureza.

No começo do século XX, o físico Niels Bohr solucionou esse impasse postulando um novo modelo para o átomo, no qual o elétron gira à volta do núcleo em apenas algumas órbitas especiais. Nessas órbitas, o elétron não perde energia. Todas as outras órbitas não são possíveis. Para passar de uma órbita para outra, os elétrons precisam "saltar". Saltando para uma órbita mais baixa, mais próxima do núcleo, perdem energia, que é emitida na forma de um fóton. Saltando para uma órbita mais alta, necessitam de energia, que pode ser adquirida pela absorção de um fóton com energia igual à energia necessária para o elétron chegar à órbita superior.

Portanto, a energia do elétron pode somente mudar em pequenos saltos e não continuamente (conforme representado na Fig. 50.5). Esses

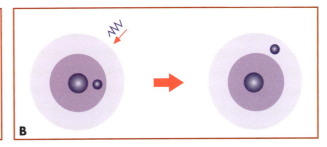

Figura 50.5 – Átomo de Bohr. Emissão (*A*): quando o elétron executa um salto quântico de uma órbita maior para uma órbita inferior, emite um fóton. Absorção (*B*): da mesma maneira, o elétron precisa de um fóton para saltar para uma órbita maior. O fóton é representado pela pequena ondulação e a *seta* indica se ele se afasta ou se aproxima do átomo.

pequenos incrementos de energia são chamados de *quanta* e deram nome à mecânica quântica.

Na verdade, devido à natureza dual onda-partícula do fóton, é mais correto falar em níveis de energia do que em órbitas. Um nível de energia mais alto corresponde a uma órbita maior.

No caso do átomo de hidrogênio, que contém apenas um único elétron, este se encontra geralmente no nível energético mais baixo que é chamado de *estado de repouso*. Caso absorva um fóton, pula para níveis maiores, dependendo da energia do fóton, em que permanecerá por certo tempo até que, sob emissão de um fóton, decaia novamente para o seu estado de repouso.

Para exemplificar, assumimos que o elétron no seu estado de repouso receba um fóton (conforme Fig. 50.6). Caso o *quanta* associado ao fóton corresponda à diferença de energia E_2-E_1, existe certa probabilidade de o elétron ser promovido para o nível 2, no qual permanecerá durante o tempo característico do nível, chamado

de tempo de decaimento. Se durante esse tempo receber mais um *quanta* com energia E_3-E_2, poderá subir mais um nível, atingindo E_3. Dependendo da energia do fóton recebido, o elétron pode pular mais que um nível de energia em uma única vez (por exemplo, pular direto do nível 1 para o 3) ou até pular totalmente fora do átomo, fenômeno físico chamado de *ionização*.

O comportamento anteriormente demonstrado constitui a base do fenômeno de *absorção* da luz pela matéria. Como muitos importantes fenômenos físicos, a absorção foi descoberta por acaso pelo cientista Frauenhofer em 1815, quando analisou o espectro colorido da luz solar por via de um prisma que ele mesmo tinha fabricado. Descobriu que o espectro da luz solar contém uma série de linhas pretas muito finas. Posteriormente, foi descoberto que a ausência de cor nessas linhas significa que algumas frequências bem distintas da luz solar são absorvidas por gases na atmosfera solar. Portanto, apenas os fótons com essa

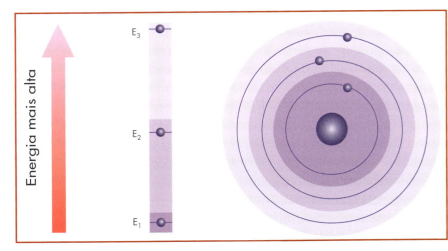

Figura 50.6 – Quanto maior a órbita do elétron, mais alta a sua energia. Energias mais altas são indicadas por tons *mais claros de cinza*. O nível de menor energia, E_1, corresponde à órbita mais próxima do núcleo.

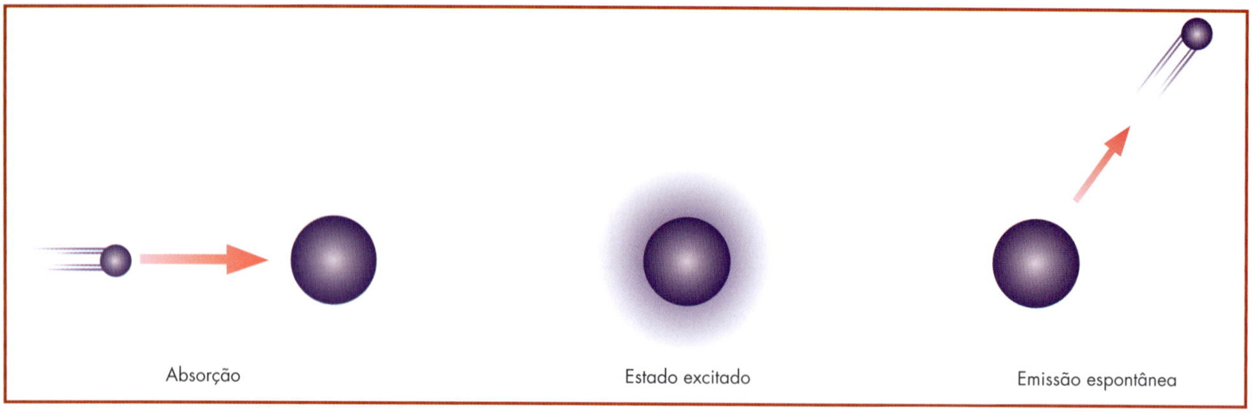

978-85-7241-919-2

Figura 50.7 – Mecanismo de absorção e emissão de um fóton por decaimento espontâneo.

frequência contêm a energia correta para promover os saltos quânticos nos gases da atmosfera solar, enquanto a atmosfera permanece transparente para os outros fótons.

Após a absorção de um ou mais fótons, o átomo se encontra num nível energético mais alto, chamado de *estado excitado*. Nesse estado, ele permanece na média durante o tempo de decaimento e depois decai para um nível de energia mais baixo, emitindo um fóton com energia igual à diferença de energia dos dois níveis envolvidos (Fig. 50.7).

Para um elétron no nível E_3 da Figura 50.6, existe apenas a possibilidade de saltar para o nível E_2 ou E_1, emitindo, portanto, um fóton de energia E_3-E_2 ou E_3-E_1. Como mesmo um simples átomo de hidrogênio possui bem mais do que três níveis, existem ainda outras possíveis combinações. Conforme já mencionado, cada fóton possui uma frequência. Essa frequência depende da energia do fóton e energias maiores correspondem a oscilações mais rápidas do campo eletromagnético, ou seja, frequências maiores. Portanto, se vários átomos decaem ao mesmo tempo, vários fótons com diferentes frequências são emitidos, criando um *espectro de emissão*. No átomo de hidrogênio, algumas dessas frequências encontram-se no espectro visível. São estas a cor vermelha, correspondendo a um salto do nível 3 para o nível 2, e a cor azul, correspondendo a um salto do nível 4 (não mostrado na Figura 50.6) para o nível 2.

Esses espectros de emissão são diferentes para cada átomo da tabela periódica. Funcio-

nam, portanto, como uma "impressão digital" do átomo e são chamados também de *espectros atômicos*.

É importante notar que as frequências absorvidas e emitidas devem ser necessariamente as mesmas porque correspondem a transições entre os mesmos níveis energéticos.

EMISSÃO ESTIMULADA

Conforme explicado no item anterior, quando um átomo absorve um fóton, entra num estado excitado do qual volta, após breve período, para o estado inicial de repouso. Durante a volta para o estado de repouso, o elétron emite um fóton com direção aleatória. Esse processo é chamado de *decaimento espontâneo*. Porém, se antes do decaimento espontâneo o átomo for atingido por um segundo fóton, com energia igual à transição de um elétron para o nível inferior, o átomo se comporta diferentemente. Nesse caso, emite o fóton não aleatoriamente, mas na mesma direção e sentido do segundo fóton, com a mesma frequência e *em fase*, ou seja, com a crista da sua ondulação alinhada com o segundo fóton (Figs. 50.8 e 50.9). O princípio, brilhantemente elaborado por Einstein e que possibilita a ação *laser*, é chamado de *decaimento estimulado*.

Como os dois fótons se propagam na mesma direção, temos um feixe de fótons *colimado*, que é uma das principais características do feixe *laser*. Na Figura 50.8 podemos notar que houve

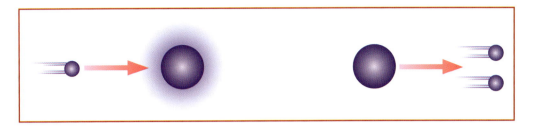

Figura 50.8 – O fóton encontra um átomo excitado (*esquerda*) e este decai estimulado, emitindo um fóton da mesma frequência e na mesma direção e sentido.

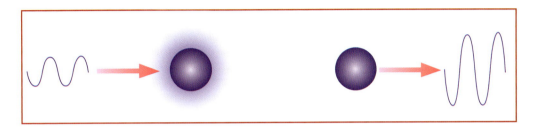

Figura 50.9 – Na representação do fóton em forma de onda eletromagnética, fica mais visível como o campo eletromagnético é amplificado pelo processo de decaimento estimulado.

amplificação do fóton de entrada. Esse efeito fica ainda mais visível se nos aproveitarmos da representação ondulatória do fóton, conforme a Figura 50.9. Como as cristas das ondas eletromagnéticas estão alinhadas (ver Fig. 50.3), a soma das duas ondas, ou seja, a sua *interferência* resulta em uma onda com o dobro de amplitude.

Portanto, aprendemos como amplificar luz através da emissão estimulada de radiação, ou seja, em inglês: *light amplification by stimulated emission of radiation* (LASER).

LASER

Um átomo, cujo elétron encontra-se no nível inferior, tem as mesmas chances de absorver o fóton que um átomo no estado excitado de emitir o seu fóton (ver Fig. 50.5), seja por decaimento espontâneo ou estimulado. Portanto, para ter um balanço positivo de amplificação, é necessário que haja mais átomos excitados no nível superior do que átomos no nível inferior (Fig. 50.10). Esse estado é chamado *de inversão de população* e constitui um dos quesitos principais do *laser*. Se não fosse assim, a absorção do fóton levaria um elétron do nível E_2 a saltar para o nível E_3,

de onde decairia por emissão não necessariamente estimulada.

Existem diferentes maneiras de atingir a inversão de população. Entre elas, as mais comuns são descargas elétricas que ionizam átomos na sua forma gasosa (no caso dos *lasers* que usam um *meio ativo* a gás) e a excitação com lâmpadas do tipo *flash*, geralmente utilizada para excitar os átomos contidos em cristais (*lasers* com meio ativo de estado sólido).

Em suma, para construir um *laser* é necessário que haja uma grande quantidade de átomos excitados em um determinado nível energético alto, os quais, ao sentirem a presença de um fóton com energia igual ao salto quântico para um nível inferior, decaem todos por emissão estimulada, contribuindo assim para a amplificação do campo eletromagnético monocromático do fóton inicial.

Porém, esses aglomerados de fótons podem propagar-se em qualquer direção, dependendo unicamente da direção do fóton inicial. Para direcionar os aglomerados de fótons e criar um feixe *laser*, torna-se necessário que todos os fótons se propaguem na mesma direção e sentido. Isso é feito por meio de dois espelhos colocados nas extremidades do meio ativo que

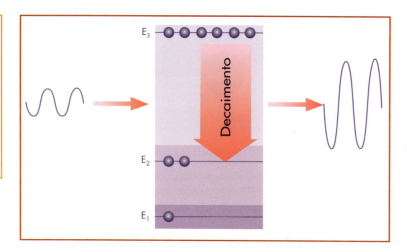

Figura 50.10 – Inversão de população: quando há mais átomos excitados no nível E_3 do que átomos no nível E_2, pode haver amplificação do fóton de entrada (*à esquerda*) com energia igual a E_3-E_2.

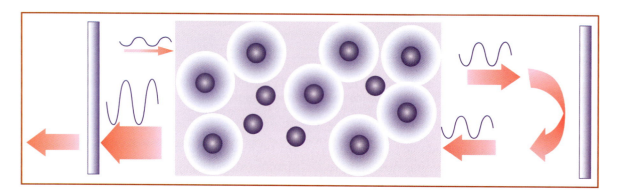

Figura 50.11 – Ressonador *laser* contendo um meio ativo com alguns átomos excitados e os dois espelhos nas extremidades. Os espelhos são alinhados um em relação ao outro de forma que reflitam o feixe *laser* nele mesmo. Um dos espelhos possui uma pequena transmissão para a onda eletromagnética amplificada.

978-85-7241-919-2

contém os átomos (Fig. 50.11). Esses espelhos refletem os fótons de volta na mesma direção para dentro do meio ativo, onde desencadeiam mais decaimento estimulado, amplificando assim o feixe *laser*. O conjunto de espelhos é chamado de *ressonador*.

Para tirar proveito do feixe *laser* que circula dentro do ressonador, coloca-se um dos espelhos com menos de 100% de reflexão, de tal forma que uma pequena fração do feixe vaze pelo espelho (Fig. 50.11). Esse feixe que passa e que se constitui no feixe útil é muito mais fraco do que o feixe dentro do ressonador.

REVISÃO DOS *LASERS*

O primeiro material a demonstrar ação *laser* foi o cristal sintético de rubi. Esse *laser* de estado sólido foi desenvolvido em 1960. Pouco tempo depois, os pesquisadores de todo o mundo desenvolveram uma grande gama de materiais capazes de ação *laser*. Esses materiais podem estar em estado sólido, líquido ou gasoso.

O primeiro *laser* a gás foi o *laser* de hélio-neônio (He-Ne), desenvolvido em 1961. Foi também o primeiro *laser* a emitir continuamente radiação e não de maneira pulsada. Pouco depois, foi desenvolvido o primeiro *laser* líquido de corante. Esses corantes são compostos orgânicos, cuja característica principal é a de, ao serem excitados opticamente, poderem emitir luz coerente em um grande intervalo espectral, que pode abranger uma porção significativa do espectro visível.

Embora existam hoje mais de uma centena de materiais *laser* ativos, somente alguns conseguiram ser utilizados nas aplicações clínicas. Os poucos que permaneceram no mercado e que, provavelmente, continuarão a ser aceitos amplamente, são o enfoque da discussão a seguir.

Porém, antes de começar a apresentação dos tipos de *lasers* existentes, é necessário identificar as características mais importantes e valorizadas que motivam aquisições de *lasers* para aplicações nas ciências da vida. Obviamente, sempre existirão aquisições de *lasers* com intenção meramente propagandista ou por outros motivos que não científicos e/ou tecnológicos. Porém, esses não é o assunto desta discussão. Em geral, o *laser* deve auxiliar ou até substituir processos ou rotinas específicos, previamente identificados, com a intenção de se obter um benefício para o paciente e/ou uma vantagem produtiva.

As vantagens produtivas que o *laser* pode oferecer são: velocidade do processo, custo de manutenção e operação, elevada reprodutibilidade, qualidade e precisão de acabamento, operação sem contato da ferramenta com o paciente (em alguns casos) e invasão mínima sem dano ao tecido adjacente. Dentre os benefícios para o paciente, podem-se destacar a reduzida intensidade de dor sentida durante a operação e o menor período de convalescença. Além desses benefícios, existe toda uma gama de novos procedimentos a *laser*, que possibilitam melhoramentos para o paciente, não existentes anteriormente com o uso de outras tecnologias.

Existem diversas exigências em relação ao desempenho do *laser* que dependem especificamente da rotina ou do processo a ser efetuado. São elas: o comprimento de onda do *laser*, a potência e a energia do pulso *laser*, a taxa de repetição dos pulsos e a intensidade do feixe *laser*. A influência desses parâmetros nos diversos processos será tratada com mais detalhes no próximo capítulo.

Do ponto de vista do usuário final, a confiabilidade é o critério número 1 para um *laser* médico. O *laser* precisa operar prontamente, sem interrupções e durante longas operações, sem alterar os parâmetros físicos estabelecidos do feixe *laser*. Outras exigências importantes são dimensões físicas, eficiência elétrica, custo operacional, segurança e custo de manutenção. Se possível, a manutenção deverá ser suficientemente simples para permitir a sua execução por pessoal não treinado. Os *lasers* modernos precisam ser compactos e leves, não podem ter exigências especiais em relação às instalações elétricas (110V) e devem usar água comum para refrigeração.

Devido às exigências estabelecidas anteriormente, apenas alguns tipos de *lasers* são amplamente aceitos pelos usuários. Os próximos itens discutem os princípios básicos pelos quais esses tipos emitem radiação coerente.

Lasers de Estado Sólido

Em *lasers* de estado sólido, o meio ativo está incorporado a uma matriz hospedeira que pode ser tanto cristalina quanto amorfa. Por exemplo, a sigla Nd:YAG indica que o cristal hospedeiro é composto por uma granada (o G da sigla) de ítrio (Y) e alumínio (A) e que o meio de ganho é neodímio (Nd).

A concentração do íon dopante (o neodímio no caso do nosso exemplo) é geralmente muito pequena, na ordem de 1 parte em 100. Porém, mesmo assim, isso significa que existem em torno de 10^{20} íons por centímetro cúbico. Por esse motivo, pequenos *lasers* de estado sólido podem apresentar altíssima potência no seu feixe de saída. Potências de pico de centenas de megawatts são facilmente atingidas em *lasers* compactos e pulsos com energias de 100J a taxas de 100Hz são obtidos em *lasers* bombeados por lâmpadas *flash*, empregando bastões *laser* de 10cm de comprimento.

Os materiais hospedeiros precisam ser transparentes para o comprimento de onda de emissão do íon *laser* ativo e ter como propriedades fundamentais boas características ópticas, mecânicas e térmicas para suportar as condições severas de operação. Além disso, é necessário que o hospedeiro amorfo ou cristalino contenha determinados locais especiais para acomodar os íons dopantes. Esses íons dopantes são geralmente de terras raras ou de metais de transição com configurações distintas de elétrons livres (aqueles elétrons que emitem os fótons) e permitem a inversão de população necessária para a ação *laser*.

A maioria dos materiais *laser* é crescida pelo método de Czochralski, resultando em cristais tipicamente com alguns centímetros de largura e até 20cm de comprimento (Fig. 50.12). Depois

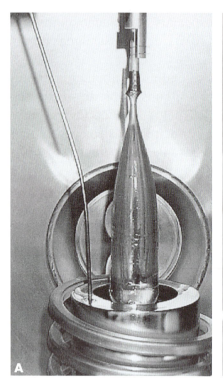 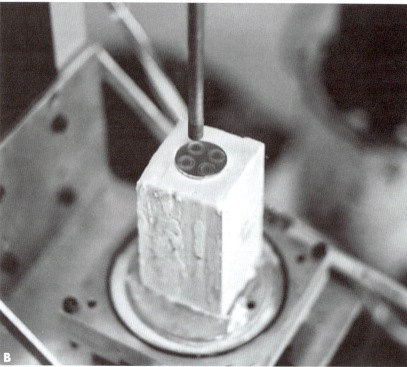

Figura 50.12 – (*A*) O cristal é crescido em forno de radiofrequência pelo método Czochralski. (*B*) O cristal é engessado e apenas o meio do cristal é aproveitado para a retirada dos bastões *laser* por meio de uma broca oca diamantada. Os bastões têm comprimento de cerca de 10cm. Cortesia do laboratório de crescimento do Instituto de Pesquisas Energéticas e Nucleares – SP.

da inspeção, o cristal é processado para extrair bastões com faces paralelas e planas. Devido à alta homogeneidade e à baixa concentração de impurezas, a qualidade óptica do cristal é geralmente excelente, apresentando distorções totais menores do que 1µm ao longo de todo o bastão.

O próximo elemento básico do *laser* de estado sólido é a fonte de excitação óptica com as suas características peculiares de geometria e de irradiação espectral. A excitação é fornecida ao sólido em forma de radiação luminosa que é absorvida pelo íon dopante. Na prática, essa radiação de bombeamento é geralmente fornecida por lâmpadas *flash* de xenônio e criptônio ou por *lasers* de diodo semicondutor, que conseguem eficientemente elevar o nível de energia dos átomos no estado de repouso para um estado excitado. Os elétrons que carregam esta energia absorvida decaem rapidamente para um nível levemente mais baixo, chamado de nível *laser* superior. Nesse processo, ainda sem emissão de um fóton, a energia perdida pelo elétron é convertida em calor. Esse calor é altamente indesejável

porque esquenta localmente o sólido (aquecimento do cristal). Desse novo nível, o elétron decai para o estado fundamental sob emissão de um fóton (Fig. 50.13).

As lâmpadas utilizadas são geralmente tubos de descarga elétrica de quartzo, refrigerados por um jato turbulento de líquido de refrigeração. Muitos requisitos precisam ser preenchidos pelas características da lâmpada. Porém, a característica principal é que a radiação que ela emite seja bem absorvida pelo íon *laser* ativo, ou seja, é necessário que haja sobreposição entre o espectro que a lâmpada emite e o espectro de absorção do íon.

O bastão *laser* e a lâmpada são colocados lado a lado, sendo envoltos por uma caixa altamente refletora que redireciona o máximo possível a luz emitida pela lâmpada para dentro do bastão *laser*. Essa caixa refletora é chamada de *cavidade de bombeamento*. Existem diversas configurações geométricas, todas com o propósito de encontrar um arranjo tal que haja otimização entre a máxima eficiência de reflexão, a

978-85-7241-919-2

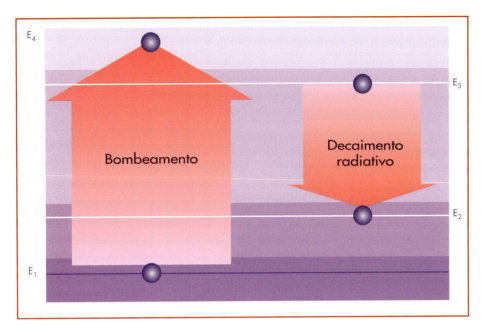

Figura 50.13 – Ciclo de excitação de um átomo em *laser* de estado sólido de quatro níveis. Uma fonte óptica eleva o elétron do átomo do nível fundamental até o nível 4, de onde decai rapidamente sob emissão de calor para o nível *laser* superior E_3. O decaimento radiativo ocorre entre o nível 3 e o nível 2, de onde decai novamente sob emissão de calor de volta para o seu nível de repouso.

irradiação homogênea do bastão, a facilidade de troca da lâmpada e a vida longa do refletor. Existem basicamente dois tipos de cavidades: as que utilizam refletores metálicos polidos (Fig. 50.14) e as que utilizam refletores difusos de cerâmica. A vantagem das cavidades difusas é que tendem a bombear o bastão *laser* mais uniformemente, permitindo assim que o *laser* emita um feixe bastante homogêneo.

Embora tenha sido desenvolvida uma grande gama de *lasers* de estado sólido com muitas aplicações interessantes, existem apenas poucos *lasers* que são comercialmente vendidos. Os mais vendidos são os *lasers* de neodímio ítrio alumínio granada (Nd:YAG, *neodymium-doped yttrium aluminium garnet*), cujo desempenho em termos de confiabilidade e de facilidade de manutenção merece destaque.

Outros materiais hospedeiros além do YAG são também utilizados, como, por exemplo, fluoreto de ítrio e lítio (YLF, *yttrium lithium fluoride*), ortovanadato de ítrio (YVO$_4$, *yttrium orthovanadate*), perovskita de alumínio e ítrio (YAP, *yttrium aluminium perovskite*) e granada de

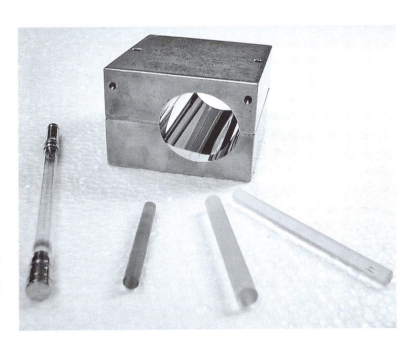

Figura 50.14 – Cavidade elíptica refletora, lâmpada de xenônio e três diferentes bastões *laser* desenvolvidos no Instituto de Pesquisas Energéticas e Nucleares – SP.

ítrio, escândio e gálio (YSGG, *yttrium scandium gallium garnet*), que apresentam características materiais promissoras. Porém, todos esses ainda representam apenas uma fração pequena do volume total de *lasers* de estado sólido vendidos. Em pesquisa, já foram utilizados mais de 40 materiais hospedeiros com sucesso.

Em geral, os resultados da aplicação do *laser* diferem muito pouco em função do material hospedeiro e muito mais em função do íon dopante, porque é predominantemente o dopante que determina o comprimento de onda do feixe *laser*. Existem algumas exceções para essa regra, como por exemplo, os *lasers* de Er:YAG e Er:YSGG [o dopante é o érbio (Er) nos dois casos].

Dos *lasers* de estado sólido atualmente em uso pela medicina destacam-se, dentre os *lasers* que utilizam terras raras como dopante, os *lasers* de neodímio, érbio, hólmio e túlio. Esses íons de terras raras encontram-se dentro dos cristais hospedeiros no estado trivalente, ou seja, na forma Nd^{3+}, Er^{3+}, Ho^{3+} e Tm^{3+}.

O *laser* de neodímio emite em 1,064µm e é o mais eficiente *laser* de estado sólido que existe, atingindo mais de 60% de eficiência (quando bombeado por luz de diodos *laser*) na conversão da radiação de bombeamento para radiação em forma de *laser*. Existe também o *laser* de neodímio dobrado, cuja frequência de emissão é o dobro e, portanto, emite em 532nm (1nm corresponde a 10^{-9}m). Nesse caso, trata-se de um *laser* de neodímio comum, que contém dentro do ressonador um segundo cristal, chamado de *cristal dobrador*, que transforma a radiação *laser* de 1.064nm em radiação de 532nm. A eficiência dessa conversão atinge rotineiramente, com as técnicas atuais, mais que 65%. É possível continuar esse processo de conversão de radiação através de múltiplos cristais, o que resulta nos *lasers* de neodímio triplicado, com emissão em 355nm, e quadruplicado, com emissão em 266nm. Porém, a cada passo da conversão, a eficiência total do *laser* diminui em torno de 30 a 50%.

Os *lasers* de túlio e hólmio emitem na região do infravermelho, em frequências específicas, entre 1,4 e 2,5µm. Principalmente o *laser* de hólmio, que emite em 2,06µm, encontra apli-

cações na medicina por ter a sua radiação bem absorvida pela água, constituinte principal dos tecidos biológicos moles.

O *laser* de érbio é hoje amplamente vendido para aplicações na medicina e na odontologia pelo mesmo motivo do *laser* de hólmio. O *laser* de Er:YAG emite em 2,94µm no pico de absorção da água, o que significa que uma camada de água de um milésimo de milímetro absorve 90% da radiação do *laser*. O *laser* de Er:YSGG emite em 2,79µm e é quase tão bem absorvido pela água quanto o Er:YAG. Porém, emite no pico de absorção da cerâmica hidroxiapatita, constituinte principal dos ossos e do esmalte dentário e, portanto, consegue interagir facilmente com estes materiais duros.

Entre os metais de transição, destaca-se o cromo (Cr) como dopante *laser* ativo. Os *lasers* mais conhecidos que utilizam esse dopante e que encontram aplicações na medicina são o *laser* de rubi ($Cr^{3+}: Al_2O_3$, cromo na matriz safira), que emite em 694nm, e o *laser* de alexandrita ($Cr^{3+}:BeAl_2O_4$), que emite em banda larga de 700nm até 820nm.

Nesta revisão breve de *lasers* de estado sólido não foram abordados muitos sistemas *laser* atualmente utilizados em pesquisa, que eventualmente no futuro podem vir a ser sistemas empregados em consultórios e em clínicas. Também não tratamos de sistemas cujo diferencial principal é a duração curta dos pulsos. Estes últimos são geralmente sistemas mais complexos e têm propriedades de interação com a matéria muito peculiares e que merecem tratamento especial.

Lasers de Diodo

Lasers baseados em materiais sólidos têm vantagens distintas sobre *lasers* que utilizam gases ou líquidos, uma vez que a robustez inerente ao meio sólido proporciona uma vida operacional quase infinita. Porém, os *lasers* convencionais, bombeados por lâmpadas tipo arco ou *flash*, estão longe de utilizar totalmente essa propriedade. Essas lâmpadas têm vida operacional de apenas algumas centenas de horas, enquanto os *lasers* de semicondutor têm vida útil de dezenas de milhares de horas. Além disso, as fontes elétricas de alta tensão para essas lâmpadas são ineficientes, grandes e precisam na maioria dos casos de refrigeração, especialmente no caso dos *lasers* de alta potência. Portanto, os diodos *laser* podem em alguns casos substituir a lâmpada com bastantes vantagens.

Um *laser* de diodo é um pequeno cubo de material semicondutor com dimensões milimétricas, que converte diretamente corrente elétrica em energia luminosa. O material é crescido em camadas, de baixo para cima, dentro de um recipiente especial, similar ao crescimento de um cristal de quartzo na natureza. A energia luminosa é emitida em forma de feixe *laser* por uma das faces do cubo e apresenta, no máximo, potência de poucos watts (Fig. 50.15).

A partir da década de 1980, os *lasers* de diodo começaram a ser utilizados como fontes práticas de bombeamento, quando foi feito um grande esforço para aumentar a sua potência de saída devido à demanda na área de telecomunicações. Esse objetivo foi atingido, unindo grande quantidade de pequenos emissores diodos em um único pacote, com maior abertura de emissão. Para obter um *laser* de diodo de alta potência, em torno de 20 cubos são crescidos, um ao lado do outro, num único passo de crescimento, de tal maneira que todos emitam na mesma direção. Para remover o calor existente durante a operação do *laser* de semicondutor, esse dispositivo, chamado de *barra de diodo*, precisa ser prensado no topo de um bloco de cobre. Devido à sua construção em forma de barra, o feixe *laser* emitido pelos 20 emissores é extremamente alongado e tem na saída da barra uma dimensão de 1cm × 10µm. Para a grande maioria das aplicações, esse feixe precisa ser transformado num feixe *laser* com secção circular, o que pode ser obtido com um conjunto de óptica bastante complexa entre a barra de diodo e a aplicação. Uma pequena melhora da qualidade de feixe pode ser obtida instalando-se uma fibra óptica em frente à barra de diodo, o que ajuda a colimar o feixe emitido pelo diodo semicondutor (Fig. 50.15).

Arranjos de diodos *laser* com alta potência de saída existem até o momento somente para algumas faixas de comprimentos de onda, devido à complexidade desta técnica. Essas faixas se estendem de 630nm até 1.050nm. Existem também diodos de alta potência em algumas frequências específicas acima de 1.050nm, como por exemplo, em 1,8µm. Os diodos são classificados em diodos de emissão contínua (cw) e de emissão quase contínua (qcw). Este último modo de operação é essencialmente uma emissão contínua interrompida. Existem também diodos pulsados de baixa potência média que operam pulsos de duração de 100ns com potência de pico de 500W. As potências de saída dos diodos oferecidos pelos diversos fabricantes são para uma barra, dependendo do comprimento de onda de emissão, entre 1W e 120W. Os diodos *laser* do tipo barra se prestam ao empilhamento devido à pouca

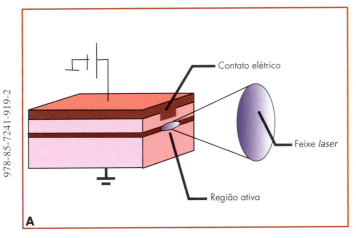
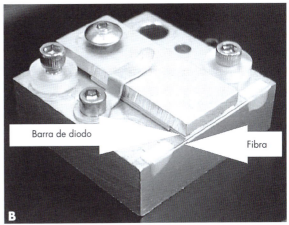

Figura 50.15 – (*A*) Diodo semicondutor com feixe *laser* emitido por uma das faces. (*B*) Barra de diodo *laser*. É visível apenas o bloco de cobre; a barra de diodo está embaixo do contato elétrico.

978-85-7241-919-2

altura de cada barra, resultando em um aumento significativo de potência. Existem diodos de barras empilhadas com até 13 por centímetro. A área total de emissão desse diodo tem 1cm de largura por 1cm de altura. Diodos de barras empilhadas têm potência de saída entre 20W e 10.000W dependendo do comprimento de onda de emissão. Os diodos com fibra óptica integrada vêm otimizados do fabricante e, portanto, ocupam um segmento de potência de saída intermediário em torno de 10W a 60W de onda contínua.

Os diodos *laser* estão sendo utilizados cada vez mais em aplicações médicas, principalmente devido ao preço baixo e à confiabilidade. O preço baixo é um reflexo da ampla utilização dos diodos nas telecomunicações, um mercado que consumiu no ano 2000 US\$6,3 bilhões em diodos *laser*, ou seja, 70% dos gastos em todos os tipos de *lasers* no mundo inteiro.

Os diodos *laser* utilizados na medicina são em geral equipamentos extremamente compactos com pouquíssimo consumo elétrico e refrigerados a ar. Dadas todas essas vantagens, existe uma grande procura em substituir técnicas efetuadas comumente com outros tipos de *laser* por processos que utilizem o *laser* de diodo. Embora isso seja possível para uma grande gama de aplicações, existe uma desvantagem do diodo em razão de seu modo de funcionamento, que é o modo contínuo ou quase contínuo, que resulta em potência de pico limitada. Para muitas aplicações, esse é um fator limitante e se torna necessária a utilização de um *laser* pulsado. Esse *laser* pulsado pode ser um cristal com dopante *laser* ativo excitado opticamente por um diodo *laser* em vez de uma lâmpada flash.

Lasers de Estado Sólido Bombeados por Diodos Laser

A maior vantagem do *laser* de semicondutor é a sua eficiência tanto na conversão elétrica para óptica (50%) quanto no bombeamento de *lasers* de estado sólido. A descarga no gás das lâmpadas possui uma emissão de banda larga que quase sempre tem sobreposição pobre ao espectro de absorção discreto dos íons dopantes nos cristais a serem bombeados. Como resultado, em torno de 90% da energia de bombeamento da lâmpada não contribuem para a operação *laser* do cristal e são convertidos em calor, que precisa ser removido com refrigeradores caros e de grande porte.

Os *lasers* de semicondutor têm banda de emissão estreita e podem, na sua maioria, ser sintonizáveis através do controle da temperatura. Desse modo, pode-se sintonizar o comprimento de onda de emissão com o comprimento de onda de absorção do cristal. O resultado é a alta eficiência na utilização da energia de bombeamento. Assim, obtém-se rotineiramente eficiências de conversão óptica (bombeamento) para óptica (emissão do cristal) em torno de 60% (*laser* de Nd:YAG), ao passo que com lâmpadas tipo *flash* estas eficiências são tipicamente de 3%. A alta eficiência permite ainda certas conveniências quanto à refrigeração (refrigeração passiva através de condução) e quanto ao tamanho da fonte de alimentação (fonte pequena e de baixa voltagem DC). Finalmente, os *lasers* bombeados por diodo apresentam muito menor ruído e, portanto, maior estabilidade do que os *lasers* bombeados por lâmpada.

Por enquanto, essa técnica ainda é bastante onerosa porque lâmpadas são muito mais baratas do que *lasers* de diodo. Porém, já existem no mercado *lasers* de Nd:YAG de até 100W de potência média, bombeados por diodos *laser* e competindo com *lasers* de Nd:YAG convencionais.

Lasers a Gás

Um dos sistemas *laser* mais vendidos no mundo para aplicações médicas é o sistema *laser* a gás de dióxido de carbono (CO_2). Como o nome sugere, nos *lasers* a gás, o meio ativo está na forma de vapor ou gasosa. A grande maioria dos gases demonstra capacidade para ação *laser*. Existem pelo menos 50 diferentes *lasers* a gás. São classificados como *lasers* de átomos (por exemplo, o *laser* de hélio–neônio), *lasers* de íon (argônio), ou *lasers* de moléculas (CO_2). Existem também *lasers* de vapor metálico (*laser* de cobre) e de excímero (ArF). Os excímeros são geralmente aletos de gases raros que consistem em dois átomos e que emitem no ultravioleta; portanto, são especialmente adequados para fazer

978-85-7241-919-2

aplicações através de fotodissociação (quebra da estrutura das moléculas).

A excitação dos *lasers* a gás ocorre geralmente dentro de um tubo de descarga elétrica preenchido com o meio *laser* ativo por onde passa uma corrente que pode variar de $0,1A/cm^2$ até mais que $10A/cm^2$, dependendo, dentre outros fatores, da pressão do gás. Quando os elétrons da descarga se chocam com o meio ativo, pode ocorrer um dos seguintes mecanismos de excitação: uma colisão direta do elétron da corrente com o átomo, elevando este até o nível excitado, ou a colisão ocorre com um dos constituintes da mistura gasosa que posteriormente transfere a sua energia para o meio *laser* ativo. Um exemplo para o primeiro caso é o *laser* de cobre e, para o segundo caso, é o *laser* de dióxido de carbono.

Embora o *laser* de cobre esteja encontrando utilização na medicina, o seu volume de vendas ainda é marginal se comparado aos sistemas de CO_2 ou mesmo excímero. A grande maioria das suas aplicações pode ser efetuada com o *laser* de neodímio dobrado, de preço mais módico e confiável.

Em termos de confiabilidade, o *laser* de CO_2 é o melhor de todos os *lasers*, trabalhando em certos sistemas industriais com mais de 98% de disponibilidade, sendo por este motivo o *laser* de alta potência mais vendido no mundo. Também apresenta uma das eficiências mais altas, atingindo em alguns casos 30% de eficiência elétrica para óptica.

Diversas inovações tecnológicas recentes deixaram esse *laser* mais atraente ainda, colocando-o lado a lado com as tecnologias mais competitivas do mercado. Existem hoje sistemas de CO_2 fechados de até 1.000W de potência que não apresentam a necessidade de um fluxo contínuo de CO_2 fresco e, portanto, necessitam apenas de uma manutenção baixíssima. Outra inovação foi feita em relação à qualidade do feixe *laser*, que está hoje entre as melhores.

Em *lasers* de CO_2, há uma mistura de gases de dióxido de carbono, hélio e nitrogênio. Durante

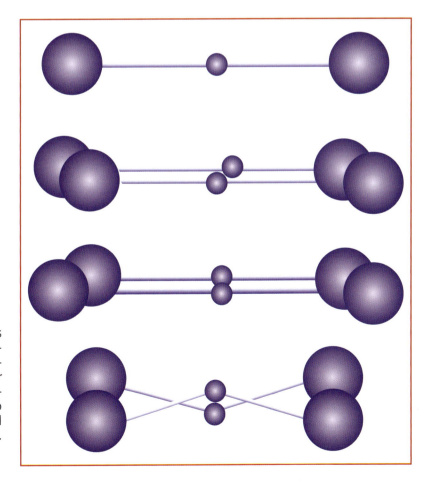

Figura 50.16 – Diferentes vibrações da molécula de CO_2. De cima para baixo: estado de repouso, vibração antissimétrica de estiramento (nível *laser* superior), vibração simétrica de estiramento (nível *laser* inferior para emissão em 10,6μm) e oscilação de flexão (nível *laser* inferior para emissão em 9,6μm).

a operação *laser*, os elétrons da corrente de descarga colidem com as moléculas de N_2 que entram num estado excitado. Colidindo nesse estado com uma molécula de CO_2, podem transferir a sua energia de excitação para esta nova molécula que, recebendo a energia, pula para o nível energético *laser* superior. Diferentemente de um sólido, a molécula de CO_2 não acumula a energia de excitação através do elétron, que pula para órbitas mais altas, mas através de uma vibração relativa entre os átomos da molécula, conforme esquematizado na Figura 50.16. Após a transferência de energia da molécula de nitrogênio para o CO_2 através de colisão entre ambos, o CO_2 executa uma vibração assimétrica de estiramento. Desse nível de energia, a molécula decai sob a emissão de um fóton para o nível *laser* inferior. No caso do CO_2, existem dois níveis inferiores dependendo de o fóton emitido ter o comprimento de onda de 10,6μm ou de 9,6μm. No primeiro caso, o nível inferior é uma vibração de estiramento simétrico e, no segundo caso, uma oscilação de flexão.

Desse nível, a molécula retorna rapidamente para o nível fundamental, principalmente devido à adição do hélio, que consegue retirar eficientemente a energia restante da molécula de CO_2. Além de auxiliar no resfriamento do CO_2, o hélio também tem a propriedade de ajudar a manter uma alta concentração de elétrons na área da descarga.

O espectro de emissão do CO_2 consiste em muitas frequências vizinhas porque, além das vibrações, esta molécula também pode executar rotações, que fazem com que o nível energético de uma vibração seja separado em muitos níveis de energia com espaçamento bastante pequeno. Dessa forma, o *laser* pode operar em até 80 frequências diferentes, de 9 até 11μm, trabalhando a grande maioria dos *lasers* em 10,6μm devido à facilidade de construir este tipo de *laser*.

Quase todos os tipos de *lasers* de CO_2 conseguem operar no modo de emissão contínua e alguns tipos conseguem funcionar também no modo pulsado, que é essencialmente um modo de operação contínuo truncado (quase contínuo). No modo pulsado é comum que esses *lasers* apresentem uma característica chamada de "superpulso" (Fig. 50.17), que é um aumento da potência de duas ou três vezes no início do pulso por uma duração de aproximadamente 100μs. Essa característica pode ser muito útil em algumas aplicações, principalmente quando se trabalha com material duro.

A eficiência e a potência do *laser* de CO_2 dependem muito da eficiência de refrigeração

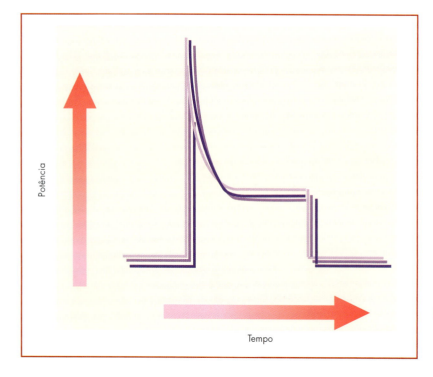

Figura 50.17 – Superpulso de um *laser* de CO_2.

978-85-7241-919-2

da mistura do gás. É esse método de refrigeração que dá o aspecto mais definitivo ao desenho construtivo do *laser*. Os principais tipos de refrigeração são: refrigeração condutiva, fluxo axial rápido e fluxo transversal rápido. Os últimos dois tipos de *laser* usam refrigeração forçada convectiva. Esses *lasers* utilizam um fluxo rápido de gás que passa por um trocador de calor antes de voltar ao tubo de descarga. Os *lasers* de fluxo axial são muito comuns para as aplicações industriais e existem *lasers* de fluxo transversal com até 135kW de potência contínua instalados em fábricas.

Os *lasers* convencionais de refrigeração condutiva receberam o apoio de pesquisa abrangente e hoje estão bastante modernizados, contando com tecnologias inovadoras que permitem alta eficiência, ausência de manutenção, baixo custo e *lasers* extremamente compactos. A primeira inovação importante é a descarga com frequência de rádio (rf). As vantagens da descarga com frequência de rádio são operações em baixa voltagem, ausência de efeitos químicos adversos e descargas estáveis.

A segunda grande inovação tecnológica foi o *laser* de guia de onda. O guia contém geralmente um tubo de descarga com diâmetro de 1 a 3mm, feito de uma combinação de cerâmica e eletrodos de metal. A grande vantagem reside no fato de que devido à proximidade com as paredes, o gás resfria rapidamente e não se dissocia facilmente, resultando em *lasers* selados que precisam de nova carga de gás apenas uma vez ao ano. Dada a pequena quantidade de gás contida no tubo, esses *lasers* são atualmente ainda limitados em potência a aproximadamente 100W.

Um dos tipos de construção mais promissores para *lasers* de CO_2 é o *laser* em forma de fatia (do inglês *slab laser*). Esse termo refere-se à seção retangular de baixa altura da região de descarga. A distância entre o eletrodo superior e o eletrodo inferior é de apenas alguns milímetros, enquanto a largura e o comprimento são de dezenas de centímetros. Dada a proximidade dos eletrodos refrigerados a água, a mistura de gás pode ser eficientemente refrigerada. Esses *lasers* são selados e operam até 500W de potência média.

Laser de Excímero

Até recentemente, esses *lasers* eram conhecidos pela necessidade de manutenção frequente e pela baixa potência de saída. Embora tenha havido avanço tecnológico significativo nos últimos cinco anos, esses *lasers* ainda apresentam alto preço. Os *lasers* de excímero operam no ultravioleta e, portanto, interagem com a matéria principalmente através de fotodissociação. Esse processo é indicado para aplicações de microfuração e ablação superficial. Os efeitos danosos causados ao tecido biológico pela radiação ultravioleta não são totalmente conhecidos até hoje e é necessária muita cautela ao utilizar esta radiação. Porém, algumas aplicações na oftalmologia e na dermatologia já empregam esse tipo de *laser*.

Os *lasers* de excímero disponíveis no mercado usam geralmente fluoretos de gases raros com emissões estreitas entre 157nm e 351nm. A eficiência típica desses *lasers* gira em torno de 8% e as características da emissão pulsada são: duração de pulso entre 10 e 50ns e energias até 1J por pulso, a taxas de repetição de até 100Hz.

SISTEMAS DE ENTREGA PARA O FEIXE *LASER*

As vantagens das fibras ópticas, utilizadas para a entrega do feixe do *laser*, residem na sua flexibilidade e em seu pequeno tamanho, características extremamente importantes quando o trabalho é efetuado em condições limitadas de espaço e de acesso ao objeto ou órgão que deve ser tratado.

O centro de uma fibra óptica é composto por um núcleo de vidro e uma camada externa chamada revestimento, também de vidro. Vidro é uma excelente escolha para uma fibra óptica porque tem boa transmissão, flexibilidade, robustez e preço baixo. O revestimento de vidro é uma parte integral da fibra, a fibra é maciça. A velocidade da luz na camada externa de vidro é necessariamente maior do que no núcleo, para assegurar o efeito de *reflexão interna total*. É esse efeito que mantém a luz "presa" dentro do vidro através de reflexões para dentro do núcleo a cada encontro com o revestimento. Ou seja, a interface entre núcleo e revestimento funciona como um espelho quando vista de dentro do núcleo. O tipo de fibra descrito é conhecido como fibra do tipo *step-index* devido à fronteira fixa e abrupta entre as duas camadas. Esse foi o primeiro tipo de fibra bem-sucedido.

O composto de vidro ainda recebe uma capa de plástico (revestimento primário) para facilitar o manuseio da fibra e a sua visibilidade (as fibras ópticas são muito finas e transparentes). A capa de plástico tem a adicional função de eficientemente remover a luz espalhada por impurezas dentro da fibra. A fibra pode ser danificada se a capa superaquece e escurece. Esse dano escuro aumenta a absorção e termina na quebra da fibra.

Para aplicações em que a qualidade do feixe *laser* não importa ou quando a qualidade de feixe do *laser* já é baixa, utiliza-se um *cordão de fibras* (*fiber bundle*), que é simplesmente um maço de dezenas de fibras. Esse cordão tem a vantagem de ser em geral muito mais flexível do que uma única fibra do mesmo diâmetro e pode assumir diferentes formatos que não redondos, porém, aumentam as perdas infligidas ao feixe.

Outro tipo é a *fibra oca* (*hollow fiber*), que na verdade é um tubo metálico maleável com uma camada refletora (prata) interna. Essa fibra pode ser utilizada para comprimentos de onda que não são transmitidos com eficiência por fibra de vidro, quartzo ou safira. Exemplos são o *laser* de érbio e o *laser* de CO_2. Antes mesmo da invenção de fibras ocas confiáveis, existia o *braço articulado*, que é um sistema de tubos rígidos interligados através de juntas nas quais existem espelhos refletores. Dessa maneira, o feixe é entregue em linhas retas, interrompido por espelhos, que redirecionam o por sua vez até chegar à mesa de trabalho.

A velocidade da luz no vidro é regulada através dos aditivos químicos utilizados durante o processo de fabricação (fundição). Vidro consiste basicamente em sílica fundida (areia); porém, quartzo e sílica cristalizada (*flint glass*) também são utilizados para aplicações especí-ficas. Existem em torno de 500 tipos de vidros ópticos. Areia fundida tem coloração esverdeada ou marrom. Para eliminar a causa dessa coloração, proveniente do ferro, é adicionado manganês à mistura. Todos os aditivos influem na transparência e na densidade do vidro e, portanto, na velocidade da luz dentro do vidro. Alguns exemplos são sílica fundida, que tem velocidade de luz 32% inferior à velocidade no vácuo (ou seja, índice de refração igual a 1,46), e quartzo, que tem velocidade de luz 35% inferior à velocidade no vácuo (ou seja, índice de refração igual a 1,55). O índice de refração é a razão entre a velocidade da luz no vácuo e a velocidade da luz dentro da matéria. Esse número é sempre maior do que a unidade.

Muitos *lasers* acoplados a fibras terminam com a fibra bruta sem nada. Outros utilizam uma peça de mão no final da fibra que, além de conforto e segurança no manuseio, pode vir com um sistema de jato a ar ou a água para refrigeração do tecido biológico. Em alguns casos, a refrigeração é por contato através de uma chapa refrigerada de metal ou de vidro acoplada à peça de mão e que é encostada no tecido.

Muitos processos utilizam fibras no modo contato, ou seja, a fibra tem contato direto com o tecido. Nesse caso, algumas fibras vêm com uma *ponta de contato*. Essa ponta é geralmente feita de algum material duro para proteção, como safira, cerâmica ou metal.

Existem pontas de vários tipos e formatos. Algumas são em forma de cone para afunilar a luz até um ponto minúsculo, outras têm uma seção retangular na ponta em forma de lâmina. Muitas pontas são "jactadas", com um jato de areia, para funcionar como um difusor que espalha o feixe saindo da fibra para todos os lados, atingindo assim um efeito de homogeneização. Outras são feitas de cerâmica para atingir o mesmo efeito ou até para transformar o comprimento de onda do *laser* em radiação infravermelha (*ponta quente*). Existem pontas quentes que, em vez da cerâmica, utilizam uma peça metálica em frente ao feixe *laser* que absorve a radiação e esquenta como um bisturi elétrico, porém, com a vantagem do tamanho reduzido.

CAPÍTULO 50

CONSIDERAÇÕES FINAIS

Esta breve apresentação tem como objetivo fornecer ao leigo um entendimento básico do funcionamento e da diversidade dos complexos sistemas *laser*. Não foram abordados sistemas que ainda se encontram em fase de pesquisa ou com pouco uso comercial, embora muitos destes sistemas tenham características extremamente promissoras e possam vir a ser *lasers* comerciais.

Por enquanto, a grande maioria dos sistemas *laser* é utilizada em processos que substituem técnicas convencionais de corte, furação, solda ou cauterização. Esses processos utilizam uma propriedade pouco refinada da luz: a de fornecer localmente energia térmica para aquecer, liquefazer ou vaporizar. Pelo exposto neste capítulo, pode-se perceber que a radiação eletromagnética coerente possui propriedades mais refinadas. Uma das primeiras aplicações dessas propriedades mais nobres da luz utiliza o *laser* de baixa potência para fins de aceleração de cicatrização. Em razão dessa e de outras novas aplicações para sistemas *laser*, há de se esperar a introdução de novas categorias de *laser* no mercado num futuro próximo.

QUESTÕES

1. O que é um feixe *laser*?
2. O que é um *laser*?
3. Quais tipos de *laser* existem?
4. Quais as vantagens de um *laser* como ferramenta na medicina?
5. Qual é a importância do comprimento de onda do *laser*?

REFERÊNCIA

1. EINSTEIN, A. Zur Quantentheorie der Strahlung. *Physik Zeitschr*, v. XVIII, p. 121-128, 1917.

LEITURA COMPLEMENTAR

MAIMAN, T. H. Stimulated optical radiation in ruby. *Nature*, v. 187, p. 493-494, 1960.
SCHAWLOW, A. L.; TOWNES, C. H. Infrared and optical masers. *Phys. Rev.*, v. 112, p. 1940-1949, 1958.

Interação do *Laser* com Tecidos Biológicos

Maurício de Maio ♦ Denise Maria Zezell

SUMÁRIO

Existem diversos fatores que vão interferir na interação do *laser* com os tecidos biológicos. Além do comprimento de onda, a densidade de potência, a forma de emissão do *laser* (contínua, pulsátil, desencadeada), o tempo de duração da pulsação, o raio focado ou desfocado e o contato direto ou a distância influenciarão nos resultados obtidos.

Além dos fatores inerentes aos *lasers*, devem-se salientar as características próprias de cada tecido, principalmente as que controlam as reações moleculares e bioquímicas.

As propriedades ópticas de cada tecido determinarão a extensão e a natureza da resposta tecidual, que ocorre nos processos de absorção, transmissão, reflexão e difusão da luz *laser*.

Assim, a extensão da interação entre os diversos *lasers* e os tecidos é, geralmente, determinada pelos fatores comprimento de onda (l) e características ópticas de cada tecido.

Além desses fatores, deve-se aclarar que durante a penetração de uma luz *laser*, paralela a um material com textura heterogênea, por exemplo, os tecidos vivos, há reflexões múltiplas. Assim, o raio perde seu paralelismo e se expande, resultando em um efeito conhecido como difusão. Essa difusão da radiação *laser* nos tecidos é complexa e necessita, ainda, de muito estudo.

A absorção da luz *laser* pelos tecidos pode resultar em quatro processos: fotoquímico, fototérmico, fotomecânico e fotoelétrico.

HOT TOPICS

- Os processos ópticos que ocorrem quando a luz incide sobre a matéria são: reflexão, transmissão, dispersão e absorção.
- O coeficiente de absorção é a probabilidade de um fóton ser absorvido por unidade de comprimento do trajeto.
- Quanto mais longos forem os comprimentos de onda, maior será a profundidade de penetração do *laser* na pele.
- A maior parte das aplicações médicas utiliza a luz *laser* na forma de calor.
- As proteínas, o ácido desoxirribonucleico (DNA), o ácido ribonucleico (RNA), as membranas e estruturas celulares começam a fundir em temperaturas que variam de 40 a 100°C.
- A coagulação térmica determina necrose celular, hemostasia e alteração macroscópica da matriz celular.
- A elastina é termoestável, suportando ebulição durante horas sem alteração aparente.
- A hemostasia é obtida pela desnaturação do colágeno nas paredes dos vasos.

- Ocorre ablação tecidual quando a irradiação do feixe caminha paralelamente à pele.
- O processo de ablação depende das propriedades ópticas dos tecidos e das características dos feixes.
- A largura do pulso de *laser* influenciará a lesão térmica. Quanto maior a largura, maior a lesão.

PROPRIEDADES ÓPTICAS DA PELE

Os processos ópticos que ocorrem quando a luz incide sobre a matéria incluem reflexão, transmissão, dispersão e absorção (Fig. 51.1).

Toda luz que retorna da pele é proveniente de reflexão ou retrodispersão. Cerca de 5% da luz que atinge a superfície da pele são refletidos em decorrência da alteração súbita do índice de refração entre o ar (n = 1) e a camada córnea (n = 1,55) (refletância regular). Uma vez no interior da pele, os 95% restantes da luz podem ser absorvidos, dispersos ou transmitidos através do tecido.

Os dois processos fundamentais que governam as interações da luz com o tecido são a absorção e a dispersão ou espalhamento. A reflexão e a transmissão são consideradas secundárias e de menor importância.

Na absorção, o fóton cede sua energia para o átomo ou para a molécula, que são conhecidos como cromóforo ou estrutura-alvo. Depois da absorção, o fóton deixa de existir e o cromóforo fica excitado, podendo sofrer reação fotoquímica, dissipar a energia na forma de calor ou emitir novamente a luz (fluorescência).

A probabilidade de ocorrer absorção depende de transições específicas entre órbitas eletrônicas

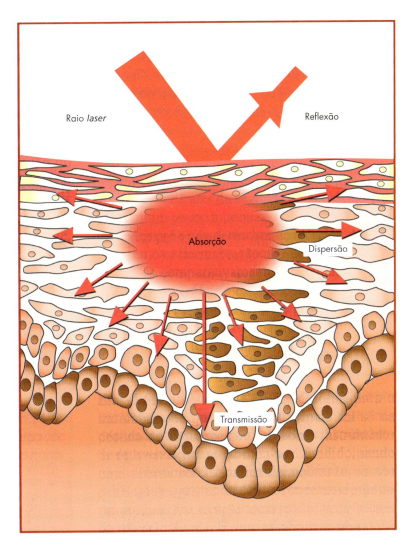

Figura 51.1 – Interação entre luz (*laser*) e tecido.

978-85-7241-919-2

SEÇÃO 7

ou modos de vibração da molécula. Assim, as moléculas do cromóforo apresentam faixas características de absorção correspondentes a certos comprimentos de onda (Fig. 51.2).

O coeficiente de absorção é a probabilidade de um fóton ser absorvido por unidade de comprimento do trajeto. É medido em unidade de 1/distância e designado μa, sendo expresso em cm^{-1}. O coeficiente de absorção depende da concentração dos cromóforos presentes. A pele contém pigmentos e estruturas microscópicas distintas, portanto, possui diferentes coeficientes de absorção[1].

Na epiderme normal, a absorção é o principal processo óptico existente. As ligações peptídicas das proteínas, a melanina, o ácido urocânico e o DNA absorvem fortemente os comprimentos de onda ultravioleta (UV) abaixo de 300nm. A absorção pela melanina domina as propriedades ópticas da epiderme nos comprimentos de onda de 320 a 1.200nm. A absorção da luz pelo sangue é dominada pela oxi-hemoglobina e pela hemoglobina reduzida, que apresentam fortes faixas de absorção nas regiões de ultravioleta, azul, verde e amarelo. A partir de 600 a 1.200nm, a água se torna, paulatinamente, um cromóforo importante.

Além de 1.200nm, na região do infravermelho, a absorção depende da espessura e do conteúdo de água e não de cromóforos específicos, tornando a interação entre luz (*laser*) e tecido não seletiva.

A dispersão é fenômeno importante na derme e ocorre quando o fóton muda sua direção de propagação. A dispersão molecular é intensa em comprimentos de onda curtos. As fibras colágenas, embebidas na substância fundamental, determinam a profundidade de penetração da luz no tecido conectivo, causando forte dispersão da luz, dependendo do comprimento de onda. A penetração da luz na derme é dominada, em grande parte, por essa dispersão, que varia inversamente com o comprimento de onda ($1/\lambda^2$).

Ao se analisar a derme sem os vasos sanguíneos, verifica-se que os comprimentos de onda no espectro visível e próximo ao infravermelho são pouco absorvidos. O μa dérmico é inferior a aproximadamente 1cm^{-1} na região do espectro visível, sendo menor que 0,1cm^{-1} perto do infravermelho. Por outro lado, na presença de vascularização, o sangue absorve fortemente os comprimentos de onda azul, verde e amarelo do espectro visível e apresenta uma faixa de absorção fraca, porém significativa, na região entre 800 e 1.000nm.

De maneira geral, há aumento gradativo da profundidade de penetração do *laser* na pele quando seus comprimentos de onda são mais longos. Os comprimentos de onda mais penetrantes ficam na região do vermelho e perto do infravermelho, entre 650 e 1.200nm. Os comprimentos de onda menos penetrantes estão na região UV longínqua (absorção de proteína) e infravermelha longínqua (absorção pela água).

978-85-7241-919-2

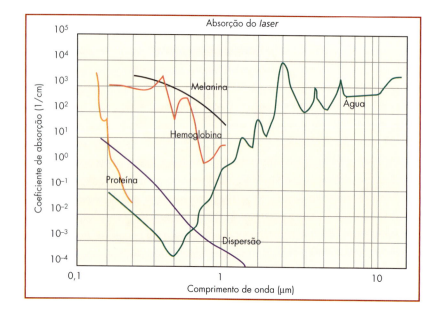

Figura 51.2 – Espectro de absorção dos principais cromóforos da pele.

Por exemplo, a radiação do *laser* de excímero com 193nm só penetra uma fração de micrômetro na camada córnea. O *laser* de CO_2 com comprimento de onda de 10.600nm só penetra aproximadamente 20 a 30μm na água, sendo, portanto, excelente para a vaporização e o corte. O *laser* de érbio ítrio alumínio granada (Er:YAG, *erbium-doped yttrium aluminium garnet*) (2.940nm) penetra apenas 3 a 5μm, sendo ideal para ablação de camada por camada (Fig. 51.3).

A radiação, ao ser absorvida, produz efeitos térmicos e não térmicos. Os efeitos térmicos conhecidos incluem coagulação, vaporização, corte e carbonização tecidual. Os efeitos não térmicos podem ser fotoquímicos, fotoelétricos, fotomecânicos e multifotônicos.

A maior parte das aplicações médicas utiliza a luz *laser* na forma de calor. O aumento da temperatura tecidual decorre da vibração rápida de átomos e moléculas induzidas por fótons de baixa energia (região do infravermelho). Fótons altamente energéticos, provenientes da radiação ionizante dos raios X e da radiação UV de comprimentos de onda curtos, são capazes de retirar elétrons das moléculas, quebrando as ligações químicas.

A temperatura tem relação direta com a excitação cinética média das moléculas, determinando quantidade de movimento, vibração e rotação molecular.

Lesão celular, inflamação e reparação ocorrem com pequenas elevações de 5 a 10°C[2]. As proteínas, o DNA, o RNA, as membranas e as estruturas celulares começam a se desdobrar ou fundir em temperaturas que variam de 40 a 100°C. A atividade biológica depende da configuração molecular e da estrutura terciária das moléculas. O aumento da temperatura resulta em desnaturação, ou seja, a perda da função. A desnaturação térmica depende da temperatura e do tempo de exposição ao calor, possuindo um comportamento do tipo limiar, em que há estreita

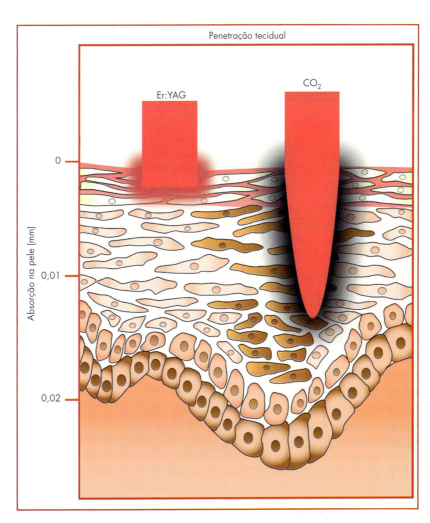

Figura 51.3 – Penetração tecidual dos *lasers* de érbio ítrio alumínio granada (Er:YAG) e CO_2.

faixa de temperatura, acima da qual ocorre desnaturação total.

A coagulação se inicia com o aquecimento tecidual acima de 60°C. Observa-se branqueamento da estrutura irradiada que indica reflexão da luz em todos os comprimentos de onda visíveis, em consequência de mudanças estruturais dos tecidos.

Nas interações do *laser* com o tecido, a coagulação térmica determina necrose da célula, hemostasia e alteração macroscópica da matriz extracelular. Em temperaturas acima de 100°C, a água intracelular excede o ponto de ebulição, promovendo a vaporização tecidual. O vapor produzido causa aumento rápido na pressão, provocando lesão às células e aos vasos sanguíneos. O aquecimento, além dessa temperatura, provoca desidratação e carbonização.

Muitas células humanas conseguem suportar exposição prolongada a 40°C. Fibroblastos humanos em cultura morrem após aproximadamente 20min a 45°C. Não obstante, as mesmas células podem suportar mais de 100°C por apenas 10^{-3} s[3]. Portanto, não é apenas a temperatura que governa a lesão térmica de coagulação, mas a combinação da temperatura e do tempo de exposição do tecido ao calor.

A relação do tempo e da temperatura que determinam a coagulação tecidual baseia-se no modelo de Arrhenius: a velocidade da desnaturação tem relação exponencial com a temperatura. Assim, o acúmulo de material desnaturado aumenta exponencialmente em relação à temperatura e proporcionalmente ao tempo. Como consequência, a coagulação térmica do tecido tem nítido aspecto limiar. A coagulação ocorre quando a temperatura crítica é atingida. Isso explica os limites histológicos bem definidos da coagulação na derme, nas lesões pelo *laser* e em outras queimaduras[4].

A derme possui grande quantidade de matriz extracelular na qual há predomínio de proteínas estruturais, tais como colágeno e elastina. A elastina é termoestável, suportando ebulição por horas sem qualquer alteração aparente. No entanto, o colágeno tipo I, principal tipo presente na derme, apresenta fusão para a forma fibrilar entre 60 e 70°C. Essa transição da temperatura parece ser a limitação absoluta para a derme, além da qual é muito provável que ocorra fibrose.

A hemostasia é obtida pela desnaturação do colágeno nas paredes dos vasos, que se inicia a 60°C, somado à contração das veias a 70°C e das artérias a 75°C. Naturalmente, a hemostasia dependerá do tamanho do vaso e da duração da exposição ao calor.

A temperatura de vaporização (ebulição) da água à pressão de 1 atmosfera é de 100°C. Os *lasers* e instrumentos eletrocirúrgicos geralmente vaporizam o tecido acima dessa temperatura.

Os *lasers* pulsados de CO_2 diferem muito dos *lasers* de onda contínua no que se refere à ablação tecidual e à lesão térmica residual. Sistemas de onda contínua promovem lesão residual por coagulação em torno de 1.000μm, causando desidratação e carbonização. Em contraste, pulsos energéticos (superiores a 5J/cm^2) e curtos (inferiores a 10^{-3}s) removem o tecido com maior eficiência, menor dano térmico (desnaturação residual de aproximadamente 50 a 100μm) e sem qualquer carbonização[5].

Lesão térmica mínima sem carbonização é obtida quando a energia necessária para a vaporização (cerca de 2.500J/cm^3) é aplicada de maneira muito superficial. Idealmente, essa camada superficial seria aproximadamente igual à profundidade de penetração óptica do comprimento de onda utilizado, sem dispersar calor extremo para as estruturas adjacentes, em período semelhante ou inferior ao tempo de resfriamento dessa camada aquecida. Nessas condições, a camada vaporiza-se subitamente, deixando lesão térmica residual com cerca de duas a quatro vezes a profundidade de penetração óptica desse comprimento de onda. Se a energia for aplicada por tempo prolongado, a condução térmica aumenta a profundidade da lesão, diminui a eficiência da ablação e causa desidratação durante a exposição ao *laser*, podendo causar carbonização.

Tais princípios podem ser ilustrados no importante exemplo prático do *laser* de CO_2. A energia do *laser* para vaporização aplicada por unidade de volume (Ev) é igual a:

$$Ev = E_{CO_2} \mu a_{CO_2}$$

em que E_{CO_2} significa a fluência local do *laser* de CO_2 (J/cm^2) e μa é o coeficiente de absorção do CO_2 na pele (cm^{-1}). Como exposto anteriormente, $Ev = 2.500J/cm^3$, produz calor necessário para a vaporização da água com qualquer comprimento de onda, podendo remover camadas celulares. No cálculo de E_{CO_2}, a fluência aplicada precisa ser no mínimo $2.500/\mu a$, em unidades de J/cm^2. O valor de μa no comprimento de onda de 10.600nm do *laser* de CO_2 é de aproximadamente $500cm^{-1}$, o que resulta em $E_{CO_2} = 5J/cm^2$ como a fluência do pulso necessária para se conseguir a ablação da pele.

A fim de limitar a lesão térmica adjacente, deve-se conhecer a rapidez com que esses $5J/cm^2$ devem ser aplicados a cada pulso. Para isso, deve-se vaporizar a estrutura, antes que ela tenha tempo de confinar e conduzir o calor para estruturas vizinhas. Deve-se, portanto, conhecer a profundidade de penetração óptica do comprimento de onda e o tempo de resfriamento (relaxamento térmico) das estruturas-alvo. O tempo de relaxamento térmico (TRT) é o tempo que determinada estrutura leva para perder 50% do calor adquirido.

A profundidade de penetração da radiação do *laser* de CO_2 é aproximadamente igual a 20μm. Observe que tal profundidade de penetração é igual a $1/\mu a$, visto que a absorção predomina sobre a penetração do comprimento de onda do *laser* de CO_2 no tecido. O TRT de uma camada de espessura (d) é aproximadamente:

$$TRT = d^2/(4k)$$

em que k é a difusibilidade térmica ($1,3 \times 10^{-3}cm^2$). Dessa forma, o TRT de uma camada superficial de 20μm aquecida com *laser* de CO_2 pulsátil é aproximadamente: $TRT = (20 \times 10^{-3}cm^2)/4 \times 1,3 \times 10^{-3}cm^2/s) = 0,8 \times 10^{-3}s$. De fato, para o *laser* de CO_2 é preciso aplicar $5J/cm^2$ no máximo em 0,8ms, de preferência em menos tempo, caso se espere diminuir a lesão do tecido adjacente. Ao se estabelecer esses parâmetros, cada pulso removerá cerca de 20μm do tecido e deixará duas a quatro vezes a profundidade de penetração óptica, isto é, cerca de 40 a 80μm de tecido residual termicamente

lesionado. Essa camada de tecido queimado é responsável pela hemostasia.

O *laser* de Er:YAG que emite em 2.940nm é fortemente absorvido pela água e capaz de promover ablação superficial altamente precisa. Seu coeficiente de absorção é cerca de $10.000cm^{-1}$ na pele, necessitando apenas de $0,25J/cm^2$ para remover o tecido (1/20 do *laser* de CO_2). Ao ser aplicado em alguns microssegundos ou menos, remove apenas 1μm de tecido por pulso, deixando minúscula lesão residual com profundidade de 2 a 4μm. Portanto, os *lasers* de érbio de pulso curto são capazes de ressecar apenas uma a duas camadas celulares por vez, com lesão residual mínima. É excelente para ablação delicada, porém, insuficiente para promover hemostasia. O uso de pulsos mais longos possibilita a coagulação de vasos e o aumento intencional da lesão térmica, por permitir condução térmica maior.

Além dos efeitos térmicos, há efeitos fotoquímicos relacionados à absorção seletiva de comprimentos de onda, envolvendo apenas estruturas constituintes das células. Por exemplo, a maioria dos aminoácidos tem seu pico de absorção em 280nm; a vitamina B_{12} apresenta três picos de absorção: 278, 361 e 550nm.

Assim, quando o comprimento de onda for correspondente a um dos picos de absorção da estrutura irradiada, a maior parte da energia da radiação fornecida é absorvida. O resultado é a destruição ou desnaturação *in vivo*, de um determinado componente celular, sem causar a morte da célula.

O efeito fotoquímico pode, portanto, ser explicado não como um microaquecimento local e específico, mas como resultado de reações químicas. Quando uma molécula é irradiada de forma ressonante, há aumento de energia pela passagem do estado fundamental para o estado excitado. A volta ao estado fundamental ocorre pelas reações químicas em nível molecular.

No espectro óptico, os efeitos fotoquímicos predominam nos comprimentos de inferiores a 400nm, nos quais a energia dos fótons é suficientemente alta para a quebra de ligações químicas de átomos ou moléculas. Para comprimentos de onda acima de 750nm, os efeitos predominantes

978-85-7241-919-2

são os térmicos, que dependem do número total de fótons que atingem o alvo e não da energia individual destes.

O campo elétrico que acompanha o feixe *laser* também promove efeitos biológicos. Conforme a teoria eletromagnética da luz, cada fóton luminoso que constitui o feixe está associado a uma onda eletromagnética sinusoidal, que é formada por campo elétrico e campo magnético. Os campos elétricos que predominam nos átomos e unem os elétrons são da ordem de 10^8 a 10^{12}Vm^{-1}. Com essa magnitude de valores, pode-se destruir qualquer estrutura molecular, provocar ionizações, ruptura de ligações e aparecimento de radicais livres.

O feixe *laser* também pode reagir sobre as constantes físicas dos meios atravessados, alterando a condutividade, a constante dielétrica dos tecidos e a polarização da membrana da célula e provocar desordem nas trocas iônicas transmembranosas. Quando o feixe é fornecido por *Q-switched* (chaveamento Q) em pulsos de nano ou picossegundos, esses fenômenos elétricos são muito potentes, produzindo no ponto de impacto uma bolha de gás ionizado ou plasma, interagindo com a radiação que o gera e com o meio biológico em que é produzido.

Os efeitos fotomecânicos estão presentes em emissões pulsadas de alta energia em tempos muito curtos (100ms a 10^{-12}s). Quando a duração do pulso é menor do que o tempo de relaxamento térmico da estrutura-alvo, há expansão termoelástica repentina, em consequência de o aquecimento estar espacialmente localizado, gerando ondas acústicas que lesionam estruturas vizinhas. As ondas mecânicas produzidas repelem as células, formando uma cratera, ou podem dar origem a fenômenos ultrassonoros de frequência muito alta que se transmitem às estruturas vizinhas. Também são descritos os efeitos multifotônicos, que ocorrem por causa da soma de energia de vários fótons para chegarem a um efeito físico-químico final.

De maneira geral, a interação entre *laser* e matéria compreende a produção de ondas acústicas e de ondas de choque, pela presença de gradiente térmico, efeito local do campo elétrico da onda e pressão de radiação, que é produzida na interface de absorção da radiação. É evidente que todos os efeitos mencionados estão ligados entre si, presentes em maior ou menor grau, conforme o tipo de *laser* utilizado, a natureza do alvo e o modo de operação.

FENÔMENO DE ABLAÇÃO

Alguns sistemas a *laser* promovem o corte com irradiação perpendicular à superfície da pele, separando os tecidos em duas partes, como uma lâmina de bisturi. Quando a irradiação do feixe caminha paralelamente à pele, dos planos superficiais para os mais profundos, tem-se o fenômeno da ablação tecidual.

A ablação das células e a consequente remoção de camadas tissulares são obtidas por vaporização. Os *lasers* de excímero, CO_2, hólmio e érbio apresentam propriedades físicas que possibilitam a ablação de diversos tecidos.

A base para a ablação segura é o depósito de uma quantidade de energia suficiente para vaporizar o tecido em tempo menor do que o calor levaria para se difundir e lesionar os tecidos vizinhos. Esse processo de difusão tecidual por condução é dado pelo TRT do tecido irradiado.

A vaporização dos tecidos depende do conteúdo intra e extracelular de água. Os *lasers* de CO_2 e Er:YAG são capazes de promover vaporização em razão das características de seus comprimentos de onda. Acima de 1.200nm, as propriedades ópticas teciduais são dominadas pela água, principal molécula absorvedora deste nível.

Para melhor compreender o fenômeno da ablação, deve-se conhecer a espectroscopia da água na região do infravermelho do espectro eletromagnético, na qual os *lasers* de CO_2 (10.600nm) e Er:YAG (2.940nm) se encontram.

A espectroscopia no infravermelho envolve a absorção de fótons de baixa energia, promovendo aumento vibracional por átomos específicos dentro da molécula absorvedora.

A transferência energética da radiação infravermelha para a molécula de água ocorre por características estruturais e vibracionais. A molécula de água possui um dipolo permanente (há separação de cargas dentro da molécula), que permite interações eletrônicas. Essa separação de

978-85-7241-919-2

cargas dos átomos na molécula de água possui determinada frequência vibracional que coincide com a frequência e com o campo eletromagnético da radiação incidente.

Na molécula de água, o oxigênio é eletronegativo e os hidrogênios são eletropositivos, formando dois dipolos. A radiação incidente interage com as ligações OH dessa molécula.

A molécula de água tem três modos vibracionais ativos na região do infravermelho: dois modos simétricos e um assimétrico. A molécula de água é ativa no infravermelho por possuir um momento (μ) do dipolo permanente que se modifica quando o comprimento de suas ligações OH se altera. Isso significa que a água pode absorver ou emitir na região do infravermelho, porque sua frequência vibracional possui vibração correspondente nessa região do espectro eletromagnético.

Por ser uma molécula polar, os hidrogênios de uma molécula se unem aos átomos de oxigênio de outras moléculas. Qualquer processo que afete as pontes de hidrogênio afetará o momento do dipolo, o movimento harmônico da água e consequentemente seu espectro de absorção. As pontes de hidrogênio se alteram com a pressão, a temperatura e as impurezas, como sais. Dependendo do comprimento de onda e do fornecimento de energia, o coeficiente de absorção pode sofrer alteração, afetando a interação da radiação com o tecido. Com o aumento da temperatura, o coeficiente de absorção decresce rapidamente, por enfraquecer e quebrar as pontes de hidrogênio[6].

O processo de ablação depende das propriedades ópticas dos tecidos e das características do feixe. As propriedades ópticas da pele apresentam caráter dinâmico, pois esse tegumento sofre alterações após a interação com a radiação. As características do feixe, como comprimento de onda, perfil temporal do pulso e quantidade de energia absorvida, determinam o volume de ablação e a lesão térmica adjacente. Além da ação térmica, fenômenos mecânicos também influenciam o processo de ablação.

O fenômeno mais importante da interação entre *laser* e tecido é a absorção, que depende das alterações do coeficiente de absorção da água. Este se modifica a cada camada celular ao receber energia da radiação. Portanto, ao se re-mover uma camada celular, a energia incidente sobre as camadas subsequentes será dependente da energia proveniente da camada anterior. Esse fenômeno demonstra que as propriedades ópticas dos tecidos se alteram durante os pulsos e controlam a ablação.

O coeficiente de absorção da água (α), para o comprimento de onda de 10.600nm, é aproximadamente 790cm^{-1}, sendo a profundidade de penetração óptica ($1/\alpha$) cerca de 13μm. Para o *laser* de Er:YAG, que emite em 2.940nm, o coeficiente de absorção da água é 12.800cm^{-1}, apresentando profundidade de penetração de aproximadamente[7] 0,79μm.

Apesar de diferentes coeficientes de absorção em tecido ($\alpha_{2,94\mu m} \approx 10^4$cm^{-1} e $\alpha_{10,6\mu m} \approx 800$cm^{-1}) e duração de pulsos diferentes ($\tau_{2,94\mu m} \approx 250\mu s$ e $\tau_{10,6\mu m} \approx 2\mu s$), os comprimentos de onda do *laser* de Er:YAG (2,94μm) e do *laser* de CO$_2$ (10,6μm) apresentam processo de ablação similar[8].

A ablação promove a explosão celular; o tecido remanescente sofre aquecimento térmico, podendo ser lesionado. Há dois modelos que estimam a espessura da lesão térmica pós-irradiação, com pulsos capazes de promover ablação. O primeiro modelo utiliza a lei de Beer, pela qual a lesão deriva da distribuição de energia ao final do pulso de curta duração, havendo um limiar para a quantidade de energia que é depositada na base da cratera de ablação. Todo tecido que recebe energia além desse limiar sofre ablação. O tecido remanescente que não sofre ablação é lesionado termicamente, sofrendo coagulação, se a energia depositada aquecer o tecido acima de valores críticos (65°C). Esse é o caso de tecidos que contêm colágeno, como a pele e a córnea.

No segundo modelo, a energia deixada no tecido após o pulso é distribuída uniformemente, causando desnaturação. De maneira geral, o primeiro modelo indica lesões térmicas maiores e o segundo modelo, menores do que as vistas na prática por análise histológica. Ambos desconsideram a dinâmica do processo de ablação, que considera o resfriamento do tecido depois do pulso e a relação entre tempo e temperatura do processo de desnaturação pela integral de Arrhenius[9].

Para justificar o aprofundamento da lesão tecidual além do previsto no primeiro modelo, acredita-se que o tecido, após ser vaporizado, não absorve mais a radiação, a qual é absorvida por camadas mais profundas. Portanto, se a afinidade por água é maior, o comprimento de onda tende a ser mais absorvido e agir mais superficialmente, como é o caso dos *lasers* de CO_2 e Er:YAG.

Para o *laser* de CO_2, a absorção da radiação pela água é menor, portanto, a energia incidente deve ser maior para aquecer e vaporizar a água. A necessidade de maior energia por pulso significa que a intensidade deve ser maior ou a duração do pulso deve ser mais longa. A desvantagem de maior intensidade de pulso é a formação de plasma que inibe a ablação. A difusão térmica com pulsos mais longos promove aquecimento insuficientemente rápido, prejudicando a vaporização explosiva necessária para a ablação. A eficiência de ablação aumenta com a fluência, por conseguir promover efeitos explosivos[10].

Quando o fluido intracelular é aquecido pela absorção da radiação, a pressão de vapor dentro das células aumenta. Ao ultrapassar o limite de pressão, as membranas celulares se rompem. O conteúdo intracelular extravasa, formando uma camada líquida. A temperatura dessa camada é menor nas incisões por Er:YAG e maior no caso do CO_2[11]. Esse material atua como fonte de calor lesiva de ação limitada após o término do pulso.

A velocidade das moléculas evaporadas é igual à velocidade do som no ar. O aumento do tamanho da cratera formada para de ocorrer com a interrupção do pulso. O aquecimento das estruturas marginais é obtido pelo fluxo de gás quente pós-ablação, transferindo o calor potencialmente lesivo para as estruturas não vaporizadas. Os gases quebram as ligações fracas das fibras de elastina e colágeno, permitindo sua separação, além da lesão térmica pelo aquecimento dos gases.

Esse fenômeno ocorre com altas fluências, obtidas em *laser* de Er:YAG com *Q-switched*. Se o vapor aquecido não sair completamente da cratera, o calor se dissipará para as paredes laterais. A zona de coagulação se torna maior quanto maior for o número de pulsos, pois o tempo de interação se torna mais longo e a dissipação do vapor se prolonga mais, quanto maior

for a profundidade da cratera[12]. O *laser* de CO_2 promove crateras mais profundas nas interações entre *laser* e tecido.

Como exposto anteriormente, a ablação tecidual nos comprimentos de onda de 294nm e 10.600nm é obtida por evaporação e deslocamento de líquido. A taxa de evaporação determina a temperatura e a pressão nos limites da cratera. A extensão do processo de ejeção do material irradiado depende das propriedades elásticas do tecido e de sua viscosidade no estado líquido, do diâmetro do feixe e da profundidade de penetração óptica do feixe. O Er:YAG promove efeito de ejeção mais pronunciado e o líquido deslocado apresenta temperaturas menores. Esse fato é consequência da necessidade de maior consumo de energia para a ejeção, determinando menor energia para aprofundar a lesão. Portanto, o *laser* de Er:YAG causa menor lesão térmica adjacente pós-ablação, se comparado ao CO_2[11].

Além do vapor aquecido, o calor também pode ser conduzido pelas estruturas absorvedoras da energia *laser*. O aumento de temperatura da estrutura-alvo é proporcional à energia absorvida, decaindo exponencialmente com a distância do local irradiado, sendo dependente da profundidade da penetração óptica do determinado comprimento de onda na estrutura-alvo, no caso, a pele.

Geralmente, a profundidade da ablação é maior clinicamente do que a prevista experimentalmente, pois, em modelos experimentais, baseia-se somente no coeficiente de absorção da água, sem considerar fenômenos interdependentes. Além da ação térmica, há ruptura mecânica do tecido associada às altas pressões formadas no local da ablação. Portanto, a ablação também será influenciada pelas propriedades mecânicas dos tecidos. Tecidos com baixa força tênsil sofrerão ablação com menores fluências, se comparados com tecidos de força tênsil alta[13].

Em materiais biológicos irradiados com pulsos curtos, ondas de estresse são geradas pela rápida expansão térmica após a absorção da energia *laser* (efeito termoelástico) e pelas forças de refluxo originadas pela ejeção de massa. Quando pulsos extremamente curtos (nanossegundos) e

978-85-7241-919-2

de alta fluência geram ondas de pressão maiores do que a resposta elástica da estrutura-alvo, passam a formar ondas de choque. A reflexão da onda acústica, proveniente das margens em que a densidade foi alterada abruptamente, pode produzir tensão de estresse. Em alguns casos, essa tensão de estresse pode exceder a força tênsil do material, causando o descolamento da camada tecidual, sem vaporização. Em alguns tecidos como a córnea, os efeitos mecânicos são importantes com o *laser* de Er:YAG com *Q-switched*. Esse tipo de efeito é considerado mecanismo "frio", pela completa ausência de alteração no colágeno e limitada produção de vapor local[14].

As características do feixe também são importantes para avaliar a lesão tecidual. Pulsos múltiplos e sobrepostos apresentam maiores zonas de lesão térmica se comparados com pulso único. Os pulsos múltiplos geram reservatório de calor, que consiste em tecido liquefeito. O efeito calórico total de um pulso dura mais tempo do que o efeito térmico isolado, promovido pela duração do pulso, pois se soma o calor da camada líquida formada com a irradiação. Esse efeito calórico aumenta com o quadrado da espessura dessa camada líquida, sendo maior no caso do *laser* de CO_2 em comparação com o *laser* de Er:YAG[15].

O aumento da profundidade da cratera progride com a elevação da taxa de repetição dos pulsos. Pode ser explicado pelo pré-aquecimento de tecido no fundo da cratera, em que a energia é insuficiente para causar ablação. Se o pulso seguinte atingir o tecido antes de o calor ser dissipado completamente, a energia necessária para a vaporização será menor. O *laser* de CO_2 promove vaporização com fluências bem maiores do que o *laser* de Er:YAG; naquele, a sobreposição dos pulsos acarreta maiores lesões locais e adjacentes.

A largura do pulso também influencia os efeitos térmicos. O aumento da largura do pulso aumenta a lesão térmica, pois a duração de exposição à radiação é maior, aumentando a quantidade de calor que será difundida termicamente, e pelo fato de que os picos terminais nos pulsos mais longos não contêm energia suficiente para exceder o limiar de ablação tecidual[16].

O modo estrutural do feixe com distribuição gaussiana de energia determina uma densidade de potência não constante ao longo do diâmetro do feixe. Como consequência, as lesões térmicas tenderão a ter perfil semelhante a uma cratera, com a difusão térmica acentuando esta tendência. A densidade de potência nas laterais da cratera é menor se comparada ao centro, por duas razões: pelo perfil de intensidade de energia e pelo ângulo oblíquo de incidência nas paredes inclinadas da cratera. Estudos demonstram maior lesão térmica adjacente nas paredes laterais do que no centro da cratera, em que a ablação é mais eficiente. Esse tipo de feixe é encontrado no *laser* de CO_2[17].

Estudos comparativos de ablação tecidual foram realizados entre os *lasers* de Er:YAG e CO_2. A ablação em osso e cartilagem demonstra que o *laser* de Er:YAG promove lesão térmica adjacente cinco a dez vezes menor do que o *laser* de CO_2[18]. A vaporização promovida pelo Er:YAG é explosiva, enquanto a do CO_2 aquece o tecido ósseo até o ponto de vaporização e pirólise, resultando em formação de escara e retardo no processo de cura[19]. A zona de lesão térmica adjacente varia de 5 a 20μm para o Er:YAG e 50 a 100μm para o *laser* de CO_2.

A irradiação da pele no homem também demonstra menor lesão térmica e maior velocidade de nova epitelização pós-irradiação com comprimento de onda de 2.940nm do que com 10.600nm[20]. Estudos em pele de porco indicam que a lesão térmica é mínima com o Er:YAG, sendo ineficaz para promover a hemostasia, que é conseguida eficientemente com o *laser* de CO_2[21].

QUESTÕES

1. Quais são os dois processos fundamentais que governam as interações da luz com o tecido?
2. Como ocorre o fenômeno da dispersão?
3. Quais são os efeitos térmicos e não térmicos da radiação?
4. Qual a definição de desnaturação proteica?
5. Quais são os fatores que determinam a lesão térmica da coagulação?

6. Quais são os efeitos fotomecânicos do *laser*?

7. Qual é o fenômeno mais importante da interação *laser*-tecido?

REFERÊNCIAS

1. ANDERSON, R. R.; PARRISH, J. A. The optics of human skin. *J. Invest. Dermatol.*, v. 77, p. 13-19, 1981.

2. PARRISH, J. A.; DEUTSCH, T. F. Laser photomedicine. *IEEE J. Quant. Electron QE*, v. 20, p. 1386-1396, 1984.

3. POLLA, B. S.; ANDERSON, R. R. Thermal injury by laser pulses: protection by heat shock despite failure to induce heat-shock response. *Lasers Surg. Med.*, v. 7, p. 398, 1987.

4. WELCH, A. J. The thermal response of laser irradiated tissue. *IEEE J. Quant Electron QE*, v. 20, p. 1471-1480, 1984.

5. WALSH JR., J. T.; FLOTTE, T. J.; ANDERSON, R. R.; DEUTSCH, T. F. Pulsed CO_2 laser tissue ablation: effect of tissue type and pulse duration on thermal damage. *Lasers Surg. Med.*, v. 8, p. 108-118, 1988.

6. WALSH JR., J. T.; CUMMINGS, J. P. Effect of the dynamic optical properties of water on midinfrared laser ablation. *Lasers Surg. Med.*, v. 5, p. 295-305, 1994.

7. KAUFMANN, R.; HIBST, R. Pulsed erbium: YAG laser ablation in cutaneous surgery. *Lasers Surg. Med.*, v. 19, p. 324-330, 1996.

8. BUCHELT, M.; KUTSCHERA, H. P.; KATTERSCHAFKA, T.; KISS, H.; LANG, S. Ablation of polymethylmethacrylate by Ho:YAG, Nd:YAG, and Erb:YAG lasers. *Lasers Surg. Med.*, v. 13, p. 638-646, 1993.

9. WALSH JR., J. T.; FLOTTE, T. J.; DEUTSCH, T. F. Er-YAG laser ablation of tissue: effect of pulse duration and tissue type on thermal damage. *Lasers Surg. Med.*, v. 9, p. 314-326, 1989.

10. WALSH JR., J. T.; DEUTSCH, T. F. Er-YAG laser ablation of tissue: measurement of ablation rates. *Lasers Surg. Med.*, v. 9, p. 327-337, 1989.

11. ZWEIG, A. D.; FRENZ, M.; ROMANO, V.; WEBER, H. P. A comparative study of laser tissue interaction at 2.94mm and 10.6mm. *Appl. Phys. B.*, v. 47, p. 259-265, 1988.

12. KAUFMANN, R.; HIBST, R. Pulsed Er-YAG and 308nm UV-excimer laser: an in vitro and in vivo study of skin-ablative effects. *Lasers Surg. Med.*, v. 9, p. 132-140, 1989.

13. BERGER, J. W.; BOCHOW, T. W.; TALAMO, J. H.; D'ÁMICO, D. J. Measurement and modeling of thermal transients during Er-YAG laser irradiation of vitreous. *Lasers Surg. Med.*, v. 19, p. 388-396, 1996.

14. CUBEDDU, R.; BRANCATO, R.; SOZZI, C.; TARONI, P.; TRABUCCHI, G.; VALENTINI, G.; VERDI, M. Study of photoablation of rabbit corneas by Er:YAG laser. *Lasers Surg. Med.*, v. 19, p. 32-39, 1996.

15. LANZAFAME, R. J.; NAIN, J. O.; ROGERS, D. W.; HINSHAW, J. R. Comparison of continuous-wave, chop-wave and super pulse laser wounds. *Lasers Surg. Med.*, v. 8, p. 119-124, 1988.

16. HILL, R. A.; STERN, D.; LESIECKI, M. L.; HSIA, J.; BERNS, M. W. Effects of pulse width on erbium:YAG laser photothermal trabecular ablation (LTA). *Lasers Surg. Med.*, v. 13, p. 440-446, 1993.

17. MCKENZIE, A. L. How far does thermal damage extend beneath the surface of CO_2 laser incisions? *Phys. Med. Biol.*, v. 28, p. 905-912, 1983.

18. GONZALEZ, C.; MERWE, W. P.; SMITH, M.; REINISCH, L. Comparison of the erbium-yttrium aluminum garnet and carbon dioxide lasers for in vitro bone and cartilage ablation. *Laryngoscope*, v. 100, p. 14-17, 1990.

19. LEWANDROWSKI, K. U.; LORENTE, C.; SCHOMACKER, K. T.; FLOTTE, T. J.; WILKES, J. W.; DEUTSCH, T. F. Use of the Er-YAG laser for improved plating in maxillofacial surgery: comparison of bone healing in laser and drill osteotomies. *Lasers Surg. Med.*, v. 19, p. 40-45, 1996.

20. KAUFMANN, R.; HIBST, R. Pulsed 2.94mm erbium-YAG laser skin ablation – experimental results and first clinical application. *Clin. Exp. Dermatol.*, v. 15, p. 389-393, 1990.

21. KAUFMANN, R.; HARTMANN, A.; HIBST, R. Cutting and skin-ablative properties of pulsed mid-infrared laser surgery. *J. Dermatol. Surg. Oncol.*, v. 20, p. 112-118, 1994.

Indicação e Seleção de Pacientes para Tratamento Ablativo

Maurício de Maio

SUMÁRIO

A indicação correta do procedimento e uma seleção adequada de pacientes são de extrema importância para garantir um resultado positivo e a satisfação tanto do paciente quanto do médico.

Neste capítulo serão estudadas as principais indicações, orientações e restrições do tratamento ablativo, bem como a correta seleção de pacientes que devem ser submetidos a esta técnica.

HOT TOPICS

- Lesões cutâneas isoladas podem ser eliminadas com ablação.
- Pacientes com fotoenvelhecimento grave são mais fáceis de tratar quando comparados a pacientes com sequela de acne intensa ou grave.
- As rugas faciais podem ser classificadas quanto à morfologia e origem.
- Evitar a exposição solar é imprescindível aos pacientes submetidos ao tratamento com *laser* ablativo.
- Os pacientes mais adequados para o tratamento são os de fototipo I e II.
- A instabilidade psicológica do paciente pode influenciar profundamente nos resultados obtidos.

- Medicamentos com atividade fotossensibilizante devem ser substituídos, por alterarem o curso do tratamento.
- O *laser* pode causar comprometimento vascular e contração tecidual, comprometendo a irrigação sanguínea e a flacidez da pele.

INTRODUÇÃO

A indicação e a seleção de pacientes para tratamento com *lasers* ablativos variam de aspectos reparadores e terapêuticos até os puramente estéticos. Muitas das indicações e patologias tratadas com *laser* ablativo podem ser conduzidas por outros tipos de métodos esfoliativos, como *peelings* químicos profundos e dermabrasão. Dessa forma, é de responsabilidade médica saber identificar a profundidade da lesão, a localização histológica e o tipo de pele do paciente para que se possa escolher o método mais adequado que possibilitará o melhor resultado com menor morbidade ao paciente.

Lasers têm sido utilizados há quatro décadas, porém, somente há menos de uma década houve ampliação de seu uso e aceitação na área médica. O desenvolvimento de sistemas a *laser* ablativos como o *laser* de dióxido de carbono (CO_2) e de érbio ítrio alumínio granada (Er:YAG, *erbium--doped yttrium aluminium garnet*), os quais apresentam pico de potência elevado e duração de pulso inferior ao tempo de relaxamento térmico dos tecidos, possibilitou menor condução de calor e destruição do tecido vizinho. Apesar de a água ser o cromóforo que absorve os feixes dos sistemas a *laser* de CO_2 e Er:YAG, o método de distribuição, a potência, a duração de pulso e a energia podem variar muito dependendo do equipamento utilizado. Embora haja todas essas diferenças, as indicações para o tratamento do *laser* são praticamente as mesmas.

INDICAÇÕES

O tratamento a *laser* pode ser dividido em localizado ou total. Lesões cutâneas isoladas como lentigens e queratose actínica podem ser eliminadas com a ablação (Fig. 52.1). O uso de sistemas pulsados minimiza a lesão aos tecidos vizinhos normais, pelo fato de vaporizar a lesão mais rapidamente do que o calor ser conduzido para estruturas vizinhas. Lesões mais difusas e irregulares são ainda melhores para a obtenção de resultado estético uniforme sem linhas de demarcação evidentes. O Quadro 52.1 demonstra algumas lesões passíveis de tratamento com *laser* ablativo.

Cicatrizes atróficas secundárias a acne, trauma ou cirurgias prévias são passíveis de tratamento com *laser*[1] (Fig. 52.2). O procedimento pode ser realizado cuidadosamente e podem-se esculpir as bordas da cicatriz, vaporizando mais tecido especificamente na área da cicatriz. A área vizinha pode ser submetida a aplicações mais leves. O efeito térmico do *laser* parece possibilitar encolhimento do tecido que é visto no intraoperatório, juntamente com a melhora da pele. A aparência das cicatrizes continua a melhorar após um ano da aplicação em decorrência da remodelação do colágeno.

Cicatrizes de acne profundas e com espículas também podem apresentar algum grau de melhora com o *laser*, porém, podem necessitar de métodos complementares. É mais fácil tratar pacientes com fotoenvelhecimento grave do que pacientes com sequela de acne leve ou moderada e o paciente deve ser notificado sobre essa limitação dos métodos esfoliativos (Fig. 52.3). Cicatrizes hipertróficas e queloides não respondem bem ao *laser* ablativo em razão da possibilidade de recorrência e devem ser conduzidas com *lasers* vasculares[2].

As indicações mais comuns para os *lasers* ablativos são o fotoenvelhecimento e as alterações cutâneas associadas ao envelhecimento[3]

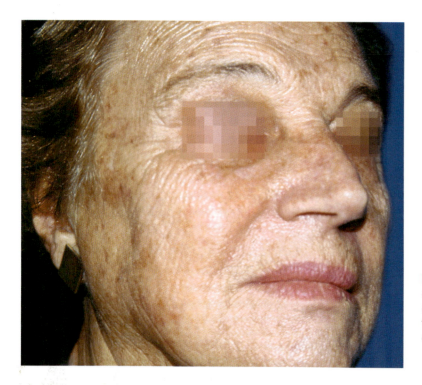

Figura 52.1 – Paciente de fototipo I com fotoenvelhecimento e lesões de queratose actínica. Esse tipo de paciente beneficia-se muito com o tratamento com *lasers*.

978-85-7241-919-2

CAPÍTULO 52

Quadro 52.1 – Lesões cutâneas passíveis de tratamento por ablação a *laser*
• Adenoma sebáceo • Siringoma • Dermatose papulosa *nigra* • Hiperplasia sebácea/rinofima • Tricoepitelioma • Xantoma • Queilite actínica • Queratose actínica

(Fig. 52.4). Lesões epidérmicas e pré-neoplásicas são tratadas por vários métodos "destrutivos", incluindo os *lasers* ablativos. A queilite actínica é particularmente bem indicada à ablação com *laser* de CO_2. Com apenas uma passada ou potências mais baixas, o *laser* de CO_2 pode vaporizar efetivamente a epiderme dos lábios e eliminar ou melhorar a queilite actínica. Há, entretanto, limitação para tratamento de neoplasia franca por ablação.

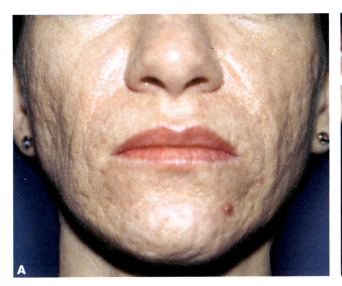
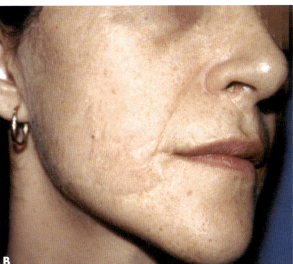

Figura 52.2 – (*A*) Sequela de acne grave. O *laser* de CO_2 é capaz de atenuar as marcas e melhorar a flacidez cutânea leve, característica desse tipo de cicatriz atrófica. (*B*) As cicatrizes de trauma podem ser tratadas com *laser*, porém, os melhores resultados são por ressecção e sutura.

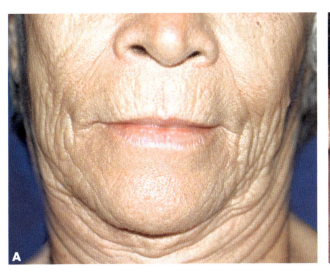
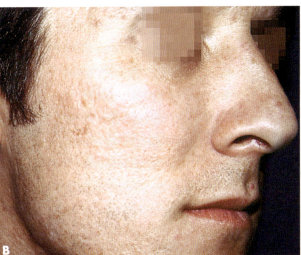

Figura 52.3 – (*A*) Fotoenvelhecimentos graves facial e cervical. A face pode ser submetida a *laser* profundo, o que não ocorre com a região cervical, na qual o *laser* deve ser conduzido de forma branda. (*B*) Paciente com sequela de acne. Esse tipo de sequela pode ser facilmente tratado com *lasers* ablativos. Casos mais graves podem necessitar de mais de uma aplicação após um ano.

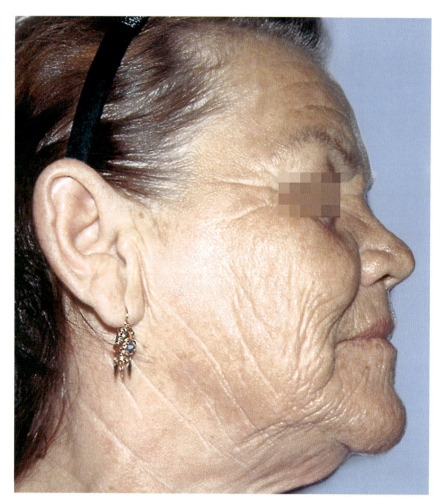

Figura 52.4 – Paciente com fotoenvelhecimento grave e flacidez. Indicação ideal para *laser* ablativo, especialmente o de CO_2.

978-85-7241-919-2

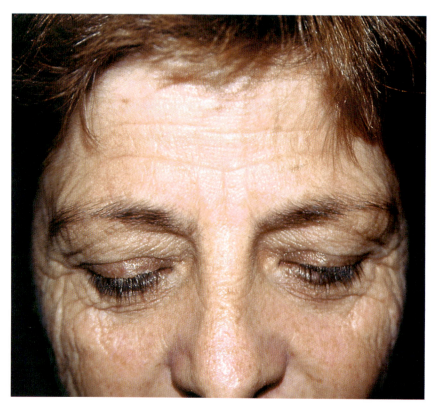

Figura 52.5 – Paciente ideal para tratamento com *laser*. Fototipo I e fotoenvelhecimento grave.

Lasers ablativos podem ser considerados excelentes tratamentos para rugas faciais[4] (Fig. 52.5). Passadas sucessivas, removendo tecido de camada em camada, podem regularizar as elevações pela vaporização e o encolhimento da pele pela remodelação do colágeno. A primeira passada com *laser* de CO_2 elimina a epiderme e há alteração da cor do tecido, tornando-se esbranquiçada. A passada seguinte atinge a derme papilar e produz coloração rosada da pele; a derme reticular superficial, quando atingida, produz tom amarelado (*chamois*). O aprofundamento além desse limite resulta em coloração acinzentada e risco de aparecimento de cicatriz hipertrófica.

As regiões periorbital e, principalmente, perioral requerem múltiplas passadas por causa da extensão do fotoenvelhecimento e da ritidose profunda[5] (Fig. 52.6). Não se pode esquecer que o tratamento das rugas com *laser* não é indicado para todos os diferentes tipos de rugas. São mais específicos para as rugas estáticas.

As rugas faciais podem ser classificadas pela morfologia e pela origem.

A classificação morfológica estabelece diferentes graus de profundidade das rugas estáticas e inclui as rugas primárias, secundárias e terciárias, que na prática são as superficiais, as intermediárias e as profundas (sulcos). Rugas estáticas são alterações *dérmicas*, em torno de 350μm e não epidérmicas. É a derme que deverá ser tratada para a atenuação delas. As rugas superficiais podem ser tratadas por métodos esfoliativos que comprometam a derme papilar. Se o *peeling* atingir somente a junção dermoepidérmica, não haverá bons resultados. As rugas intermediárias são passíveis de tratamento com *laser* ou esfoliação química profunda e, se necessário, completar com substâncias de preenchimento com polímeros de tamanho médio (em torno de 500μm). As rugas profundas necessitam tanto de esfoliação quanto de preenchimento e são de tratamento mais difícil.

A classificação pela origem inclui as rugas estáticas, dinâmicas, gravitacionais, de pressão ou decúbito e as compostas (Fig. 52.7). O tratamento das rugas estáticas e das de pressão ou decúbito é similar na prática e já foi comentado anteriormente. As rugas dinâmicas são tratadas por miectomia ou inibição química produzida pela toxina botulínica e as gravitacionais, pela tração durante a cirurgia. A Tabela 52.1 apresenta a classificação de rugas baseada em sua origem e morfologia e os tipos de tratamento.

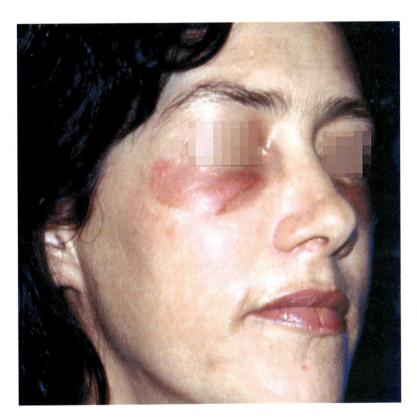

Figura 52.6 – Deve-se ter cautela com a aplicação locorregional. Pode haver diferença de cor entre as áreas tratada e não tratada.

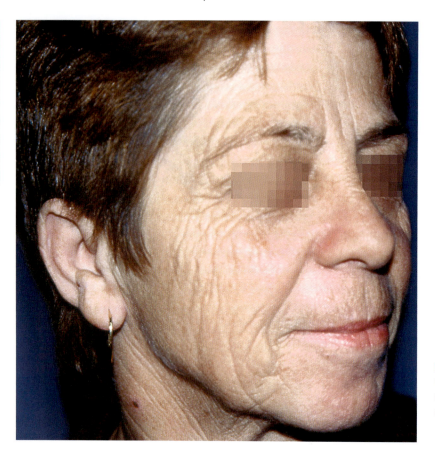

Figura 52.7 – Paciente portador de todos os tipos de rugas: estáticas, dinâmicas, gravitacionais, de pressão e compostas.

Tabela 52.1 – Classificação das rugas faciais por origem e morfologia e tipos de tratamento

Tipos de rugas	Tratamento
Estática superficial	*Peeling* químico superficial médio
Estática intermediária	*Laser* ou *peeling* químico profundo. Preenchimento com polímeros de tamanho médio
Estática profunda	*Laser* ou *peeling* químico profundo. Preenchimento com polímeros grandes
Dinâmica	Toxina botulínica
Gravitacional	Tração/cirurgia
Pressão ou decúbito	Igual ao das estáticas
Composta	Múltiplos tratamentos

ORIENTAÇÕES E RESTRIÇÕES

A seleção de pacientes também deverá levar em conta as contraindicações que variam de aspectos físicos a psíquicos.

O paciente deve ter a possibilidade de identificar suas preocupações e o médico tem a responsabilidade de explicar os limites do trata-

mento com *lasers* ablativos, adequando as expectativas do paciente à realidade. Em geral, um paciente que foi coerentemente educado sobre as expectativas reais reduz muito o potencial de insatisfações[6].

Exposição Solar

Todo e qualquer paciente interessado em se submeter ao tratamento com *laser* ablativo deve aceitar a responsabilidade de evitar ao máximo a exposição solar e utilizar proteção rigorosa. Assim, o tipo de atividade profissional ou social que o paciente exerce é importante, principalmente se trabalha em ambientes abertos com exposição à radiação ultravioleta. Mesmo a exposição casual ao sol aumenta os riscos de pigmentação e está em detrimento do tratamento com *lasers* ablativos.

A utilização de filtros solares de amplo espectro várias vezes ao dia durante todos os dias da semana, mesmo à noite para proteger contra lâmpadas incandescentes, é a proteção considerada adequada para esse tipo de tratamento. Deve-se evitar, de qualquer maneira, a exposição solar nos horários de pico de sol, pois os raios conseguem ultrapassar as barreiras dos protetores solares.

Fototipo

A escolha adequada do fototipo é fundamental para o tratamento dos *lasers* ablativos. Não se pode esquecer que haverá redução temporária, porém prolongada, dos melanócitos e em algumas situações esta redução será permanente. Além disso, haverá depleção dos melanossomos que foram depositados durante a vida inteira do paciente e serão removidos bruscamente após alguns minutos da aplicação do *laser*. Dessa forma, o paciente deverá ser corretamente selecionado e notificado dos riscos relativos às alterações de pigmentação. Os pacientes mais adequados para aplicação de *lasers* ablativos são os de fototipos mais claros, I e II. Indivíduos de fototipos III também são bons candidatos; os de fototipo IV devem ser tratados com muita cautela[7]. Os de fototipos V e VI, que são os indivíduos realmente escuros, não devem ser submetidos a ablações profundas com *laser* (Fig. 52.8).

Todo paciente considerado para esfoliações profundas no tratamento de fotoenvelhecimento grave ou sequelas de acne pode potencialmente perder a pigmentação de forma definitiva. Alguns, principalmente aqueles com tendência a ter vitiligo, devem ser cautelosamente conduzidos e submetidos a teste prévio com *laser* de CO_2. Oito semanas antes do procedimento realiza-se o teste com propósito duplo: avaliar o real desejo do paciente e verificar o aparecimento de problemas pigmentares. Deve-se ressaltar que a hipopigmentação pós-inflamatória que resulta de processo de cura lento é consequente a muitas

978-85-7241-919-2

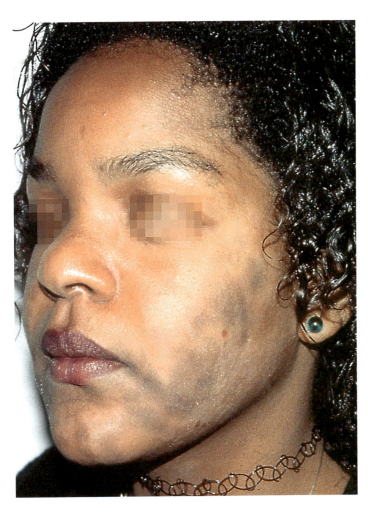

Figura 52.8 – Contraindicação: paciente de fototipo V com distúrbio no sistema pigmentar.

variáveis e não deve ser evidente antes de vários meses após o procedimento. Entretanto, pacientes sujeitos ao vitiligo podem ser identificados no período de oito semanas. Como a resposta ao tratamento com *laser* não é sempre previsível, a grande maioria dos médicos não realiza o teste.

CONTRAINDICAÇÕES

O reconhecimento das contraindicações é tão importante quanto a capacidade de realizar indicação clínica correta. Como em qualquer tratamento, há contraindicações absolutas e relativas.

Perfil Psicológico do Paciente

Uma das mais difíceis contraindicações a ser identificada é a instabilidade psicológica. A capacidade de análise psicológica está, muitas vezes, além da formação médica e somente a relação sólida entre médico e paciente poderá eliminar os pacientes que não sejam adequados para esse tipo de procedimento. Alguns tipos de pacientes difíceis incluem os que apresentam expectativa fora da realidade, os obsessivo-compulsivos, os indecisos, o paciente rude, o sedutor, o excessivamente familiar, aquele que apresenta alteração mínima ou imaginária, o não cooperativo, o paciente que fala excessivamente, o deprimido, o paciente envolvido com processos legais e aquele de que toda equipe desgosta.

Infecções

Infecção ativa na face pode ser facilmente diagnosticada e tratamento apropriado deve ser introduzido antes da realização do *laser*. Este deve ser suspenso até que não haja qualquer sinal de infecção na face do paciente. Infecção por herpes labial é muito prevalente na população adulta e os pacientes que possuem lesões ativas muito recorrentes deveriam ser desencorajados a realizar esse tipo de tratamento. Há muitos medicamentos antivirais efetivos e uma história

pregressa de surto isolado não deve contraindicar o *laser*. Quando este for indicado, deve-se iniciar a profilaxia do herpes e continuar o tratamento até a reepitelização completa para suprimir a reativação.

Medicamentos

Os medicamentos que os pacientes tomam e os históricos clínico e cirúrgico devem ser cuidadosamente analisados. Qualquer medicamento com atividade fotossensibilizante deve ser substituído. A isotretinoína promove atrofia das unidades pilossebáceas e tem sido amplamente utilizada nos tratamentos de acne ativa grave[8]. O processo de reepitelização após o *laser* origina-se das estruturais anexiais, como as unidades pilossebáceas. A alteração dessas estruturas pode causar retardo no processo de restauração da pele e produzir sequelas cicatriciais. Antes de qualquer lesão à derme, o uso da isotretinoína deve ser suspenso, no mínimo, seis meses antes do *laser*. Da mesma forma, pacientes que apresentam diminuição de estruturas anexiais por terapias prévias por radiação ou cirurgia plástica podem exibir maior risco de aparecimento de cicatriz hipertrófica do que a população em geral.

Devem-se também avaliar potenciais interações medicamentosas e hipersensibilidade a drogas.

Cirurgia e Tratamentos Esfoliativos Anteriores

O aspecto da cicatriz decorrente de cirurgias prévias pode ser indicativo da resposta do paciente aos métodos esfoliativos. Qualidade ruim de cicatrização, despigmentação ou qualquer evidência de processo de cura de má qualidade podem ser consideradas as contraindicações ao tratamento de *laser*. Como o *laser* não promove lesão de espessura total, cicatriz de má qualidade por si só não exclui o tratamento em questão. Como alternativa, pode-se realizar teste prévio para se estabelecer a resposta a esse tipo de lesão.

978-85-7241-919-2

O *laser* pode causar comprometimento vascular e contração tecidual e qualquer cirurgia a ser realizada posteriormente que possa comprometer a irrigação sanguínea e afetar a flacidez de pele deve ser conduzida com intervalo adequado para possibilitar processo de cura controlado.

CONSIDERAÇÕES FINAIS

O tratamento com *lasers* ablativos inclui a melhora estética, bem como o tratamento de lesões cutâneas. Independentemente da causa, o objetivo final é melhorar a aparência da pele por meio de destruição e troca da epiderme e lesão à derme para estimular a deposição de colágeno.

A indicação e a seleção corretas dos pacientes promovem melhores resultados, menores riscos e maior grau de satisfação dos pacientes. Esse tipo de procedimento exige avaliação muito cautelosa da relação risco-benefício, não se justificando os riscos inaceitáveis na busca pela estética.

QUESTÕES

1. Qual a definição de *laser* ablativo?
2. Quais são os tipos mais comuns de *lasers* ablativos?
3. Quais são as principais contraindicações dos *lasers* ablativos?
4. Qual a indicação mais comum para *lasers* ablativos?
5. Como ocorre a classificação morfológica das rugas?
6. Quais são as principais contraindicações dessa técnica?

REFERÊNCIAS

1. ALSTER, T. S.; WEST, T. B. Resurfacing of atrophic scars with a high energy, pulsed CO_2 laser. *Dermatol. Surg.*, v. 22, p. 151-155, 1996.
2. GOLDMAN, M. P.; FITZPATRICK, R. E. Laser treatment of scars. *Dermatol. Surg.*, v. 21, p. 685-687, 1995.
3. HRUZA, G. J.; DOVER, J. S. Laser skin resurfacing. *Arch. Dermatol.*, v. 132, p. 451-455, 1996.
4. WALDORF, H. A.; KAUVAR, A. N.; GERONEMOUS, R. G. Skin resurfacing of fine to deep rhytides using a char-free carbon dioxide laser in 47 patients. *Dermatol. Surg.*, v. 21, p. 940-946, 1995.
5. ALSTER, T. S. Comparison of two high-energy, pulsed carbon dioxide lasers in the treatment of periorbital rhytides. *J. Dermatol. Surg.*, v. 22, p. 541-545, 1996.
6. MATARASSO, S. L. Cutaneous resurfacing. *Seminars in Cutaneous Med. Surg.*, v. 15, p. 131-214, 1996.
7. HO, C.; QUAN, N.; LOW, N. J. et al. Laser resurfacing in pigmented skin. *Dermatol. Surg.*, v. 21, p. 1035-1037, 1995.
8. RUBENSTEIN, R.; ROENIGK, H. H.; STEGMAN, S. J. et al. Atypical keloids after dermabrasion of patients taking isotretinoin. *J. Am. Acad. Dermatol.*, v. 15, p. 280-285, 1986.

Laser de Dióxido de Carbono

Ana Zulmira Eschholz Diniz Badin ♦ Léa Mara Moraes

SUMÁRIO

O *laser* de dióxido de carbono (CO_2) foi um dos primeiros *lasers* de gás a ser desenvolvido e ainda é um dos mais úteis. *Lasers* de dióxido de carbono são extremamente potentes e muito eficazes, com diversas aplicações clínicas, sendo o rejuvenescimento cutâneo a principal.

HOT TOPICS

- A pele apresenta diminuição de todas as suas funções no processo de envelhecimento.
- Na pele senil exposta ao sol, observam-se regiões alternadas de atrofia grave e hiperplasia.
- A fotoexposição é o principal fator responsável por alterações inestéticas, como rugas, queratoses e manchas.
- O *laser* de CO_2 apresenta como cromóforo a água e possui curta profundidade de penetração.
- Passadas sucessivas do *laser* de CO_2 têm pouco efeito ablativo, trazendo efeitos térmicos cumulativos.
- O rejuvenescimento facial ocorre de três maneiras: remoção da pele fotoenvelhecida, encolhimento das fibras colágenas e estimulação da formação de neocolágeno.
- As rugas faciais podem ser divididas em estáticas e dinâmicas.
- As principais indicações para o *laser* de CO_2 são as lesões epidérmicas, como queratose actínica, verrugas, dermatoses papulosas.

- Na indicação do *resurfacing*, devem-se levar em consideração: características da pele, hipopigmentação, rugas, cicatrizes e textura da pele.
- A seleção dos tipos de pele que poderão ser submetidos ao tratamento tem como base a classificação de Fitzpatrick.
- Os principais medicamentos utilizados durante esse processo visam à profilaxia do herpes-vírus, à redução de infecções e à diminuição do edema e da dor.
- As principais intercorrências são: eritema, recorrência das rugas, milio, hiperpigmentação, dermatite de contato, sinéquia, dor, infecções e cicatrizes.

INTRODUÇÃO

O rejuvenescimento da pele facial fotoenvelhecida é tão importante quanto o reposicionamento dos tecidos. Os problemas que atingem a pele envelhecida devem ser analisados no pré-operatório para melhor indicação da laserterapia a ser aplicada. Para tanto, devem-se avaliar:

- Rugas finas, médias e moderadas.
- Elastose.
- Manchas – hiperpigmentação:
  - Melanoses.
  - Congênitas.
  - Melasmas.
- Vasos: telangiectasias, nevo rubi.
- Cicatrizes atróficas, como sequela de acne e varicela.

- Cicatrizes hipertróficas; outras lesões de pele como: siringomas, queratoses, hiperplasias, seborreias, etc.
- Presença de pelos (hipertricose).
- Tatuagens:
  - Cosméticas – supercílio, sobrancelhas e perilabial.
  - Traumáticas.

FISIOLOGIA DO ENVELHECIMENTO CUTÂNEO

A pele, no processo de envelhecimento, apresenta diminuição de todas as suas funções.

Na pele senil não exposta ao sol, a epiderme se torna atrófica e hipopigmentada. A proliferação epidérmica está reduzida, assim como o número de melanócitos e células de Langerhans.

Já na pele senil exposta ao sol há regiões alternadas de atrofia grave e hiperplasia. Há também áreas hiperpigmentadas (lentigos) e áreas despigmentadas. A fotoexposição é o principal fator responsável por alterações inestéticas, como rugas, queratoses e manchas. A derme da pele exposta apresenta elastose, que é uma elastina anormal produzida pelos fibroblastos danificados por radiação ultravioleta (UV). O colágeno apresenta certa degeneração com reduzida produção. Os anexos apresentam redução progressiva (folículos pilosos, glândulas sudoríparas) e a baixa produção sebácea está intimamente relacionada à diminuição hormonal. Os corpúsculos sensoriais e a rede vascular da derme papilar e perianexial diminuem. Na pele fotoexposta, a vasculatura superficial fica desordenada e os vasos, dilatados.

Os *lasers* usados para a maior parte dos problemas devem ser de uso seguro, específicos, com baixo índice de morbidade. Além de eficientes, devem apresentar rápida recuperação, considerando o caráter estético da intervenção.

Os *lasers* mais usados são:

- CO_2.
- Érbio.
- Neodímio ítrio alumínio granada (Nd:YAG, *neodymium-doped yttrium aluminium garnet*) – VP 532 (vascular).

- Nd:YAG – QS 532.
- Nd:YAG – alexandrita QS 755.
- Nd:YAG – QS 1064.
- Diodo.

TIPOS DE *LASER*

A luz do *laser* pode ser liberada em formas: *contínua, pseudocontínua* ou *pulsátil* (superpulsado ou ultrapulsado). Essas modalidades liberam a energia aos tecidos de maneira bastante diferente, com diferentes espaços de tempo, quantidade e densidade de energia e, no caso de *lasers* pulsados, diferentes duração, repetição e largura de pulso.

Onda contínua significa que a energia é liberada sem interrupção. Normalmente, esse tipo de energia é baixo. É utilizada para incisão, excisão (grande poder de hemostasia) e vaporização (com maior dano térmico). Os *lasers* contínuos sofreram modificação para serem utilizados em procedimentos de vaporização (*resurfacing*). Essa modificação consiste na interrupção da onda contínua, simulando pulsos de energia, denominados pseudopulsos ou onda pseudocontínua. Apesar de ter sido um avanço significativo, não houve mudança na formação do raio propriamente dito, ocorrendo ainda dessecação, formação de tecido carbonizado e necrose de coagulação mais intensa do que nos *lasers* pulsados.

Os *lasers pulsados* foram o passo seguinte para promover uma ação tecidual mais seletiva dos *lasers* de CO_2. Esses *lasers* geram pulsos de alta energia, com o objetivo de produzir vaporização com diminuição do dano térmico lateral.

Os *lasers superpulsados* geram pulsos de alta energia, porém, de baixa densidade. Um único pulso não é capaz de promover ablação da pele, sendo necessários vários pulsos. A vaporização acontece mais lentamente, ocorrendo o somatório do efeito térmico sobre os *debris,* aumentando o potencial de necrose de coagulação profunda. Os *lasers* superpulsados também não têm energia suficiente para proporcionar ablação limpa, sem carbonização, quando liberada em *spots* de grande tamanho.

Lasers ultrapulsados liberam pulsos de alta energia capazes de, num único pulso, produzir

978-85-7241-919-2

978-85-7241-919-2

SEÇÃO 7

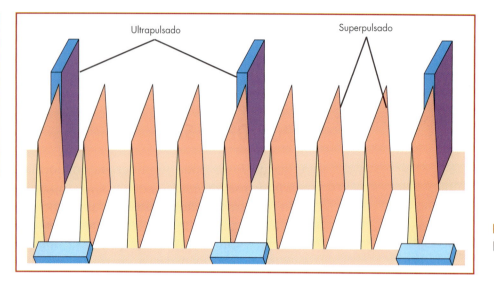

Figura 53.1 – *Lasers* ultra-pulsado e superpulsado.

vaporização, reduzindo intensamente a necrose profunda por coagulação. O sistema de alta energia permite uma ablação limpa, com mínima carbonização, mesmo com grandes *spots*, reduzindo o risco de formação de cicatrizes. Cada cirurgião deve compreender as diferenças físicas e de interação tecidual de cada um dos aparelhos e tomar uma decisão segura de acordo com seu interesse (Fig. 53.1).

INTERAÇÃO TECIDUAL

Os *lasers* de CO_2 operam na parte mediana da porção invisível do espectro eletromagnético, em 10.600nm. O comprimento de onda do CO_2 tem curta profundidade de penetração, pois seu cromóforo é a água. Quando o *laser* de CO_2 incide sobre a pele, a epiderme é rapidamente vaporizada a 100°C. O colágeno contido na derme sofre encolhimento de suas estruturas fibrilares, em torno de 60 a 70°C.

Tanto o *laser* de CO_2 quanto o de érbio apresentam como cromóforo a água e curta profundidade de penetração. Todavia, enquanto o primeiro tem penetração de 30μ, o segundo penetra 3μ, porque sua capacidade de absorção na água é bem maior que a do CO_2 (estas medidas estão na dependência da intensidade de energia, portanto, podem ser variáveis).

A ablação por pulso no CO_2 fica entre 50 e 100μ (7,6J/cm²), enquanto o érbio promove ablação de 10 a 20μ (5 a 10J/cm²). O dano térmico causado pelo *laser* de CO_2 fica entre 50 e 150μ, ao passo que no érbio é da ordem de 10 a 20μ. Quando o *laser* de CO_2 é utilizado, ocorre um importante encolhimento do colágeno na zona do dano térmico, o que promove o estímulo da formação de novo colágeno. Contudo, no uso do érbio constata-se que só haverá formação de novo colágeno com fluências acima de 20J/cm² (20Hz – 30% *overlap*)[1]. Desse efeito térmico maior apresentado pelo CO_2 decorre o seu maior poder de hemostasia, o que não se verifica no érbio.

Quando é aplicado o *laser* de CO_2, a primeira passada remove a epiderme. A segunda e a terceira passadas fazem com que o colágeno se encolha, sendo produzido um efeito térmico controlado. Em longo prazo, ocorre a estimulação da formação de neocolágeno.

Passadas sucessivas terão pouco efeito ablativo em razão da falta do cromóforo (água), trazendo efeitos térmicos cumulativos, impossíveis de serem previstos e controlados. Assim, o *laser* de CO_2 tem efeito ablativo menor e térmico maior, quando comparado ao érbio. Tem também efeito hemostático, podendo ser usado para corte, quando se concentra a energia em um ponto. A desvantagem é que o *laser* de CO_2 estimulará a formação de pigmento e apresentará efeito térmico cumulativo.

O mecanismo de rejuvenescimento facial com o *laser* de CO_2 ocorre de três maneiras: remoção da pele fotoenvelhecida, encolhimento das fibras colágenas e, a longo prazo, a estimulação de formação de neocolágeno.

Dependendo da quantidade e da concentração de energia que incide no tecido, serão obtidos efeitos de ablação, podendo ser usado para corte (concentração de energia em um ponto) ou *resurfacing* (ponteira colimada).

TECNOLOGIA FRACIONADA (*LASER* DE CO_2 FRACIONADO)

Tecnologias ablativas tradicionais, embora muito eficientes, possuem tempo prolongado de recuperação, além de eritema persistente. As linhas de demarcação da tecnologia ablativa não são ideais para o tratamento de pequenas áreas isoladas. Já o rejuvenescimento fracionado não ablativo permite tratamento seguro para todos os tipos de pele, além de recuperação mais rápida e resultados mais duradouros.

O sistema de *laser* fracionado baseia-se em três princípios: um modo não ablativo de coagulação com a permanência intacta do estrato córneo e sem vaporização tecidual; a criação de múltiplas zonas microtérmicas englobadas por ilhas de tecido viável; extrusão e substituição do tecido danificado com processo de reepitelização em 24h. O uso adequado do comprimento de onda e da profundidade de penetração possibilita a remodelação do colágeno e uma alta taxa de reepitelização cutânea[2].

A dor da aplicação pode ser controlada com anestesia tópica ou ar refrigerado, que diminui a temperatura da pele sem interferir nos efeitos das ondas.

Uma grande vantagem do *laser* fracionado é a possibilidade do tratamento segmentar, sem os riscos de linhas permanentes de demarcação.

INDICAÇÕES

Existem três indicações primárias para o uso do *laser* de CO_2, utilizando sua propriedade de vaporização: rugas e fotoenvelhecimento, cicatrizes traumáticas e de acne e lesões de pele[3].

Rugas

As rugas faciais podem ser divididas em duas categorias: *estáticas*, que são resultados de fotoexposição crônica e do processo normal de envelhecimento, e *dinâmicas* ou *funcionais*, causadas por expressões faciais repetidas e ação muscular.

Desses dois tipos de rugas, as estáticas e o fotoenvelhecimento responderão melhor ao tratamento a *laser*. Para as rugas dinâmicas, é necessária associação com outros procedimentos visando à diminuição da ação muscular, causadora destas rugas.

Pacientes com rugas generalizadas, periorbitais (pés de galinha) e rugas periorais terão melhora significativa e duradoura com o *resurfacing* a *laser* de CO_2 (Fig. 53.2).

Cicatrizes

O *resurfacing* com *laser* de CO_2 no tratamento de cicatrizes pode ser utilizado para rebaixar cicatrizes elevadas ou aplainar os tecidos vizinhos no caso de cicatrizes atróficas, como sequelas de acne. Outros procedimentos podem ser associados com o objetivo de otimizar o resultado, como revisão cirúrgica de cicatrizes alargadas ou com grandes desníveis, subincisões de cicatrizes retráteis e métodos de preenchimento (Fig. 53.3).

Lesões de Pele

As principais indicações para o *laser* de CO_2 são as lesões epidérmicas, como queratose actínica e seborreica, nevo epidérmico, verrugas, queilite actínica e dermatose papulosa *nigra*.

Lesões dérmicas também podem ser tratadas com o *laser* de CO_2, apesar de não ser o ideal, pois o dano térmico profundo poderá provocar formação de cicatrizes. Essas lesões incluem: hiperplasia sebácea, siringomas, nevos intradérmicos, nevos mistos e rinofima (Fig. 53.4).

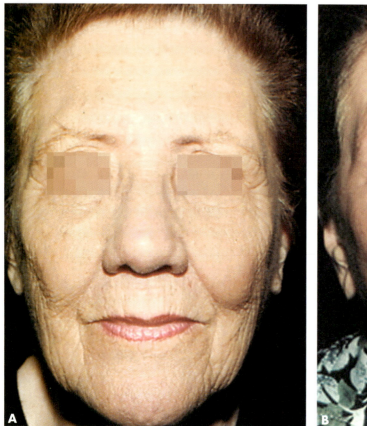
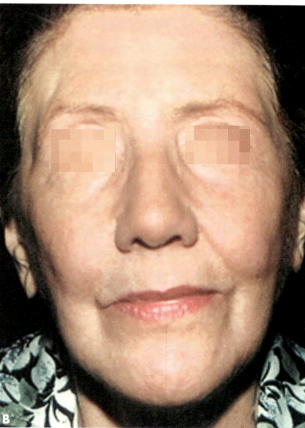

Figura 53.2 – Pré (*A*) e pós-tratamento (*B*). Rugas generalizadas. Indicação ideal de *resurfacing* total com *laser* de CO_2.

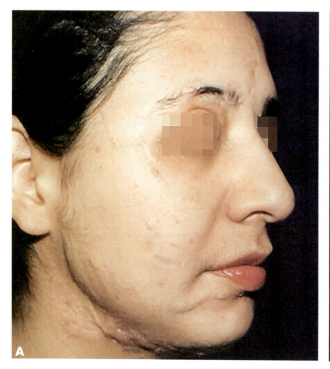
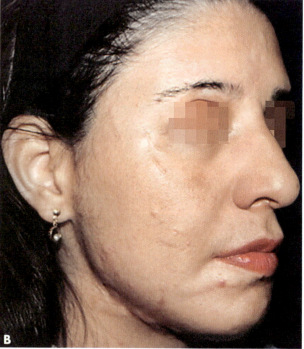

Figura 53.3 – Pré (*A*) e pós-tratamento (*B*). Cicatrizes em diferentes áreas anatômicas. Indicação de *resurfacing* total com *laser* de CO_2.

978-85-7241-919-2

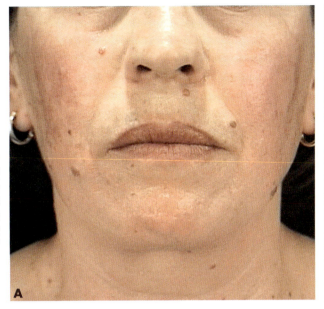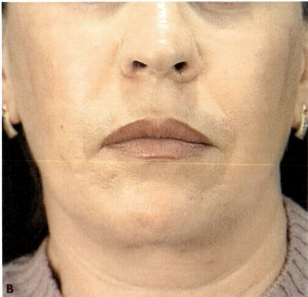

Figura 53.4 – Pré (*A*) e pós-tratamento (*B*). Lesões de pele em face (nevo).

RESURFACING TOTAL E PARCIAL

As indicações poderão ainda ser divididas em regional e de face completa. Condição importante para a realização de *resurfacing* regional é a presença de pele em boas condições, sem rugas ou vascularização abundante (pele vermelha) no restante da face ou em áreas adjacentes.

A definição do *resurfacing* total e parcial teve seu panorama modificado notando-se uma ampliação das indicações.

Indicações para *Resurfacing* Parcial

- Rugas em área anatômica isolada (uma ou duas), com áreas adjacentes em boas condições:
  - Rugas periorais (Fig. 53.5).
  - Rugas periorbitais em pacientes já submetidos à blefaroplastia.
  - Flacidez palpebral inferior com ou sem rugas periorbitais (Fig. 53.6).
  - Retoque de *resurfacing* anterior.
  - Áreas com manchas.

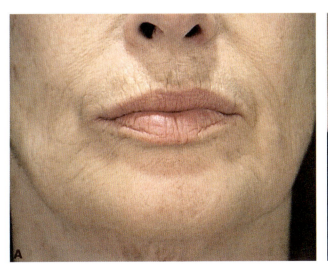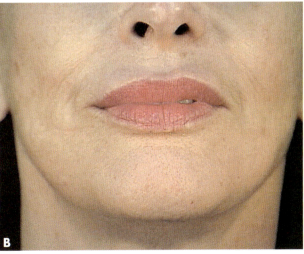

Figura 53.5 – Pré (*A*) e pós-tratamento (*B*). Rugas de lábio superior (unidade anatômica isolada). *Resurfacing* parcial com CO_2 e érbio em *feathering*.

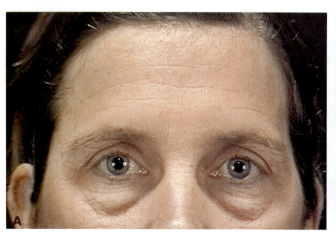
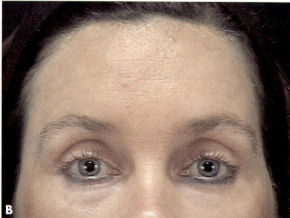

Figura 53.6 – (*A*) Rugas e flacidez palpebral inferior. (*B*) *Resurfacing* parcial com *laser* de CO_2 e *feathering* com laser de érbio.

Indicações para *Resurfacing* Total

- Rugas e/ou fotoenvelhecimento generalizados:
  - Pacientes idosas – excelente indicação e resultado, procedimento rápido sob anestesia local.
  - Pacientes que não desejam ritidoplastia (Fig. 53.7).

- Pacientes que apresentam contraindicação médica para ritidoplastia (Fig. 53.8).
- Pacientes fumantes que não querem parar de fumar (Fig. 53.9).
- Pacientes que já foram submetidos à ritidoplastia, mas necessitam de refinamento no tônus e na textura da pele.

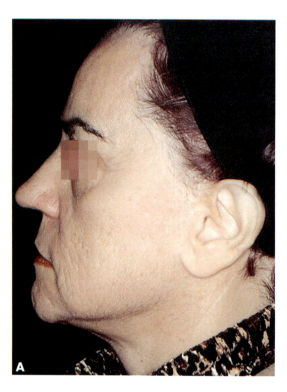
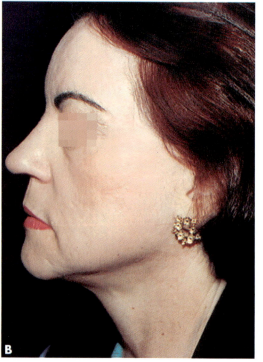

Figura 53.7 – (*A*) Paciente que não deseja ritidoplastia e apresenta sequelas de acne. (*B*) *Resurfacing* total com *laser* de CO_2.

978-85-7241-919-2

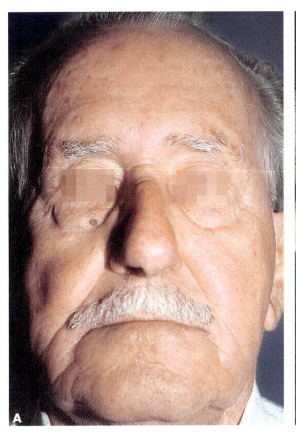
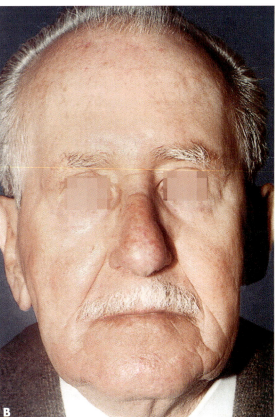

Figura 53.8 – (*A*) Paciente cardiopata em uso de anticoagulante. (*B*) *Resurfacing* parcial com *laser* de CO_2.

– Múltiplas queratoses ou outras lesões em várias áreas anatômicas (Fig. 53.10).
• Cicatrizes em múltiplas áreas anatômicas:
– Sequela de acne: normalmente, as cicatrizes estão concentradas em certas re-giões da face, porém, o tratamento total oferece melhor resultado estético (Fig. 53.11).
– Cicatrizes pós-traumáticas ou pós-cirúrgicas.

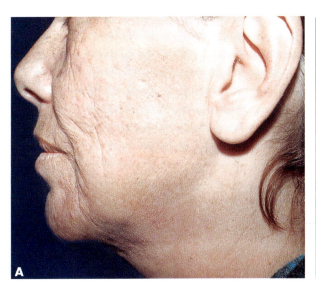
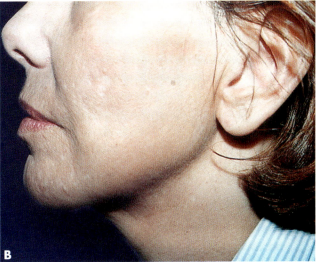

Figura 53.9 – (*A*) Paciente fumante sem condições de ritidoplastia. (*B*) *Resurfacing* total com *laser* de CO_2.

978-85-7241-919-2

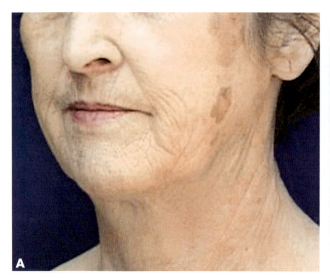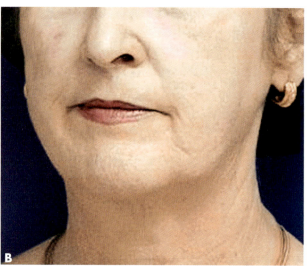

Figura 53.10 – (*A*) Rugas e lesões múltiplas de face. (*B*) *Resurfacing* total com *laser* de CO_2.

Ao indicar o *resurfacing* de face completo ou regional, alguns detalhes devem ser levados em consideração:

- *Característica da pele*: pacientes bronzeados deverão ter sua pele clareada antes do procedimento, pois a remoção da camada contendo melanina em maior quantidade (bronzeado) provocará descoloração da área tratada, com delimitação evidente. Peles

hipervascularizadas ou com telangiectasias terão delimitação mais evidente em razão da hipovascularização na área tratada pelo *laser* de CO_2. Nesses casos, a indicação é de *resurfacing* de face completo com CO_2, com *dégradé* com érbio, ou somente uso do *laser* de érbio para *resurfacing* parcial ou total.

- *Hipopigmentação*: em razão da possibilidade de hipopigmentação no pós-operatório,

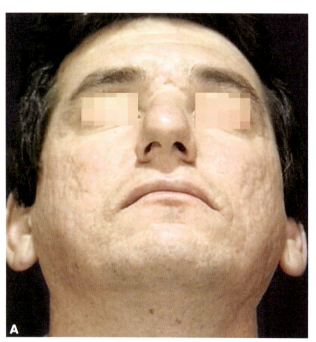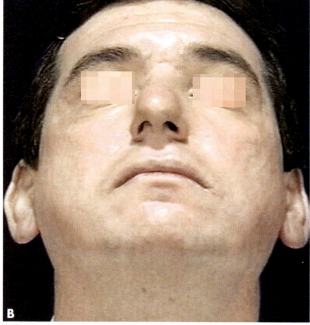

Figura 53.11 – (*A*) Sequela de acne. (*B*) *Resurfacing* total com *laser* de CO_2 e érbio.

principalmente em *peelings* mais profundos de CO_2, deve-se considerar a indicação parcial ou total. Uma hipopigmentação de face completa é menos notável e mais fácil de camuflar do que uma hipopigmentação regional. Deve-se lembrar ainda que poderá ocorrer falsa hipopigmentação. Estando a pele renovada, sem dano solar, seria semelhante à pele das regiões não expostas ao sol e, portanto, mais clara, contrastando com a região cervical, fotoenvelhecida. É recomendável sempre evitar *resurfacing* profundo tanto com CO_2 quanto com érbio, pois ambos oferecem o risco de hipopigmentação se houver muitas passadas.

- *Rugas, cicatrizes ou lesões de pele*: podem atingir regiões limitadas ou toda a face. Deve-se lembrar apenas que a presença delas em toda a face requer *resurfacing* total. O *resurfacing* regional poderá ser indicado somente se forem limitadas a uma região anatômica, com o restante da pele em boas condições.
- *Textura da pele*: a pele pós-*laser* terá textura mais fina, contrastando em diferentes graus com a pele remanescente. Quanto mais profundo o *resurfacing*, maior será o contraste. Esse conceito é importante quando se indica o regional. Nesses casos, tem-se preferência pelo érbio, mais superficial e com menor alteração da textura.

Em linhas gerais, procura-se obter o resultado mais homogêneo possível, levando em consideração não só os aspectos já descritos, como um pós-operatório mais harmônico. Não significa dizer que se deve indicar mais o total. Ao contrário, hoje a tendência é maior à indicação do parcial, em razão da grande contribuição do *laser* de érbio, tanto no seu uso isolado como em conjunto com o CO_2, realizando o *dégradé* e amenizando as áreas de transição.

Outras Indicações

Pacientes que têm contraindicações formais para os procedimentos tradicionais de rejuvenescimento facial, em geral, podem ser submetidos ao tratamento a *laser*. Pacientes anticoagulados não toleram a dermabrasão, mas são candidatos a *resurfacing* a *laser*. O risco de cardiotoxicidade associado com *peelings* mais profundos como fenol não está presente nos procedimentos a *laser*. O *resurfacing* pode ser realizado sob anestesia local, com ou sem sedação endovenosa, oferecendo uma opção para pacientes que não tolerariam anestesia geral.

Contraindicações

- *Contraindicações absolutas*:
  - Infecção herpética ativa (*herpes simples*).
  - Acne ativa.
  - Doenças do colágeno (esclerodermia).
  - Vitiligo – somente contraindicado o CO_2; o érbio pode ser realizado.
  - Áreas submetidas a radioterapia ou queimadura – contraindicação absoluta apenas do CO_2. O érbio está indicado para o tratamento estético das cicatrizes em geral, inclusive as sequelas de queimaduras.
  - História de queloides, cicatrizes hipertróficas ou outra cicatrização anormal, pelo risco maior de formação de cicatrizes.
  - Uso de *isotretinoína* nos últimos dois anos. Essa droga promove atrofia dos anexos cutâneos, que são os responsáveis pela reepitelização[4]. Deve-se aguardar dois anos após a interrupção do uso ou seis meses após o retorno da oleosidade normal da pele. Se o *resurfacing* for realizado antes do retorno da função dos anexos, o risco de formação de cicatrizes será maior.
- *Contraindicações relativas*:
  - História de herpes-zóster: em pacientes que já tiveram episódio de herpes-zóster, o *resurfacing* com *laser* pode reagudizar a neuralgia relacionada ao herpes.
  - Pele atrófica ou cicatrizes pós-*peeling* químico, mecânico ou eletrólise: a pele deve ser avaliada sob magnificação. Se o *peeling* anterior for muito profundo, não havendo anexos suficientes para regeneração cutânea, o *resurfacing* estará contraindicado. Se a pele apresentar textura

e anexos satisfatórios, com poucas cicatrizes, o *laser* de CO_2 ou érbio poderá ser executado com cautela.

– Pacientes com pele sensível (intolerância a sabonetes, loções de limpeza, maquiagens, etc.). Após o procedimento, essa sensibilidade poderá ser exacerbada.

– Peles de tipos Fitzpatrick V e VI: pode ser realizado com cautela e com preparo da pele. Pode ocorrer hipo ou hiperpigmentação, sendo esta mais frequente. Usar o critério do clareamento da pele após o preparo. Se clarear, indicar o *resurfacing*. Caso contrário, estará contraindicado.

– Áreas de descolamento ou retalhos cutâneos recentes: pela interrupção da circulação profunda do retalho, fica na dependência do plexo dérmico, que não deve ser agredido, a menos que seja com baixa energia. Indicado o *laser* de érbio e, se possível, sobre retalhos cutâneos espessos. *Laser* de CO_2 é mais indicado em retalhos compostos, como no caso do *lifting* endoscópico. É mais prudente deixar o *laser* na área do retalho para um segundo tempo.

– Aspectos psicológicos: apesar de ser impossível prever como os pacientes reagirão no período pós-operatório, é importante entrevistar cada um, para tentar identificar, preparar e desencorajar aqueles que não aceitariam bem o trata-mento. Pacientes não colaborativos, em período de instabilidade emocional, com expectativas não realistas, deverão ser muito bem avaliados e submetidos ou não ao tratamento de acordo com o bom senso de cada profissional[2].

O CO_2 tem sua melhor indicação no *resurfacing* total, podendo ser parcial, porém, com diminuição da energia nas áreas limitantes com os tecidos não submetidos ao procedimento e, de preferência, com um *feathering* com érbio. Uma indicação precisa do *resurfacing* parcial com *laser* de CO_2 é a região palpebral inferior, pois existe a necessidade de encolhimento da pele. Outras áreas de utilização do procedimento parcial ao lado de áreas sem grandes alterações teriam indicação precisa do *resurfacing* com érbio.

A avaliação da Tabela 53.1, que compara o número de procedimentos realizados de março de 1996 a março de 2001, mostra uma mudança no padrão das indicações do *resurfacing* total ou parcial. Isso se deve à introdução do *laser* de érbio, que ampliou as indicações, especialmente no que diz respeito a *resurfacing* parcial, manchas e melhor aceitação pelos pacientes.

AVALIAÇÃO QUANTO AO TIPO DE PELE

Para a seleção dos tipos de pele que poderão ser submetidos ao tratamento a *laser*, deve-se ter como base a classificação de Fitzpatrick[5].

Os fototipos I e II são considerados ideais para os procedimentos a *laser*, pois muito raramente desenvolvem hiperpigmentação. Quanto à hipopigmentação, também é rara; porém, se ocorrer, não terá demarcação evidente em comparação ao restante da pele[6,7]. Os tipos III, IV e V também são considerados bons candidatos ao *laser* de CO_2 (apesar de não serem ideais), porém, apresentam elevado risco de hiperpigmentação. É imperativa a atenção especial ao tratamento da pele nos períodos pré e pós-operatório, no que concerne à supressão da pigmentação[1]. Além disso, *peelings* a *laser* profundos poderão

Tabela 53.1 – Comparação do número de procedimentos realizados entre março de 1996 e março de 2001

Resurfacing	Laser	Nº de pacientes
Total	CO_2	182
	Érbio	12
	CO_2 + érbio	60
	Subtotal A	254
Parcial	CO_2	145
	Érbio	137
	CO_2 + érbio	113
	Subtotal B	395
	Total A + B	649

ter como consequência, no pós-operatório tardio, hipopigmentação na área tratada com delimitação evidente. Mesmo na literatura mundial não se tem experiência suficiente quanto à realização do *resurfacing* a *laser* nos pacientes com pele tipo VI[8].

PROTOCOLOS PRÉ E PÓS-OPERATÓRIOS

Controle da Pigmentação

De acordo com o tipo de pele, será instituído um protocolo de pré-tratamento[3]. Em peles mais claras, com menor risco de hiperpigmentação, produtos contendo ácido retinoico e hidroquinona serão utilizados por um período de duas a quatro semanas anteriormente ao procedimento. Em peles mais escuras, deve ser dada maior atenção à supressão da pigmentação com o uso de ácido glicólico, hidroquinona e ácido kójico por um período mais prolongado, dependendo da resposta da pele, se necessário até doze semanas. Se não houver clareamento satisfatório, uma formulação mais forte deverá ser utilizada e reavaliada em mais quatro semanas. Se, ainda assim, não houver bom clareamento da pele, esses pacientes não são bons candidatos ao *laser* e devem ser avisados do alto risco de hiperpigmentação e inefetividade dos agentes despigmentantes, caso essa condição aconteça.

No período pós-*laser*, o mesmo protocolo pré-tratamento será reinstituído após o vigésimo dia, prolongando-se por dois a três meses ou até o controle da hiperpigmentação.

Controle da Fotoexposição

O paciente é instruído a usar um filtro solar UVA/UVB não oleoso, contendo também um bloqueador físico (dióxido de titânio). No pós-operatório, o filtro solar poderá ser associado a uma base da cor da pele, para disfarçar o eritema. Após o desaparecimento do eritema, a base especial poderá ser substituída por filtro solar comum.

MEDICAMENTOS

Profilaxia do Herpes Simples

Para profilaxia de *herpes simples* é utilizado aciclovir, 1.200mg/dia (400mg, três vezes ao dia), fanciclovir ou valciclovir, 500mg/dia (250mg, duas vezes ao dia), iniciando 2 dias antes e continuando por 8 a 14 dias após a cirurgia. Pode-se parar a administração da medicação quando, observando-se a pele com lente de aumento, houver certeza de que a pele esteja totalmente reepitelizada.

Antibioticoprofilaxia

É utilizado antibiótico endovenoso durante o procedimento cirúrgico e mantido durante oito dias por via oral.

Corticoterapia

Para diminuir o edema pós-operatório, é administrada dexametasona, 8mg, endovenosa, no início da cirurgia (indução anestésica) e uma dose adicional de 4mg no final do procedimento cirúrgico.

Analgésicos

São prescritos, se necessários, mas raramente são utilizados.

Curativo

Atualmente, já é de consenso geral o uso de curativo, pois a cicatrização ocorre em ambiente fechado, protegido de infecção e umidade, sem crostas que poderiam desnivelar a cicatrização.

No início da prática com o *laser*, é importante que o paciente seja visto diariamente nos primeiros sete a dez dias, para que o cirurgião se familiarize com o processo de cicatrização e com as variações que podem ocorrer. Somente por meio dessa experiência o cirurgião será capaz

978-85-7241-919-2

de identificar e tratar precocemente certas complicações e evitar problemas maiores.

Existem inúmeros tipos de curativos disponíveis: prefere-se o curativo fechado com Flexzan® (Fig. 53.12) ou Opsite® (Fig. 53.13), porque proporcionam excelente conforto aos pacientes, têm boa aderência à pele e mantêm a área operada limpa e úmida (evitam ressecamento). O curativo fechado minimiza a necessidade de o paciente manipular a pele para limpeza ou troca de curativos. No caso dos curativos transparentes, estes podem ser recobertos com Micropore® da cor da pele.

Durante os primeiros sete a dez dias do período pós-operatório, o paciente será visto diariamente para limpeza e troca do curativo, se necessário. Em casa, mantém somente compressas nos olhos e boca com soro fisiológico ou solução contendo água e vinagre. A limpeza será efetuada com a solução contendo água e vinagre por meio de compressas de gaze e mobilização suave nos locais em que houver acúmulo de exsudato, até que possa ser removido sem trauma para a pele em regeneração. Após essa limpeza, a região é seca novamente com secador de cabelo no frio e reaplicado o curativo. É importante monitorar diariamente as pálpebras, a prega nasolabial e o canto da boca para prevenir a formação de sinéquia na pele em cicatrização. Isso pode acontecer com o curativo tanto aberto quanto fechado. É importante certificar-se de que a pessoa responsável pelo curativo limpe adequadamente as pálpebras e observe de modo cuidadoso a formação de aderências pele a pele. A limpeza regular das pálpebras e a aplicação correta do curativo poderão prevenir a formação de sinéquias.

Em torno do sexto dia, a pele estará totalmente reepitelizada e o curativo poderá ser removido. No dia da remoção do curativo, uma fina camada

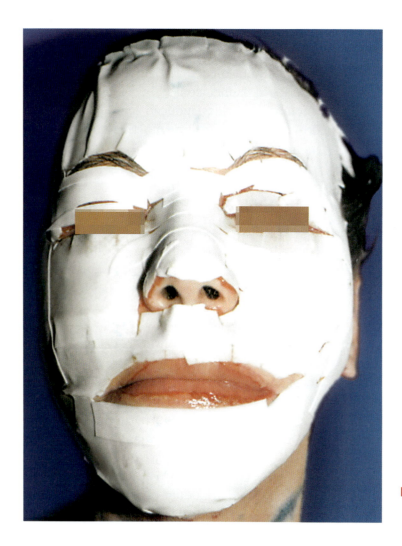

Figura 53.12 – Curativo com Flexzan®.

978-85-7241-919-2

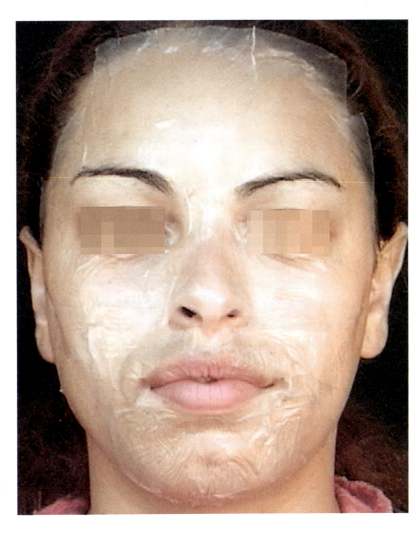

Figura 53.13 – Curativo com Opsite®.

de vaselina será aplicada sobre a região tratada. Os pacientes poderão então lavar o rosto e os cabelos e serão orientados a lavar o rosto várias vezes ao dia, secando-o com uma toalha macia, sem esfregar. Haverá sensação de "repuxamento", que poderá ser amenizada borrifando-se água sobre a face quantas vezes forem necessárias. Se houver coceira intensa, indica-se a realização de compressas com a mesma solução de água com vinagre.

Durante essa segunda semana, a pele ainda está muito fina e sensível e deve-se hidratá-la com cremes hipoalergênicos e água. As crostas secundárias que eventualmente se formam após a remoção do curativo não devem ser removidas. A limpeza constante propicia sua queda espontânea; porém, em alguns casos, podem-se prescrever emolientes. Após o décimo dia, o paciente poderá iniciar o uso de hidratante e filtro solar com fator de proteção solar (FPS) 15. O ideal é que o filtro seja formulado associado a uma base especial para disfarçar o eritema. Orienta-se também o uso de chapéu ou sombrinha como barreira mecânica, caso ocorra exposição ao sol.

Os *resurfacings* parciais são mais bem aceitos pelos pacientes e menos trabalhosos no cuidado, mas devem ser observadas as indicações corretas.

TÉCNICA

Instrumental Necessário para os Procedimentos a *Laser*

O instrumental é diferente do normalmente usado em cirurgia, porque exige características próprias como medida de segurança: proteger áreas vitais e impedir o reflexo do *laser* em qualquer superfície brilhante.

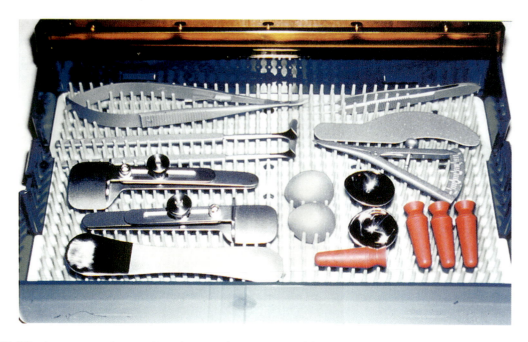

Figura 53.14 – Instrumental para cirurgias com *laser*, material fosco.

A superfície interna do instrumento que entra em contato com os olhos deverá ser brilhante e lisa; a superfície externa deverá ser fosca. O material deve ser de metal, novo, de linha apropriada para o *laser*. Não adianta utilizar os instrumentos de cirurgia convencional, adaptando-os ou tentando fosqueá-los, porque continuarão refletindo o raio *laser* (Fig. 53.14).

Parâmetros de Aplicação

A vantagem do *peeling* a *laser* é sua precisão e homogeneidade e a mesma profundidade poderá ser conseguida em diferentes regiões de maneira homogênea, ao contrário dos *peelings* químicos e mecânicos, nos quais a precisão e a homogeneidade são imprevisíveis. Segundo Fitzpatrick, na dermabrasão atinge-se a profundidade de 350μ, e no *peeling* químico o fenol chega a 1.000μ, comprovando o caráter mais preciso e menos agressivo do *peeling* a *laser*[9,10].

Utilizando-se o aparelho de CO_2 UltraPulse® e o de érbio Ultrafine® (Coherent®) (Fig. 53.15), pode-se controlar a profundidade por meio de três variáveis: *energia*, *densidade* e *número de passadas*.

A *energia* normalmente é medida em milijoules e referenda por meio da fluência, que é a quantidade de energia liberada por centímetro quadrado.

A *densidade*, ou seja, o grau de sobreposição dos *spots* dentro do desenho gerado pelo gerador computadorizado de desenhos, é outro fator de controle da profundidade. Quanto maior a porcentagem de sobreposição, maior sobreposição de energia, com consequente maior penetração do raio. Em geral, utiliza-se a densidade 5 ou 6 (dependendo da espessura da pele), que corresponde, simultaneamente, a uma sobreposição de 30 e 35%. A densidade 7 pode ser utilizada em casos especiais, quando maior profundidade precisa ser atingida, por exemplo, no tratamento das sequelas de acne em peles mais espessas ou com rugas profundas.

O *número de passadas* a serem realizadas é o terceiro parâmetro de profundidade. No *laser* de CO_2, deve-se respeitar um limite de segurança (*endpoint*), que é a coloração da pele.

Esse parâmetro é visual, ou seja, quando se revela na pele uma coloração camurça (*chamois* = amarelo-pálido) após a incidência do raio, tem-se um sinal indireto de que foi atingida a derme reticular. Nesse ponto, mesmo que as rugas ainda persistam, nenhum passe adicional deve ser realizado, sob o risco de lesionar a camada regenerativa da pele, com consequente distúrbio de

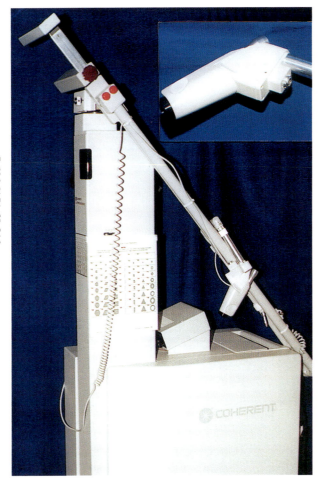

Figura 53.15 – *Laser* de CO_2 e gerador computadorizado de desenhos.

cicatrização. Se, após a incidência do raio, revelar-se coloração acinzentada, isto indicará que foi ultrapassado o limite de segurança[11].

Para o *laser* de érbio, o sangramento em pontilhado indica que se atingiu a derme papilar. Nas passadas subsequentes, a penetração torna-se difícil, pois a energia do *laser* é absorvida pelo sangue, não progredindo a ablação.

O *resurfacing* pode ser feito regionalmente, tratando-se as unidades cosméticas mais danificadas ou que mais incomodam aos pacientes ou tratando-se toda a face em um só procedimento. O uso do *laser* de CO_2 requer o tratamento, no mínimo, da unidade anatômica, pois o grau de encolhimento e melhora na textura da pele tratada é muito evidente com este *laser*. Também a realização de *dégradé* entre a área tratada e a não tratada torna-se imperativa, para que o limite seja menos evidente.

MANEJO DAS INTERCORRÊNCIAS

Usa-se o termo intercorrências pós-cirúrgicas, pois são problemas possíveis de ocorrer, de manejo e resolução previsíveis, não sendo encarados como complicações. Outras, mais graves e de difícil resolução, poderiam ser chamadas de complicações e tenta-se alertar para a sua prevenção[12] (Quadro 53.1).

- *Eritema*: é sempre esperado; deve-se tranquilizar o paciente e orientá-lo já no pré-operatório. Sua durabilidade varia de pele para pele e de acordo com a profundidade do *resurfacing*, permanecendo em média um a dois meses. É controlado com o uso de filtro solar veiculado em uma base com dióxido de titânio. Será interrompido o uso assim que o eritema se dissipar. Caso seja intenso ou muito prolongado, poderá ser usada hidrocortisona tópica a 1% e suspendido o ácido retinoico (Fig. 53.16).
- *Recorrência das rugas*: em nossa casuística, a incidência foi de 15,6%. Sendo estática a ruga recorrente, um retoque do *laser* poderá suavizá-la; sendo dinâmica, outros métodos serão necessários, como a associação com toxina botulínica ou cirurgia endoscópica frontal para rugas glabelares e frontais.

Quadro 53.1 – Intercorrências pós-*laser* em nossa casuística

- Eritema: 100%
- Recorrência de rugas: 15,6%
- Milio: 15%
- Hiperpigmentação: 15%
- Alergia: 11,9%
- Hipopigmentação: 8,1%
- Ativação de acne: 5%
- Delimitação de área: 4,4%
- Sinéquia: 2,5%
- Ectrópio transitório: 1%
- Cicatriz: 0,5%
- Afinamento da pele: 0,5%
- Dor: 0
- Herpes: 0
- Infecção por fungos: 0
- Ectrópio permanente: 0
- Lesão de córnea e bulbo do olho: 0
- Fratura dentária: 0

978-85-7241-919-2

978-85-7241-919-2

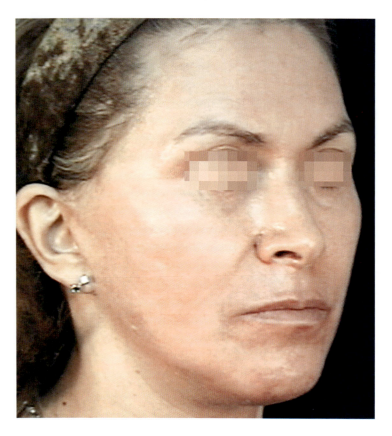

Figura 53.16 – Eritema pós-*laser*.

Prevenção: identificação pré-operatória do tipo e da origem das rugas e identificação do tratamento adequado.

- *Milio*: deve-se à oclusão das glândulas sebáceas, pelo próprio processo de regeneração cutânea, e ao uso de produtos oleosos, como filtros solares e hidratantes. *Prevenção*: uso de produtos não oleosos e esfoliantes leves (ácido retinoico ou glicólico) (Fig. 53.17). *Tratamento*: abertura dos milios já formados, substituição do filtro solar por gel e interrupção do uso de maquiagens espessas, como a base contendo filtro solar.

- *Hiperpigmentação*: é esperada nas peles mais escuras. Procede-se sempre a um pré-tratamento mais agressivo com clareadores para peles III, IV e V e observa-se que o paciente pré-tratado até pode desenvolver hiperpigmentação, porém, esta será menos prolongada e de mais fácil resolução. Entende-se que, apesar de o tratamento pré-operatório atuar normalmente na epiderme e de que esta será retirada na primeira passada, o efeito supressor atuará no melanócito triquelemal, o qual será o responsável pelo repovoamento da epiderme neoformada. *Prevenção*: pré e pós-tratamento da pele com clareadores e uso de filtro solar. *Tratamento*: clareadores – ácido glicólico, ácido kójico e hidroquinona. Se houver fator irritativo, associar hidrocortisona a 1% (Fig. 53.18).

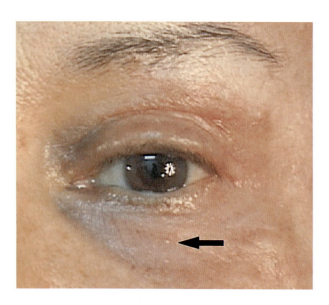

Figura 53.17 – Milio.

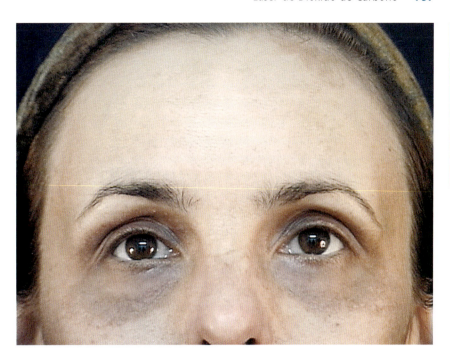

Figura 53.18 – Hiperpigmentação.

• *Dermatite de contato*: no período inicial pós--*laser*, a pele fica menos espessa, facilitando o contato de substâncias alergênicas com as células de Langerhans, desencadeando reações alérgicas. Pode se apresentar com ou sem erupções cutâneas, mas chama a atenção o edema acentuado após o uso de qualquer substância tópica (Fig. 53.19). *Prevenção*: usar produtos tópicos hipoalergênicos até que as camadas da pele se espessem. *Tratamento*: suspensão de todos os produtos tópicos, aplicação somente de água. Podem-se utilizar antialérgicos via oral, corti-costeroide tópico ou, em casos graves, corticoterapia por via oral.

• *Sinéquia*: consiste na cicatrização de duas áreas cruentas contíguas. É comum nas pálpebras inferiores (Fig. 53.20). *Prevenção*: consiste na inspeção diária e realização do curativo com a pele sem dobras. *Tratamento*: abertura da sinéquia com cotonete (se precoce) ou tesoura delicada (se tardio) e aplicação de curativo oclusivo até a completa epitelização.

• *Hipopigmentação e delimitação de área*: em nosso meio, a incidência de hipopigmentação

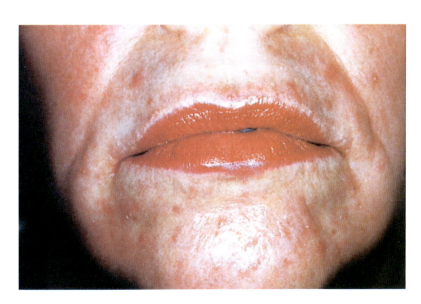

Figura 53.19 – Alergia.

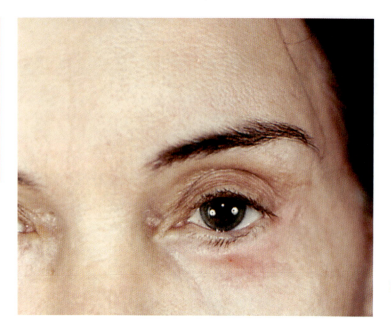

Figura 53.20 – Sinéquia.

é mais alta que na literatura, provavelmente em razão do tipo de pele da população. É de aparecimento tardio, mais frequente em *peelings* mais profundos. É importante diferenciá-la da hipovascularização, consequente à oclusão dos vasos superficiais na área tratada, contrastando com a intensa vascularização nas áreas circunjacentes não tratadas, mas que causam delimitação da área tratada (Figs. 53.21 e 53.22). *Prevenção*: não realizar *peelings* profundos, principalmente em peles mais escuras; usar baixas energias nas regiões inferiores da face e não fazer *resurfacing* de CO_2 em pacientes com pele vermelha ou com poiquilodermia de Civatte. *Tratamento*: a profilaxia é o melhor tratamento. No caso de *resurfacing* regional, o tratamento do restante da face poderá torná-lo menos evidente. No caso de hipovascularização, um *laser* vascular poderá amenizar a delimitação com a área não tratada, pela oclusão dos vasos. Se de face total, continuar com *resurfacing* de érbio no pescoço até o colo.

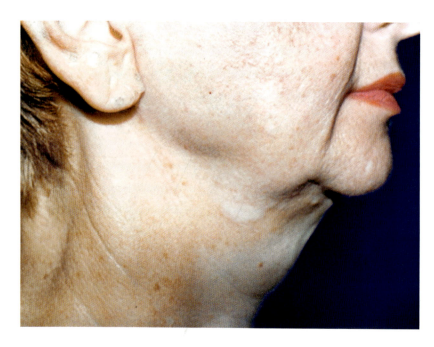

Figura 53.21 – Hipopigmentação.

978-85-7241-919-2

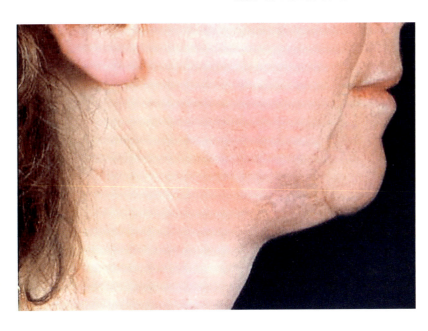

Figura 53.22 – Delimitação de área.

• *Ativação de acne e infecção bacteriana*: podem ocorrer durante o período de curativo oclusivo ou após a retirada deste, por causa do uso de produtos oleosos (Fig. 53.23). *Prevenção*: consiste na utilização de profilaxia antibiótica durante a fase de reepitelização, uso de produtos não oleosos, de preferência em veículo gel, e início precoce do uso de esfoliantes. *Tratamento*: antibioticoterapia tópica e via oral. Drenar pústulas, se necessário. Manter produtos esfoliantes e não oleosos.

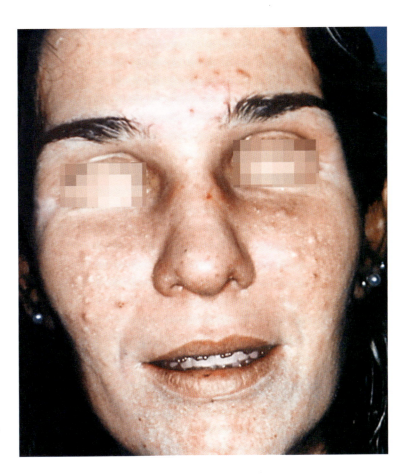

Figura 53.23 – Ativação de acne.

978-85-7241-919-2

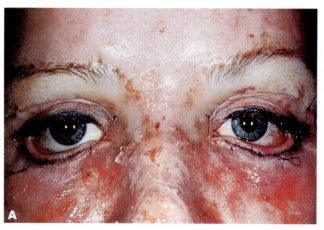
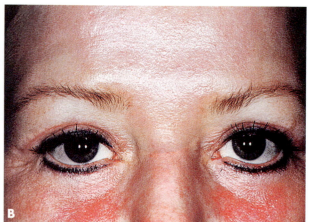

Figura 53.24 – (*A* e *B*) Ectrópio transitório.

- *Ectrópio*: é transitório em razão de edema e encolhimento do colágeno e flacidez tarsal. Deve-se atentar à flacidez tarsal, testando-a antes do procedimento (Fig. 53.24). *Prevenção*: aplicar *laser* em energias moderadas em sentido horizontal na pálpebra inferior e tratar a região palpebral como última etapa do *resurfacing*, quando já obtido encolhimento das outras regiões adjacentes. Em pacientes com flacidez tarsal inferior, detectada precocemente, uma cantoplastia é prudente. Subcorrigir e, se necessário, retocar. *Tratamento*: hidratação da pele palpebral, massagem e cantoplastia se não houver resolução espontânea.

- *Cicatriz*: pode ocorrer em *peelings* profundos e em áreas em que ocorreu sobreposição dos *spots*. As regiões mais suscetíveis são lábio superior e submandibular (Fig. 53.25). *Prevenção*: não sobrepor *spots*. *Tratamento*: detecção precoce de áreas mais eritematosas, infiltração de triancinolona intralesional (5mg/mL, semanalmente), compressão com faixas elásticas siliconizadas e aplicação de *laser* vascular (VP 532 ou *flashlamp-pumped pulsed dye laser*).

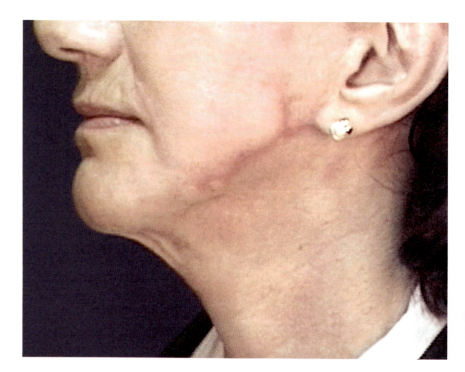

Figura 53.25 – Cicatriz sobre retalho de ritidoplastia.

- *Dor*: em geral, o pós-operatório é indolor, desde que usado curativo oclusivo. Um analgésico leve é suficiente.
- *Afinamento da pele*: pode ocorrer no pós--*laser*, principalmente na região temporal. As veias podem ficar mais evidentes. *Prevenção*: realização de menos passadas nas regiões de menor espessura da pele.
- *Herpes*: em razão da desepitelização, poderá ocorrer reagudização do herpes simples. *Prevenção*: preconiza-se profilaxia em todos os pacientes submetidos a *resurfacing*, mesmo regional, com aciclovir, via oral, 1.200mg/dia, ou fanciclovir, 500mg/dia. *Tratamento*: aciclovir, 800mg, via oral, a cada 4h, ou, se necessário, aciclovir endovenoso e aciclovir tópico.
- *Infecção por fungos*: a presença de secreção branca e espessa sob o curativo, com dor importante em um paciente que se apresentava sem dor, chama a atenção para a ocorrência de infecção fúngica. Uma bacterioscopia faz-se necessária para confirmação diagnóstica. *Tratamento*: fluconazol, 200mg, via oral no primeiro dia e 100mg/dia durante uma a duas semanas.
- *Lesão de córnea e bulbo do olho e fratura dentária*: de ocorrência extremamente rara, inexistente em nossa casuística. O mais importante é a profilaxia, com atenção às medidas de segurança.

QUESTÕES

1. Quais são as principais indicações da laserterapia?
2. Quais são as principais formas de luz liberadas pelo *laser*?
3. Qual a definição de onda contínua?
4. Quais são as três indicações primárias para o uso do *laser* de CO_2?
5. Quais são as indicações para *resurfacing* parcial e total?
6. Quais são as contraindicações absolutas do *resurfacing*?

REFERÊNCIAS

1. WEINSTEIN, C.; ALSTER, T. S. Skin resurfacing with high energy, pulsed carbon dioxide lasers. In: ALSTER, T. S.; APFELBERG, D. B. (eds.). *Cosmetic Laser Surgery*. New York: John Wiley & Sons, 1996, p. 9-28.
2. MAIO, M.; BERTHOLD, R. *The Male Patient in Aesthetic Medicine*. Berlin: Heidelberg, 2009, cap. 7, p. 105-106.
3. BADIN, A. Z. D.; MORAES, L. M.; ROBERTS III, T. *Rejuvenescimento Facial a Laser*. Rio de Janeiro: Revinter, 1998.
4. RUBENSTEIN, R.; ROENIGK, H. J. et al. Atypical keloids after dermabrasion of patients taking isotretinoin. *J. Am. Acad. Dermatol.*, v. 15, p. 280-285, 1986.
5. FITZPATRICK, T. The validity and practicality of sun-reactive types I-IV. *Arch. Dermatol.*, v. 124, p. 869-871, 1988.
6. ALSTER, T. S. *Manual of Cutaneous Laser Techniques*. Philadelphia: Lippincott-Raven, 1997.
7. BAKER, T. M.; STUZIN, J. M.; BAKER, T. J.; GORDON, H. L. What's new in aesthetic surgery? *Clinics in Plastic Surgery*, v. 23, p. 10-11, 1996.
8. HO, C.; NGUYEN, Q.; LOWE, N. et al. Laser resurfacing in pigmented skin. *Dermatol. Surg.*, v. 21, p. 1035-1037, 1995.
9. FITZPATRICK, R. E.; TOPE, W. D.; GOLDMAN, M. P.; SATUR, N. M. Pulsed carbon dioxide laser, trichloroacetic acid, Baker-Gordon phenol, and dermabrasion: a comparative clinical and histologic study of cutaneous resurfacing in a porcine model. *Arch. Dermatol.*, v. 132, p. 469-471, 1996.
10. FITZPATRICK, R. E.; GOLDMAN, M.; SATUR, N. M.; TOPE, W. Pulsed carbon dioxide laser resurfacing of photoaged facial skin. *Arch. Dermatol.*, v. 132, p. 395-402, 1996.
11. ROBERTS, T. L.; ELLIS, L. B. CO_2 laser resurfacing: recognizing and minimizing complications. In: ANNUAL MEETING OF AMERICAN SOCIETY OF FACIAL PLASTIC AND RECONSTRUCTIVE SURGEONS, 1996. Dallas. *Abstract submitted for presentation at Annual Meeting of American Society of Facial Plastic and Reconstructive Surgeons*, Nov. 1996.
12. ALSTER, T. S.; WEST, T. B. Resurfacing of atrophic facial acne scars with a high-energy, pulsed carbon dioxide laser. *Arch. Dermatol.*, v. 22, p. 151-155, 1996.

Laser Fracionado de Dióxido de Carbono

Tania Aparecida Meneghel

SUMÁRIO

O *laser* de dióxido de carbono (CO_2), após três décadas de uso, tem bem estabelecida a sua eficácia, assim como suas indicações e complicações. Em decorrência dos riscos de complicações, do período prolongado de restabelecimento, além da restrição de tempo que o homem atual apresenta de se afastar de suas atividades habituais, houve a procura por tratamentos mais seguros, menos agressivos, com restabelecimento rápido, surgindo então a ideia de fracionamento do *laser*.

O fracionamento do CO_2 produz como resultado a presença de colunas de ablação e de coagulação entremeadas por tecido são, o que proporciona recuperação rápida das áreas tratadas, além de diminuir muito o risco de cicatrizes.

As indicações clínicas são o tratamento de pele fotoenvelhecida, rugas, cicatrizes atróficas, cicatrizes de acne, estrias atróficas, rinofima, além da remoção de lesões epidérmicas. Como contraindicações temos os pacientes com história de queloides, pacientes em uso de isotretinoína nos últimos seis meses, fototipos V e VI, vitiligo, pacientes em uso de medicamentos fotossensibilizantes ou com infecção herpética ativa.

Respeitando-se as contraindicações e adequando-se os parâmetros do equipamento para as diversas áreas corporais a serem tratadas (face, pescoço, colo, membros superiores), consegue-se um tratamento extremamente eficiente e sem riscos de complicações. Pode-se ainda, de acordo com a vontade e a necessidade do paciente, realizar um único procedimento mais agressivo ou tratamento seriado, menos agressivo, porém, com intervalo suficiente para que o colágeno se forme.

HOT TOPICS

- Conceito de *laser* fracionado.
- Indicações do *laser* fracionado de CO_2.
- Contraindicações do *laser* fracionado de CO_2.
- Como será a evolução do paciente no dia a dia do pós-procedimento.
- Como conduzir a consulta prévia, como explicar ao paciente a evolução, os riscos e o resultado esperado.
- O passo a passo do procedimento, o pré-tratamento, o pré-procedimento, durante o procedimento e o pós-procedimento.
- Como controlar a dor do paciente durante o procedimento.
- Como tratar as complicações.
- Como avaliar e documentar a evolução, a fim de mostrar ao paciente a sua melhora.
- Que *laser* fracionado escolher para cada paciente.

PIXEL DE DIÓXIDO DE CARBONO

Introdução

Nas últimas duas décadas, a procura por tratamentos que proporcionem o rejuvenescimento da pele fotoenvelhecida teve crescimento sem precedentes e dentre os tratamentos que se destacam, temos o *resurfacing* com CO_2.

O *laser* de CO_2 vem sendo usado há mais de três décadas, sendo já bem estabelecidas sua eficácia, suas indicações terapêuticas e suas complicações.

Inicialmente, o uso do *laser* de CO_2 no modo de pulso contínuo proporcionava grande lesão térmica por irradiação, provocando necrose térmica imprevisível com cicatrizes, o que dificultava o seu uso. A partir do momento que foram desenvolvidos *laser*s de alta energia e pulsados, principalmente os ultrapulsados, passou-se a ficar mais seguro o uso do *laser* de CO_2 para *resurfacing*.

Esse sistema promove a ablação controlada do tecido juntamente com a necrose de coagulação, protegendo as estruturas vizinhas. Desse modo, devido à flexibilidade e à diminuição de efeitos colaterais, os *laser*s de CO_2 pulsados de alta energia passaram a ser o padrão-ouro para o tratamento da pele fotoenvelhecida. No *resurfacing* com CO_2 convencional, a reepitelização completa só vai ocorrer 10 a 14 dias após o procedimento e o eritema dura de um a três meses (ocasionalmente de seis a nove meses), aumentando o risco de infecção e cicatrizes.

Em virtude dos efeitos colaterais e dos riscos que o *resurfacing* convencional do *laser* de CO_2 pode ocasionar (eritema persistente, grande demora do paciente para retornar às suas atividades habituais e o risco de cicatrizes), houve grande procura por tratamentos com baixos riscos e sem *downtime*, procedimentos não invasivos e, portanto, não ablativos.

Após dois a três anos dos procedimentos não ablativos e observando-se que seus resultados eram limitados, necessitando de muitos tratamentos, por vezes dolorosos, e não apresentando melhora significativa, voltou-se a pensar em CO_2.

O *laser* de CO_2 fracionado tem se difundido por ter reduzido os riscos em comparação ao CO_2 convencional, apresentando recuperação mais rápida e reduzindo os riscos de cicatrizes e hipocromias.

CONCEITO DE *LASER* FRACIONADO DE DIÓXIDO DE CARBONO

O *laser* de CO_2 emite energia infravermelha, apresentando um comprimento de onda de 10.600nm, na porção invisível aos olhos humanos do espectro eletromagnético.

A tecnologia utilizada pelas empresas para fracionar o CO_2 é por *scanners*, por espelhos, ou por microlentes.

O alvo do *laser* de CO_2 é a água e este atua emitindo feixes de energia luminosa que se transformam em energia térmica, atingindo a pele de forma fracionada e puntiforme, promovendo um dano térmico pontual [zona microtermal (MTZ, *microthermal zone*)], permitindo que o tecido adjacente não atingido pelo *laser* promova rápida recuperação das áreas tratadas, além de limitar as complicações.

O dano térmico pontual promove ablação e coagulação fracionada da pele, melhorando alterações epidérmicas (manchas), estimulando a formação de colágeno, melhorando rítides e cicatrizes e conseguindo 30% de retração do colágeno (efeito *skin tightening*). Os resultados do tratamento são observados até seis meses após o tratamento.

Indicações Clínicas

As indicações para realização do tratamento com *laser* fracionado de CO_2 são: rítides (Figs. 54.1 a 54.5); cicatrizes atróficas; cicatrizes de acne; estrias atróficas; flacidez; *resurfacing*; rinofima; aspecto craquelado da pele e remoção das lesões epidérmicas.

Como remoção de lesões epidérmicas subtende-se lentigos, queratoses actínicas e seborreicas, teleangiectasias, hiperplasias sebáceas, siringomas, acrocórdones e outras irregularidades superficiais.

978-85-7241-919-2

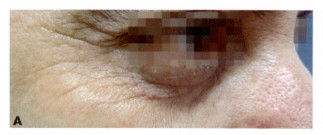
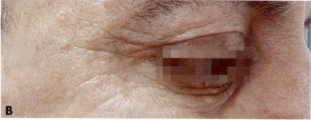

Figura 54.1 – (*A* e *B*) Paciente antes e depois de um mês do procedimento com *laser* fracionado de CO_2 – 70W (Alma Lasers®). Parâmetro utilizado: *pixel* 9 × 9 – energia 300mJ/P – PPS 1Hz – potência alta.

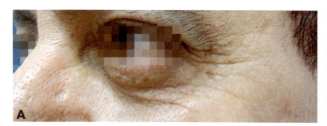
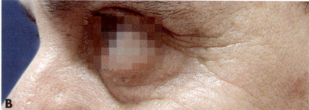

Figura 54.2 – (*A* e *B*) Paciente antes e depois de um mês do procedimento com *laser* fracionado de CO_2 – 70W (Alma Lasers®). Parâmetro utilizado: *pixel* 9 × 9 – energia 300mJ/P – PPS 1Hz – potência alta.

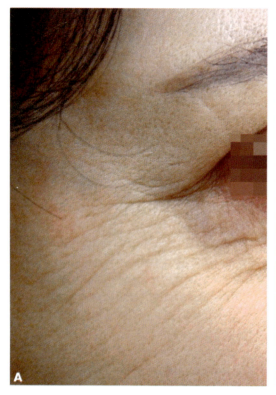
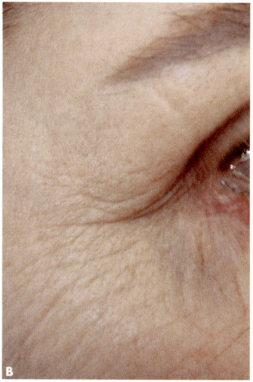

Figura 54.3 – (*A* e *B*) Paciente antes e depois de três sessões do tratamento com Ponteira 1320 (Harmony XL – Alma Lasers®). Parâmetros utilizados: 16J – 40ms – 6mm.

978-85-7241-919-2

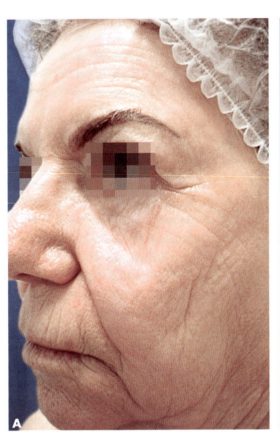 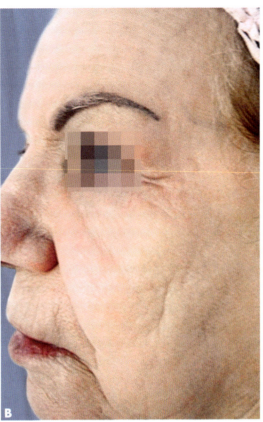

Figura 54.4 – (*A* e *B*) Paciente antes e seis meses depois do tratamento com *laser* fracionado de CO_2 – 70W (Alma Lasers®). Parâmetro utilizado: *pixel* 9 × 9 – energia 300mJ/P – PPS 2Hz – potência alta.

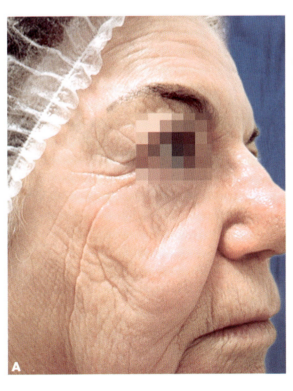 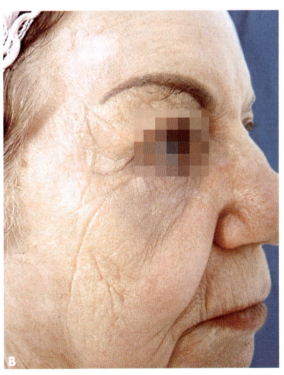

Figura 54.5 – (*A* e *B*) Paciente antes e seis meses depois do tratamento com *laser* fracionado de CO_2 – 70W (Alma Lasers®). Parâmetro utilizado: *pixel* 9 × 9 – energia 300mJ/P – PPS 2Hz – potência alta.

978-85-7241-919-2

Contraindicações

Como contraindicações principais temos pacientes com história de queloides, pacientes com fototipos V e VI, gravidez, uso de isotretinoína nos seis meses anteriores ao tratamento, exposição solar ou bronzeamento artificial nas quatro semanas que antecedem o tratamento, vitiligo e infecção herpética ativa.

Como contraindicações secundárias temos os pacientes emocionalmente instáveis e os que usam substâncias fotossensibilizantes.

Vantagens para se Realizar um *Resurfacing* a *Laser*

As vantagens de se realizar um *resurfacing* com CO_2 fracionado são: a grande eficácia do procedimento, produzindo um resultado significativo imediato que perdura por até seis meses após o tratamento, podendo ser feito em uma única sessão (os não ablativos requerem múltiplas sessões); diminuição da incidência de carcinoma basocelular e queratoses actínicas; melhora da textura cutânea; os resultados são mais previsíveis, além da remoção de lesões epidérmicas.

Maior Eficácia

As rugas e as cicatrizes de acne apresentam melhores resultados, de 60 a 70%, em comparação com os procedimentos não ablativos, que melhoram entre 25 e 35%.

Após aplicação do *laser* fracionado de CO_2 nota-se um resultado imediato significativo, o qual continua melhorando por seis meses após o procedimento.

Como Proceder na Consulta Prévia

Na consulta prévia, devem-se mostrar ao paciente vídeo do procedimento, fotos antes e depois de pacientes próprios, as possibilidades e os resultados em cicatrizes, rugas e flacidez (Fig. 54.6). Cabe ao paciente decidir juntamente com seu médico sobre a agressividade do procedimento, ou seja, se pretende alcançar o resultado em um único tratamento ou com tratamentos seriados, com intervalo de seis meses.

Avaliação Fotográfica

A avaliação fotográfica deve ser realizada na face toda e com maior enfoque às unidades anatômicas a serem tratadas.

Devem-se realizar fotos pré-tratamento, pós-imediato e após uma semana, um mês, dois meses, três meses, seis meses e um ano. Utilizar sempre a mesma iluminação e os mesmos ângulos, tomando sempre como base a foto anterior.

Pré-tratamento

A preparação do paciente inicia-se um mês antes, na consulta prévia, com o uso de ácido glicólico ou retinoico associado à hidroquinona, a fim de evitar a hipercromia pós-inflamatória. Uma semana antes do tratamento, o paciente retorna; observam-se as condições da pele; explica-se novamente a ele, juntamente com um familiar, todo o evoluir do procedimento. Decide-se como será realizado o procedimento e em quais áreas, se, por exemplo, na face toda ou apenas em alguma região anatômica desta. Se for apenas uma região anatômica, decide-se o que se fará juntamente para uniformizar toda a face, como por exemplo: um fracionado de érbio, ou um *peeling*.

Na consulta prévia passam-se todos os medicamentos de que o paciente fará uso antes e após o procedimento, a fim de que os providencie.

Nas 24h que antecedem o procedimento, inicia-se a profilaxia para herpes simples com aciclovir (400mg, duas vezes/dia), por sete dias, ou fanciclovir (250mg, duas vezes/dia), por sete dias, ou valaciclovir (500mg/dia), por sete dias.

No dia do procedimento, inicia-se antibiótico de amplo espectro por uma semana (cefadroxila, 500mg, a cada 8h, por sete dias, ou azitromicina, 500mg, a cada 8h, por cinco dias).

Pré-procedimento

Deve-se lavar a face com sabonete antisséptico 1h antes e enxugar. A seguir, aplica-se, massageando, cerca de uma colher de chá de anestésico tópico, cuja fórmula consiste em lidocaína a 23% associada à tetracaína a 7% em pomada hidrofílica, por 1h. Antes de iniciar o procedimento,

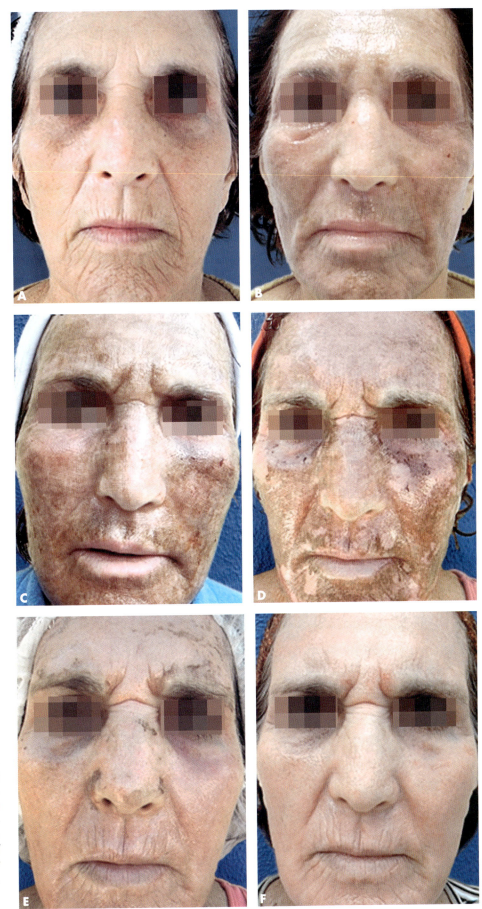

Figura 54.6 – (*A* a *F*) Paciente fotografado antes e nos cinco dias subsequentes ao tratamento com *laser* fracionado de CO_2 – 70W (Alma Lasers®). Parâmetro utilizado: *pixel* 9 × 9 – energia 200mJ/P – PPS 2Hz – potência média.

remove-se efetivamente todo o anestésico com água e sabonete antisséptico. Enxuga-se muito bem. Para maior conforto do paciente, podem-se realizar os bloqueios regionais (Fig. 54.7).

Cuidados a Observar durante o Procedimento

1. Antes de colocar o paciente na mesa, o aparelho já deve estar ligado em *standby*, com os parâmetros escolhidos; o pedal de acionamento em posição adequada e disponível apenas para o cirurgião.
2. A sala do procedimento deve ter as janelas fechadas e não deve haver instrumentos que possam refletir os raios da proximidade do campo. O aspirador de fumaça deve ser potente, deve aspirar partículas e vírus e estar funcionando bem, em posição adequada.
3. Aparelhos que emitam jato de ar gelado podem ser usados, minimizando a sensação de ardor que o paciente poderá sentir durante o procedimento.

4. A proteção para cirurgião, auxiliar e circulantes é composta de óculos adequados que protejam contra a entrada de fumaça, máscaras de proteção de ultrafiltração, pois o tecido vaporizado pode conter partículas de vírus de hepatite, vírus da imunodeficiência humana (HIV, *human immunodeficiency virus*) e papilomavírus humano (HPV, *human papillomavirus*), o qual está relacionado à neoplasia de laringe.
5. A proteção do paciente consiste em uso de lente ocular, devendo esta ser colocada após o uso de colírio anestésico e lubrificante (pomada oftálmica estéril).

Pós-procedimento

Imediatamente após o procedimento, deve-se fazer a aplicação tópica de vaselina ou a colocação de curativo do tipo filme oclusivo, os quais proporcionam sensação de conforto ao paciente.

O paciente pode sentir algum ardor quando exposto ao calor (água quente).

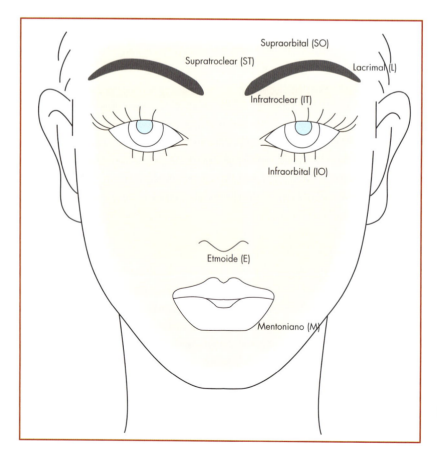

Figura 54.7 – Bloqueios regionais.

Após a descamação que ocorre geralmente no quinto dia, deve-se usar muito hidratante e filtro solar.

Para amenizar a sensação de ressecamento das pálpebras, pode-se lubrificá-las com pomadas oftálmicas estéreis lubrificantes.

Considerações Pré-operatórias

Existem fatores que o médico deve considerar antes da realização do procedimento:

- *Tipo de pele do paciente*: no fototipo I ocorre maior chance de hipopigmentação, embora seja improvável, ao passo que nos fototipos altos (IV e V) frequentemente ocorre hiperpigmentação pós-inflamatória.
- *Rugas*: em pacientes com rugas dinâmicas, associa-se o uso da toxina botulínica após um mês do procedimento (isto deve ser comentado com o paciente em consulta prévia).

- *Alteração actínica*: observa-se o paciente com pigmentação mosqueada, melanoses, ou queratoses actínicas hipertróficas e, se necessário, trata-se na consulta prévia, a fim de proporcionar maior uniformidade no resultado.
- *Cicatrizes de acne*:
  - As cicatrizes de acne distensíveis apresentam melhor resposta ao tratamento, ao passo que as não distensíveis, tipo *ice pick*, apresentam resposta moderada (ver Fig. 54.14, adiante).
  - Nas cicatrizes hipertróficas, o procedimento com *laser* fracionado de CO_2 é contraindicado, porém, podemos usar para estes casos o érbio fracionado ou a radiofrequência fracionada.
- *Tumores benignos (tricoepitelioma, hiperplasia sebácea e siringomas)*: apresentam resposta variável.
- *Resultados*: os melhores resultados surgem seis meses após o tratamento (Figs. 54.8 a 54.11).

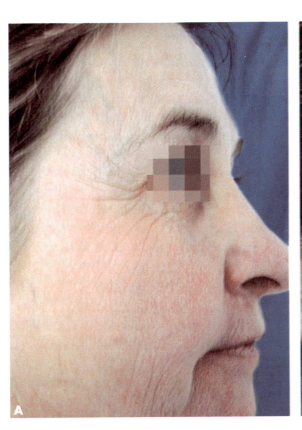 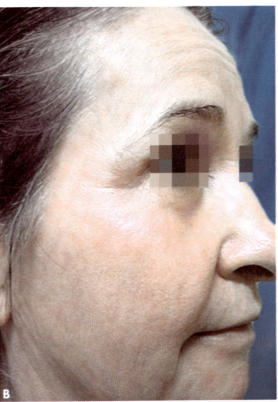

Figura 54.8 – (*A* e *B*) Paciente fotografado antes e um mês depois do tratamento com *laser* fracionado de CO_2 – 70W (Alma Lasers®). Parâmetro utilizado: *pixel* 9 × 9 – energia 250mJ/P – PPS 1Hz – potência alta.

978-85-7241-919-2

SEÇÃO 7

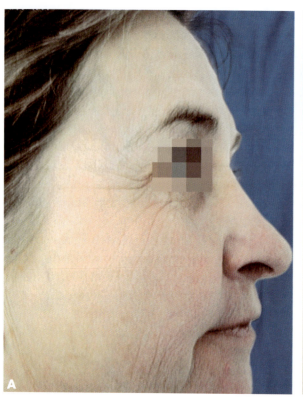
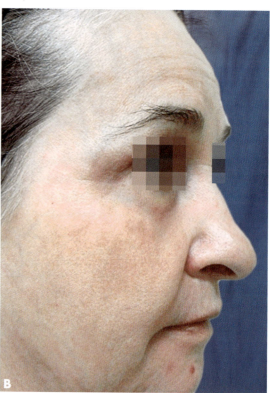

Figura 54.9 – (*A* e *B*) Paciente fotografado antes e 45 dias depois do tratamento com *laser* fracionado de CO_2 – 70W (Alma Lasers®). Parâmetro utilizado: *pixel* 9 × 9 – energia 250mJ/P – PPS 1Hz – potência alta.

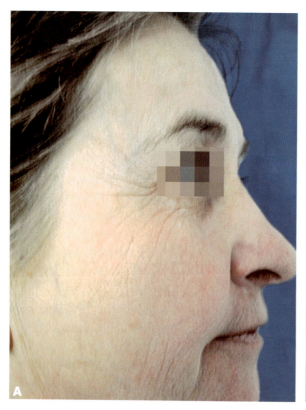
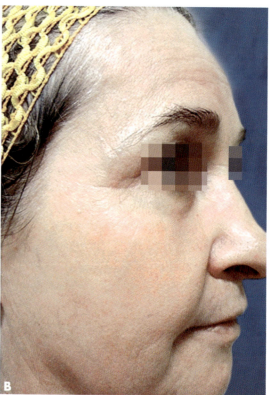

Figura 54.10 – (*A* e *B*) Paciente fotografado antes e quatro meses depois do tratamento com *laser* fracionado de CO_2 – 70W (Alma Lasers®). Parâmetro utilizado: *pixel* 9 × 9 – energia 250mJ/P – PPS 1Hz – potência alta.

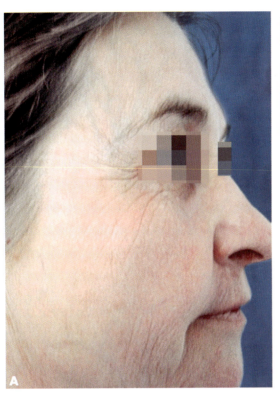 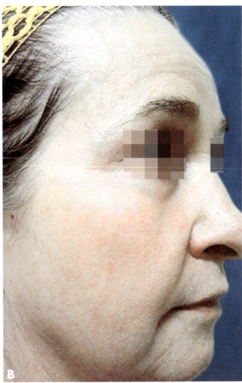

Figura 54.11 – (*A* e *B*) Paciente fotografado antes e seis meses depois do tratamento com *laser* fracionado de CO_2 – 70W (Alma Lasers®). Parâmetro utilizado: *pixel* 9 × 9 – energia 250mJ/P – PPS 1Hz – potência alta.

Efeitos Esperados

Imediatamente após o procedimento, podem-se observar os seguintes efeitos: dor, ardor leve e sensação de queimação com duração de 1 a 2h após o tratamento, podendo ser aliviados com ar gelado ou compressas geladas através de bolsas com água ou gel gelado.

No primeiro e no segundo dia observa-se eritema, edema e sensação transitória de rigidez da pele (Fig. 54.12).

Do terceiro ao quarto dia a pele torna-se acastanhada, com formação de crostas.

Entre o quinto e o sexto dia ocorre a descamação total da pele (Fig. 54.13).

Durante uma semana pode-se observar prurido, o qual pode ser tratado com anti-histamínicos. Nos pacientes mais morenos pode ocorrer hiperpigmentação pós-inflamatória, geralmente com início três a quatro semanas após o procedimento, sendo transitória e durando de três a quatro semanas. A hiperpigmentação deve ser tratada com despigmentantes (hidroquinona, arbutina, ácido kójico).

Medidas Coadjuvantes para Otimizar o Resultado

O uso de antioxidantes (vitamina C, 500mg/dia; licopeno, 5mg/dia; betacaroteno, 15mg/dia; zinco quelado, 15mg/dia; *Polypodium leucotomus*, 200mg/dia) proporciona restabelecimento mais rápido, diminuindo o eritema, a tendência de hiperpigmentação pós-inflamatória e o risco de cicatrizes.

O uso de hidratantes produz maior conforto ao paciente, diminuindo a sensação transitória de rigidez da pele.

Tratamento das Complicações

As complicações mais comuns do *laser* fracionado de CO_2 em face e pescoço são ectrópios e cicatrizes.

Geralmente, o ectrópio é precedido de exulceração e exsudação das pálpebras.

As cicatrizes com *laser* fracionado são decorrentes de tratamento excessivamente agressivo

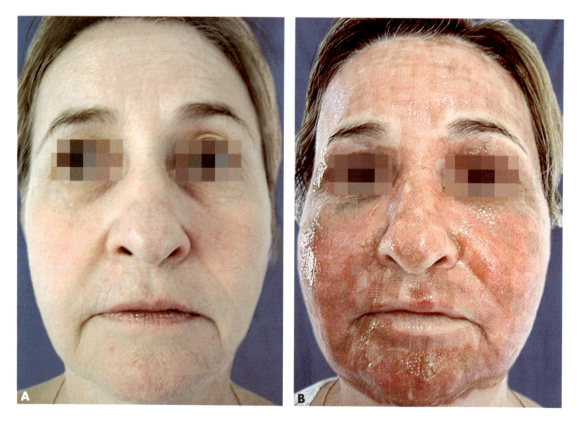

Figura 54.12 – (*A* e *B*) Paciente fotografado antes e dois dias depois do tratamento com *laser* fracionado de CO_2 – 70W (Alma Lasers®). Parâmetro utilizado: *pixel* 9 × 9 – energia 250mJ/P – PPS 1Hz – potência alta.

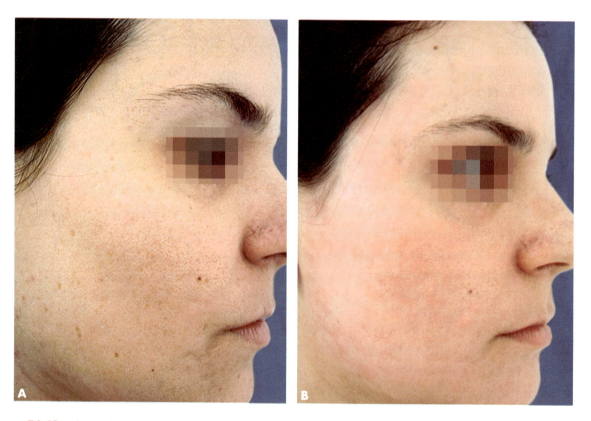

Figura 54.13 – (*A* e *B*) Paciente fotografado antes e sete dias depois do tratamento com *laser* fracionado de CO_2 – 70W (Alma Lasers®). Parâmetro utilizado: *pixel* 9 × 9 – energia 300mJ/P – PPS 2Hz – potência alta.

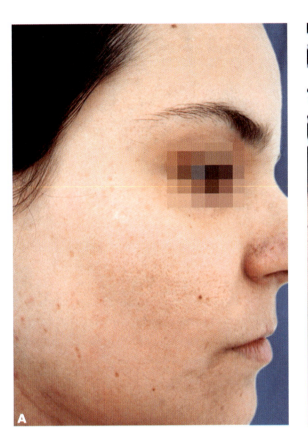
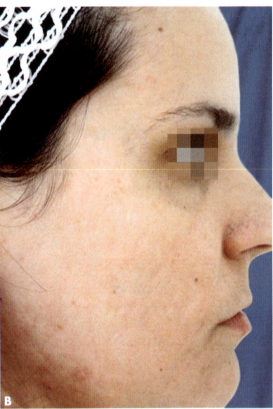

Figura 54.14 – (*A* e *B*) Paciente antes e 11 meses depois tratamento com *laser* fracionado de CO_2 – 70W (Alma Lasers®) para cicatriz de acne. Parâmetro utilizado: *pixel* 9 × 9 – energia 300mJ/P – PPS 2Hz – potência alta.

978-85-7241-919-2

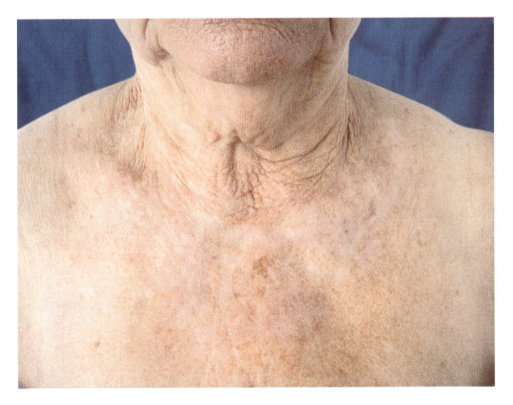

Figura 54.15 – Paciente com complicação; áreas de hipocromia e acromia, decorrentes de uso de parâmetro alto (*pixel* 9 × 9 – 300mJ/P – 2Hz – potência alta).

978-85-7241-919-2

SEÇÃO 7

Tabela 54.1 – Comparação das tecnologias fracionadas

Dióxido de carbono (CO$_2$)	Érbio	Plasma/fracionado *Pixel* RF	Não ablativo (1320)
Melhor resultado	Médio resultado	Médio resultado	Resultado muito variável
Maior *downtime* (7 a 10 dias)	*Downtime* médio (3 a 5 dias)	Menor *downtime* (2 a 3 dias)	*Downtime* mínimo (nenhum dia)
Maior risco	Baixo risco	Baixo risco	Sem risco

em áreas sensíveis, incluindo energia e/ou densidade excessiva, falta de técnica aprimorada, infecção associada ou idiopática (sem causa aparente) (Fig. 54.15).

Deve-se ter cuidado ao tratar áreas sensíveis, tais como pálpebras, pescoço e colo. Nessas áreas utilizam-se energia e densidade baixas, pois, havendo infecção pós-operatória, ocorrerá maior risco de cicatrizes.

Para o eritema persistente deve-se fazer o uso de pimecrolimo ou tacrolimo, gel de silicone e o uso de antioxidantes (betacaroteno + licopeno + *Polypodium leucotomus*).

Para a hiperpigmentação pós-inflamatória, considera-se o uso de despigmentantes como: hidroquinona, arbutina, ácido kójico e outros e corticosteroides tópicos de baixa potência.

A hipopigmentação pode ser tratada com pixel de érbio ou *excimer laser* e as cicatrizes hipertróficas, com infiltração de corticosteroides, *dye laser* e luz intensa pulsada.

QUAL *LASER* FRACIONADO ESCOLHER (TABELA 54.1)

Fatores a considerar na consulta prévia juntamente com o paciente:

- *Resultado final*: eficácia do tratamento; qual o resultado esperado pelo paciente.
- *Dor*: como é a sensibilidade do paciente à dor. Será necessário efetuar bloqueios ou apenas o anestésico tópico bastará?
- *Cuidados pós-operatórios*: como deverão ser feitos os curativos e o uso de filtros solares e hidratantes.
- Downtime: verificar o tempo que o paciente tem disponível para voltar à suas atividades habituais.

- *Número de tratamentos*: conversar com o paciente sobre a quantidade de tratamentos que está disposto a efetuar. Se prefere um resultado mais eficiente com um único tratamento ou se prefere vários tratamentos com menor agressividade.
- *Potencial de risco*:
  - *Temporários*: eritema demorado, hipercromia pós-inflamatória.
  - *Permanentes*: cicatrizes, ectrópio e acromia persistente.

HISTOPATOLOGIA DO *LASER* FRACIONADO DE DIÓXIDO DE CARBONO

Pode-se avaliar a eficácia do tratamento com *laser* fracionado de CO$_2$ através da histopatologia. As biópsias devem ser realizadas imediatamente depois e 48h, 7 dias, 30 dias e 90 dias pós-procedimento.

As Figuras 54.16 a 54.22 mostram biópsias realizadas após o procedimento com *laser* fracionado de CO$_2$, 30W (1ª geração), da Alma Lasers®.

QUESTÕES

1. Quais as principais indicações do *laser* fracionado de CO$_2$?
2. O que são microzonas termais?
3. O que são *laser*s fracionados não ablativos e qual é a diferença dos *laser*s ablativos?
4. Quais as indicações para o *laser* fracionado de CO$_2$?
5. Qual a evolução do tratamento com *laser* fracionado de CO$_2$?

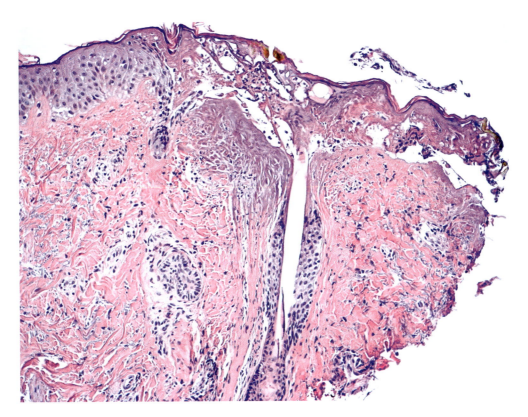

Figura 54.16 – Biópsia realizada após 12h da realização do procedimento com *laser* fracionado de CO_2 – 30W. Necrose mais profunda com leve exsudado neutrofílico.

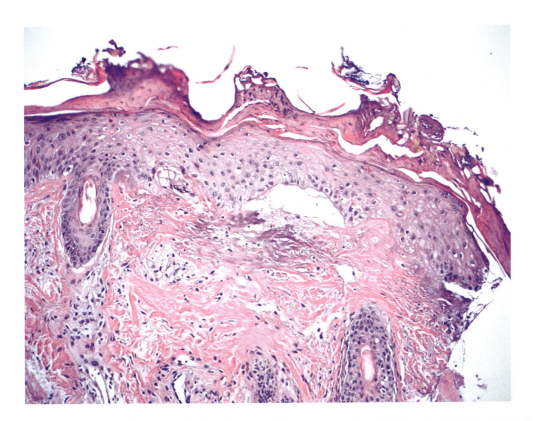

Figura 54.17 – Biópsia realizada após três dias do procedimento com *laser* fracionado de CO_2 – 30W. O aspecto do colágeno superficial é bem coagulado. A crosta está sendo eliminada. O epitélio folicular sofreu também algum dano no infundíbulo e está sendo reepitelizado.

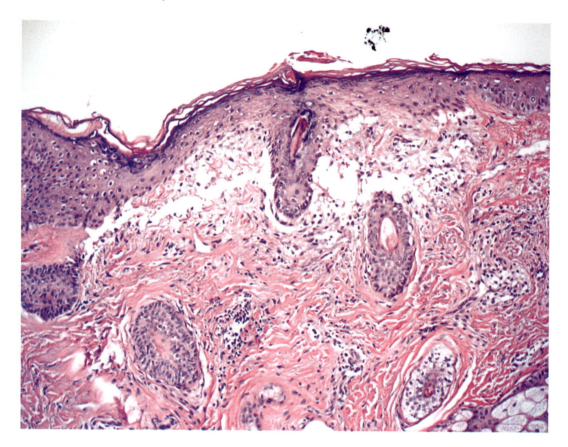

Figura 54.18 – Biópsia realizada após sete dias do procedimento com *laser* fracionado de CO_2 – 30W. O colágeno coagulado começa a se remodelar, achando-se edematoso e sendo invadido por fibroblastos.

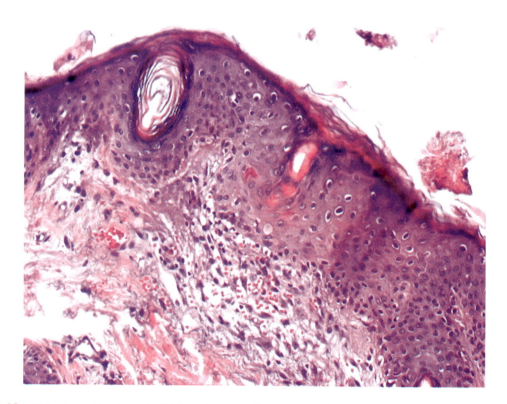

Figura 54.19 – Biópsia realizada após 15 dias do procedimento com *laser* fracionado de CO_2 – 30W. A pele não é tão elastótica e há muitas sinéquias.

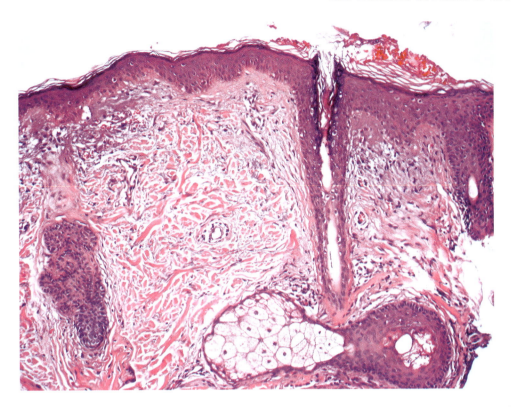

Figura 54.20 – Biópsia realizada após 15 dias do procedimento com *laser* fracionado de CO$_2$ – 30W. Observam-se áreas de neoformação colagênica subepidérmica mais para o tipo tecido de granulação, com vasos, fibroblastos e alguns eosinófilos.

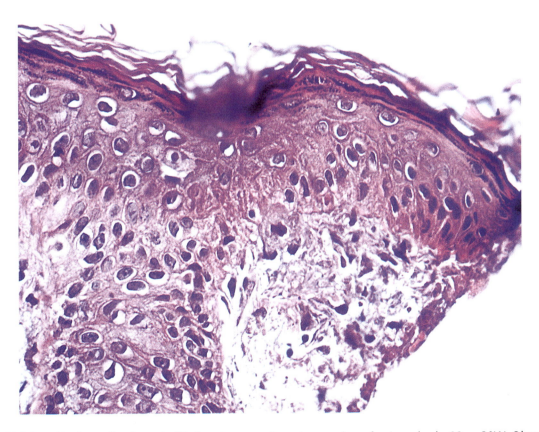

Figura 54.21 – Biópsia realizada após 15 dias do procedimento com *laser* fracionado de CO$_2$ – 30W. Observam-se áreas de colágeno novo subepidérmico, não vascularizado, mais denso.

SEÇÃO 7

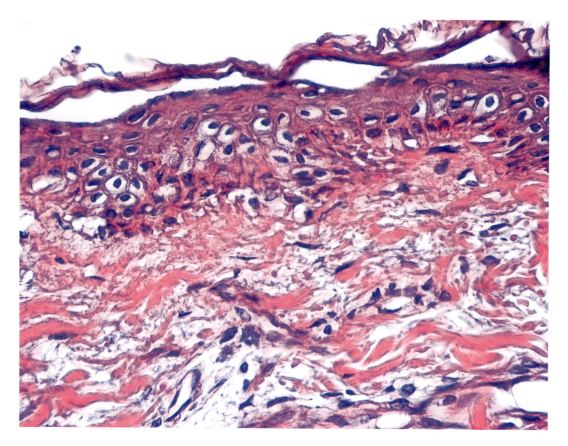

Figura 54.22 – Biópsia realizada após 30 dias do procedimento com *laser* fracionado de CO_2 – 30W. Há um filme de colágeno denso subepidérmico e colagenização um pouco mais profunda.

LEITURA COMPLEMENTAR

AVRAM, M. M.; TOPE, W. D.; YUT, S. E.; NELSON, J. S. Hypertrophic scarring of the neck following ablative fractional carbon dioxide laser resurfacing. *Laser in Surgery and Medicine*, v. 42, p. 185-188, 2009.

BERLIN, A. L. et al. A prospective study of fractional scanned nonsequential carbon dioxide laser resurfacing: a clinical and histopathologic evaluation. *Dermatologic Surgery*, v. 35, p. 222-228, 2009.

BODENDORF, M. O.; GRUNEWALD, S.; WETZIG, T.; SIMON, J. C.; PAASCH, U. Fractional laser skin therapy. *J. German S. Dermatol.*, v. 7, n. 4, p. 301-308, 2009.

CLEMENTONI, M. T.; GILARDINO, P.; MUTI, G. F.; BERETTA, D.; SCHIANCHI, R. Non sequential fractional ultra-pulsed CO_2 resurfacing of photoaged facial skin: preliminary clinical report. *J. Cosmetic and Laser Therapy*, v. 9, p. 218-225, 2007.

FILE, D. J.; FRITZ PATRICK, R. E.; ZACHARY, C. Complications of fractional CO_2 laser resurfacing four cases. *Laser in Surgery and Medicine*, v. 41, p. 179-184, 2009.

LAPIDOTH, M.; YAGIMA ODO, M. E.; ODO, L. Novel use of erbium:Yag (2940mm) laser for fractional ablative photother-molysis in the treatment of photo dermaged facial skin. A pilot study. *Dermatology Surgery*, v. 34, p. 1048-1053, 2008.

MANSTEIN, D.; HERRON, G. S.; SINK, R. K.; TANNER, H.; ANDERSON, R. R. Fractional photothermolysis: a new concept for cutaneous remodeling using microscopic patterns of thermal injury. *Lasers Surgery Medicine*, v. 34, p. 426-438, 2009.

RAHMAN ZABIA, M. A.; FALLS, H.; JIANG, K.; CHAN, K. F.; TOURNAS, J.; STRUMP, O. F.; BEDI, V.; ZACHARY, C. Fractional deep dermal ablation induce tissue tightening. *Laser in Surgery and Medicine*, v. 41, p. 48, 78-86, 2009.

TANGI, E. L.; LUPTON, J. R. Alster tinas. Laser in dermatology: four decades of progress. *J. Am. Academy Dermatology*, v. 49, p. 1-31, 2003.

Laser de Érbio Ítrio Alumínio Granada

Edith Kawano Horibe ◆ Fernando César Maiorino

SUMÁRIO

O uso do *laser* de érbio ítrio alumínio granada (Er:YAG, *erbium-doped yttrium aluminium garnet*) é descrito, sendo considerado um avanço importante em *resurfacing*.

São citadas como principais indicações os tratamentos de envelhecimento cutâneo de face, mãos e demais regiões do corpo, cicatrizes atróficas de acne, cicatrizes pós-traumáticas e outras dermatoses inestéticas. São apresentadas as principais técnicas, tais como: *resurfacing*, técnicas específicas para cicatrizes atróficas de acne e pós-traumáticas, lesões névicas e envelhecimento cutâneo das mãos. São descritos os cuidados pré e pós-operatórios.

São apresentados os resultados com morbidade pós-operatória e complicações mínimas.

HOT TOPICS

- *Laser* de Er:YAG é um *laser* pulsado infravermelho médio que opera a 2,94µm.
- O dano térmico adjacentes às aplicações do *laser* é mais reduzido com Er:YAG.
- A profundidade de penetração do comprimento de onda do Er:YAG é de 0,75µm e a do de dióxido de carbono (CO_2) é de 10µm.
- O Er:YAG com comprimento de onda de 2,94µm apresenta um coeficiente de absorção de água cerca de 13 vezes maior em relação ao CO_2.
- O Er:YAG apresenta melhor eficiência, menor lesão térmica e menor tempo de eritema em relação aos *lasers* de neodímio ítrio alumínio granada (Nd:YAG, *neodymium-doped yttrium aluminium garnet*), túlio:YAG e hólmio:YAG.
- O Er:YAG produz contração cutânea de 14% após 16 semanas.
- As principais indicações do Er:YAG são melanoses e queratoses solares, rítides, fotorrejuvenescimento, nevos, rinofima, xantelasmas, cicatrizes atróficas de acne, implante capilar.
- Contraindicações: infecção, alergia, falsa expectativa do paciente, alterações psíquicas graves.
- Hiperpigmentação, milio, cicatrizes e discromias podem ser complicações observadas em decorrência do tratamento.

INTRODUÇÃO

Ao longo dos últimos anos, uma nova visão vem se abrindo e se consolidando nos campos da cirurgia plástica e da dermatologia.

Esse advento é proporcionado por numerosas novas tecnologias e mais precisamente pela revolução conseguida no uso do *laser*, em particular o *laser* de Er:YAG, um dos mais eficazes.

O uso desse *laser* vem trazendo, no decorrer do tempo, resultados animadores, especialmente para o rejuvenescimento cutâneo e para diversas outras dermatoses inestéticas.

O *resurfacing* transformou-se no principal fator impulsionador para o desenvolvimento e o maior conhecimento sobre esse *laser*. Trata-se do processo de formação de uma nova superfície cutânea utilizando-se as propriedades e os efeitos produzidos pelo *laser*, tendo por resultado a renovação da epiderme e a remodelação da derme, por neoformação de colágeno, seu componente essencial.

Conforme Hughes[1], o *laser* de Er:YAG produz contração cutânea de 14% após 16 semanas da aplicação, decorrente do remodelamento da derme. Essa pesquisa explica o rejuvenescimento da pele observado clinicamente.

O processo de desenvolvimento e integração do *laser* na prática cirúrgica de rejuvenescimento cutâneo trouxe, nos últimos anos, como tipos mais utilizados, o *laser* de CO_2 pulsado e o Er:YAG.

O *laser* de CO_2 de alta energia pulsada, amplamente utilizado na década de 1990, foi o precursor entre esses, permitindo grandes avanços e uma verdadeira mudança de concepção no tratamento de envelhecimento cutâneo. No entanto, a recuperação pós-operatória com dor e eritema prolongado, em razão do efeito térmico, tem sido apontada como um dos pontos que deixam a desejar.

Zweig *et al.*[2] publicaram, em 1988, um estudo comparativo da interação tecidual do *laser* entre o Er:YAG infravermelho médio, que opera a 2,94µm, e o de CO_2 a 10,6µm. Chegaram à conclusão de que o dano térmico adjacente às aplicações do *laser* é mais reduzido com Er:YAG. Esses *lasers* são capazes de promover na pele uma correção precisa de suas imperfeições por meio de um efeito controlado de vaporização tecidual, enquanto produzem uma estreita zona residual de destruição térmica.

Para o conhecimento da ação desses *lasers*, deve-se ter consolidado o conceito de que a alta absorção no comprimento de onda utilizado é uma necessidade para o processamento preciso de materiais pelo *laser*.

Na água, a profundidade de penetração do comprimento de onda do Er:YAG é de somente 0,75µm, sendo a do CO_2 de 10µm.

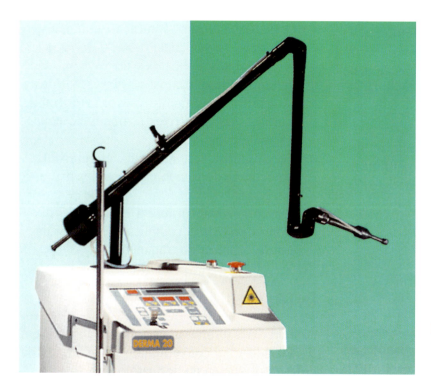

Figura 55.1 – Aparelho de *laser* de érbio ítrio alumínio granada (Er:YAG).

978-85-7241-919-2

Dessa forma, o *laser* de Er:YAG com o comprimento de onda de 2,94µm apresenta coeficiente de absorção de água cerca de 13 vezes maior em relação ao *laser* de CO_2. Como o tecido é constituído substancialmente por H_2O, a radiação por qualquer desses dois comprimentos de onda serve bem para cortes de alta precisão. Porém, em razão da disponibilidade de guias de ondas ópticas apropriadas ao nível de 2,94µm, pode-se observar uma gama de aplicação cirúrgica muito maior para o Er:YAG do que para o CO_2[3].

Kaufmann *et al.*[4] publicaram, em 1990, uma pesquisa mostrando que o Er:YAG apresenta maior absorção na água do que o CO_2 e outros tipos de *laser* como Nd:YAG, túlio:YAG e hólmio:YAG, causando menor dano térmico adjacente às incisões, corroborando os achados de Zweig *et al.*[2]. Pelo resultado desses trabalhos, verifica-se que o Er:YAG apresenta melhor eficiência, menor lesão térmica e menor tempo de eritema em relação aos demais.

Partindo-se desse conhecimento mais atual, foi desenvolvido um novo *laser* de Er:YAG pulsado infravermelho médio, que opera com uma longitude de onda a 2,94µm, com alta potência, com energia acima de 1J por pulso e de alto grau de repetição, com 5 a 12 pulsos/s, trazendo grande benefício aos pacientes[5,6] (Fig. 55.1).

INDICAÇÕES E CONTRAINDICAÇÕES

Considera-se que as principais indicações para o uso do *laser* de Er:YAG sejam para o tratamento de[7]:

- Melanoses e queratoses solares.
- Rugas periorbiculares e periorais.
- Rugas finas.
- Rejuvenescimento cutâneo propriamente dito.
- Nevos.
- Hidradenoma sebáceo.
- Rinofima.
- Xantelasmas.
- Cicatrizes atróficas de acne.
- Cicatrizes pós-traumáticas.
- Implante capilar.

Considera-se que as principais contraindicações sejam:

- Infecção.
- Alergia.
- Falsa expectativa.
- Alterações psíquicas graves.

CUIDADOS PRÉ-OPERATÓRIOS

É de suma importância o esclarecimento prévio ao paciente sobre todo o processo que envolve esse procedimento, para que haja uma corresponsabilidade entre médico e paciente na obtenção de um resultado satisfatório.

Não há necessidade de preparo prévio da pele de pessoas com classificação de Fitzpatrick I e II. Nos demais pacientes, prepara-se a pele durante quatro a seis semanas com a seguinte fórmula, que deve ser utilizada à noite; durante o dia, recomenda-se o uso de filtro solar com fator de proteção solar (FPS) 45:

- Hidroquinona a 4% ou ácido kójico ou ácido fítico.
- Ácido retinoico a 0,05 a 0,1%.
- Hidrocortisona a 1%.
- Emulsão não iônica (loção ou creme) – 30mL.
- Antioxidante qsp.

Em pacientes com labilidade emocional é necessário um preparo psicológico.

TÉCNICAS

A seguir são apresentadas as técnicas utilizadas no momento[7].

Técnicas Operatórias

Descrevem-se, a seguir, as seguintes técnicas:

- *Resurfacing*.
- Específicas.

Resurfacing

Nos casos de face total procede-se da seguinte maneira: inicialmente, lavar a face com líquido antisséptico como hexaclorofeno (Fisohex®) ou similar. Utilização de óculos protetores pela equipe. Posiciona-se o paciente em decúbito dorsal horizontal. Colocação de campos. A anestesia é por sedação com Dormonid® e Dolantina®; a seguir, troncular e local com Xilocaína® a 2% e adrenalina 1/1.000 (Fig. 55.2). Colocam-se os protetores oculares no paciente (Fig. 55.3).

Ajustam-se os parâmetros para energia de 1.700mJ, podendo-se usar a ponta colimada de 3mm, potência de 20W e velocidade de 12 pulsos por segundo. Marca-se a área a ser operada na borda da região submandibular. Habitualmente, inicia-se pelas lesões cutâneas a serem tratadas, como melanoses solares, rítides e outras (Fig. 55.4).

A seguir, inicia-se o *resurfacing* pelo terço inferior da face. O movimento é ínfero-látero-superior, como se fosse para obter um levanta-mento. A seguir, a região frontal, horizontalmente, de baixo para cima. Aplica-se na região periorbicular, assim como nas pálpebras. São feitas três a quatro passadas na face e duas nas pálpebras, continuamente (Fig. 55.5). Normalmente, costuma sangrar quando a profundidade é maior, portanto, retiram-se os restos epiteliais no final, para evitar o sangramento durante a execução (Fig. 55.6). Para isso, passa-se gaze embebida em soro fisiológico, com suavidade, sem agressão. Repete-se o procedimento no lado contralateral da face.

Se ainda persistirem algumas dermatoses inestéticas, como melanoses solares, rítides ou outras, aplica-se o *laser* diretamente sobre elas até que haja completo desaparecimento.

Para conseguir um bom acabamento com suavidade nas áreas demarcadas, diminuem-se os parâmetros para 1.000mJ, 10W e 10 pulsos por segundo.

É comum tratar também a região cervical e o colo para dar um resultado mais completo e homogêneo.

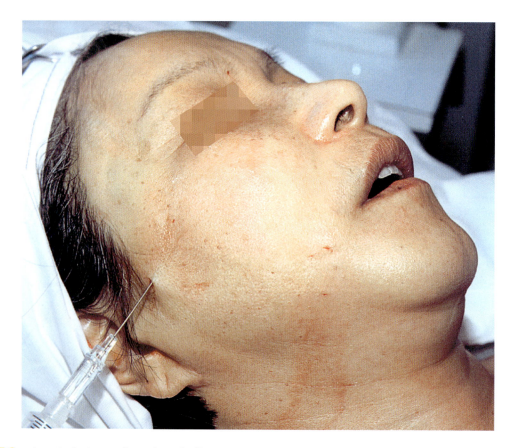

Figura 55.2 – Anestesia troncular sob sedação.

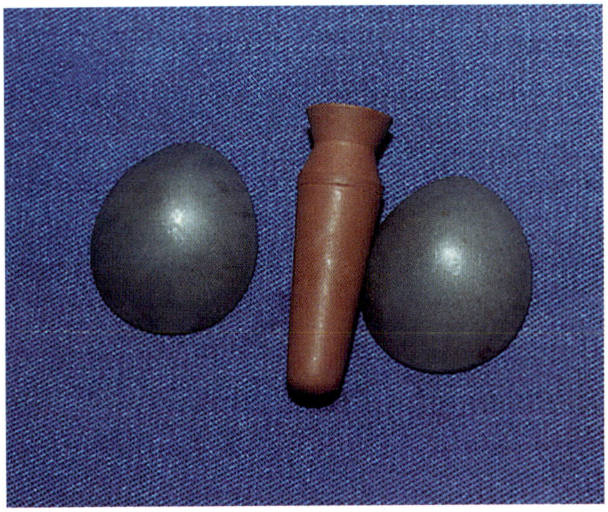

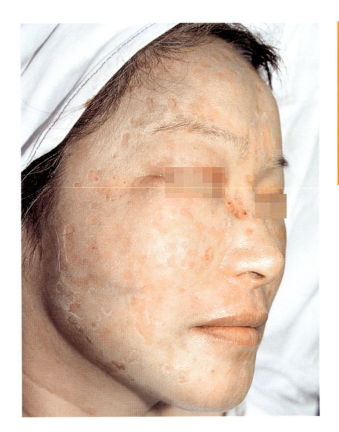

Figura 55.3 – Protetores oculares para o paciente.

Embora possa ser usado o próprio *laser* de Er:YAG com baixa potência para essa finalidade, preferimos utilizar o *peeling* químico, especificamente o *blue peel*, em razão de maior facilidade, versatilidade e praticidade na execução para essas áreas. Usa-se a concentração de 20% da

Figura 55.5 – São feitas três a quatro passadas na face e duas nas pálpebras.

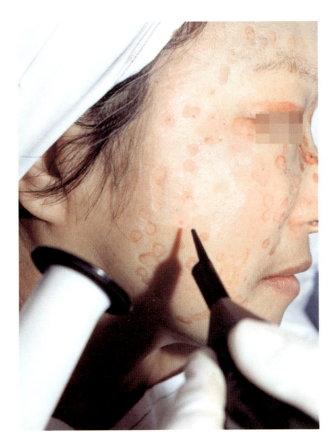

Figura 55.4 – Tratamento das melanoses solares.

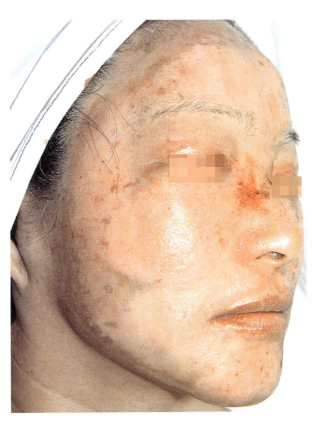

Figura 55.6 – Retirada dos restos epiteliais.

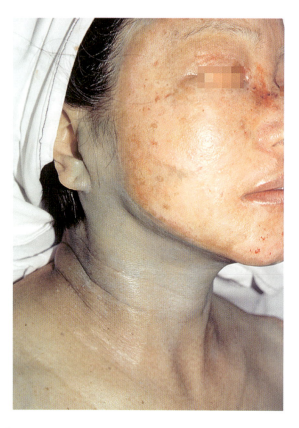

Figura 55.7 – Para dar resultado mais completo e homogêneo, faz-se *peeling* químico com *blue peel* na região cervical e no colo.

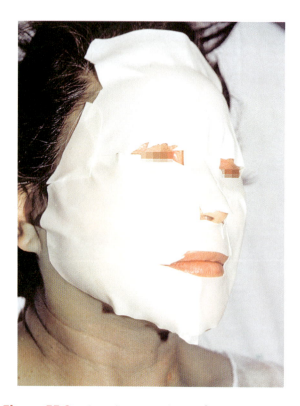

Figura 55.8 – Curativo com Flexzan® na face e exposição no pescoço e no colo.

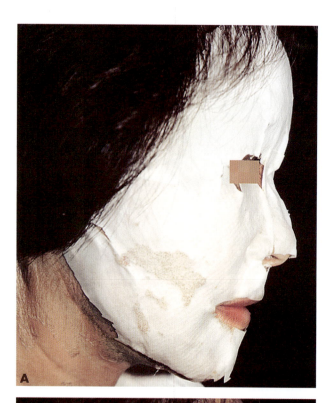

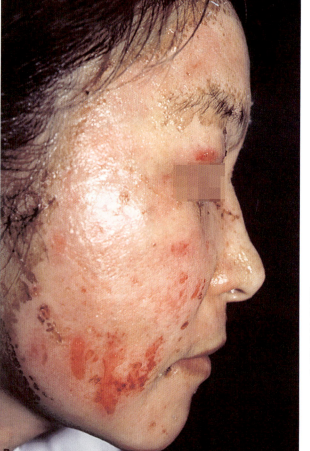

Figura 55.9 – (*A*) Quarto dia pós-operatório com Flexzan® bem aderido à pele. (*B*) Aspecto após a retirada do curativo no sétimo dia pós-operatório.

978-85-7241-919-2

solução, ou seja, a mistura de 2mL da base de *blue peel* para 4mL de ácido tricloroacético a 30%, em solução aquosa (Fig. 55.7).

O curativo da face é feito por oclusão com Flexzan® (Fig. 55.8), ficando o pescoço e o colo expostos. Retira-se o curativo no sétimo dia pós-operatório (Fig. 55.9).

Havendo acúmulo abundante de secreção, é recomendável retirar o curativo no segundo dia pós-operatório, fazer uma limpeza e colocar novo curativo, retirando-o no sétimo dia pós-operatório. Outra opção é, após o segundo dia, deixar exposto com utilização de vaselina e protetor solar.

A pele, em geral, se apresenta restaurada com as seguintes características: fina, lisa, com ausência de escaras e lesões iniciais, presença de eritema, consistência, elasticidade e mobilidade semelhantes às da pele sã (Fig. 55.10).

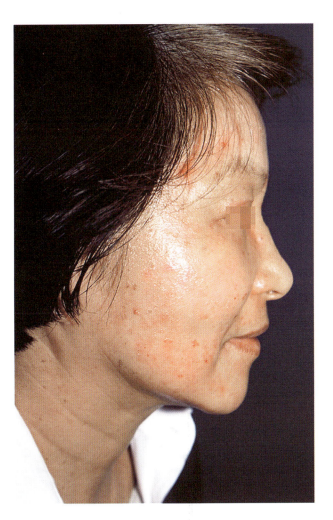

Figura 55.10 – Paciente no décimo dia pós-operatório com a pele totalmente restaurada.

Cuidados Pós-operatórios

- Após a retirada do curativo, lavar a face com sabonete de glicerina e usar vaselina líquida duas vezes ao dia.
- Usar protetor solar com FPS acima de 45.
- Após restauração da pele (aproximadamente dez dias), usar o seguinte esquema para pele do tipo Fitzpatrick I a III:
  - Hidrocortisona a 1%, duas vezes ao dia.
  - Hidratante.
  - Continuar com o protetor solar.
  - Iniciar a medicação antiviral 24h antes.
  - Introduzir antibiótico na manhã da operação.
  - Após seis a oito semanas, recomeçar o esquema adequado de cuidados da pele.
- Para pele mais escura (Fitzpatrick acima de IV), pode ser usada a fórmula pré-operatória já descrita, acrescentando vitamina C.

Técnicas Específicas

Cicatrizes Atróficas de Acne

Inicia-se com a correção das cicatrizes utilizando-se os parâmetros de 1.700mJ, 20W e 12 pulsos/s sobre as bordas destas, contornando todo o orifício várias vezes, para conseguir melhorar o desnível da superfície. Esse procedimento é feito em todas as cicatrizes atróficas.

Em lesões mais profundas pode-se usar a técnica do *laser punch out*, ou seja, aplicar o aparelho sobre as cicatrizes continuamente[8].

A seguir, usa-se a técnica descrita anteriormente para o *resurfacing* em toda a face.

Completa-se a operação tratando a região cervical com Er:YAG ou com o *peeling* químico já referido.

Cicatrizes Pós-traumáticas

Usa-se a técnica do *shoulder*, ou seja, do tratamento inicial do local mais elevado da cicatriz e, conforme o tipo de pele, com os parâmetros variáveis que podem ser de energia de 1.200 a 1.700mJ, potência de 12 a 20W, frequência de 10 a 12 pulsos/s. A seguir, faz-se o acabamento com 300 a 1.000mJ, 3 a 10W e 10 pulsos/s.

Nevos e Lesões Névicas

Em nevos, aplica-se diretamente sobre eles, com parâmetros de 200mJ, 10W e 5 pulsos/s. Em lesões névicas, apresentam-se satisfatórios os parâmetros de 1.700mJ, 20W e 12 pulsos/s e acabamento com 1.000mJ, 10W e 10 pulsos/s.

Envelhecimento Cutâneo das Mãos

Transcrevemos nossa experiência no tratamento do envelhecimento cutâneo das mãos[9,10].

As áreas a serem tratadas são preparadas quatro semanas antes do procedimento com a fórmula já citada.

Anestesia tópica com Xilocaína® a 2,5% e prilocaína a 2,5%, anestesia local sobre melanoses e queratoses solares com Xilocaína® a 2% e adrenalina 1/1.000.

Inicia-se a aplicação do *laser* sobre as lesões (Fig. 55.11, *A*) com os seguintes parâmetros: energia de 1.700mJ, potência de 20W e frequência de 12 pulsos/s. O número de passadas é variável, ou seja, até que haja o desaparecimento das lesões.

Termina-se o procedimento com um *resurfacing* sobre todo o dorso das mãos e os dedos com os parâmetros de 1.000mJ, 10W e 10 pulsos/s (Fig. 55.11, *B*). O curativo é por exposição.

RESULTADOS

Os resultados do uso do *laser* de Er:YAG têm-se mostrado satisfatórios tanto para o paciente como para o médico, quando executado e conduzido com adequação (Figs. 55.12 a 55.18).

O tempo de reepitelização, restauração da pele e duração do processo inflamatório inicial (particularmente quanto ao sinal mais marcante – o eritema) torna-se bastante encurtado em relação aos demais *lasers*.

O eritema é mais discreto e desaparece, em geral, três a quatro semanas após a aplicação e no *laser* de CO_2 pode chegar a 24 semanas[11].

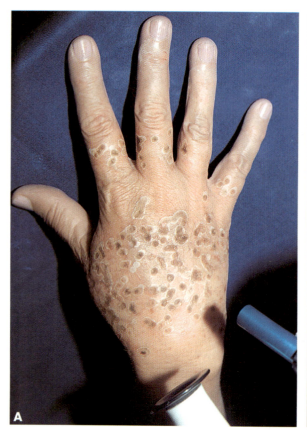
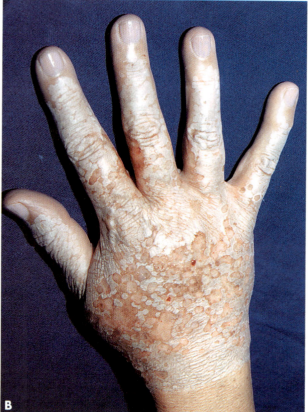

Figura 55.11 – (*A*) Aplicação do *laser* de érbio ítrio alumínio granada (Er:YAG) sobre as lesões das mãos. (*B*) *Resurfacing* sobre o dorso das mãos e os dedos.

978-85-7241-919-2

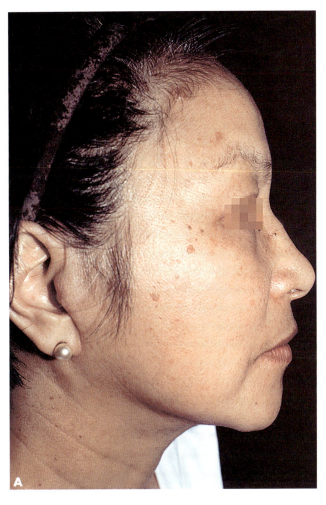
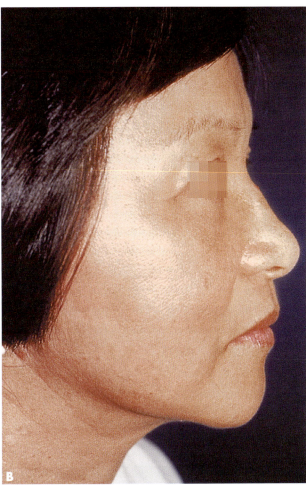

Figura 55.12 – (*A*) Paciente oriental (Fitzpatrick IV) com fotoenvelhecimento cutâneo. (*B*) Após *resurfacing* com *laser* de érbio ítrio alumínio granada (Er:YAG) na face e *blue peel* no pescoço, com resultado altamente satisfatório. Notar rejuvenescimento cutâneo, com aspecto liso e brilhante, na face e na região cervical.

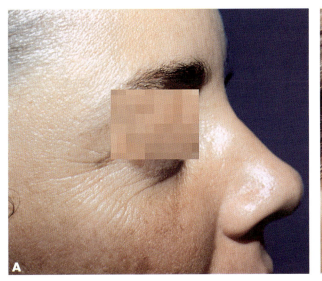
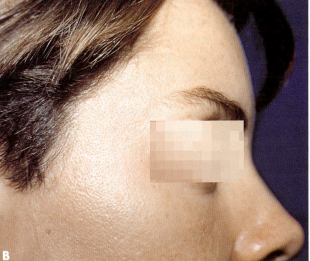

Figura 55.13 – (*A*) Fotoenvelhecimento cutâneo com rugas periorbiculares e melanoses solares. (*B*) Após *resurfacing*.

978-85-7241-919-2

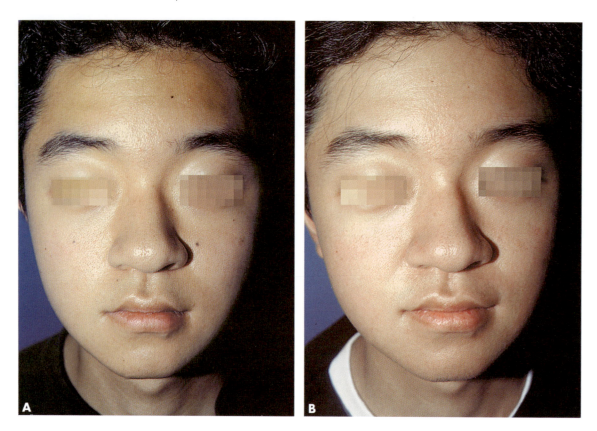

Figura 55.14 – (*A*) Vários nevos pigmentares em paciente oriental. (*B*) Após tratamento.

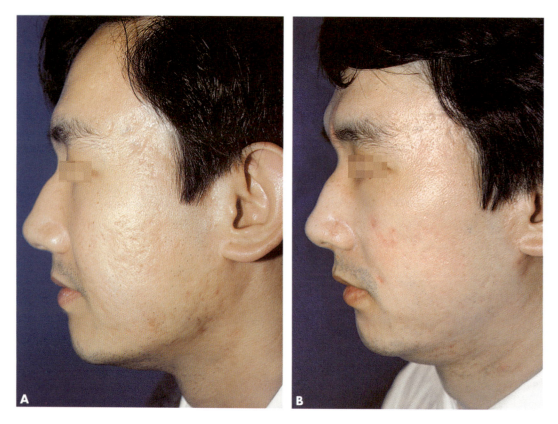

Figura 55.15 – (*A*) Cicatrizes atróficas de acne. (*B*) Após uma sessão de *resurfacing*, já apresentando visível melhora.

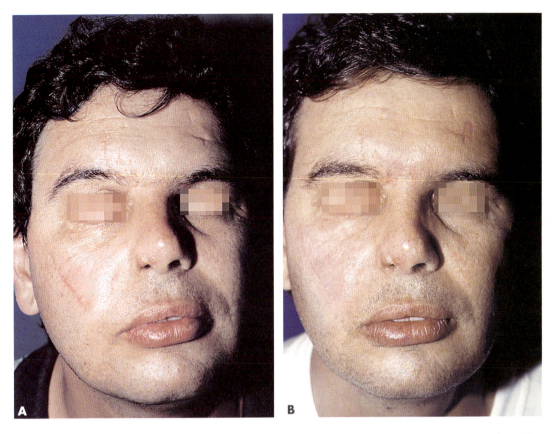

Figura 55.16 – (*A*) Cicatrizes traumáticas na face. (*B*) Após aplicação de *laser* de érbio ítrio alumínio granada (Er:YAG), com melhora acentuada.

Os estudos de Khatri *et al.*[12] mostram que, com duas semanas de aplicação, o eritema foi comparavelmente menor com o *laser* de Er:YAG (67% em relação a 95% com o de CO_2), per-manecendo significantemente menor com o Er:YAG após oito semanas e desaparecendo, contra 10% com o de CO_2 depois de seis me-ses. Em relação à dor, os pacientes relatam

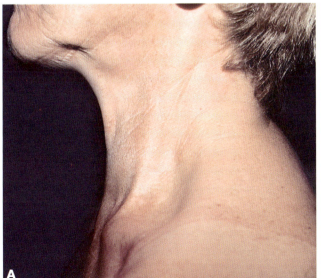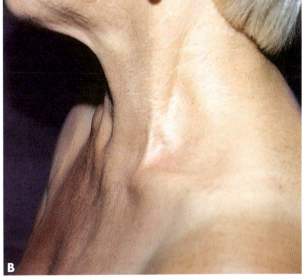

Figura 55.17 – (*A*) Fotoenvelhecimento da região cervical e do colo. (*B*) Após *resurfacing*, com excelente resultado.

SEÇÃO 7

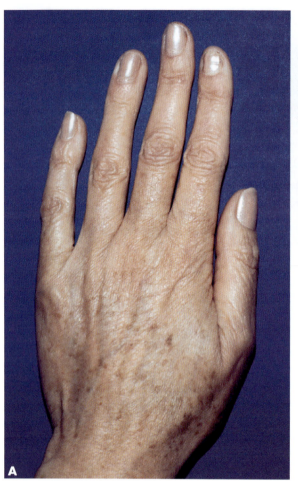 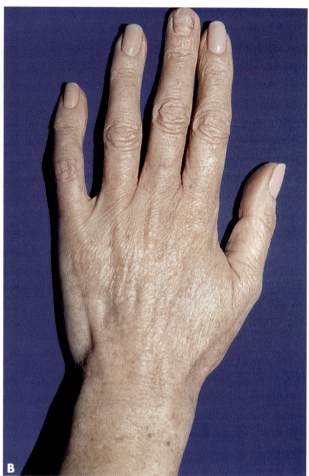

978-85-7241-919-2

Figura 55.18 – (A) Fotoenvelhecimento da mão com melanoses solares. (B) Noventa dias após tratamento com *laser* de érbio ítrio alumínio granada (Er:YAG). Notar o desaparecimento total das lesões e o rejuvenescimento cutâneo.

uma sensação semelhante à de se aquecer e se queimar com banho de sol. Essa sensação pode prolongar-se por cerca de 30 a 45min após a finalização do procedimento.

O edema regride normalmente no período de uma semana.

Os efeitos benéficos decorrentes do uso do *laser* de Er:YAG também são vistos com maior precocidade. Há necessidade, contudo, de maior número de passadas para se atingir níveis mais profundos. Em geral, fazem-se uma a três passadas para se obter um resultado satisfatório.

Deve-se ressaltar que são necessárias mais de quatro semanas para os benefícios do *laser* se tornarem aparentes em algumas áreas específicas, como nas lesões cutâneas das mãos, em que se atingem profundidades maiores[9,10].

COMPLICAÇÕES

Em razão da baixa produção de danos térmicos, suas complicações são menores que as do *laser* de CO_2.

Conforme pesquisa feita por Khatri em seu estudo comparativo entre *laser* de Er:YAG e de CO_2, observou-se, na oitava semana pós-operatória, hiperpigmentação em 24% das áreas tratadas por Er:YAG e em 29% por CO_2. A hipopigmentação foi detectada em somente 5% das áreas do Er:YAG e em 43% no local do CO_2, no sexto mês de acompanhamento. Não houve infecção ou cicatrizes[13].

Em nossa experiência, observamos intercorrências, como hiperpigmentação, milio, acne, cicatrizes nas mãos, que foram solucionadas com tratamento adequado.

CONSIDERAÇÕES FINAIS

O uso do *laser* de Er:YAG é o procedimento considerado como um grande avanço em *resurfacing*.

É eficaz no tratamento da pele envelhecida (rugas cutâneas, melanoses solares), lesões cutâneas, cicatrizes atróficas de acne e outras dermatoses inestéticas.

Pode ser associado a vários procedimentos: cirurgias, *peelings*, aplicação de toxina botulínica e outros.

Produz danos térmicos mínimos e, consequentemente, pode minimizar o eritema pós-operatório, se comparado à convencional técnica de CO_2. O tempo de cura também é mais rápido do que com os outros *lasers* ablativos.

A morbidade pós-operatória e as complicações são mínimas.

Porém, para se obterem resultados satisfatórios, são necessários aprendizado e treinamento prévio, assim como indicação criteriosa e bom relacionamento entre médico e paciente.

QUESTÕES

1. O que é o *laser* de Er:YAG?
2. Quais são as principais indicações e contraindicações?
3. Todos os tipos de pele precisam de preparo?
4. Quais são as técnicas operatórias?
5. Quais são as principais complicações?

REFERÊNCIAS

1. HUGHES, P. S. Skin contraction following Erbium:YAG laser resurfacing. *Dermatol. Surg.*, v. 24, n. 1, p. 109-111, 1998.

2. ZWEIG, A. D.; FRENZ, M.; ROMANO, V.; WEBER, H. P. A comparative study of laser tissue interation at 2,94µm and and 10,6µm. *Appl. Phys.*, v. 47, p. 259-265, 1988.

3. HOHENLEUTNER, U.; HOHENLEUTNER, S.; BAUMLER, W.; LANDTHALER, M. Fast and effective skin ablation with an Er:YAG laser: determination of ablation rates and thermal damage zones. *Lasers Surg. Med.*, v. 20, p. 242-247, 1997.

4. KAUFMANN, R.; HIBST, R. Er:YAG laser skin ablation: experimental result and first clinical application. *Clin. Exp. Dermatol.*, v. 15, p. 389-393, 1990.

5. KAUFMANN, R.; HARTMANN, R.; STEINER, R.; HIBST, R. Clinical evaluation of pulsed Erbium:YAG laser ablation in cutaneous surgery. *Lasers Surg. Med.*, v. 19, p. 324-330, 1996.

6. TERKEMEIER, G.; GOLDBERG, D. J. Skin resurfacing with the Erbium:YAG laser. *Dermatol. Surg.*, v. 23, p. 685-687, 1997.

7. HORIBE, E. K. Uso do laser de érbio:YAG. In: *Estética Clínica e Cirúrgica*. Rio de Janeiro: Revinter, 2000. cap. 14, p. 111.

8. PARK, S. H.; YOON, E. S.; KOO, S. W.; AHN, D. S. Laser punch out for acne scar. In: LXVII ANNUAL SCIENTIFIC MEETING. Boston, 1998. *Abstract LXVII Annual Scientific Meeting*, 1998, p. 369-370.

9. HORIBE, E. K. Tratamento do fotoenvelhecimento das mãos com laser de érbio:YAG. In: I JORNADA CARIOCA DE LASER EM MEDICINA E CIRURGIA. Rio de Janeiro, 1998. *Anais da I Jornada Carioca de Laser em Medicina e Cirurgia*, 1998.

10. HORIBE, E. K.; FERREIRA, L. M.; LIMA, H. A.; CRUZ, N. R. Erbium:YAG Laser versus Blue Peel in the treatment of photoaging hands: a comparative study. *Journal of Clinical Laser Medicine & Surgery*, 2002. No prelo.

11. WEINSTEIN, C. Computerized scanning Erbium:YAG laser for resurfacing. *Dermatol. Surg.*, v. 24, n. 1, p. 83-89, 1998.

12. KHATRI, K. A.; ROSS, V.; GREVELINK, J. M.; MAGRO, C. M.; ANDERSON, R. R. Comparison of Erbium:YAG and carbon dioxide lasers in resurfacing of facial rhytides. *Arch. Dermatol.*, v. 135, n. 4, p. 391-397, 1999.

13. KHATRI, K. A. Comparing Er:YAG and CO_2 laser techniques. In: XVII ANNUAL MEETING OF THE AMERICAN SOCIETY FOR LASER MEDICINE AND SURGERY, 1998. Phoenix, Arizona. *Proceedings of XVII Annual Meeting of the American Society for Laser Medicine and Surgery*, 1998.

Laser Fracionado de Érbio

Isabel Cristina Pedro Martinez

SUMÁRIO

A transformação de um *laser* de feixe único em feixe fracionado, no ano de 2003, vem revolucionando diversos tratamentos. Diversos efeitos colaterais foram atenuados ou eliminados e com *downtime* (tempo de recuperação do paciente) efetivamente menor. Desde que se fracionou o érbio:*glass*, sendo mais tarde aplicada a mesma teoria no *laser* de érbio (Er:YAG, *erbium-doped yttrium aluminium garnet*) e no *laser* de dióxido de carbono (CO_2), houve revolução nos tratamentos de *resurfacing*, cicatrizes e outros, que foram mais aceitos e tolerados pelos pacientes. Não há dúvida de que devemos continuar a observar novos tratamentos com associações entre *laser* no mesmo tratamento, como já foi apresentado na American Society for Laser Medicine and Surgery (ASLMS) em 2010, em que foi aplicado um *laser* fracionado com *Q-switched* para remoção de tatuagem.

HOT TOPICS

- Os *lasers* fracionados são os mais indicados para rejuvenescimento e apresentam menor *downtime*.
- Os pacientes apresentam menores efeitos colaterais com *laser* fracionado, quando usados de forma adequada.
- O Er:YAG fracionado apresenta bons resultados para tratamento de fotoenvelhecimento moderado.
- No tratamento de *laser* fracionado há maior tolerabilidade por parte do paciente.
- Melhor custo-benefício.
- Mais uma terapêutica para o tratamento da cicatriz da acne.
- O *laser* não ablativo fracionado apresenta menor risco de infecção.
- O *resurfacing* fracionado tem profundidade controlada.
- Nos meses de verão com maior índice de ultravioleta extremo, deve-se evitar esse tratamento.
- Os métodos fracionados não ablativos apresentam *downtime* menor que o ablativo, porém, requerem um número maior de sessões.

LASER DE ÉRBIO FRACIONADO

Muito tem se falado nos últimos anos a respeito de *laser* e dos diversos tratamentos que têm sido aplicados com esses equipamentos. Desde a introdução dos *lasers* de CO_2 e Er:YAG, muito se evoluiu tecnologicamente na busca de minimizar os efeitos colaterais existentes.

No início da década de 2000, iniciaram-se os primeiros estudos em torno do fracionamento dos feixes de *laser*.

Para reduzir os problemas associados ao *laser* ablativo não fracionado, surgiram técnicas que atingiam o tecido dérmico seletivamente evitando o dano na epiderme. Essa técnica é obtida por uma combinação de tratamento de *laser* com o resfriamento superficial da pele. A lesão responde ao dano térmico, resultando na formação de novo colágeno dérmico e na reparação do tecido. A ausência de dano epidérmico reduz significativamente a intensidade e a duração dos efeitos colaterais do tratamento.

Em 2004, foi apresentado um novo conceito de tratamento proposto por Manstein *et al.*[1], chamado de fototermólise fracionada, que utilizava um *laser* de Er:*glass*.

Diferentemente dos sistemas de *laser* ablativos e não ablativos existentes, os quais têm como alvo um dano térmico homogêneo em uma profundidade específica na pele, a fototermólise fracionada produz microcolunas de coagulação na pele, preservando o tecido adjacente.

O esquema de padrão de dano térmico por *laser* ablativo, não ablativo e fototermólise fracionada está ilustrado na Figura 56.1.

Grosso modo, é como se passássemos o feixe de luz por uma peneira com diâmetro e espaçamento controlados, em que obteríamos do outro lado centenas de pequenos feixes.

Concentrando a energia de um pulso na forma de microfeixes, atingimos a pele em um porcentual muito reduzido da área total, consequentemente preservando uma área de epiderme intacta ao redor das microzonas de tratamento.

Posteriormente, essa técnica de fracionamento foi aplicada nos dois principais *lasers* ablativos, CO_2 e Er:YAG, extraindo todo o potencial destes equipamentos, reduzindo drasticamente o *downtime* e amenizando diversos efeitos colaterais.

Er:YAG FRACIONADO

Laser Ablativo

A terapia de *laser* ablativo tem provado ser eficiente nos tratamentos de rejuvenescimento e

978-85-7241-919-2

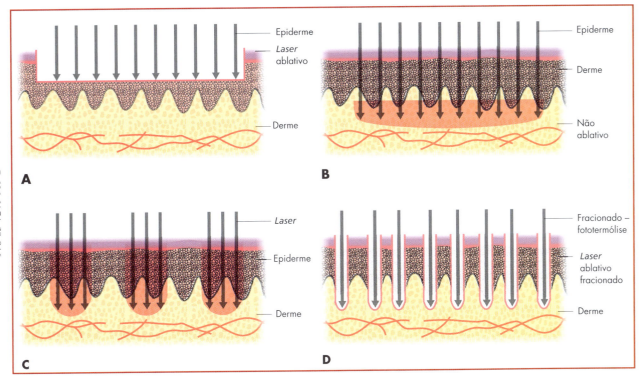

Figura 56.1 – Uma comparação conceitual entre *resurfacing* ablativo, *resurfacing* não ablativo e fototermólise fracionada. (*A*) No *resurfacing* ablativo, o *laser* remove a epiderme e causa um dano térmico na derme. A reepitelização é demorada por causa da longa migração dos queratinócitos que reepitelizam a partir dos anexos. (*B*) O *resurfacing* não ablativo promove uma camada de dano térmico, abaixo da superfície, sem causar remoção ou dano epidérmico. (*C*) A fototermólise fracionada promove uma lesão distribuída em pequenas zonas microscópicas de coagulação (zona microtermal). A reepitelização da epiderme é rápida pelo tamanho das microlesões e pelo curto caminho migratório dos queratinócitos. (*D*) No *resurfacing* fracionado ablativo, o *laser* remove somente uma fração da epiderme e da parte superior da derme, deixando uma parcela de pele ao redor da lesão intacta. A reepitelização é rápida por causa da rápida migração dos queratinócitos que reepitelizam a partir dos anexos.

de cicatrizes. A energia emitida pelo *laser* de Er:YAG tem alta afinidade pela água, pois é transmitida em um comprimento de onda de 2.940nm, que se aproxima do pico de absorção da água, e isto significa que a energia que o *laser* emite é altamente absorvida pela água presente na pele, vaporizando a epiderme e deixando um pequeno dano térmico residual. Por ser altamente absorvido na epiderme, não se conseguia fazer uma ablação mais profunda, por isso era menos efetivo para o remodelamento dérmico. Após a técnica de fracionamento desse *laser*, a concentração de energia distribuída em microcolunas, sem atingir a área como um todo, gera um aquecimento importante, vaporizando as microzonas da epiderme e da camada superficial da derme, atingindo profundidade maior que o não fracionado, preservando uma grande área adjacente de tecido intacto que acelera a cicatrização e diminui o *downtime*.

Esse efeito térmico gera a bioestimulação dos tecidos, que provoca contração discreta das fibras de colágeno por um período de 14 dias após o tratamento. De acordo com os conhecimentos atuais, o tecido de colágeno modificado termicamente estimula a formação do tecido conectivo. Isso pode ser observado microscopicamente com a formação de novo colágeno devido à migração de fibroblastos, bem como a expulsão transepidérmica das fibras elásticas e da melanina. Finalmente, o colágeno e o metabolismo do ácido hialurônico são influenciados no nível molecular, melhorando a capacidade de retenção de água pela pele.

Indicações

- Fotoenvelhecimento.
- Cicatrizes de acne.
- Cicatriz atrófica.
- Rugas finas a médias.
- Poiquilodermia.
- Discromia.

Contraindicações

- Excesso de expectativa quanto ao resultado do tratamento.

- Doenças que apresentam fenômeno de Koebner.
- Uso de isotretinoína nos últimos seis meses.
- Terapia imunossupressora.
- Queloide.
- Gestantes.
- Herpes simples ativo.
- Fotossensibilidade.

Procedimentos Pré-operatórios

- Terapia antiviral (valaciclovir, 500mg, a cada 12h, um dia antes e quatro dias depois, até a reepitelização). Pacientes com histórico de infecção pelo herpes-vírus: 500 a 1.000mg, a cada 8h, três dias antes e quatro dias depois (até reepitelização).
- Terapia antibacteriana (azitromicina, 250 a 500mg, a cada 24h; cefaclor, 375mg, a cada 12h), um dia antes até a reepitelização completa.
- Uso sistemático de protetor solar.
- Hidroquinona a 2 a 4%, creme ou loção, ou outros clareadores em caso de pacientes que apresentam hiperpigmentação pós-inflamatória.
- Tretinoína tópica a 0,025%, creme ou loção; caso o paciente tenha a pele sensível, descontinuar uma semana antes.
- Vitamina C tópica, a cada 24h.
- Se o paciente for alérgico aos medicamentos, substituí-los por medicamentos que ofereçam proteção similar.
- Em caso de *resurfacings* mais agressivos, solicitar ao paciente que, se possível, evite aspirinas, ibuprofeno e vitamina E por dez dias antes do procedimento, para evitar sangramento excessivo.
- Relatório fotográfico detalhado (de frente, oblíquo e perfis) com alta definição e uso de tripé e iluminação adequada em todo o tratamento.
- Anestésico tópico durante 60min antes do tratamento com oclusão.

Cuidados Pós-operatórios

- Uso sistemático de protetor solar e não exposição direta ao sol.

978-85-7241-919-2

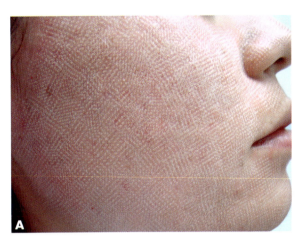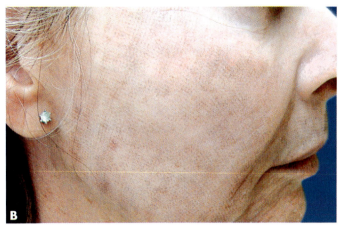

Figura 56.2 – Pacientes diferentes. (*A*) Imediatamente após o *laser*. (*B*) Quarenta e oito horas após o *laser*.

- Usar adequadamente as medicações fornecidas no pré-operatório.
- Liberar o uso de maquiagem após a reepitelização.
- Vaselina ou cremes cicatrizantes até a reepitelização.
- Não esfregar ou retirar crostas, deixando que caiam naturalmente (ver Fig. 56.2, *B*).
- Hidratar a região tratada com creme neutro e sem perfume para evitar reação alérgica.
- Vitamina C tópica ou outros clareadores para evitar hiperpigmentação após a fase do eritema, se necessário.
- Orientar o paciente sobre a duração do eritema (ver Fig. 56.2, *A*).
- Recomenda-se não utilizar povidona ou água oxigenada para qualquer fim, com risco de afetar a integridade das células na área tratada.
- Liberar o paciente após a melhora do ardor.

Efeitos Colaterais

- Herpes simples pode ocorrer mesmo com o uso de antirretrovirais; caso aconteça, aumentar a dose.
- Hiperpigmentação: deve ser abordada com uso de bloqueador solar que contenha zinco ou titânio; utilizar agente despigmentante.
- Hipopigmentação: é geralmente transitória e pode ser abordada com a diminuição do contraste ao redor da lesão utilizando-se *lasers* vasculares ou de pigmento, expectante ou estimulando a região hipopigmentada.
- Acne e milio: podem ser tratados com antibióticos orais, retinoides tópicos, alfa-hidroxiácidos e extração manual. Nos casos de pacientes com história prévia de acne, deve ser empregado um regime profilático apropriado.
- Cicatrizes inestéticas.
- Cicatrizes hipertróficas e queloides (raros): avaliar uso de corticosteroide intralesional.

Técnicas de Tratamento

- Usar anestésico tópico por 1h, com oclusão para potencializar a penetração.
- Realizar assepsia da área a ser tratada e secar muito bem para não dissipar a energia fora da pele.
- Usar óculos de proteção específicos, máscara e luvas.
- O aspirador de fumaça deve ser utilizado em todo o procedimento. Entre as regiões de tratamento, usar o resfriador de pele (*cooling*) para melhorar a sensação de ardor.
- Existem vários equipamentos que utilizam o Er:YAG fracionado. O equipamento utilizado é um modelo de Er:YAG 2.940 (*Pixel*, Alma Lasers®, Israel) que utiliza microlentes alinhadas, formando matriz de 9 × 9 pontos (81 *pixels*), a qual emite até 31mJ por *pixel*, e de 7 × 7 pontos (49 *pixels*), que emite até

51mJ por *pixel*, no total de 2.500mJ por disparo. Cada microzona de tratamento mede aproximadamente 150μ de diâmetro e 120 a 140μ de profundidade.

- A energia, o número de passes e a sobreposição do pulso dependem da indicação clínica e do fototipo do paciente.

Segundo Lapidoth *et al.*[2], demonstrou-se que é possível atingir profundidades maiores utilizando-se a técnica de sobreposição do pulso (Fig. 56.3).

Para esse estudo, foi utilizado o mesmo equipamento, com 24mJ por *pixel*, atingindo-se:

- Na primeira passada: 20μ de vaporização e 30μ de efeito térmico.
- Na segunda passada: 35μ de vaporização e 40μ de efeito térmico.
- Na terceira passada: 50μ de vaporização e 45μ de efeito térmico.
- Na quarta passada: 60μ de vaporização e 50μ de efeito térmico.

Importante salientar que pode haver sangramento quando a derme for atingida, já que a energia do Er:YAG não coagula os vasos sanguíneos.

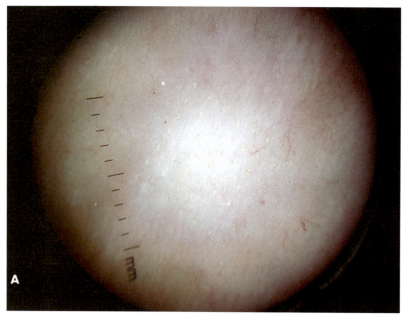

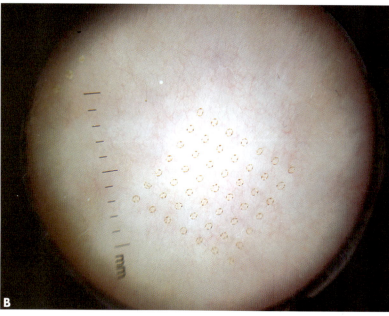

Figura 56.3 – Dermatoscopia do pulso de Er:YAG (Dixel®). (*A*) Dermatoscopia de um pulso simples. (*B*) Dermatoscopia de um pulso quádruplo.

O número de sessões varia de acordo com a necessidade clínica de cada paciente, podendo variar de uma a quatro, com intervalos de quatro semanas. O eritema está relacionado com o número de passes e a intensidade do disparo, podendo durar entre dois e dez dias (em média quatro dias), e os efeitos colaterais estão relacionados com a agressividade do tratamento.

Importante dizer que os parâmetros variam com o modelo do equipamento.

Nas Figuras 56.4 a 56.9, podemos verificar o resultado dos tratamentos.

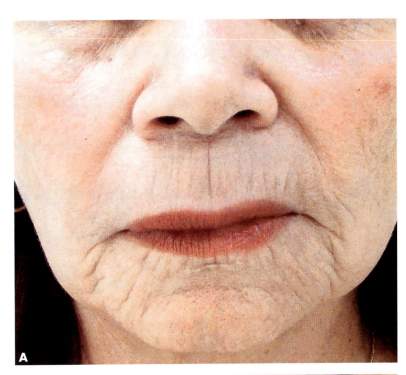

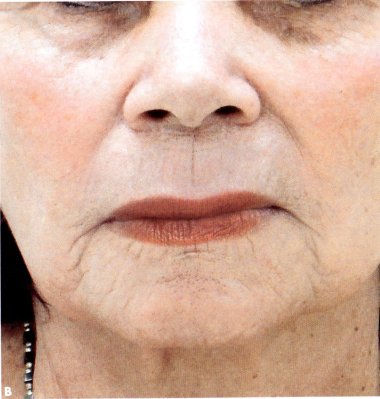

Figura 56.4 – Paciente de 76 anos de idade, com queixa de rítides na região perioral, submetida a tratamento com sobreposição de quatro pulsos, com 7 × 7 pontos, 1.300mJ, com três passes no geral, um passe atingindo um pouco o vermelhão do lábio. (*A*) Antes. (*B*) Após 45 dias.

SEÇÃO 7

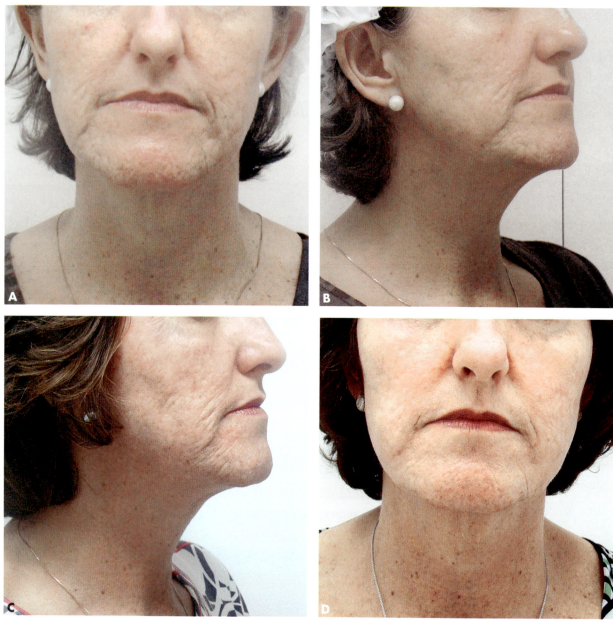

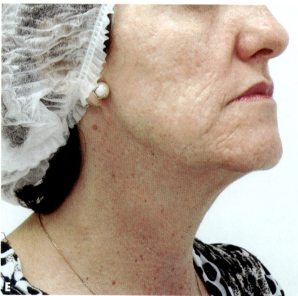

Figura 56.5 – Paciente de 47 anos de idade com cicatriz de acne e fotoenvelhecimento submetida a duas sessões de Er:YAG fracionado (Dixel®), com intervalo de 45 dias. A energia usada nessa paciente foi conservadora nas duas sessões. Na primeira, foi usada ponteira 7 × 7 pontos, 900mJ (18,37mJ por pixel). Na segunda, foi utilizada ponteira 7 × 7 pontos, 1.000mJ (20,40mJ por pixel), com sobreposição de quatro pulsos nas cicatrizes. (*A*) Início do tratamento: face anterior. (*B*) Início do tratamento: lateral direita. (*C*) Após 72h de tratamento. (*D*) Face anterior 1 ano e 4 meses após o tratamento. (*E*) Face lateral 1 ano e 4 meses após o tratamento.

978-85-7241-919-2

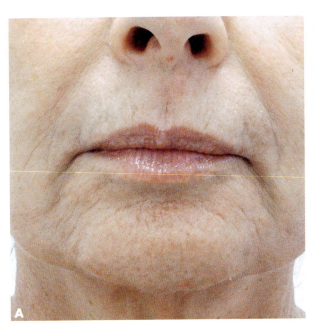
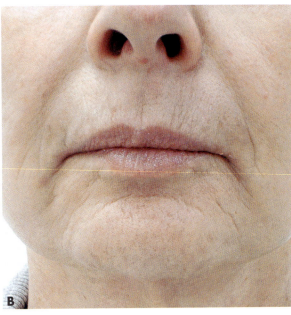

Figura 56.6 – Paciente de 60 anos de idade, com queixa de rugas periorais. Foram feitos dois tratamentos: o intervalo do primeiro para o segundo foi de três meses. No primeiro tratamento, foi usada ponteira de 7 × 7 pontos, 800mJ (16,33mJ por *pixel*). Na última sessão foi usada ponteira 7 × 7 pontos, 1.000mJ (20,40 por *pixel*), com três passadas em direções diferentes. Observamos pouca melhora. Na sessão seguinte, devemos aumentar a energia e usar a técnica de sobreposição de pulsos. (*A*) Antes. (*B*) Após um ano do início do tratamento.

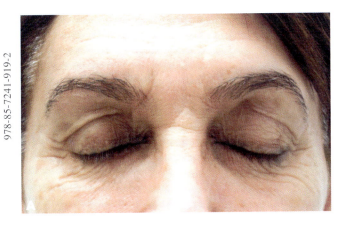
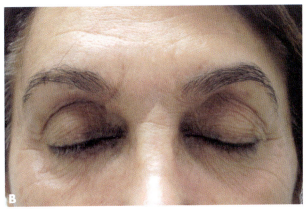

Figura 56.7 – Paciente de 59 anos de idade com indicação de blefaroplastia, que não desejava procedimento cirúrgico, submetida a duas sessões de Er:YAG 2940 (Dixel®), com intervalo de 30 dias. Utilizou-se ponteira 7 × 7 pontos, com 1.200mJ por pulso (24,48mJ por pixel), com sobreposição de quatro pulsos. Usou-se protetor intraocular. (*A*) Pré-tratamento. Nota-se excesso de pele maior na pálpebra superior direita. (*B*) Após duas aplicações de Er:YAG fracionado (Dixel®), nota-se a retração da pele na pálpebra superior direita. (*C*) Mesma paciente após 10 meses do último tratamento.

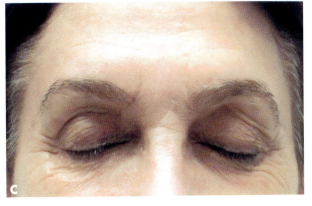

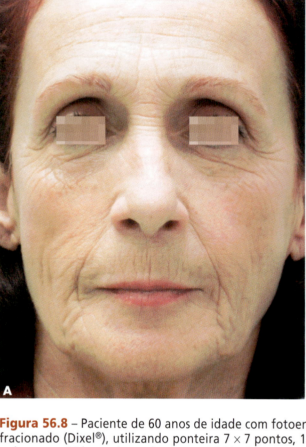 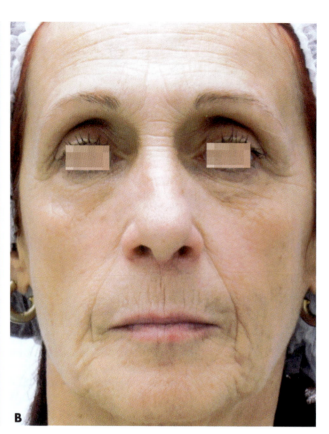

Figura 56.8 – Paciente de 60 anos de idade com fotoenvelhecimento severo submetida a uma sessão de Er:YAG fracionado (Dixel®), utilizando ponteira 7 × 7 pontos, 1.500mJ (30,61mJ por pixel), com sobreposição de quatro pulsos nas rítides mais profundas, e 1.900mJ com ponteira de 7 × 7 pontos (38,775mJ por pixel) na face toda (*full face*). (*A*) Verifica-se a presença de rugas e excesso de pele nas regiões periocular e peribucal. (*B*) Melhora das rugas nas regiões periocular e peribucal.

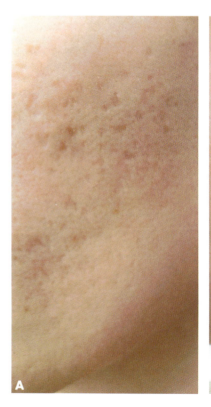 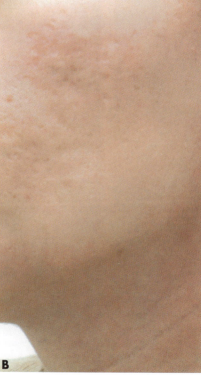

Figura 56.9 – Paciente com queixa de cicatriz de acne e poros abertos submetida a duas sessões de Er:YAG fracionado 2940 (Dixel®). Na primeira sessão, utilizou-se ponteira 7 × 7 pontos, 1.000mJ (20,40mJ por pixel) e realizou-se nas cicatrizes sobreposição de quatro pulsos e uma passada na face toda. Na segunda sessão, com ponteira 7 × 7 pontos, 1.300mJ (26,53mJ por pixel), realizou-se nas cicatrizes sobreposição de oito pulsos e uma passada na face toda. (*A*) Antes do tratamento. (*B*) Após o segundo tratamento, verifica-se melhora dos poros e diminuição da profundidade das cicatrizes de acne.

978-85-7241-9119-2

ÉRBIO:*GLASS* NÃO ABLATIVO FRACIONADO

Laser Não Ablativo

O primeiro *laser* a utilizar a técnica de fototermólise fracionada foi um Er:*glass* em 2003, com o Fraxel®. Nessa técnica, um feixe de *laser* atinge somente uma fração da área tratada, preservando o tecido ao redor. Esses feixes (colunas) penetram profundamente na pele com milhares de microzonas térmicas coagulando o tecido e preservando a epiderme. O tecido preservado ao redor da lesão acelera o processo de cicatrização e diminui as complicações atribuídas às ablações. O fato de a epiderme ser preservada e a energia sendo absorvida nas camadas mais profundas também diminui o risco de infecções.

Manstein *et al.* demonstraram que a cicatrização ocorre em uma semana com a substituição das células epidérmicas, a expulsão do tecido necrótico com mínima reação inflamatória e a formação dos *debris* necróticos epidérmicos microscópicos (MEND, *microscopic epidermal necrotic debris*), compostos de melanina e outros componentes. Esse processo de eliminação transepidérmica da melanina pode explicar a resposta ao tratamento do melasma. Os MEND correspondem aos pequenos pontos amarronzados vistos por microscopia epiluminescente e medem aproximadamente $40 \times 80\mu$. Dentro de 24h após o tratamento, a epiderme danificada foi reparada em um processo relativamente rápido de movimento de queratinócitos envolvendo a eliminação efetiva de componentes epidérmicos danificados por queratinócitos intactos nas bordas das microzonas térmicas. Esse processo de eliminação epidérmica aparenta ser responsável pela formação da estrutura dos MEND.

A derme atingida é reconstituída em torno de um mês, verificando-se pequenas inflamações (ou nenhuma) para densidades baixas e moderadas, diferentemente de altas densidades, em que são observados processos inflamatórios e tecido de granulação. Após alguns dias do tratamento, a pele apresenta aspecto bronzeado em razão dos milhares de pontos amarronzados na superfície da pele (MEND), que desaparecem após descamação dentro de duas semanas.

Diversos efeitos colaterais são relatados, como eritema, edema, erosão, bolha, sensibilidade aumentada, reinfecção pelo vírus do herpes simples, hiperpigmentação pós-inflamatória, prurido, dermatite e *downtime* prolongado. Esses efeitos são mais frequentes em pacientes com fototipos altos quando aplicadas altas energias em altas densidades.

Indicações

- Fotoenvelhecimento cutâneo/*resurfacing.*
- Rugas periorbitárias.
- Cicatrizes cirúrgicas.
- Cicatrizes de acne.
- Rugas finas a médias.
- Poiquilodermia.
- Discromia.
- Melasma.
- Estrias.

Contraindicações

- Excesso de expectativa quanto ao resultado do tratamento.
- Doenças que apresentam fenômeno de Koebner.
- Uso de isotretinoína nos últimos seis meses.
- Terapia imunossupressora.
- Queloide.
- Gestantes.
- Herpes simples ativo.
- Fotossensibilidade.

Procedimentos Pré-operatórios

- Terapia antiviral (valaciclovir, 500mg, a cada 12h, um dia antes e quatro dias depois, até a reepitelização). Pacientes com histórico de infecção pelo vírus do herpes: 500 a 1.000mg, a cada 8h, três dias antes e quatro dias depois (até reepitelização).
- Pode ser utilizado no tratamento de qualquer fototipo, desde que ajustados os parâmetros de fluência e densidade para cada caso.
- Além da face, podem ser tratadas outras áreas como pescoço, tronco e membros.

- Uso sistemático de protetor solar.
- Clareadores podem ser usados em pacientes com tendência à hiperpigmentação pós-inflamatória.
- Tretinoína tópica a 0,025%, creme ou loção, pode ser usada, mas pacientes com a pele sensível deverão descontinuar o uso duas semana antes.
- Vitamina C tópica a cada 24h.
- Relatório fotográfico detalhado (de frente, oblíquo e perfis), com alta definição e uso de tripé e iluminação adequada em todo o tratamento.
- Anestésico tópico ocluído durante 60min antes do tratamento.

Cuidados Pós-operatórios

- Não esfregar a face nos três dias seguintes ao tratamento para preservar os MEND, deixando-os sair naturalmente.
- Dormir em posição elevada (um travesseiro extra).
- Uso sistemático de protetor solar e não exposição direta ao sol.
- Usar adequadamente as medicações fornecidas no pré-operatório.
- Hidratar a região tratada com creme neutro e sem perfume para evitar reação alérgica, não obstruindo a epiderme.
- Cremes clareadores e corticosteroides podem ser usados em pacientes com tendência à hiperpigmentação pós-inflamatória.
- Cremes cicatrizantes, como Cicaplast®, da La Roche Posay®; Cicamel®, da Melora®; e Cicalfate®, da Avène®.
- Vitamina C tópica; pode ser associada aos despigmentantes.
- Pode-se usar maquiagem no dia seguinte, pois a integridade da epiderme é preservada.

Efeitos Colaterais

- Dor durante e após a aplicação.
- Eritema apresenta-se em todos os pacientes e pode durar em média até três dias, variando conforme a fluência e a densidade aplicada.

- Xerose aparece em geral após alguns dias e se normaliza em cinco dias, tratada com hidratante.
- Edema facial, principalmente na área infraorbital; tratado com prednisona, 60mg, durante três dias, segundo Fischer e Geronemous[3].
- Descamação inicia-se em dois a três dias e normaliza-se em cinco a seis dias.
- Irritação e prurido, principalmente nas regiões supralabial, infraorbital e fronte. Podem ser tratados com Aquaphor® ou similar.
- Acne pode ter sua causa na alteração da glândula por aquecimento ou pelo uso de substâncias comedogênicas à base de vaselina – suspender o uso e substituir por um não comedogênico. Caso seja necessário, iniciar tratamento medicamentoso.
- Foliculite e aumento da sensibilidade podem se apresentar, mas com menor frequência.

Técnicas de Tratamento

- O primeiro passo para o tratamento é realizar uma boa assepsia, eliminando qualquer impureza da área a ser tratada.
- É importante, após a higienização, secar muito bem a área tratada para não diminuir o efeito do *laser* ao atingir moléculas de água na superfície da pele.
- Após o preparo do paciente, o uso de óculos de proteção por parte da equipe médica e do paciente é fundamental para a segurança do procedimento.
- Usar anestésico tópico durante 1h antes do início do procedimento com oclusão, para potencializar o efeito anestésico.
- No início do tratamento, mostra-se fundamental para o sucesso da aplicação a utilização de sistema de *cooling* direcionado para a área tratada a fim de proteger a epiderme ao mesmo tempo em que se dá conforto ao paciente no instante dos disparos.
- Para definir os parâmetros do equipamento, é necessário saber qual o fototipo do paciente e qual a indicação clínica, estando entre as mais indicadas as rugas moderadas e o tratamento de cicatrizes e de melasma.

978-85-7241-919-2

- Estudos sugerem que altas densidades de microzonas por cm^2 combinadas com baixa fluência têm se mostrado muito eficazes no tratamento de doenças pigmentares. Por outro lado, quando se promovem danos mais graves, utilizando-se fluência moderada a alta, atinge-se uma profundidade maior. Nesse caso, utilizamos menor densidade para obter excelentes resultados na textura e na redução de rugas.
- Densidade de zona microtermal (MTZ, *microthermal zone*) e fluência não são parâmetros de ajuste independente, visto que, com o aumento da fluência, ambos, profundidade e zona radial, têm sua dimensão aumentada, portanto a distância entre os MTZ deve ser suficiente para manter intacta as células adjacentes.

CONSIDERAÇÕES FINAIS

O *laser* fracionado, ablativo ou não, tem se mostrado eficiente no tratamento de diversas indicações dermatológicas, com melhor tolerabilidade pelo paciente e menor *downtime*.

Os tratamentos fracionados não ablativos são mais seguros que os ablativos, porém, requerem um número maior de sessões e apresentam menor eficácia quando se trata de *resurfacing*.

Os efeitos colaterais decorrentes do tratamento com *lasers* ablativos fracionados são proporcionais à agressividade, porém, apenas uma ou duas sessões são necessárias.

Ainda são necessários mais estudos relacionados aos *lasers* fracionados, acompanhando os efeitos colaterais e sua eficácia.

As perspectivas de novas indicações são promissoras, pois existem relatos de casos na literatura sobre o tratamento de estrias, leucodermia *gutata*, dermatose papulosa *nigricans* e xantelasma com os *lasers* fracionados.

AGRADECIMENTOS

A Deus, à Sra. Maria Olga, minha amada e eterna avó, minha luz inspiradora, aos meus pais, ao meu marido, ao amigo Mauricio pela con-

fiança e oportunidade, à minha grande amiga Laura Shimizu e à minha leal equipe.

A todos, meu eterno agradecimento, admiração, carinho, respeito e lealdade.

QUESTÕES

1. O que explicaria a melhora do melasma com o Er:*glass* fracionado?
2. Por que o *downtime* no *laser* fracionado é menor?
3. O que minimiza os riscos de efeitos colaterais?
4. Quais as indicações do estaqueamento?
5. Qual profundidade da derme consegue-se atingir com o estaqueamento quádruplo?

REFERÊNCIAS

1. MANSTEIN, D.; HERRON, G. S.; SINK, R. K.; TANNER, H.; ANDERSON, R. R. Fractional photothermolysis: a new concept for cutaneous remodeling using microscopic patterns of thermal injury. *Lasers in Surgery and Medicine*, v. 34, p. 426-438, 2004.
2. LAPIDOTH, M.; ODO, M. E. Y.; ODO, L. M. Novel use of Erbium:YAG (2,940-nm) laser for fractional ablative photothermolysis in the treatment of photodamaged facial skin: a pilot study. *Dermatologic Surgery*, v. 34, p. 16, 2008.
3. FISCHER, G.; GERONEMOUS, R. G. Short term side effects of fractional thermolysis. *Dermatologic Surgery*, v. 31, p. 1245-1249, 2005.

LEITURA COMPLEMENTAR

BODENDORF, M. O.; GRUNEWALD, S.; WETZIG, T.; SIMON, J. C.; PAASCH, U. Fractional laser skin therapy. *JDDG*, v. 7, p. 301-308, 2009.

CAMPOS, V.; MATTOS, R. A.; FILLIPO, A.; TOREZAN, L. A. Laser no rejuvenescimento facial. *Surgical & Cosmetic Dermatology*, v. 1, n. 1, p. 29-36, 2009.

COHEN, S. R.; HENSSLER, C.; JOHNSTON, J. Fractional photothermolysis for skin rejuvenation. *Plastic and Reconstructive Surgery*, v. 124, p. 281, 2009.

DIERICKX, C. C.; KHATRI, K. A.; TANNOUS, Z. S.; CHILDS, J. J.; COHEN, R. H.; EROFEEV, A. et al. Micro-fractional ablative skin *resurfacing* with two novel erbium laser systems. *Lasers in Surgery and Medicine*, v. 40, p. 113-123, 2008.

KARSAI, S.; CZARNECKA, A.; JUNGER, M.; RAULIN, C. Ablative fractional lasers (CO$_2$ and Er:YAG): a randomized controlled double-blind split-face trial of the treatment of peri-orbital rhytides. *Lasers in Surgery and Medicine*, v. 42, p. 160-167, 2010.

KARSAI, S.; RAULIN, C. Comparison of clinical outcome parameters, the patient benefit index (PBI-k) and patient satisfaction after ablative fractional laser treatment of peri-orbital rhytides. *Lasers in Surgery and Medicine*, v. 42, p. 215-223, 2010.

OSORIO, N.; TOREZAN, L. A. R. *Laser em Dermatologia: conceitos básicos e aplicações*. 2. ed. São Paulo: Roca, 2009.

RAHMAN, Z.; MACFALLS, H.; JIANG, K.; CHAN, K. F.; KELLY, K.; TOURNAS, J. Fractional deep dermal ablation induces tissue tightening. *Lasers in Surgery and Medicine*, v. 41, p. 78-86, 2009.

TRELLES, M. A.; MORDON, S.; FERNANDO, M. V.; LEVY, U. J. L. Results of fractional ablative facial skin *resurfacing* with the erbium:yttrium-aluminium-garnet laser 1 week and 2 months after one single treatment in 30 patients. *Lasers Med. Sci.*, 2008.

TRELLES, M. A.; VELEZ, M.; MORDON, S. Correlation of histological findings of single session Er:YAG skin fractional *resurfacing* with various passes and energies and the possible clinical implications. *Lasers in Surgery and Medicine*, v. 40, p. 174-177, 2008.

WALGRAVE, S.; ZELICKSON, B.; CHILDS, J.; ALTSHULER, G.; EROFEEV, A.; YAROSLAVSKY, I.; KIST, D.; COUNTERS, J. Pilot investigation of the correlation between histological and clinical effects of infrared fractional *resurfacing* lasers. *Dermatologic Surgery*, v. 34, p. 1443-1453, 2008.

Tratamento Combinado: Cirurgia e *Laser*

Ruth Graf ◆ Daniele Pace

SUMÁRIO

A pele é o maior e o mais visível órgão do corpo. Conforme a pele envelhece, torna-se mais fina e menos elástica. Como resultado de uma vida inteira exposta ao sol, manchas superficiais podem se tornar mais evidentes.

O rejuvenescimento facial oferece a oportunidade de redefinir a aparência, fazendo com que a pele pareça mais saudável e atraente. Pode reduzir rugas, manchas de sol, pele flácida, melhorar a textura e a cor da pele, remover manchas ou veias sanguíneas danificadas.

Grandes progressos em técnicas cirúrgicas e em tecnologia permitem aos dermatologistas alcançar resultados efetivos. Os procedimentos são menos invasivos, mais seguros e cicatrizam de modo mais rápido do que antigamente. Os procedimentos a *laser* para rejuvenescimento facial não são substitutos ao levantamento da pele por cirurgia, mas podem retardar procedimentos invasivos através do tensionamento da pele flácida e da melhora de certas dobras e sulcos. Também funciona bem com ou como tratamento adicional aos procedimentos de *peeling* químico, blefaroplastia (cirurgia de pálpebra) e lipossucção de face e pescoço.

HOT TOPICS

- A luz do *laser* apresenta três características próprias: colimada, monocromática e coerente.
- Cromóforos são matérias opticamente ativas nos tecidos e agem como alvo absortivo para a luz.
- Água, hemoglobina e melanina são cromóforos.
- Densidade de potência é a velocidade de liberação de energia por unidade de tecido-alvo, expressa em W/cm^2.
- Quanto maior o diâmetro do ponto (ponteira) menor será a ablação tecidual, pois diminui exponencialmente a densidade da potência.
- Fluência ou densidade de energia (J/cm^2) = densidade de potência *versus* tempo.
- Potência é a energia dividida pelo tempo de aplicação expressa em W; 1W equivale a 1J/s.
- Eritema, infecções, cicatrizes hipertróficas, discromias, linhas de demarcação, milios são complicações observadas no pós-tratamento a *laser*.

INTRODUÇÃO

A utilização do *laser* ablativo para o *resurfacing* facial teve grande impulso em meados da década de 1990, quando uso e indicação eram muito amplos, aliados ao *marketing* das grandes empresas. Porém, no final dessa década, pôde-se observar uma grande mudança no comportamento dos profissionais em relação às indicações, tendo em vista a avaliação tardia dos resultados.

Hoje há mais consenso na indicação dos *lasers* ablativos, principalmente em relação à possibilidade tardia de discromias, que são mais frequentes em áreas específicas da face e proporcionais à fluência do *laser* utilizado. Tendo-se esses conhecimentos, pode-se diminuir consideravelmente o aparecimento dos efeitos colaterais. Sabe-se que os *peelings* abrasivos ou os químicos profundos também apresentam hipocromias tardias, não sendo característica específica dos *lasers*. Mas com o conhecimento e o controle das variáveis físicas do *laser* e do comportamento regional da pele, os resultados tornam-se mais previsíveis.

As discromias pós-operatórias são frequentes e devem ser bem esclarecidas previamente aos pacientes, sendo controladas com os cuidados pós-operatórios com despigmentantes específicos, que serão discutidos neste capítulo.

Com a sedimentação de todos os conhecimentos e experiências adquiridas, é possível tratar os pacientes que serão submetidos ao *resurfacing* com mais segurança, dispondo de uma tecnologia consagrada e eficiente.

O retorno às atividades normais do paciente pode ser precoce, mas o restabelecimento completo da pele pode levar alguns meses; durante esse período, o paciente deve estar bem assistido e preparado para essa fase.

HISTÓRICO

O ponto de partida do *laser* ocorreu com o desenvolvimento da teoria quântica, em 1916, por Einstein, quando se criaram os princípios necessários para a sua elaboração. A primeira demonstração prática da sua utilização ocorreu em 1954, por Townes e Gordon, estimulando a emissão de radiação através do espectro eletromagnético. Nessa primeira tentativa, utilizaram suas micro-ondas. O aparelho foi chamado de *maser* (amplificação das micro-ondas por emissão estimulada de radiação, do inglês *microwave amplification by stimulated emission of radiation*) e o meio empregado foi a amônia[1].

Maimon[2] descreveu a primeira utilização do *laser* (amplificação da luz pela emissão estimulada de radiação, do inglês *light amplification by stimulated emission of radiation*) com uma lâmpada de *flash* para excitar um cristal de rubi. O primeiro *laser* contínuo que empregou gás hélio-neônio como meio foi desenvolvido em 1961, por Javan, Bennett e Herriott[3].

O uso do *laser* em operações dermatológicas ganhou força com a publicação da teoria da fototermólise seletiva, por Anderson e Parrish[4], em 1983, na qual existem dois componentes básicos. O primeiro, representado pelo comprimento de onda, determina especificamente a absorção da energia no tecido e o segundo, o tempo de exposição do pulso, que limita especificamente a difusão térmica no tecido tratado. A arte da fototermólise seletiva continua a se desenvolver dentro da ciência, conforme a física aplicada do *laser* se expande.

O rejuvenescimento facial constitui um desafio aos profissionais que se preocupam com a estética. Os egípcios antigos usavam sal e óleos animais para melhorar a textura da pele e vários emplastros de sulfa, mostarda e cal eram aplicados.

Outros produtos químicos surgiram neste século e são amplamente utilizados, como, por exemplo, os ácidos tricloroacético e retinoico.

A busca de métodos para o rejuvenescimento cutâneo continua e, à proporção que os interesses comerciais alimentam as pesquisas, novas técnicas surgem. A velocidade com que novos horizontes se abrem é espantosa, colocando os profissionais médicos diante de uma nova linguagem, sendo estes os responsáveis por transpor a tecnologia aos pacientes. Essa tarefa é muitas vezes complexa, pois o entendimento da máquina e da ciência deve ser expresso em resultados clínicos, cabendo ao profissional tomar as decisões.

Pode-se observar que as publicações científicas sobre o uso do *laser* na medicina eram muito

978-85-7241-919-2

escassas até dez anos atrás e que, nos últimos anos, cresceram de maneira exponencial, trazendo enormes subsídios para que haja melhor interação entre homem e tecnologia.

A aplicação do *laser* de CO_2 em tegumento cutâneo é hoje um dos métodos mais utilizados para auxílio ao rejuvenescimento facial, tratamento de lesões cutâneas superficiais e cicatrizes e como instrumento de corte. Muitos pesquisadores trabalham no aprimoramento dessa técnica e a invenção do *laser* de CO_2 ultrapulsado é considerada um marco em termos de qualidade e segurança nas aplicações. O principal fotóforo para o comprimento de onda de 10.600nm é a água. A interação dessa energia com a água da área aplicada ocasiona as respostas físicas. Dependendo do tempo de exposição à irradiação e da fluência do *laser*, podem ocorrer carbonização, coagulação ou vaporização dos tecidos. As respostas desejáveis em tegumento cutâneo são a vaporização e a coagulação dos tecidos, gerando as alterações histológicas[5].

O *laser* de érbio ítrio alumínio granada (Er:YAG, *erbium-doped yttrium aluminium garnet*), lançado comercialmente em 1996, emite luz infravermelha com comprimento de onda de 2.940nm, o qual corresponde ao pico de absorção da água, que é o cromóforo mais abundante da pele, compreendendo em torno de 70% do volume total, sendo então de 12 a 18 vezes mais absorvido pelo tecido cutâneo que o *laser* de CO_2. Essa característica torna seu efeito no tecido basicamente fotomecânico, causando ablação com pouca necrose coagulativa residual. Já o efeito do *laser* de CO_2 é basicamente fototérmico, pois, além da ablação tecidual, provoca importante necrose coagulativa residual, causando imediata e visível contração tecidual por dano térmico do colágeno[6].

FÍSICA DO *LASER*

A luz do *laser* é uma forma de energia artificial e não encontrada na natureza.

Seus componentes mais importantes são:

- O meio que será ativado, podendo ser CO_2, Er:YAG, rubi ou outros.

- Fonte de energia externa, que pode ser térmica, elétrica ou óptica.
- Espelhos refletores na câmara geradora de energia.

A fonte de energia externa será lançada dentro da câmara do *laser*, onde está localizado o meio a ser ativado. Essa energia fará com que os elétrons do átomo passem para uma órbita de alta energia, num estado mais instável, conhecido por estado excitável. Quando esse elétron passar para a órbita mais estável, liberará um fóton de energia, que é a origem do *laser*, ou emissão espontânea de radiação. Os fótons são refletidos pelos espelhos e orientados numa única direção, sendo a soma de inúmeros fótons a origem do feixe de *laser*.

Cada *laser* possui um comprimento de onda específico. O comprimento de onda da luz é determinado pela distância entre as cristas de cada onda e pode variar de micrômetros até metros. Os comprimentos de onda com distância muito próxima entre as cristas ou abaixo de 400μm são os raios ultravioleta (UV). Os que estão entre 400 e 700μm são os raios visíveis e os que estão acima de 700μm são os infravermelhos.

Os comprimentos de onda abaixo de 400μm são ionizantes e, portanto, podem causar alterações cromossômicas, sendo os mais conhecidos os raios γ e raios X.

PROPRIEDADES DO *LASER*

A luz do *laser* apresenta três características próprias:

- *Colimada*: a luz percorre o trajeto sem divergência, ou melhor, em paralelo.
- *Monocromática*: a luz é pura, com um comprimento de onda único.
- *Coerente*: a luz viaja com uniformidade entre cristas e vales dos comprimentos de onda.

A linguagem técnica do *laser* envolve inúmeras terminologias que, muitas vezes, são semelhantes, porém, representam dados distintos. Para melhor entender devem-se assimilar alguns conceitos básicos.

978-85-7241-919-2

Absorção da Luz do *Laser*

A absorção da luz do *laser* pelo tecido sobre o qual é aplicado gera uma resposta física de aquecimento e esta propriedade é descrita pela lei de Beer, a qual estabelece que, quando a luz passa por um meio absorvente, uma fração desta energia é absorvida. Esse mecanismo pode ser medido em comprimento de absorção, que corresponde à profundidade com que a luz penetra no meio, até que 63% da energia sejam absorvidos.

Os comprimentos de absorção dos *lasers* clínicos variam de forma extraordinária, dependendo do comprimento de onda do *laser*. Por exemplo, alguns *lasers* que emitem comprimentos de onda azuis, quando aplicados na água, têm comprimento de extinção de 100m, ao passo que o *laser* Er:YAG tem um comprimento de extinção de poucos micrômetros.

Tais diferenças fazem a diversidade de aplicações dos *lasers*, por isso, é necessário o entendimento da física do tecido e do equipamento.

Cromóforo

O termo cromóforo representa os materiais opticamente ativos nos tecidos e que agem como alvo absortivo para a luz do *laser*. Isso significa que o *laser* tem afinidade específica com determinado componente no tecido em que é aplicado. Para cada comprimento de onda existe um comportamento diferente, por exemplo, os *lasers* Er:YAG e CO_2, que têm grande afinidade com o cromóforo água e a interação do *laser* com a água causa um aquecimento que vaporiza o tecido em que está contida.

Dois outros cromóforos são muito utilizados por sua interação com o *laser*: a hemoglobina e a melanina, que são fortemente aquecidas pelos comprimentos de onda da luz visível, com efeitos terapêuticos, como o tratamento de hemangiomas e pelos.

Ciclo do *Laser* ou *Dwell Time*

Refere-se ao tempo em que o *laser* está ativo ou ligado durante o pulso de aplicação.

Densidade de Potência

A densidade de potência (W/cm^2) é a velocidade de liberação de energia por unidade de tecido-alvo. É expressa em watts por centímetro quadrado.

$$\text{Densidade de potência} = \frac{1.000 \times \text{potência (W)}}{\text{Diâmetro ao quadrado (mm)}}$$

É importante frisar que o diâmetro da ponteira do *laser* provoca uma mudança muito grande na densidade de potência, porque é uma medida exponencial. Quanto maior o diâmetro do ponto (ou da ponteira) do *laser*, menor será a ablação tecidual, pois diminui exponencialmente a densidade de potência. Comparativamente, uma mangueira com jato d'água do mesmo calibre não alcança grande distância; porém, diminuído o calibre da saída da mangueira, o jato poderá alcançá-la.

Energia

A energia (J) é uma medida de dosagem calculada como a força multiplicada pelo tempo de aplicação.

Fluência ou Densidade de Energia

Fluência ou densidade de energia (J/cm^2) é a medida clinicamente mais importante e coloca todas as informações necessárias na mesma fórmula, para que se possa prever uma resposta da aplicação do *laser* sobre os tecidos.

$$\text{Fluência} = \text{Densidade de potência} \times \text{tempo (J/cm}^2\text{)}$$

Portanto, a fluência une os dados da potência empregada, o diâmetro da ponteira do *laser* utilizado e o tempo em que o tecido fica exposto ao *laser*. A soma dessas informações oferece maior segurança ao tratamento e, se houver o conhecimento específico de qual fluência se necessita para cada cromóforo, podem-se obter resultados mais previsíveis.

A fluência mínima para se obter vaporização dos tecidos cutâneos é 4J/cm^2; isso quer dizer que, acima desse limiar, obtém-se vaporização dos tecidos quando se usa o *laser* de CO_2, por exemplo, e abaixo dele a fluência causará carbonização tecidual.

Potência

É a energia dividida pelo tempo de aplicação. A unidade é o watt (W). Um watt equivale a um joule por segundo.

Laser Contínuo e Pulsado

O *laser* contínuo é aquele que produz emissão com muito pouca variação de potência, por um período de tempo ininterrupto; este *laser* atua sob controle do médico, que determina o início e o final da operação.

O *laser* contínuo interrompido permite pulsos de duração muito curta, utilizando um sistema semelhante a um ventilador, que faz interrupções no fluxo do *laser*.

Os *lasers* superpulsados e os pulsados produzem um pico de grande intensidade de *laser* num período curto de tempo, entre micro e milissegundos. A soma de vários pulsos acumula energia até o pico máximo necessário.

Os *lasers* ultrapulsados conseguem, em um único pulso, a densidade de potência suficiente para a vaporização tecidual.

Os *lasers* Q-switched utilizam espelhos rotatórios, os quais resultam num acúmulo de energia, gerando um pulso gigante com grande potência e duração extremamente curta, em nanossegundos. São muito usados para o tratamento de pigmentos.

Tamanho do Ponto do *Laser* ou *Spot Size*

Como já foi visto, o diâmetro do feixe do *laser* produz alterações exponenciais na ablação tecidual ou na fluência. Quanto menor o *spot size*, maior será a concentração de energia naquele determinado ponto. Os *lasers* com *spot size* grande necessitam de maior potência para que possam manter a fluência suficiente para o tratamento. Um *spot size* grande permite vaporização

mais uniforme dos tecidos, ou área de tratamento maior. Os menores são mais empregados com finalidade de corte, pois têm maior precisão.

COMO FUNCIONA O *LASER*

O grande impulso da aplicação do *laser* em medicina ocorreu com a publicação, por Anderson e Parrish[4], em 1983, da "teoria da fototermólise seletiva", em que pulsos curtos de radiação óptica podem causar danos seletivos a estruturas pigmentadas, células e organelas *in vivo*, não havendo necessidade de direcionamento preciso no alvo, uma vez que esta forma única de irradiação tem propriedades ópticas e térmicas que atingem o alvo seletivamente. Conhecendo-se a física do *laser*, seus comprimentos de onda e o comportamento dos fotóforos (os alvos), podem-se obter resultados terapêuticos adequados.

É necessário o entendimento do tempo de relaxamento térmico dos tecidos e dos fotóforos para que se possa atuar com segurança.

Tempo de relaxamento térmico é o tempo requerido para o tecido aquecido perder 50% do seu calor por meio da difusão. A difusão térmica significativa não ocorre se a duração do pulso for inferior ao tempo de relaxamento térmico do fotóforo. Por exemplo, se o fotóforo for a pele, que tem tempo de relaxamento abaixo de 1ms, e ela for irradiada com pulso ainda menor que este tempo de 1ms, não haverá tempo para a propagação do calor para os tecidos vizinhos, ou esta propagação será mínima, fazendo com que o efeito terapêutico se restrinja à área irradiada. A profundidade da lesão térmica aumenta com o tempo. Isso faz com que os *lasers* de CO_2 e de Er:YAG consigam vaporizar os tecidos da pele, deixando uma área de dano térmico residual (ou efeito coagulativo) muito pequena.

APLICAÇÃO CLÍNICA DO *LASER* PARA REJUVENESCIMENTO FACIAL

A utilização do *laser* para rejuvenescimento facial deve ser cogitada quando houver indicação precisa, como em rítides actínicas, sequelas de acne, cicatrizes e múltiplas melanoses solares e outras lesões superficiais. A avaliação pré-operatória deve levar em consideração o fotoenvelhecimento, com exame capaz de quantificar objetivamente o nível da pele fotoenvelhecida.

Esse sistema foi introduzido por Glogau e classifica os tipos de pele (Tabela 57.1).

A classificação do tipo de pele mais usada é a de Fitzpatrick (Tabela 57.2). Classifica a capacidade da pele do paciente para bronzeamento

Tabela 57.1 – Classificação de Glogau

Dano	Descrição	Características
I (leve)	Sem rugas	Fotoenvelhecimento inicial Alterações pigmentares leves Sem queratoses Rugas mínimas Idade: 3ª a 4ª década Cicatriz de acne mínima
II (moderado)	Rugas em andamento	Fotoenvelhecimento inicial a moderado Lentigo senil precocemente visível Queratose palpável, mas não visível Rugas de expressão começando Idade: final da 4ª a 5ª década Cicatriz de acne discreta
III (avançado)	Rugas em repouso	Fotoenvelhecimento avançado Discromia e telangiectasias Queratoses visíveis Rugas presentes mesmo sem movimento Idade: 6ª década ou mais Cicatriz de acne visível
IV (grave)	Somente rugas	Fotoenvelhecimento grave Cor de pele amarelo-acinzentada Malignidade cutânea prévia Rugas generalizadas Idade: 7ª a 8ª década Cicatriz de acne grave

Tabela 57.2 – Classificação de Fitzpatrick

Tipo	Cor da pele	Resposta da pele ao ultravioleta	DME (J/cm²)
I	Branca	Sempre queima Nunca bronzeia	1,5
II	Branca	Queima sempre Dificilmente bronzeia	2,5
III	Branca	Às vezes queima Bronzeia moderadamente	3,5
IV	Marrom	Raramente queima Bronzeia com facilidade	4,5
V	Marrom-escura	Queima muito raramente Bronzeia muito facilmente Indivíduo natural e moderadamente pigmentado	5,5
VI	Negra	Não queima Bronzeia muito	6,5

DME = dose mínima eritematosa .

978-85-7241-919-2

ou queimadura pela exposição aos raios UV. Essas informações auxiliam muito na determinação de quais pacientes responderão bem ao *laser* e quais terão alto risco de anormalidade de pigmentação após o *laser*.

Os tipos de pele de I a III são os mais aptos para a utilização do *laser*; a pele do tipo IV deve ser analisada quanto à tendência à hiperpigmentação e nos tipos de pele V e VI deve-se evitar a utilização dos *lasers* de rejuvenescimento. Na flacidez cutaneomuscular moderada ou acentuada deve-se considerar a ritidoplastia associada. A blefaroplastia também deve ser analisada quanto à necessidade de remoção de pele e bolsas palpebrais superiores e inferiores por via transconjuntival.

ORIENTAÇÕES PRÉ-*LASER*

Todos os pacientes que serão submetidos ao *laser* recebem um protocolo pré-operatório de acordo com o tipo de pele: oleosa, seca, ou mista.

O tempo de utilização dos produtos pré-*laser* varia de acordo com o tipo de pele (Fitzpatrick) e para os tipos de pele I e II indica-se entre 15 e 30 dias de preparo e para tipos III e IV, entre 30 e 60 dias. Existem controvérsias quanto ao preparo da pele para o *laser*, principalmente em relação ao *laser* de Er:YAG, porém, considera-se esse preparo fundamental para qualquer aplicação de *laser* de rejuvenescimento, uma vez que a pele mais hidratada terá melhor afinidade com a aplicação, pois o cromóforo desses *lasers* é a água.

Quarenta e oito horas antes da aplicação do *laser* inicia-se a profilaxia de infecção bacteriana e viral: cefalosporina (500mg, a cada 8h) e aciclovir (400mg, a cada 12h), que devem ser continuados por mais sete dias pós-operatórios.

Kit Pré-*laser* para Pele Oleosa

É composto de produtos para o preparo da pele no pré-operatório facial, incluindo loção de limpeza de pepino, creme clareador pré-*laser*, loção com vitaminas e gel com filtro solar com fator de proteção solar (FPS) 25.

Loção de Limpeza de Pepino

- *Álcool cetílico*: 3%.
- *Álcool estearílico*: 2%.
- *Laurilsulfato de sódio*: 0,5%.
- *Suco de pepino*: 5%.
- *Lactato de metila*: 1%.
- *Propilenoglicol*: 20%.
- *Água destilada qsp*: 130mL.
- *Modo de usar*: aplicar para limpeza da face à noite, 5min antes do creme clareador, e pela manhã, para removê-lo. Qualquer sensibilidade, suspender o uso e entrar em contato com o médico.

Gel Clareador Pré-*laser*

- *Ácido retinoico*: 0,025%.
- *Hidroquinona*: 3%.
- *Hidrocortisona*: 0,5%.
- *Gel qsp*: 40g.
- *Modo de usar*: aplicar à noite, após limpeza da pele, durante o período indicado pelo médico. A qualquer sensibilidade, suspender o uso e entrar em contato com o médico.

Loção com Vitaminas

- *Talasferas de vitamina C*: 20%.
- *Vitamina E*: 4%.
- *Loção oil free*: 30mL.
- *Modo de usar*: aplicar pela manhã, após limpeza da pele. A qualquer sensibilidade, suspender o uso e entrar em contato com o médico.

Gel com Filtro Solar com Fator de Proteção Solar 25

- *Octilmetoxicinamato (Parsol MCX®)*: 7,5%.
- *Avobenzona (Parsol 1789®)*: 3%.
- *4-metilbenzilideno cânfora (Parsol 5000®)*: 5%.
- *Dióxido de titânio micronizado*: 5%.
- *Gel fluido qsp*: 130mL.
- *Modo de usar*: aplicar pela manhã, após o uso da loção com vitaminas; não há necessidade de limpar a pele antes da aplicação/reaplicação. Reaplicar o filtro solar

durante o dia, a cada 3h. A qualquer sensibilidade, suspender o uso e entrar em contato com o médico.

Kit Pré-laser para Pele Mista e Seca

Produtos para o preparo da pele para o período pré-operatório facial: loção de limpeza de pepino, gel-creme clareador pré-laser, loção com vitaminas e loção com filtro solar FPS 25.

Loção de Limpeza de Pepino

- *Álcool cetílico*: 3%.
- *Álcool estearílico*: 2%.
- *Laurilsulfato de sódio*: 0,5%.
- *Suco de pepino*: 5%.
- *Lactato de metila*: 1%.
- *Propilenoglicol*: 20%.
- *Água destilada qsp*: 130mL.
- *Modo de usar*: aplicar para limpeza de face e pescoço à noite, 5min antes do gel-creme clareador, e pela manhã, para removê-lo. Aplicar com o dedo, massageando a pele e depois remover com algodão. A qualquer sensibilidade, suspender o uso e entrar em contato com o médico.

Gel-creme Clareador Pré-laser

- *Ácido retinoico*: 0,025%.
- *Hidroquinona*: 3%.
- *Hidrocortisona*: 0,5%.
- *Diaquasol*: 2%.
- *Gel qsp*: 40g.
- *Modo de usar*: aplicar à noite, após limpeza da pele, durante o período indicado pelo médico. Para peles mais sensíveis, na primeira semana alternar o uso do gel clareador com a loção com vitaminas. A qualquer sensibilidade, suspender o uso e entrar em contato com o médico.

Loção com Vitaminas

- *Talasferas de vitamina C*: 20%.
- *Vitamina E*: 4%.

- *Loção base*: 30mL.
- *Modo de usar*: aplicar pela manhã, após limpeza da pele. A qualquer sensibilidade, suspender o uso e entrar em contato com o médico.

Filtro Solar com Fator de Proteção Solar 25 – Loção

- *Octilmetoxicinamato (Parsol MCX®)*: 7,5%.
- *Avobenzona (Parsol 1789®)*: 3%.
- *4-metilbenzilideno cânfora (Parsol 5000®)*: 5%.
- *Dióxido de titânio micronizado*: 5%.
- *Óleo de silicone*: 3%.
- *Loção hidratante qsp*: 130mL.
- *Neutracolor, perfume e conservantes*: qs.
- *Modo de usar*: aplicar pela manhã, após o uso da loção com vitaminas; não há necessidade de limpar a pele antes da aplicação/reaplicação. Reaplicar o filtro solar durante o dia, a cada 3h. A qualquer sensibilidade, suspender o uso e entrar em contato com o médico.

APLICAÇÃO DO LASER

Anestesia

Os procedimentos são realizados sob anestesia local e sedação supervisionada por anestesiologista. É feito o bloqueio anestésico locorregional (nervos supra e infraorbitais, nasociliares, mentuais, maxilares na sua origem e ramos cutâneos do plexo cervical) e complementa-se com anestesia local nas áreas não abrangentes dos bloqueios nervosos. Utilizam-se lidocaína a 2% para os bloqueios e Marcaína® a 0,5% em solução de adrenalina a 1:400.000. Utilizam-se gotas oftálmicas de tetracaína para a colocação dos protetores oculares de metal que deverão ser usados durante todo o tempo em que se estiver usando o laser para o resurfacing e para a blefaroplastia a laser.

Os pacientes submetidos ao uso do laser recebem, durante a cirurgia, dexametasona, 4mg, via intravenosa, mantida por via oral no pós-operatório por dois dias.

978-85-7241-919-2

Cuidados Específicos de Segurança para Uso do *Laser*

- Protetores oculares (*eye shields*) de metal para o paciente.
- Creme antibiótico intranasal.
- Proteção dentária com gazes úmidas.
- Proteção auricular (*ear plug*).
- Óculos específicos para todos os membros da equipe.
- Máscaras com filtragem viral.
- Aspirador de fumaça com filtro viral.
- Durante a aplicação do *laser* deve-se suspender o oxigênio (quando se usa anestesia local), observando-se a oximetria.
- Quando utilizar anestesia geral com intubação, a cânula endotraqueal deve ser metálica e o sistema deve ser fechado.

Aplicação na Prática

Dióxido de Carbono e Érbio Ítrio Alumínio Granada

Na combinação dos dois tipos de *laser* podem ser utilizados dois aparelhos distintos ou acoplados no mesmo aparelho, como o Derma K®.

A indicação desse procedimento tem a finalidade de reduzir o tempo de reepitelização e o eritema no pós-operatório. Tem-se observado reepitelização em 5 a 7 dias e eritema em 30 a 45 dias com tal combinação, ao passo que com o *laser* de CO_2 usado isoladamente, a reepitelização leva em média 10 dias e o eritema dura de dois a três meses (Fig. 57.1).

Essa combinação tem pós-operatório semelhante ao do érbio utilizado isoladamente, porém, com o benefício de maior contração da derme reticular, a qual confere resultado mais duradouro.

Parâmetros utilizados:

- Primeira passada – CO_2 (Ultrapulse Coherent 5000®):
  - 300mJ – 60W, gerador computadorizado de desenhos (CPG, *computerized pattern generator* ou *scanner*) – 396: para regiões nasal, frontal, labial e bochechas.
  - 200mJ – 30W, CPG – 396: para região mandibular.

- 175mJ – 30W, CPG – 366: nas pálpebras.
  - Após o final da primeira passada, devem-se lavar todas as áreas aplicadas com gazes umedecidas em soro fisiológico gelado, com exceção do pescoço.
- Segunda passada – CO_2:
  - 300mJ – 60W, CPG – 396: nasal, frontal e labial.
  - 200mJ – 30W, CPG – 396: bochechas e região mandibular.
  - 175mJ – 30W, CPG – 366: pálpebras.
  - Após a segunda passada, novamente se faz a limpeza com soro fisiológico.

Importante: não aplicar no pescoço e nem sobre a área descolada do retalho cutâneo.

- Terceira passada – Er:YAG (Derma K® ou Derma 20®).

Utiliza-se somente o érbio em pacientes com sequelas de acne leve, cicatrizes e rítides graus I e II (Glogau), podendo-se aplicar uma a quatro passadas, conforme a necessidade. Quando se associa o *laser* de CO_2, aplica-se somente uma passada do Er:YAG. Os parâmetros são os mesmos de quando empregado apenas o Er:YAG ou quando associado com *laser* de CO_2.

Parâmetros utilizados:

- *Energia*: 1,5J.
- Scanner: formato quadrado.
- *Tamanho*: 10.
- *Velocidade*: 20 pulsos/s.
- *Sobreposição*: 30%

Aplica-se uma passada do *laser* de Er:YAG sobre todas as áreas em que foi usado o *laser* de CO_2 e sobre o retalho cutâneo, no caso de ritidoplastia associada, e em todo o pescoço até a região clavicular, se necessário. Nas regiões mais salientes das cicatrizes e das sequelas de acne, pode-se utilizar o *laser* com ponteira única (sem *scanner*) com *spot size* de 3mm, para melhor acabamento. Aplica-se apenas uma passada e não deve ser feita a limpeza mecânica após o uso do Er:YAG. Em seguida, aplica-se o curativo de Silon®.

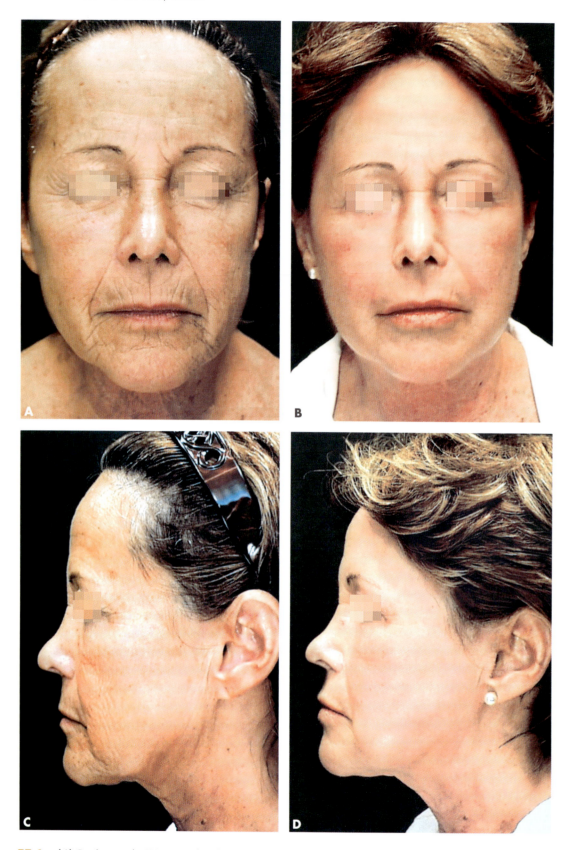

Figura 57.1 – (*A*) Paciente de 74 anos de idade, sexo feminino, apresentando fotoenvelhecimento Glogau IV e pele tipo III de Fitzpatrick. (*B*) Mesma paciente após três meses do uso de *lasers* de CO_2 e érbio ítrio alumínio granada (Er:YAG), associado à blefaroplastia superior, cantopexia e lipoinjeção de sulco nasogeniano. Observa-se melhora das rugas periorbitais, periorais e do fotoenvelhecimento facial. (*C*) Pré-operatório (perfil). (*D*) Três meses de pós-operatório (perfil).

978-85-7241-919-2

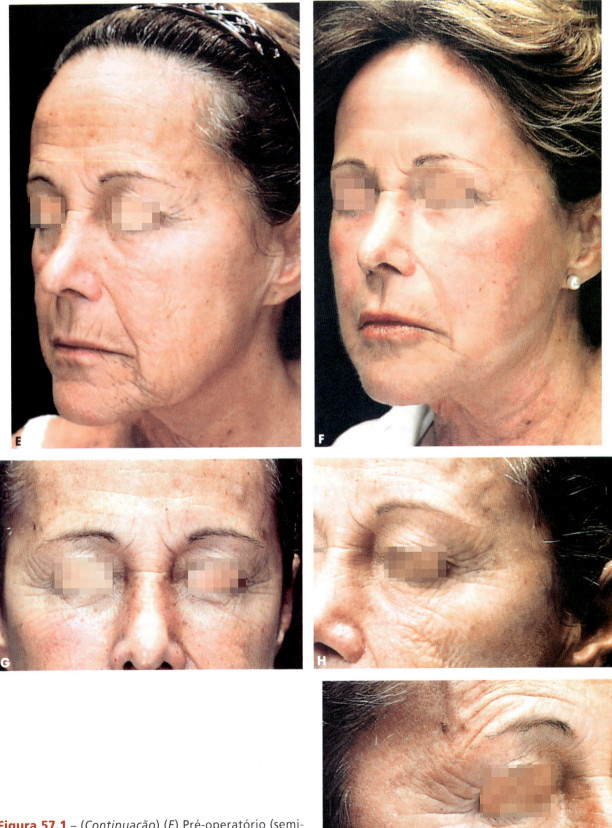

Figura 57.1 – (*Continuação*) (*E*) Pré-operatório (semi-perfil). (*F*) Três meses de pós-operatório (semiperfil). (*G* a *I*) Mesma paciente apresentando flacidez palpebral com fotoenvelhecimento.

(*Continua*)

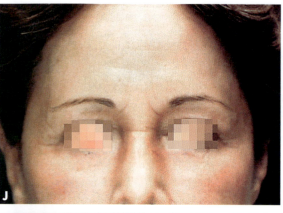

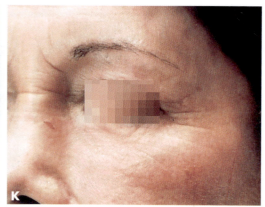

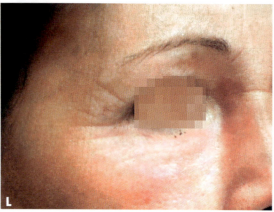

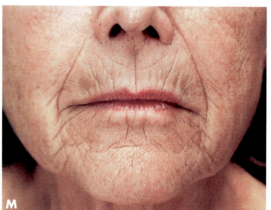

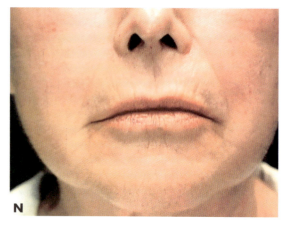

978-85-7241-919-2

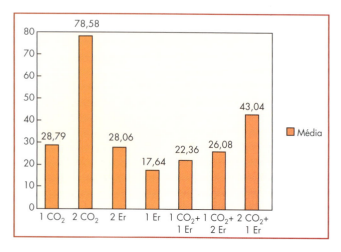

Figura 57.1 – (*Continuação*) (*J* a *L*) Paciente submetida aos *lasers* de CO_2 e Er:YAG, associado à blefaroplastia superior e à cantopexia, com três meses de pós-operatório. (*M*) Mesma paciente apresentando rugas periorais. (*N*) Paciente submetida ao uso de *lasers* de CO_2 e Er:YAG, associado à lipoinjeção de sulcos nasogeniano e labial, com três meses de pós-operatório.

Figura 57.2 – Estudo do dano térmico residual mostrando que, com duas passadas de CO_2 e uma de érbio ítrio alumínio granada (Er:YAG), este dano é menor que o de duas passadas de CO_2.

Realizaram-se biópsias consecutivas em dez pacientes submetidos à ritidoplastia, com pele Fitzpatrick de tipo III, em que foram aplicados *lasers* de CO_2 e Er:YAG, isoladamente e em conjunto, sobre o retalho da região pré-auricular. O resultado mostrou dano térmico residual menor com uma passada de Er:YAG, maior com duas passadas de CO_2 e dano térmico médio, o que representa, clinicamente, menor tempo de reepitelização e eritema. Histologicamente, a ablação causada pelo *laser* de Er:YAG diminui a zona de coagulação térmica provocada pelo *laser* de CO_2, acarretando menor medida de dano térmico (Fig. 57.2).

Dióxido de Carbono e Érbio Ítrio Alumínio Granada no mesmo Aparelho (Derma K®)

Parâmetros utilizados (Er:YAG):

- *Energia*: 1,5J.
- *Potência*: 3W.
- *Tamanho*: 10.
- *Velocidade*: 20 pulsos/s.
- *Sobreposição*: 30%.
- CO_2 – dwell time: 50%.

Utilizam-se duas a três passadas em toda a face, com exceção das pálpebras, em que se usam duas passadas com CO_2, com 2W. No pescoço, apenas uma passada do Er:YAG.

LASER ASSOCIADO À CIRURGIA (BLEFAROPLASTIA E RITIDOPLASTIA)

Nos casos em que há indicação de cirurgias como blefaroplastia e ritidoplastia, estas são realizadas antes da aplicação do *laser*.

Nas blefaroplastias, temos realizado a superior de forma convencional e a inferior por via transconjuntival (sem remoção de pele). A cantopexia descrita por Lessa[7] é utilizada na profilaxia do ectrópio, para pacientes com relaxamento do ligamento cantal externo ou acima de 40 anos de idade.

A ritidoplastia é realizada de maneira convencional, associada ao sistema musculoaponeurótico superficial (SMAS)/platisma. A utilização do *laser* nesses casos deve respeitar o limite do descolamento, passando-se só uma vez o Er:YAG sobre a área descolada.

Resultados de blefaroplastia e ritidoplastia associados à cirurgia são observados nas Figuras 57.3 e 57.4.

SEQUELAS DE ACNE

A abordagem das sequelas de acne deve ser criteriosa, especialmente com relação à expectativa dos pacientes quanto ao resultado, uma vez que muitos já se submeteram a diversos tratamentos e veem no *laser* a resolução final de seu problema. O esclarecimento prévio das vantagens e limitações da técnica fará com que o paciente obtenha uma ideia real do prognóstico. Na avaliação, deve-se considerar a profundidade das lesões e as mais profundas devem ser tratadas com microenxertos cutâneos aproximadamente um mês antes da aplicação do *laser*. Isso porque o *laser* não conseguirá nivelar as lesões mais profundas. Nas sequelas de acne mais superficiais não há necessidade desse procedimento.

A aplicação do *laser* deve ser precedida de um tratamento por 30 a 60 dias, para reduzir a oleosidade da pele.

O *laser* mais indicado para a patologia é o Er:YAG, uma vez que é mais ablativo com pouco dano térmico residual, causando ablação mais precisa e profunda. Pode também, em alguns casos, ser associado ao *laser* de CO_2 (mais coagulativo) para diminuir o sangramento transcirúrgico. O ponto final da aplicação não deve ser o desaparecimento das cicatrizes, pois isto poderá causar complicações como cicatrizes hipertróficas e discromias. O parâmetro deve ser o número de passadas de *laser* por área aplicada, não devendo exceder três a cinco passadas.

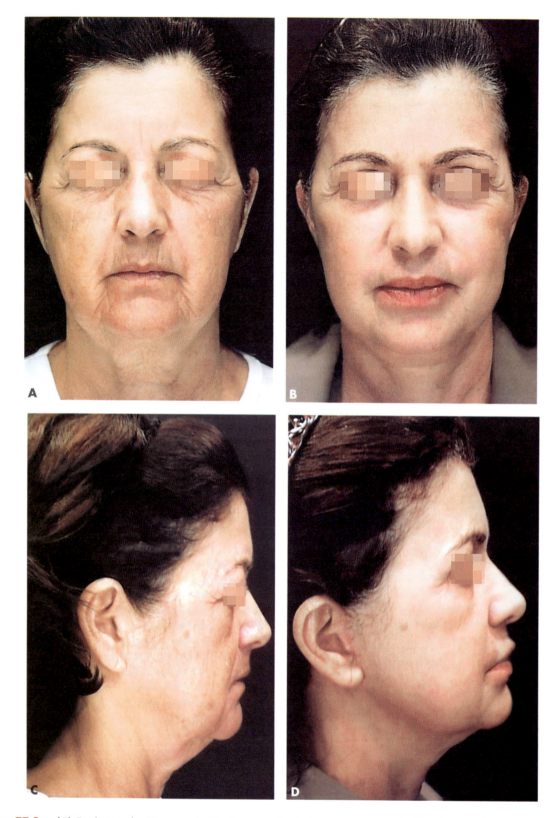

Figura 57.3 – (*A*) Paciente de 62 anos de idade, sexo feminino, apresentando flacidez panfacial e cervical com fotoenvelhecimento Glogau IV e pele tipo III de Fitzpatrick. (*B*) Foi submetida à ritidoplastia com retalho de sistema musculoaponeurótico superficial (SMAS)/platisma, blefaroplastia superior, cantopexia e lipoinjeção de sulco naso-geniano associado ao *laser* de CO_2, seguido de *laser* de érbio ítrio alumínio granada (Er:YAG) panfacial e *laser* de Er:YAG sobre o retalho e a cervical, com as energias descritas no texto. Pós-operatório de oito meses. (*C*) Mesma paciente, de perfil, apresentando flacidez acentuada, com fotoenvelhecimento cutâneo. (*D*) Pós-operatório de oito meses de ritidoplastia associada ao *resurfacing* com *laser*.

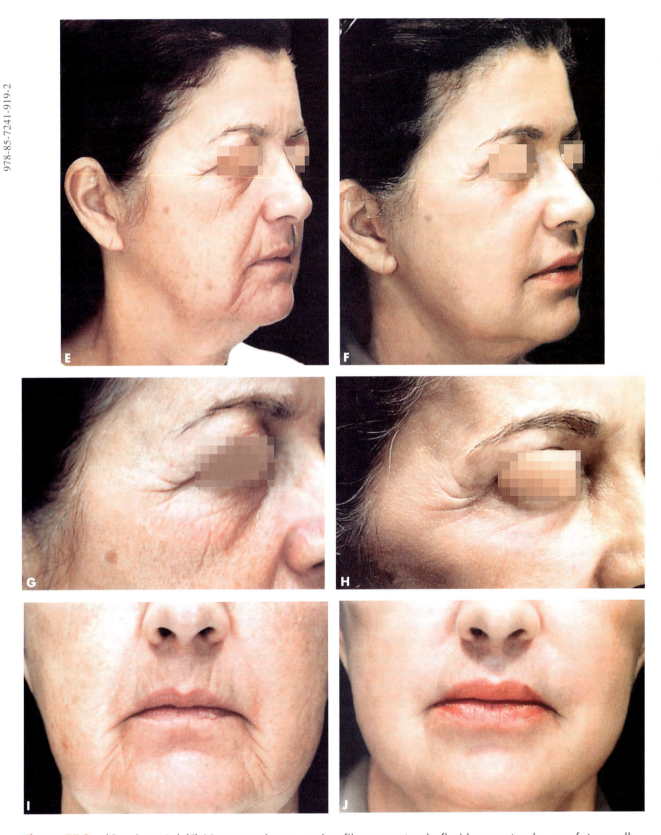

Figura 57.3 – (*Continuação*) (*E*) Mesma paciente, semiperfil, apresentando flacidez acentuada, com fotoenvelhecimento cutâneo.(*F*) Pós-operatório de oito meses de ritidoplastia associada a *resurfacing* com *laser*. (*G*) Mesma paciente apresentando flacidez palpebral com fotoenvelhecimento. (*H*) Paciente foi submetida aos *lasers* de CO_2 e Er:YAG, associados à blefaroplastia superior e cantopexia, com oito meses de pós-operatório. (*I*) Mesma paciente apresentando rugas periorais associadas à flacidez cutânea. (*J*) Paciente submetida ao uso de *lasers* de CO_2 e Er:YAG, associados à ritidoplastia e lipoinjeção de sulcos nasogeniano e labial, com oito meses de pós-operatório.

978-85-7241-919-2

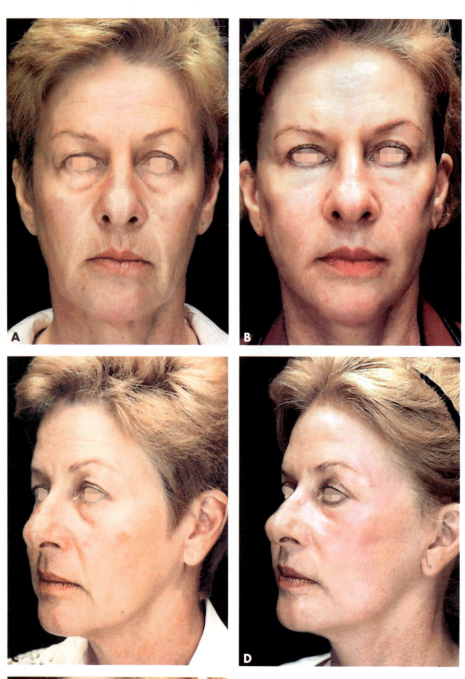

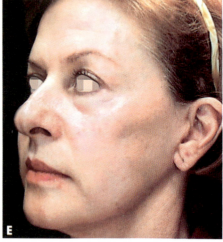

Figura 57.4 – (*A*) Paciente de 54 anos de idade, sexo feminino, apresentando flacidez facial e cervical com fotoenvelhecimento Glogau IV e pele tipo II de Fitzpatrick. (*B*) Paciente submetida à ritidoplastia com retalho de sistema musculoaponeurótico superficial (SMAS)/platisma, blefaroplastia superior, blefaroplastia inferior transconjuntival, com reposicionamento de bolsas palpebrais e cantopexia associada ao uso dos *lasers* de CO_2 e érbio ítrio alumínio granada (Er:YAG), com dois anos de pós-operatório, apresentando melhora da flacidez e das rugas. (*C*) Mesma paciente em pré-operatório, semiperfil. (*D*) Pós-operatório de seis meses. (*E*) Pós-operatório de três anos, com manutenção do resultado.

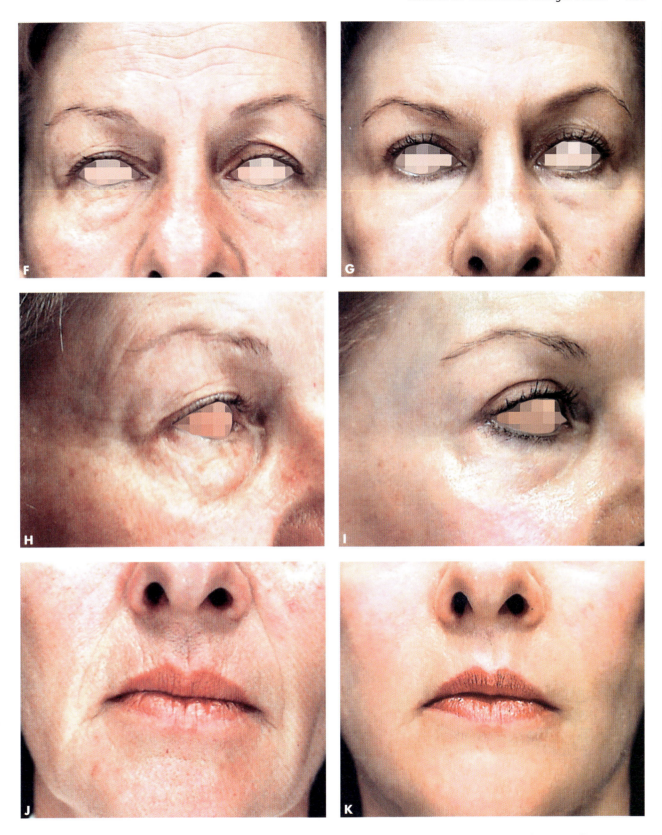

Figura 57.4 – (*Continuação*) (*F* e *G*) Mesma paciente apresentando flacidez palpebral com fotoenvelhecimento. (*H* e *I*) Foi submetida aos *lasers* de CO_2 e Er:YAG, associados à blefaroplastia superior, blefaroplastia inferior transconjuntival, com reposicionamento de bolsas palpebrais e cantopexia, com três anos de pós-operatório. (*J*) Mesma paciente apresentando rugas periorais associadas à flacidez cutânea. (*K*) Paciente submetida ao uso de *lasers* de CO_2 e Er:YAG, associados à ritidoplastia e lipoinjeção de sulcos nasogeniano e labiomentual, com três anos de pós-operatório.

CICATRIZES

As cicatrizes podem ser amenizadas com o uso do *laser* (tanto CO_2 quanto Er:YAG). As recentes e hipertróficas podem ser diminuídas em tamanho, cor e volume, por meio de aplicação do *laser* na sua superfície, respeitando-se os tecidos sadios vizinhos. As cicatrizes tardias, brancas e elevadas também terão os mesmos benefícios, ao passo que as tardias e planas não melhoram com o *laser*.

Não há necessidade de preparo prévio da pele nesses casos.

CUIDADOS PÓS-OPERATÓRIOS

Os pacientes são vistos diariamente por uma enfermeira treinada e a revisão no consultório deve ser feita a partir do quinto dia, ou antes, se for necessário.

O curativo utilizado, como descrito anteriormente, é fechado com Silon® e nas áreas expostas, como pescoço, periorais e periorbitais, usa-se vaselina. Pode-se também usar curativo aberto em toda a face com vaselina ou outro tipo de curativo fechado, como Flexzan®, Second Skin®, etc.

A troca do curativo é feita 24 a 48h depois; se estiver íntegro, será mantido até o terceiro dia, quando será retirado e substituído por curativo aberto com vaselina em toda a face.

Nesse período, os medicamentos sistêmicos empregados são:

- Cefalosporina, 500mg, a cada 8h.
- Aciclovir, 400mg, a cada 12h.
- Dexametasona (Decadron®), 12mg pela manhã nos dois primeiros dias de pós-*laser*.
- Hidrocortisona a 1%, creme – após a reepitelização completa, inicia-se o uso de corticosteroide tópico, por sete dias; tem a mesma finalidade de um anti-inflamatório, reduzindo o eritema.
- Vitamina C tópica e ácido fítico são antioxidantes que evitam hiperpigmentação após a fase do eritema. Inicia-se depois da reepitelização completa, profilaticamente.
- Hidratação com cremes neutros, sem perfume, para evitar reação alérgica em pele muito sensível, como ocorre no pós-*laser*.
- Proteção solar: quando a reepitelização for completa, pode-se retornar às atividades normais, com o uso constante de protetor solar.
- Hidroquinona de 2 a 4% é o despigmentante utilizado quando há hiperpigmentação; inicia-se geralmente após o primeiro mês e mantém-se até a remissão.

Kit Pós-*laser* para Pele Oleosa

Produtos que serão utilizados no período pós-operatório do *laser*. O *kit* é composto de creme protetor, gel hidratante pós-*laser*, creme bloqueador total e gel-creme clareador pós-*laser*.

Creme Protetor

- *Adenin®*: 0,1%.
- *Matrixyl®*: 2%.
- *Vaselina creme*: 120g.
- *Modo de usar*: nos primeiros dias após a aplicação do *laser*, usá-lo nas áreas expostas do curativo, após limpeza do local com cotonete e gaze com água mineral. Repetir o procedimento várias vezes ao dia. A qualquer sensibilidade, suspender o uso e entrar em contato com o médico.

Vaporizador

- *Água vegeto-mineral*:
  - *Extrato vegetal de* Aloe vera: 5%.
  - *Oligominerais*: 2%.
  - *Água purificada*: 250mL.
- *Modo de usar*: vaporizar a face várias vezes ao dia sobre o curativo.

Gel Hidratante Pós-*laser*

- *Adenin®*: 0,1%.
- *Matrixyl®*: 5%.
- *Óleo de melaleuca*: 2%.
- *Alfa-bisabolol*: 0,5%.
- *Diaquasol (complexo hidratante)*: 2%.
- *Extrato de células de leveduras*: 0,5%.
- *Gel qsp*: 50g.
- *Modo de usar*: aplicar na face várias vezes ao dia, após a retirada do curativo. Usar protetor solar ou bloqueador total. A qualquer sensibilidade, suspender o uso e entrar em contato com o médico.

978-85-7241-919-2

Loção Bloqueadora Total

- *Parsol MCX®*: 7,5%.
- *Parsol 1789®*: 2,5%.
- *Eusolex 6300®*: 4%.
- *Pigmentos revestidos*: qs.
- *Loção siliconada qsp*: 60g.
- *Modo de usar*: aplicar em toda a face com a ponta dos dedos e espalhar de maneira uniforme. Usar quando retornar às atividades profissionais ou sociais, aplicando-a depois do creme protetor ou gel hidratante pós-*laser*, tantas vezes quantas forem necessárias. A qualquer sensibilidade, suspender o uso e entrar em contato com o médico.

Loção *Oil Free* Clareadora Pós-*laser*

- *Ácido fítico*: 4g.
- *Ácido glicólico neutralizado*: 8%.
- *Loção* oil free *qsp*: 60mL.
- *Modo de usar*: utilizar depois de retirado o curativo, aplicando à noite após limpeza da pele. A qualquer sensibilidade, suspender o uso e entrar em contato com o médico.

Kit Pós-*laser* para Pele Mista e Seca

A diferença entre este *kit* e o para pele oleosa está no gel hidratante e na loção clareadora. Ao invés de gel qsp (50g), no gel hidratante pós-*laser*, usa-se gel-creme qsp (50g). E ao invés de loção *oil free* qsp (60mL), na loção clareadora pós-*laser*, usa-se loção hidratante qsp (60mL). O restante das fórmulas permanece igual para ambos os *kits*.

TERMO DE AUTORIZAÇÃO E ESCLARECIMENTOS PRÉVIOS

Todo paciente submetido ao *laser* deve ser esclarecido previamente de todas as etapas pelas quais passará, incluindo o pós-operatório imediato, que é o mais difícil. Um termo de consentimento esclarecido assinado por pa-ciente, médico e uma testemunha auxiliará o respeito mútuo e o bom relacionamento entre médico e paciente.

INTERCORRÊNCIAS E COMPLICAÇÕES

São muito frequentes as intercorrências após o uso do *laser* e devem ser acompanhadas e orientadas adequadamente.

Eritema

Ocorre em 100% dos pacientes e pode variar de 30 a 90 dias. A conduta é expectante, podendo ser atenuada com corticosteroide tópico e evitando-se a exposição solar e o calor.

Infecção Bacteriana

Não é muito frequente, uma vez que se utiliza a profilaxia antibacteriana. Quando ocorre, deve-se colher material para bacterioscopia, cultura e antibiograma. Inicia-se antibiótico de amplo espectro (Gram-positivo e Gram-negativo) associado a antibiótico tópico, até se obter o resultado da cultura.

Infecção Viral

Apesar da profilaxia, o estresse cirúrgico pode ocasionar reagudização do herpes. O seu aparecimento provoca dor intensa e dificuldade de reepitelização. Deve-se aumentar a dosagem do aciclovir até 400mg, cinco vezes ao dia, além de antiviral tópico.

Infecção Fúngica

É rara e, quando ocorre, em geral é facilmente diagnosticada como uma película esbranquiçada sobre uma pele não completamente reepitelizada. A conduta é empregar antimicótico sistêmico (fluconazol) e tópico.

978-85-7241-919-2

SEÇÃO 7

Cicatrizes Hipertróficas

Costumam aparecer quando se sobrepõe muitas vezes o *laser* nas mesmas áreas ou em áreas com derme mais delicada. O tratamento é a associação de infiltração intralesional de corticosteroide (triancinolona), massagens com corticosteroide tópico e compressão com placas de silicone.

Ectrópio

Pode surgir, transitoriamente, pela contração da pele da pálpebra inferior. Se for acentuado, pode ser necessária cantopexia ou blefarorrafia transitória. Sendo leve, deve-se tomar cuidado com a exposição da córnea, com pomadas específicas e lubrificação com colírios. Quando for realizada a cantopexia profilática, geralmente não haverá ectrópio.

Hiperpigmentação

Em geral, ocorre após o trigésimo dia e associa-se a uma resposta inflamatória dérmica acentuada e diretamente proporcional ao tempo de eritema. O tratamento utilizado é hidroquinona a 2 a 4%, ácido fítico ou ácido kójico. Devem-se evitar a exposição solar e os ambientes muito aquecidos.

Hipopigmentação

Pode-se manifestar até o segundo ano pós-*laser* e está relacionada a algumas áreas da face, como a região mandibular ou o pescoço. Como profilaxia, usar menor fluência nessas áreas. O tratamento é expectante e cosmiátrico.

Linhas de Demarcação

Surgem no limite das áreas tratadas e relacionam-se à mudança de textura e coloração da pele, com mais frequência nas aplicações regionais do *laser* e no limite final da aplicação no pescoço. Como profilaxia, usar fluências decrescentes nos limites das aplicações (*feathering*) ou aplicar o *laser* de Er:YAG nas transições. O tratamento é a aplicação de *laser* de Er:YAG ou o *peeling* químico nas transições.

Poiquilodermia

Os pacientes que apresentam poiquilodermia (lesão pigmentar e vascular por exposição solar crônica) no pescoço devem ter uma abordagem mais criteriosa. A aplicação do *laser* sobre essas áreas causará coagulação dos vasos, que demarcará o final da aplicação. O tratamento é o uso de *laser* específico para lesões vasculares nas áreas tratadas.

Milio

É uma lesão frequente que aparece com curativo aberto e aplicação de vaselina por tempo prolongado. Causa obstrução das glândulas sebáceas e acúmulo do seu conteúdo intradérmico. Como tratamento, suspender o uso da vaselina e proceder à abertura mecânica (com agulha) das lesões.

Persistência das Rugas de Expressão

Uso de toxina botulínica (Botox®) nas áreas laterais dos olhos, glabelares e frontais.

Persistência das Rugas Periorais

Utilização de produtos de preenchimento (ácido hialurônico).

QUESTÕES

1. Quais as vantagens da associação do *laser* de CO_2 e Er:YAG?
2. Qual é o melhor esquema terapêutico de associação do *laser* e cirurgia?
3. Qual é o melhor esquema terapêutico para tratamento de cicatrizes de acne?
4. Quais são os cuidados pós-operatórios?
5. Quais as implicações do uso do *laser*?

REFERÊNCIAS

1. GORDON, J. P.; ZIEGLER, H. J.; TOWNES, C. H. The maser: new type of amplifier, frequency standard and spectrometer. *Physiol. Rev.*, v. 99, p. 1264-1274, 1955.
2. MAIMON, T. H. Stimulated optical radiation in ruby. *Nature*, v. 187, p. 493-494, 1960.
3. JAVAN, A.; BENNETT, W. R.; HERRIOTT, D. R. Population inversion and continuous optical maser oscilation in a gas discharge containg a HeNe mixture (letter). *Physiol. Rev.*, v. 6, p. 106-110, 1961.
4. ANDERSON, R.; PARRISH, J. Selective phototermolysis: precise microsurgery by selective absorption of pulsed radiation. *Science*, v. 220, p. 524-526, 1983.
5. WALSH, J. T.; CUMMINGS, J. P. Effect of dynamic optical properties of water on midinfrared laser ablation. *Lasers Surg. Med.*, v. 3, p. 295-305, 1994.
6. ALSTER, T. Cutaneous resurfacing with CO_2 and Erbium: YAG lasers: preoperative, intraoperative, and postoperative considerations. *Plast. Reconst. Surg.*, v. 103, n. 2, p. 619-632, 1999.
7. LESSA, S.; SEBASTIA, R.; FLORES, E. A simple cantopexy. *Rev. Soc. Bras. Cir. Plast.*, v. 14, n. 1, p. 59-70, 1999.

LEITURA COMPLEMENTAR

ALSTER, T. Clinical and histologic evaluation of six Erbium:YAG lasers for cutaneous resurfacing. *Lasers Surg. Med.*, v. 24, p. 87-92, 1999.

APFELBERG, D. B. Ultrapulse carbon dioxide laser with CPG scanner for full-face resurfacing for rhytids, photoaging and acne scars. *Plast. Reconstr. Surg.*, v. 99, n. 7, p. 1817, 1997.

BAKER, T. J. Chemical face peeling and rhytidectomy. *Plast. Reconstr. Surg.*, v. 29, p. 199, 1962.

FITZPATRICK, R. E. Depth of vaporization and residual thermal damage using multiple passes of the ultrapulse CO_2 laser. *Lasers Surg. Med.*, v. 21, n. 9, p. 31, 1997.

FITZPATRICK, R. E. et al. The depth of thermal necrosis using the CO_2 laser: a comparison of the superpulsed mode and conventional model. *J. Dermatol. Surg. Oncol.*, v. 17, p. 340, 1991.

GRAF, R. M.; BERNARDES, A.; AUERSWALD, A.; NORONHA, L. Full-face laser resurfacing and rhytidectomy. *Aesth. Plast. Surg.*, 23, p. 101-106, 1999.

HOEFFLIN, S. M. Preoperative and postoperative care for laser resurfacing patients. *Aesth. Plast. Surg.*, v. 16, n. 4, p. 232, 1996.

KLINGMAN, A. M.; BAKER, T. J.; GORDON, H. L. Long term histologic follow-up of phenol face peels. *Plast. Reconstr. Surg.*, v. 75, n. 5, p. 652-659, 1985.

LITTON, C. Chemical face lifting. *Plast. Reconstr. Surg.*, v. 29, p. 371, 1962.

MACKEE, G. M.; KARP, F. L. The treatment of post acne scars with phenol. *Br. J. Dermatol.*, v. 64, p. 456-459, 1952.

MCDANIEL, D. H.; LORD, J.; ASH, K.; NEWMAN, J. Combined CO_2/Erbium:YAG laser resurfacing of peri-oral rhytides and side-by-side comparison with carbon dioxide laser alone. *Dermatol. Surg.*, v. 25, n. 4, p. 285-289, 1999.

MONTAGNA, W.; PARAKKAL, P. *The Pilary Apparatus: the structure and function of human skin*. New York: Academic, 1974.

NATHAN, M.; FELDER, D. S. CO_2 laser resurfacing over facial flaps. *Aesth. Plast. Surg.*, v. 17, n. 5, p. 285, 1997.

ROBERTS, T. L. et al. CO_2 laser resurfacing: recognizing and minimizing complications. *Aesth. Plast. Surg.*, v. 16, n. 2, p. 142, 1996.

ROSENBERG, G. J.; APFELBERG, D. B.; CHERNOFF, W. G.; SECKEL, B. B. Treatment of postlaser resurfacing complications – panel discussion. *Aesth. Plast. Surg.*, v. 17, n. 2, p. 119, 1997.

RUBIN, M. G. *Manual of Chemical Peels*. Philadelphia, Lippincott, 1992. v. 1, p. 1-24.

WEINSTEIN, C. Computerized scanning Erbium:YAG laser for skin resurfacing. *Dermatol. Surg.*, v. 24, p. 83-89, 1998.

WEINSTEIN, C. Erbium laser resurfacing: current concepts. *Plast. Reconstr. Surg.*, v. 103, n. 2, p. 602-616, 1999.

WEINSTEIN, C. Why I abandoned CO_2 laser resurfacing: the dilemma of evolving technologies. *Aesthetic Surg. J.*, v. 19, n. 1, p. 67-69, 1999.

Complicações dos *Lasers* Ablativos

Maurício de Maio ◆ Rodrigo Gimenez

SUMÁRIO

O *laser* ablativo é destinado ao tratamento de rugas, cicatrizes de acne e alterações benignas da pele, através da remoção da superfície cutânea de maneira controlada e precisa.

Sua aplicação não queima a pele e remove camada por camada de tecidos até sua eliminação completa. Por ser uma técnica de precisão, permite excelente resultado cosmético em curto período de recuperação.

Embora possua ótimos resultados, essa técnica não está livre de possíveis complicações.

HOT TOPICS

- O tempo de relaxamento térmico é o tempo que determinado alvo ou cromóforo leva para perder 50% da energia ou do calor absorvidos.
- Os *lasers* contínuos apresentam maior probabilidade de causar efeitos adversos, pela difusão da energia na forma de calor.
- As complicações podem ser classificadas quanto à gravidade em leves, moderadas e graves.
- O eritema após a ablação cutânea aparece em 100% dos pacientes.
- Milio corresponde a uma pequena elevação cupuliforme, esbranquiçada e indolor que pode ocorrer após o *resurfacing* com *laser*.
- A dermatite de contato ocorre pela ausência de barreira protetora epidérmica, deixando a pele mais suscetível às reações irritativas.

- O prurido pode estar relacionado a processo de cicatrização, infecção, ou reação alérgica.
- A hiperpigmentação pós-inflamatória é a complicação mais frequente dos *lasers* ablativos.
- Os primeiros sinais do aparecimento da cicatriz hipertrófica são leve endurecimento e eritema localizado.

INTRODUÇÃO

Há várias décadas são realizados procedimentos com a finalidade de se obter aparência mais rejuvenescida e vigorosa. Na maioria das vezes, as atenções se voltam para a pele facial, que sofre algumas alterações indesejadas com o processo de envelhecimento. *Peelings* químicos, dermabrasão e, mais recentemente, o *laser* são recursos utilizados com sucesso no tratamento da pele nessas condições.

Com o avanço da tecnologia e da física, ocorreu a popularização no uso dos modernos métodos a *laser*. Na década de 1980, o *laser* de dióxido de carbono (CO_2), com comprimento de onda de 10.600nm, foi o primeiro a ser utilizado para a realização do *resurfacing* cutâneo. O *laser* de érbio ítrio alumínio granada (Er:YAG, *erbium-doped yttrium aluminium garnet*), que emite um comprimento de onda de 2.940nm, foi introduzido logo depois e com as mesmas finalidades[1]. Os primeiros sistemas a *laser* desenvolvidos para uso médico foram *lasers* contínuos, ou seja, os que produzem ondas contínuas de radiação. Esses *lasers* de luz constante tiveram sua utilização bastante limitada, pois sua energia irradiava tecidos adjacentes indevidamente.

O conceito da fototermólise seletiva, desenvolvido por Anderson e Parrish em 1983, forneceu as ferramentas necessárias para a utilização mais segura e precisa da energia a *laser*[2]. O conceito da fototermólise seletiva estabelece que um cromóforo ou alvo específico pode ser destruído seletivamente com mínimo dano tecidual ao seu redor. Para que isso ocorra, o comprimento de onda do *laser* deve coincidir com o comprimento de onda absorvido pelo cromóforo e este deve ser exposto à energia do *laser* por um intervalo menor que seu tempo de relaxamento térmico. O tempo de relaxamento térmico é o tempo que determinado alvo ou cromóforo leva para perder 50% da energia ou do calor absorvidos[3,4]. O tempo de relaxamento térmico da pele é de 1 milissegundo (ms).

O conceito da fototermólise seletiva também forneceu subsídios para o desenvolvimento de uma nova geração de *lasers*, muito mais precisos, específicos e seguros. Os *lasers* pulsados, ultrapulsados, *Q-switched* e os sistemas *scanner* são exemplos dessa tecnologia.

Levando-se em consideração os conceitos citados previamente, pode-se traçar um perfil dos efeitos adversos esperados para cada sistema a *laser*, dependendo de seu comprimento de onda e seu modo de operação. De um modo geral, os *lasers* contínuos apresentam maior probabilidade de causar efeitos adversos, pela difusão da energia na forma de calor a tecidos normais adjacentes[5]. *Lasers* que se enquadram nos princípios da fototermólise seletiva são mais específicos e possuem risco de lesão adjacente menor[6]. É importante relembrar que mesmo os *lasers* mais seguros podem causar problemas se usados indevidamente.

Alguns fatores podem causar complicações, como técnica operatória inadequada, paciente não colaborativo às orientações pós-operatórias, além das características inerentes a cada paciente, que incluem fototipo escuro segundo Fitzpatrick, grau excessivo de exposição aos raios ultravioleta (UV), condicionamento cutâneo prévio ineficaz e condições clínicas precárias. O conhecimento do processo normal de cicatrização da pele após ablação a *laser* é de fundamental importância para se reconhecer e tratar precocemente as eventuais complicações.

No *resurfacing* com *laser* de CO_2-*scanner*, de alta energia, pulsado, ou de Er:YAG, ocorre ablação completa da epiderme e necrose da derme superficial com remodelação do colágeno. Durante o processo de cicatrização ocorre intensa formação de secreção serosa. A reepitelização completa ocorre em torno de 8,5 dias para o *laser* de CO_2 e 5,5 dias no caso do Er:YAG[7,8].

O *laser* de CO_2 de alta energia ou pulsado apresenta penetração cutânea de 20 a 60μm por passada e de 20 a 150μm de necrose térmica colateral[9-12]. O *laser* de Er:YAG pulsado realiza ablação tecidual mais superficial, removendo de 2 a 5μm de espessura da pele por passada, com dano térmico residual menor, em torno de 20 a 50μm[13-15]. O eritema pós-operatório está diretamente relacionado com o grau de necrose térmica tecidual e é muito mais intenso após o CO_2, com duração de seis meses ou mais, em relação ao Er:YAG pulsado, cujo eritema permanece por semanas após o procedimento, apresentando menor grau de complicações.

As complicações referentes à utilização dos *lasers* ablativos podem ser classificadas, quanto à gravidade, em leves, moderadas ou graves. As leves seriam eritema prolongado, acne, milio, dermatite de contato e prurido[16-19]. As moderadas incluem reativação do vírus do herpes simples, infecções bacterianas ou fúngicas superficiais, hiperpigmentação pós-inflamatória e hipopigmentação tardia (referendar igual à leve). As complicações graves seriam aparecimento de cicatriz hipertrófica, ectrópio e infecções graves.

COMPLICAÇÕES

Eritéma Prolongado

A presença de eritema após a ablação cutânea a *laser* é ocorrência esperada em 100% dos pacientes. O eritema é intenso após o *resurfacing* com

978-85-7241-919-2

laser de CO_2 e pode persistir por seis meses ou mais. O eritema após utilização do Er:YAG é mais brando e tem duração de poucas semanas. Isso se deve ao fato de a ablação com esse *laser* ser mais superficial. Se forem utilizadas as mesmas fluências tanto para o *laser* de CO_2 quanto para o Er:YAG, a duração do eritema será praticamente a mesma, em torno de 4,5 meses[20].

O eritema persistente é efeito adverso e parece ser resultado de imaturidade epidérmica, redução da absorção da luz pela melanina, modificação das propriedades ópticas da derme e aumento do fluxo sanguíneo secundário à resposta inflamatória pós-operatória[21]. A ocorrência de eritema prolongado está diretamente relacionada à utilização de altas fluências, realização de múltiplas passadas, debridamento agressivo entre as passadas[22], realização de sobreposição (*overlap*), utilização de retinoides tópicos antes da cirurgia e presença de rosácea. Infecções e dermatites no pós-operatório também estão relacionadas com a ocorrência de eritema prolongado[23].

O tratamento dessa condição inclui o uso da vitamina C tópica, que se tem demonstrado útil na diminuição do eritema pós-operatório e deve ser utilizada após reepitelização completa[24]. Pode-se utilizar creme de hidrocortisona a 1%, duas a quatro vezes por dia. Corticosteroides de maior potência podem ocasionar atrofia cutânea irreversível, hipopigmentação ou telangiectasias. Recomenda-se o uso de cosméticos de base verde ou amarela, com o propósito de atenuar a aparência do eritema transitório.

Acne e Milio

O aparecimento de acne após o *resurfacing* a *laser* é frequente, ocorrendo em 80% dos casos[19]. Pacientes com histórico de acne pregressa têm mais chances de apresentar tal complicação. Alterações da epitelização folicular durante o processo de reepitelização podem contribuir para a exacerbação da acne nas primeiras duas semanas de pós-operatório. O tratamento geralmente é desnecessário, ocorrendo resolução espontânea do processo com a suspensão da aplicação de agentes oleosos ou remoção de curativos sintéticos aplicados sobre a pele[25,26]. Havendo neces-

sidade de antibioticoterapia oral, é indicado uso de tetraciclina, eritromicina ou cefalosporinas.

A formação de milio é observada em 11 a 14% dos pacientes após o *resurfacing* a *laser*[20]. Tais estruturas se apresentam como pequenas elevações cupuliformes, esbranquiçadas e indolores. Os cistos epidérmicos decorrem da oclusão dos orifícios de drenagem das glândulas écrinas. Seu tratamento consiste na retirada com auxílio de agulha fina ou bisturi de lâmina número 11.

Dermatite de Contato

A dermatite de contato após o *resurfacing* cutâneo a *laser* ocorre em 65% dos pacientes e deve-se à ausência da barreira protetora epidérmica, tornando a pele mais suscetível a reações irritativas[27].

O uso de antibióticos tópicos deve ser evitado durante o processo de reepitelização, assim como fragrâncias ou substâncias alergênicas contidas em óleos hidratantes, sabonetes ou cosméticos, pois estão diretamente relacionados com a ocorrência de dermatite.

Os sinais e sintomas observados incluem eritema intenso e/ou prurido. Havendo suspeitas de dermatite de contato, procede-se à suspensão imediata dos agentes que potencialmente causariam tal reação. Pode estar indicado uso de corticosteroides e anti-histamínicos para acelerar a resolução da dermatite, diminuindo consequentemente a incidência de alterações do processo de cicatrização.

Prurido

O prurido ocorre em cerca de 90% dos pacientes e pode estar relacionado a processo normal de cicatrização, infecção, ou reação alérgica[19]. Na presença de prurido, a pele deve ser cuidadosamente examinada para que se evitem tais complicações; se verificada a presença de infecção ou dermatite de contato, procede-se ao tratamento adequado. Os pacientes são orientados a não se coçar ou escarificar a área acometida, pois tais procedimentos podem resultar na formação de cicatrizes hipertróficas ou alterações de pigmentação.

Infecção

As infecções virais, bacterianas ou fúngicas podem complicar a evolução pós-operatória. O processo infeccioso ocorre geralmente entre o sétimo e o décimo dia pós-operatório e 80% dos casos ocorrem nos sete primeiros dias. Qualquer processo infeccioso deve ser prontamente identificado e tratado, para que se evitem a formação de cicatrizes, o prolongamento do tempo de reepitelização, infecção por patógenos oportunistas ou disseminação da infecção. Os sintomas mais comumente observados são dor e prurido e os sinais são eritema excessivo, erosão cutânea com formação de crostas e exsudato.

A reativação do vírus do herpes simples é a mais frequente infecção após o *resurfacing* a *laser*[5]. Em razão do alto índice de infecção subclínica, todos os pacientes devem ser considerados portadores do vírus e receber medicações antivirais profiláticas na hipótese de serem submetidos ao *resurfacing* com CO_2 de face total ou perioral. Apesar da adequada profilaxia antiviral, 2 a 7% dos pacientes sem histórico de herpes simples labial desenvolvem reativação do vírus. Se o histórico for positivo para herpes simples labial, essa porcentagem sobe para 33%[28].

O diagnóstico da infecção herpética apresenta-se dificultado pela condição de reparação em que está a pele. Na pele normal, a infecção herpética apresenta-se por lesões vesiculares e pustulosas com base eritematosa, enquanto na pele que sofreu ablação a *laser* ocorrem apenas erosões superficiais.

Os antivirais orais devem ser iniciados um a dois dias antes da cirurgia e devem ser mantidos por sete a dez dias, até a completa reepitelização. O aciclovir (400mg) deve ser prescrito três vezes ao dia, enquanto o fanciclovir (250 a 500mg) e o valaciclovir (250 a 500mg) são usados duas vezes ao dia. Ocorrendo infecção herpética apesar da profilaxia, devem-se utilizar doses superiores similares às utilizadas no tratamento do herpes zóster: aciclovir, 800mg, cinco vezes ao dia; fanciclovir ou valaciclovir, 500mg, três vezes ao dia. Alguns raros casos evoluem com agravamento da infecção viral, necessitando de hospitalização e administração de aciclovir endovenoso.

Quanto às infecções bacterianas ou fúngicas, verifica-se que mais de 50% delas são ocasionadas pela associação de agentes, sendo os mais frequentes: *Pseudomonas aeruginosa* (41%), *Staphylococcus aureus* (35%), *Staphylococcus epidermidis* (29%) e *Candida* (24%). São relatados casos de infecção por germes Gram-negativos multirresistentes[29].

O uso de antibioticoterapia profilática para o tratamento ablativo a *laser* é controverso. Apesar de muitos cirurgiões continuarem a realizar profilaxia, essa prática não é justificável em razão dos baixos riscos de infecção, em torno de 0,4 a 4,5%[20]. Recente estudo realizado por Walia e Alster demonstrou que os percentuais de infecção não se alteraram com a utilização de antibioticoterapia profilática em 133 pacientes submetidos ao *resurfacing* com CO_2[30].

No Setor de Medicina Estética e *Laser* da Disciplina de Cirurgia Plástica da Faculdade de Medicina da Universidade de São Paulo (FMUSP), todos os pacientes são orientados a seguir rigoroso protocolo de cuidados pós-operatórios com o intuito de diminuir o risco de infecção bacteriana. São orientados cuidados como lavar as mãos com sabonete bactericida antes da aplicação de qualquer produto na face ou antes de se vestir. Durante o processo de epitelização, roupas para vestuário não devem ser reutilizadas sem antes serem lavadas.

Os sinais e sintomas da infecção bacteriana aguda são áreas localizadas de eritema intenso, secreção purulenta, dor, retardo do processo cicatricial e ulcerações. Havendo suspeita de infecção, devem-se prescrever antibióticos de largo espectro, como penicilinas ou cefalosporinas de primeira geração, até que os resultados da cultura e do antibiograma estejam disponíveis.

As infecções bacterianas secundárias devem ser diagnosticadas e se apresentam clinicamente como impetigo, pouco dolorosas, com secreção e formação de crostas. Essas infecções superficiais são causadas pelo coco Gram-positivo *Streptococcus pyogenes* ou, menos frequentemente, pelo *Staphylococcus aureus*. No tratamento utilizam-se as penicilinas ou cefalosporinas de primeira geração como primeira escolha, sendo os macrolídeos (eritromicina, claritromicina e azitromicina) boa opção para pacientes alérgicos à penicilina.

978-85-7241-919-2

Infecções por *Candida* ocorrem em 1% dos pacientes submetidos à ablação a *laser*[27]. Clinicamente, apresentam-se como placas esbranquiçadas similares a leucoplasia, ou lesões puntiformes, como milio, em superfície eritematosa. É frequente o aparecimento de lesões-satélite mesmo fora da região submetida ao *laser*. O tratamento deve ser realizado com antifúngicos sistêmicos (cetoconazol, fluconazol) ou creme de nistatina tópico[31].

Hiperpigmentação Pós-inflamatória

A hiperpigmentação pós-inflamatória (HPI) ocorre em 35 a 40% dos pacientes Fitzpatrick I a III e é a complicação mais frequente dos *lasers* ablativos[26]. Em pacientes Fitzpatrick IV a VI, a HPI ocorre com maior frequência em até 100% dos casos. Deve-se proceder à aplicação do *laser* em regiões-teste, verificando-se a adequação do tratamento ablativo a esses pacientes.

Pouco se sabe sobre a fisiopatologia da HPI e esta pode ocorrer após qualquer situação em que haja solução de continuidade da pele. A análise cuidadosa das cicatrizes traumáticas ou pós-cirúrgicas que o paciente apresente pode fornecer informações sobre a tendência para desenvolver hiperpigmentação.

A hiperpigmentação ocorre três a quatro semanas após a aplicação do *laser* e pode ter duração de meses, com média de 112 dias. Logo após a epitelização completa, indica-se uso de protetor solar de amplo espectro, com fator de proteção solar (FPS) 30, a cada 2h, com a finalidade de evitar a estimulação de melanócitos, prevenindo a ocorrência da HPI. Ao menor sinal de hiperpigmentação, inicia-se o tratamento, que deve ser realizado com despigmentantes, como hidroquinona a 4% e ácido kójico, e associam-se os ácidos retinoico, azelaico, ascórbico ou glicólico, conforme o indicado. Se necessário, utiliza-se a hidrocortisona a 0,1%, amenizando-se o processo inflamatório. São obtidos bons resultados com *peelings* de ácido glicólico a 30 a 40%, com intervalos de 15 dias. Em alguns serviços, logo após a completa reepitelização,

inicia-se tratamento tópico com produtos padronizados contendo hidroquinona, ácidos retinoico e glicólico e protetor solar de amplo espectro, mesmo na ausência de hipercromia.

No pré-operatório, devem-se tomar alguns cuidados, como orientar o paciente a não se expor ao sol por três semanas antes da cirurgia, pois, se estiver bronzeado, os melanócitos cutâneos estarão estimulados, havendo maior probabilidade de ocorrência da HPI. Também nesse período, realiza-se o condicionamento cutâneo com uso tópico de protetor solar de amplo espectro, FPS 30 e agentes como hidroquinona, ácidos retinoico e glicólico, com a finalidade de evitar a ocorrência da HPI. Recentes trabalhos, no entanto, têm mostrado que esse condicionamento cutâneo prévio ao *resurfacing* a *laser* não teria utilidade na prevenção do aparecimento da HPI, não havendo diferença estatisticamente significativa entre o grupo que realizou e o que não realizou o condicionamento[32]. A base teórica para a utilização da hidroquinona no pré-operatório é que esta diminuiria a hiperpigmentação pela inibição da produção de melanina nos melanócitos. A hidroquinona age somente nos melanócitos superficiais que são eliminados na ablação a *laser*, não tendo ação sobre os melanócitos localizados mais profundamente nos anexos cutâneos, que são os responsáveis pelo processo de epitelização[33].

Hipopigmentação Tardia

É uma complicação menos frequente; ocorre em torno de 16% dos pacientes submetidos a tratamento ablativo a *laser* e se manifesta de 6 a 12 meses após o procedimento[34]. Sua ocorrência está diretamente relacionada ao grau de dano térmico tecidual e à profundidade da ablação realizada. Não se verifica diminuição do número de melanócitos na região afetada e sim diminuição significativa da melanina epidérmica[35]. A hipopigmentação verdadeira é rara. Na maioria dos casos em que ocorre o clareamento da pele após a ablação a *laser*, verifica-se a "hipopigmentação relativa", que se evidencia ao ser comparada a tonalidade da pele tratada a *laser* com a pele adjacente não tratada. Para que se

978-85-7241-919-2

minimize tal efeito adverso, recomenda-se o tratamento adequado das regiões anatômicas e, quando for necessário tratar mais de uma região da face, deve-se proceder ao *resurfacing* de face total, evitando-se que sejam visíveis linhas de demarcação evidentes.

A hipopigmentação verdadeira é mais frequente em pacientes que foram submetidos previamente à dermabrasão ou ao *peeling* de fenol.

O tratamento da hipopigmentação verdadeira ou relativa é realizado com auxílio de cosméticos e ácidos (glicólico ou tricloroacético). A finalidade é minimizar as linhas de demarcação. Pode-se utilizar a aplicação tópica de ácido retinoico associada à exposição controlada aos raios UV, com a finalidade de se induzir a melanogênese nessas áreas.

Cicatriz Hipertrófica

Embora a cicatriz hipertrófica apareça em mais de 2,8% dos pacientes após tratamento ablativo a *laser*, menos de 1% evolui com cicatrização hipertrófica permanente[19,20]. Algumas áreas são relacionadas com maior incidência de aparecimento da cicatriz hipertrófica, como região perioral, queixo, pescoço e região mandibular[17,19]. Pacientes com histórico de alterações da cicatrização, como queloide ou cicatrização exuberante, são mais suscetíveis ao desenvolvimento de cicatriz hipertrófica, assim como algumas particularidades técnicas estão relacionadas com o aparecimento de tal condição, como a realização de sobreposição de pulsos, utilização de energia muito alta ou remoção incompleta do tecido necrótico entre as passadas[19,25]. Qualquer condição que atrase o processo de reepitelização, em torno de 14 a 21 dias, está relacionada à maior propensão ao desenvolvimento de cicatriz hipertrófica, como infecção, dermatite de contato, história de tratamento por radiação ou uso de isotretinoína nos últimos seis meses.

Os primeiros sinais do aparecimento da cicatriz hipertrófica são leve endurecimento e eritema localizado, quando se deve iniciar o tratamento. Indica-se o uso tópico de corticosteroide classe I, corticosteroide intralesional injetável (triancinolona, 1 a 10mg/mL) e uso de lâmina de silicone gel sobre a área afetada. O uso da triancinolona intralesional na concentração de 40mg/mL pode causar depósitos dérmicos, atrofia e hipopigmentação, portanto, deve ser evitado. Pode-se associar 5-fluoruracila com a triancinolona para uso intralesional (10mg/mL de triancinolona + 0,9mL de 5-fluoruracila 50mg/mL)[37]. Fitas adesivas contendo corticosteroides não se mostraram eficazes na liberação de esteroides na cicatriz hipertrófica, tendo indicação somente como curativo oclusivo, com ações anti-inflamatória, antipruriginosa e vasoconstritora.

No tratamento da cicatriz hipertrófica ou eritematosa, também está indicado uso do *laser* de corante (*dye laser*), 585nm, pulsado, ou *laser* de neodímio ítrio alumínio granada (Nd:YAG, *neodymium-doped yttrium aluminium garnet*), 532nm. Como o cromóforo é a hemoglobina, os *lasers* agem em vasos sanguíneos melhorando a coloração e a textura e diminuindo o volume das cicatrizes. Esse tratamento também alivia sintomas associados, como prurido, e devem ser realizadas sessões repetidas com intervalo de seis a oito semanas. Os parâmetros utilizados devem ser 4,5 a 5J/cm², com diâmetro de feixe de 10mm, ou 6,5 a 7J/cm², com diâmetro de feixe de 7mm. São necessárias duas a três sessões para que se obtenha melhora clínica de 50%, aproximadamente.

Ectrópio

O ectrópio é complicação rara e potencialmente séria que se segue ao tratamento ablativo a *laser*. Alguns pacientes apresentam leve retração da pálpebra inferior após o *resurfacing*, que se resolve espontaneamente em poucas semanas. Pacientes submetidos previamente à blefaroplastia inferior ou a outros procedimentos cirúrgicos da pálpebra têm maior risco de desenvolver ectrópio. No pré-operatório deve-se proceder ao exame clínico minucioso de cada paciente, com a realização do *snap test*, para se verificar o risco da eversão da pálpebra inferior pós-*laser*. Caso seja diagnosticada frouxidão palpebral inferior, esta deve ser tratada cirurgicamente antes do *resurfacing* a *laser*, ou no mesmo ato cirúrgico[38].

A utilização de baixas densidades de energia na região infraorbital e a realização de poucas passadas são orientações necessárias para se evitar o surgimento do ectrópio. Durante o procedimento, é necessário que se observe a interação entre *laser* e tecido, que pela contração imediata do colágeno pode provocar eversão palpebral.

O tratamento do ectrópio após *resurfacing* a *laser* inclui massagem da pálpebra inferior com corticosteroide tópico, ou a utilização de esteroides de forma intralesional, como discutido para a cicatriz hipertrófica. Caso essas medidas não se mostrem efetivas, com persistência do ectrópio produzindo alterações corneanas, a correção cirúrgica pode ser necessária.

CONSIDERAÇÕES FINAIS

A utilização dos *lasers* ablativos é um método seguro e efetivo para o tratamento de algumas anomalias cutâneas e para o rejuvenescimento da pele fotoenvelhecida. O avanço da tecnologia a *laser* tem contribuído para a diminuição dos riscos inerentes a cada procedimento, sendo hoje um método mais preciso que outros procedimentos ablativos, como dermabrasão ou *peeling* químico, cada qual com suas precisas indicações. Apesar de todo o avanço tecnológico, as complicações podem ocorrer mesmo em mãos experientes. O sucesso dos tratamentos ablativos a *laser* depende de alguns fatores, como experiência do cirurgião, seleção apropriada dos pacientes, técnica operatória e a adesão por parte dos pacientes ao regime de cuidados prescritos tanto para o pré quanto para o pós-operatório.

A adoção de medidas preventivas e o pronto reconhecimento e tratamento das intercorrências diminuem a incidência das complicações e sequelas futuras.

QUESTÕES

1. Qual a definição de fototermólise seletiva?
2. Quais são os fatores que provocam complicações no *laser* ablativo?
3. Quais são os sintomas mais observados durante um processo infeccioso?
4. Qual a definição de ectrópio?
5. Quais são as complicações mais comuns após *lasers* ablativos?

REFERÊNCIAS

1. SULIVAN, S. A.; DAILEY, R. A. Complications of laser resurfacing and their management. *Plast. Reconstr. Surg.*, v. 16, n. 6, p. 417-426, 2000.
2. ANDERSON, R. P.; GERONEMUS, R.; KILMER, S. L. et al. Cosmetic tattoo ink darkening: a complication of Q-switched and pulsed-laser treatment. *Arch. Dermatol.*, v. 129, p. 1010-1014, 1993.
3. HOOBS, E. R.; BAILIN, P. L.; WHEELAND, R. G. et al. Superpulsed lasers: minimizing thermal damage with short duration, high irradiance pulses. *J. Dermatol. Surg. Oncol.*, v. 13, p. 995, 1987.
4. WALSH, J. T.; FLOTTE, T. L.; ANDERSON, R. R. et al. Pulsed CO_2 laser tissue ablation: effect of tissue type and pulse duration on thermal damage. *Lasers Surg. Med.*, v. 8, p. 108, 1988.
5. NANNI, C. Complications of laser surgery. In: ALSTER, T. S. *Dermatologic Clinics*. Philadelphia: W. B. Saunders, 1997. p. 521-534.
6. FITZPATRICK, R. E.; RUIZ-ESPARSA, J.; GOLDMAN, M. P. The depth of thermal necrosis using CO_2 laser: a comparison of the superpulsed mode and conventional mode. *J. Dermatol. Surg. Oncol.*, v. 17, p. 340-344, 1991.
7. ALSTER, T. S. Cutaneous resurfacing with CO_2 and Erbium:YAG lasers: preoperative, intraoperative, and post-operative considerations. *Plast. Reconstr. Surg.*, v. 103, p. 619, 1999.
8. ZIERING, C. L. Cutaneous laser resurfacing with the Erbium:YAG laser and the char-free carbon dioxide laser: a clinical comparison of 100 patients. *Int. J. Aesthetic. Restor. Surg.*, v. 5, p. 29, 1997.
9. ALSTER, T. S.; KAUVAR, A. N. B.; GERONEMUS, R. G. Histology of high-energy pulsed CO_2 laser resurfacing. *Semin. Cutan. Med. Surg.*, v. 15, p. 189, 1996.
10. LANZAFAME, R. J.; NAIM, J. O.; ROGERS, D. W. et al. Comparisons of continuous-wave, chop-wave, and super pulsed laser wounds. *Lasers Surg. Med.*, v. 8, p. 119, 1988.
11. ALSTER, T. S.; NANNI, C. A.; WILLIANS, C. M. Comparison of four carbon dioxide resurfacing lasers: a clinical and histopatological evaluation. *Dermatol. Surg.*, v. 25, p. 153, 1999.
12. STUZIN, J. M.; BAKER, T. M.; KLIGMAN, A. M. Histologic effects of the high-energy pulsed CO_2 laser on photoaged facial skin. *Plast. Reconstr. Surg.*, v. 99, p. 2036, 1997.
13. WALSH, J. T.; DEUTSCH, T. F. Er:YAG laser ablation of tissue: measurement of ablation rates. *Lasers Surg. Med.*, v. 9, p. 327, 1989.
14. HIBST, R.; KAUFMANN, R. Effects of laser parameters on pulsed Erbium:YAG laser skin ablation. *Lasers Med. Sci.*, v. 6, p. 391, 1991.
15. HOHENLEUTNER, U.; HOHENLEUTNER, S.; BAUMLER, W.; LANDTHALER, M. Fast and effective skin ablation with Er:YAG laser: determination of ablation rates and thermal damage zones. *Lasers Surg. Med.*, v. 20, p. 242, 1997.
16. ALSTER, T. S.; GARG, S. Treatment of facial rhytides with a high-energy pulsed carbon dioxide laser. *Plast. Reconstr. Surg.*, v. 98, p. 791, 1996.

17. FITZPATRICK, R. E.; GOLDMAN, M. P.; SATUR, N. M. Pulsed carbon dioxide laser resurfacing of photo-aged facial skin. *Arch. Dermatol.*, v. 132, p. 395-402, 1996.

18. ALSTER, T. S.; WEST, T. B. Resurfacing of atrophic scars with a high-energy, pulsed carbon dioxide laser. *Dermatol. Surg.*, v. 22, p. 151, 1996.

19. BERNSTEIN, L. J.; KAUVAR, A. N. B.; GROSSMAN, M. C. The short and long-term side effects of carbon dioxide laser resurfacing. *Dermatol. Surg.*, v. 23, p. 519, 1997.

20. NANNI, C. A.; ALSTER, T. S. Complications of carbon dioxide laser resurfacing. An evaluation of 500 patients. *Dermatol. Surg.*, v. 24, p. 315-320, 1998.

21. TRELLES, M. A.; MORDON, S.; SAVAASAND, L. O. et al. The origin and role of erythema after carbon dioxide laser resurfacing. A clinical and histopatological study. *Dermatol. Surg.*, v. 24, p. 25-29, 1998.

22. RUIZ-ESPARSA, J.; BARBA GOMEZ, J. M.; GOMEZ DE LA TORRE, O. L. et al. Erythema after laser skin resurfacing. *Dermatol. Surg.*, v. 24, p. 31, 1998.

23. ALSTER, T. S. Combined laser resurfacing and tretinoin treatment of facial rhytides. *Cosmetic Dermatol.*, v. 10, p. 39, 1997.

24. ALSTER, T. S.; WEST, T. B. Effect of topical vitamin C on postoperative carbon dioxide laser resurfacing erytema. *Dermatol. Surg.*, v. 24, p. 331, 1998.

25. NANNI, C. A. Handling complications of laser treatment. *Dermatol. Ther.*, v. 13, p. 127, 2000.

26. ALSTER, T. S. Side effects and complications of laser surgery. In: *Manual of Cutaneous Laser Techniques*. 2. ed. Philadelphia: Lippincott/Williams & Wilkins, 2000. p. 175-187.

27. RATNER, D.; TSE, Y.; MARCHEL, N. et al. Cutaneous laser resurfacing. *J. Am. Acad. Dermatol.*, v. 41, p. 365, 1999.

28. ALSTER, T. S.; NANNI, C. A. Fanciclovir prophilaxis of herpes simplex virus reactivation after laser skin resurfacing. *Dermatol. Surg.*, v. 25, p. 242-246, 1999.

29. SPRIPRACHYA-ANUNT, S.; FITZPATRICK, R. E.; GOLDMAN, M. P.; SMITH, S. R. Infections complicating pulsed carbon dioxide laser resurfacing for photoaged facial skin. *Dermatol. Surg.*, v. 23, p. 527-535, 1997.

30. WALIA, S.; ALSTER, T. S. Cutaneous CO_2 laser resurfacing infection rate with and without prophylactic antibiotics. *Dermatol. Surg.*, v. 25, p. 857, 1999.

31. MANUSKIATTI, W.; FITZPATRICK, R. E.; GOLDMAN, M. P.; KREJCI-PAPA, N. Prophylactic antibiotics in patients undergoing laser resurfacing of the skin. *J. Am. Acad. Dermatol.*, v. 40, p. 77-84, 1999.

32. WEST, T. B.; ALSTER, T. S. Effect of pretreatment on the incidence of hyperpigmentation following cutaneous CO_2 laser resurfacing. *Dermatol. Surg.*, v. 25, p. 15, 1999.

33. WEINSTEIN, C.; RAMIRES, O. M.; POZNER, J. N. Post-operative care following carbon dioxide laser resurfacing: avoiding pitfalls. *Plast. Reconstr. Surg.*, v. 100, p. 1855-1866, 1997.

34. SCHWARTZ, R. J.; BUNS, A. J.; ROHRICH, R. J. et al. Long-term assessment of CO_2 facial laser resurfacing: aesthetic results and complications. *Plast. Reconstr. Surg.*, v. 103, p. 613-622, 1999.

35. LAWS, R. A.; FINLEY, E. M.; MCCOLLOUGH, M. L.; RABSKI, W. J. Alabaster skin after carbon dioxide laser resurfacing with histologic correlation. *Dermatol. Surg.*, v. 24, p. 633-636, 1998.

36. ALSTER, T. S. Side effects and complications of laser surgery. In: *Manual of Cutaneous Laser Techniques*. Philadelphia: Lippincott-Raven, 1997. p. 142-151.

37. FITZPATRICK, R. E. Treatment of inflamed hypertrophic scars using intralesional 5-FU. *Dermatol. Surg.*, v. 25, p. 224-232, 1999.

38. ALSTER, T. S.; NANNI, C. A. Complications of cutaneous laser surgery. In: BIESMAN, B. S. *Lasers in Facial Aesthetic and Reconstructive Surgery*. Baltimore: Williams & Wilkins, 1999. p. 81-90.

Tratamento de Lesões Vasculares Cutâneas

Mario Grinblat ♦ Luciana Archetti Conrado

SUMÁRIO

As lesões vasculares que atingem a pele, como telangiectasias, e que causam desconforto estético têm no *laser* um dos efetivos tratamentos. Essas lesões acometem regiões como asas nasais, ponta nasal, bochechas, coxas, pernas e outras regiões.

HOT TOPICS

- Oxi-hemoglobina é o principal cromóforo, vermelho-azulado, com pico de maior absorção na porção azul-verde-amarela visível (400 a 600nm) e outro de menor absorção, entre 800 e 1.100nm (vermelha).
- A mancha vinho do Porto afeta 0,3 a 0,5% dos neonatos com prevalência igual entre os sexos.
- Os *lasers* de neodímio ítrio alumínio granada (Nd:YAG, *neodymium-doped yttrium aluminium garnet*) pulsados de frequência dobrada emitem luz verde com 532nm e são indicados para ectasias e lesões superficiais.
- O *laser* controlado pulsado atinge vasos dérmicos de até 100µm.
- O *laser* controlado pulsado de comprimento longo com comprimento de onda de 595 a 600nm apresenta melhor absorção e sem perda da especificidade vascular.

INTRODUÇÃO

A teoria da fototermólise seletiva revolucionou o uso dos *lasers*, propondo destruição seletiva dos cromóforos da pele (melanina, hemoglobina) com menor risco de danos colaterais. Nas lesões vasculares, a oxi-hemoglobina é o principal cromóforo, vermelho-azulado, com pico maior de absorção na porção azul-verde-amarela da luz visível (400 a 600nm) e outro de menor absorção, entre 800 e 1.100nm (vermelha). Há grande diferença nas características das lesões vasculares da pele. O diâmetro dos vasos cutâneos pode variar de 0,1µm numa telangiectasia até alguns milímetros na malformação venosa ou hemangioma, com profundidades distintas. Em algumas circunstâncias, é necessário utilizar diferentes sistemas *laser* para tratar um mesmo paciente. É importante um diagnóstico correto das lesões para indicar o *laser* a ser utilizado.

CLASSIFICAÇÃO DAS LESÕES VASCULARES

A classificação das lesões vasculares foi proposta por Mulliken[1] observando-se as características histológicas das células endoteliais:

978-85-7241-919-2

CAPÍTULO 59

- *Hemangiomas*: crescem por rápida proliferação celular com acentuada hiperplasia endotelial. Prevalência de 1,1 a 2,6% nos neonatos da população geral e de 10% em caucasianos. Mais comuns em mulheres que em homens (3:1), em prematuros e têm alta prevalência em crianças de mães que fizeram biópsia de vilo coriônico. A origem é desconhecida possivelmente como resultante de defeitos relacionados à vasculogênese ou à angiogênese no primeiro trimestre ou como resultado da embolização de células placentárias. Há raros relatos de possível herança autossômica dominante. Clinicamente, são tumores vasculares superficiais, profundos ou mistos que podem se apresentar como mácula eritematosa, com ou sem telangiectasia, ou mácula hipopigmentada. A maioria é focal e surge próximo às linhas de fusão embrionária. Menos comuns são os hemangiomas segmentados que envolvem áreas ligadas às proeminências embriológicas mesenquimais, em placas, e frequentemente provocam complicações e anormalidades. Os hemangiomas têm fase de crescimento imprevisível, com proliferação endotelial e hipercelularidade, que em geral estende-se por seis meses a dois anos. Podem aumentar o fluxo sanguíneo quando, por exemplo, a criança chora. Segue-se período de estabilização das lesões (*plateau*) e posterior involução. Após esse período, a pele pode ter aparência normal (50%) ou manter alguns sinais como telangiectasias, atrofia ou descoloração amarelada. Os hemangiomas superficiais são mais comuns (50 a 60%), geralmente elevados e vermelho-brilhantes, os mais profundos (15%) são menos elevados e azulados e as lesões mistas (25 a 35%) combinam lesões superficiais e profundas. Muitos hemangiomas desaparecem espontaneamente, outros crescem e tornam-se desfigurantes. Pode ocorrer ulceração durante a fase de crescimento (5 a 13%), mas o sangramento em geral é pequeno e pode ser interrompido com compressão local. Localizam-se principalmente em cabeça e pescoço (60%), tronco (25%) e extremidades (15%). A histologia mostra células endoteliais arredondadas. O antígeno vascular transportador de glicose 1 (GLUT1, *glucose transporter 1*) associado à placenta é considerado marcador específico para hemangiomas em todas as suas fases. Lesões onde houver dúvidas devem ser submetidas à avaliação de imagem (ultrassonografia Doppler, tomografia computadorizada e ressonância nuclear magnética).

- *Malformações*: mostram proliferação normal das células endoteliais, podendo ser capilares, venosas, arteriais, linfáticas ou combinadas. O melhor exemplo é a mancha cor de vinho do Porto. Afeta 0,3 a 0,5% dos neonatos (prematuros ou de termo) com igual prevalência entre os sexos. Muito raramente, têm origem em adultos, após trauma. Podem estar associadas às síndromes de Sturge-Weber e Klippel-Trénaunay. Não há predisposição familiar. Sua origem é desconhecida, possivelmente ocorrem defeitos no desenvolvimento dos canais vasculares ou deficiência na inervação autonômica das vênulas pós-capilares. Clinicamente, manifestam-se como máculas vermelhas e bem definidas, localizando-se principalmente na face. As manchas vinho do Porto na face localizam-se de acordo com a distribuição nervosa do nervo trigêmeo sensorial: V1, região oftálmica, incluindo a região frontal e a pálpebra superior; V2, região maxilar; e V3, região mandibular. Lesões na mandíbula podem gerar crescimento em três planos, criando assimetria do maxilar e deformidades na mordida. Nas gengivas e lábios pode ocorrer a macroqueilia, com incompetência dos lábios e epúlide com sangramento gengival. Com o envelhecimento, a lesão tende a escurecer, podendo desenvolver nódulos e granulomas piogênicos, resultantes da ectasia vascular progressiva. Ao contrário dos hemangiomas, não exibem fase proliferativa, crescendo proporcionalmente ao paciente, tampouco sofrem resolução espontânea e não se observam complicações obstrutivas. A histologia mostra endotélio achatado. O crescimento é lento ao longo do tempo e não apresenta regressão ou ulceração. O antígeno vascular GLUT1 associado à placenta é negativo.

978-85-7241-919-2

- *Ectasias*: apresentam proliferação endotelial normal e dilatação vascular. São lesões vasculares adquiridas que podem ocorrer espontaneamente:
  - Em resposta a dano solar (por exemplo, poiquilodermia de Civatte).
  - A enfermidades como a rosácea.
  - Como parte de uma síndrome (por exemplo, Osler-Rendu-Weber).
  - Manifestação de doença sistêmica (por exemplo, lúpus eritematoso, esclerodermia).

SISTEMAS *LASER* UTILIZADOS NAS LESÕES VASCULARES

Antes de iniciar o tratamento, são importantes o bom diagnóstico e a documentação fotográfica. Às vezes, uma pequena telangiectasia necessita de três sessões para completa remissão e a primeira sessão de uma lesão extensa pode mostrar pouco resultado clínico. É importante salientar a necessidade de fotoproteção no decorrer do tratamento, para evitar sequelas indesejáveis. É muito importante considerar o comprometimento psicossocial que a lesão causa ao paciente, o qual deve ter expectativas realistas e estar bem esclarecido das limitações do tratamento e do número estimado de sessões. Os sistemas *laser* utilizam diferentes comprimentos de onda, durações de pulso e métodos de distribuição de energia (ondas contínuas, quase contínuas, pulsadas, *quality-switched*), cujas características determinam seu efeito no tecido vascular. Os *lasers* apresentados a seguir são os mais utilizados para o tratamento de lesões vasculares (ver Tabelas 59.1 e 59.2).

Lasers de Onda Contínua

Laser de Argônio e de Dióxido de Carbono

O *laser* de argônio é importante historicamente por ter sido o primeiro utilizado para o tratamento das manchas vinho do Porto. Por causar dano não seletivo nas estruturas adjacentes aos vasos, tem alto risco de cicatrizes inestéticas e atrofias e foi praticamente abandonado com o desenvolvimento da fototermólise seletiva. Pelas mesmas razões, o *laser* de dióxido de carbono (CO_2) é pouco utilizado, pois causa vaporização do tecido durante a coagulação dos vasos com agressão inespecífica à epiderme e à derme. É bem indicado para a ablação do componente queratótico dos angioqueratomas, seguido de tratamento com *lasers* específicos para o componente vascular.

Lasers de Onda quase Contínua

Laser de Vapor de Cobre

Emite onda única (578nm) ou combinada (511nm). É bem absorvido pela oxi-hemoglobina e pode penetrar mais profundamente no tecido-alvo. O dano não seletivo pode provocar a formação de cicatrizes, principalmente no tratamento de vasos menores.

Laser de Neodímio Ítrio Alumínio Granada de 532nm (Frequência Dobrada)

Os *lasers* de Nd:YAG pulsados de frequência dobrada emitem luz verde com 532nm. Para produzir luz de 532nm, o comprimento de onda de 1.064nm do Nd:YAG é dividido ao meio com um cristal óptico de potássio-titânio-fosfato (KTP). Este comprimento de onda (532nm) penetra mais superficialmente. Com *hand piece* de fibra óptica e durações de pulso de 1 a 100ms, aquece o vaso mais lentamente, causando dano térmico, sem que este seja rompido. Não há formação de púrpura, e o tratamento é bem aceito pelos pacientes, com boa indicação para as ectasias e as lesões superficiais. A utilização de laser híbrido Nd:YAG/KTP com Nd:YAG de 1.064nm para as manchas vinho do Porto foi proposta por Ahcan (2004), que acredita ser mais eficaz do que o KTP isoladamente, com diminuição de 30% na fluência deste. Recentemente, tem-se utilizado o KTP, intralesional, com fibra óptica descoberta. A luz é direcionada mais profundamente, limitando o dano cutâneo. Permite melhor penetração que o *laser* de corante pulsado (PDL, *pulsed dye laser*) e menor risco de cicatrizes que o Nd:YAG de 1.064nm.

Lasers Pulsados

Lasers de Corante Pulsado – *Pulsed Dye Lasers*

O *laser* de corante pulsado utiliza como corante a rodamina. Foi o primeiro *laser* desenvolvido com o princípio da fototermólise seletiva e é específico para o tratamento das lesões vasculares, atingindo vasos dérmicos de até 100µm. Inicialmente, tinha comprimento de onda de 577nm, correspondendo a um dos picos de absorção da oxi-hemoglobina, posteriormente, 585nm (PDL) e os mais recentes têm comprimentos de onda de 595 a 600nm (PDL de pulso longo: LPDL, *long pulsed dye laser*), com melhor absorção e sem perda da especificidade vascular. Os *spot sizes* variam de 3 a 12mm, os maiores penetram mais profundamente, porém, com diminuição da fluência por limitações desse sistema. As fluências são de até 25J/cm^2 e duração de pulso de 0,45 a 40ms, próxima ao tempo de relaxamento térmico de grandes vasos, permitindo o tratamento de lesões mais profundas e calibrosas. O resfriamento da pele com *spray* criógeno aumenta a proteção epidérmica, permitindo o uso de fluências maiores. Jia[2] sugere melhores resultados nas manchas vinho do Porto com o pré-aquecimento da lesão antes do resfriamento com *spray* criógeno. Hammes[3] afirma que, quando comparados, não houve aumento significativo no clareamento de manchas vinho do Porto com uso de fluências maiores com resfriamento e fluências menores sem resfriamento, mas que este deve ser recomendado para tornar a aplicação menos dolorosa.

O efeito imediato é a formação de púrpura (que, quando acinzentada, pode indicar excesso de energia), que dura de 10 a 14 dias. A sensação é muito similar à de um elástico batendo na pele e, após o tratamento, de queimadura solar, podendo ocorrer edema e hiperemia. A histologia revela epiderme intacta, com os vasos dérmicos contendo eritrócitos aglutinados, fibrina e trombos. Após um mês, os vasos ectásicos são substituídos por vasos de aparência normal. A maioria dos pacientes submete-se ao tratamento sem anestésicos. De qualquer maneira, é melhor evitá-los, pois podem empalidecer a lesão, dificultando o tratamento. Para as crianças pequenas e com lesões extensas, embora haja controvérsias, deve-se optar por sedação. Curativos no pós-operatório em geral não são necessários. Compressas frias e emolientes tópicos podem contribuir para diminuir o desconforto do paciente. O clareamento deve ocorrer em duas semanas. Os pacientes com fototipos mais altos respondem menos, ocorrendo na epiderme competição da melanina pela luz. Nestes, é recomendável aguardar de três a seis meses entre as sessões para que a hiperpigmentação pós-inflamatória, em geral transitória, possa regredir. Pode também haver hipocromia resultante da agressão aos melanócitos epidérmicos. Durante a aplicação deve-se evitar sobreposição (*overlapping*), pois aumenta o risco de cicatrizes inestéticas, hiper ou hipopigmentação. É o *laser* de escolha para as manchas vinho do Porto, bem indicado nas ectasias; na poiquilodermia de Civatte pode provocar irregularidades inestéticas nas áreas não tratadas. Meijs[4] relata ocorrência de grave despigmentação após a aplicação de PDL e sugere que as fluências utilizadas sejam bem baixas. Um estudo de Phung[5] mostrou que a aplicação tópica de rapamina (inibidor de angiogênese) após a aplicação de PDL suprimiu a neoformação de vasos e a reperfusão da mancha vinho do Porto. O PDL também pode ser utilizado em verrugas virais recidivantes e molusco contagioso causando lesão no suprimento vascular e necrose epidérmica. Há relatos de sua utilização em acne, lúpus eritematoso discoide, psoríase, cicatrizes hipertróficas e queloide[6] (Figs. 59.1 a 59.27).

Lasers Pulsados de Alexandrita (755nm) e de Diodo (800nm)

São utilizados na remoção de pelos. No entanto, esses comprimentos de onda mais longos, distribuídos em milissegundos, penetram profundamente e correspondem ao menor pico de absorção da hemoglobina (800 a 900nm), sendo indicados para o tratamento de lesões vasculares superficiais de grande calibre.

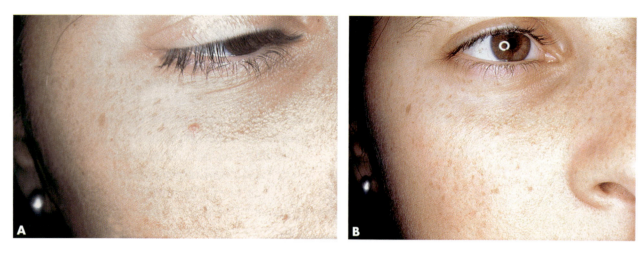

Figura 59.1 – (*A*) Telangiectasia na região infraorbital. (*B*) Após uma aplicação de *laser* de corante pulsado.

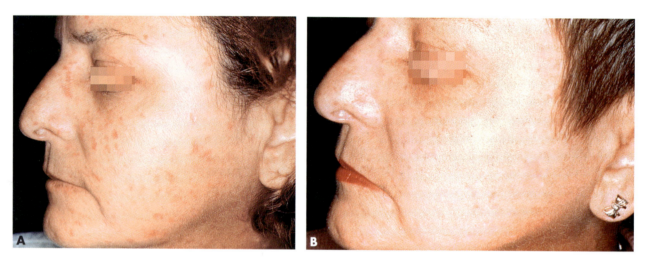

Figura 59.2 – (*A*) Telangiectasias na face de paciente portadora de esclerodermia. (*B*) Após quatro sessões de *laser* de corante pulsado.

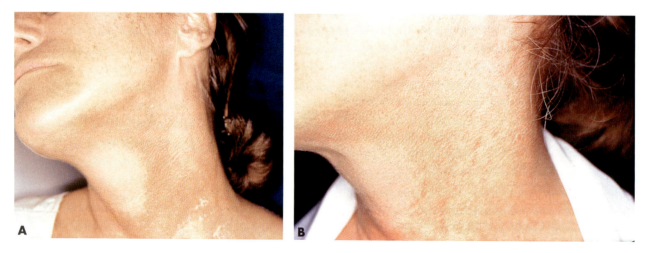

Figura 59.3 – (*A*) Poiquilodermia de Civatte. (*B*) Poiquilodermia de Civatte após quatro sessões de *laser* de corante pulsado.

978-85-7241-919-2

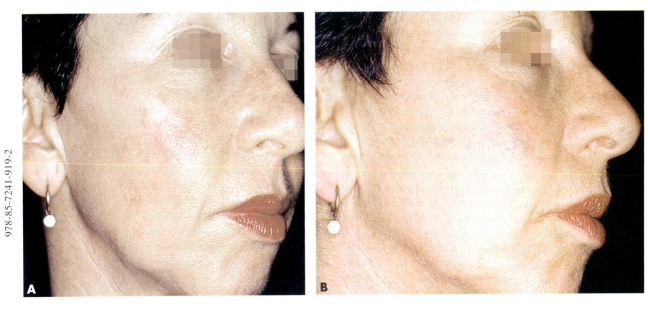

Figura 59.4 – (*A*) Telangiectasias na face. (*B*) Após cinco sessões de *laser* de corante pulsado.

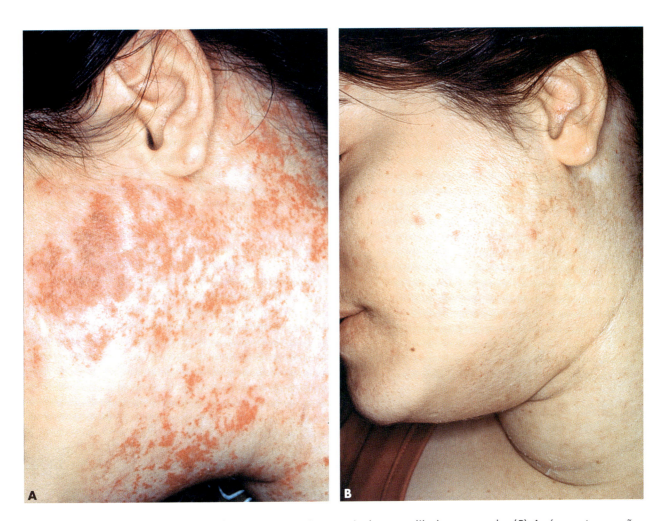

Figura 59.5 – (*A*) Manchas vinho do Porto na região cervical e mandibular esquerda. (*B*) Após quatro sessões de *laser* de corante pulsado.

978-85-7241-919-2

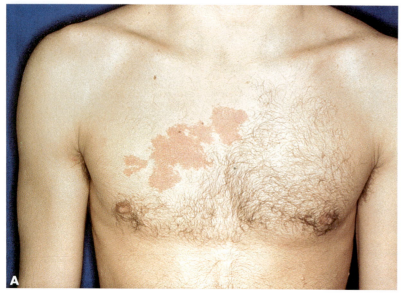

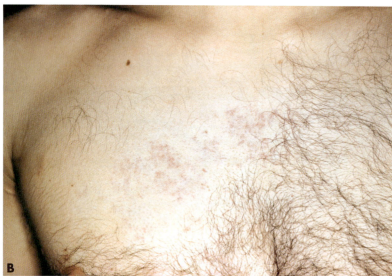

Figura 59.6 – (*A*) Mancha vinho do Porto na região torácica anterior. (*B*) Após nove sessões de *laser* de corante pulsado.

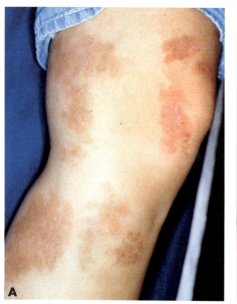

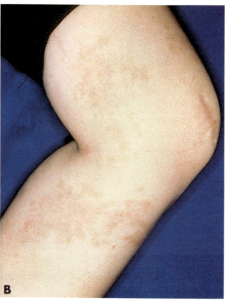

Figura 59.7 – (*A*) Mancha vinho do Porto em membro inferior. (*B*) Após 11 sessões de *laser* de corante pulsado.

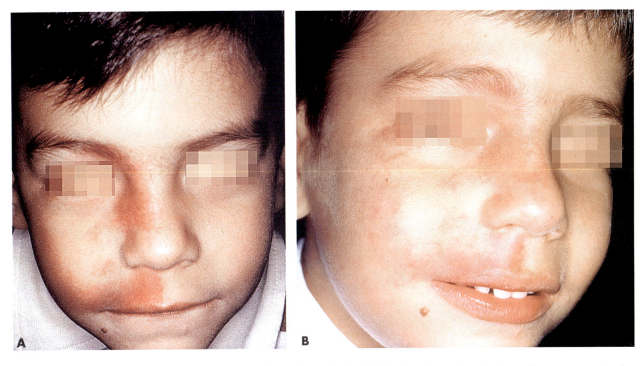

Figura 59.8 – (*A*) Mancha vinho do Porto em hemiface direita. (*B*) Após três sessões de *laser* de corante pulsado.

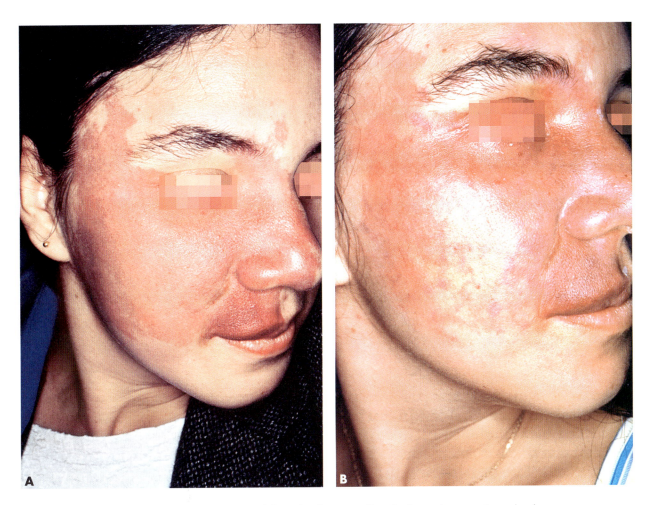

Figura 59.9 – (*A*) Mancha vinho do Porto. (*B*) Após cinco sessões de *laser* de corante pulsado.

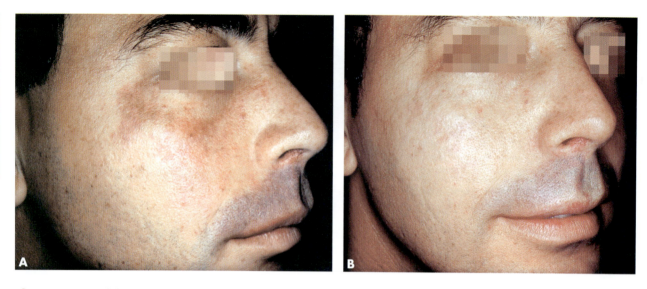

Figura 59.10 – (*A*) Mancha vinho do Porto. (*B*) Após cinco sessões de *laser* de corante pulsado.

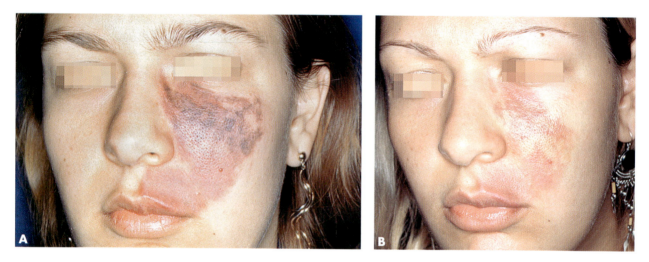

Figura 59.11 – (*A*) Mancha vinho do Porto. (*B*) Após cinco sessões de *laser* de corante pulsado associado à luz intensa pulsada.

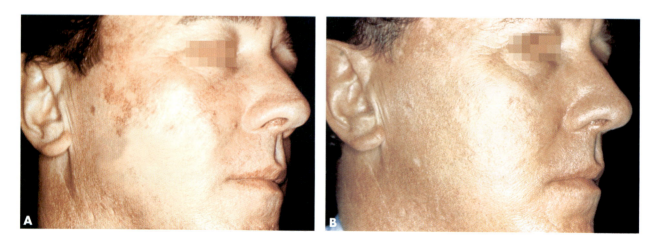

Figura 59.12 – (*A*) Mancha vinho do Porto. (*B*) Após sete sessões de *laser* de corante pulsado associado à luz intensa pulsada.

978-85-7241-919-2

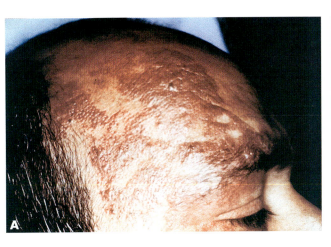
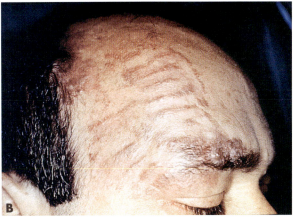

Figura 59.13 – (*A*) Mancha vinho do Porto. (*B*) Após quatro sessões de luz intensa pulsada.

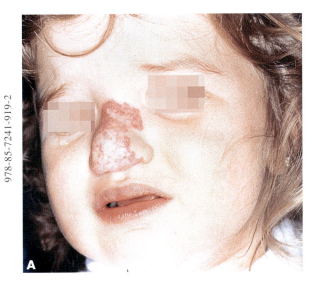
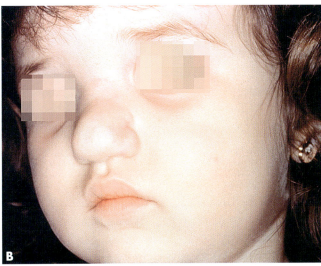

Figura 59.14 – (*A*) Hemangioma localizado na ponta nasal. (*B*) Após seis sessões de *laser* de corante pulsado associado à luz intensa pulsada.

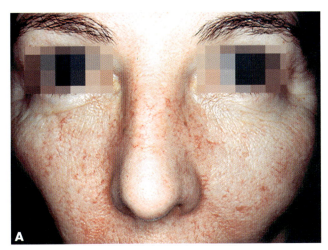
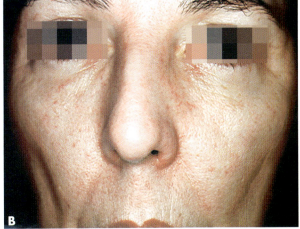

Figura 59.15 – (*A*) Telangiectasias na face de paciente com rosácea. (*B*) Após duas aplicações de *laser* de corante pulsado.

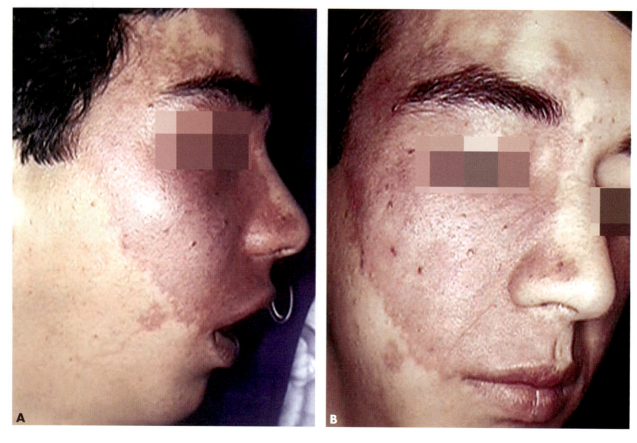

Figura 59.16 – (*A*) Mancha vinho do Porto em hemiface direita. (*B*) Após sete aplicações de *laser* de corante pulsado.

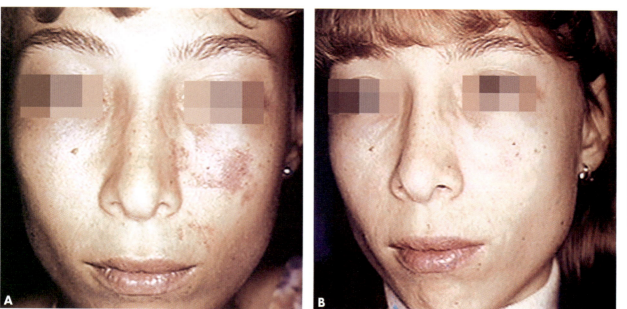

Figura 59.17 – (*A*) Mancha vinho do Porto em hemiface esquerda. (*B*) Após seis aplicações de *laser* de corante pulsado.

978-85-7241-919-2

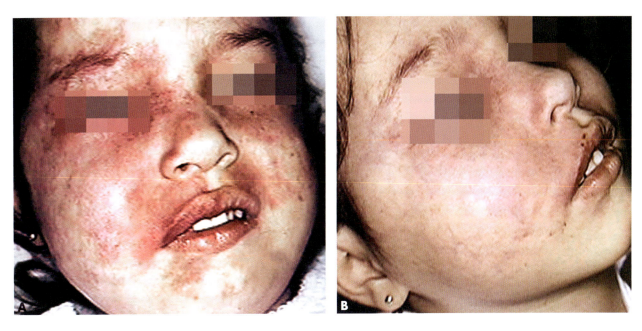

Figura 59.18 – (*A*) Mancha vinho do Porto em face. (*B*) Após quatro aplicações de *laser* de corante pulsado.

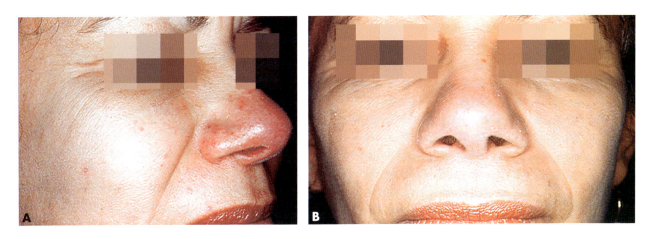

Figura 59.19 – (*A*) Rosácea (nariz). (*B*) Após três aplicações de *laser* de corante pulsado e luz pulsada.

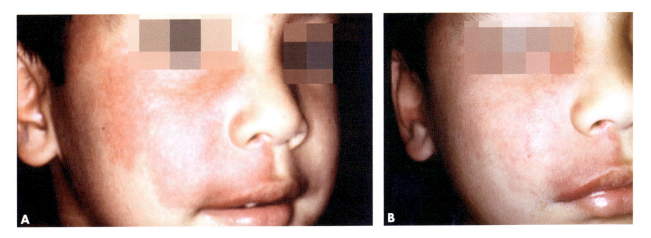

Figura 59.20 – (*A*) Mancha vinho do Porto em hemiface direita. (*B*) Após quatro aplicações de *laser* de corante pulsado.

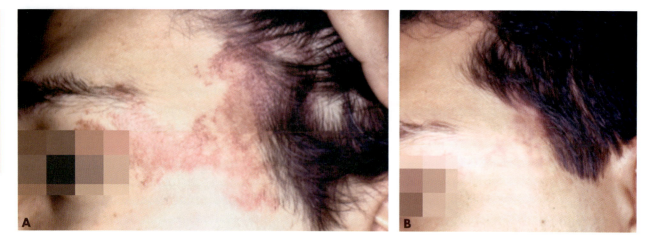

Figura 59.21 – (*A*) Mancha vinho do Porto em hemiface esquerda. (*B*) Após cinco aplicações de *laser* de corante pulsado.

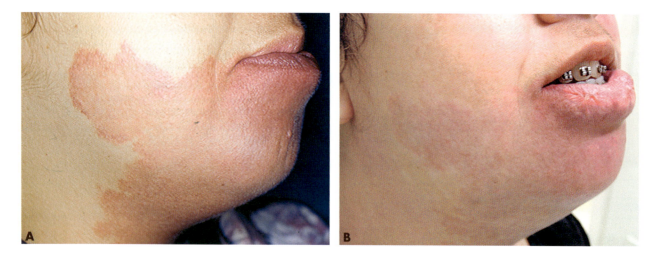

Figura 59.22 – (*A*) Mancha vinho do Porto em hemiface direita e pescoço. (*B*) Após múltiplas aplicações de *laser* de corante pulsado.

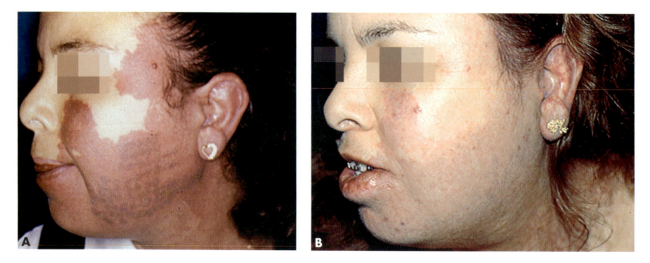

Figura 59.23 – (*A*) A mesma paciente com mancha vinho do Porto em hemiface esquerda e pescoço. (*B*) Após múltiplas aplicações de *laser* de corante pulsado.

978-85-7241-919-2

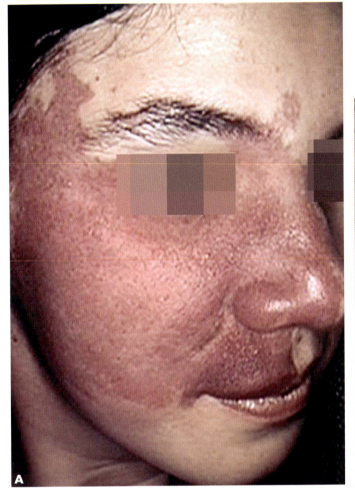
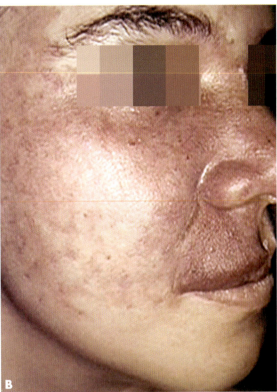

Figura 59.24 – (*A*) Mancha vinho do Porto em hemiface direita. (*B*) Após múltiplas aplicações de *laser* de corante pulsado.

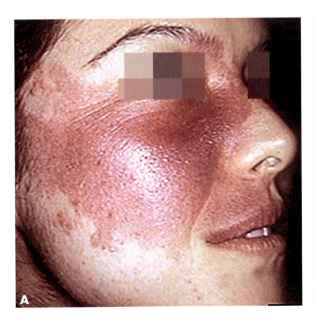
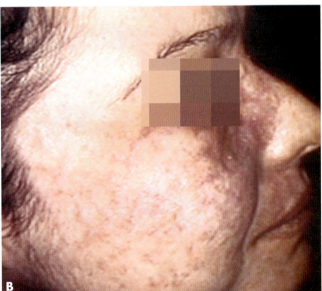

Figura 59.25 – (*A*) Mancha vinho do Porto em hemiface direita. (*B*) Após múltiplas aplicações de *laser* de corante pulsado.

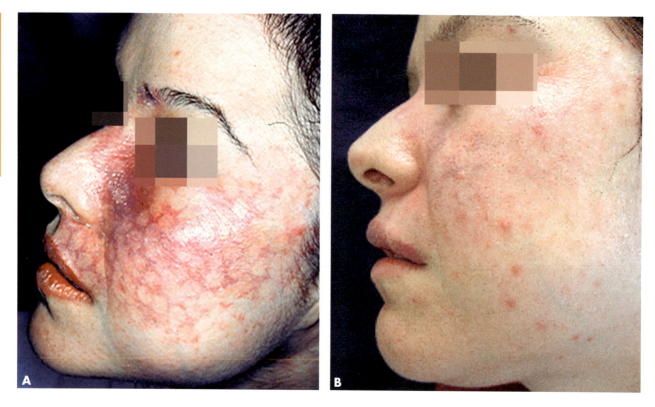

Figura 59.26 – (*A*) Mancha vinho do Porto em hemiface esquerda. (*B*) Após múltiplas aplicações de *laser* de corante pulsado.

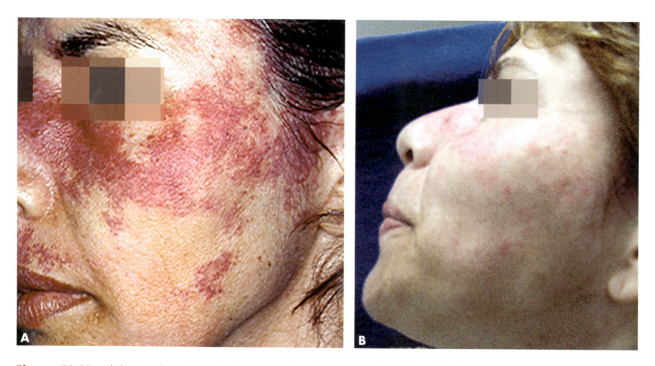

Figura 59.27 – (*A*) Mancha vinho do Porto em hemiface esquerda. (*B*) Após múltiplas aplicações de *laser* de corante pulsado.

Laser de Neodímio Ítrio Alumínio Granada de 1.064nm

Laser de luz infravermelha que emite comprimento de onda de 1.064nm e pode ser distribuído em modo normal ou *Q-switched* (utilizado em lesões pigmentadas e na remoção de tatuagens). O modo normal tem penetração profunda e ampla difusão dos raios, agindo de modo não seletivo. Recentemente, foram desenvolvidos os de longa duração de pulso (1 a 5ms). Embora esse comprimento de onda seja mais bem absorvido pela melanina (remoção de pelos), também é absorvido pela hemoglobina. É indicado para: lesões vasculares profundas (membros inferiores); ectasias vasculares das extremidades; grandes vasos em pacientes de fototipos IV e V e no tratamento das lesões resistentes, nodulares ou hipertróficas de manchas vinho do Porto. Tanghetti (2005) propôs o uso sequencial de PDL e Nd:YAG 1.064nm para tratar vasos mais resistentes, com menor fluência efetiva nos dois sistemas do que quando utilizados isoladamente. A utilização do Nd:YAG 1.064nm de longo pulso nas manchas vinho do Porto deve ser feita por profissional experiente, sendo melhor realizar teste prévio para encontrar o parâmetro de menor púrpura. As fluências maiores que a mínima necessária para causar púrpura podem produzir meta-hemoglobina, que tem maior absorção que a hemoglobina e a oxi-hemoglobina, com aumento da dispersão e maior risco de complicações. Mesmo com resfriamento da pele, esse *laser* pode causar cicatrizes inestéticas.

Hoje existem equipamentos de nova geração, ainda em fase experimental, com pulso sequencial e *hand piece* com compressão para uso em lesões pigmentadas e vasculares.

O uso de equipamentos sequenciais (*dual wavelenght*) resultou em maior profundidade de coagulação vascular com melhor resposta terapêutica, usando comprimentos de 595 e 1.064nm.

Tabela 59.1 – Lesões vasculares: *lasers* específicos[7]

Tipo de *laser*	Especificações	Vantagens	Desvantagens
Neodímio ítrio alumínio granada	532nm	Ausência de púrpura	Menos específico para lesões vasculares; não indicado para crianças com lesões extensas (manchas vinho do Porto)
Frequência dobrada	*Q-switched*	Bom resultado em grandes vasos	
Potássio-titânio-fosfato	532nm Quase contínuo	Ausência de púrpura Bom resultado em grandes vasos	Menos específico para lesões vasculares; não indicado para crianças com lesões extensas (manchas vinho do Porto)
Criptônio	511 – 568nm Quase contínuo	Comprimento de onda duplo Ausência de púrpura Bom resultado em grandes vasos	Menos específico para lesões vasculares; não indicado para crianças com lesões extensas (manchas vinho do Porto)
Laser de argônio *tunable dye*	577nm Quase contínuo	Ausência de púrpura Bom resultado em grandes vasos	Menos específico para lesões vasculares; não indicado para crianças com lesões extensas (manchas vinho do Porto)
Laser de vapor de cobre	578nm Quase contínuo	Comprimento de onda duplo Ausência de púrpura Bom resultado em grandes vasos	Menos específico para lesões vasculares; não indicado para crianças com lesões extensas (manchas vinho do Porto)
Laser de corante pulsado	585nm Pulsado	Melhor especificidade vascular Seguro em crianças	Púrpura após o tratamento
Laser de corante pulsado de longo pulso	590 – 600nm Pulsado	Boa especificidade vascular Penetração mais profunda	Púrpura mais discreta
Fonte de luz intensa pulsada	550 – 900nm Pulsado	Ausência de púrpura Penetração profunda	Os parâmetros de tratamento necessitam ser mais bem definidos

978-85-7241-919-2

Tabela 59.2 – Lesões vasculares: resposta aos tratamentos de *laser*[7]

Tipo de *laser*	Hemangioma	Manchas vinho do Porto	Telangiectasias faciais	Poiquilodermia de Civatte	Telangiectasias de membros inferiores
Neodímio ítrio alumínio granada Frequência dobrada	Pobre	Pobre	Boa	Desconhecida	Regular
Potássio-titânio-fosfato	Regular	Pobre	Boa	Pobre	Regular/pobre
Criptônio	Desconhecida	Regular	Boa	Desconhecida	Pobre
Laser argônio *tunable dye*	Regular	Regular	Boa	Pobre	Pobre
Laser de vapor de cobre	Regular	Regular	Boa	Pobre	Desconhecida
Laser de corante pulsado	Excelente	Excelente	Excelente	Excelente	Pobre
Laser de corante pulsado de longo pulso	Excelente	Excelente	Excelente	Excelente	Boa
Fonte de luz intensa pulsada	Desconhecida	Regular	Boa	Boa	Regular

O tratamento *multiplex* (dois comprimentos de onda) provoca resultado mais efetivo em lesões vasculares superficiais, profundas ou recalcitrantes de manchas vinho do Porto.

Também há referências ao uso do *laser* de diodo de longo pulso, 940nm, associado ao *laser* LPDL com excelente resultado, como também ao tratamento combinado de manchas vinho do Porto com PDL e terapia fotodinâmica, que, em casos mais difíceis de manchas vinho do Porto, é um tratamento promissor.

Luz Intensa Pulsada

Os sistemas de luz pulsada são fontes de luz não coerente, capazes de emitir altas fluências de energia com variáveis durações de pulso e comprimentos de onda distintos (550 a 900nm). Emitem luz em pulsos simples, duplos ou triplos, de 2 a 25ms de duração. As hemoglobinas oxigenada e desoxigenada absorvem os raios de luz intensa pulsada (IPL, *intense pulsed light*) com comprimentos de onda distintos. Os maiores comprimentos penetram mais profundamente na pele, aumentando a destruição de vasos profundos; e durações de pulso maiores aquecem os vasos de maior calibre mais lentamente, não provocando rompimento vascular. Embora a variedade de parâmetros contribua para a versatilidade desse sistema, é mais difícil e estabelecer padrões e atingir resultados uniformes. A IPL é bem indicada para poiquilodermia de Civatte, lesões vasculares da rosácea e do fotoenvelhecimento, manchas vinho do Porto recalcitrantes e algumas anormalidades vasculares mais profundas.

CONSIDERAÇÕES SOBRE O TRATAMENTO DAS MANCHAS VINHO DO PORTO

A resposta ao tratamento não é uniforme e depende da extensão e da profundidade da lesão, do tipo de vaso e das diferenças de fluxo sanguíneo. A localização é o mais importante fator de clareamento. A resposta é excelente na face, principalmente nas regiões V1, V3 e C2/C3 e linha média, boa nas regiões V2 e centro-facial e menos efetiva nas lesões do tronco e das extremidades. As lesões resistentes, hipertróficas ou nodulares, maiores que 50cm², podem clarear após tratamentos repetitivos (10 a 25) sem efeitos colaterais[8]. O tratamento é seguro e tem melhor resposta em crianças do que em adultos, provavelmente em razão da menor espessura da pele e dos vasos menores e mais superficiais. Além do mais, evita que as crianças sofram com as questões psicossociais advindas do crescimento e da idade escolar[9].

O clareamento aumenta com o número de sessões. No entanto, acredita-se que o melhor índice de clareamento seja nas cinco primeiras sessões (independentemente de tamanho, idade e localização) e que o melhor resultado é obser-

978-85-7241-919-2

SEÇÃO 7

vado em pacientes com menos de um ano, em lesões menores que 20cm^2, localizadas na face (região frontal). É importante informar aos pacientes sobre possível escurecimento da lesão (Huikeshoven, 2007).

CONSIDERAÇÕES SOBRE O TRATAMENTO DOS HEMANGIOMAS

O tratamento dos hemangiomas ainda é controverso em razão de sua evolução natural (podem regredir espontaneamente) e dos potenciais resultados insatisfatórios. Os pesquisadores ainda se dividem quanto ao tratamento das lesões superficiais no estado proliferativo, especialmente as lesões segmentadas. Um quinto dos pacientes requer algum tratamento por problemas funcionais (dor, infecção, visão, alimentação, respiração, correção de deformidade residual). Os objetivos no tratamento de hemangiomas devem ser:

- Prevenir ou reverter lesões que ameacem a vida ou as funções.
- Prevenir desfiguração permanente após a involução.
- Diminuir o estresse psicossocial do paciente e da família.
- Prevenir e tratar ulcerações evitando cicatrizes, infecções e dor.

No tratamento para os hemangiomas, devem-se considerar:

- Localização, profundidade, tamanho e extensão da lesão.
- Fase da lesão (proliferação, *plateau*, involução).
- Se há a indicação de tratamento com *lasers* e a experiência do profissional.
- Nível de preocupação dos pais.

É raro diagnosticar lesões precursoras (manchas maculares) em estágio inicial, que podem se resolver com a utilização do PDL em baixas fluências, prevenindo seu desenvolvimento em profundidade. No entanto, em estágio proliferativo, há certo consenso em uma abordagem conservadora, observando-se a lesão por alguns meses. Alguns autores, no entanto, sugerem que a observação poderá dificultar o tratamento por permitir o desenvolvimento em profundidade. Batta (2002), em estudo randomizado e controlado, mostrou que não há benefícios no tratamento precoce de hemangiomas não complicados. Estes provavelmente involuiriam de modo espontâneo com corticosteroides, imiquimode ou interferon, além de haver risco de cicatrizes e hipopigmentação. Hohenleutner (2001) acredita que o tratamento precoce de hemangiomas pequenos e superficiais induz a regressão e evita sua progressão.

Para os hemangiomas ulcerados, indica-se o tratamento com PDL, que mostrou benefícios na melhora da dor, diminuindo as infecções e os sangramentos, auxiliando na epitelização das úlceras. No entanto, a utilização do PDL é dolorosa e traz riscos de cicatrizes atróficas, ulcerações e hemorragias importantes. As diferenças da utilização do PDL, comparando manchas vinho do Porto com hemangiomas, se devem provavelmente ao alto fluxo sanguíneo nos hemangiomas que têm comportamento tumoral, vasos finos, muito próximos e com pouco componente dérmico. Também há limite de penetração deste *laser* (1,2mm), não atingindo seus componentes mais profundos, que podem continuar a se desenvolver. Kono[10] sugere que o tratamento com o LPDL com *spray* criógeno é mais seguro e eficiente do que o PDL para o tratamento dos hemangiomas.

As porções mais profundas parecem responder melhor aos *lasers* não seletivos ND:YAG contínuos, aos novos Nd:YAG de pulso longo, ou com o KTP intralesional com fibra descoberta. Achauer (1998) propõe que a fotocoagulação causada pelo KTP intralesional provoca trombogênese em áreas do hemangioma, fechando capilares e alvéolos com redução de 50% da lesão após quatro a seis semanas. Concluem que essa técnica é eficaz para tratar o volume dos hemangiomas que têm risco de obstruir funções. Burstein (2006) propôs sua utilização com menores fluências e maior número de sessões.

Acredita que ocorra absorção seletiva, menor efeito térmico e diminuição da ulceração, permitindo que os componentes superficiais e profundos sejam tratados ao mesmo tempo. O aumento no número de sessões (três) permite melhor cicatrização, diminuindo o risco de necrose.

Atualmente, não há tratamento ótimo para hemangiomas. Os familiares e pacientes devem considerar as opções com cuidado, lembrando que o tratamento, especialmente dos hemangiomas profundos ou complicados, pode não causar melhora e que alguns profissionais preferem aguardar a involução. Kono[10] sugere a utilização de corticosteroide intralesional ou sistêmico para controle da fase de proliferação, com inibição do desenvolvimento do hemangioma. A utilização de alfa-interferon tem risco de efeitos neurológicos colaterais.

EFEITOS COLATERAIS E COMPLICAÇÕES

As complicações mais frequentes são hiperpigmentação, hipopigmentação e cicatrizes inestéticas. Cicatrizes inestéticas e atrofias ocorrem quando altas energias são utilizadas ou quando ocorre sobreposição (*overlapping*).

CONSIDERAÇÕES FINAIS

A literatura e a experiência clínica confirmam a importância do uso dos *lasers* no tratamento das lesões vasculares, especialmente seguro e eficaz na abordagem das manchas vinho do Porto que antes não tinham tratamento. Para os hemangiomas, a conduta expectante deixou de ser absoluta, mas ainda há controvérsias quanto às indicações de tratamento. É importante observar que as inúmeras variáveis clínicas, de parâmetros e sistemas dificultam a análise e a reprodutibilidade de resultados.

QUESTÕES

1. O tratamento de hemangiomas na infância está indicado?

2. Qual a melhor idade para iniciar o tratamento das manchas vinho do Porto?
3. Qual a melhor indicação para o tratamento da poiquilodermia de Civatte?
4. Qual o possível mecanismo de ação do PDL em verrugas virais e molusco contagioso?
5. Como diminuir riscos de complicações nos *lasers* vasculares?

REFERÊNCIAS

1. MULLIKEN, J. B. Treatment of hemangiomas. In: MULLIKEN, J. B.; YOUNG, A. E. (eds.). *Vascular Bithmarks, Hemangiomas and Malformations*. Philadelphia: W.B. Saunders, 1988.
2. JIA, W. et al. Improvement of Port wine stain laser therapy by skin preheating prior to cryogen spray cooling. *LSM*, v. 38, n. 2, p. 155-162, 2006.
3. HAMMES, S. et al. Does dye laser treatment with higher fluencies in combination with cold air cooling improve the results of PWS? *JEADV*, v. 21, n. 9, p. 1229-1233, 2007.
4. MEIJS, M. M. et al. Treatment of poikiloderma of Civatte with the pulsed dye laser. *JEADV*, v. 20, n. 10, p. 1248-1251, 2006.
5. PHUNG. T. L. et al. Can the wound healing response of human skin be modulated after laser treatment. *LSM*, v. 40, n. 1, p. 1-5, 2008.
6. KARSAIL, S. et al. Pulsed dye laser: what's new in non-vascular lesions? *JEADV*, v. 21, n. 7, p. 877-890, 2007.
7. ALSTER, T. *Manual of Cutaneous Laser Techniques*. 2. ed. Philadelphia: Lippincott, Williams & Wilkins, 2000.
8. KAUVAR, A. N. B.; GERONEMUS, R. G. Repetitive pulsed dye laser treatments improve persistent Port-wine stains. *Dermatol. Surg.*, v. 21, p. 515-521, 1995.
9. CHAPAS, A. M. et al. Efficacy of early treatment of facial PWS in newborns. *LSM*, v. 39, n. 7, p. 563-568, 2007.
10. KONO, T. et al. Comparison study of a traditional pulsed dye laser versus a long-pulsed dye laser in the treatment of early childhood hemangiomas. *LSM*, v. 38, n. 2, p. 112-115, 2006.

LEITURA COMPLEMENTAR

BERNSTEIN, E. F. et al. Efficacy of the 1.5 millisecond pulse-duration, 585nm. *LSM*, v. 36, n. 5, p. 341-346, 2005.

GERONEMUS, R. G.; DOVER, J. S. Selection of the appropriate laser for the treatment of cutaneous vascular lesions. In: ARNDT, K. A.; DOVER, J. S. *Lasers in Cutaneous and Aesthetic Surgery*. Philadelphia: Lipppincott-Raven, 1997.

LANDTHALER, M.; HOHENLEUTNER, U. Laser therapy of vascular lesions. *Photodermatol. Photoimmunol. Photomed.*, v. 22, n. 6, p. 324-332, Dec. 2006. Review.

STIER, M. F.; GLICK, S. A.; HIRSCH, R. J. Laser treatment of pediatric vascular lesions: Port wine stains and hemangiomas. *J. Am. Acad. Dermatol.*, v. 58, n. 2, p. 261-285, Feb. 2008.

WITMAN, P. M. et al. Complications following pulsed dye laser. *LSM*, v. 38, n. 2, p. 116-123, 2006.

Laser no Tratamento das Varizes

Roberto Kasuo Miyake ♦ Rodrigo Kikuchi ♦ Flávio Henrique Duarte
Camila Millani Oba

SUMÁRIO

A presença de microvarizes nas pernas e coxas representa um inconveniente estético bastante frequente, comprometendo tanto homens como mulheres. O tratamento tradicional utilizando injeções de diferentes produtos esclerosantes normalmente traz bons resultados, porém, apresenta como inconvenientes a necessidade de inúmeras aplicações, a dor no momento destas aplicações, além da possibilidade de produzir manchas ou cicatrizes.

Nesse contexto, o tratamento a *laser* das microvarizes em pernas, coxas e pés representa uma interessante e efetiva opção. Possui como principais características o fato de raramente produzir complicações como manchas ou cicatrizes e geralmente trazer pouco ou nenhum desconforto no momento da aplicação.

Sendo assim, a evolução do conhecimento dos princípios físicos do *laser*, sua interação com os tecidos humanos e o surgimento de novos equipamentos tornaram os tratamentos dessas manifestações vasculares mais efetivos, seguros e rápidos.

HOT TOPICS

• Fototermólise seletiva corresponde à capacidade do *laser* de ocluir o vaso sem lesionar a pele.

• Os fatores de exclusão para o tratamento com *laser* são veias varicosas acima de 2mm, histórico de flebite, trombose ou hipertensão venosa crônica.
• Cada tipo de *laser* possui um comprimento de onda, uma duração de pulso, um *spot size* e um modo de pulso específico.
• O *laser* de pulso curto é mais indicado para lesões no rosto.
• A principal complicação do uso do *laser* é a queimadura de pele.
• A principal intercorrência no *laser* de pulso longo é o aparecimento de escaras.
• O maior risco do uso do *laser* endovenoso é a possibilidade de trombose venosa profunda.
• A grande causa do insucesso no tratamento das telangiectasias é a presença de veias matrizes.
• A cirurgia está indicada nos casos de acometimento de veias de médio e grosso calibre.

HISTÓRICO

A escleroterapia tem sido utilizada para tratamento de varizes e telangiectasias em membros inferiores há mais de 2.000 anos. Tomemos como exemplo que Hipócrates (ilha de Cós, c. 460 a.C. – Tessália, c. 377 a.C.), para chegar à fibrose, cauterizou varizes com ferro em brasa[1]. Dos meios térmicos primitivos aos dias de hoje, vários foram

978-85-7241-919-2

os métodos empregados a fim de provocar a oclusão de vasos dilatados. Dentre eles, a escleroterapia química – injeção de líquidos esclerosantes – é quase sinônimo do termo escleroterapia. Foram também utilizadas, sem muito sucesso, as radiações, as escarificações e a eletrocoagulação. A escleroterapia química teve sua indicação cada vez mais restrita devido à evolução da técnica da cirurgia de varizes, que possibilitou a retirada de vasos de menor calibre[2-7]. Por outro lado, vários estudos[8-16], aliados à excelente relação custo-benefício do método, acabaram por consagrar a escleroterapia por meios químicos.

A escleroterapia térmica, esquecida durante milênios, só voltaria a ser cogitada após a incorporação do *laser* às práticas da Medicina. A semente do *laser* foi plantada em 1917 por Albert

Einstein (Ulm, 1879 – Princeton, 1955), que desenvolveu, como parte da Teoria Quântica[17], os conceitos e princípios necessários para se criar um aparelho emissor de *laser*. Quase meio século após a descrição da Teoria Quântica, Maiman[18], utilizando um cristal de rubi, desenvolveu a primeira fonte de *laser* (Fig. 60.1). As primeiras publicações sobre o uso do *laser* na Medicina surgiram no começo da década de 1960. Inicialmente, a ideia era utilizá-lo em substituição às incisões cirúrgicas, facilitando a hemostasia, e, no campo da oftalmologia, utilizar-se-ia o *laser* para realizar incisões precisas na córnea e na fotocoagulação da retina[19-22]. O primeiro trabalho descrevendo o uso do *laser* para coagulação de vasos – escleroterapia térmica – foi publicado por Kaplan em 1975[23]. Relatou um caso de tratamento de telangiectasias no nariz de um homem, com base em um trabalho prévio que descrevia a capacidade do *laser* de dióxido de carbono (CO_2) de coagular vasos.

No ano seguinte, Apfelberg *et al.*[24] publicaram estudo preliminar em que 22 pacientes portadores de manchas vinho do Porto, hemangiomas, telangiectasias e veias varicosas se submeteram a tratamento com *laser* de argônio. O *laser* de CO_2, o *laser* de argônio e outros tipos de *laser* lançados até o início da década de 1990 têm em comum o fato de emitir a luz *laser* em espaço de tempo muito curto (próximo ou menos de 1ms).

A evolução do *laser* na escleroterapia pode ser dividida em três fases: a euforia com o aparecimento do *laser* de pulso curto (500 a 600nm); o amadurecimento da técnica com a chegada da luz pulsada (515 a 1.000nm); e a conquista da confiabilidade com o desenvolvimento dos *lasers* de pulso longo (acima de 1.000nm).

A maioria dos *lasers* de pulso curto emite luz na faixa de 500 a 600nm. Nessa faixa, a oxi-hemoglobina e a desoxi-hemoglobina absorvem maior quantidade de luz que determinados tipos de pele. Dessa forma, a luz é capaz de aquecer o vaso até sua lesão, enquanto a pele permanece em temperatura aceitável. Desde o início da década de 1990, o *laser* mais citado na literatura foi o *flashlamp pulsed dye laser* (FPDL) (585nm). Goldman e Fitzpatrick[25] realizaram estudos a partir do tratamento de 30 pacientes com telan-

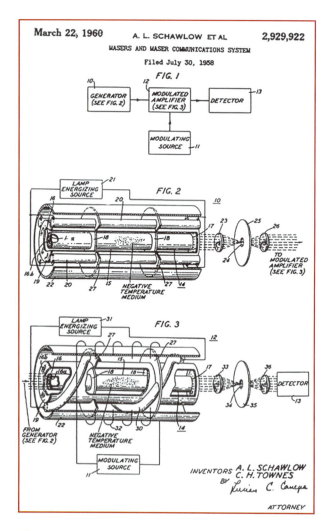

Figura 60.1 – Desenho do projeto do primeiro *laser* da história.

giectasias menores do que 0,2mm de diâmetro e concluíram que os resultados não estavam subordinados à localização da veia na perna e que, aparentemente, não era necessária a compressão pós-tratamento. Alster e Tan[26] ressaltaram que os resultados obtidos inicialmente com o *laser* no tratamento de telangiectasias haviam sido desapontadores; porém, com o avanço da tecnologia, aparelhos como o FPDL já possuíam a capacidade de lesionar estruturas seletivamente, ou seja, a energia poderia ser regulada de forma mais gradual e a pele, preservada. Wiek *et al.*[27], descontentes com os resultados obtidos com a escleroterapia química, a eletrocoagulação e o *laser* de argônio, estudaram o tratamento de telangiectasias com o FPDL. Concluíram que, em se tratando de telangiectasias de coloração azulada, apenas 30% delas foram ocluídas após repetidas sessões. No entanto, as áreas com telangiectasias menores do que 0,4mm apresentaram clareamento de 54% e 100% quando foram utilizadas descargas de fluência de 6,5J/cm^2 e 7,5J/cm^2, respectivamente. Apesar do melhor resultado obtido com maior energia, após o tratamento houve hiperpigmentação frequente. Em estudo histológico, comprovaram a oclusão do vaso e concluíram que o ideal seria a utilização de terapia combinada, ou seja, *laser* e escleroterapia química.

No mundo, são raros os pesquisadores que tenham efetivamente trabalhado com quase todos os tipos de *laser* e Wheeland[28] pode ser considerado um deles. O estudioso descreveu minuciosamente o desenvolvimento e as características dos diversos tipos de *laser* e analisou também as indicações para cada lesão. Relatou que as telangiectasias de membros inferiores maiores que 0,2mm tinham resposta geralmente fraca e presumiu que isso ocorria devido à maior pressão hidrostática presente na perna, quando comparada com telangiectasias similares de face.

Outros autores que revisaram e descreveram os tipos de *laser* mais usados e suas indicações foram Rosenbach e Alster[29], concluindo que o contínuo desenvolvimento tecnológico possibilitaria o aumento das indicações e que os efeitos colaterais seriam minimizados. Também Torezan e Osório[30] descreveram as características dos tipos de *laser* atualmente utilizados em dermatologia. Afirmaram que o avanço tecnológico permitiu a melhora dos resultados, apesar de nenhum emissor de *laser* ser capaz de tratar todas as pigmentações ou veias e de, frequentemente, necessitar-se de mais de um tipo de *laser* para atingir o mesmo alvo.

Apesar da grande euforia nos primeiros anos do emprego do *laser* na escleroterapia, a pele não era poupada na maioria dos casos. E o seu uso, além de muito doloroso, deixava manchas hipocrômicas nos pacientes de cútis mais pigmentada. A leitura dos diferentes trabalhos é exaustiva devido à grande variedade de tipos de *laser* e, ainda, a metodologia geralmente apresenta-se mal estruturada, tornando subjetivas a valorização e a comparação entre publicações.

O uso de luz policromática (mais de um comprimento de onda) na escleroterapia iniciou-se em 1976 quando Muhlbauer *et al.* descreveram o primeiro aparelho de fotocoagulação não *laser*[31]. Compararam o *laser* de neodímio ítrio alumínio granada (Nd:YAG, *neodymium-doped yttrium aluminium garnet*) com um aparelho desenvolvido por seu grupo, que era capaz de emitir luz infravermelha não coerente, de alta intensidade e policromática. Estudaram 26 pacientes portadores de manchas vinho do Porto e relataram que seu invento era capaz de coagular vasos, deixando a pele intacta. Esse aparelho talvez tenha sido o precursor do atual emissor de luz intensa pulsada (LIP) descrito em 1995 por Goldman e Eckhouse[32]. Tratava-se de um aparelho caracterizado como emissor de LIP, o qual compartilhava algumas propriedades com os emissores de *laser*, mas emitia luz policromática e não coerente. O espectro emitido podia ser ajustado, variando de 400 a 1.200nm. Vinha acompanhado de quatro filtros (515nm, 550nm, 570nm e 590nm) para modular a luz produzida de acordo com o tipo de pele e a profundidade do vaso, pois quanto maior o comprimento de onda, menor a absorção da melanina e, portanto, a penetração da luz é maior. A LIP era emitida em alta intensidade, podendo-se optar por pulso simples, duplo, ou triplo. Ou seja, a energia podia ser fragmentada em um, dois ou três disparos sequenciais. Disparos duplos ou triplos eram utilizados para tratar vasos que trocam energia mais lentamente do que a pele (calibre maior do que 0,2mm). Como consequência, no intervalo de lâmpada apagada, a pele se resfriava mais e, com a continuidade de disparos, o vaso somava a energia acumulada.

Ainda que nos primeiros anos do uso do *laser* não houvesse na escleroterapia tanta preocupação com o tipo de pele e suas implicações no tratamento de veias dilatadas, já em 1975, Thomas Fitzpatrick[33] publicou uma classificação na qual a pele era caracterizada não somente pela cor natural, mas também pelo seu comportamento em relação à exposição solar. Logo começaram a surgir na literatura descrições de que pacientes com pele mais pigmentada eram mais sensíveis ao *laser* e hoje a classificação de Fitzpatrick é unanimemente adotada para estudos sobre fototermólise. A seguir, segue a tradução exata das palavras escritas por Fitzpatrick para classificar os tipos de pele:

- *Tipo I*: sempre queima, nunca bronzeia.
- *Tipo II*: frequentemente queima, bronzeia menos que a média (com dificuldade).
- *Tipo III*: às vezes, leve queimadura, bronzeia na média.
- *Tipo IV*: raramente queima, bronzeia mais do que a média (com facilidade).
- *Tipo V*: muito raramente queima e bronzeia com facilidade e profusamente.
- *Tipo VI*: nunca queima e bronzeia profusamente (pele não exposta é negra).

Em 1995, Miyake *et al.*[34] realizaram o primeiro estudo brasileiro com LIP no tratamento de telangiectasias. Demonstraram a possibilidade de fototermólise seletiva em peles tipos I a IV, mas também advertiram que o excesso de energia poderia causar lesões cutâneas.

No Brasil, o sucesso inicial do uso da LIP foi prejudicado pela menor prevalência dos tipos de pele I e II, bem como pelas nossas condições climáticas e hábitos de exposição solar. Tentou-se utilizar as mesmas regulagens ensinadas em treinamentos especializados e sugeridas pelo programa de computador da LIP e observou-se que a pele frequentemente tornava-se hiperêmica, havendo formação posterior de microcrostas que descamavam após duas a três semanas, deixando hipocromia temporária. Se o erro fosse grosseiro,

poderia ocorrer até queimadura de segundo grau, aumentando as chances de discromias, que poderiam ser definitivas [34]. Por esse motivo, Miyake e Miyake[35,36] estudaram o uso de LIP também em pacientes com pele mais escura (tipos III e IV). Descreveram que o estado de bronzeamento era mais importante do que o tipo de pele e relataram que, utilizando-se os mesmos parâmetros, lesões ocorriam mais facilmente em pacientes com pele de tipo II bronzeada do que em pacientes com pele de tipo IV não bronzeada. Concluíram ainda que o parâmetro mais importante para a graduação das aplicações não era a energia emitida por cm^2 ou o tempo em que esta energia era emitida e sim uma combinação desses dois fatores: a potência da lâmpada.

A preocupação com a não lesão cutânea estimulou a realização do estudo dos *fatores preditivos da lesão cutânea por luz intensa pulsada*. Vinte pacientes foram submetidos a disparos de LIP com energia progressiva até que houvesse lesão de pele (microcrostas dérmicas). As aplicações foram feitas em coxa direita e na mesma área contralateral mediu-se a variação de temperatura. Concluiu-se que a temperatura é fator preditivo da lesão cutânea por LIP, sendo mais significante do que a quantidade de energia emitida. Concluiu-se também que a ausência de hiperemia na primeira hora após o tratamento não afasta o risco de lesão, devendo o paciente testado retornar em outro dia para o início do tratamento[37,38].

Em 1998 foi desenvolvido, a partir do Photoderm®, um emissor de *laser* Nd:YAG de 1.064nm denominado Vasculight®. Esse *laser* tem a capacidade de emitir pulsos simples duplos ou triplos de até 16ms. Nesse comprimento de onda, a absorção da oxi e da desoxi-hemoglobina é baixa, porém, a absorção da melanina é quase nula. O aparelho emite de cinco a dez vezes mais energia do que os *lasers* antecessores, gerando alto grau de seletividade. A especificidade ao alvo pode ser comprovada apenas disparando o *laser* Vasculight®– que só queima a pele quando descalibrado – sobre um vaso e posteriormente sobre uma área de pele adjacente sem vasos dilatados. O paciente irá dizer que o segundo disparo não doeu. Essa seletividade pode ser comprovada em 1999 em análise anatomopatológica de microvarizes tratadas com *laser* Vasculight[®39]. Foram retirados segmentos de microvarizes por minicirurgia e metade deles havia sido submetida a disparos de Vasculight[®]. Os segmentos tratados e não tratados foram submetidos a exame microscópico, sendo comprovada a lesão não só do endotélio, mas também da túnica média do vaso (lesão de fibras elásticas – Fig. 60.2). Concluiu-se que esse *laser* permite a fototermólise seletiva de microvarizes e deve ser ferramenta importante no tratamento de pequenos segmentos de microvarizes e complementações cirúrgicas.

Em fevereiro de 2002, Macedo[40] concluiu estudo sobre as alterações morfológicas da pele e do vaso provocadas por *laser* Vasculight™ comparadas com as alterações provocadas por escleroterapia com glicose hipertônica a 75%. O autor desenvolveu estudo prospectivo experimental em orelhas de 40 coelhos subdivididos em quatro grupos. Cada grupo foi biopsiado em tempo diferente (1h, um dia, dez dias e um mês). Concluiu-se nesse estudo que o *laser* provoca escleroterapia mais eficaz, não havendo recanalização em um mês e confirmou-se que a lesão do vaso provocada pelo Vasculight™ atinge a túnica média.

Dessa forma, depois de passar por diversas fases, o *laser* transdérmico de 1.064nm é hoje peça fundamental no tratamento das microvarizes e telangiectasias, sendo o limitante da dispersão dessa tecnologia seu custo de aquisição. Vários grupos desenvolveram emissores de *laser* 1.064nm com configurações similares. O fato de existir vários equipamentos que repetem a mesma configuração de 1.064nm, pulso longo e *spot size* de 5 a 6mm de certa forma demonstra a efetividade desse tipo de *laser*.

PRINCÍPIOS DA LESÃO SELETIVA POR LUZ (FOTOTERMÓLISE SELETIVA)

Existem duas características dos vasos e da pele que possibilitam a escleroterapia térmica: a diferença de *coeficientes de absorção* e a diferença dos *tempos de relaxamento térmico* (tempo que o tecido leva para retornar até a metade da temperatura atingida).

Anderson e Parrish, em 1981[41-44], definiram como "fototermólise seletiva" a capacidade do *laser* de ocluir o vaso sem lesionar a pele. Essa teoria pode ser demonstrada em modelo experimental no qual uma bexiga de borracha translúcida, cheia de ar, contendo uma segunda bexiga vermelha, menor, também insuflada com ar, é submetida a um disparo de *laser* que é capaz de romper a bexiga interna sem danificar a externa. Essa seletividade é possível porque a borracha de

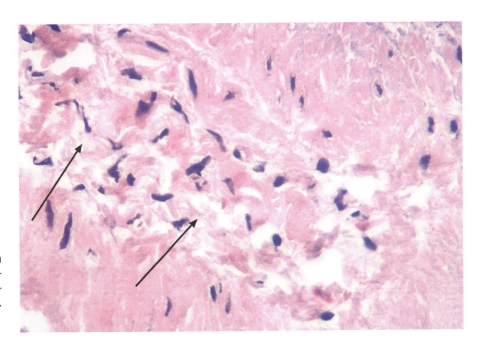

Figura 60.2 – Microscopia (hematoxilina-eosina) demonstrando a lesão de fibras elásticas (*setas*) na túnica média.

cor vermelha possui maior *coeficiente de absorção* de luz. No corpo humano, a seletividade também ocorre, pois o *coeficiente de absorção* do sangue difere do *coeficiente de absorção* da melanina e ambos variam de acordo com os comprimentos de onda da luz incidente[42].

Alguns tipos de emissores de luz têm a capacidade de dividir a energia em pulsos. Essa característica permite que se otimize a seletividade no tratamento de vasos mais calibrosos com base na diferença de *tempo de relaxamento térmico* (tempo em que a estrutura perde 50% da temperatura atingida, "velocidade de troca de calor de cada estrutura"). Pode ser exemplificada por uma batata sendo aquecida no forno envolta por papel alumínio. Em poucos segundos, o papel alumínio atingirá a temperatura do forno, enquanto a batata demorará em torno de 1h para atingi-la. Ao retirarmos o conjunto do forno, em poucos segundos já podemos tocar no papel alumínio, enquanto a batata permanecerá por longo tempo aquecida. Dessa forma, a batata tem *tempo de relaxamento térmico* maior do que o papel alumínio. O tempo de relaxamento térmico das veias pode ser calculado pela fórmula $T = (\text{diâmetro})^2 \times 0,35$ (Tabela 60.1). Para se lesionar um vaso utilizando *lasers* de pulso curto e luz pulsada é necessário valorizar o parâmetro tempo de relaxamento térmico devido à menor seletividade desses emissores à oxi e à desoxi-hemoglobina. Deve-se utilizar tempo de emissão de luz menor ou próximo do tempo de relaxamento térmico da estrutura para não dar tempo para esta se resfriar. Vale lembrar que estruturas pequenas, como vasos menores do que 0,2mm, têm tempo de relaxamento térmico baixo e semelhante ou menor que o da pele, aumentando o risco de queimadura de pele para a maioria dos emissores de luz.

É importante observar que para o tratamento de varizes e telangiectasias em membros inferiores – feito atualmente com *laser* de 1.064nm e de pulso longo e simples (de 40ms a 60ms) – não precisamos nos preocupar com o tempo de relaxamento térmico.

LASER NOS DIAS DE HOJE

Teoricamente, o tratamento das varizes pode ser dividido em duas categorias: o tratamento funcional e o tratamento estético. Na prática, as duas categorias se imbricam e a maioria dos pacientes quer remover veias antiestéticas e ao mesmo tempo eliminar sintomas de peso e/ou inchaço ou vice-versa. Atualmente, o *laser* está presente tanto no tratamento funcional das varizes como no tratamento estético de varizes e telangiectasias:

- Laser *endovenoso*: utilizado para esclerosar veias safenas doentes.
- Laser *transdérmico*: utilizado para esclerosar telangiectasias, veias nutrícias e veias reticulares.

Porém, antes de discutirmos o uso dos *lasers* no tratamento de varizes, precisamos explicar e categorizar os tipos de varizes a serem tratados.

CLASSIFICAÇÃO DAS VARIZES

Atualmente, as possibilidades de tratamento das varizes e telangiectasias são numerosas. No entanto, o sucesso depende não apenas do domínio da técnica por um profissional qualificado, mas também do diagnóstico e da classificação precisos de cada lesão para a escolha adequada de tratamento.

Tabela 60.1 – Tempos de relaxamento térmico de vasos e da pele

Estruturas	Tempo de relaxamento térmico (ms)
Vaso de 0,05mm	0,87
Vaso de 0,1mm	3,5
Vaso de 0,2mm	14
Vaso de 0,3mm	31
Vaso de 0,4mm	56
Vaso de 0,5mm	87
Vaso de 1mm	350
Pele	~10

Nota-se que o tempo de relaxamento térmico dos vasos menores que 0,1mm é menor do que o da pele e que os vasos de diâmetro em torno de 0,2mm têm tempo de relaxamento térmico semelhante.

978-85-7241-919-2

Tabela 60.2 – Classificação de aspectos clínicos, etiológicos, anatômicos e fisiológicos (CEAP)

Classificação CEAP	Quadro clínico
C0	Sem vasos
C1	Telangiectasias e veias reticulares
C2	Varizes assintomáticas
C3	Edema
C4	Pigmentação, eczema e dermatoesclerose
C5	Úlcera cicatrizada
C6	Úlcera aberta

Quadro 60.1 – Classificação segundo o Latin American Consensus Committee (LACC)

- *Telangiectasias:*
  - Localizada
  - Difusa
- *Veias reticulares:*
  - Localizada
  - Difusa
- *Veias tronculares:*
  - Secundária à insuficiência de:
    - Veia safena magna e tributárias
    - Veia safena parva e tributárias
    - Veias perfurantes
    - Outros sistemas venosos: gastrocnêmicos, solear e pélvico

Visando uniformizar as publicações científicas sobre varizes e indicações terapêuticas, em 1994 foi proposta uma classificação durante o Consensus Committee of the American Venous Forum, realizado em Maui, Hawaii.

Essa classificação se baseou em aspectos clínicos, etiológicos, anatômicos e fisiológicos (CEAP). A Tabela 60.2 mostra os principais aspectos clínicos.

No entanto, por levar muitas características em conta, alguns autores criticam essa classificação por acharem-na complexa para aplicação na prática clínica[45].

Durante a reunião do Latin American Consensus Committee (LACC), realizada no México em 1998, foi idealizada uma nova classificação para insuficiência venosa primária dos membros inferiores, levando-se em consideração a localização e o tamanho dos vasos, além de uma classificação clínica (Quadro 60.1).

Apresenta-se a seguir a forma de classificação das varizes primárias aplicada por estes autores, que valoriza a queixa do paciente muito mais do que os resultados de exames subsidiários. A partir disso, utilizam-se os aspectos funcionais do exame físico, só então relacionando-os com exames complementares para elucidação da causa da dilatação venosa e direcionamento do tratamento:

- *Varizes complexas (VC)*: estão relacionadas a problemas funcionais. Apresentam-se como veias superficiais, dilatadas e tortuosas, com refluxo venoso consequente a disfunções das safenas e/ou perfurantes, podendo ou não estar associadas a sintomas (edema, peso, "cansaço" e "queimação"). É prudente correlacionar as queixas dos pacientes a exames complementares como o *duplex scan* e a pletismografia.

- *Varizes simples (VS)*: são as varizes que, apesar de visíveis, não estão associadas a refluxos nas safenas e/ou perfurantes. Geralmente, estão dissociadas de queixas outras que não as puramente estéticas. Têm calibres variados, desde pequenos segmentos de veias mais calibrosas até veias reticulares, que possuem um calibre menor e são de localização dérmica.

- *Telangiectasias combinadas (TC)*: geralmente, apresentam-se como aglomerados, sob a forma de veias dérmicas e de fino calibre associadas a veias nutrícias*, que formam vias de drenagem incompetentes para o sistema superficial e/ou profundo, aumentando a pressão das telangiectasias e dificultando o tratamento[46-48].

- *Telangiectasias simples (TS)*: apresentam-se isoladas ou agrupadas em diversos formatos, com localização dérmica e de fino calibre, sem associação a uma veia nutrícia. Há autores que as classificam de acordo o formato: linear, arborizada, aracniforme ou

---

* O termo "veia nutrícia" é doravante preferido em substituição ao termo "veia matriz". Essa designação busca aproximar-se dos seus equivalentes em espanhol (*nutrícia*), francês (*nouricierre*) e inglês (*feeder vein*).

Tabela 60.3 – Classificação proposta por Miyake

	TC	TS	nT
VC	9	8	7
VS	6	5	4
nV	3	2	1

nT = nenhuma telangiectasia; nV = nenhuma variz;
TC = telangiectasia combinada; TS = telangiectasia simples;
VC = varizes complexas; VS = varizes simples.

papular[49]. O importante, no entanto, para definição do tratamento é unicamente distingui-las das telangiectasias combinadas.

Com base nas indicações terapêuticas diversas, propõe-se um mapa classificatório que atribui índices ao contexto varicoso do paciente. A título de ilustração, também estão dispostas as fotos das situações patológicas encontradas na prática clínica. Na evolução do tratamento do paciente recomenda-se a atualização periódica desse mapa, já que documenta a evolução do tratamento. Um caso mais difícil recebe "índice" 9 e o objetivo é tratá-lo até a ausência de vasos alterados, em que o "índice" é 1 (Tabela 60.3 e Fig. 60.3):

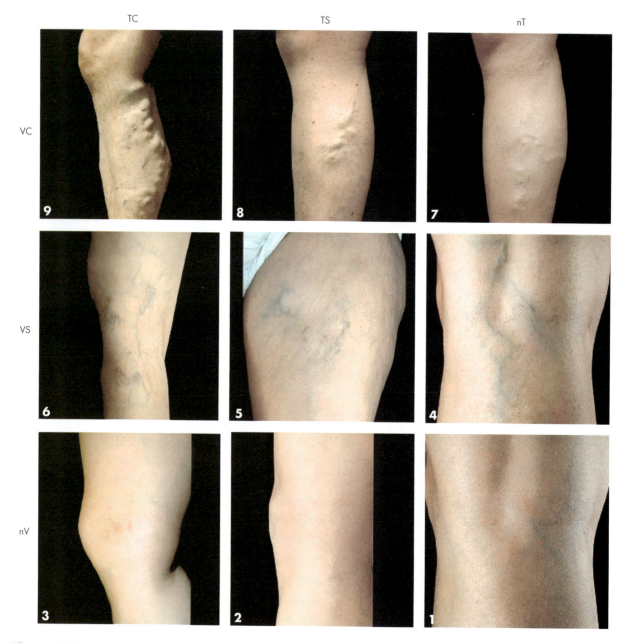

978-85-7241-919-2

Figura 60.3 – Exemplos da classificação proposta por Miyake. nT = nenhuma telangiectasia; nV = nenhuma variz; TC = telangiectasia combinada; TS = telangiectasia simples; VC = varizes complexas; VS = varizes simples.

A classificação terapêutica é aqui proposta no intuito de guiar as indicações dos tratamentos, notadamente a associação de tratamentos, estes expostos mais adiante.

É fundamental ressaltar que o quadro classificatório é aplicável tão somente ao tratamento de varizes primárias. Varizes secundárias a oclusões do sistema venoso profundo (trombóticas, tumorais, traumáticas, iatrogênicas, etc.) são funcionais e compensatórias e a literatura é controversa no que tange a tratá-las. Outrossim, o diagnóstico etiológico é imperativo, a fim de constatar a permeabilidade do sistema venoso profundo, ao mesmo tempo que descarta origens outras que não o refluxo puro ou a constituição individual própria.

DIAGNÓSTICO

Em analogia ao já descrito por Maffei[50] para o diagnóstico clínico das doenças arteriais periféricas, a boa anamnese complementada por exame físico rigoroso direciona a quase totalidade do diagnóstico clínico das varizes e telangiectasias.

Varizes

Feita a consulta clínica, a primeira pergunta que se faz é se há indicação de exames complementares.

Dados do histórico como dor, edema, sinais de hipertensão venosa crônica, assim como a presença de veias dilatadas e/ou telangiectasias agrupadas em território de veias safenas fundamentam a presença ou não de refluxo, que deve ser documentado pelo eco-Doppler (indicação formal). Na ausência dos elementos anteriores, a indicação do eco-Doppler é relativa e tem função de triagem.

Outro método de extrema valia é a pletismografia. Esta avalia o bombeamento venoso resultante das contrações musculares na panturrilha. Existem a fotopletismografia e a pletismografia a ar. A primeira é mais prática, apesar de não tão precisa quanto a segunda e por isso é utilizada por estes autores para complementação semiológica no consultório.

A fotopletismografia é realizada com a paciente sentada com as pernas pendentes. O sensor infravermelho é colado com fita adesiva dupla face especial no terço distal medial de cada perna. O paciente executa oito movimentos de contração e relaxamento das panturrilhas elevando e abaixando as pontas dos pés seguindo o ritmo sonoro ditado pelo aparelho (Fig. 60.4). Na tela do computador é possível visualizar a eficácia do bombeamento e o tempo que a curva demora para voltar à linha de base [tempo de reenchimento venoso (TRV)]. O TRV deve ser maior que 20s. O programa do equipamento plota o resultado, combinando o bombeamento no eixo X com o TRV no eixo Y (Fig. 60.5).

Dessa forma, o exame ajuda a determinar a permanência da safena num contexto de normalidade em que o rendimento do sistema de bombeamento muscular compensa uma insuficiência relativa desta veia.

Ainda no mesmo exame, se o resultado indicar anomalia, repete-se a mensuração após a aplicação de garrote infragenicular. A normalização do

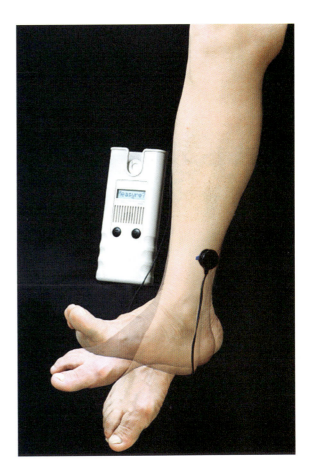

Figura 60.4 – Fotopletismografia de membro inferior (movimentos de extensão e flexão do antepé).

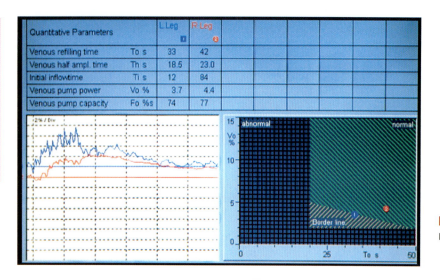

Quanttative Parameters		L Leg 1	R Leg 2				
Venous refilling time	To s	33	42				
Venous half ampl. time	Th s	18.5	23.0				
Initial inflowtime	Ti s	12	84				
Venous pump power	Vo %	3.7	4.4				
Venous pump capacity	Fo %s	74	77				

Figura 60.5 – Fotopletismografia de membro inferior: gráfico e resultados.

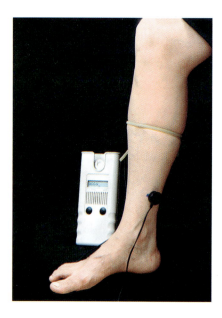

Figura 60.6 – Exame de fotopletismografia realizado com o uso de garrote infragenicular.

resultado demonstra a insuficiência da(s) safena(s) como causa do refluxo (Figs. 60.6 e 60.7).

No entanto, é importante salientar a necessidade de avaliar diagnósticos diferenciais, tais como dor de etiologia neurológica ou ortopédica. Para isso, a identificação dos momentos de intensificação da queixa, bem como a sazonalidade e a associação com movimentos, pode ajudar no diagnóstico. Cabe lembrar que a sintomatologia venosa é mais intensa após longos períodos sem repouso dos pacientes, que costumam melhorar após a elevação dos membros.

Telangiectasias

O aspecto mais importante para melhor planejamento terapêutico é a diferenciação entre as

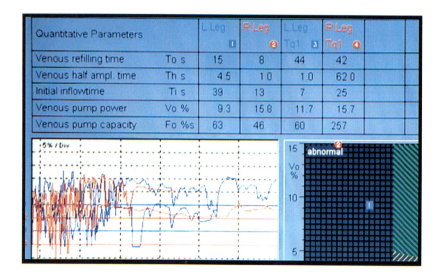

Quantitative Parameters		L Leg 1	R Leg 2	L Leg Tq1 3	R Leg Tq1 4
Venous refilling time	To s	15	8	44	42
Venous half ampl. time	Th s	4.5	1.0	1.0	62.0
Initial inflowtime	Ti s	39	13	7	25
Venous pump power	Vo %	9.3	15.8	11.7	15.7
Venous pump capacity	Fo %s	63	46	60	257

Figura 60.7 – Gráfico mostrando melhora do exame de fotopletismografia com a aplicação do garrote: (1) membro inferior esquerdo sem garrote; (2) membro inferior direito sem garrote; (3) membro inferior esquerdo com garrote; (4) membro inferior direito com garrote.

CAPÍTULO 60

combinadas e as simples. Há três elementos diagnósticos fundamentais:

- Visualização de veia nutrícia.
- Teste da descompressão brusca.
- Falha no tratamento.

Telangiectasias Combinadas

Apresentam-se em aglomerados de feixes ou tufos, com aspecto de "chuveiros" ou "aranhas", associadas a uma veia nutrícia.

Veias nutrícias podem ser visíveis a olho nu ou apenas palpáveis, comportando-se como uma depressão subcutânea. Quando mais calibrosas do que 3mm e mais profundas que 8mm podem ser detectadas pelo eco-Doppler[51].

Surgiu em 2005 um equipamento (VeinViewer®) que filma a pele do paciente em infravermelho, processa a imagem e projeta-a sobre a pele (Figs. 60.8 a 60.10). Isso revolucionou o diagnóstico e o mapeamento das veias nutrícias, refletindo diretamente nos resultados terapêuticos[51].

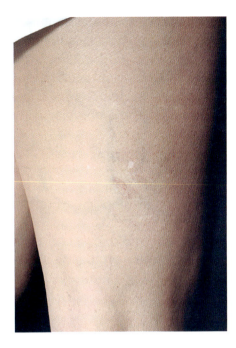

Figura 60.9 – Fotografia do membro sem o uso do VeinViewer®.

Durante o exame físico, a manobra de compressão digital das telangiectasias seguida da descompressão súbita (teste da descompressão brusca) pode demonstrar seu reenchimento instantâneo, proveniente de refluxo pelas veias nutrícias[52].

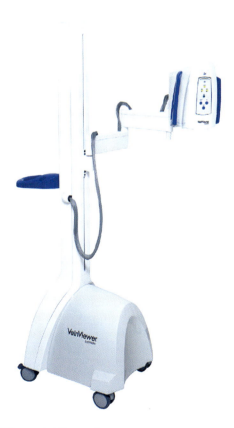

Figura 60.8 – VeinViewer®.

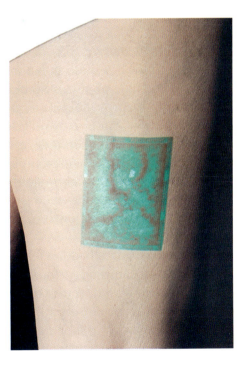

Figura 60.10 – Identificação de veias nutrícias com o VeinViewer®.

978-85-7241-919-2

Telangiectasias classificadas como simples e que não respondem ao tratamento por esclerose também devem ser consideradas combinadas, ainda que a via de drenagem não seja claramente identificada, pois a falha terapêutica geralmente se deve a uma veia nutrícia oculta.

Telangiectasias Simples

Apresentam-se como pequenas veias dérmicas de fino calibre, com coloração avermelhada ou azulada. Ao exame físico, quando se realiza a compressão manual delas, observa-se um reenchimento lento, o que demonstra ausência de associação a uma veia nutrícia.

DOCUMENTAÇÃO

Tão importante quanto o diagnóstico e a terapêutica é a documentação.

As exigências legais que se amontoam sobre a prática médica são justificativas suficientes para que se mantenham registros de boa qualidade e de quaisquer naturezas.

O consentimento informado é obrigatório (art. 46 do Código de Ética Médica) e é prudente lavrá-lo em termo escrito para integrar o prontuário. Tal texto deve ser abrangente e expressar com clareza todas as possíveis complicações, inclusive aplicando a palavra "morte". A título de exemplo, em 2006 o laboratório americano Bioniche, que produz o Sotradecol® (STS – esclerosante aprovado pela Food and Drug Administration e muito utilizado nos Estados Unidos para o tratamento de varizes), foi obrigado a comunicar a mudança da bula, inclusive por carta, a todos os membros do American College of Phlebology e consumidores, explicitamente sobre as mortes já relacionadas àquela droga.

Além do prontuário detalhado, o uso de material fotográfico é fundamental para acompanhar o tratamento e demonstrar seu resultado. A facilidade de documentação digital nos dias de hoje tornou inescusável o atendimento sem fotografias. A imagem é instantânea, ficam dispensadas revelação e ampliação e não se avolumam papéis.

Fotografias devem ser tiradas no primeiro atendimento, antes de qualquer intervenção. Durante ou ao término do tratamento, se houver necessidade de comparação, novas fotografias devem ser feitas buscando-se ao máximo o enquadramento, a posição, o ângulo e a iluminação iniciais.

A comparação deve ser feita somente entre fotografias, nunca entre uma fotografia e a área no corpo. Isso se deve à perda de resolução e ao limite de dimensões na fotografia, se confrontada ao olho humano. Assim, preservado o critério de observação, valida-se a comparação.

Não raro, os pacientes se esquecem da aparência inicial das áreas que motivaram o atendimento. Ao longo do tratamento também é frequente a mudança do grau de exigência e então, insatisfeitos, precisam de um elemento objetivo de antes × depois.

Dois casos reais:

1. Uma paciente com índice 3 veio para tratamento e após apenas uma sessão queixou-se por não notar resultado significativo. Fotografias foram tiradas e comparadas às iniciais, apontando a nítida involução das "manchas" vasculares e do relevo cutâneo. A expectativa, aliada à ansiedade num tratamento periódico e arrastado fizeram surgir uma noção precoce de frustração – que se demonstrou infundada.

2. Outra paciente com índice 6, que já vinha se submetendo ao tratamento, após várias sessões disse ter notado o surgimento de outros vasos. Insinuava ainda que o *laser* os tinha causado. Novas fotografias foram feitas e comparadas às iniciais, demonstrando que tais vasos estavam presentes desde antes. Compreendeu-se então que os vasos que chamaram sua atenção, ganharam destaque tão somente pelo desaparecimento dos outros, antes muito mais evidentes.

INDICAÇÃO

O leitor não deve pensar que seja imprescindível o investimento gigantesco num arsenal

978-85-7241-919-2

tecnológico de ponta como única forma de obtenção de resultados.

Hoje ainda se pode tratar qualquer tipo de telangiectasia pelo processo secular da escleroterapia química. Não é rápido, não é indolor, exige numerosas sessões de tratamento e manutenção – fatores de desestímulo e não adesão. Mas é eficaz e, portanto, consagrado.

A despeito disso, é fato: a tecnologia se desenvolve frente à pressão por tratamentos mais rápidos, seguros e confortáveis. O paciente traz consigo a queixa e o desejo de cura. Mas juntos estão o medo da dor, o medo das complicações (quando lembradas), o pouco tempo disponível para tratar-se e/ou convalescer, as dificuldades de acesso aos centros de tratamento/acompanhamento, as restrições financeiras e outros.

Na classificação terapêutica aqui proposta por Miyake (9-1), diferentes índices recebem indicações próprias (Tabela 60.4).

Indicação Invertida

Recebe esse nome por ser intencionalmente proposta sobre casos em que prevalecia habitualmente uma indicação *relativa* de flebectomia. Essa faixa "cinzenta" para as opções de intervenção permite perseguir o mesmo resultado, porém, sem o procedimento cirúrgico.

Isso se deve à confiança no vínculo entre a classificação terapêutica e o sensível aumento da eficácia do tratamento associado de crio-*laser* e crioescleroterapia (CLaCS, *cryo-laser and cryo-sclerotherapy*).

A origem dessa indicação remonta a 2002, atendendo às exigências dos próprios pacientes. Há uma nítida preferência por tratamentos que não requeiram internações e pós-operatórios. Apesar de conscientes da indicação médica, preferem tentar o CLaCS. E a inesperada repetição de sucessos desse método encorajou sua aplicação.

Importa ressaltar que a resposta do vaso é variável. Não se conhece a relevância de variados fatores como resposta endotelial, coagulabilidade, espessura da parede venosa, calibre e pressão hidrostática. Por não ser invasivo, realiza-se o tratamento como prova terapêutica.

Tabela 60.4 – Indicação de tratamento segundo Classificação proposta por Miyake

	TC	TS	nT
VC	9	8	7
VS	6	5	4
nV	3	2	1

Vermelho: índice 9, 8, 7. Pressão venosa elevada nas varizes por refluxo em perfurante(s) e/ou veia(s) safena(s). Portanto, a indicação operatória é clara. Uma vez operados, o índice desses pacientes cai para 6 ou menos. Azul: índice 6, 5, 4 e 3. Indicação invertida (descrita a seguir) ou flebectomia da(s) veia(s) nutrícia(s). Amarelo: índice 2. Crio-*laser* e crioescleroterapia (CLaCS) = escleroterapia.

TRATAMENTO – *LASER*

Técnica Crio-*laser* e Crioescleroterapia

A técnica aqui denominada CLaCS é a abreviação de crio-*laser* e crioescleroterapia. Nesse sentido associamos o *laser* com a escleroterapia química com líquido para o tratamento de veias dos membros inferiores. As indicações pertinentes ao tratamento foram discutidas previamente.

O *laser* utilizado é o Nd:YAG de 1.064nm de comprimento de onda. O cromóforo-alvo para esse *laser* é a oxi-hemoglobina. O termo "crio" é incorporado ao *laser* pelo fato da realização do resfriamento da pele no local a ser tratado com um jato contínuo de ar gelado. Esse ar é resfriado a cerca de -20°C e é emitido por um sistema de ventilador em tubo (Fig. 60.11).

A atuação do *laser* é física. O comprimento de onda atinge seu cromóforo específico, que ao absorver essa luz acaba liberando quantidade grande de calor em alguns milissegundos. Isso provoca um aquecimento do interior para o exterior e promove quase que instantaneamente um espasmo vascular.

Em seguida à aplicação do *laser*, executa-se a escleroterapia química com injeção de líquido esclerosante. No caso do CLaCS, esse líquido é a glicose hipertônica a 75%. Novamente, o termo "crio" é empregado, pois junto à escleroterapia está o mesmo aparelho de jato de ar resfriado contínuo.

A escolha pelo agente glicose decorreu de este ser um agente livre de reações alérgicas e alta

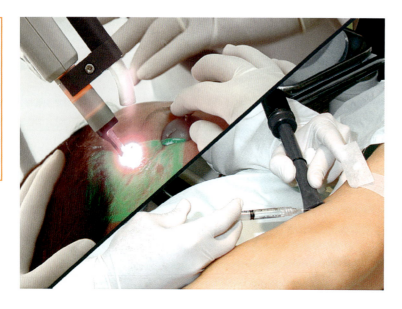

Figura 60.11 – Crio-*laser* e crioescleroterapia (CLaCS) – aplicação de crio-*laser* seguida de crioglicose.

viscosidade. A viscosidade elevada do agente dificulta o refluxo vênulo-arteriolar que é a causa das úlceras pós-escleroterápicas.

Apesar de a glicose ser considerada um agente esclerosante de força moderada, infere-se que, ao executá-la após o *laser*, fique mais tempo retida dentro do segmento venoso escolhido para ser tratado. Isso ocorreria devido ao espasmo prévio causado pela reação à temperatura.

O intuito do CLaCS é buscar uma forma eficiente e segura para o tratamento de veias do membro inferior. O *laser* Nd:YAG de 1.064nm é considerado o mais seguro para o tratamento de veias, pois, embora não seja o comprimento de onda com maior absorção pela oxi-hemoglobina, este possui uma absorção muito mais baixa pela melanina. A glicose hipertônica é descrita como o agente escleroterápico com menos complicações, como úlceras e hiperpigmentações, além de anular a possibilidade de reações anafiláticas. A emissão do ar resfriado em jato não tem problemas descritos de queimaduras pelo frio e tem a tripla função de diminuir a sensibilidade dolorosa, diminuir a difusão de calor para além do cromóforo-alvo e resfriar o líquido escleroterápico.

LASER ENDOVENOSO

A busca por procedimentos menos invasivos é uma tendência na Medicina. Cada vez mais, a tecnologia se torna uma aliada na busca de novos tratamentos que proporcionem bons resultados com segurança e menos invasividade.

O *laser* endovenoso começou a ser utilizado como alternativa às cirurgias convencionais de varizes, principalmente na insuficiência da veia safena. Os primeiros aparelhos que utilizavam *laser* de diodo de 810nm tinham como principal objetivo tornar o procedimento menos agressivo, mantendo sua eficiência, com recuperação mais rápida e tranquila para o paciente.

Nesse método, uma fibra é colocada no interior da veia a ser tratada (na maioria dos casos, a safena ou outra veia calibrosa) e conectada com o aparelho emissor de *laser*, que disparava um *laser* de diodo de 810nm de comprimento de onda em sua extremidade. As moléculas de água presentes no sangue eram o principal alvo desse *laser*, provocando a lesão da parede e o consequente fechamento da veia pela lesão térmica. Nessa fase inicial, as complicações descritas eram recidiva, queimadura, hipoestesia e a formação de um cordão fibroso no trajeto da veia.

O desenvolvimento do método possibilitou novas técnicas para se prevenir ou diminuir o risco de complicações, como o acompanhamento dos procedimentos com ultrassom, a infiltração com soro gelado ao redor da veia a ser tratada, o uso de menos energia em regiões próximas a nervos ou mesmo a evitação de seu uso em regiões como o terço distal da perna, bem como, em alguns casos, a ligadura da crossa quando o refluxo é mais intenso nessa região.

Nossa equipe começou a realizar procedimentos endovasculares com *laser* em 2004, com o uso do Cooltouch 1320nm, que possui um mecanismo de retração automatizado. Esse mecanismo faz com que a retração da fibra para o disparo do *laser* seja uniforme e o *laser* possa ser disparado com uma potência programada em cada segmento da veia. A grande diferença desse aparelho era o foco do *laser* no colágeno presente na parede do vaso. Isso aumentava sua especificidade, diminuindo o risco de complicações. Em nossa experiência, notamos alguns casos de hipostesia (temporários, com regresso total após, no máximo, dois meses) e um caso de recidiva após três meses.

Há um ano, usamos um novo aparelho que permite um *laser* de 1.440nm através de uma fibra de safira que permite o disparo da luz radial à sua ponta. Isso faz com que o *laser* não fique concentrado somente em um ponto, o que aumenta o risco de perfuração da veia e de complicações. Com o disparo da energia radicalmente realizado em um segmento final do cateter, a veia é tratada de modo uniforme, diminuindo a chance de recidiva. Nossa experiência com 14 casos não mostrou recidivas. Tivemos um caso de hipoestesia com melhora total após um mês.

Esse procedimento possibilita recuperação muito mais rápida e, em alguns casos, os pacientes voltaram a trabalhar em poucos dias. A realização do procedimento com anestesia por tumefação também possibilita maior comodidade para o paciente, evitando-se a internação em muitos casos, já que o procedimento pode ser realizado em hospital dia ou mesmo ambulatorialmente, desde que com estrutura adequada.

Um estudo com mais casos está sendo realizado para compararmos os resultados com a cirurgia convencional.

RESULTADOS

Laser Transdérmico

O resultado que se busca é a eliminação das varizes e telangiectasias, sem complicações e iatrogenias e com bom índice de satisfação estética (Figs. 60.12 e 60.13).

A prática clínica tem mostrado que os resultados de tratamento de telangiectasias com CLaCS se aproximam aos daqueles obtidos pela ressecção das veias nutrícias. Num universo de 2.340 pacientes varicosos, 643 receberam indicação de remoção cirúrgica de veias nutrícias. Ao invés disso, foram submetidos ao CLaCS e 82% tiveram melhora parcial ou total, ao passo que os demais 18% permaneceram com a indicação original, ainda que houvesse algum grau de melhora, reduzindo o porte do procedimento cirúrgico.

Laser Endovenoso

A cada ano que passa, os resultados do *laser* transdérmico melhoram. Assim como a videolaparoscopia, acreditamos que em um futuro próximo praticamente todos os cirurgiões vasculares terão em seu arsenal cirúrgico algum tipo de *laser* endovenoso ou cateteres de radiofrequência com o mesmo fim.

DISCUSSÃO

Laser Transdérmico

Muitos escleroterapeutas, pouco satisfeitos com os resultados obtidos em alguns de seus tratamentos, vão à procura de um esclerosante mais potente. Recorrem aos importados, mudam a proporção na mistura dos nacionais ou ainda a quantidade de injeção e a frequência das aplicações. O resultado final pode ser flebite de uma colateral importante, hiperpigmentação ou ainda ulceração por necrose isquêmica. Na realidade, a falha principal está no erro de apreciação (avaliação diagnóstica/classificação, como explicado neste capítulo).

Telangiectasias que não respondem ao tratamento esclerosante com glicose hipertônica geralmente possuem veias nutrícias associadas. O bom resultado deverá ser obtido com a eliminação destas, o que nem sempre é fácil de ser conseguido, pois algumas telangiectasias de fino calibre, como por exemplo, na face interna de joelhos, são muito resistentes ao tratamento e

978-85-7241-919-2

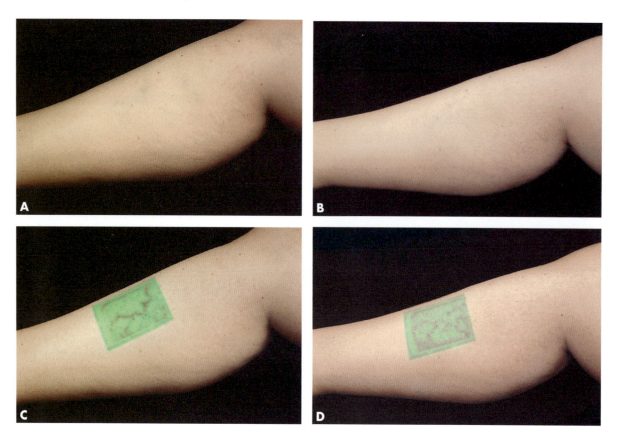

Figura 60.12 – (*A* a *D*) Fotografias antes e depois, caso 1.

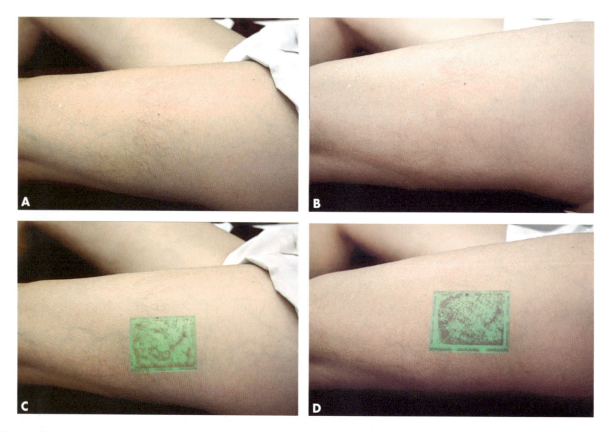

Figura 60.13 – (*A* a *D*) Fotografias antes e depois, caso 2.

978-85-7241-919-2

CAPÍTULO 60

em muitos casos não se encontra veia combinada. Os *lasers* atuais abrem novas perspectivas nesses casos. Além desses fatores que dificultam a conduta, em pessoas de pele clara existe uma vascularização que transparece naturalmente e que não pode ser esclerosada.

Portanto, é sempre sábio esclarecer o paciente, logo na primeira consulta, sobre as áreas mais difíceis e alertá-lo para as limitações de cada método, para que um tratamento de telangiectasia, por exemplo, com 80% de clareamento, não seja considerado malsucedido.

Quanto à frequência das aplicações, de modo geral recomendam-se intervalos não inferiores a uma semana, de preferência entre duas e três semanas, ou de acordo com a disponibilidade do paciente. Nas grandes metrópoles, preferem-se sessões mais completas e retornos mais longos. O inverso ocorre em cidades de pequeno e médio porte, onde é maior a disponibilidade de tempo e a facilidade de locomoção.

O enfaixamento compressivo pós-escleroterápico, ainda hoje usado por alguns especialistas, teve enorme aplicação no começo do século XX, quando as varizes de grande porte eram tratadas com esclerosantes. O intuito era fazer com que a compressão da parede do vaso diminuísse a sua luz, facilitando o colapso e reduzindo o tamanho do trombo. Recentemente, estudos mais apurados mostraram que, para produzir o mesmo efeito em telangiectasias, a pressão necessária é quase insuportável. Com a atual evolução da técnica cirúrgica, a escleroterapia praticamente se restringiu às telangiectasias simples que, mesmo tratadas sem compressão pós-escleroterápica, dificilmente provocam formação de trombos. Assim, pode-se eventualmente utilizar esse recurso compressivo, porém, talvez o incômodo seja maior que o benefício.

O repouso é sempre recomendável, notado após sessões extensas de aplicação do esclerosante em vasos abaixo do terço distal da perna e no pé.

Muitos especialistas proíbem a exposição ao sol por alguns dias. É válido quando se utiliza um esclerosante muito potente ou quando o paciente apresenta tendência à hiperpigmentação. Caso contrário, em pessoas normais, com uso de glicose a 75%, pode-se permitir, já no dia seguinte, banhos de sol com uso de filtro solar.

Como comentário final, pode-se afirmar que, enquanto a escleroterapia tradicional atinge o máximo de seu aprimoramento após séculos de existência, a escleroterapia com luz, com praticamente duas décadas de evolução, já atingiu um grau de eficiência comparável ao da escleroterapia química. A fototermólise ainda tem custo operacional muito elevado, no entanto, já se notam as vantagens, como rapidez e praticidade.

Laser Endovenoso

Apesar de ainda não termos casuística suficiente para qualquer tipo de comparação, acreditamos que o *laser* 1.470nm com fibra radial deva ser superior aos outros métodos. No caso de procedimentos endovenosos, como é um método relativamente recente e de constante evolução, lembramos que é importante utilizar um equipamento de no máximo três anos de idade/desenvolvimento e que, sendo um equipamento recente, o mais importante é ter domínio pleno sobre a técnica e saber suas indicações e limitações.

DICAS PARA O USO DE QUALQUER TIPO DE *LASER* OU LUZ PULSADA

Todo *laser* deve ser manipulado somente após a leitura completa do manual do fabricante. É possível notar desde orientações simples como cuidados de manutenção (vale lembrar que as peças de reposição são caras) até cuidados de segurança para o paciente e a equipe médica. Outro fato importante é que o risco de queimadura de pele varia muito entre os tipos de *laser* e geralmente é alto. Dessa forma, o teste (com energia baixa, muitas vezes subtratamento) é a conduta mais sensata. O paciente bem informado dificilmente vai recusar a cautela do médico.

Aprender a usar emissores de luz depende fundamentalmente de cautela e bom senso. Tomemos como exemplo o PhotoDerm®, que trata vasos, tatuagens, hipercromias, pelos e mais recentemente foi descoberto que também pode estimular o fotorrejuvenescimento. Esse equipamento talvez seja o equipamento de consultório mais versátil já desenvolvido na medicina, sendo útil após sete anos de mercado, porém, a ampla gama de tratamentos vem ligada à diversidade de regulagens e filtros. Mesmo assim, a cautela e o bom senso podem ensinar qualquer médico a utilizar esse equipamento.

Exemplo de como regular o PhotoDerm® com segurança:

1. Selecione a lesão no programa de computador do equipamento.
2. Utilize o filtro, o tipo de pulso e os tempos de emissão de luz indicados.
3. Abaixe a fluência para o mínimo possível.
4. Faça um teste a cada retorno, aumentando progressivamente a fluência (1 a 1,5J/cm^2).
5. Quando a pele apresentar microcrostas (que geralmente aparecem apenas 24h depois), significa que se atingiu o limite de tolerância da pele e, portanto, quando bem indicado o tratamento, o alvo (cromóforos como sangue, tatuagens, etc.) estará sendo lesionado. Abaixe a fluência em 1 a 0,5J/cm^2 e inicie o tratamento.

IMPLANTANDO O *LASER* EM SUA CLÍNICA

Em nossa clínica, utilizamos três ferramentas básicas: a cirurgia, a injeção e o *laser*. A combinação perfeita da indicação de cada método traz o bom resultado. Isso requer experiência, principalmente nas técnicas artesanais (injeção e cirurgia), de quem se utiliza do *laser*. O cirurgião vascular que utiliza bem os dois primeiros métodos tem maiores possibilidades de realizar com sucesso o uso do *laser*.

Assim, aconselhamos primeiro o profissional a desenvolver as habilidades técnicas na indicação e no tratamento tradicional para depois, após conquistar certa clientela, pensar na aquisição de algum aparelho de *laser*. Hoje em dia existe também a possibilidade de alugar um equipamento, com opção de compra posterior.

Outra sugestão é a aquisição através da associação com outros cirurgiões vasculares. Desaconselhamos apenas que o equipamento fique em algum ambiente fora do consultório. Há ainda a possibilidade de compra de um aparelho de maior versatilidade para a associação com outras disciplinas, como a Dermatologia e a Cirurgia Plástica.

QUESTÕES

1. Qual é a definição de escleroterapia térmica?
2. Quais são os tipos de pele mais adequados para o tratamento a *laser* das microvarizes?
3. Como se classificam as varizes?
4. Quais são as principais indicações para o tratamento a *laser* das telangiectasias e microvarizes?
5. Qual a indicação do *laser* endovenoso?

REFERÊNCIAS

1. PINTO-RIBEIRO, A. Escleroterapia. In: MAFFEI, F. H. A.; LASTÓRIA, S.; YOSHIDA, W. B.; ROLLO, H. A. *Doenças Vasculares Periféricas*. 2. ed. Rio de Janeiro: Medsi, 1995. p. 965.
2. PUECH-LEÃO, L. E.; BUENO NETO, J.; WOLOSKER, M.; CINELLI JR., M. Cirurgia radical das varizes com objetivos estéticos. *Rev. Paul. Med.*, v. 68, p. 273-279, 1966.
3. KAFEJIANN, O.; OLIVEIRA, A. C. O.; TAKAYANAGUI, T. Inovações técnicas na cirurgia de varizes visando a resultados estéticos. *Rev. Assoc. Med. Bras.*, v. 22, p. 296, 1976.
4. STEHLING, A. P.; MIGUEL, E. V. Modificações da técnica de varicectomia por microincisões para seu melhoramento estético. *Cir. Vasc. Ang.*, v. 8, n. 3, p. 4-6, 1992.
5. IVO, C. S.; CALDEIRA, E. L. Cirurgia das pequenas varizes de membros inferiores com a técnica de incisões puntiformes. *Rev. de Angiol. e Cir. Vasc.*, v. 2, n. 1, p. 200-203, 1993.
6. KAFEJIANN, O.; OLIVEIRA, A. C. O.; TAKAYANAGUI, T. Inovações técnicas na cirurgia de varizes visando a resultados estéticos. *Rev. Assoc. Med. Bras.*, v. 22, p. 296, 1976.
7. STEHLING, A. P.; MIGUEL, E. V. Modificações da técnica de varicectomia por microincisões para seu melhoramento estético. *Cir. Vasc. Ang.*, v. 8, n. 3, p. 4-6, 1992.
8. PINTO-RIBEIRO, A. Varizes essenciais. Escleroterapia versus cirurgia. Editorial. *Angiopatias*, v. 2, p. 1, 1961.
9. PINTO-RIBEIRO, A. Sclerotherapy of small varicose veins and telangiectasias of lower limb. 25 years' experience and 15.000 patients after. *J. Cardiovasc. Surg.*, v. 24, p. 351, 1983.
10. GOLDMAN, M. P. *Sclerotherapy: treatment of varicose telangiectatic leg veins*. St. Louis: Mosby, 1991. p. 239-246.

11. GOLDMAN, M. P. *Varicose Veins and Telangiectasias: diagnosis and treatment.* St. Louis: Quality, 1993. p. 275-292.

12. GOLDMAN, M. P.; SADICK, N. S.; WEISS, R. A. Post-sclerotherapy side effects. *Dermatol. Surg.*, v. 21, p. 19-29, 1995.

13. MIYAKE, H.; KAUFFMAN, P.; BEHMER, O. A.; WO-LOSKER, M.; PUECH-LEÃO, L. E. Mecanismo das necroses cutâneas provocadas por injeções esclerosantes no tratamento de microvarizes e telangiectasias. *Rev. Assoc. Med. Bras.*, v. 22, n. 4, p. 115-120, 1976.

14. MIYAKE, H. *Necroses Cutâneas Provocadas por Injeções de Substâncias Esclerosantes Utilizadas no Tratamento de Microvarizes e Telangiectasias: estudo experimental.* São Paulo: USP, 1972. 50p. Tese (Doutorado) – Universidade de São Paulo.

15. MIYAKE, H.; LANGER, B.; ALBERS, M. T.; BOUABCI, A. S.; TELLES, J. D. Tratamento cirúrgico das telangiectasias. Surgical treatment of telangiectasias. *Rev. Hosp. Clín. Fac. Med. S. Paulo*, v. 48, n. 5, p. 209-213, 1993.

16. WEISS, R. A.; WEISS, M. A.; GOLDMAN, M. P. Physicians' negative perception of sclerotherapy for venous disorders: review of a 7-year experience with modern sclerotherapy. *South. Med. J.*, v. 85, p. 1101-1106, 1992.

17. EINSTEIN, A. Zur Quantentheorie der Strahlung. *Physiol.*, v. 18, p. 121-128, 1917.

18. MAIMAN, T. H. Stimulated optical radiation in ruby. *Nature*, v. 187, p. 493-494, 1960.

19. GOLDMAN, L.; BLANEY, D. J.; KINDEL, D. J. Pathology of the effect of the laser beam on the skin. *Nature*, v. 197, p. 912-914, 1963.

20. GOLDMAN, L.; BLANEY, D. J.; KINDEL, D. J. Effect of the laser beam on the skin: preliminary report. *J. Invest. Dermatol.*, v. 40, p. 121-122, 1963.

21. WALTER, W. T.; SOLIMENE, N.; PILTCH, M.; GOULD, G. Efficient pulsed gas discharge lasers. *J. Quantum Electronics*, v. 4, p. 474-479, 1966.

22. KETCHAM, A. S.; HOYE, R. C.; RIGGLE, G. C. A surgeons appraisal of the laser. *Surg. North Am.*, v. 47, p. 1263, 1967.

23. KAPLAN, I.; PELED, I. The carbon dioxide laser in the treatment of superficial telangiectasias. *Br. J. Plast. Surg.*, v. 28, n. 3, p. 214-215, 1975.

24. APFELBERG, D. B.; MASER, M. R.; LASH, H. Argon laser management of cutaneous vascular deformities. A preliminary report. *West J. Med.*, v. 124, n. 2, p. 99-101, 1976.

25. GOLDMAN, M. P.; FITZPATRICK, R. E. Pulsed-dye laser treatment of leg telangiectasia: with and without simultaneous sclerotherapy. *J. Dermatol. Surg. Oncol.*, v. 16, n. 4, p. 338-344, 1990.

26. ALSTER, T.; TAN, O. T. Laser treatment of benign cutaneous vascular lesions. *Am. Fam. Physician*, v. 44, n. 2, p. 547-554, 1991.

27. WIEK, K.; VANSCHEIDT, W.; ISHKHANIAN, S.; WEYL, A.; SCHOPF, E. Selektive Photothermolyse von Besenreiservarizen und Teleangiektasien der unteren Extremitat./ Selective photothermolysis of superficial varicose veins telangiectasias of the lower extremity. *Hautarzt*, v. 47, n. 4, p. 258-263, 1996.

28. WHEELAND, R. G. Clinical uses of lasers in dermatology. *Lasers Surg. Med.*, v. 16, n. 1, p. 2-23, 1995.

29. ROSENBACH, A.; ALSTER, T. S. Cutaneous lasers: a review. *Ann. Plast. Surg.*, v. 37, n. 2, p. 220-231, 1996.

30. TOREZAN, L. A. R.; OSÓRIO, N. Laser em dermatologia: princípios físicos, tipos e indicações. *An. Bras. Dermatol.*, v. 74, n. 1, p. 13-20, 1999.

31. MUHLBAUER, W.; NATH, G.; KREITMAIR, A. Lichtbehandlung capillarer Hamangiome und Naevi Flammei./ Treatment of capillary hemangiomas and nevi flammei with light. *Langenbecks Arch. Chir.*, v. 91, p. 4, 1976.

32. GOLDMAN, M. P.; ECKHOUSE, S. Photothermal sclerosis of leg veins. ESC Medical Systems, LTD PhotoDerm VL Cooperative Study Group. *Dermatol. Surg.*, v. 22, n. 4, p. 323-330, 1996.

33. FITZPATRICK, T. B. Soleil et peau. *J. Médicine Esthétique*, v. 2, n. 7, p. 33, 1975.

34. MIYAKE, R. K.; MIYAKE, H.; RIVETTI, L. A.; GANDRA, S. M. A.; NICASTRO FILHO, A. N. PhotoDerm VL no tratamento das telangiectasias combinadas. In: XXXI CONGRESSO BRASILEIRO DE ANGIOLOGIA E CIRURGIA VASCULAR. Recife, 1995. *Resumos do XXXI Congresso Brasileiro de Angiologia e Cirurgia Vascular*, 1995.

35. MIYAKE, R. K.; MIYAKE, H. PhotoDerm VL on darker skin. In: X ANNUAL CONGRESS – NORTH AMERICAN SOCIETY OF PHLEBOLOGY, 1996. Washington DC. *Proceedings of X Annual Congress – North American Society of Phlebology*, 1996.

36. MIYAKE, H.; MIYAKE, R. K. Terapia das telangiectasias. In: ORIBE, E. K. *Estética Clínica e Cirúrgica.* Rio de Janeiro: Revinter, 2000. p. 327-333.

37. MIYAKE, R. K. *Fatores Preditivos da Lesão Cutânea por Luz Intensa Pulsada.* São Paulo: USP, 1999. 47p. Tese (Doutorado) – Faculdade de Medicina da Universidade de São Paulo.

38. MIYAKE, R. K.; MIYAKE, H.; KAUFFMAN, P. Skin temperature measurements during intense pulsed light emission. *Dermatol. Surg.*, v. 27, p. 549-554, 2001.

39. MIYAKE, H.; MIYAKE, R. K. *Doenças Vasculares Periféricas: tratamento das microvarizes e telangiectasias.* Rio de Janeiro: Medsi, 2002. p. 1563-1580.

40. MACEDO, J. F. *Alterações Morfológicas Vasculares e Cutâneas Provocadas por Laser Nd:YAG 1064nm ou Solução de Glicose Hipertônica a 75%: estudo comparativo em orelha de coelhos.* Curitiba: UFPR, 2002. p. 72. Tese (Doutorado) – Faculdade de Medicina da Universidade Federal do Paraná.

41. ANDERSON, R. R.; PARRISH, J. A. Selective photothermolisis: precise microsurgery by selective absorption of pulsed radiation. *Science*, v. 220, p. 524-527, 1983.

42. ANDERSON, R. R.; PARRISH, J. A. The optics of human skin. *J. Invest. Dermatol.*, v. 77, p. 13-19, 1981.

43. ANDERSON, R. R.; PARRISH, J. A. Microvasculature can be selectively damaged using dye lasers: a basic theory and experimental evidence in human skin. *Lasers Surg. Med.*, v. 77, p. 13-19, 1981.

44. ANDERSON, R. R.; PARRISH, J. A. The optics of human skin. *J. Invest. Dermatol.*, v. 77, p. 13-19, 1981.

45. SIMKIN, R.; ULLOA, J. Classification of primary varicose veins of the lower extremities: a consensus statement from Latin America. *Phlebolymphology*, v. 44, p. 244-248, 2004.

46. AL ASSAL, F.; CORDEIRO, G. L.; MAYALL, R. C. Nova técnica de tratamento de microvarizes. In: CONGRESS ON ANGIOLOGY OF THE VII INTERNATIONAL AND XIX BRAZILIAN CONGRESS OF ANGIOLOGY, 1973, p. 499-501. Rio de Janeiro. *Proceedings of Congress on Angiology of the VII International and XIX Brazilian Congress of Angiology*, 1973.

47. MAYALL, A. C.; JANNUZZI, J. C.; FONTES, V. F. A. et al. Microangiografia: seu valor na seleção de pacientes para esclerose de microvarizes dos membros inferiores. In: XXIV CONGRESSO BRASILEIRO DE ANGIOLOGIA E CIRURGIA VASCULAR, 1981, p. 241. Rio de Janeiro. *Resumos do XXIV Congresso Brasileiro de Angiologia e Cirurgia Vascular*, 1981.

48. MORAES, I.; PUECH-LEÃO, L. E.; TOLEDO, O. M. Varizes e telangiectasias. Utilidade da microangiografia na orientação terapêutica. *Rev. Ass. Méd. Bras.*, v. 1, p. 5-8, 1962.

49. GOLDMAN, M. P. Pathology of telangiectasias. In: *Sclerotherapy: treatment of varicose and telangiectatic leg veins.* 2. ed. St. Louis: Mosby, 1995. p. 118-138.

50. MAFFEI, F. H. A. Diagnóstico clínico das doenças arteriais periféricas. In: *Doenças Vasculares Periféricas.* 3. ed. Rio de Janeiro: Medsi, 2002. p. 287-306.

51. MIYAKE, R. K.; DUARTE, F. H.; KIKUCHI, R.; RAMACIOTTI, E.; ZEMAN, H. D.; LOVHOIDEN, G.; VRANCKEN, C. Vein Imaging: a new method of near infrared imaging, where a processed image is projected onto the skin for the enhancement of vein treatment. *Dermatol. Surg.*, v. 32, p. 1031-1038, 2006.

52. MIYAKE, R. K.; DUARTE, F. H.; FIDELIS, R. J. R.; KIKUCHI, R.; MIYAKE, H. Escleroterapia intra-operatória no tratamento das telangiectasias combinadas. Há forma de prever o desaparecimento da lesão? In: CONGRESSO DA SOCIEDADE BRASILEIRA DE ANGIOLOGIA E CIRURGIA VASCULAR, 2001. Rio de Janeiro. *Anais do Congresso da Sociedade Brasileira de Angiologia e Cirurgia Vascular*, 2001.

Tratamento a *Laser* de Lesões Pigmentadas

Luiza Kassab Vicencio ♦ Suzana Cutin Schainberg

SUMÁRIO

A grande característica do *laser*, que o diferencia de outros aparelhos para tratamentos de pele, é ter a possibilidade de ser específico. O *laser* trabalha por meio de um método denominado fototermólise seletiva, em que a luz vai interagir especificamente com uma cor chamada cromóforo. Pode-se citar como exemplo o caso de hemangiomas (manchas vermelhas que aparecem ao nascimento), em que o *laser* procura o pigmento vermelho, atingindo somente a lesão e não atingindo a pele vizinha. No caso de manchas escuras, provocadas por melanina, a luz agride o pigmento marrom, provocando menos reação e menor tempo de recuperação.

Com esse recurso, consegue-se que a luz, quando estiver chegando à pele, seja específica e intensamente atraída por aquela cor, possibilitando que a luz agrida somente a estrutura que se deseja e muito pouco a estrutura vizinha.

HOT TOPICS

- Para decidir o tipo de *laser*, deve-se saber a localização do pigmento (derme ou epiderme).
- As principais lesões epidérmicas são: melanose solar, efélides, mancha café com leite e nevo de Becker.
- Nevo *spilus*, melasma e pigmentação pós--inflamatória constituem as principais lesões dermoepidérmicas.
- Os *lasers* não seletivos não possuem a capacidade de destruir especificamente um pigmento e lesionam todos os componentes da pele.
- Os *lasers* pulsados possuem pulsos de curta duração, confinando o dano térmico ao alvo.
- Em áreas mais extensas, pode-se usar anestesia tópica ou infiltrativa antes do procedimento.
- Corticosteroides podem ser prescritos nos casos de edema importante ou persistente.
- As principais complicações são: hipocromia, acromia e pigmentação pós-inflamatória.

INTRODUÇÃO

O tratamento das lesões pigmentadas a *laser* foi realizado inicialmente com *lasers* não seletivos, que apenas cauterizavam as lesões, queimando indistintamente todos os componentes da pele. O princípio da fototermólise seletiva, desenvolvido por Anderson e Parrish na década de 1980, permitiu tratar de maneira seletiva as lesões pigmentadas. O primeiro *laser* desenvolvido utilizando esse conceito foi o *flashlamp-pumped pulsed dye laser* para tratamento de lesões vasculares. Todavia, os primeiros experimentos para tratamento de lesões pigmentadas foram realizados no início da década de 1960, por Goldman, que utilizou o *laser* de rubi no modo normal (não *Q-switched*).

A intenção do tratamento a *laser* para lesões pigmentadas é remover o pigmento indesejado, a melanina, sem, no entanto, destruir as estruturas circunjacentes. O melanossomo, organela intracelular que armazena melanina, é o alvo que se deve atingir.

Podem-se utilizar diversos *lasers* para tratar lesões pigmentadas, pois a melanina tem a capacidade de absorver vários comprimentos de onda. Os *lasers* com comprimentos de onda maiores penetram mais profundamente na pele, podendo tratar lesões dérmicas, além das epidérmicas. Os *lasers* com comprimentos de onda mais curtos tratam eficientemente as lesões epidérmicas, porém, não são eficientes para tratar pigmento dérmico.

CLASSIFICAÇÃO DAS LESÕES PIGMENTADAS

Para decidir qual *laser* utilizar, deve-se determinar a localização do pigmento, se está localizado na epiderme ou na derme. Além disso, a correta identificação da lesão determinará se o *laser* é a melhor indicação de tratamento.

Tabela 61.1 – Principais características clínicas das lesões pigmentadas tratadas com *laser*

Lesões epidérmicas	Lesões dérmicas	Lesões mistas
Melanoses	Nevo de Ota	Hiperpigmentação pós-inflamatória
Efélides	Nevo de Ito	Melasma
Manchas café com leite	Nevo melanocítico	Nevo *spilus*
Nevo de Becker	Nevo azul	

Na Tabela 61.1 destacam-se as principais características clínicas das lesões pigmentadas que são frequentemente tratadas com *laser*.

Lesões Epidérmicas

- *Melanose solar*: são manchas acastanhadas de tamanho variável, que aparecem nas áreas mais expostas ao sol, como o dorso das mãos, os antebraços, a face e o colo, embora possam aparecer em qualquer região do corpo. Podem aumentar de tamanho e número com o passar dos anos e com a maior exposição ao sol (Figs. 61.1 e 61.2).
- *Efélides*: sardas são manchas acastanhadas de 1 a 2mm, que podem aparecer na infância desde as primeiras exposições ao sol, nos indivíduos predispostos (geralmente loiros ou ruivos).
- *Mancha café com leite* (café au lait): são manchas castanho-claras, geralmente presentes desde o nascimento ou que aparecem

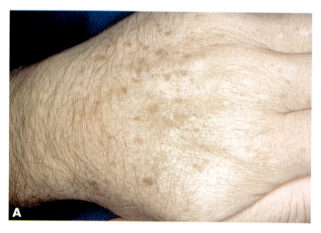
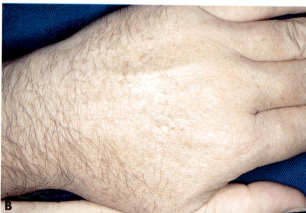

Figura 61.1 – (*A* e *B*) Melanose solar antes e depois de uma aplicação de *laser* de rubi (com ponteira de 5mm e fluência de 5J/cm²).

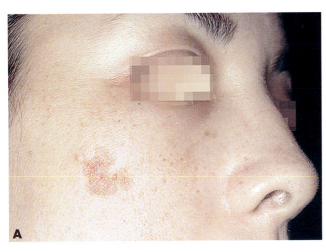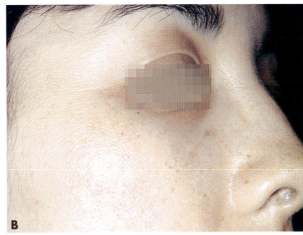

Figura 61.2 – (*A* e *B*) Melanose solar antes e depois de uma aplicação de *laser* de rubi (com ponteira de 5mm e fluência de 4,5J/cm²).

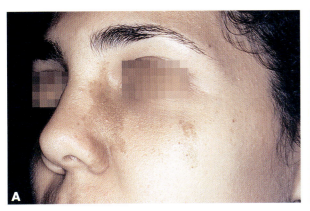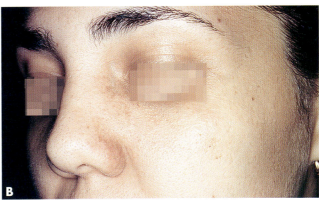

Figura 61.3 – (*A* e *B*) Nevo de Ota antes e depois de oito sessões de *laser* de rubi (com ponteira de 4mm e fluência de 8 a 10J/cm²).

na primeira infância. O tamanho é variável, podendo atingir vários centímetros e acometendo qualquer área do corpo. Em geral, são únicas, podendo ser múltiplas como, por exemplo, na neurofibromatose de von Recklinghausen (Fig. 61.3).

- *Nevo de Becker*: são manchas raras e localizadas na região deltóidea ou escapular. Têm coloração acastanhada, geralmente recobertas por pelos grossos e escuros. Seu tamanho é variável, podendo atingir grandes diâmetros.

Lesões Dérmicas

- *Nevo de Ota*: caracteriza-se por mancha azul-acinzentada na face, geralmente uni-

lateral, localizada na área de inervação do primeiro e segundo ramos do nervo trigêmeo (ao redor do olho, têmpora e região malar). A esclera pode apresentar-se pigmentada no lado afetado e mais raramente pode haver pigmentação da mucosa nasal, palatina ou faríngea. É mais comum em pacientes asiáticos (Figs. 61.4 a 61.7).

- *Nevos melanocíticos*: os nevos melanocíticos ou pigmentados podem ser congênitos ou adquiridos. Localizam-se em qualquer parte do corpo. Sua coloração varia de castanho a preto, com dimensões entre poucos milímetros e vários centímetros, podendo ou não ser recobertos por pelos. Sabe-se que alguns nevos podem sofrer transformação maligna (melanoma), principalmente os congênitos

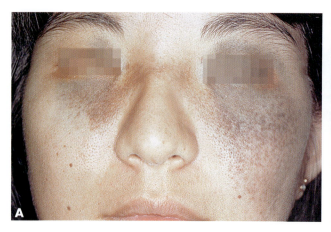
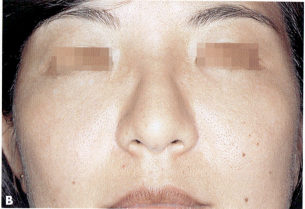

Figura 61.4 – (*A* e *B*) Nevo de Ota antes e depois de sete sessões de *laser* de rubi (com ponteira de 4mm e fluência de 9 a 10J/cm²).

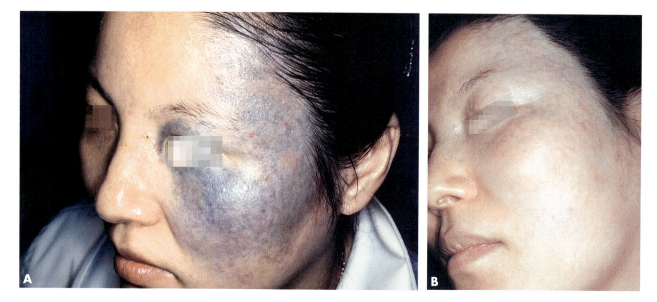

Figura 61.5 – (*A* e *B*) Nevo de Ota periocular antes e depois de três aplicações de *laser* de rubi (com ponteira de 4mm e fluência de 8 a 9,5J/cm²).

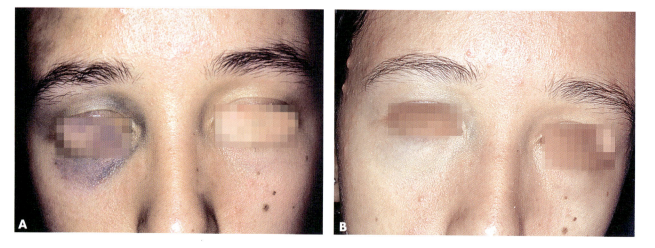

Figura 61.6 – (*A* e *B*) Nevo de Ota antes e depois de três aplicações de *laser* de rubi.

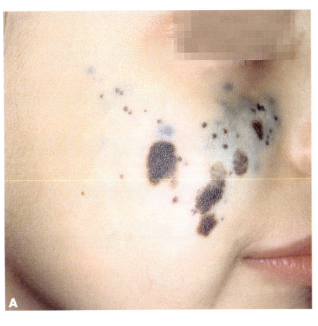 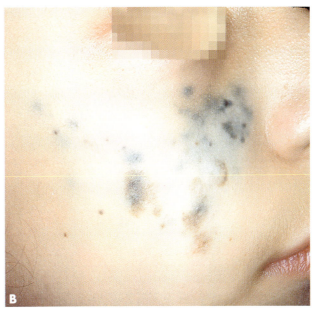

Figura 61.7 – (*A* e *B*) Nevo *spilus* antes e depois da primeira aplicação de *laser* de rubi (ainda em tratamento).

e gigantes. A cor dos nevos está intimamente ligada à quantidade de pigmento e à sua localização na pele (Fig. 61.8).

- *Nevo de Ito*: caracteriza-se por mancha com características semelhantes às do nevo de Ota, porém, muito mais raro e localizado no ombro e no braço, em áreas inervadas pelos nervos supraclavicular superior e braquial lateral.
- *Nevo azul*: lesão de cor azulada a preta, redonda ou ovalada, de superfície plana ou elevada e de pequenas dimensões (até 1cm). Em geral, é lesão única, mais frequentemente localizada na face e no dorso da mão.

A transformação maligna dessa lesão é muito rara (Figs. 61.9 e 61.10).

- *Mancha mongólica*: mancha de cor azul-acinzentada localizada na região lombossacral e de tamanho variável. Surge desde o nascimento, desaparecendo quase sempre com a idade. É mais comum em indivíduos negros e asiáticos.

A tonalidade azul-acinzentada observada nos nevos de Ota, de Ito e azul, bem como na mancha mongólica, se explica pela presença de pigmento melânico localizado profundamente na derme.

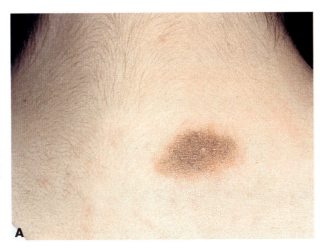 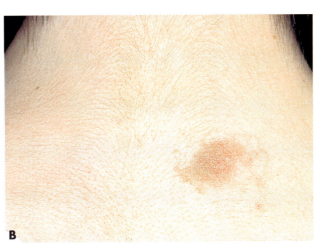

Figura 61.8 – (*A* e *B*) Nevo pigmentado azul antes e depois da aplicação do *laser* de rubi.

978-85-7241-919-2

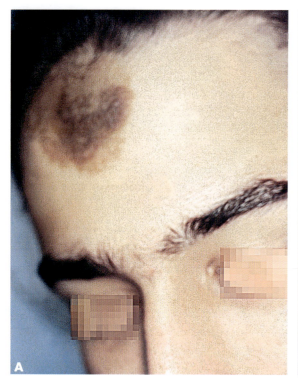
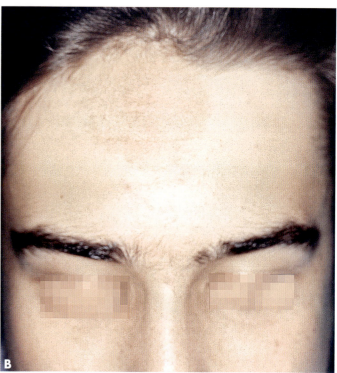

Figura 61.9 – (*A* e *B*) Nevo azul antes e depois de tratamento com *laser* de rubi.

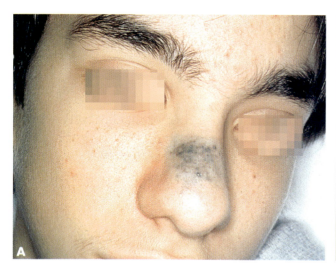
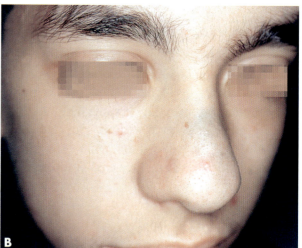

Figura 61.10 – (*A* e *B*) Queratose seborreica antes e depois de duas aplicações de *laser* de rubi (com ponteira de 5mm e fluência de 5,5J/cm²).

978-85-7241-919-2

Lesões Dermoepidérmicas

- *Nevo* spilus: também conhecido como "nevo sobre nevo", pois sobre uma mancha acastanhada maior, do tipo café com leite, surgem lesões puntiformes mais escuras, que representam nevos juncionais ou compostos. Ocorre mais frequentemente no tronco.

- *Melasma*: também conhecido como cloasma, é uma mancha castanho-clara a escura, de causa desconhecida, que acomete a face, principalmente as regiões malar e frontal. É muito mais comum nas mulheres e pode ser desencadeada por sol, gravidez ou uso de anticoncepcional ou terapia de reposição hormonal na menopausa. Alguns cosméticos, além de predisposição constitucional, também podem estar envolvidos.

- *Pigmentação pós-inflamatória*: é uma mancha acastanhada que surge em áreas de traumatismo ocasionado por corte, contusão ou queimadura. É mais comum em pessoas de pele mais escura, mas pode aparecer em qualquer tipo de pele. O mecanismo provável de aparecimento é o derrame pigmentar ocasionado pelo traumatismo, deslocando a melanina que se deposita na derme superficial ou profunda.

Embora a hemossiderina (produto final da degradação do ferro contido na hemoglobina) não seja um pigmento melânico, pode ser removida com os *lasers* específicos para pigmento. Como exemplos de doenças que ocorrem por depósito de hemossiderina na pele, têm-se a dermatite ocre, as púrpuras pigmentosas crônicas e a púrpura ortostática, entre outras. O depósito de hemossiderina na pele também é frequente após o tratamento com agentes esclerosantes em vasos de membros inferiores.

LASERS UTILIZADOS

Para se obter um bom resultado com o tratamento a *laser* para lesões pigmentadas, é preciso levar em conta alguns fatores:

- A correta identificação da lesão. Algumas patologias respondem de modo imprevisível ao *laser*, como o melasma e a pigmentação pós-inflamatória, que podem até mesmo piorar com este tratamento. É imprescindível realizar teste prévio nessas lesões e, muitas vezes, a opção é não tratá-las com *laser*.
- A escolha adequada do aparelho, com base na profundidade do pigmento na pele. Alguns *lasers* atingem só a epiderme, enquanto outros conseguem remover também pigmentos localizados mais profundamente. *Lasers* com comprimento de onda maior atingem mais profundamente a pele.
- A escolha adequada da energia a ser utilizada. Altas energias podem produzir sequelas,

enquanto energias muito baixas (subterapêuticas) podem subtratar a lesão, provocando hiperpigmentação.

LASERS NÃO SELETIVOS

Os *lasers* não seletivos não possuem a capacidade de destruir especificamente o pigmento e lesionam indistintamente todos os componentes da pele. Os mais utilizados são os *lasers* de dióxido de carbono (CO_2) (comprimento de onda de 10.600nm) e érbio ítrio alumínio granada (Er:YAG, *erbium-doped yttrium aluminium garnet*) (2.940). Ambos os *lasers* têm afinidade pela água e, portanto, destroem indistintamente todas as estruturas da pele.

Podem ser utilizados para tratar lesões pigmentadas epidérmicas com relevo, como os nevos verrucosos e a queratose seborreica pigmentada (Fig. 61.11). Embora possam tratar efélides e melanoses eficientemente, uma vez que promovem a remoção de camadas da pele, seu uso implica incidência maior de efeitos colaterais.

Neste capítulo não será discutido o uso desses *lasers*.

LASERS SELETIVOS

Os *lasers* seletivos são os mais adequados para o tratamento de lesões pigmentadas e serão abordados neste capítulo. O estudo da curva de absorção da melanina mostra que esta absorve luz em uma faixa grande de comprimentos de onda. A oxi-hemoglobina, no entanto, também absorve luz em alguns desses comprimentos de onda. Os *lasers* para tratar pigmento devem, portanto, possuir comprimento de onda que seja preferencialmente absorvido pela melanina e pouco absorvido pela oxi-hemoglobina. A duração de pulso do *laser* deve ser muito pequena, menor do que o tempo de relaxamento térmico da estrutura-alvo (a melanina), para que o calor seja confinado apenas a esta estrutura e o mínimo de calor seja irradiado para os tecidos vizinhos. Os estudos mostram que o alvo é o melanossomo, estrutura celular que armazena a melanina (o tempo de relaxamento térmico de uma estrutura

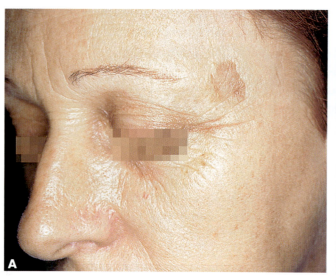
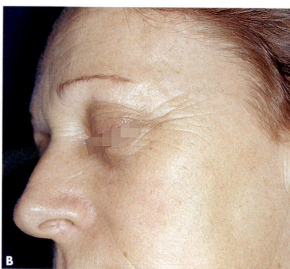

Figura 61.11 – (*A* e *B*) Mancha café com leite antes e depois de uma aplicação de *laser* de rubi (com ponteira de 5mm e fluência de 5J/cm²).

é o tempo necessário para que esta perca 50% da temperatura inicial).

TIPOS DE *LASER*

Lasers quase Contínuos

Dentre os *lasers* chamados de quase contínuos, aqueles com comprimento de onda pequeno – entre 510 e 532nm – são excelentes para o tratamento de lesões pigmentadas epidérmicas. Embora seus pulsos sejam longos, maiores do que o tempo de relaxamento térmico do melanossomo, penetram superficialmente a pele, de modo a não gerar calor desnecessário na derme.

Lasers Pulsados e *Q-switched*

Esses *lasers* possuem pulsos de curta duração, confinando o dano térmico ao alvo. Os *lasers Q-switched* (*quality-switched*) armazenam grande quantidade de energia, que é liberada abruptamente, na forma de pulsos muito curtos e que atingem altíssima temperatura.

A Tabela 61.2 indica o tipo de *laser*, com os respectivos comprimentos de onda e duração de pulso e as suas principais indicações.

O *laser* de neodímio ítrio alumínio granada (Nd:YAG, *neodymium-doped yttrium aluminium*

garnet) pode ser tentado no tratamento de melasma, mas os resultados não são constantes. São necessárias várias sessões (em torno de dez) com a utilização de fluências baixas. Fluências altas podem acarretar pigmentação pós-inflamatória ou acromia definitiva.

Os *lasers* fracionados vieram para preencher uma lacuna que havia entre as modalidades de *lasers* ablativos e não ablativos. O processo microablativo desses equipamentos se mostrou efetivo e seguro para tratar pigmento epidérmico e dérmico de modo a não afastar por muito tempo os pacientes de suas atividades habituais.

Estudos histológicos comparativos realizados antes e depois de aplicação de *laser* fracionado de érbio:*glass* (1.550nm) mostraram, à microscopia óptica, a diminuição de melanócitos e relativa ausência de melanina nos queratinócitos circunjacentes, comprovando o processo de eliminação do pigmento.

O *laser* de CO_2 combina o conceito de fototermólise fracionada e o comprimento de onda ablativo de 10.600nm, conferindo agressividade maior do que a do érbio:*glass*, portanto, com a necessidade de menos sessões, porém, com tempo maior de afastamento do paciente.

Os *lasers* fracionados são eficientes para o tratamento de lesões pigmentadas epidérmicas relacionadas ao dano solar, como efélides e melanoses. Os resultados no melasma não são tão

978-85-7241-919-2

Tabela 61.2 – Tipos de *laser* com os comprimentos de onda, a duração de pulso e as principais indicações

Tipo de lesão	Tipo de *laser*	Diâmetro da ponteira (mm)	Fluências (J/cm²)
Melanoses	QS rubi (694)	6,5	3 – 5
	QS Nd:YAG (532)	4	3
	QS alexandrita (755)	4	3,4
	Corante pulsado (510)	3	2,5
Mancha café com leite	QS rubi (694)	6,5	3 – 4,5
	QS Nd:YAG (532)	3	1 – 1,5
	QS alexandrita (755)	3	2,5 – 3,5
	Corante pulsado (510)	5	2 – 3,5
Nevo de Becker	QS Rubi (694)	6,5	4,5
	QS Nd:YAG (532)	3	1,5 – 1,8
	QS Nd:YAG (1064)	3	4 – 5
	QS alexandrita (755)	3	6
Nevo *spilus*	QS rubi (694)	6,5	4,5
	QS Nd:YAG (532)	3	1,5 – 2
	QS Nd:YAG (1064)	3	4 – 4,4
Nevo de Ota	QS rubi (694)	6,5	5 – 6
	QS Nd:YAG (1064)	3	5
	QS alexandrita (755)	3	6,5

Nd:YAG = neodímio ítrio alumínio granada; QS = *Q-switched*.

consistentes, e muitos pacientes apresentam melhora significativa nas primeiras aplicações (uma a duas), porém, algumas se repigmentam após aplicações subsequentes. Os resultados observados nos Estados Unidos, principalmente, e na Europa foram observados no Brasil, provavelmente pela radiação solar presente durante todo o ano em nosso país e às peles mais pigmentadas da nossa população.

De qualquer forma, no caso do melasma, devemos utilizar fluências menores e níveis mais baixos de tratamento para evitar a pigmentação pós-inflamatória.

A luz pulsada tem sido muito utilizada para o tratamento de melasma, inclusive em peles mais pigmentadas e em pacientes orientais. Os resultados podem ser dramáticos com clareamento de poucas ou até uma sessão, porém, em alguns casos, a recidiva ocorre assim que o tratamento é descontinuado, não havendo vantagem sobre os tratamentos convencionais com despigmentantes e/ou *peelings* superficiais.

É um recurso válido para tratar casos resistentes aos tratamentos clássicos.

AVALIAÇÃO PRÉ-OPERATÓRIA

Para que se obtenham bons resultados com o mínimo de efeitos colaterais, devem-se levar em consideração alguns aspectos:

- O paciente não deve estar bronzeado, pois a melanina na epiderme competirá com o pigmento-alvo, diminuindo a resposta ao tratamento, além de haver o risco de queimar a pele, pela intensa absorção de calor.
- Pacientes com peles mais pigmentadas (fototipos IV e V de Fitzpatrick) devem ser alertados do maior risco de hipo ou hiper-pigmentação. Nesses pacientes pode ser necessário um número maior de sessões. Algumas vezes, utilizam-se medicações tópicas despigmentantes antes do tratamento a *laser* (duas a três semanas) para minimizar o dano térmico na epiderme. A substância clareadora mais frequentemente empregada é a hidroquinona (2 a 5%), associada ou não a ácido retinoico ou glicólico.
- Fazer rigorosa anamnese para afastar o uso de drogas fotossensibilizantes.
- No caso do tratamento de nevos melanocíticos, pesquisar histórico de melanoma. Pacientes com história positiva para melanoma não devem ser tratados com *laser*. Essa conduta tem por objetivo não somente diminuir o risco de transformação maligna (até o momento não se têm provas de que isso possa ocorrer), como também facilitar a avaliação no caso de transformação. Nesse caso, a diminuição de pigmento dificultaria um possível diagnóstico de melanoma.
- Questionar o paciente a respeito de tratamentos prévios realizados na lesão, pois qualquer tratamento realizado anteriormente que tenha resultado em fibrose dificultará a penetração do *laser*.
- Deve-se orientar corretamente o paciente quanto aos resultados esperados e quanto ao número de sessões. Algumas patologias são mais refratárias ao tratamento (nevo *spilus* e nevo de Becker), enquanto outras tendem a recorrer, como a mancha café com leite e, mais raramente, o nevo de Ota, necessitando de sessões adicionais.

- Informar o paciente a respeito do número de sessões e do intervalo entre elas (Tabela 61.3). O intervalo mínimo entre as aplicações é de um mês, para que haja recuperação da pele e se complete a remoção do pigmento pelo sistema imunológico.
- Deve-se fazer uma boa documentação fotográfica para acompanhar a evolução do tratamento e para a proteção do médico no caso de questões judiciais.
- Preencher detalhadamente o termo de consentimento.

NORMAS DE SEGURANÇA DO *LASER*

- Remover completamente os resíduos de maquiagem, creme hidratante ou anestésico tópico sobre a área tratada. Não usar substâncias inflamáveis para essa finalidade.
- Quando tratar área de cabelo ou próxima, certificar-se de que foram removidas substâncias inflamáveis como géis fixadores contendo álcool ou laquê. Umedecer os cabelos com soro fisiológico ou água para evitar acidentes (combustão).
- Verificar se todas as pessoas na sala de *laser* estão portando óculos apropriados para esse tipo de *laser*. Para tratar áreas próximas aos olhos é necessário colocar lentes intraoculares nos pacientes, após uma gota de colírio anestésico.

ANESTESIA

A grande maioria dos pacientes suporta bem o tratamento sem anestesia. Em áreas mais extensas pode-se usar anestesia tópica ou infiltrativa. Nas lesões maiores de face, como no nevo de Ota, pode-se optar pelos bloqueios de nervos regionais. Os bloqueios mais utilizados são dos nervos supratroclear, supraorbital e infraorbital.

A aplicação de bolsas de gelo ou de compressas frias antes e imediatamente depois da aplicação do *laser* alivia muito o desconforto do paciente.

A anestesia geral ou sedação é às vezes necessária nos casos de pacientes com baixo limiar de dor, extremamente ansiosos e crianças.

TÉCNICA DE APLICAÇÃO

- Selecionar a energia e a ponteira adequadas ao tipo e ao tamanho da lesão e ao tipo de pele do paciente. Geralmente, utilizam-se energias maiores para tratar lesões dérmicas.
- Disparar o *laser* em um ou dois pontos da lesão, para avaliar a interação tecidual. Quando há boa interação tecidual, observa-se branqueamento da área tratada, que corresponde à formação de vapor sob a pele, em razão da alta temperatura alcançada. Esse branqueamento habitualmente regride em 15 a 30min, deixando frequentemente área de eritema e edema que persistem por várias horas. Em pacientes idosos, nas regiões em

Tabela 61.3 – Informações importantes que devem ser transmitidas ao paciente

Tipo de lesão	Número de sessões	Observações
Melanose solar	1 – 2	–
Efélide	1 – 2	–
Mancha café com leite	2 – 4	As recidivas não são raras
Nevo de Becker	2 – 6	As recidivas não são raras
Nevo de Ota/nevo de Ito	4 – 8	30 – 45 dias de intervalo entre a 1ª e a 2ª sessão; 4 meses de intervalo nas sessões subsequentes
Nevo melanocítico	2 – 8	–
Nevo *spilus*	4 – 6	–
Melasma	1 – 3	Resultado ruim, imprevisível e, muitas vezes, piora do quadro
Hiperpigmentação pós-inflamatória	1 – 3	Resultados irregulares

978-85-7241-919-2

que a pele é muito fina ou quando se utilizam energias muito altas, pode haver formação de púrpura ou pontos de sangramento.

- Manter sempre o aplicador do *laser* perpendicular à pele, para que não haja dispersão de energia e se atinja corretamente o alvo.
- Durante a aplicação podem-se utilizar compressas geladas para aliviar a dor da aplicação.
- Terminada a aplicação, procede-se à limpeza com água boricada, soro fisiológico ou água oxigenada, seguida de curativo com cremes antibióticos ou cicatrizantes e gaze.
- O resfriamento da pele é extremamente importante durante os procedimentos com *laser*, pois a proteção da epiderme evita efeitos colaterais como epidermólise e discromias, além de proporcionar mais conforto ao paciente durante a aplicação. Com métodos eficientes de resfriamento, podemos utilizar fluências mais altas e tratar peles mais pigmentadas com maior segurança. A maior parte dos aparelhos de *laser* possui algum tipo de resfriamento com as ponteiras de safira, crio-*spray*, etc. Foram desenvolvidos também aparelhos de refrigeração a ar, com temperaturas que chegam a -20°C ou até -35°C.

CUIDADOS PÓS-OPERATÓRIOS

- O curativo é trocado diariamente por um período de cinco a sete dias (as crostas se destacam em 7 a 21 dias, dependendo do local tratado).
- Os filtros solares devem ser usados rotineiramente, durante todo o tratamento. Não utilizar filtros solares enquanto não houver formação de crostas.
- Não se expor ao sol entre as sessões. Após o término do tratamento, a repigmentação ocorrerá espontaneamente em um período que varia de um a três meses.
- Nos casos em que ocorre edema importante e/ou persistente, podem-se prescrever corticosteroides injetáveis ou por via oral.
- Os analgésicos são raramente utilizados.

COMPLICAÇÕES

São raras as complicações quando o *laser* é bem indicado e corretamente aplicado.

As alterações mais frequentes são:

- *Hipocromia*: é geralmente transitória e regride de modo espontâneo em algumas semanas.
- *Acromia*: é rara, mas quando ocorre é mais frequente nos pacientes com peles mais pigmentadas. Habitualmente regride após muitos meses, mas pode ser permanente.
- *Hipercromia (pigmentação pós-inflamatória)*: é muito frequente, principalmente em pacientes com peles morenas. O *laser*, mesmo com baixas energias, pode estimular a melanogênese e induzir à pigmentação da área tratada ou da sua periferia. Embora possa se resolver espontaneamente, seu tempo de duração pode ser abreviado pelo uso de substâncias despigmentantes e ácidos que promovam a renovação celular. O uso de filtros solares é imprescindível.

QUESTÕES

1. Como se classificam as lesões pigmentadas?
2. Quais tipos de lesões pigmentadas podem ser tratadas a *laser* não seletivos?
3. Quais tipos de lesões pigmentadas podem ser tratadas a *laser* seletivos?
4. Quais são os critérios de avaliação do paciente para tratamento a *laser* de lesões pigmentadas?
5. Quais os principais cuidados pós-*laser*?
6. Quais as complicações mais frequentes do tratamento a *laser* de lesões pigmentadas?

LEITURA COMPLEMENTAR

ALSTER, T. S. Complete elimination of large cafe-au-lait birthmarks by the 510 nm pulsed dye laser. *Plast. Reconstr. Surg.*, v. 96, p. 1660-1664, 1995.

ALSTER, T. S. Laser treatment of pigmented lesions. In: *Manual of Cutaneous Laser Techniques*. Philadelphia: Lippincott-Raven, 1997. p. 45-62.

ALSTER, T. S.; WILLIAMS, C. M. Treatment of nevus of Ota by the Q-switched alexandrite. *Dermatol. Surg.*, v. 21, p. 592-596, 1995.

ANDERSON, R. R. Lasers in dermatology – a critical update. *J. Dermatol.*, v. 27, n. 11, p. 700-705. Review, Nov. 2000.

ANDERSON, R. R.; PARRISH, J. A. Selective photothermolysis: precise microsurgery by selective absorption of pulsed irradiation. *Science*, v. 22, p. 524-527, 1983.

ANDERSON, R.; MARGOLIS, R. J.; WATANABE, S. et al. Selective photothermolysis of cutaneous pigmentation by Q-switched Nd:YAG laser pulses at 1064, 532, and 355nm. *J. Invest. Dermatol.*, v. 93, p. 28-32, 1989.

BECKER-WEFERICH, P. M.; KUH, M. A.; MALEK, L.; LEHMAN, P.; MEGAHED, M.; RUZICKA, T. Treatment of nonmelanotic hyperpigmentation with the Q-switched ruby laser. *J. Am. Acad. Dermatol.*, v. 43, n. 2, pt. 1, p. 272-274, Aug. 2000.

CARPO, B. G.; GREVELINK, J. M.; GREVELINK, S. V. Laser treatment of pigmented lesions in children. *Semin. Cutan. Med. Surg.*, v. 18, n. 3, p. 233-243. Review, Sep. 1999.

CHO, S. B.; KIM, J. S.; KIM, M. J. Melasma treatment in Korean women using a 1064nm Q-switched Nd:YAG laser with low pulse energy. *Clin. Exp. Dermatol.*, v. 34, n. 8, p. 847-850, Dec. 2009.

FITZPATRICK, R. E.; GOLDMAN, M. P.; RUIZ-ESPARZA, J. Laser treatment of benign pigmented epidermal lesions using a 300-nanosecond pulse and a 510-nm wavelength. *J. Dermatol. Surg. Oncol.*, v. 18, p. 341-347, 1993.

GERONEMUS, R. G. Q-switched ruby laser therapy of nevus of Ota. *Arch. Dermatol.*, v. 128, p. 1618-1622, 1992.

GOLDBERG, D. J. Benign pigmented lesions of the skin: Treatment with the Q-switched ruby laser. *J. Dermatol. Surg. Oncol.*, v. 19, p. 376-379, 1993.

GOLDBERG, D. J.; BERLIN, A. L.; PHELPS, R. Histologic and ultrastructural analysis of melasma of after fractional resurfacing. *Lasers Surg. Med.*, v. 40, n. 2, p. 134-138, Feb. 2008.

GOLDBERG, D. J.; NYCHAY, S. Q-switched ruby laser treatment of congenital nevi. *Arch. Dermatol.*, v. 131, p. 621-623, 1995.

GREVELINK, J. M.; LUI, H.; TAYLOR, C. R. et al. Update on the treatment of benign pigmented lesions with the Q-switched ruby laser (abstract). *Lasers Surg. Med.*, v. 12, suppl. 4, p. 73, 1992.

GROSSMAN, M. C.; ANDERSON, R. R.; FARINELLI, W.; FLOTTE, T. J.; GREVELINK, J. M. Treatment of cafe-au-lait macules with lasers. A clinic-pathological correlation. *Arch. Dermatol.*, v. 131, p. 1416-1420, 1995.

IAMAYAMA, S.; UEDA, S. Long- and short-term histological observations of congenital nevi treated with the normal-mode ruby laser. *Arch. Dermatol.*, v. 135, n. 10, p. 1211-1218, Oct. 1999.

KILMER, S. L.; WHEELAND, R. G.; GOLDBERG, D. J.; ANDERSON, R. R. Treatment of epidermal pigmented lesions with the frequency-doubled Q-switched Nd:YAG laser. A controlled, single-impact, dose-response, multicenter trial. *Arch. Dermatol.*, v. 130, p. 1515-1519, 1994.

KOPERA, D.; HOHENLEUTNER, U.; LANDTHALER, M. Quality-switched ruby laser treatment of solar lentigines and Becker's nevus: a histopathological and immunohistochemical study. *Dermatology*, v. 194, n. 4, p. 338-343, 1997.

KOVAK, S.; ALSTER, T. S. Comparison of the Q-switched alexandrite (755nm) and Q-switched Nd:YAG (1064nm) lasers in the treatment of infraorbital dark circles. *Dermatol. Surg.*, 1997. (*In press.*)

KURBAN, A. K.; MORRISON, P. R.; TRAINOR, S. W. et al. Pulse duration effects on cutaneous pigments. *Lasers Surg. Med.*, v. 12, p. 282, 1992.

LOWE, N. J.; WIEDER, J. M.; SHORR, N. et al. Infraorbital pigmented skin: preliminary observations of laser therapy. *Dermatol. Surg.*, v. 31, p. 767-770, 1995.

MILGRAUM, S.; COHEN, M.; AULETTA, M. Treatment of blue nevi with the Q-switched ruby laser. *J. Am. Acad. Dermatol.*, v. 32, p. 307-310, 1995.

OGATA, H. Evaluation of the effect of the Q-switched ruby and the Q-switched Nd:YAG laser in melassomes in dermal melanocytosis. *Keio J. Med.*, v. 46, n. 4, p. 188-195, Dec. 1997.

OHSHIRO, T.; MARUYAMA, Y. The ruby and argon lasers in the treatment of nevi. *Ann. Acad. Med. Singapore*, v. 12, p. 388, 1983.

ROSENBACH, A.; WILLIAMS, C. M.; ALSTER, T. S. Comparison of the Q-switched alexandrite (755nm) and Q-switched Nd:YAG (1064nm) lasers in the treatment of benign melanocytic nevi. *Dermatol. Surg.*, v. 23, p. 239-245, 1997.

SHIMBASHI, T.; KAMIDE, R.; HASHIMOTO, T. Long-term follow-up in treatment of solar lentigo and café au lait macules with Q-switched ruby laser. *Aesthetic Plast. Surg.*, v. 21, n. 6, p. 445-448, Nov-Dec. 1997.

STERN, R. S.; DOVER, J. S.; LEVIN, J.; ARNDT, K. A. Laser therapy versus cryotherapy of lentigines: a comparative trial. *J. Am. Acad. Dermatol.*, v. 30, p. 985-987, 1994.

STRATIGOS, A. J.; DOVER, J. S.; ARNDT, K. A. Laser treatment of pigmented lesions-2000: how far have we gone? *Arch. Dermatol.*, v. 136, n. 7, p. 915-921, Jul. 2000.

SUZUKI, H.; KOBAYASHI, S.; YAMAMOTO, K.; KIHARA, T. The optimal age to begin and optimal interval for treatment of nevus of Ota with the Q-switched Nd:YAG laser. *Lasers Surg. Med.*, v. 8, suppl., p. 39, 1996.

TAN, O. T.; MORELLI, J. G.; KURBAN, A. K. Pulsed dye laser of benign cutaneous pigmented lesions. *Lasers Surg. Med.*, v. 12, p. 538-542, 1992.

TAYLOR, C. R.; ANDERSON, R. R. Ineffective treatment of refractory melasma and postinflammatory hyperpigmentation by Q-switched ruby laser. *J. Dermatol. Surg. Oncol.*, v. 20, p. 592-597, 1994.

VIBHAGOOL, C.; BYERS, H. R.; GREVELINK, J. M. Treatment of small nevomelanocytic nevi with a Q-switched ruby laser. *J. Am. Acad. Dermatol.*, v. 36, n. 5, pt. 1, p. 738-741, May 1997.

Epilação a *Laser*

Teresa Makaron Passarelli

SUMÁRIO

A epilação é uma técnica em que um feixe de luz atravessa a pele para atingir o folículo piloso. O calor emitido pela luz destrói as células responsáveis pelo nascimento e crescimento do pelo.

O folículo piloso caracteriza-se por uma atividade de crescimento intermitente. A primeira fase, de crescimento (anágena) é seguida pela fase involutiva (catágena) e por uma fase de repouso (telógena), depois da qual se inicia um novo ciclo. Durante os tratamentos, os folículos em fase catágena e telógena, mais superficiais, mesmo se atingidos pelo raio *laser*, não sofrem alterações significativas.

Para obter uma epilação definitiva, é preciso chegar aos folículos mais profundos, aqueles em fase anágena, ou seja, em que os pelos estão em crescimento.

Neste capítulo serão estudados os principais tipos de *laser* existentes e suas principais indicações.

HOT TOPICS

- O crescimento de pelos em locais ou quantidades indesejáveis é denominado hirsutismo e hipertricose.
- O folículo piloso pode ser dividido em três partes: bulbo, istmo e infundíbulo.
- Os quatro mecanismos pelos quais a luz pode destruir o folículo piloso são: fototérmico, fotopneumático, fotoacústico e fotoquímico.

- A melanina na epiderme representa um local competitivo para a absorção da energia emitida pelo *laser*, principalmente em indivíduos de pele negra.
- O uso de hidroquinona prévia diminui o risco de alterações de pigmentação por lesão à epiderme.
- O tratamento necessita de múltiplas sessões, principalmente em pacientes com síndrome dos ovários policísticos, ou pacientes com pele mais morena.
- Os efeitos adversos do uso do *laser* ocorrem em fototipos III ou mais altos ou naqueles pacientes recentemente bronzeados.
- Os efeitos adversos incluem: eritema e edema perifoliculares, dor, discromias, formação de crostas epidérmicas, máculas, urticária e infecções.

INTRODUÇÃO

O crescimento dos pelos em locais ou quantidade indesejáveis (denominado hirsutismo e hipertricose) pode resultar de distúrbios ou tumores de origem endócrina, de efeitos colaterais de medicamentos ou ainda ser resultado de doenças ou traços genéticos[1].

É motivo de grande incômodo e preocupação para os pacientes, principalmente do sexo feminino, e têm sido classicamente utilizados para o seu tratamento métodos como raspagem dos pelos, arrancamento com pinça ou ceras depilatórias, cremes depilatórios diversos (incluindo a eflornitina), com efeitos apenas temporários e frequentemente irritantes.

A eletrólise e a eletrotermólise são métodos tediosos associados com dor, risco potencial de formação de cicatriz e infecção, além da necessidade de múltiplos tratamentos[2].

A epilação a *laser* foi utilizada inicialmente para triquíase[3] e áreas doadoras de enxertos obtidos de áreas pilosas[4] no final da década de 1983. Em 1984, Anderson e Parrish[5] criaram o conceito da *fototermólise seletiva*, atribuindo-se a destruição do pelo a este mecanismo.

Este capítulo enfocará brevemente a biologia do pelo, bem como a física de sua remoção por *laser*; em seguida, será feita uma revisão dos mecanismos e da eficácia dos *lasers* em uso para este fim na atualidade.

ANATOMIA E BIOLOGIA DO FOLÍCULO PILOSO

O folículo piloso é uma estrutura anexial complexa localizada na derme profunda e possui um diâmetro médio de 100 a 300µ. Pode ser dividido longitudinalmente em três partes: o *bulbo*, segmento mais inferior do folículo piloso e que se estende desde a base deste até a inserção do músculo eretor do pelo; o *istmo* ou porção média, entre o músculo eretor do pelo e o duto da glândula sebácea; e o *infundíbulo*, região situada acima do duto da glândula sebácea até a superfície da pele[1] (Fig. 62.1)[6].

O bulbo contém células da matriz em rápida divisão, induzida e mantida pela papila dérmica – estrutura mesenquimal na base do folículo. Essas células dão origem à haste do pelo[1].

Investigações recentes em camundongos indicam que células denominadas *stem cells* (células-tronco) teriam importância fundamental para a formação dos novos pelos e estariam localizadas na área chamada de *bulge*, próximo ao local da inserção do músculo eretor do pelo na bainha externa da haste pilosa[7]. À medida que o pelo passasse da fase anágena (ou de crescimento ativo) para as fases seguintes catágena e

telógena (ou de repouso), a papila dérmica se moveria para cima, aproximando-se das células do *bulge*, estimulando então estas células a se proliferarem, formando uma matriz pilosa nova e ativa. As células se moveriam então novamente para baixo com a papila e se transformariam em células da matriz no início da nova fase anágena, continuando a dividir-se para a formação de nova haste pilosa[8] (Fig. 62.2).

Na fase catágena, cessa a proliferação das células da matriz e esta regride antes da papila mover-se para cima novamente e entrar na fase telógena.

Esse novo modelo da compreensão do crescimento do pelo tem grande implicação na remoção de pelos a *laser* e sugere que, se tanto o *bulge* como a papila dérmica forem seletivamente destruídos, pode-se conseguir a remoção definitiva dos pelos. Acredita-se, hoje, que a fase do ciclo do pelo tem importância relativa para se determinar o intervalo ideal entre as sessões de epilação, considerado hoje como o momento em que os pelos iniciam o crescimento novamente, que varia entre um mês na face e um mês e meio a dois meses no corpo[9,10] (Tabela 62.1).

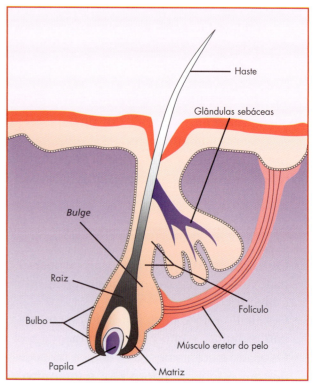

Figura 62.1 – Folículo piloso. Adaptado de Dierickx[6].

978-85-7241-919-2

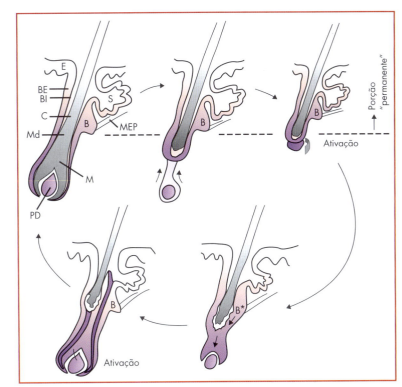

Figura 62.2 – Fases do ciclo do pelo: anágena, catágena e telógena. B e B* representam células do *bulge* quiescentes e ativadas, respectivamente. Estruturas foliculares acima da linha pontilhada formam a porção permanente do folículo; queratinócitos abaixo do *bulge* se degeneram durante as fases catágena e telógena. Adaptado de Cotsarellis *et al.*[7]. B = *bulge*; BE = bainha externa; BI = bainha interna; C = córtex; E = epiderme; M = matriz; Md = medula; MEP = músculo eretor do pelo; PD = papila dérmica; S = glândula sebácea.

Tabela 62.1 – Tipo de crescimento de pelo por área corporal

Local do corpo	Telógeno (%)	Anágeno (%)	Duração do telógeno (meses)	Duração do anágeno (meses)
Couro cabeludo	15	85	3 – 4	24 – 72
Sobrancelhas	90	10	3 – 4	1 – 2
Lábio superior	35	65	1,5	2 – 5
Barba	30	70	2 – 3	12
Axilas	70	30	3	4
Tórax	70	30	2,5	–
Costas	70	30	–	–
Braços	80	20	2 – 4	1 – 3
Pernas	80	20	3 – 6	4 – 6
Região púbica	70	30	2 – 3	1 – 2

Adaptado de Fitzpatrick e Goldman[11].

MECANISMOS DA FOTODESTRUIÇÃO DO FOLÍCULO PILOSO

Há quatro mecanismos pelos quais a luz pode destruir folículos pilosos[6,12]:

- *Fototérmico (devido ao aquecimento local)*: *lasers* de longa duração (os mais utilizados atualmente), luz intensa pulsada, associados ou não à radiofrequência.
- *Fotopneumático*: *laser* associado a mecanismo de sucção da pele.
- *Fotoacústico (devido a ondas de choque ou cavitação)*: retardo de crescimento dos pelos, temporário.
- *Fotoquímico*: terapia fotodinâmica (devido à geração de mediadores tóxicos como o oxigênio singleto e/ou outros radicais livres).

SEÇÃO 7

Mecanismo Fototérmico

Lasers e fontes de luz não coerente foram introduzidos para induzir dano seletivo aos folículos pilosos, e seu mecanismo segue o *princípio da fototermólise seletiva*[5]. Esse princípio prediz que ocorrerá dano térmico seletivo de uma estrutura-alvo pigmentada quando é aplicada luz com fluência suficiente em um comprimento de onda preferencialmente absorvido pelo cromóforo-alvo, durante um tempo igual ou menor do que o *tempo de relaxamento térmico (TRT)*, que representa, em última instância, o tempo necessário para dissipação do calor ou resfriamento da estrutura-alvo.

No caso do folículo piloso, o cromóforo é a melanina endógena, localizada no bulbo piloso, na haste e no epitélio folicular e ausente na derme. Para atingir a melanina folicular, comprimentos de onda na região do vermelho e infravermelho (600 a 110nm) são preferencialmente empregados (Fig. 62.3). Esses comprimentos de onda têm maior afinidade pela melanina e são capazes de penetrar profundamente no folículo[13-15] (Fig. 62.4).

A distribuição final da energia *laser* é determinada não apenas pela absorção do cromóforo por comprimento de onda específico, mas também por difusão subsequente do calor para o tecido circundante. Portanto, para que haja destruição seletiva, a energia *laser* deve ser aplicada dentro de um período consistente com TRT do tecido-alvo[1].

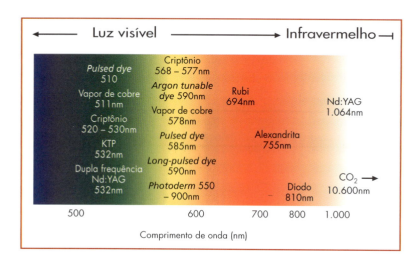

Figura 62.3 – Espectro de absorção dos *lasers* pelos diferentes pigmentos. Adaptado de Alster[14]. KTP = potássio-titânio-fosfato; Nd:YAG = neodímio ítrio alumínio granada.

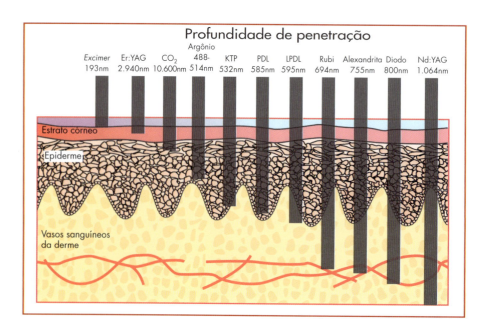

Figura 62.4 – Local da lesão à pele produzida pelos diferentes *lasers*. Adaptado de Dover *et al.*[15]. Alex. = alexandrita; Er:YAG = érbio ítrio alumínio granada; KTP = potássio-titânio-fosfato; LPDL = *long pulsed dye laser*; Nd:YAG = neodímio ítrio alumínio granada; PDL = *laser* de corante pulsado.

978-85-7241-9119-2

O TRT dos folículos pilosos com diâmetro de 100 a 300μ foi estimado em 10 a 100ms, enquanto o TRT da melanina epidérmica é de aproximadamente 3ms. Portanto, a duração de pulso ideal da energia *laser* para destruir os folículos pilosos deve ser menor do que 10 a 100ms e maior do que 3ms. Utilizando-se um pulso maior do que o TRT da melanina epidérmica, a epiderme pode ser protegida, porque seu cromóforo é aquecido de forma relativamente lenta, o que permite que haja tempo para que o calor seja conduzido para fora na epiderme circundante[6].

Acredita-se que a *duração do pulso* do *laser* tenha papel importante, como sugerido pela teoria da transferência térmica. A condução térmica durante o pulso do *laser* aquece uma região ao redor de cada local microscópico de absorção da energia óptica. Portanto, a área de confinamento térmico, assim como o dano térmico resultante, é fortemente relacionada com a duração do pulso do *laser*. Pulsos de *laser Q-switched* (em nanossegundos) danificam efetivamente apenas células pigmentadas individuais pelo confinamento do calor aos melanossomos[16,17]; por esse motivo, por exemplo, há leucotríquia, mas não perda de pelos, em animais, após pulsos de *laser* de rubi *Q-switched*[17]. *Lasers Q-switched* não promoveram perda permanente de pelos, segundo estudos até hoje realizados com o seu uso amplo para remoção de tatuagens[6].

Lasers ou fontes de luz que operam na região do vermelho ou infravermelho são: *laser* de rubi 694nm, *laser* de alexandrita 755nm, *laser* de diodo 800nm, *laser* de neodímio ítrio alumínio granada (Nd:YAG, *neodymium-doped yttrium aluminium garnet*) 1.064nm e fontes de luz não coerente com filtros chamados "de corte". Esses comprimentos de onda compõem a janela óptica ideal do espectro[18], em que se combinam absorção seletiva pela melanina e penetração profunda na derme[6]. Assim, na região entre 600 e 1.100nm é possível haver o aquecimento seletivo e profundo da haste pilosa, do epitélio do folículo piloso e da matriz (altamente pigmentada). Dentro dessa faixa, a absorção pela melanina é maior nos comprimentos de onda menores (Fig. 62.5).

Contudo, a melanina na epiderme representa um local competitivo para absorção, principalmente em indivíduos de pele morena e negra. Dessa forma, nesses casos, para proteger a epiderme devem-se utilizar duração de pulso maior e comprimento de onda mais longo e intensificar o resfriamento da epiderme[20].

Com o *resfriamento seletivo da epiderme* consegue-se minimizar a lesão epidérmica. O resfriamento externo da pele pode ser realizado de várias maneiras: aplicação tópica de camada de gel gelado, ponta de contato de safira ativamente resfriada adaptada ao *laser*, *spray* criogênico pulsado acoplado à peça de mão do *laser*,

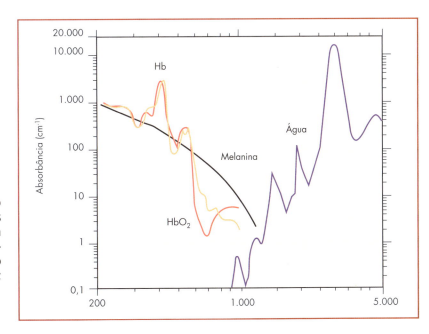

Figura 62.5 – Gráfico da absorção de luz pelos diferentes pigmentos da pele. Observe-se maior absorção da melanina (*linha negra*) em comprimentos de onda menores. Adaptado de Anderson[19]. Hb = hemoglobina; HbO$_2$ = oxi-hemoglobina.

ou ainda dispositivos de ar resfriado comprimido (por exemplo, Syberium, Zimmer).

Foi proposto recentemente, para o folículo piloso, o conceito de tempo de difusão térmica (TDT)[21]. A haste pilosa e as células da matriz, ricas em melanina, ocupam um volume relativamente pequeno, e a propagação do calor gerado através de todo o seu volume leva 3 a 20 vezes mais tempo do que o TRT do folículo piloso. Dessa forma, o aquecimento com pulsos superlongos (de 100 até 1.000ms) parece provocar epilação de longa duração, eficaz e mais segura em peles étnicas[20].

Na epilação a *laser* deve-se sempre tentar usar a máxima energia tolerada e possível, para que se tenham melhores resultados.

Fontes de Luz *Laser* e Não *Laser* Atualmente em Uso (Tabelas 62.2 e 62.3)

Até o momento, os seguintes *lasers* e fontes de luz foram aprovados pela Food and Drug Administration (FDA) para epilação a *laser* (fototérmica e fotoacústica):

- *Mecanismo fototérmico*:
  - *Laser* de rubi em modo normal (pulso longo): 694nm.
  - *Laser* de alexandrita de pulso longo: 755nm.
  - *Laser* de diodo pulsado: 810nm.
  - *Laser* de Nd:YAG de pulso longo: 1.064nm.
  - Fonte de luz intensa e pulsada (lâmpada de *flash*, não *laser*): 590 a 1.200nm.
- *Mecanismo fotoacústico*:
  - *Laser* de Nd:YAG *Q-switched*: 1.064nm.

Laser de Rubi Modo Normal (*Normal Mode Ruby Laser*)

O *laser* de rubi possui comprimento de onda de 694nm, que é bem absorvido pela melanina folicular e tem a capacidade de penetrar na derme.

O *laser* de rubi modo normal produz pulsos bem mais longos – da ordem de milissegundos (ms) – do que o de rubi *Q-switched*, o qual emite pulsos pequenos, da ordem de nanosse-

gundos (ns) e é utilizado para tratamento de tatuagens e lesões pigmentadas.

Há pelo menos três *lasers* de rubi aprovados para remoção de pelos; o Epilaser/E2000 (Palomar), o Epitouch Ruby (Sharplan/ESC) e o RubyStar (Aesculap Meditec), os dois últimos já disponíveis no Brasil.

O Epilaser foi amplamente utilizado nos Estados Unidos, tendo sido suplantado atualmente pelo E2000, que libera pulsos de 3 ou 100ms, nos quais a energia do *laser* é dividida em dois pulsos de 3ms, separados por um intervalo de 100ms. *Spot sizes* de 10mm (hexagonal) ou 20mm (quadrado) fornecem fluências de até 50J/cm² e 8J/cm², respectivamente. O E2000 emprega também mecanismo denominado reciclagem de fótons, em que a luz dispersa de volta é refletida novamente para a pele, aumentando desta forma a fluência efetiva. A peça de mão de safira ativamente resfriada (0°C ou -10°C) deve ser pressionada firmemente contra a pele durante o tratamento[6].

O Epitouch e o RubyStar são *lasers* de rubi de modo duplo, que podem operar tanto no modo *Q-switched* como no modo pulsado normal para atingir os folículos pilosos. No modo de pulso longo, o Epitouch libera pulso de 1,2ms, com *spot size* de 4 a 6mm e fluências de até 40J/cm² com o *spot size* menor. Gel gelado é utilizado para ajudar a proteger a epiderme de dano térmico. O RubyStar libera pulsos de 2ms com *spot size* de até 12mm e fluências de até 35J/cm². Uma peça de mão com resfriamento por água resfria a pele antes da liberação do pulso de *laser*[6].

Grossman *et al.* inicialmente trataram um grupo de 13 pacientes portadores de pele clara e pelos escuros com *laser* de rubi modo normal (NMRL, *normal mode ruby laser*), com pulsos de 270μs, *spot size* de 6mm e fluências[22] de 20 a 60J/cm².

O exame histopatológico das áreas tratadas com o *laser* mostrou vaporização das hastes pilosas, lesão extensa e seletiva ao epitélio folicular evidenciada por rupturas focais, eosinofilia citoplasmática e condensação nuclear e com áreas formando placas de necrose no epitélio folicular. O crescimento dos pelos foi avaliado em um, três e seis meses após sessão única de tratamento.

CAPÍTULO 62

Tabela 62.2 – *Lasers* utilizados para epilação

Laser	Comprimento de onda (nm)	Fluência (J/cm²)	Duração de pulso	*Spot size* (mm)	Dispositivo para resfriamento	*Scanner*	Características especiais
Lasers de rubi							
E2000 (Palomar)	694	10 – 40	3 – 100ms	10 – 20	Contato	Não	Reciclagem de fótons
Epitouch (Sharplan)	694	20 – 40	1,2ms	4 – 6	Gel	Sim	Modo duplo
EpiStar (Aesculap)	694	25 – 40	2ms	7	Não	Sim	Modo duplo
Lasers de alexandrita							
Apogee-40 (Cynosure)	755	5 – 50	5 – 40ms	7, 10, 12	Ponteira resfriada	Não	–
Epitouch (Sharplan)	755	10 – 25	2ms	5, 10	Gel	Sim	–
GentleLase (Candela)	755	10 – 100	3ms	8 – 18	DCD	Não	DCD
Lasers de diodo							
Light Sheer XC (Lumenis)	800 – 810	10 – 100	5 – 400ms	12 × 12	Contato	Não	Associado a IPL e Nd:YAG
Lumenis One (Lumenis)	515 – 1.200/800/1.064	10 – 40/10 – 100/ 10 – 225	3 – 100/ 5 – 400/ 2 – 20ms	8 × 15/ 15 × 35/ 9 × 9	Contato	Sim	*Scanner*
VariLite (Iridex)	532/940	Até 950 Até 900	Até 100ms	0,7 – 2,8	Não	Não	–
Soprano XL (Alma)	810	Até 120	1.350ms	10 × 12	Contato	Não	–

(Continua)

978-85-7241-919-2

SEÇÃO 7

Tabela 62.2 – *Lasers utilizados para epilação (Continuação)*

Laser	Comprimento de onda (nm)	Fluência (J/cm²)	Duração de pulso	Spot size (mm)	Dispositivo para resfriamento	Scanner	Características especiais
ELaser DSL (Syneron)	810	Até 50	Até 100ms	12 × 15	Contato	-	Tecnologia ELOS (+ RF)
Lasers de Nd:YAG Q-switched							
SoftLight (Telsar)	1.064	1 – 3	12 – 18ns	7	Não	Não	Suspensão de carbono
MedLite C6 (ConBio)	532/1.064	Até 5cm²/ Até 12	5 – 20ns	2, 3, 4, 6/ 3, 4, 6, 8	Não	Não	-
Lasers de Nd:YAG de pulso longo							
Cool Glide Xeo (Cutera)	600 – 850 ou 560 – 1.200/1.064	Até 40 Até 300	10 – 100/ 0,1 – 300ms	10 × 30/ 3, 5, 7 e 10	Contato	Não	-
Lyra (Iridex)	1.064	5 – 900	20 – 100ms	1 – 5 e 10	Contato	Spot size 1 – 5: sim	-
Gentle YAG (Candela)	1.064	Até 600	0,25 – 300ms	1,5 – 18	DCD ou ar resfriado	Não	-
Luz intensa pulsada							
Quantum IHR (Lumenis)	560 – 1.200	15 – 45	6 – 26ms	8 × 34	Contato	Não	Pulsos múltiplos
Harmony (Alma)	420 – 950/300 – 380/1.064 luz pulsada, Q-switched/ 1.320	5 – 20/100 – 1.000mJ/30 – 450, 0,4 – 1,2, 5 – 40	Até 50ms/Até 50ms/ Até 60, 20ns/ até 50ns	16 × 40/ 16 × 40/ 2,6/ 2/6	Ar resfriado	Não	Pulsos múltiplos
Starlux Ys (Palomar)	525 – 1.200/Nd:YAG	Até 80/ Até 700	1 – 300/ até 100ms	12 × 28/1,5, 3,6,9,11	Contato	Não	Pulsos múltiplos

DCD = *dynamic cooling device*; IPL = luz intensa pulsada; Nd:YAG = neodímio ítrio alumínio granada; RF = radiofrequência. Adaptado de Dierickx[6].

978-85-7241-919-2

Tabela 62.3 – Outros *lasers* e fontes de luz utilizados para epilação

Laser/luz	Comprimento de onda	Fluência	Duração de pulso	*Spot size*	Resfriamento	*Scanner*	Características especiais
ELight DS (Syneron)	680 – 980/RF	< 45J/cm^2 < 25 RF	< 25ms/ < 200 RF	12 × 25mm	Contato	–	Tecnologia ELOS (+ RF)
Isolaz (Aesthera)	400 – 1.200nm	< 10J/cm^2	2ms	6 × 12, 10 × 20, 15 × 30mm	Evaporação	–	Sistema pneumático

RF = radiofrequência.
Adaptado de Littler[12].

Após um e três meses, observou-se retardo estatisticamente significante em todas as fluências, tanto nos locais depilados com cera como nos raspados previamente ao tratamento.

Após seis meses, houve redução significativa do número de pelos nas áreas raspadas e tratadas com 60J/cm^2. Embora em 5 de 13 pacientes tenha havido recrescimento completo dos pelos, quatro pacientes ainda obtiveram taxas menores do que 50% de recrescimento, que se mantiveram no seguimento de dois anos após o tratamento. Na realidade, não houve crescimento posterior de pelos a partir do período de seis meses. Áreas tratadas com fluência máxima (após raspagem) obtiveram o maior índice de perda de pelos, de aproximadamente 65%. A imagem histológica, nesse ponto, mostrou número reduzido de pelos terminais e aumento recíproco no número de folículos pilosos miniaturizados (semelhantes a velo), achado similar àquele da alopecia androgenética. Não houve, nesse estudo, evidência de fibrose ou de destruição dos folículos pilosos[23].

Os autores desse estudo concluíram que as duas respostas diferentes – atraso no crescimento e perda permanente de pelos – são provavelmente causadas por indução de telógeno e miniaturização de folículos pilosos terminais, respectivamente. Essa hipótese é favorecida pelo fato de que em todos os 13 pacientes houve retardo no crescimento, consistente em duração com a fase telógena. Em contraste, observou-se número aumentado de pelos semelhantes a velo apenas nas áreas com perda permanente de pelos, sendo a redução do tamanho de folículo e haste pilosos efeito da lesão térmica.

Perda permanente de pelos foi significativa apenas nas áreas raspadas (e não epiladas) previamente ao tratamento com *laser*. Presumivelmente, isso ocorreu porque a raspagem preserva a haste pilosa, retendo quantidade significante de melanina (que atuará como cromóforo), enquanto a epilação remove a haste pilosa inteira até o nível do bulbo.

No estudo, Grossman *et al.* sugeriram que a sensibilidade dos folículos pilosos ao pulso do *laser* varia com o ciclo do pelo. Como os pelos na fase telógena não são pigmentados, contêm menos cromóforos e são, portanto, menos responsivos ao *laser* de rubi. Isso explica a observação feita por investigadores subsequentes de que áreas corporais com maior porcentagem de pelos telógenos (dorso, braços, pernas) são menos afetadas e requerem número maior de tratamentos do que áreas anatômicas com menor porcentagem de pelos telógenos[24,25] (ver Tabela 62.1). À medida que o anágeno progride, contudo, bulbo e papila se movem para baixo na derme em profundidade que pode estar além da capacidade de penetração do feixe de luz do *laser* de rubi. Dessa forma, os folículos seriam mais suscetíveis durante a fase anágena precoce, quando há equilíbrio entre presença de melanina suficiente e profundidade apropriada, sugerindo inicialmente ser estratégia ideal de tratamento, na qual o telógeno é induzido por um único tratamento. À medida que os folículos pilosos que recresceram passassem para a fase anágena, o segundo tratamento poderia então ser mais efetivo do que o primeiro, conceito questionado posteriormente[26].

Vários autores investigaram o uso do NMRL para a remoção de pelos, com várias modificações no equipamento e na técnica e multiplicidade de tratamentos e variaram parâmetros, tais como duração do pulso, diâmetro do feixe de luz (*spot size*) e fluência[24,25,27-29]. Todos relataram taxas

978-85-7241-919-2

de sucesso terapêutico semelhantes que variaram de 20 a 60% (média de 30%) de redução em três meses após uma sessão de tratamento. Tratamentos repetidos resultaram em efeitos aditivos, de aproximadamente 60% após três ou quatro sessões de tratamento.

Por ser o comprimento de onda do *laser* rubi (694nm) comparativamente mais curto do que os demais utilizados para epilação, é mais adequado para tratamento de pelos escuros em pele clara. Pode ser mais eficaz do que equipamentos de comprimentos de onda mais longos para o tratamento de pelos claros, ruivos ou acastanhados. Por causa do alto coeficiente de absorção pela melanina a 694nm, o *laser* de rubi deve ser usado com cautela em pacientes mais morenos ou bronzeados. A absorção competitiva pela melanina epidérmica pode causar distúrbios de pigmentação, os quais são mais frequentes com o *laser* de rubi do que com os outros utilizados para epilação.

Com o *laser* de rubi, espera-se a ocorrência de determinados efeitos colaterais transitórios, podendo ocorrer algumas complicações. O procedimento pode ser moderadamente doloroso, e alguns pacientes precisam de anestesia tópica ou local. A maioria dos pacientes desenvolve eritema e edema pós-tratamento na área de tratamento, que se resolve em 48h. Ocasionalmente, observa-se hiper ou hipopigmentação, em geral temporárias, assim como formação de vesículas, crostas ou bolhas (5% dos pacientes). Todas essas sequelas são mais comuns em pacientes de pele mais escura. Para diminuir o risco de alterações de pigmentação por lesão à epiderme, recomenda-se tratamento prévio com hidroquinona, uso de fluências mais baixas, sistema de resfriamento ativo da pele, mínimo *overlap* (superposição) de pulsos e proteção solar adequada[1,6].

O uso desse *laser* na atualidade vem sendo substituído gradativamente por *lasers* menores com uso mais seguro para peles morenas.

Laser de Alexandrita de Pulso Longo (*Long-pulsed Alexandrite Laser*)

O *laser* de alexandrita emite luz de 755nm e, como o *laser* de rubi, tem como alvo a melanina folicular. Embora sua absorção pela melanina seja discretamente menor que a do *laser* de rubi, sua absorção efetiva pela haste pilosa não é muito diferente, porque o tamanho relativamente grande do folículo permite a absorção de toda a energia que o alcança. De fato, isso pode ser vantajoso, porque a absorção não desejada pela melanina epidérmica é reduzida. Outras vantagens incluem, ao menos teoricamente, profundidade maior de penetração, duração maior do pulso mais próxima ao tempo de relaxamento térmico do folículo piloso e frequência dos pulsos de até 5Hz (pulsos por segundo) em alguns sistemas. Finkel *et al.* utilizaram *laser* de alexandrita em três a cinco sessões espaçadas em um total de 5 a 7,5 meses, tendo conseguido entre 75 e 95% de erradicação dos pelos em locais anatômicos diferentes, três meses após o último tratamento[30].

Estudos mais recentes com seguimento de seis meses após o tratamento final relataram remoção persistente e significativa de pelos[31,32].

Laser de Diodo Pulsado (*Diode Laser*)

O *laser* de diodo emite luz de comprimento de onda de 800 a 810nm e pode produzir fluências de até 100J/cm^2 em pulsos de 5 a 400ms. Possui *spot size* que varia entre 9 e 12mm^2. Podem-se escolher quatro modos de duração de pulso: 30ms, 100ms, 400ms e o OptiPulse™, o qual fixa a duração do pulso à metade da fluência escolhida (por exemplo, 40J/cm^2 em pulso de 20ms).

Esse sistema tem a capacidade de liberar altas fluências com menor incidência de efeitos adversos e eficácia clínica significante. A maior proteção da pele é dada pela duração maior do pulso, permitindo à pele resfriamento adequado, e pela presença de ponta de safira resfriada, principalmente em indivíduos de pele escura (fototipos IV e V) ou bronzeados. Recomenda-se o uso de gelo antes, durante e depois da aplicação, assim como aplicação de gel gelado sempre que possível.

Dados de estudos com esse *laser* mostraram retardo significativo no crescimento de pelos na maioria dos pacientes, com remoção a longo termo de até 89% dos pelos, após duas sessões de tratamento com intervalo de um mês[33,34].

Foi utilizado *laser* de diodo de 30ms e fluência de 10J/cm^2 em oito pacientes de pele de tipos V e VI, no tratamento de hirsutismo associado à pseudofoliculite da barba, com 75 a 90% de redução de pelos após sete a dez sessões realizadas com intervalo de quatro a seis semanas. Em dois pacientes ocorreu vesiculação, com crostas e hipopigmentação, que se resolveu em quatro a oito semanas. Houve hiperpigmentação temporária em três dos oito pacientes, que durou dois a quatro meses[35]. Houve eritema e edema perifolicular em todos os pacientes, embora nem sempre seja observado esse resultado tão frequentemente como em pacientes de pele mais clara[20].

Outros autores compararam a eficácia do *laser* de rubi de pulso longo e do *laser* de diodo para a remoção de pelos. Concluíram que, embora a porcentagem de recrescimento em um mês tenha sido significativamente menor com o *laser* de rubi, a eficácia a longo prazo após dois tratamentos foi significativamente maior com o *laser* de diodo[36,37].

Outros estudos realizados com o *laser* de diodo mostraram eficácia significativa em todos os fototipos de pele[38-40].

Têm-se utilizado pulsos longos de 100 e 400ms e superlongos de até 1.000ms (os últimos em caráter investigativo) para pelos médios e grossos, assim como em pele morena e negra, permitindo o uso de fluências maiores com maior segurança e, aparentemente, sem diminuição da eficácia, após maior número de tratamentos[20].

Laser de Neodímio Ítrio Alumínio Granada de Pulso Longo

O *laser* de Nd:YAG de pulso longo tem sido utilizado principalmente em pacientes de pele mais morena, pela penetração mais profunda de ação deste *laser*, embora com menor absorção pela melanina.

Goldberg *et al.* realizaram estudo com o *laser* de Nd:YAG de pulso longo, de 50ms, ponteira de contato resfriada (-4°C) e fluências de 50, 80 e 100J/cm². A energia *laser* era aplicada com um *scanner*, que possui diâmetro do feixe de luz de 5mm (cobrindo área de diâmetro de 25mm). Três meses após tratamento único, a redução média de pelos foi de aproximadamente 29% para as três fluências utilizadas, recomendando então o autor que se utilizasse a mínima fluência efetiva para diminuir a ocorrência de efeitos adversos[41].

Kilmer, em 2000, avaliou a eficácia e a segurança do *laser* de Nd:YAG de pulso longo de alta potência na remoção de pelos e obteve os melhores resultados com fluências de 50J/cm² e 60J/cm² e pulsos de 15ms e 30ms, respectivamente[42]. Houve redução média de pelos em 27%, três meses após a primeira sessão, e em 47%, seis meses após segunda aplicação (realizada com intervalo de três meses).

Esses *lasers* vêm sendo cada vez mais utilizados, pela sua segurança para peles morenas, embora tenham menor absorção pela melanina do que os anteriores.

Fonte de Luz Não *Laser* ou Luz Intensa Pulsada (*Intense Pulsed Light*)

Os sistemas de luz intensa pulsada (IPL, *intense pulsed light*) caracterizam-se por serem fontes de luz não *laser* geradas por lâmpadas de *flash*, que liberam comprimentos de onda entre 550 e 1.100nm. Comprimentos de onda particulares podem ser escolhidos utilizando-se filtros denominados de corte ou *cut-off*, que impedem a passagem de comprimentos de onda abaixo daquele especificado no filtro, permitindo apenas a passagem dos comprimentos de onda maiores que aquele. Dessa forma, permitem a seleção dos comprimentos de onda adequados para os diferentes fototipos de pele e cores de pelo.

Assim, alguns equipamentos dispõem de filtros de 590, 615, 645, 695 e 755nm, enquanto outros possuem somente parte destes. Os dois primeiros filtros são utilizados para pelos mais finos e superficiais e apenas em pele clara. Filtros mais altos são utilizados em pele morena (permitindo maior proteção da epiderme) e pelos mais grossos. Recentemente, desenvolveram-se aparelhos que possibilitam a seleção de dois filtros simultaneamente, para se restringir mais os comprimentos de onda utilizados.

A duração total do pulso utilizada normalmente varia entre 9 e 14ms e pode ser dividida em dois até quatro pulsos, neste último caso sendo utilizado em pele mais morena e/ou com fluências maiores. O intervalo entre os pulsos é maior quanto mais morena for a pele (20 a 30ms para fototipos II e III, 30 a 90ms para fototipos IV e V) e menor quanto mais finos os pelos e clara a pele (10 a 20ms), permitindo assim adequado esfriamento e proteção da epiderme em cada caso.

A fluência utilizada é avaliada na observação do resultado final após a aplicação do *laser* (eritema e edema perifoliculares) e pode ser aumentada em 10% por vez, caso esse resultado não seja obtido. Pelos mais claros necessitam de fluências maiores, ao passo que pelos mais densos, fluências menores.

Utiliza-se uma barra de controle como guia, que representa o equilíbrio apropriado entre duração e fluência escolhidas e que deve permanecer no primeiro terço do total.

O tratamento é mais difícil em superfícies curvas, pelo formato retangular e diâmetro grande do *spot size*. Além disso, os efeitos adversos são reduzidos com o resfriamento da epiderme (já mencionado), além do uso de gel gelado[43].

Estudos iniciais revelaram aproximadamente redução de 60% na contagem dos pelos 12 semanas após sessão única de tratamento, utilizando entre 1,5 e 3,5ms, comprimentos de onda entre 500 e 700nm e fluências[44-46] entre 34 e 55J/cm^2.

Outros autores relataram 63% de redução de pelos quatro meses após e 52% seis meses após quatro sessões de tratamento realizadas com intervalos de duas semanas[47]. Zelickson[*], em 1999, utilizou IPL em até três tratamentos e encontrou médias de redução de 74% e 43% na contagem dos pelos, em menos e mais de seis meses de seguimento, respectivamente.

A luz de lâmpada de *flash* pulsada, filtrada e não coerente foi utilizada com sucesso por vários outros autores, para remoção de pelos indesejáveis[48-57], assim como para correção (por epilação) de linhas de demarcação do couro cabeludo não satisfatórias após transplante de cabelos[58].

Esse tipo de luz pode estar associado à radiofrequência, no mesmo equipamento, teoricamente aumentando sua ação, com menor intensidade de luz, o que aumentaria sua segurança de uso, efeitos ainda não totalmente comprovados.

---

* Zelickson, comunicação pessoal, 1999.

Mecanismo Fotopneumático

Mecanismo mais recente, em que a pele sofre a ação do vácuo, ficando estirada, o que, teoricamente, aproximaria o cromóforo-alvo do aparelho, ao mesmo diminuindo a interferência da hemoglobina na absorção. Existem ainda poucos relatos sobre sua maior eficiência em relação aos aparelhos anteriores[12].

Mecanismo Fotoacústico

A destruição fotomecânica dos pelos foi utilizada exclusivamente para fins cosméticos. A técnica chamada *softlight* utilizava inicialmente um cromóforo aplicado de forma exógena. Nessa técnica, uma suspensão de óleo mineral de partículas de carbono era aplicada à pele antes do tratamento a *laser*. As áreas eram então expostas aos pulsos extremamente curtos da ordem de nanossegundos do Nd:YAG *Q-switched*[1]. Foi postulado que a absorção de luz pelas partículas de carbono dentro dos folículos e seu aumento rápido de temperatura geravam ondas fotoacústicas. Esse efeito causaria então disrupção mecânica de células foliculares, levando ao retardo no recrescimento dos pelos.

Atualmente, esses *lasers* entraram praticamente em desuso por não promover remoção definitiva de pelos, seu uso sendo limitado a pacientes com fototipos V e VI, como alternativa de remoção temporária.

Laser de Neodímio Ítrio Alumínio Granada *Q-switched*

O *laser* Nd:YAG *Q-switched* foi utilizado inicialmente para remoção de pelos. Emite irradiação *laser* de 1.064nm, comprimento de onda absorvido em menor grau pela melanina. Estudo utilizando essa abordagem em regiões axilar e inguinal, com sessões repetidas com intervalo de um mês durante quatro meses, documentou ao menos a eficácia temporária desse método[59]. Vários outros autores demonstraram de forma similar perda de pelos significativa em 12 semanas após tratamento por *laser*, que, no entanto, não se manteve após seis meses, mesmo depois de múltiplas sessões de tratamento[60,61].

978-85-7241-919-2

Um estudo realizado de forma comparativa entre o tratamento com esse *laser* com e sem a aplicação de carbono tópico em áreas simplesmente depiladas com cera revelou retardo significante no crescimento dos pelos em todos os locais tratados com o *laser*. Contudo, quando comparado com o tratamento a *laser* sozinho, não pareceu haver qualquer benefício adicional com aplicação de carbono ou depilação prévias[61].

O *laser* de Nd:YAG *Q-switched* 1.064nm de alta potência, sem o uso de preparação tópica adjuvante, foi empregado recentemente para remoção de pelos[62,63], utilizando-se um *spot size* de 4mm e fluência de 10J/cm^2, sendo relatada eficácia moderada ou pequena, dependendo das expectativas. Houve redução temporária do crescimento dos pelos, de duração de um a quatro meses, provavelmente decorrente mais de um prolongamento da fase telógena.

A redução permanente não é usual, mas pode ser vista em até 30% dos pacientes, após pelo menos três tratamentos.

Apesar do efeito temporário, o *laser* de Nd:YAG *Q-switched* tem algumas vantagens: é o mais rápido entre todos os *lasers* e, por não depender da melanina folicular, teoricamente pode ser utilizado para tratar várias cores de pelo. Além disso, a melanina epidérmica não é afetada, evitando, portanto, muitos dos efeitos colaterais que podem ocorrer com outros *lasers*. Por essas qualidades e por ser relativamente indolor, esse *laser* foi utilizado com bons resultados em crianças com hipertricose lanuginosa congênita[64]. Relatam-se também bons resultados para a pseudofoliculite da barba[42].

Dados iniciais sugerem que resultados melhores podem ser obtidos com *laser* de Nd:YAG de duração de pulso maior, em ms, que também parece ser mais seguro em indivíduos de pele morena e/ou bronzeada. Estão sendo desenvolvidos *lasers* Nd:YAG *Q-switched* de pulso longo, de interesse e efeitos promissores[41,65,66].

Mecanismo Fotoquímico: Terapia Fotodinâmica

A terapia fotodinâmica emprega a combinação de radiação não ionizante com drogas fotossensibilizantes ou precursoras de fotossensibilizantes, que se localizam temporariamente dentro dos tecidos-alvo. A ativação dessas drogas por comprimentos de onda adequadamente selecionados de luz *laser* de comprimento de onda maior, por exemplo, luz de 635nm, ou não *laser*, causa destruição tecidual seletiva enquanto minimiza a lesão aos tecidos circundantes. Ácido 5-aminolevulínico (5-ALA, *5-aminolevulinic acid*) administrado por via oral induziu necrose epidérmica focal e lesão fototóxica às glândulas sebáceas e aos folículos pilosos de camundongos pela indução da síntese de protoporfirina[67]. Na atualidade, estudos ainda iniciais vêm sendo realizados com aplicação tópica de 5-ALA ou de seu derivado, metil-éster de ácido aminolevulínico (MAL), após retirada mecânica dos pelos e posterior aplicação de luz vermelha de 635nm com irradiâncias maiores, visando à indução de formação de protoporfirina IX pelas células foliculares; a ativação pela luz causaria dano folicular e morte celular[68].

Grossman *et al.* utilizaram esse princípio para remover pelos corporais indesejáveis. Onze pacientes foram envolvidos nesse estudo[69]. Cada área a ser tratada foi primeiro depilada e foi então aplicado ácido aminolevulínico (ALA, *aminolevulinic acid*) tópico a 20%. Três horas depois, as áreas tratadas foram expostas à luz de comprimento de onda de 630nm e fluência de 100 a 200J/cm^2. O exame histopatológico posterior evidenciou lesão seletiva à epiderme e aos folículos pilosos, com preservação da derme. Doses maiores de ALA resultaram em redução de 50% no recrescimento dos pelos após três meses. Alguns pacientes experimentaram desconforto leve e lesão epidérmica transitória com hiperpigmentação, mas não foram observados casos de cicatrizes[69].

A vantagem da terapia fotodinâmica é poder ser utilizada em pacientes com variedades de cores de pelos e de pele, por não depender de cromóforos como a melanina para sua ação. Embora se suponha que o fotossensibilizante ativado possa causar dano à membrana celular através da formação de oxigênio singleto, espécie altamente tóxica de oxigênio para as estruturas celulares, significativas transformação e mutagênese foram demonstradas em sistemas de culturas de mamíferos[70]. Como ainda não há relatos sobre o seguimento a longo prazo de pacientes, são necessários mais trabalhos clínicos antes que a terapia fotodinâmica seja utilizada como método confiável para remoção de pelos a longo prazo[68].

CONSIDERAÇÕES PRÉ-OPERATÓRIAS E SELEÇÃO DOS PACIENTES

Devem-se sempre levar em conta as expectativas do paciente e adverti-lo de que o tratamento necessita de múltiplas sessões, particularmente em pacientes com síndrome dos ovários policísticos ou de pele mais morena e que varia também com o tipo e o local dos pelos. Deve-se esclarecer que, mais do que depilação definitiva, o processo provoca remoção de longa duração, que pode não ser completa, e que alguns desses pelos restarão com crescimento mais lento e diâmetro menor. A redução, em geral, ocorre por volta de 60 a 70%, ao final de várias sessões de tratamento – quatro a oito, em média (Figs. 62.6 e 62.7).

Para a correta escolha do *laser* ou da luz a serem usados, assim como dos parâmetros a serem aplicados, deve-se observar com cuidado a distribuição, a densidade e a cor dos pelos, assim como a cor da pele, pois estes fatores interferem no resultado final. De maneira geral,

978-85-7241-919-2

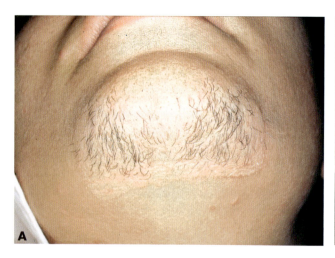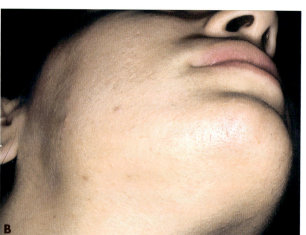

Figura 62.6 – (*A*) Hirsutismo na região do mento, em paciente portadora de síndrome dos ovários policísticos, com pele de fototipo IV, antes do tratamento a *laser*. (*B*) Seis meses após três sessões de luz intensa pulsada, seguidas de três sessões de *laser* de diodo.

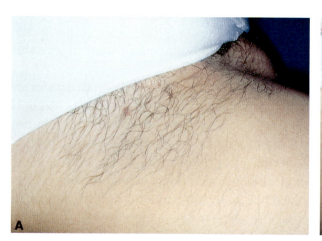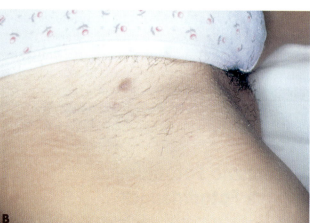

Figura 62.7 – (*A*) Hirsutismo na região inguinal, em pele de fototipo III, antes do tratamento a *laser*. (*B*) Seis meses após três sessões de *laser* de neodímio ítrio alumínio granada *Q-switched*.

pelos terminais escuros em pele clara representam o melhor resultado. É benéfica a aplicação de clareadores por algumas semanas antes do início do procedimento em pacientes de pele mais escura e orientais.

Deve-se também proceder à história clínica pregressa, incluindo história de alergias, cicatrizes, vitiligo, psoríase, infecções – como herpes simples –, imunossupressão, fotossensibilidade, distúrbios hormonais, remoção recente de pelos, *bronzeamento ou exposição solar recente* e ingestão de medicamentos como prednisona, ciclosporina, fotossensibilizantes e isotretinoína via oral. No caso desta última, recomenda-se aguardar período de tempo de seis meses, no mínimo, para que haja correta cicatrização. As contraindicações inicialmente citadas são relativas, devendo-se avaliar cada caso individualmente[71]. Deve-se evitar o arrancamento dos pelos um mês antes de cada aplicação, permitindo-se a raspagem dos pelos, se necessária.

CONSIDERAÇÕES INTRAOPERATÓRIAS

Deve-se atentar para o planejamento correto e prévio dos parâmetros e das técnicas a serem utilizados com o *laser*. Procede-se, então, à apa-ração dos pelos, marcação da área com tinta vermelha e aplicação do *laser* nos locais a serem tratados (Fig. 62.8).

CONSIDERAÇÕES PÓS-OPERATÓRIAS

Recomenda-se não esfregar o local com sabonetes ásperos ou esponjas durante dois a sete dias, assim como evitar medicação tópica para acne e ácidos na pele por dois a sete dias antes e depois do procedimento. Deve-se evitar exposição solar por dois a sete dias. Podem-se remover os pelos não viáveis que extrudem através dos folículos, de preferência por raspagem ou corte, mas deve-se evitar este procedimento por, no mínimo, duas semanas antes da próxima sessão[71].

Pode ser aplicado corticosteroide tópico por dois a cinco dias, se necessário, para o processo inflamatório, assim como emolientes e pomadas à base de antibiótico se desenvolverem-se erosões na pele.

EFEITOS ADVERSOS

Ocorrem mais com fototipos III e mais altos ou em indivíduos recentemente bronzeados.

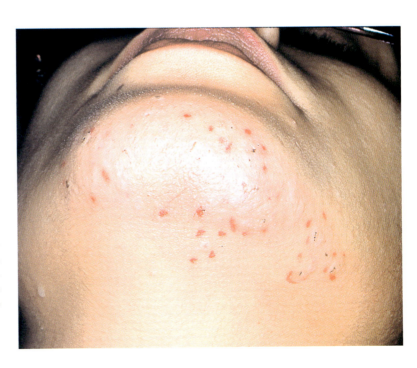

Figura 62.8 – Eritema e edema perifoliculares observados poucos minutos após a aplicação de luz/*laser*, considerados sinais de resposta eficaz. Foi utilizada tinta vermelha para demarcação prévia dos locais a serem tratados.

978-85-7241-919-2

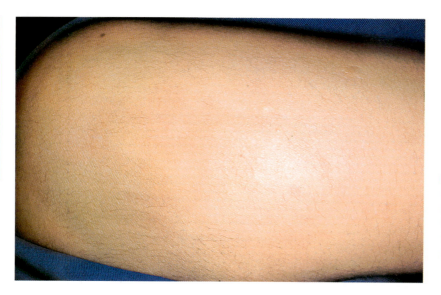

Figura 62.9 – Hipocromia e acromia observadas após tratamento da região do ombro em paciente oriental, em que foi utilizado *laser* de diodo com fluência de 42J/cm² e pulso de duração de 21ms.

Espera-se observar eritema e edema perifoliculares como resultado do tratamento (Fig. 62.8). Pode haver dor moderada a tolerável durante o tratamento, requerendo a aplicação de anestésico tópico e, raras vezes, local.

Discromias (hiper e hipopigmentação) são os efeitos colaterais mais comuns, que ocorrem mais quando se usam fluências muito altas e/ou pulsos de duração muito curta, principalmente em peles morenas e orientais (Fig. 62.9). Pode ocorrer formação de crostas finas epidérmicas (10 a 15% dos pacientes), presença de máculas eritêmato-violáceas no local (alteração vascular) e, menos frequentemente, urticária ou infecções.

Complicações a longo prazo, como formação de cicatrizes, são raras.

Pode ocorrer ainda, principalmente em mulheres de origem mediterrânea, estímulo paradoxal do crescimento dos pelos, em áreas vizinhas à área depilada, em geral na área submandibular e no pescoço. De causa ainda incerta, acredita-se que esse estímulo possa ser devido ao uso de baixas fluências durante o tratamento[10].

CONSIDERAÇÕES FINAIS

Embora os *lasers* sejam usados no tratamento de várias condições clínicas e cirúrgicas há algumas décadas, apenas recentemente foram aplicados na remoção de pelos indesejáveis, explorando o princípio da fototermólise seletiva.

Numerosos estudos de vários sistemas a *laser* demonstraram sua habilidade em retardar o crescimento dos pelos por períodos variáveis, ocasionalmente com resultados permanentes[72].

A epilação a *laser* pode ser considerada definitivamente método efetivo e eficiente para retardar o crescimento dos pelos. São necessárias normalmente mais do que três sessões para o tratamento, com intervalo de quatro a seis semanas e manutenção posterior a cada quatro a seis meses. Após única sessão de tratamento, observa-se recrescimento dos pelos entre três e seis meses. No entanto, após o tratamento total, há remoção prolongada de pelos (seis a nove meses). Os pelos que renascem são geralmente mais finos e mais claros. Em muitos pacientes, a densidade dos pelos também decresce após tratamentos múltiplos[71].

Recentemente, vêm sendo desenvolvidos aparelhos pequenos, manuais, de uso doméstico, de origem *laser* ou não *laser* e de potências baixas em comparação aos equipamentos de uso médico. Acredita-se que, até o momento, esses novos dispositivos, embora práticos, mais baratos e "de uso mais privado", não produzam epilação de forma permanente[73].

O objetivo final de produzir epilação consistente, completa e permanente permanece ainda um desafio, assim como o é a remoção de pelos claros, finos ou brancos. Contudo, esse objetivo provavelmente será atingido após estudos adicionais, avanços tecnológicos e melhor elucidação da biologia do pelo[72].

Encontra-se em fase de estudo o uso de partículas lipoencapsuladas (nanotecnologia) de melanina e ferro, que permitam melhor absorção dos fotossensibilizantes na terapia fotodinâmica na epilação a *laser*[73].

QUESTÕES

1. Quais são as fases de crescimento do folículo piloso?
2. Explique os mecanismos pelos quais a luz pode destruir os folículos pilosos.
3. Como pode ser realizado o resfriamento externo da epiderme?
4. Quais são os efeitos adversos mais frequentes da depilação a *laser* e em quais pacientes geralmente ocorrem?
5. Quantas sessões geralmente são necessárias para depilação a *laser* e qual o intervalo entre elas?

REFERÊNCIAS

1. GOLDBERG, D. J. Laser and light source hair removal. In: ANNUAL AMERICAN SOCIETY FOR LASER MEDICINE AND SURGERY, 2000. Reno, Nevada. *Proceedings of the Annual American Society for Laser Medicine and Surgery*, April, 2000.
2. OLSEN, E. A. Methods of hair removal. *J. Am. Acad. Dermatol.*, v. 40, p. 143-155, 1999.
3. RICHARDS, R. N.; MEHARG, G. E. Electrolysis: observations from 13 years and 140,000 hours of experience. *J. Am. Acad. Dermatol.*, v. 33, p. 662-666, 1995.
4. GOSSMAN, M. D.; YUNG, R.; BERLIN, A. J. Prospective evaluation of the argon laser in the treatment of trichiasis. *Ophtalmol. Surg.*, v. 23, p. 183-187, 1992.
5. ANDERSON, R. R.; PARRISH, J. A. Selective photothermolysis: precise microsurgery by selective absorption of pulsed radiation. *Science*, v. 220, p. 524-527, 1983.
6. DIERICKX, C. C. Ruby laser. In: ANNUAL MEETING OF THE AMERICAN SOCIETY FOR LASER IN MEDICINE AND SURGERY, 2001. New Orleans, EUA. *Proceedings of the Annual Meeting of the American Society for Laser in Medicine and Surgery*, April 19, 2001.
7. COTSARELIS, G.; SUN, T. T.; LAVKER, R. M. Label-retaining cells reside in the bulge area of pilosebaceous unit: implications for follicular stem cells, hair cycle and skin carcinogenesis. *Cell*, v. 61, p. 1329-1337, 1990.
8. SUN, T. T.; COTSARELIS, G.; LAVKER, R. M. Hair follicular stem cells: the bulge activation hypothesis. *J. Invest Dermatol.*, v. 96, p. 77S, 1992.
9. LIN, T. D.; MANUSKIATTI, W.; DIERICKX, C. C.; FARINELLI, W. A.; FISHER, M. E.; FLOTTE, T.; BADEN, H. P.; ANDERSON, R. R. Hair growth cycle affects hair follicle destruction by ruby laser pulses. *J. Invest. Dermatol.*, v. 111, p. 107-113, 1998.
10. DIERICKX, C. C. The consultation and management of laser hair removal patients. Laser and light source hair removal course. In: MEETING OF AMERICAN ACADEMY OF LASER IN MEDICINE AND SURGERY, 2008. Flórida, EUA. *Proceedings of Meeting of American Academy of Laser in Medicine and Surgery*, Abril, 2008.
11. FITZPATRICK, R. E.; GOLDMAN, M. P. *Cosmetic Laser Surgery*. Missouri: Mosby, 2000.
12. LITTLER, C. M. Laser and light source hair removal: the available technologies. In: AMERICAN SOCIETY FOR LASER IN MEDICINE AND SURGERY, 2008. Flórida, EUA. *Proceedings of the Annual Meeting of the American Society for Laser in Medicine and Surgery*, April 3, 2008.
13. STRATIGOS, A. J. A review of laser systems and light sources for hair removal. *Med. Surg. Derm.*, v. 5, p. 103-106, 1998.
14. ALSTER, T. S. *Manual of Cutaneous Laser Techniques*. Nova York: Lippincott-Raven, 1997.
15. DOVER, J. S.; ARNDT, K. A.; GERONEMUS, R. G.; ALORA, M. B. T. *Illustrated Cutaneous and Aesthetic Laser Surgery*. Stanford: Appleton & Lange, 2000.
16. ANDERSON, R. R.; MARGOLIS, R. J.; WATANABE, S. et al. Selective phototermolysis of cutaneous pigmentation by Q-switched Nd-YAG laser pulses at 1064, 532 and 355nm. *J. Invest Dermatol.*, v. 93, p. 28-32, 1989.
17. DOVER, J. S.; MARGOLIS, R. J.; POLLA, L. L. et al. Pigmented guinea pig skin irradiated with Q-switched ruby laser pulses: morphologic and histologic findings. *Arch. Dermatol.*, v. 125, p. 43-49, 1989.
18. ANDERSON, R. R.; PARRISH, J. A. The optics of the human skin. *J. Invest. Dermatol.*, v. 77, p. 13-19, 1981.
19. ANDERSON, R. R. Optics of the skin. In: LIN, H. W.; SOTTER, N. A. (eds.). *Clinical Photomedicine*. New York: Marcel Dekker, 1993.
20. BATTLE, E. F. Laser hair removal – ethnic skin types. In: ANNUAL MEETING OF THE AMERICAN SOCIETY FOR LASER MEDICINE AND SURGERY, 2001. New Orleans, USA. *Proceedings of the Annual Meeting of the American Society for Laser Medicine and Surgery*, April 19, 2001.
21. MANSTEIN, D.; DIERICKX, C. C.; KOH, W. et al. Effects of very long pulses on human hair follicles. *Lasers Surg. Med.*, v. 12, p. 86, 2000.
22. GROSSMAN, M. C.; DIERICKX, C. C.; FARINELLI, W. A.; FLOTTE, T.; ANDERSON, R. R. Damage to hair follicles by normal-mode ruby laser pulses. *J. Am. Acad. Dermatol.*, v. 35, p. 889-894, 1996.
23. DIERICKX, C. C.; GROSSMAN, M. C.; FARINELLI, W. A.; ANDERSON, R. R. Permanent hair removal by normal mode ruby laser. *Arch. Dermatol.*, v. 134, p. 837-842, 1998.
24. BJERRING, P.; ZACHARIAE, H.; LYBECKER, H.; CLEMENT, M. Evaluation of the free-running ruby laser for hair removal – a retrospective study. *Acta Derm. Venereol. (Stockh.)*, v. 78, p. 48-51, 1998.
25. WILLIAMS, R.; HAVOONJIAN, H.; ISAGHOLIAN, K. et al. A clinical study of hair removal using the long-pulsed ruby laser. *Dermatol. Surg.*, v. 24, p. 837-842, 1998.
26. DIERICKX, C. C.; CAMPOS, V. B.; LIN, W. F.; ANDERSON, R. R. Influence of hair growth cycle on efficacy of laser hair removal. *Lasers Surg. Med.*, v. 24, suppl. 11, 1999.

27. LASK, G.; ELMAN, M.; SLATKINE, M.; WALDMAN, A.; ROZENBERG, Z. Laser assisted hair removal by selective photothermolysis – preliminary results. *Dermatol. Surg.*, v. 23, p. 737-739, 1997.

28. LASK, G.; ELMAN, M.; NOREN, P. et al. Hair removal with the Epitouch ruby laser – a multicenter study. *Laser Surg. Med.*, v. 9, supp., p. 32, 1997.

29. SOLOMON, M. P. Hair removal using the long-pulsed ruby laser. *Ann. Plast. Surg.*, v. 41, p. 1-6, 1998.

30. FINKEL, B.; ELIEZRI, Y. D.; WALDMAN, A.; SLAKTINE, M. Pulsed alexandrite laser technology for noninvasive hair removal. *J. Clin. Laser Med. Surg.*, v. 15, p. 225-229, 1997.

31. MCDANIEL, D.; ASH, K.; LORD, J.; NEWMAN, J.; ZUKOWSKI, M. The long-pulsed alexandrite laser: a preliminary report on hair removal of the upper lip, leg, back and bikini region. *Lasers Surg. Med.*, v. 10, p. 39, suppl. 1998.

32. NARURKAR, V.; MILLER, H. M.; SELTZER, R. TL safety and efficacy of the long pulsed alexandrite laser for hair removal in various skin types. *Lasers Surg. Med.*, v. 10, p. 39-40, suppl. 1998.

33. DIERICKX, C. C.; GROSSMAN, M. C.; FARINELLI, W. A.; MANUSKIATTI, W.; DUQUE, V.; LIN, D.; ANDERSON, R. R. Hair removal by a pulsed, infrared laser system. *Lasers Surg. Med.*, v. 10, p. 42, suppl. 1998a.

34. CAMPOS, V. El uso del laser de diodo para depilación. *Dermatol. Cosmet.*, v. 4, p. 131-138, 1999.

35. GREPPI, I. Diode laser hair removal of the black patient. *Lasers Surg. Med.*, v. 28, p. 150-155, 2001.

36. GROSSMAN, M. C.; DIERICKX, C. C.; QUINTANA, A.; GERONEMUS, R.; ANDERSON, R. R. Removal of excess body hair with an 800-nm pulsed diode laser. *Lasers Surg. Med.*, v. 10, p. 42-43, suppl. 1998.

37. DIERICKX, C. C.; GROSSMAN, M. C.; FARINELLI, W. A.; MANUSKIATTI, W.; DUQUE, V.; LIN, D.; ANDERSON, R. R. Comparison between a long pulsed ruby laser and a pulsed, infrared laser system for hair removal. *Lasers Surg. Med.*, v. 10, p. 42, suppl. 1998b.

38. CAMPOS, V. B.; DIERICKX, C. C.; FARINELLI, B. S.; TAI-YAN, D.; MANUSKIATTI, W.; ANDERSON, R. R. Hair removal with an 800-nm pulsed diode laser. *J. Am. Acad. Dermatol.*, v. 43, p. 442-447, 2000.

39. LOU, W. W.; ADELLE, T. Q.; GERONEMUS, R. G.; GROSSMAN, M. C. Prospective study of hair reduction by diode laser (800nm) with long-term follow-up. *Dermatol. Surg.*, v. 26, p. 428-432, 2000.

40. KONO, T.; NOZAKI, M. *Diode Laser-assisted Hair Removal in Asians: a study of 101 Japanese patients.* Santa Clara: Coherent Medical Group, 2000.

41. GOLDBERG, D. J.; SILAPUNT, S. Hair removal using a long-pulse Nd:YAG laser: comparison at fluencies of 50, 80 and 100J/cm². In: ANNUAL AMERICAN SOCIETY FOR LASER MEDICINE AND SURGERY, 2001. New Orleans, USA. *Proceedings of the Annual American Society for Laser Medicine and Surgery*, April 19, 2001.

42. KILMER, S. L. *Summary of 9 month Clinical Results Using the CoolGlide™ Long-Pulse Nd:YAG Laser for Hair Removal.* Brisbane: Altus Medical, 2000.

43. WEISS, R. A. Intense pulsed light source. In: ANNUAL MEETING OF THE AMERICAN SOCIETY FOR LASER MEDICINE AND SURGERY, 2001. New Orleans, USA. *Proceedings of the Annual Meeting of the American Society for Laser Medicine and Surgery*, April 19, 2001.

44. GOLD, M. H.; BELL, M. W.; FOSTER, T. D.; STREET, G. Long-term epilation using the Epilight broad band, intense pulsed light hair removal system. *Dermatol. Surg.*, v. 23, p. 909-913, 1997.

45. WEISS, R. A.; WEISS, M. A.; MARWAHA, S.; HARRINGTON, A. C. Hair removal with a non-coherent filtered flashlamp pulsed light source. *Lasers Surg. Med.*, v. 10, p. 40, suppl. 1998.

46. FITZPATRICK, R. E.; GOLDMAN, N. O.; SRIPRACYA-ANUNT, S. Hair removal utilizing the ESC Epilight device. *Lasers Surg. Med.*, v. 18, p. 36A, suppl. 1997.

47. SMITH, S. R.; TSE, Y.; ADSIT, S. K.; GOLDMAN, M. P.; FITZPATRICK, R. E. Long-term results of hair photoepilation. *Lasers Surg. Med.*, v. 10, p. 43-44.51, suppl. 1998.

48. SADICK, N. S.; WEISS, R. A.; SHEA, C. R.; NAGEL, H.; NICHOLSON, J.; PRIETO, V. G. Long-term photoepilation using a broad-spectrum intense pulsed light source. *Arch. Dermatol.*, v. 136, n. 11, p. 1336-1340, 2000.

49. WEISS, R. A.; WEISS, M. A.; MARWAHA, S.; HARRINGTON, A. C. Hair removal with a non-coherent filtered flash lamp intense pulsed light source. *Lasers Surg. Med.*, v. 24, n. 2, p. 128-132, 1999.

50. WEISS, G.; COHEN, B. The efficacy of long-term epilation of unwanted hair by noncoherent filtered flashlamp. *Lasers Surg. Med.*, v. 26, n. 4, p. 345, 2000.

51. LAWRENCE, W. T. Hair removal laser and nonlaser light systems. *Plast. Reconstr. Surg.*, v. 105, n. 1, p. 459-461, 2000.

52. SCHROETER, C. A.; RAULIN, C.; THURLIMANN, W.; REINEKE, T.; DE POTTER, C.; NEUMANN, H. A. Hair removal in 40 hirsute women with an intense laser-like light source. *Eur. J. Dermatol.*, v. 9, n. 5, p. 374-379, 1999.

53. RAULIN, C.; WERNER, S.; HARTSCHUH, W.; SCHONERMARK, M. P. Effective treatment of hypertrichosis with pulsed light: a report of two cases. *Ann. Plast. Surg.*, v. 39, n. 2, p. 169-173, 1997.

54. DIERICKX, C.; ALORA, M. B.; DOVER, J. S. A clinical overview of hair removal using lasers and light sources. *Dermatol. Clin.*, v. 17, n. 2, p. 357-366, 1999a.

55. ROSS, E. V.; LADIN, Z.; KREINDEL, M.; DIERICKX, C. Theoretical considerations in laser hair removal. *Dermatol. Clin.*, v. 17, n. 2, p. 333-355, 1999.

56. TROILIUS, A.; TROILIUS, C. Hair removal with a second generation broad spectrum intense pulsed light source – a long-term follow-up. *J. Cut. Las. Therapy*, v. 1, p. 173-178, 1999.

57. BJERRING, P.; CRAMERS, M.; EGEKVIST, CHRISTIANSEN, K.; TROILIUS, A. Hair reduction using a new intense pulsed light irradiator and a normal mode ruby laser. *J. Cut. Las. Therapy*, 2000.

58. MORENO-ARIAS, G. A.; NAVARRA, E.; VILALTA, A.; FERRANDO, J. Corrective photoepilation for improper hairline placement after hair transplantation. *Dermatol. Surg.*, v. 26, n. 8, p. 790-792, 2000.

59. GOLDBERG, D. J. Topical suspension assisted laser hair removal: treatment of axillary and inguinal regions. *Lasers Surg. Med.*, v. 16, p. 34, suppl. 1996.

SEÇÃO 7

60. GOLDBERG, D. J.; LITTLER, C. M.; WHEELAND, R. G. Topical suspension assisted Q-switched Nd:YAG laser hair removal. *Dermatol. Surg.*, v. 23, p. 741-745, 1997.

61. NANNI, C. A.; ALSTER, T. S. Optimizing treatment parameters for hair removal using a topical carbon-based solution and 1064-nm Q-switched Neodymium:YAG laser energy. *Arch. Dermatol.*, v. 133, p. 1546-1549, 1997.

62. KILMER, S. L.; CHOTZEN, V. A. Q-switched Nd-YAG laser (1064nm) hair removal without adjuvant topical preparation. *Lasers Surg. Med.*, v. S9, p. 145, 1997.

63. KILMER, S. L.; CHOTZEN, V. A.; CALKIN, J. Hair removal study comparing the Q-switched Nd-YAG and long pulse Ruby and Alexandrite lasers. *Lasers Surg. Med.*, v. S10, p. 203, 1998.

64. LITTLER, C. M. Laser hair removal in a patient with hypertrichosis lanuginosa congenita. *Dermatol. Surg.*, v. 23, p. 705-707, 1997.

65. GOLDBERG, D. J. Laser hair removal with a milisecond Q-switched Nd:YAG laser. *Lasers Surg. Med.*, v. 19, suppl. 11, p. 22, 1999.

66. GOLDBERG, D. J.; SAMADY, J. A. Evaluation of a long-pulse Q-switched Nd:YAG laser for hair removal. *Dermatol. Surg.*, v. 26, n. 2, p. 109-113, 2000.

67. DIVARIS, D. X. G.; KENNEDY, J. C.; POTTIER, R. H. Phototoxic damage to sebaceous glands and hair follicles of mice after systemic administration of 5-aminolevulinic acid correlates with localized protoporphyrin IX fluorescence. *Am. J. Pathol.*, v. 136, p. 891-897, 1990.

68. LIEW, S. H. Unwanted body hair and its removal: a review. *Dermatol. Surg.*, v. 25, p. 431-439, 1999.

69. GROSSMAN, M. C.; DWYER, P.; WIMBERLEY, J.; FLOTTE, T. J.; ANDERSON, R. R. PDT for hirsutism. *Lasers Surg. Med.*, v. 7, p. 44, 1995.

70. GOMER, C. J.; RUCKER, N.; MURPHREE, A. L. Transformation and mutagenic potential of porphyrin photodynamic therapy in mammalian cells. *Int. J. Radiat. Biol. Relat. Stud. Pfys. Chem. Med.*, v. 53, p. 651-659, 1988.

71. NANNI, C. A. Alexandrite lasers. In: ANNUAL AMERICAN SOCIETY FOR LASER MEDICINE AND SURGERY, 2001. New Orleans, USA. *Proceedings of the Annual American Society for Laser Medicine and Surgery*, April 19, 2001.

72. GOLDBERG, D. J. Laser and light source hair removal course. In: ANNUAL MEETING OF THE AMERICAN SOCIETY FOR LASER MEDICINE AND SURGERY, 2001. New Orleans, USA. *Proceedings of the Annual Meeting of the American Society for Laser Medicine and Surgery*, April 19, 2001.

73. WHEELAND, R. The future of laser hair removal. Advanced laser course. In: ANNUAL MEETING OF AMERICAN ACADEMY OF DERMATOLOGY, 2009. San Francisco, EUA. *Proceedings of the Annual Meeting of American Academy Dermatology*, March, 2009.

LEITURA COMPLEMENTAR

ELLIOT, B.; ANDERSON, R. R. *Study of Very Long-Pulsed (100ms) High-powered Diode Laser for Hair Reduction on All Skin Types*. Burlington: Palomar Medical Technologies, 2000.

LIEW, S. H.; GROBBELAAR, A.; GAULT, D. et al. Hair removal using the ruby laser: clinical efficacy in Fitzpatrick types I-V and histological changes in epidermal melanocytes. *Br. J. Dermatol.*, v. 140, p. 1105-1109, 1999.

SOMMER, S.; RENDER, C.; BURD, R.; SHEEHAD-DARE, R. Ruby laser treatment for hirsutism: clinical response and patient tolerance. *Br. J. Dermatol.*, v. 138, p. 1009-1014, 1998.

Remoção de Tatuagem a *Laser*

Suzana Cutin Schainberg ◆ Luiza Kassab Vicencio

SUMÁRIO

Atualmente, já é possível apagar tatuagens sem deixar as cicatrizes do passado, utilizando-se o *laser*, método mais moderno para esta finalidade. O tratamento é feito em várias sessões, cujo número vai depender do tamanho da tatuagem, da profundidade do pigmento na pele e, também, das cores utilizadas nos desenhos.

As sessões não são totalmente indolores, mas o tratamento é bem suportado. Para atenuar o incômodo das aplicações pode ser utilizado um creme anestésico, que é aplicado no local 1h antes da sessão.

Muitas vezes não é possível remover toda a tatuagem, pois pigmentos mais profundos persistem deixando uma sombra do que foi a tatuagem. Em outros casos, após a remoção completa, a pele tratada fica mais clara do que a pele ao redor, como uma mancha esbranquiçada, que pode ser transitória ou não. Hiperpigmentação também pode acontecer, deixando a pele mais escura que a pele não tratada.

A grande vantagem do *laser* é que a pele não tatuada não é atingida pelo tratamento, pois a luz emitida pelo aparelho é atraída seletivamente pelas cores da tatuagem.

HOT TOPICS

- As tatuagens são classificadas em: médicas, amadoras, traumáticas, profissionais e cosméticas.
- Os *lasers* seletivos confinam o dano térmico apenas ao alvo.
- O *laser* de rubi é efetivo para remover pigmentos preto, azul e verde.
- A luz pulsada de alta energia permite variar a duração do pulso, o intervalo entre eles e o comprimento de onda.
- As tatuagens amadoras são as mais facilmente removíveis.
- As cores amarelo, vermelho e azul são as mais difíceis de serem removidas.
- A anestesia tópica é a mais utilizada na remoção de tatuagens.
- As principais complicações são: discromias, alteração de textura da pele, cicatrizes hipertróficas e queloides e infecções.

INTRODUÇÃO

As tentativas de remoção de tatuagens são tão antigas quanto o hábito de fazê-las. Os métodos mais antigos incluem dermabrasão, salabrasão, crioterapia com nitrogênio líquido, quimiocirurgia, destruição térmica e excisão cirúrgica com ou sem enxertia. Todos esses métodos podem resultar em cicatrizes inestéticas, muitas vezes piores do que a própria tatuagem. Os *lasers* oferecem grande vantagem nesse tipo de tratamento, pois, em razão da sua seletividade, superam todos os outros métodos em relação à baixa incidência de cicatrizes.

As primeiras tentativas para a remoção de tatuagens com *laser* ocorreram na década de 1960, com o uso do *laser* de rubi *Q-switched*, por Goldman. Esses experimentos foram abandonados na época por falta de recursos técnicos, mas foram retomados em 1983, por Anderson e Parrish, com o desenvolvimento do conceito de fototermólise seletiva. Nesse intervalo de tempo, utilizaram-se *lasers* de onda contínua, tais como argônio, CO_2 e rubi, que embora fossem efetivos para a remoção de pigmento na derme, quase sempre deixavam sequelas.

O conceito de fototermólise seletiva, aplicado à tecnologia dos *lasers*, permitiu tratar determinados alvos na pele, poupando as estruturas circunvizinhas. Dessa forma, é possível atravessar a epiderme e fragmentar a tinta da tatuagem localizada na derme. A combinação do comprimento de onda ideal (que é mais bem absorvido por determinado cromóforo – neste caso, a cor da tinta) e do tempo de duração de pulso torna possível o confinamento da energia *laser* (dano térmico) apenas no alvo.

TIPOS DE TATUAGEM

As tatuagens classificam-se em médicas, amadoras, traumáticas, profissionais e cosméticas:

- *Tatuagens médicas*: geralmente utilizadas para a marcação de radioterapia e introdução de cateter.

- *Tatuagens amadoras*: são feitas de modo artesanal, geralmente com agulhas, utilizando tinta nanquim ou grafite. São de cor cinza ou preto-azulada, desbotadas e de contornos mal definidos, pois a quantidade de tinta que se injeta é menor do que na tatuagem profissional. Raramente são coloridas (Fig. 63.1).

- *Tatuagens traumáticas*: são causadas pela impregnação acidental da derme com asfalto (acidente automobilístico), pólvora (explosão acidental – fogos de artifício ou armas de fogo), grafite, etc. (Fig. 63.2).

- *Tatuagens profissionais*: são feitas com máquina manual que injeta pigmentos na derme profunda, de modo uniforme. Essas tatuagens podem ser de cor única ou multicoloridas e as tintas utilizadas são corantes organometálicos. Com o tempo, a cor pode desbotar, tornando mais fácil o tratamento.

- *Tatuagens cosméticas*: também chamadas de "maquilagem definitiva", são feitas manualmente (Fig. 63.3). As tintas utilizadas são geralmente de cor preta e marrom nas pálpebras e supercílios e tons de vermelho a rosa nos lábios. Tintas de coloração da pele são usadas para a correção de tatuagens cosméticas mal elaboradas e também para a correção de cicatrizes e manchas acrômicas (por exemplo, acromia ao redor da aréola da mama pós-mamoplastia) (Fig. 63.4). Na composição dessas tintas encontram-se, com frequência, óxido de titânio e ferro.

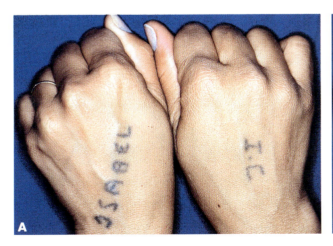
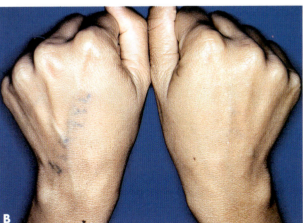

Figura 63.1 – (*A*) Tatuagem amadora antes do *laser*. (*B*) Após duas aplicações de *laser* de neodímio ítrio alumínio granada rubi (ponteira de 4mm e fluência de 8 a 9J/cm²).

978-85-7241-919-2

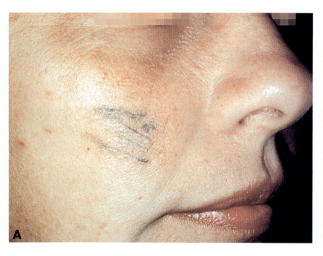
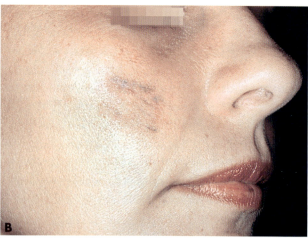

Figura 63.2 – (*A*) Tatuagem traumática (impregnação asfáltica). (*B*) Após duas aplicações de *laser* de rubi (ainda sob tratamento).

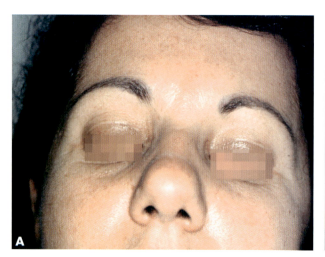
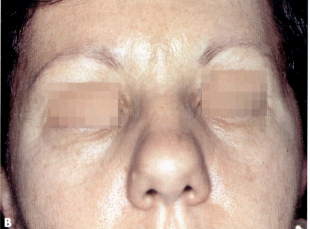

Figura 63.3 – (*A*) Maquilagem definitiva em supercílios. (*B*) Após três sessões de *laser* de rubi (ponteira de 4mm e fluência de 9 a 10J/cm²).

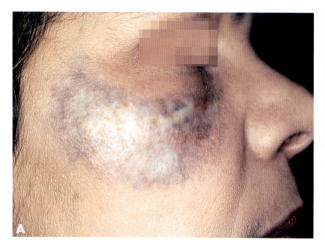
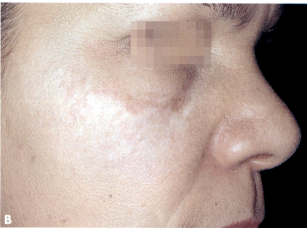

Figura 63.4 – (*A*) Dermopigmentação para encobrir acromia pós-*peeling,* que resultou em coloração azulada, em razão da profundidade atingida pelo pigmento. (*B*) Depois do uso de *laser* de rubi, com fluências entre 9 e 10J/cm².

Tabela 63.1 – Tatuagens e suas características

Tipos de tatuagem	Tipos de pigmento	Profundidade do pigmento	Número de tratamentos
Profissionais	Pigmentos organometálicos	Profunda	6 – 12
Amadoras	Tinta nanquim	Variável	2 – 6
Cosméticas	Ferro, óxido de titânio	Superficial	1 – 4
Traumáticas	Carbono, metais, sujeira	Variável	2 – 6
Médicas	Tinta nanquim	Superficial	2 – 6

A Tabela 63.1 mostra os tipos de tatuagens e suas características.

MECANISMOS DE ELIMINAÇÃO DAS TATUAGENS

O clareamento das tatuagens deve-se a três mecanismos que ocorrem simultaneamente:

- Eliminação transepidérmica: em razão do grande impacto que o *laser* provoca sobre os pigmentos das tatuagens, parte deles é lançada por meio da epiderme. Quando as crostas se destacam, podem-se observar fragmentos de tinta a elas aderidos.
- O principal mecanismo conhecido é a fragmentação dos pigmentos em pequenas partículas, que podem então ser fagocitadas pelos macrófagos e removidas por via linfática.
- Há a possibilidade de ocorrerem também alterações físico-químicas nos pigmentos, tornando-os menos visíveis.

TIPOS DE *LASER*

Lasers não Seletivos

Laser de Dióxido de Carbono

O *laser* de dióxido de carbono (CO_2) foi muito utilizado no passado para a remoção de tatuagens de modo não seletivo. Com o desenvolvimento de *lasers* seletivos para pigmento, o seu uso foi praticamente abandonado, em razão da alta incidência de sequelas. Sua indicação é limitada àqueles casos em que o paciente deseja rápida remoção da tatuagem, em áreas não propensas à formação de queloides, ou em tatuagens de pequenas dimensões.

Possui comprimento de onda de 10.600nm e grande afinidade pela água, o que o faz vaporizar indistintamente todas as estruturas da pele.

Técnica de Aplicação

O procedimento é doloroso e deve ser precedido de infiltração anestésica. Habitualmente utiliza-se a ponteira de 1 ou 3mm com fluências de 8 a 10J/cm^2 no modo desfocado. A área carbonizada deve ser removida com gazes embebidas em soro fisiológico e parte da tinta da tatuagem é removida neste momento. Podem ser feitas passadas subsequentes para a remoção da tinta nas camadas mais profundas. Em seguida, é feita limpeza com água oxigenada ou boricada. Durante todo o tempo de epitelização deve-se fazer curativo com creme cicatrizante contendo antibiótico local. Na crosta que se destaca, também há restos de tinta eliminada. No caso de o clareamento ser incompleto, pode-se recorrer a uma segunda intervenção.

Lasers Seletivos

Os *lasers* seletivos combinam um comprimento de onda adequado com durações de pulso muito pequenas, confinando o dano térmico apenas ao alvo. As tatuagens possuem tintas de várias cores e cada cor absorve preferencialmente um comprimento de onda, de modo que às vezes é necessário mais de um *laser* para tratar uma tatuagem. Por meio do estudo de complementaridade das cores, sabe-se que o verde é complementar ao vermelho, portanto, a luz verde do *laser* de ítrio alumínio granada (YAG, *yttrium aluminium garnet*) de frequência dobrada (532nm) e do *dye laser* (510nm) é mais bem absorvida

Tabela 63.2 – Tipos de *laser* e suas indicações

Tipos de *laser*	Parâmetros	Resposta			
		Tinta preta	Tinta verde	Tinta vermelha	Tinta cor da pele
Corante pulsado	510nm, 300ns	Ruim	Ruim	Ótima	Pode escurecer
Nd:YAG *Q-switched* de frequência dobrada	532nm, 10 – 40ns	Ruim	Ruim	Ótima	Geralmente escurece
Rubi *Q-switched*	694nm, 25 – 50ns	Ótima	Boa	Ruim	Geralmente escurece
Alexandrita *Q-switched*	755nm, 50 – 100ns	Ótima	Ótima	Ruim	Geralmente escurece
Nd:YAG *Q-switched*	1.064nm, 10ns	Ótima	Regular	Ruim	Geralmente escurece

Nd:YAG = neodímio ítrio alumínio granada.

pela cor vermelha. Da mesma forma, a luz vermelha do *laser* de rubi é mais bem absorvida pelo pigmento verde. Na Tabela 63.2 destacam-se as melhores indicações para cada tipo de *laser*.

Laser de Rubi

Possui comprimento de onda de 694nm e duração de pulso de 20 a 40ns (dependendo do aparelho). Foi o primeiro *laser* seletivo desenvolvido para a remoção de pigmento de tatuagens. *Q-switched* significa *quality-switched*, um dispositivo que altera a ressonância da luz *laser*, que passa a ser emitida em pulsos muito breves e de alta energia (Figs. 63.5 e 63.6).

Em pacientes com fototipos IV e V deve-se ter cuidado, pois a alta absorção pela melanina epidérmica pode ocasionar hipocromia ou acromia permanente (Figs. 63.7 e 63.8). Nesses casos, aconselha-se utilizar energias mais baixas. O *laser* de rubi é efetivo para remover pigmentos preto, azul e verde.

Laser de Alexandrita

Possui comprimento de onda de 755nm e duração de pulso de 50 a 100ns.

É efetivo para remoção de pigmentos preto e azul, embora sejam necessárias várias sessões. É a melhor opção para tratar pigmento verde. Os pulsos são liberados a uma velocidade de 1Hz.

978-85-7241-9119-2

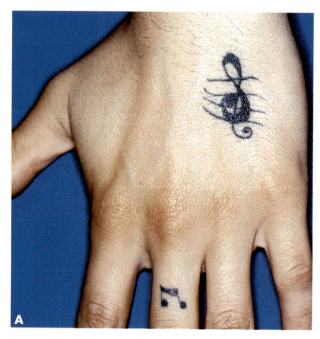
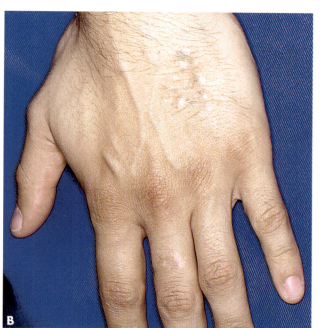

Figura 63.5 – (*A*) Tatuagem profissional. (*B*) Após seis sessões de *laser* de rubi (fluências entre 9,5 e 10J/cm²).

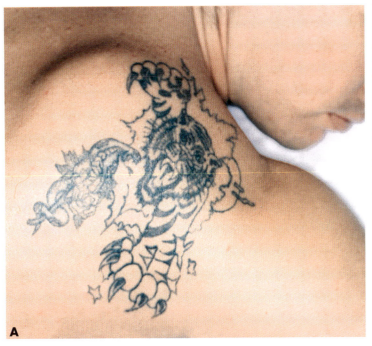

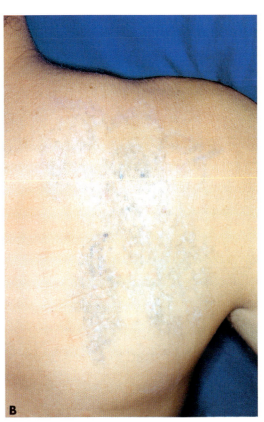

Figura 63.6 – (*A*) Tatuagem profissional extensa. (*B*) Após nove aplicações de *laser* de rubi (fluências entre 9,5 e 10J/cm²).

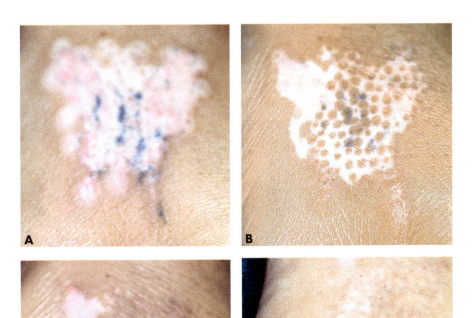

Figura 63.7 – (*A*) Acromia temporária na mão durante tratamento com *laser* de rubi. (*B* a *D*) Repigmentação após alguns meses.

978-85-7241-919-2

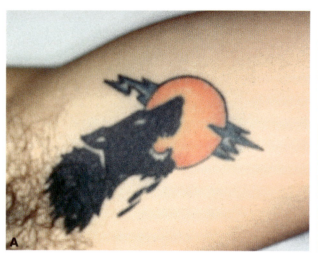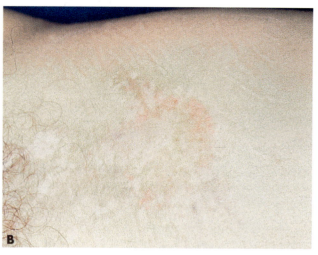

Figura 63.8 – (*A*) Tatuagem multicolorida. (*B*) Após aplicações de *laser* de rubi, áreas de acromia podem ser observadas.

Laser de Neodímio Ítrio Alumínio Granada

Possui comprimento de onda de 1.064nm e duração de pulso de 10ns, liberados com velocidade de até 10Hz (o intervalo entre os pulsos pode ser controlado de maneira a tornar a sessão mais rápida).

Trata eficientemente os pigmentos preto e azul. A sua vantagem sobre os outros *lasers Q-switched* é a penetração mais profunda na derme, permitindo o tratamento de peles mais pigmentadas.

Laser de Neodímio Ítrio Alumínio Granada de Frequência Dobrada

Utilizando um cristal, a frequência do neodímio ítrio alumínio granada (Nd:YAG, *neodymium- -doped yttrium aluminium garnet*) pode ser dobrada, diminuindo o seu comprimento de 1.064nm para a metade – 532nm. A velocidade de liberação dos pulsos pode chegar a 10Hz. Esse *laser* pode tratar de maneira eficaz o pigmento vermelho e, algumas vezes, o pigmento amarelo.

Alguns aparelhos possuem um dispositivo que permite uma mixagem (modo *blend*) dos

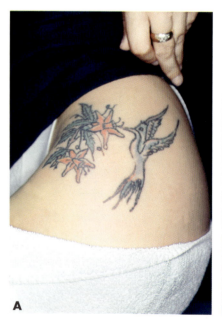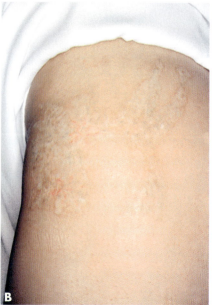

Figura 63.9 – (*A*) Tatuagem antes da aplicação do *laser*. (*B*) Persistência do pigmento vermelho durante tratamento com *laser* de rubi, mostrando pouca afinidade do comprimento de onda de 694nm pela cor vermelha.

comprimentos de onda de 1.064nm e 532nm, possibilitando maior eficácia no tratamento dos pigmentos amarelo, verde e lilás.

Dye Laser

Possui comprimento de onda de 510nm e duração de pulso de 300ns. É eficaz para tratamento de tatuagens de cores vermelha, amarela e laranja.

Luz Pulsada de Alta Energia

A luz pulsada é uma luz não coerente e não monocromática, portanto, não é *laser*, mas se comporta de maneira muito semelhante a este. Essa tecnologia permite variar a duração de pulso, o intervalo entre eles e o comprimento de onda.

Utilizando filtros de corte, podem-se selecionar comprimentos de onda mais adequados para cada tipo de pele e cor de tatuagem. Os resultados com esses aparelhos têm se mostrado inferiores àqueles obtidos com os *lasers*. São frequentes as alterações de textura, as cicatrizes hipertróficas e queloides, bem como a remoção incompleta do pigmento (Fig. 63.9).

AVALIAÇÃO DO PACIENTE

O prognóstico quanto ao número de sessões para a remoção das tatuagens depende da avaliação clínica da lesão. De modo geral, as tatuagens amadoras são mais facilmente removíveis, uma vez que os pigmentos utilizados, o grafite e a tinta nanquim são eficazmente destruídos pelo *laser* e a quantidade de pigmento na derme (densidade) costuma ser bem menor do que nas tatuagens profissionais. O número de sessões é estimado entre um e quatro.

As tatuagens profissionais utilizam os corantes organometálicos, menos suscetíveis ao *laser*, e são aplicadas em maior quantidade na pele. A quantidade de tinta é muito importante para a avaliação do tratamento, portanto, é necessário interrogar o paciente sobre retoques nas tatuagens antigas e sobreposição de tatuagens. Alguns indivíduos tentam camuflar uma tatuagem antiga

com outro desenho. A média de aplicações para se remover tatuagens profissionais é de oito a dez sessões.

As tatuagens realizadas sobre áreas de cicatrizes (é comum realizar tatuagens para encobrir cicatrizes ou pequenas imperfeições) são mais difíceis de remover, pois nem sempre a penetração do *laser* no tecido cicatricial se faz da maneira desejada. Isso vale também para as tatuagens que já tenham sido tratadas previamente com outros métodos não seletivos, como criocirurgia ou dermabrasão.

As tintas de cor escura, como preto, azul-escuro e alguns tons de verde, são mais facilmente removíveis, enquanto amarelo, vermelho e azul são mais difíceis de remover e nem todos os tipos de *laser* são capazes de fazê-lo.

É necessário esclarecer o paciente quanto à impossibilidade de prever o número exato de sessões e também quanto à possibilidade de ocorrência de pequenas áreas de acromia e alterações de textura. Em uma pequena porcentagem de casos não é possível remover totalmente a tatuagem, embora haja clareamento importante.

Nas tatuagens cosméticas ao redor da boca ou em outras áreas em que foram utilizados pigmentos róseos ou da cor da pele é necessário ter cuidado. O paciente deve ser orientado sobre a possibilidade de escurecimento (oxidação) desse pigmento pela ação do *laser*. Deve-se enfatizar a necessidade da realização de testes nessas áreas, em razão da possibilidade de tal alteração tornar-se permanente.

A avaliação deve levar em conta as expectativas e possibilidades do paciente. Tatuagens muito pequenas e em locais pouco visíveis podem ser tratadas de maneira mais rápida e econômica pelo *laser* de CO_2 (não seletivo) ou com outros métodos cirúrgicos.

Para que se tenha uma avaliação correta da evolução do tratamento, é imprescindível a documentação fotográfica da lesão antes da primeira sessão e, se possível, antes das sessões subsequentes. Após os esclarecimentos sobre o tratamento em si, o número de sessões e as possíveis complicações, o paciente deverá assinar um termo de consentimento (Quadro 63.1).

SEÇÃO 7

Quadro 63.1 – Termo de consentimento

Eu, _____, compreendo que tenho uma tatuagem.
O(A) Dr.(a)_____ esclareceu-me que, embora o tratamento com *laser* seja efetivo na maioria dos casos, não existem garantias de que eu vá me beneficiar com este tratamento. Estou ciente de que deverão ser feitas várias aplicações para que se obtenha o resultado desejado. Em alguns casos, a tatuagem pode não desaparecer por completo, embora se torne mais apagada. Raramente, ela pode piorar após o tratamento com *laser*. Os efeitos colaterais e as complicações mais comuns com esse procedimento a laser são: *dor* – a sensação de impacto e queimação produzida pelos disparos do laser pode causar desconforto mínimo a moderado. Havendo necessidade, poderão ser utilizados anestésicos na forma de injeções ou cremes, previamente às aplicações, para aliviar a dor. *Hematomas* – a área tratada torna-se arroxeada imediatamente após a aplicação. Essa coloração desaparece após sete a dez dias. *Inchaço* – as áreas que incham com maior frequência são os olhos, as mãos e os pés. O inchaço costuma desaparecer entre três e cinco dias. *Bolhas* – aparecem geralmente após o primeiro ou segundo dia de tratamento e resolvem-se em uma a duas semanas. *Escurecimento da pele (hiperpigmentação)* – pode ocorrer nas áreas tratadas e costuma clarear em dois a seis meses. Essa reação é comum em pacientes de pele mais escura e pode piorar se essa região for exposta ao sol. *Clareamento da pele (hipopigmentação)* – pode ocorrer em áreas em que foram feitas muitas sessões de *laser*. Os pontos brancos geralmente escurecem ou se repigmentam em três a seis meses, mas podem ser permanentes em casos raros. *Cicatrizes* – são raras. A possibilidade de cicatrizes diminui quando os cuidados pós-operatórios são seguidos conforme o recomendado. *Persistência ou piora da lesão* – algumas tatuagens podem não desaparecer por completo e seu aspecto pode até piorar, a despeito dos esforços feitos pelo médico. *Reações alérgicas* – são raras as reações alérgicas provocadas pela liberação de pigmento na pele após tratamento com *laser*. Os cremes antibióticos utilizados após as aplicações também podem provocar reações alérgicas. Eu, abaixo assinado, confirmo que li e compreendi todas as informações escritas anteriormente e sinto que fui adequadamente informado sobre as alternativas de tratamento, os riscos do tratamento a *laser* e os riscos de não tratar a lesão. Eu, de livre e espontânea vontade, concordo em me submeter ao tratamento a *laser* ministrado pelo(a) Dr.(a) _____ e autorizo a produção de fotografias, que serão utilizadas para o acompanhamento clínico do meu caso, ou de forma anônima (em palestras ou publicações científicas), para o benefício da pesquisa e da educação médica. Não serão utilizadas com finalidade comercial sem a minha permissão por escrito.

_____   _____   _____
Assinatura do paciente ou responsável   Data   Assinatura da testemunha

978-85-7241-919-2

ANESTESIA

A grande maioria dos pacientes suporta bem o procedimento apenas com anestesia tópica. Em pacientes mais sensíveis pode ser feita anestesia infiltrativa. O resfriamento da pele com bolsas de gelo ou compressas frias antes dos disparos do *laser* e imediatamente depois alivia bastante a sensação dolorosa.

TÉCNICA DE APLICAÇÃO

Todos os membros da equipe médica e o paciente devem portar óculos de proteção específicos para o comprimento de onda do *laser*; se a tatuagem estiver localizada próxima à região dos olhos (maquilagem definitiva), é obrigatório o uso de lentes protetoras intraoculares.

A ponteira deve estar posicionada perpendicularmente à pele, para que o alvo seja corretamente atingido e para que não ocorra dispersão da luz.

Dispara-se uma ou duas vezes o *laser* sobre uma área de teste; ocorrendo branqueamento imediato na área do disparo, é sinal de que houve boa interação entre *laser* e tecido (Fig. 63.10). Esse branqueamento corresponde à formação de vapor sob a pele, em razão da alta temperatura alcançada, e desaparece espontaneamente depois de 15 a 30min, deixando um local de eritema e edema, que pode persistir por horas ou dias.

É comum a ruptura da pele, com sangramento, principalmente nas regiões em que a pele é mais fina ou nas áreas de maior concentração de tinta.

Após a aplicação, limpa-se a região com água oxigenada ou boricada e aplicam-se pomadas antibióticas e/ou cicatrizantes com antibiótico.

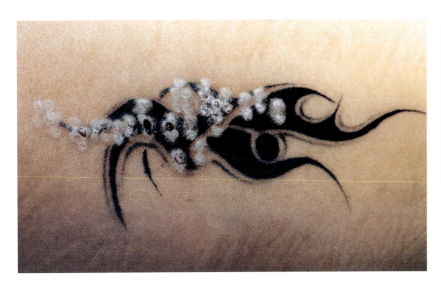

Figura 63.10 – Branqueamento imediato nas áreas de disparo do *laser*, indicando boa interação entre *laser* e tecido (por formação de vapor e vacuolização da derme).

O curativo é feito com gaze ou compressas não aderentes.

> ***Importante***: o procedimento a *laser* pode ser realizado sobre curativo transparente, colocado previamente à aplicação e não removido, servindo como curativo no pós-operatório. É retirado em um ou dois dias.

CUIDADOS PÓS-OPERATÓRIOS

Preconiza-se a utilização de antibiótico tópico após a limpeza da área tratada com água boricada ou soro fisiológico e aplicação de antibióticos tópicos. Os curativos devem ser trocados diariamente, uma ou duas vezes ao dia, por cinco a sete dias ou até o destacamento das crostas (7 a 20 dias).

A área pode ser higienizada normalmente no banho.

Algumas vezes se faz necessário o uso de analgésicos, principalmente após o tratamento de áreas muito extensas. Os corticosteroides injetáveis são utilizados raramente, no caso de edema muito importante.

A exposição ao sol é proibida por um mês após a aplicação, para evitar o escurecimento da área tratada (pigmentação pós-inflamatória). Recomenda-se não expor ao sol a área tratada nos intervalos entre as sessões, pois o bronzeamento dificulta a penetração do *laser*, uma vez que a melanina epidérmica também absorve a luz, competindo com os pigmentos das tatuagens. O bronzeamento também conduz a um aquecimento desnecessário da epiderme, podendo provocar alterações de textura.

A repigmentação da pele tratada (acromia) se faz lentamente em três a oito meses. Nesse momento, estimula-se a exposição ao sol, para que ocorra de modo mais rápido.

O imiquimode, um imunomodulador tópico, foi utilizado entre as sessões de *laser*, na tentativa de diminuir o tempo de tratamento e/ou obter clareamento mais eficaz. Os escassos trabalhos publicados são controversos e os autores deste capítulo também não observaram vantagem no uso associado dessa substância.

COMPLICAÇÕES

Embora a remoção de tatuagens com *laser* constitua tratamento bastante efetivo e com resultado estético superior a outras técnicas empregadas, observam-se com certa frequência algumas reações adversas:

- As discromias são as mais frequentes. A hipercromia é mais rara e geralmente transitória, podendo ser tratada com despigmentantes (em geral, ocorre nos pacientes com peles mais pigmentadas). A acromia permanente (Fig. 63.11) é muito mais comum e também ocorre com mais frequência nos pacientes mais pigmentados.

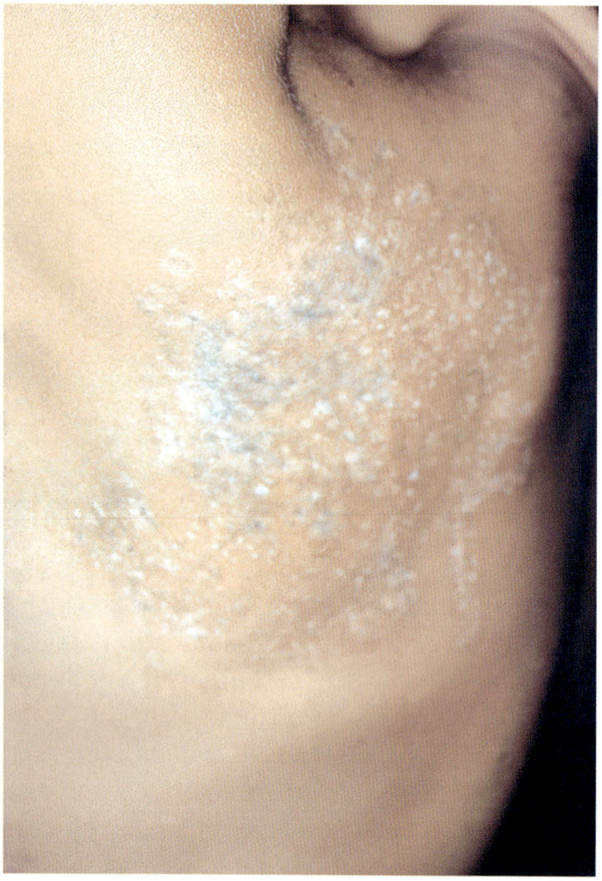

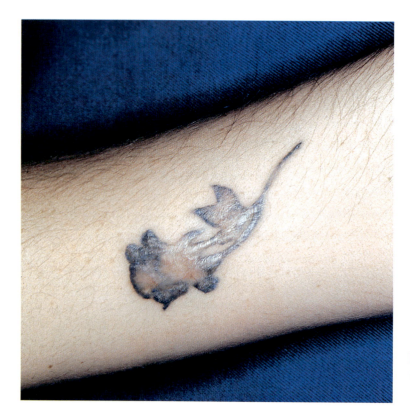

Figura 63.11 – Acromia permanente e alteração de textura, após 16 sessões de *laser* de rubi.

Geralmente, observam-se áreas de despigmentação, que correspondem aos locais que receberam maior número de tratamentos. Para evitar as discromias, devem-se utilizar energias mais baixas, principalmente nas peles mais morenas e nas regiões em que a pele é mais fina, e dar um intervalo maior entre as sessões (de pelo menos seis a oito semanas). Além disso, se possível, utilizar *lasers* com comprimentos de onda maiores para tratar pacientes com peles mais pigmentadas.

Após o término do tratamento, se não houver repigmentação total da área, inclusive após a exposição ao sol, recomenda-se a utilização do *laser excimer* (comprimento de 308nm) para tratar a acromia residual.

- O clareamento incompleto pode ocorrer, dependendo da qualidade, da quantidade e da profundidade do pigmento e também pela presença de fibrose subdérmica, que dificulta a penetração do *laser*. Essa fibrose pode ser evitada utilizando-se fluências não muito altas e intervalo maior entre as sessões.
- As alterações de textura são menos comuns e podem ocorrer principalmente nos casos

Figura 63.12 – Queloide durante tratamento com luz pulsada de alta energia.

978-85-7241-919-2

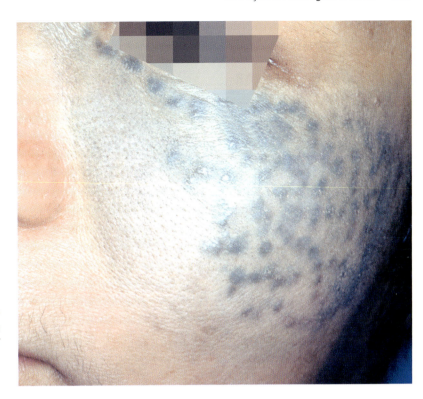

Figura 63.13 – Oxidação do pigmento cor da pele (maquilagem definitiva para encobrir nevo de Ota) pelo *laser* de rubi.

em que são necessárias muitas sessões de *laser*. Convém lembrar que alguns pacientes já apresentam alterações de textura prévias ao tratamento com *laser*, causadas pelo trauma da feitura da tatuagem.

- Cicatrizes hipertróficas e queloides são raros (Fig. 63.12). Os locais mais comuns são o tórax e a região deltóidea. Nesses casos, além da tendência individual do paciente, pode ter havido exposição da área a energias muito altas, número muito grande de sessões ou intervalos muito pequenos entre as sessões.
- As infecções são muito raras em razão da alta temperatura do *laser* e da ausência de manipulação da área tratada (o *laser* é disparado à distância), no entanto, se houver solução de continuidade na pele, pode haver infecção secundária.
- Casos de alergia após o tratamento a *laser* ocorrem excepcionalmente. Os corantes da tatuagem passam a ser agentes alergizantes, uma vez fragmentados por ação do *laser*. Muitas vezes, o pigmento que era intracelular, torna-se extracelular, sendo então reconhecido pelo sistema imunológico como uma proteína estranha ao organismo.

- O escurecimento de certos pigmentos utilizados nas tatuagens profissionais e cosméticas tem sido uma complicação muito comum. As tintas cor da pele e alguns tons róseos ou avermelhados, comuns nas maquilagens definitivas, podem escurecer imediatamente após a aplicação do *laser*. Esse fenômeno ocorre por oxidação de certos elementos constituintes dessas tintas, como óxido de ferro e titânio (Fig. 63.13). Esse escurecimento pode ser permanente ou clarear após repetidas exposições ao mesmo *laser* que o desencadeou. Recomenda-se fazer teste em uma pequena área antes de tratar toda a lesão.

QUESTÕES

1. Quais são os mecanismos de clareamento das tatuagens?
2. Qual a principal indicação do *laser* de alexandrita?
3. Qual é a principal vantagem do *laser* de Nd:YAG?
4. Quais são as tatuagens com maior dificuldade de remoção?

5. Quais são os principais cuidados pós-*laser* para remoção de tatuagens?

LEITURA COMPLEMENTAR

ACHAUER, B. M.; NELSON, J. S.; VANDER KAM, V. M. et al. Treatment of traumatic tattoos by Q-switched ruby laser. *Plast. Reconstr. Surg.*, v. 93, p. 318, 1994.

ALSTER, T. Q-switched alexandrite laser treatment (755nm) of professional and amateur tattoos. *J. Am. Acad. Dermatol.*, v. 33, p. 69-73, 1995.

ANDERSON, R. R.; GERONEMUS, R.; KILMER, S.; FARI-NELLI, W.; FITZPATRICK, R. Cosmetic tattoo ink darkening: a complication of Q-switched and pulsed laser treatment. *Arch. Dermatol.*, v. 129, p. 1010-1014, 1993.

ANDERSON, R. R.; PARRISH, J. A. Selective photothermolysis: precise microsurgery by selective absorption of pulse irradiation. *Science*, v. 22, p. 524-527, 1983.

ASHINOFF, R.; GERONEMUS, R. G. Rapid response of traumatic and medical tattoos to treatment with the Q-switched ruby laser. *Plast. Reconstr. Surg.*, v. 91, p. 841, 1993.

ASHINOFF, R.; LEVINE, V. J.; SOTER, N. A. Allergic reactions to tattoo pigment after laser treatment. *Dermatol. Surg.*, v. 21, p. 237, 1995.

DI QUIRICO, R.; PALLINI, G.; DI DOMENICANTONIO, G.; ASTOLFI, A.; BINDI, F.; GIANFELICE, F. Removal of tattoos by CO_2 laser and acetic acid. *Minerva Chir.*, v. 47, n. 20, p. 1619-1622, Oct. 1992.

ELSAIE, M. L.; NOURI, K.; VIJJABHINANTA, U.; RIVAS, M. P.; VILLAFRADEZ DIAZ, L. M.; MARTINS, A.; ROSSO, R. Topical imiquimod in conjunction with Nd:yag laser for tattoo removal. *Lasers Med. Sci.*, v. 24, n. 6, p. 871-875, Nov. 2009.

FITZPATRICK, R. E.; GOLDMAN, M. P.; DIERICKX, C. Laser ablation of facial cosmetic tattoos. *Anesth. Plast. Surg.*, v. 18, p. 91, 1994.

FITZPATRICK, R. E.; LUPTON, J. R. Successful treatment of treatment-resistant laser-induced pigment darkening of a cosmetic tattoo. *Lasers Surg. Med.*, v. 27, n. 4, p. 358-361, 2000.

FITZPATRICK, R. E.; RUIZ-ESPARZA, J.; GOLDMAN, M. P. Alexandrite laser of tattoos; a clinical and histological study. *Lasers Surg. Med.*, v. 13, suppl. 5, p. 54, 1992.

GOYAL, S.; ARNDT, K. A.; STERN, R. S.; O'HARE, D.; DOVER, J. S. Laser treatment of tattoos: a prospective, paired, study of the Q-switched Nd: YAG (1064 nm), frequency-doubled Q-switched Nd: YAG (532 nm), and Q-switched ruby lasers. *J. Am. Acad. Dermatol.*, v. 36, p. 122-125, 1997.

GREVELINK, J. M.; CASPARIAN, J. M.; GONZALEZ, E. et al. Undesirable effects associated with treatment of tattoos and pigmented lesions with Q-switched lasers at 1064 nm and 694 nm – the MGH experience. *Lasers Surg. Med.*, v. 131, suppl. 5, p. 53, 1993.

GREVELINK, J. M.; DUKE, D.; VANLEEUWEN, R. L. et al. Laser treatment of tattoos in darkly pigmented patients: efficacy and side effects. *J. Am. Acad. Dermatol.*, v. 34, p. 653, 1996.

KILMER, S.; ANDERSON, R. Clinical use of the Q-switched ruby and Q-switched Nd:YAG (1064 nm and 532 nm) lasers for treatment of tattoos. *J. Dermatol. Surg. Oncol.*, v. 19, p. 330-338, 1993.

LEA, P. J.; PAWLOWSKI, A. Human tattoo; electron microscopic assessment of epidermis, epidermal-dermal junction and dermis. *Int. J. Dermatol.*, v. 26, p. 453-458, 1987.

LEVINE, V.; GERONEMUS, R. Tattoo removal with the Q-switched ruby laser and the Nd:YAG laser: a comparative study. *Cutis*, v. 55, p. 291-296, 1995.

POLLA, L. L.; MARGOLIS, R. J.; DOVER, J. S. et al. Melanosomes are primary target of Q-switched ruby laser irradiation in guinea pig skin. *J. Invest. Dermatol.*, v. 89, p. 281, 1987.

STAFFORD, T. J.; LIZEK, R.; TAN, O. T. Role of the alexandrite laser for removal of tattoos. *Lasers Surg. Med.*, v. 17, p. 32, 1995.

WATTS, M. T.; DOWNES, R. N.; COLLIN, J. R. et al. The use of Q-switched Nd: YAG laser for removal of permanent eyeliner tattoo. *Ophthal. Plast. Reconstr. Surg.*, v. 8, p. 292, 1992.

ZELICKSON, B. D.; MEHREGAN, D.; ZARRIN, A. et al. Clinical, histological, and ultrastructural evaluation of tattoos treated with three laser systems. *Lasers Surg. Med.*, v. 15, p. 364-372, 1994.

Pele Pigmentada e *Laser*

Otávio R. Macedo

SUMÁRIO

A utilização do *laser* no tratamento de diversas patologias dermatológicas se estabelece progressivamente nos dias atuais. O capítulo aborda as implicações dessa aplicação nos indivíduos que possuem alto conteúdo de melanina na pele (fototipos III a VI). Nesse grupo, as indicações de terapia a *laser* são frequentemente associadas a afecções cutâneas provocadas por excessiva exposição solar, como melasma, melanoses solares e pele fotoenvelhecida. Outras indicações incluem manchas congênitas, pigmentadas e vasculares, tatuagens e telangiectasias.

HOT TOPICS

- Devido à miscigenação de raças e à exposição solar, é necessário adequar parâmetros de procedimentos para tratamento da pele com maior quantidade de melanina.
- Em razão dos extensivos e frequentes efeitos colaterais do *laser* no tecido saudável em indivíduos de pele morena, é conveniente manter postura mais conservadora.
- Em indivíduos de fototipos III a VI, o coeficiente de absorção da melanina diminui exponencialmente enquanto o comprimento de onda aumenta, pela maior profundidade de penetração da luz.
- Pré-tratamento com bloqueadores solares potentes e não exposição excessiva ao sol, por pelo menos seis meses, estão indicados para diminuir riscos de hiperpigmentação pós-operatória.

INTRODUÇÃO

Durante a última década, a cirurgia dermatológica a *laser* (amplificação da luz pela emissão estimulada de radiação) estabeleceu-se como uma forma terapêutica bastante aceita em razão de suas variadas possibilidades de tratamento das patologias dermatológicas e seus extraordinários resultados finais. A população de pacientes tratados tem aumentado e se tornado mais diversa etnicamente. A demanda por esse tipo de cirurgia cresceu muito, particularmente entre os asiáticos, hispânicos e afro-americanos, populações que, em sua maioria, exibem fototipos III a VI na classificação de Fitzpatrick.

A maior parte das publicações científicas da literatura atual enfoca procedimentos a *laser* realizados em indivíduos de pele clara (fototipos I e II) e os protocolos e tratamentos são largamente definidos em bases na experiência clínica que foi acumulada entre pacientes com esses fototipos.

Uma vez que a maioria dos estudos examina preferencialmente a eficácia do *laser* nos indivíduos de fototipos I e II e em razão do aumento da popularidade da cirurgia a *laser* em países como o Brasil (onde grande parte da população tem a pele morena por causa da miscigenação de raças e também pela maior exposição dos indivíduos ao sol), muitos estudos são necessários para a adequação de protocolos de procedimentos a *laser* visando estabelecer parâmetros mais específicos para tratamentos em peles que contenham maior quantidade de melanina.

Estudos também são necessários para determinar possíveis alterações pigmentares no pós-operatório desses pacientes de pele escura e/ou de descendência étnica mista, em benefício de uma melhor qualidade final dos tratamentos.

Para os indivíduos cuja pele caracteriza-se pelo alto conteúdo de melanina, existe a necessidade de determinar taxas de alterações de pigmentação pós-operatória (por exemplo, melasma, nevo de Ota, hiperpigmentação pós-inflamatória) frequentes nos pacientes de pele morena e/ou de descendência étnica mista. Apenas dessa forma podem-se desenvolver tratamentos mais efetivos para essas patologias que prevalecem nesse grupo de indivíduos.

É importante seguir atentamente os dados das publicações científicas brasileiras e internacionais, principalmente os relatos clínicos de países como Coreia, Japão e México, além de algumas regiões dos Estados Unidos, onde a população local inclui grande proporção de indivíduos de descendência asiática, africana, hispânica e/ou afro-americana, para que se possa aprender mais como executar, em indivíduos de fototipos III a VI, tratamentos a *laser* que sejam igualmente efetivos e seguros.

Alguns princípios básicos já regulamentam os procedimentos para tratar pacientes com pele morena ou indivíduos com ancestrais étnicos diversos. Nesse grupo, as patologias cutâneas mais comuns que podem ser tratadas com *laser* estão frequentemente associadas com excessiva exposição solar e incluem o melasma, as melanoses solares e a pele fotoenvelhecida.

Manchas congênitas, pigmentadas e vasculares, tatuagens e telangiectasias são outras condições frequentemente presentes nesses indivíduos e que merecem tratamento.

Medidas especiais, pré, intra e pós-operatórias, devem ser tomadas sempre quando se realiza um tratamento a *laser* em pacientes com pele morena que apresentem quaisquer dessas patologias citadas anteriormente. Com isso,

diminui-se o risco de ocorrência de complicações pós-operatórias.

Dentre as sequelas mais comuns que podem advir da cirurgia dermatológica a *laser* nesses pacientes estão as alterações pigmentares, principalmente a hiperpigmentação pós-operatória, que pode ser transitória ou permanente.

Embora a hiperpigmentação transitória seja o efeito secundário mais comum observado no pós-*resurfacing* com *laser*, aparecendo clinicamente em aproximadamente um terço de todos os indivíduos tratados, a incidência aumenta virtualmente para valores próximos a 100% entre a população de pele morena[1]. Além disso, experiências clínicas em áreas de grande diversidade étnica, como Estados Unidos e Brasil, sugerem que a possibilidade de risco de hiper ou hipopigmentação nesses indivíduos pode ser maior do que a que ocorre quando as descendências sanguíneas são uniformes, como nos orientais e norte-europeus; ou seja, mesmo aqueles pacientes que apresentam pele clara ao exame clínico muitas vezes seguem padrão pós-operatório de seus ancestrais genéticos, que podem incluir parentes com fototipos de pele morena.

Despigmentações pós-operatórias tornam-se mais notáveis e são mais difíceis de tratar justamente nos indivíduos de pele morena que, por causa dessas condições, se mostram mais estressados que outros pacientes.

O advento dos *lasers* fracionados corresponde a uma enorme evolução nos tratamentos de cicatrizes de acne e cirúrgicas, pele fotodanificada, melasma e estrias. A fototermólise fracionada com *laser* Fraxel SR® 1.540nm foi a pioneira nessa tecnologia. Esse *resurfacing fracionado* evita hiperpigmentações pós-inflamatórias, podendo ser utilizado em qualquer fototipo de pele.

O amplo espectro de absorção da melanina significa que esse cromóforo endógeno pode comprometer potencialmente a especificidade do tecido para quase todo *laser* dermatológico em uso na atualidade. Nisso incluem-se todos os *lasers* específicos para pigmentos e lesões vasculares. Efeitos indesejáveis nos tecidos saudáveis, particularmente na camada basal da epiderme, em que a melanina é geralmente concentrada, e áreas imediatamente adjacentes da camada superior da derme papilar são resultados da competição pela absorção da melanina.

Esses fenômenos não podem ser completamente evitados quando tratamos peles morenas. Quanto mais morena for a pele de um paciente, maior se torna a possibilidade de sérias complicações pós-operatórias.

Quando se atua com cirurgia a *laser* em pacientes com fototipos mais escuros, os parâmetros de tratamento devem ser cuidadosa e individualmente determinados em relação à resposta da quantidade real de melanina presente.

Foi relatado um caso de resultado sem sucesso de um paciente negro (fototipo VI) que apresentava manchas vinho do Porto. Houve grande dificuldade de tratamento[2]. A irradiação com o *laser* de corante pulsado (PDL, *pulsed dye laser*) 585nm produziu necrose epidérmica extensa e somente mínimo dano vascular na lesão que estava sendo tratada, embora este *laser* tenha grande especificidade no tratamento das lesões vasculares profundas até 1,2mm, além da junção dermoepidérmica, o que poupa a epiderme de danos teciduais (pelo menos em pacientes com fototipos mais claros).

O tratamento não resultou em qualquer melhora visível nos vasos sanguíneos e o paciente ainda apresentou hiperpigmentação pós-inflamatória e mudanças de textura durante um período de oito meses de tratamento.

A absorção específica de energia não representa uma barreira intransponível para o tratamento a *laser* em pacientes com fototipos de pele morena, mesmo porque o coeficiente de absorção da melanina diminui exponencialmente enquanto o comprimento de onda aumenta (o pico de absorção máxima da melanina está localizado na extensão da radiação ultravioleta). Explicando esse princípio: a melanina epidérmica absorve aproximadamente quatro vezes mais energia quando irradiada por um feixe de 694nm (como o *laser* de rubi) do que quando exposta a uma luz de 1.064nm gerada pelo *laser* de neodímio ítrio alumínio granada (Nd:YAG, *neodymium-doped yttrium aluminium garnet*). Por essa razão, a profundidade de penetração do Nd:YAG é muito maior.

Assim, quando existe variedade de opções de *laser* que possa efetivamente tratar uma condição específica (como nesse caso, para depilação a *laser*, ou tratamento de lesões vasculares e pigmentadas), modalidades que geram comprimentos de ondas que são menos eficientemente absorvidos pela melanina endógena podem com frequência gerar maior margem de segurança. Isso permite ao cirurgião conseguir resultados satisfatórios, em especial quando se trata de processos que estão localizados mais profundamente.

Além disso, quando trata lesões vasculares, o cirurgião pode também ter vantagem pelo fato de a melanina epidérmica absorver menos energia quando os comprimentos de ondas estão próximos a 532nm ou 577nm, dois dos principais picos de absorção da oxi-hemoglobina. Nestes ou próximo destes comprimentos de onda, uma forte absorção pelo sangue diminui a quantidade total de energia disponível para absorção pela melanina[3].

Outros fatores intraoperatórios como o nível de potência e até a duração de exposição são, no mínimo, tão importantes quanto o comprimento de onda do *laser* escolhido quando tratamos peles morenas. Esses fatores podem ser precisamente modulados, uma vez que a pele altamente pigmentada absorve energia de modo mais eficiente.

Assim como Anderson demonstrou, os fototipos de pele mais clara transmitem 50% ou mais dos comprimentos de onda de luz visível, enquanto o fototipo classe VI transmite menos do que 20%[3]. Entretanto, acima de 1.200nm, com radiações no meio do espectro do infravermelho, a faixa de transmissão é aproximadamente equivalente para todos os fototipos, porque a água é o cromóforo de absorção. Isso significa que a pele do fototipo VI pode absorver 30% mais energia quando irradiada por um *laser* de luz visível e, quando comparada com uma pele de fototipo I ou II, permanecem constantes os níveis de fluência e tempo e a duração de exposição.

Por essa razão, *lasers* específicos para pigmentos e lesões vasculares, aqueles com fluências baixas e menores exposições, podem produzir danos teciduais em peles morenas equivalentes, ou até excedendo aqueles atingidos com fluências maiores e exposições mais longas em peles claras. Esse princípio geral foi concluído pelo trabalho de investigadores coreanos que estudaram os

978-85-7241-919-2

SEÇÃO 7

efeitos do *laser* de vapor de cobre 577nm em pacientes coreanos com manchas vinho do Porto (fototipos III a V)[4]. Observaram que o limiar para o clareamento das lesões variava de 6 a 8J/cm^2 para esse grupo de pacientes, um achado que entra em contraste com os níveis de fluência (que variam de 17 a 28J/cm^2) sabidamente necessários para se atingir efeitos equivalentes em pacientes de fototipos I e II[5].

Consequentemente, testes de irradiação deveriam ser considerados sempre que a cirurgia a *laser* é realizada em indivíduos morenos com fototipo superior à classe III, visto que alto grau de absorção de energia ocorre durante o procedimento. Embora não absolutamente infalíveis, os testes podem sugerir e direcionar o cirurgião a evitar a excessiva energia nos tecidos e determinar as fluências mínimas necessárias para se produzir os resultados desejados.

Em razão dos extensivos e frequentes efeitos colaterais ao tecido saudável nas peles muito morenas, os danos podem provocar sérias e, às vezes, irreparáveis complicações, incluindo hipopigmentação permanente ou cicatrizes, as quais podem facilmente ocorrer quando altas fluências são utilizadas. De maneira geral, é conveniente manter uma postura conservadora. É importante também lembrar que indivíduos com pele morena têm, estatisticamente, maior risco de desenvolver cicatrizes hipertróficas e queloides depois de qualquer forma de trauma[6].

Múltiplos tratamentos podem, muitas vezes, ser realizados para atingir ótimo grau de resolução das lesões, mas os efeitos da excessiva radiação não podem ser facilmente corrigidos, principalmente nos indivíduos de pele escura. A terapia a *laser* envolvendo múltiplas sessões de tratamentos, como norma, deve representar a mais prudente evolução em tratamentos para pacientes com peles morenas. As durações de exposição, do mesmo modo, devem ser cuidadosamente controladas durante a cirurgia, visto que qualquer aumento vai inevitavelmente resultar na formação de maior dano térmico colateral.

Não se devem fazer pulsos repetidos no mesmo local inadvertidamente. Em geral, *lasers* de luz visível equipados com tecnologia *Q-switched* (*laser* comutado) geram pulsos supercurtos na extensão dos nanossegundos e oferecem opções de tratamento mais seguras quando se tratam lesões pigmentadas em peles de fototipos morenos, em comparação com os sistemas a *laser* que necessitam de longa duração de exposição, como os de corrente quase contínua ou pulsados.

Com *lasers* de dióxido de carbono (CO_2) próximos ao infravermelho, aqueles sistemas com pulsos curtos que geram pulso abaixo de 1ms – e, deste modo, causam menos dano térmico residual do que os sistemas escaneados – também oferecem maior margem de segurança para pacientes com pele morena. Bons resultados também têm ocorrido com sistemas escaneados, assim como medidas intraoperatórias foram tomadas para se limitar a profundidade de ablação e o grau de aquecimento térmico cumulativo[7-9]. Parâmetros de tratamentos conservativos ainda parecem provocar menores riscos de discromias pós-operatórias em pacientes com pele morena quando se pratica o *resurfacing* ablativo, pois a competição pela absorção de melanina não é tão significativa, visto que neste caso a água é o alvo.

Preparação pré-operatória ininterrupta e cuidados pós-operatórios são também fundamentais para o sucesso quando se tratam pacientes com peles morenas. É muito importante para indivíduos com compleição morena, especialmente aqueles vivendo em regiões onde a radiação ultravioleta é mais intensa, saber que é proibida a excessiva exposição solar, fazendo-se necessário o uso constante de um bloqueador de amplo espectro, tanto antes quanto após a cirurgia a *laser*. Deve-se sempre evitar tratar peles bronzeadas, independentemente do fototipo do paciente. Essa precaução é especialmente importante quando se tratam pacientes que herdaram altas taxas de produção de melanina.

O ideal é que indivíduos com pele morena sigam um restrito pré-tratamento que inclua uso constante de bloqueadores solares por longos períodos, inclusive maiores do que aqueles necessários para pacientes com pele clara (isto seria por período mínimo de seis semanas e ideal se fosse prolongado por três a quatro meses), para diminuir o risco de hiperpigmentação pós-operatória[10,11].

Alguns tratamentos tópicos pré-cirúrgicos podem melhorar os resultados pós-operatórios

978-85-7241-919-2

em pacientes com pele morena; contudo, o risco de hiperpigmentação pós-traumática está sempre presente. Recentes relatos indicaram que, contrariamente ao que se acreditava, tratamento pré-cirúrgico com hidroquinona, tretinoína ou ácido glicólico não diminui a incidência de hiperpigmentação após o *resurfacing* com *laser*, independentemente do fototipo do paciente[12].

Entretanto, o pré-tratamento com ácido retinoico evidentemente acelera a reepitelização e pode também reduzir as taxas de produção de melanina se reiniciado o uso do ácido assim que o estágio inicial de cicatrização esteja completo e a pele não esteja mais tão sensível. Mesmo não reduzindo a real incidência de hiperpigmentação pós-operatória, o ácido retinoico pode reduzir a sua gravidade e duração – fatores de grande importância para pacientes com pele morena –, além de aumentar a satisfação do paciente pelo fato de diminuir a duração da mais difícil fase do período pós-operatório[13].

Além do uso do ácido retinoico para melhorar essa forma de discromia, outras medidas pós-operatórias devem ser tomadas para pacientes com pele morena. A aplicação tópica do ácido L-ascórbico pode reduzir a duração do eritema e, assim, diminuir o risco total de hiperpigmentação pós-inflamatória, porque a pele que permanece persistentemente eritematosa após o *resurfacing* com *laser* pode se hiperpigmentar quando exposta à luz ultravioleta[14].

Qualquer forma de dermatite, causada tanto por irritantes como por reação de contato ou alérgica, deve ser rapidamente resolvida e tratada, assim como infecções bacterianas ou virais. Isso porque essas complicações retardam o processo de cicatrização normal da pele e podem ocasionar cicatrizes inestéticas em pacientes com pele morena que tenham maior tendência a desenvolver queloides e cicatrizes hipertróficas. Sabendo-se que fototipos morenos têm hereditariamente maior tendência a desenvolver cicatrizes do que indivíduos de fototipos I e II, esses pacientes devem ser monitorados mais de perto durante o período de cicatrização e medidas imediatas devem ser tomadas assim que qualquer cicatriz se tornar visível clinicamente.

A mais efetiva forma de tratamento para cicatrizes hipertróficas e queloides é a irradiação com PDL 585nm, embora outras formas de tratamentos com injeções intralesionais de corticosteroide possam ser benéficas[10].

Hiperpigmentação pós-inflamatória torna-se aparente normalmente um mês após o *resurfacing* com *laser* e pode durar de três a seis meses em qualquer fototipo; entretanto, para pacientes com compleição morena, a duração pode ser muito mais longa e o nível de alteração mais extremo. Além da tretinoína, a hidroquinona pode ser usada como medida profilática e também depois de completada a reepitelização. Isso ajuda a diminuir a ocorrência, a gravidade e a duração da hiperpigmentação.

Aplicações de alfa-hidroxiácidos (AHA) tópicos pelos pacientes e *peelings* leves superficiais de ácido tricloroacético (ATA) e de AHA, realizados no consultório, podem aumentar os efeitos da hidroquinona e do ácido retinoico, assim como acelerar o clareamento de manchas hiperpigmentadas pelo fato de aumentarem a taxa de renovação celular epidérmica.

Contrariamente à hiperpigmentação pós-inflamatória, a hipopigmentação não se torna evidente antes de seis meses e, às vezes, até num período maior, após o *resurfacing* com *laser*. A hipopigmentação pode ser resultado de dano excessivo aos melanócitos foliculares, se um trauma tecidual exagerado foi induzido pelo *laser*, ou pode ocorrer em razão de já ter havido hipopigmentação em locais previamente traumatizados por dermabrasão, *peelings* químicos, acidentes ou processos inflamatórios.

Todos os candidatos a *resurfacing* com *laser* que tenham pele morena devem ser ininterruptamente educados e orientados para os riscos de hipopigmentação tardia, visto que esta condição parece ser permanente e estará cosmeticamente ressaltada nesses indivíduos de compleição morena.

Hipopigmentação também pode tornar-se imediatamente aparente após tratamentos com *lasers* específicos para melanina ou lesões vasculares, embora neste contexto normalmente se relate apenas a ocorrência de hipopigmentação transitória. Entretanto, quando se utilizam nesses tratamentos energias relativamente altas, danos teciduais como a hipopigmentação podem durar muito e, às vezes, tornar-se permanentes. Esse risco se tornou evidente num trabalho de cirurgiões que empregaram *laser* de rubi 694nm com parâmetros altos para remover nevos epidérmicos em dois pacientes japoneses com compleição morena não comum; os locais irradiados permaneceram hipopigmentados por mais de dois anos após o procedimento.

Essas considerações precedentes são geralmente aplicáveis a qualquer forma de cirurgia cutânea a *laser* realizada em pacientes com peles morenas ou em grupos etnicamente morenos, seja para tratamento de lesões pigmentadas, lesões vasculares, peles fotoenvelhecidas ou cicatrizes atróficas, assim como na depilação a *laser* e na remoção de tatuagem.

LASERS ESPECÍFICOS PARA LESÕES PIGMENTADAS

A tecnologia a *laser* para tratamento de lesões pigmentadas gera luz verde (Nd:YAG = 532nm; PDL = 510nm); vermelha (rubi = 694nm); ou

próxima ao infravermelho (alexandrita = 755nm, Nd:YAG = 1.064nm). Esses *lasers* procuram a destruição seletiva dos melanossomos intracelulares. Os *lasers* Q-switched (*lasers* comutados) produzem pulsos ultracurtos e que provaram ser mais seguros com mínimo de efeitos secundários quando comparados com *lasers* de corrente contínua (cw) ou quase contínua (qcw), especialmente no tratamento de indivíduos de pele morena.

A duração de pulsos dos atuais sistemas *Q-switched* é inferior ao tempo de relaxamento térmico dos melanossomos, que está estimado entre 10 e 100ns e, por isso, é capaz de induzir um dano altamente seletivo se comparado com os *lasers* que trabalham com exposições mais longas[11].

Comparando os *lasers* que trabalham com comprimentos de ondas mais longos, verifica-se que os sistemas que geram comprimento de onda menor requerem fluências mais baixas para induzir dano nas células pigmentadas, porque o coeficiente de absorção da melanina varia inversamente ao comprimento de onda (Fig. 64.1).

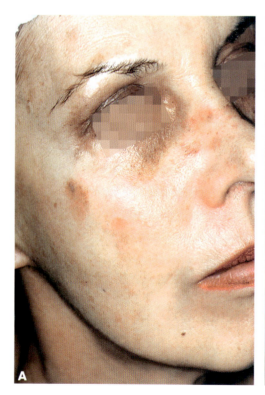
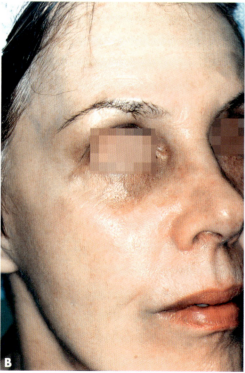

Figura 64.1 – (*A*) Lentigos solares na região malar em paciente do sexo feminino, fototipo III. (*B*) Após uma única sessão de tratamento com *laser* de neodímio ítrio alumínio granada 532nm, com fluência de 1,5J/cm².

Além disso, há menor absorção pela melanina epidérmica quando os comprimentos de onda mais longos (694, 755 e 1.064nm) são os utilizados, pois estes penetram mais profundamente e afetam lesões envolvendo um componente dérmico mais profundo (nevo de Ota, nevo melanocítico) (Fig. 64.2).

O comprimento de onda mais curto da luz verde gerada pelo *laser* de Nd:YAG *Q-switched* de frequência dobrada (532nm), entretanto, é tão fortemente absorvido pela melanina epidérmica que a sua profundidade de penetração é muito limitada e efetiva somente para tratar lesões superficiais (lentigos, efélides, nevo de Becker, manchas café com leite).

Independentemente do *laser* utilizado, o tratamento deve ser iniciado com fluência mínima que cause imediato embranquecimento do tecido. Esse fenômeno óptico assinala uma energia apropriada no melanossomo com leve dispersão que é induzida pela destruição térmica e fotoacústica da organela.

Aplicando-se energia excessiva, podem ocorrer pontos de sangramento e bolhas, gerando possíveis hipopigmentações temporárias ou permanentes e, às vezes, até alterações texturais causando cicatrizes. Por outro lado, se fluências subliminares são empregadas, o dano ocorrido pode estimular a atividade de melanócitos, contribuindo para hiperpigmentação pós-operatória e aparente piora das lesões preexistentes.

Das lesões pigmentadas que afetam inesteticamente pacientes que pertencem aos grupos étnicos de pele morena, o nevo de Ota é o que tem tido melhores respostas aos tratamentos com *lasers* específicos.

Nevo de Ota, o qual é mais prevalente entre os asiáticos, é uma lesão unilateral oculodérmica que normalmente está localizada nas áreas faciais inervadas pelo primeiro e segundo ramos do nervo trigêmeo: área periocular, regiões malar e temporal. Os *lasers Q-switched* de rubi, alexandrita e Nd:YAG têm provado capacidade de destruição do nevo de Ota e o *laser* de alexandrita 755nm oferece vantagens sobre os outros.

Em razão do seu comprimento de onda mais longo, sua energia é menos absorvida pela melanina epidérmica do que quando se utiliza o *laser* de rubi. Isso reduz substancialmente as alterações pigmentares de longo prazo que às vezes são observadas após o tratamento do nevo de Ota com o *laser* de rubi. Além disso, a tera-

978-85-7241-919-2

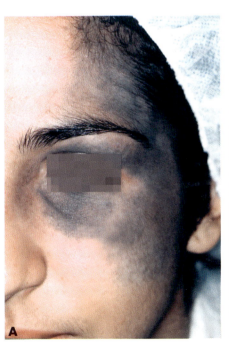
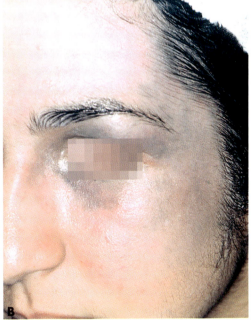

Figura 64.2 – (*A*) Nevo de Ota envolvendo o primeiro e o segundo ramo do nervo trigêmeo esquerdo com pigmentação cutânea e de esclera. (*B*) Após cinco sessões de tratamento com *laser* de alexandrita *Q-switched*, com fluência de 6J/cm².

pia efetiva com *laser* de alexandrita pode ser alcançada com fluências mais baixas do que quando se utiliza o *laser* de Nd:YAG e, por isso, menos danos teciduais são observados[15].

Melasma é uma patologia prevalente entre indivíduos com fototipos IV a VI, especialmente mulheres hispânicas vivendo em áreas tropicais, onde a exposição intensa à radiação ultravioleta é contínua[16]. O melasma é de difícil tratamento em razão da sua etiologia multifatorial: predisposição genética, fatores hormonais e excessiva exposição à radiação ultravioleta.

Clinicamente, o melasma aparece como uma dispersão de manchas fortemente hiperpigmentadas sobre a área centrofacial e regiões malar, mandibular e frontal; seu envolvimento pode estar limitado à epiderme ou estendido à derme profunda. Antes do *laser* Fraxel SR® 1.540nm, a resposta à irradiação a qualquer *laser* específico para lesões pigmentadas era imprevisível e poderiam ocorrer total falta de resposta ao tratamento, principalmente em pacientes com peles morenas, bem como piora da discromia e até recorrência[17,18]. Além disso, efeitos secundários relacionados ao excesso de dano térmico à epiderme não eram incomuns, incluindo atrofia, cicatrizes hipertróficas e hipopigmentação permanente.

O uso da fototermólise fracionada[19] com *laser* Fraxel SR® 1.540nm é o único *laser* aprovado pela Food and Drug Administration (FDA) para tratamento de melasma, pois produz um padrão de tratamento com dano de microzonas térmicas. Isso poupa o tecido vizinho ao dano térmico, provocando reparação epidérmica rápida. É indicado para tratamento de pele fotodanificada, discromias, melasma, lentigens, rugas, cicatrizes de acne e cirúrgicas e com recuperação mínima e rápida. Essa característica o torna seguro para tratamentos de regiões não faciais e em peles pigmentadas (fototipos IV e V)[20,21].

DEPILAÇÃO A *LASER*

Lasers específicos para lesões pigmentadas, que penetram no tecido profundamente o suficiente para atingir a melanina localizada no pelo, no folículo piloso, também são usados para remoção de pelos indesejáveis. O paciente ideal para depilação a *laser* é aquele com pele clara de fototipos I e II e pelos escuros, porque a grande energia do *laser* vai ser absorvida preferencialmente pela unidade folicular altamente pigmentada.

Dos *lasers* existentes para depilação têm-se como exemplos os que geram comprimento de onda longo, como rubi 694nm, alexandrita 755nm e diodo 800nm. São acompanhados por mecanismos de resfriamento (para proteção da epiderme) e induzem menores efeitos colaterais nas peles morenas (Fig. 64.3).

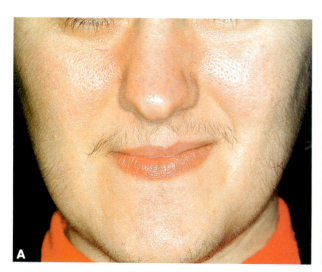 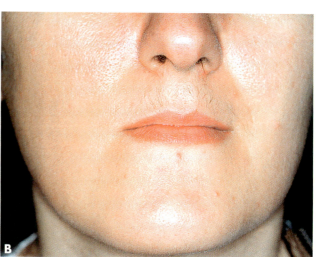

978-85-7241-919-2

Figura 64.3 – Antes (A) e depois (B) de três sessões de depilação com *laser* de diodo (*LightSheer*®), em buço e mento.

O Nd:YAG *Q-switched* 1.064nm, empregado conjuntamente ou não com pasta de carbono (que atua como um cromóforo exógeno), demonstrou a mais baixa incidência de efeitos colaterais causados pela absorção na melanina epidérmica, porque o seu comprimento de onda é fracamente absorvido pela melanina quando comparado com outros *lasers* usados para depilação a *laser*[22]. Infelizmente, a sua eficácia clínica para depilação é a menos expressiva por causa do pulso curto e da sua inabilidade para aquecer adequadamente a unidade folicular e destruí-la.

Relatos de *lasers* de Nd:YAG de longo pulso, entretanto, têm encorajado a depilação a *laser*.

O *laser* de Nd:YAG 1.064nm pode penetrar 5 a 7mm dentro da derme, alcançando todo o comprimento do folículo piloso, e produz suficiente lesão folicular com menos dano epidérmico em pacientes de fototipos IV a VI de Fitzpatrick quando comparado a um comprimento de onda curto ou a luz intensa pulsada.

Efeitos colaterais graves estavam limitados a pacientes com peles morenas e bronzeadas, antes do advento do *LightSheer*®. Com os mais recentes *lasers* de diodo, aqueles com pulso de duração mais longo, 100 a 400ms (por exemplo, o *LightSheer*®), as necessidades mais atuais do emprego desta modalidade de *laser* estão otimizadas e os tratamentos, que anteriormente eram de difícil resolução, agora apresentam bons resultados finais em todos os fototipos[23].

Esses aparelhos podem ser utilizados em todos os fototipos de pele, inclusive as negras e as bronzeadas, porque o seu pulso tem duração mais longa, impedindo os efeitos indesejáveis que aconteciam com os modelos anteriores.

LASERS PARA LESÕES VASCULARES

Lasers para tratamento de lesões vasculares são *lasers* com corrente quase contínua, pulsadas, gerando luz amarela ou verde, com comprimentos de onda que variam de 532 a 590nm. Sabendo-se que 577nm representa pico de maior absorção de oxi-hemoglobina, o *laser* vascular mais altamente específico dessas modalidades provou ser o *flashlamp pumped dye laser* 585nm. O Nd:YAG *Q-switched* de dupla frequência pulsado e o potássio-titânio-fosfato (KTP) de corrente quase contínua geram luz de 532nm, que é muito próxima ao segundo pico de absorção da oxi-hemoglobina (542nm).

Embora a melanina epidérmica absorva energia entre as porções verde e amarela do espectro, sua taxa de absorção é bastante reduzida em comprimentos de onda nos quais a absorção competitiva pela oxi-hemoglobina é particularmente forte[24] (Fig. 64.4).

Para o tratamento das manchas vinho do Porto, hemangiomas e telangiectasias faciais, o PDL 585nm mostrou os melhores resultados, tanto em efetividade como em segurança, independentemente do fototipo do paciente tratado. Esse *laser* também provou eficácia quando utilizado

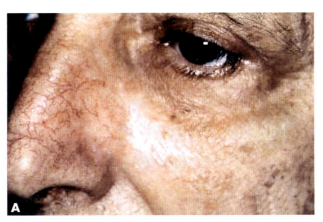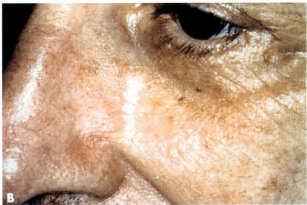

Figura 64.4 – (*A*) Telangiectasias faciais. (*B*) Após duas sessões de tratamento com *laser* de neodímio ítrio alumínio granada de longo pulso, 532nm, com fluência de 10J/cm².

em cicatrizes hipertróficas e queloides, que são respostas cicatriciais aberrantes que ocorrem frequentemente nos indivíduos de compleição morena (Fig. 64.5).

Poucos efeitos colaterais acontecem depois da irradiação com o PDL: hiperpigmentação pós-inflamatória transitória pode ocorrer principalmente nos indivíduos de pele morena, mas muito frequentemente se resolve num período de três a seis meses, assim como a hipopigmentação transitória.

Hipopigmentação permanente e cicatrizes são extremamente raras. Os tipos de efeitos secundários que acontecem com *lasers* Nd:YAG dupla frequência e KTP são similares, mas os efeitos secundários que resultam de danos epidérmicos não específicos em fototipos morenos são geralmente mais comuns[25]. Isso também é verdade com outros *lasers* de corrente quase contínua (por exemplo, *laser* de vapor de cobre).

De acordo com relatos de investigadores coreanos, enquanto o *laser* de vapor de cobre 578nm pode melhorar manchas vinho do Porto em pacientes de fototipos III a V, um grau significante de dano epidérmico também pode resultar do tratamento com este *laser*.

Assim como com os *lasers* específicos para lesões pigmentadas, o tratamento com *lasers* vasculares deve ser iniciado com fluência de energias mínimas e estas aumentadas com todo o cuidado quando se tratam indivíduos de pele morena. Uma púrpura imediata evidencia o limiar para o início do dano lesional quando se está utilizando o PDL. Já um clareamento imediato dos vasos sanguíneos indica o limiar da resposta quando se está utilizando o *laser* KTP ou o Nd:YAG dupla frequência.

As lesões vasculares (hemangiomas, manchas vinho do Porto, telangiectasias) representam as indicações mais comuns para o uso de *lasers* na dermatologia.

Relatos recentes demonstraram benefícios clínicos e histológicos do uso da fototermólise fracionada (1.540nm, *laser* Fraxel SR®) no tratamento de lesões vasculares dérmicas[26]. O estudo mostra a eficácia do *laser* Fraxel no tratamento de telangiectasias.

LASERS PARA TATUAGENS

Em razão da multiplicidade de pigmentos que podem aparecer nas tatuagens, o tratamento efetivo pode requerer o uso de vários comprimentos de onda do espectro visível e próximo da porção do infravermelho do espectro eletromagnético. Seja a tatuagem profissional, amadora, cosmética ou traumática induzida, as tatuagens respondem de diferentes modos à irradiação com *laser*, não somente por causa das suas composições químicas e absorção de energias, que são altamente variáveis, mas também porque sempre envolvem um componente dérmico bastante profundo.

Em indivíduos com pele morena, o tratamento se torna ainda mais difícil e imprevisível em razão da presença de quantidades aumentadas de melanina epidérmica. Em geral, quando se tratam lesões isoladas com *lasers* específicos para pigmentos ou *lasers* vasculares, os sistemas que geram energia – caracterizada por com-

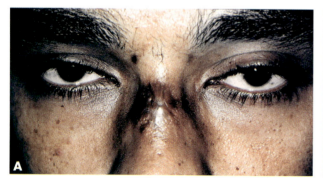
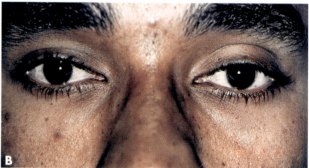

Figura 64.5 – (*A*) Cicatriz hipertrófica em dorso de nariz em paciente de fototipo V. (*B*) Após três sessões de tratamento com *laser* de corante pulsado, 585nm, com fluência de 6,5J/cm² e *spot* de 7mm.

primento de onda mais longo – causam menos danos epidérmicos colaterais e penetram mais profundamente, permitindo um tratamento mais seguro e efetivo.

Embora o *laser* de rubi *Q-switched* há muito tempo tenha provado ser altamente efetivo para tratar pigmentos de tatuagem pretos e azul-escuros, seu comprimento de onda de 694nm é fortemente absorvido pela melanina epidérmica e o seu potencial para induzir mudanças de pigmentação a longo prazo ou efeitos secundários indesejáveis em peles morenas é relativamente alto.

O *laser* Nd:YAG *Q-switched* (1.064nm) é uma boa opção para tratar pigmentos pretos, amarronzados e azul-escuros porque sua energia é fracamente absorvida pela melanina epidérmica[27] (Fig. 64.6).

O *laser* de Nd:YAG dupla frequência 532nm pode também efetivamente tratar os pigmentos vermelhos, amarelos e alaranjados, enquanto o de alexandrita *Q-switched* 755nm oferece segurança para destruir pigmentos azuis, pretos e verdes em peles morenas. Quando se trata tatuagem em pacientes com pele morena, a ablação epidérmica com *laser* que promova *resurfacing* elimina o problema de competição de absorção da melanina e pode melhorar a segurança e a eficácia na remoção da tatuagem[28].

O desenvolvimento de novas tintas de tatuagens, sistemas para detectar as características de absorção de tintas e *lasers* com pulsos de duração mais curtos podem promover melhores resultados futuros.

Lapidoth[29], estudando a remoção de tatuagens com tintas contendo carbono utilizando os *lasers* de Nd:YAG e rubi em pacientes de fototipos V e VI da classificação de Fitzpatrick, demonstrou resultados semelhantes ao alcançados na remoção de tatuagens em indivíduos de pele clara.

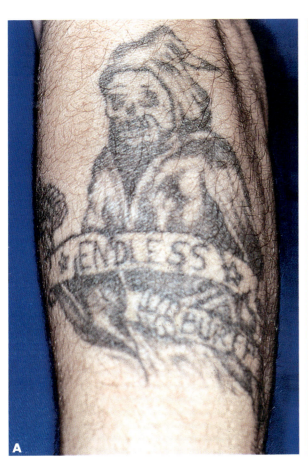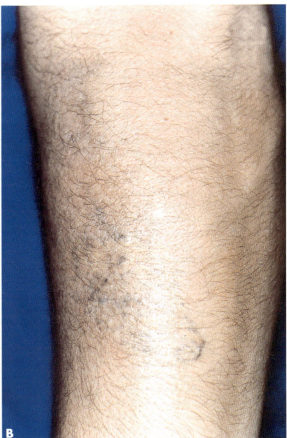

Figura 64.6 – (*A*) Tatuagem profissional com pigmentos preto e azul no braço de um paciente de 30 anos de idade. (*B*) Após oito sessões de tratamento com *laser* de neodímio ítrio alumínio granada *Q-switched*, 1.064nm, com fluência de 5,5J/cm².

LASERS PARA *RESURFACING*

O *resurfacing* com *laser* pode ser uma boa alternativa para tratar satisfatoriamente e com segurança a pele fotoenvelhecida e outras manifestações de excessiva exposição à irradiação ultravioleta, além de também poder ser utilizado no tratamento de cicatrizes atróficas em pacientes com pele morena (Figs. 64.7 e 64.8). Entretanto, por causa dos riscos associados com a terapia agressiva, o mesmo grau de ótimos resultados conseguidos em pacientes de fototipos I e II geralmente não pode ser obtido em indivíduos de pele muito morena.

Entre os principais riscos estão hipopigmentação permanente, cicatrizes hipertróficas, assim como formação de queloide. Hiperpigmentação pós-inflamatória transitória é quase um efeito secundário inevitável após o *resurfacing* com *laser* em pacientes com compleição morena (Fig. 64.9).

Entretanto, os mais sérios riscos de cicatrizes e despigmentações permanentes podem ser amplamente aliviados se forem seguidos parâmetros de tratamento conservadores (uso de baixa energia, poucas passadas do *laser* e profundidades de ablação limitadas), para limitar o grau de dano térmico colateral quando se tratam fototipos mais escuros.

Tanto os *lasers* de érbio ítrio alumínio granada (Er:YAG, *erbium-doped yttrium aluminium garnet*) como os de CO_2 com pulsos curtos produzem menor trauma ao tecido, se comparados a outros *lasers* de CO_2 que usam o *scan*, e desta forma permitem ao cirurgião maior margem de segurança. Até o presente momento, a maioria dos *lasers* de CO_2 para *resurfacing* pode prover um tratamento seguro e efetivo desde que medidas intraoperatórias sejam tomadas para limitar um extenso dano térmico colateral[13].

Essa grande margem de segurança tem o seu preço. Sabe-se que o máximo encurtamento do colágeno é dependente da criação de uma zona de dano dérmico residual na camada da derme papilar superior e a compactação do colágeno é essencial para a melhora cosmética máxima de rítides e cicatrizes atróficas, como demonstram

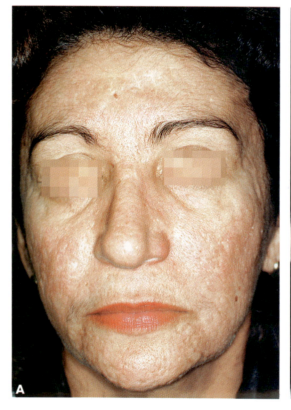
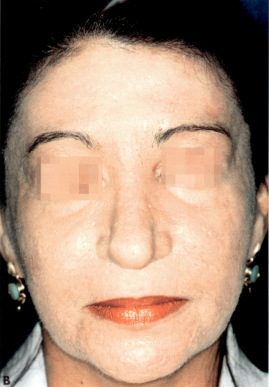

Figura 64.7 – (*A*) Cicatrizes atróficas de acne em paciente de fototipo IV. (*B*) Após *resurfacing* total com *laser* de CO_2 ultrapulsado [três passadas, 300mJ, 60W, *computerized pattern generator* (CPG) densidade 6].

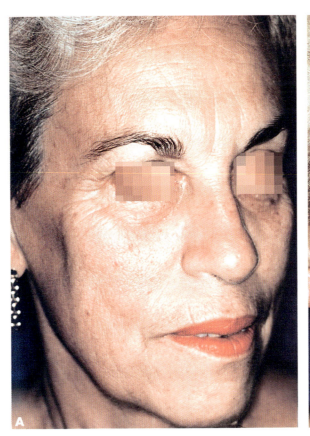
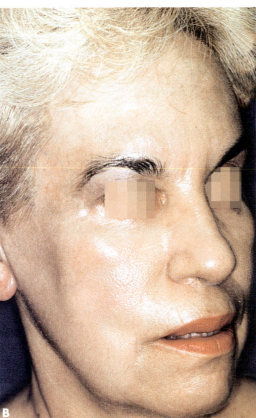

Figura 64.8 – (*A*) Pele fotoenvelhecida em paciente de fototipo IV. (*B*) Após *resurfacing* total com *laser* de CO_2 ultrapulsado [três passadas, 300mJ, 60W, *computerized pattern generator* (CPG) densidade 6].

os estudos que compararam os *lasers* de CO_2 e érbio nas diferentes modalidades de *resurfacing*[30,31]. O grande desafio envolvido ao se fazer um *resurfacing* com *laser* em pacientes com fototipos III a VI envolve o equilíbrio entre dois importantes fatores: minimizar os riscos e maximizar a melhora cosmética.

Quando se realiza qualquer forma de cirurgia cutânea a *laser* em pacientes com pele morena, existe alto risco de alterações de pigmentação pós-operatória permanente, assim como maior risco de mudanças na textura tecidual com formação de queloides e cicatrizes hipertróficas.

As probabilidades dessas sequelas diminuem à medida que novas técnicas cirúrgicas mais refinadas são desenvolvidas.

A mais nova técnica para *resurfacing* é a fototermólise fracionada[19,20] com *laser* Fraxel SR® 1.540nm. A fototermólise fracionada 31 é a mais recente técnica de resurfacing não ablativo para o tratamento de rugas, lesões pigmentadas, melasma, estrias[21] cicatrizes de acne e

978-85-7241-919-2

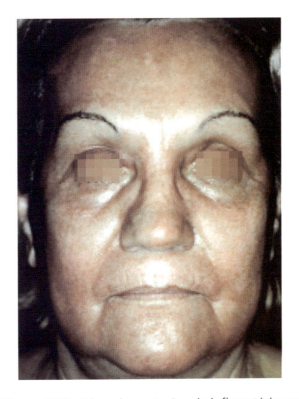

Figura 64.9 – Hiperpigmentação pós-inflamatória em paciente de fototipo III.

pós-cirúrgicas além da pele fotoenvelhecida. O *laser* Fraxel® (Reliant Technologies, Inc.) (1.540nm) promove milhares de "microzonas" de dano térmico entremeadas por áreas de pele normal, proporcionando rápida recuperação tecidual. O diâmetro de cada área tratada é de aproximadamente um oitavo de fio de cabelo humano, portanto, não visível a olho nu, mas próximo o suficiente para visualizarmos a remodelação de colágeno na pele tratada. Os pacientes são submetidos a quatro ou cinco sessões com intervalos de duas a quatro semanas. Clinicamente são visualizados discreto eritema e edema que persistem por cerca de 24 a 48h. Após tratamento, a cor e a textura da pele tornam-se mais homogêneas e pode-se verificar diminuição de pigmentação, rugas, cicatrizes e estrias. Pelo fato de provocar eritema leve no pós-operatório, o *laser* Fraxel SR® pode ser utilizado com segurança em peles de fototipos IV e V. Aliás é o único *laser* com aprovação de uso para melasma (Fig. 64.10).

A fototermólise fracionada com *laser* Fraxel SR® veio ocupar espaço entre modalidades ablativas e não ablativas para tratamento de danos dérmicos e epidérmicos da pele fotodanificada. Utilizando água como cromóforo, o *laser* induz microscópicas zonas térmicas. A remodelação colagênica que promove trata sem curativos nem pós-operatório trabalhoso: rítides, flacidez, discromias, melasma, estrias e cicatrizes atróficas. Os efeitos colaterais incluem eritema transitório (24 a 48h), mas não hipo e hiperpigmentação nem cicatrizes.

Uma extensa educação do paciente, no que diz respeito aos riscos da cirurgia a *laser*, deve fazer parte essencial da terapia quando se tratam indivíduos com compleição morena.

Cuidadosa preparação psicológica e aconselhamento devem também fazer parte essencial do tratamento. Certo grau de discromia pós-operatória vai, quase certamente, diminuir com a nova tendência de *resurfacing* fracionado pela maioria dos membros dessa população. Os perigos da excessiva exposição solar e os benefícios do uso constante de fotoprotetores de amplo espectro devem ser constantemente lembrados quando se trata de indivíduo de fototipo moreno.

REMODELAÇÃO DÉRMICA NÃO ABLATIVA

Como muitos pacientes procuram uma alternativa terapêutica ao tradicional método de *resurfacing* ablativo e desejam tratamentos rápidos, relativamente indolores (ao menos tole-

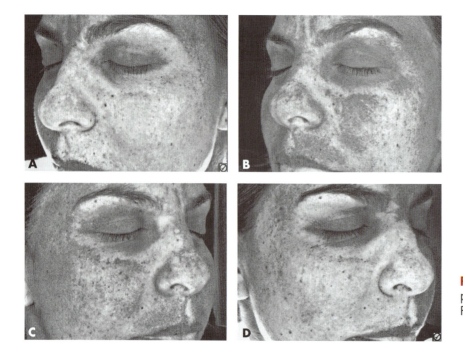

Figura 64.10 – (*A* a *D*) Antes e depois de quatro sessões de *laser* Fraxel® para tratamento de melasma.

978-85-7241-919-2

ráveis), o *resurfacing* não ablativo se apresenta como uma alternativa vantajosa.

São necessárias sessões de tratamento repetidas para se obter o máximo benefício desse método.

O resultado da estimulação colagênica torna-se visível após aproximadamente oito semanas e continua a melhorar nos meses seguintes. Todos os pacientes normalmente apresentam alguma melhora, mas os resultados não são tão significantes se comparados com procedimentos de *resurfacing* ablativo.

Para os pacientes de fototipos IV a VI que corriam alto risco de despigmentação com os outros *lasers*, o uso de sistema resfriador torna possível um tratamento muito mais seguro.

O conceito terapêutico é o da remodelação dérmica pela desnaturação do colágeno abaixo da superfície cutânea enquanto preserva a epiderme. Esse tratamento resulta numa resposta da cicatrização que cria neocolágeno nas dermes papilar e reticular. Existem riscos mínimos de alterações pigmentares.

Os limites desse procedimento incluem resultados que são menos eficientes se comparados com as técnicas regulares de *resurfacing* e incapacidade de atuar na textura epidérmica e nas alterações pigmentares que fazem parte do fotoenvelhecimento. Entretanto, não existem complicações a longo prazo, tais como despigmentação demarcada e eritema persistente, que são comumente observadas após *resurfacing* ablativo.

Atualmente, o método de remodelação não ablativa mais utilizado é a radiofrequência.

Radiofrequência não Ablativa (Thermacool®)

No uso da RF não ablativa não existe cromóforo, ao contrário dos *lasers*. O aparelho de radiofrequência gera calor devido à resistência tecidual ao movimento de elétrons através do campo de RF.

A transferência de energia induz o aquecimento da derme para uma temperatura em torno de 65°C com consequente desnaturação do colágeno e subsequente contração. A profundidade do efeito térmico na derme depende do tipo de ponteira utilizado. Quando se utiliza a ponteira

monopolar, a ação é mais profunda e com a bipolar, é mais superficial.

Quando se utiliza a radiofrequência, há necessidade de resfriamento, pois ajuda no controle do aquecimento da epiderme (não havendo lesão epidérmica), gerando melhor conforto ao paciente. A tecnologia da RF monopolar não ablativa tem a capacidade de estimular a produção de colágeno e o remodelamento da pele, causando assim a suavização das rítides e melhorando a flacidez facial e corporal. Estudos histológicos mostraram contração imediata das fibras do colágeno assim como remodelação colagênica a longo prazo.

A lesão térmica controlada na derme com estímulo subsequente e produção maior de número de fibras de colágeno e elastina trata flacidez em todos fototipos, sem *downtime*, praticamente sem complicações e em combinação com outras técnicas[24]. O sistema Thermacool® associa a energia térmica da RF a um processo de resfriamento por meio de um criógeno e medidas avançadas de segurança que permitem monitorar e controlar a temperatura da pele.

Durante o tratamento, a energia da RF é depositada na pele, enquanto o criógeno resfria a área tratada, resultando em aquecimento volumétrico da derme e subcutâneo com proteção epidérmica contra os danos causados pelo calor.

O sistema utiliza um eletrodo monopolar como eletrodo ativo, enquanto outro eletrodo, o de retorno, é posicionado no corpo do paciente, usualmente nas costas. A radiofrequência transmitida pelo sistema cria um campo elétrico sobre o eletrodo. Enquanto a carga muda de positiva para negativa, em frequência de 6MHz, elétrons e íons são ora atraídos, ora repelidos na superfície dos eletrodos, gerando assim calor pela resistência da pele e do tecido subcutâneo.

A profundidade atingida pelo calor depende da forma geométrica da ponteira utilizada, podendo variar de poucas centenas de micrômetros até milímetros. As ponteira utilizadas variam de 0,25 a 3cm² de tamanho, atingindo profundidade média, aquecendo os tecidos com até 8mm de profundidade. As ponteiras são descartáveis. Estudos mostram que a firmeza dos tecidos ocorre por meio de um mecanismo de contração imediata do colágeno, associada à síntese de colágeno durante um longo processo de cicatri-

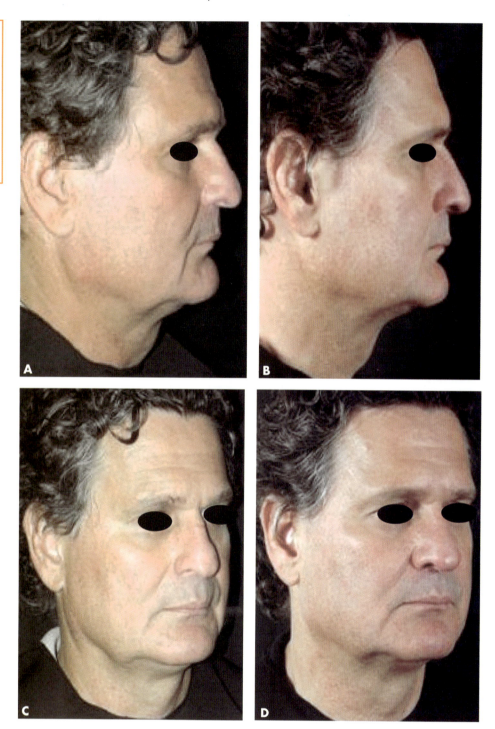

Figura 64.11 – (*A* a *D*) Antes e depois de uma sessão de radiofrequência (Thermage-Thermacool®).

zação do tecido. As fibras de colágeno, quando aquecidas, desnaturam-se e contraem-se, causando a firmeza dos tecidos (Fig. 64.11).

As indicações de uso do Thermacool® são: flacidez leve a moderada, perda do contorno do terço inferior facial, ptose de supercílios, ptose das comissuras labiais, atenuação de sulcos nasogenianos e mentolabiais e flacidez corporal (abdômen, região internas das coxas e braços).

FOTOMODULAÇÃO E TERAPIA FOTODINÂMICA COM DIODOS EMISSORES DE LUZ

Com a evolução da eletrônica e principalmente da física, novos componentes emissores de luz estão sendo desenvolvidos, como por exemplo, os diodos emissores de luz (LED, *light emitting diodes*) de ultrabrilho. Esses semicondutores se diferenciam dos demais por possuírem alto rendimento óptico--eletrônico, permitindo sua utilização em várias aplicações específicas. Diferentemente dos *lasers*, os aparelhos com LED são capazes de tratar grandes áreas em uma única aplicação, o que seria economicamente inviável para um equipamento *laser*. Acrescente-se a isso, sua capacidade de atender a múltiplos tratamentos: fotobioestimulação, terapia fotodinâmica, fotorrejuvenescimento.

Geralmente, dispõe-se dos seguintes LED: vermelho (635nm), azul (405nm), infravermelho (940nm) e terapia fotodinâmica. O uso do espectro de luz visível e próximo do infravermelho para propósito de rejuvenescimento cutâneo já foi bem documentado.

Os LED são diodos de semicondutores submetidos a uma corrente elétrica, que emitem luz que é utilizada para fototerapia com comprimentos de onda que variam de 405nm (azul) a 940nm (infravermelho). Têm um papel diferente do tratamento não ablativo, pois não causam dano tecidual com base em fototermólise, pelo contrário, sua ação se dá através da estimulação direta intracelular, mais especificamente nas mitocôndrias: reorganizando as células, inibindo ações e estimulando outras (descritas a seguir), resultando no chamado efeito da fotobioestimulação ou fotomodulação. Essa modalidade terapêutica é nova, indolor, rápida e os aparelhos são extremamente simples.

A fotomodulação através dos LED é uma tecnologia não térmica utilizada para modular a atividade celular com luz[32-34].

Utiliza-se fotomodulação isoladamente para rejuvenescimento dermatológico, mas há também uso concomitante com outros procedimentos não invasivos: RF, luz intensa pulsada, fototermólise fracionada.

Como resultado, reverte os sinais de pele fotodanificada. Isso é explicado por um mecanismo não térmico, fotobioquímico de efeito anti-inflamatório. A fotobioestimulação caracteriza-se pelo aumento do metabolismo celular. A radiação luminosa atua sobre as mitocôndrias, estimulando a síntese de trifosfato de adenosina (ATP, *adenosine triphosphate*) e, consequentemente, a síntese de proteínas (colágenos e elastina), contribuindo também com a divisão celular.

É um tratamento não ablativo, sem efeitos colaterais e tempo de recuperação, indolor e sem restrição a qualquer fototipo de pele. Ótima associação com outras técnicas existentes, como: microdermabrasão, luz intensa pulsada, *lasers*, *peelings*, preenchedores e outros tratamentos cosméticos.

Possui vantagem perante outros métodos, pois deixa intacta e funcional a pele em volta da lesão. A aparência cosmética pós-tratamento é excelente, pois as cicatrizes são mínimas, quando não ausentes, dando mais segurança para os tratamentos de face, pernas e braços, por exemplo. Diferentemente da radioterapia, não tem o risco de acúmulo tóxico e, diferentemente de cirurgia, não deixa cicatrizes.

A fototerapia combinada das luzes azul e vermelha é um meio efetivo no tratamento da acne vulgar leve a moderada, com ausência de efeitos adversos significativos a curto prazo.

A terapia fotodinâmica é uma modalidade de tratamento bem estabelecida que se mostrou extremamente eficiente para condições dermato-oncológicas como queratose actínica, doença de Bowen, carcinoma celular escamoso *in situ* e carcinoma basocelular superficial. Uma excelente alternativa para tratamento de múltiplas lesões (queratoses actínicas) em áreas extensas ou anatomicamente difíceis. A terapia fotodinâmica também apresentou benefício terapêutico no tratamento de dermatoses inflamatórias como esclerodermia localizada, acne vulgar e granuloma anular. Tem sido amplamente utilizado, *off label*, para tratamento do fotoenvelhecimento[35,36]. Trabalhos recentes têm analisado especialmente o desenvolvimento e a avaliação de fotossensibilizadores tópicos como o precursor heme ácido 5-aminolevulínico (5-ALA, *5-aminolevulinic acid*) ou seu grupo éster metil, metil aminolevulinato (MAL), induzindo fotossensibilização de porfirinas. Essas drogas não induzem forte fotossensibilização cutânea generalizada como as porfirinas ou seus derivados aplicados sistemicamente. Para fins dermatológicos, as lâmpadas ou os arranjos de LED não coerentes podem ser utilizados para a ativação da luz. Dependendo da dose de luz aplicada e da concentração do fotossensibilizador, podem ocorrer efeitos citotóxicos, resultando na destruição do tumor, ou

978-85-7241-919-2

efeitos imunomoduladores, melhorando as condições inflamatórias.

As taxas de cura alcançadas pela terapia fotodinâmica no tratamento de lesões oncológicas superficiais (espessamento do tumor menor que 2 a 3mm) são similares às taxas de cura do respectivo procedimento terapêutico padrão. Como um dos benefícios e vantagens perante outros métodos da terapia fotodinâmica, cita-se a baixa capacidade de invasão, além desta terapia apresentar excelentes resultados cosméticos após o tratamento, pois deixa a pele em volta da lesão intacta e funcional.

Terapia fotodinâmica inicialmente utilizada para tratamento de câncer de pele não melanoma (baso e espinocelular) tem demonstrado eficácia em tratamento de acne e em rejuvenescimento facial, sendo sugerido o termo fotoquimiorrejuvenescimento[36].

QUESTÕES

1. Quais as principais características da pele pigmentada com indicação para tratamento a *laser*?
2. Quais *lasers* são específicos para peles pigmentadas?
3. Como o *laser* atua na depilação da pele pigmentada?
4. Como o *laser* atua na remoção de tatuagens da pele pigmentada?
5. Quais as limitações do procedimento a *laser* na pele negra?

REFERÊNCIAS

1. NANNI, C. A.; ALSTER, T. S. Complications of CO_2 laser resurfacing: an evaluation of 500 patients. *Dermatol. Surg.*, v. 24, p. 315-320, 1998.
2. ASHINOFF, R.; GERONEMUS, R. G. Treatment of a port-wine stain in a black patient with the pulsed dye laser. *J. Dermatol. Surg. Oncol.*, v. 18, p. 147-148, 1992.
3. ANDERSON, R. R. Laser-tissue interactions in dermatology. In: ARNDT, K. A.; DOVER, J. S.; OLBRICHT, S. M. (eds.). *Lasers in Cutaneous and Aesthetic Surgery*. Philadephia: Lippincott-Raven, 1997. p. 28.
4. CHUNG, J. H.; KOH, W. S.; LEE, D. Y.; EUN, H. C.; YOUN, J. I. Copper vapor laser treatment of port-wine stains in brown skin. *Australasian J. Derm.*, v. 38, p. 15-21, 1997.
5. CHUNG, J. H.; KOH, W. S.; YOUN, J. I. Histological responses of port wine stains in brown skin after 578nm copper vapor laser treatment. *Lasers Surg. Med.*, v. 18, p. 358-366, 1996.
6. ALSTER, T. S. Laser treatment of hypertrophic scars, keloids, and striae. *Dermatol. Clin.*, v. 15, p. 419-429, 1997.
7. KIM, J. W.; LEE, J. O. Skin resurfacing with laser in Asians. *Aesthetic Plast. Surg.*, v. 21, p. 115-117, 1997.
8. ALSTER, T. S.; NANNI, C. A.; WILLIAMS, C. M. Comparison of four carbon dioxide resurfacing lasers: a clinical and histopathological evaluation. *Dermatol. Surg.*, v. 25, p. 153-159, 1999.
9. RUIZ-ESPARZA, J.; GOMEZ, J. M. B.; DE LA TORRE, O. L. G.; FRANCO, B. H.; VAZQUEZ, E. G. P. Ultrapulse laser skin resurfacing in Hispanic patients: a prospective study of 36 individuals. *Dermatol. Surg.*, v. 24, p. 59-62, 1998.
10. ALSTER, T. S.; NANNI, C. A. Pulsed dye laser treatment of hypertrophic burn scars. *Plast. Reconstr. Surg.*, v. 102, p. 2190-2195, 1998.
11. BABA, T.; NARUMI, H.; HANADA, K.; HASHIMOTO, I. Successful treatment of dark-colored epidermal nevus with ruby laser. *J. Dermatol.*, v. 22, p. 567-570, 1995.
12. WEST, T. B.; ALSTER, T. S. Effect of pretreatment on the incidence of hyperpigmentation following cutaneous CO_2 laser resurfacing. *Dermatol. Surg.*, v. 25, p. 15-17, 1999.
13. ALSTER, T. S. Combined laser resurfacing and tretinoin treatment of facial rhytides. *Cosmetic Dermatol.*, v. 11, p. 39-42, 1997.
14. ALSTER, T. S.; WEST, T. B. Effect of topical vitamin C on postoperative carbon dioxide laser resurfacing erythema. *Dermatol. Surg.*, v. 24, p. 331-334, 1998.
15. ALSTER, T. S.; WILLIAMS, C. S. Treatment of nevus of Ota by the Q-switched alexandrite laser. *Dermatol. Surg.*, v. 21, p. 592-596, 1995.
16. DOMINGUEZ-SOTO, L.; HOJYO-TOMOKA, T.; VEGA-MEMIJE, E.; ARENAS, R.; CORTES-FRANCO, R. Pigmentary problems in the tropics. *Dermatol. Surg.*, v. 12, p. 777-784, 1994.
17. MACEDO, O. R. *Beleza: revolução sem mistérios*. São Paulo: Tecnopress, 1994.
18. MACEDO, O. R. *A Ciência da Beleza*. São Paulo: Marco Zero, 1989.
19. COLLAWN, S. S. Fraxel skin resurfacing. *Ann. Plast. Surg.*, v. 58, n. 3, p. 237-240, Mar. 2007.
20. MACEDO, O. Fractional photothermolysis for the treatment of striae distensae. *J. American Academy of Dermatology*, v. 56, issue 2, p. AB-204, Feb. 2007.
21. Brazilian experience with fractional photothermolysis in the treatment of photoaged skin, acne scars and melasma. In: LXIV ANNUAL MEETING OF THE AMERICAN ACADEMY OF DERMATOLOGY, 2006. San Francisco, CA. *Poster of LXIV Annual Meeting of the American Academy of Dermatology*, March 3-7, 2006.
22. NANNI, C. A.; ALSTER, T. S. Laser-assisted hair removal: optimizing treatment parameters to improve clinical results. *Arch. Dermatol.*, v. 133, p. 1546-1549, 1997.
23. MACEDO, O. Two years trial of hair removal with Lightsheer™ Diode Laser System in darker patients. In: IX EUROPEAN ACADEMY OF DERMATOLOGY AND VENEREOLOGY, Geneve, 2000. *Simposium of IX European Academy of Dermatology and Venereology*, 2000.

24. Brazilian experience with radiofrequency in photoaged skin. In: LXIV ANNUAL MEETING OF THE AMERICAN ACADEMY OF DERMATOLOGY, 2006. San Francisco, CA. *Poster of LXIV Annual Meeting of the American Academy of Dermatology*, March 3-7, 2006.

25. WEST, T. B.; ALSTER, T. S. Comparison of the long-pulse dye (590-595nm) and KTP (532nm) lasers in the treatment of facial and leg telangiectasias. *Dermatol. Surg.*, v. 24, p. 221-226, 1998.

26. GLAICH, A. S.; GOLDBERG, L. H.; DAI, T.; FRIEDMAN, P. M. Fractional photothermolysis for the treatment of telangiectatic matting: a case report. *J. Cosmet. Laser Ther.*, v. 9, n. 2, p. 101-103, 2007.

27. KILMER, S. L. Laser treatment of tattoos. In: ALSTER, T. S.; APFELBERG, D. B. (eds.). *Cosmetic Laser Surgery: a practitioner's guide*. 2. ed. New York: Wiley-Liss, 1999. p. 289-303.

28. KHATRI, K. A.; ROSS, V.; GREVELINK, J. M.; MAGRO, C. M.; ANDERSON, R. R. Comparison of erbium:YAG and carbon dioxide lasers in resurfacing of facial rhytides. *Arch. Dermatol.*, v. 135, p. 391-397, 1999.

29. LAPIDOTH, M.; AHARONOWITZ, G. Tattoo removal among Ethiopian Jews in Israel: tradition faces technology. *J. Am. Acad. Dermatol.*, v. 51, n. 6, p. 906-907, Dec. 2004.

30. ALSTER, T. S. Clinical and histologic evaluation of six erbium:YAG lasers for cutaneous resurfacing. *Lasers Surg. Med.*, v. 24, p. 87-92, 1999.

31. MACEDO, O. R.; ALSTER, T. S. Laser treatment of darker skin tones: a practical approach. *Dermatologic Therapy*, v. 13, p. 114-126, 2000.

32. Photomodulation for rejuvenation using LED. *J. American Academy of Dermatology*, v. 52, issue 3, p. 209, Mar. 2005.

33. *J. Cosmet. Laser Ther.*, v. 7, n. 3-4, p. 196-200, 2005. (1476-4172)

34. WEISS, R. A.; MCDANIEL, D. H.; GERONEMUS, R. G. et al. Clinical experience with light-emitting diode (LED) photomodulation. *Dermatol. Surg.*, v. 31, 9 Pt 2, p. 1199-1205, Sep. 2005.

35. Methylaminolevulinate-photodynamic therapy for treatment of inflammatory acne vulgaris – Brazilian experience. *J. American Academy of Dermatology*, v. 58, issue 2, p. AB-16, Feb. 2008.

36. Rejuvenation with methylaminolevulinate-photodynamic therapy – Brazilian experience. *J. American Academy of Dermatology*, v. 58, issue 2, p. AB-138, Fev. 2008.

LEITURA COMPLEMENTAR

BABILAS, P.; KARRER, S.; SIDOROFF, A.; LANDTHALER, M.; SZEIMIES, R. M. Photodynamic therapy in dermatology – an update. *Photodermatol. Photoimmunol. Photomed.*, v. 21, n. 3, p. 142-149, Jun. 2005.

CAPÍTULO 64

Rejuvenescimento Cutâneo não Ablativo

Ruth Graf ◆ Daniele Pace

SUMÁRIO

Lasers fracionados não ablativos foram desenvolvidos para rejuvenescimento cutâneo semelhante ao do *laser* de dióxido de carbono (CO_2), sem os inconvenientes e o pós-operatório deste. O princípio do *laser* fracionado é poupar áreas de pele sãs entre as áreas tratadas, facilitando e promovendo uma cicatrização mais rápida a partir das áreas poupadas. O *resurfacing* fracionado não ablativo apresenta bons resultados para o tratamento de rugas finas a moderadas e outros sinais do fotoenvelhecimento cutâneo. Outras indicações são cicatrizes atróficas, cicatrizes de acne e cicatrizes cirúrgicas e há relatos da eficácia no melasma. O tempo de recuperação é rápido, mas os resultados são inferiores aos obtidos com os tratamentos ablativos.

HOT TOPICS

- Aplicação de tretinoína e alfa-hidroxiácidos diminui a intensidade das rugas e aumenta a quantidade de colágeno tipo I na derme papilar.
- O *laser* de érbio ítrio alumínio granada (Er:YAG, *erbium-doped yttrium aluminium garnet*) emite luz infravermelha com comprimento de onda de 2.940nm.
- A água é o cromóforo mais abundante da pele (70% do total).
- Os *lasers* de neodímio ítrio alumínio granada (Nd:YAG, *neodymium-doped yttrium aluminium garnet*) 1.320nm, de diodo 1.450nm e de Er:*glass* 1.540nm são capazes de estimular fibroblastos na derme papilar e reticular.
- Parâmetros usados no Nd:YAG: fluência de 22 a 27J/cm², *cooling* entre 20 e 30ms e intervalo entre os pulsos de 30 a 40ms.
- Parâmetros usados no Nd:YAG 1.320nm para fotorrejuvenescimento: fluência de 23J/cm², *cooling* de 20ms e intervalo entre os pulsos de 30ms.
- Luz infravermelha ocasiona aumento na temperatura da derme e promove desnaturação, contração imediata, remodelação e estimulação a longo prazo do colágeno.
- A luz infravermelha possui espectro de absorção pela água de 1.100 a 1.800nm.
- O infravermelho promove um aquecimento de 1 a 2,5mm abaixo da superfície da pele.
- A utilização de *lasers* não ablativos, de luz intensa pulsada e de luz infravermelha é uma alternativa não agressiva para tratamento do fotoenvelhecimento cutâneo.

INTRODUÇÃO

O conceito de rejuvenescer pele fotodanificada é um dos tópicos mais discutidos e estudados

978-85-7241-919-2

entre dermatologistas e cirurgiões plásticos, até mesmo entre a população em geral. Aqueles que trabalham na área estética sabem dos diversos pedidos diários para melhorar textura, cor, tamanho dos poros, telangiectasias e rugas. Os métodos tradicionais têm sido aperfeiçoados e melhorados na tentativa de obter um resultado natural sem a necessidade de longo período de recuperação após a aplicação[1].

Muitos tratamentos têm sido desenvolvidos para melhorar a aparência e a saúde da pele envelhecida. Entre eles estão vários agentes tópicos como ácido glicólico[2], retinoides[3,4], ácido ascórbico[5] e uma variedade de agentes de *peeling* químico[6], dermabrasão[7], microdermabrasão e *resurfacing* com *laser*[8-13]. A maior desvantagem dos tratamentos invasivos é a necessidade de um período de recuperação após procedimentos como o *resurfacing* com *laser*. Além do mais, cicatrizes inestéticas têm sido reportadas em cada um dos métodos invasivos. A queda da barreira epidérmica torna o paciente suscetível a complicações como infecção, cicatrizes e alteração da pigmentação, além de necessitar de maior tempo e cuidados especiais para a recuperação da pele[1,14,15].

O mecanismo de ação para melhora das rugas faciais através da ablação cutânea é provavelmente decorrente da remodelação dérmica e da cicatrização tecidual de longa duração. Essa cicatrização, incluindo a síntese de colágeno dérmico, tem sido documentada como um importante mecanismo de ação tanto para dermabrasão[13,16] quanto para *peelings* químicos[17]. Estudos histológicos com o *resurfacing* com *laser* de CO_2[3,8,16] identificaram similaridades na cicatrização e na síntese de colágeno comparadas à dermabrasão e aos *peelings* químicos e, portanto, as três modalidades devem ter o mesmo mecanismo de ação. Resposta dérmica de cicatrização também pode ser provocada através de modalidades não ablativas. Alguns estudos mostram que a aplicação tópica de tretinoína e alfa-hidroxiácidos diminui a intensidade das rugas e aumenta a quantidade de colágeno tipo I na derme papilar[2,18,19].

O *resurfacing* de pele facial mais realizado até 2004 é o que se utilizava do *laser* de CO_2, de alta energia e pulsação de curta duração.

Embora o resultado precoce e tardio nas rugas e a qualidade da pele possam ser muito evidentes, o *laser* de CO_2 tem significativa morbidade, principalmente quando utilizado por médicos pouco experientes. A curto prazo, o problema mais comum é a persistência da hiperemia por longos períodos, sendo seguida a médio prazo por hiperpigmentação temporária e a longo prazo por hipopigmentação permanente, a qual se torna evidente geralmente após seis meses, quando cede a hiperemia. No entanto, a morbidade e os efeitos colaterais causados por esse método têm estimulado a procura de métodos alternativos de remodelação cutânea[10,15,20].

O *laser* de Er:YAG, lançado comercialmente em 1996, emite luz infravermelha com comprimento de onda de 2.940nm, o qual corresponde ao pico de absorção da água, que é o cromóforo mais abundante da pele, compreendendo cerca de 70% do volume total, sendo, então, de 12 a 18 vezes mais absorvido pelo tecido cutâneo que o *laser* de CO_2. Essa característica torna seu efeito no tecido basicamente fotomecânico, causando ablação com pouca necrose coagulativa do tecido. Já o efeito do *laser* de CO_2 é basicamente fototérmico, pois, além da ablação tecidual, provoca importante necrose coagulativa do tecido, causando imediata e visível contração tecidual por dano térmico do colágeno[8,20-22].

LASERS NÃO ABLATIVOS

Fotoenvelhecimento é o resultado de exposição crônica à luz ultravioleta, induzindo não só alterações dérmicas características, mas também epidérmicas. Os sinais visíveis de fotoenvelhecimento são caracterizados pelo adelgaçamento da epiderme e derme, textura cutânea áspera, rugas, alterações pigmentares, telangiectasias e em alguns casos queratoses actínicas e malignidades epidérmicas. O aspecto clínico da pele fotoenvelhecida é mais do que apenas rugas. Consequentemente, tratamentos que focalizam apenas a melhora das rugas irão por natureza produzir resultados limitados. Por outro lado, um tratamento que seja capaz de melhorar cada um dos componentes do fotoenvelhecimento cutâneo terá resultado visível mais efetivo[1].

O interesse pelo desenvolvimento de métodos não invasivos e não ablativos que efetivamente melhoram a aparência da pele envelhecida, sem a necessidade de tirar o paciente de sua rotina, tem aumentado muito.

Recentemente, um *laser* de 1.320nm mostrou promessa de tratamento não ablativo de rugas[23,24]. Ainda, o *pulsed dye laser* tem sido usado para tratar rugas faciais selecionadas, porém, a incidência de púrpura após a aplicação é um efeito adverso limitante[25,26]. Eletrocirurgia tem sido usada para melhorar rugas, como método não ablativo[27]. Um método que utiliza luz não coerente, filtrada, emitindo luz de banda larga demonstrou ser muito eficaz no tratamento de uma variedade de lesões vasculares e pigmentares[1,28].

Atualmente, têm-se utilizado *laser* e luz intensa pulsada com a finalidade de estimular a camada dérmica. Esses sistemas interagem com o cromóforo específico localizado na região dérmica, causando reação tecidual cicatricial inespecífica neste local devido ao aquecimento, resultando no aumento da produção de colágeno. Ao associar métodos de resfriamento de contato a esses equipamentos, a epiderme é poupada da ação do *laser*, concentrada na camada dérmica.

Os equipamentos de ondas altas, acima de 1.064nm, têm se mostrado mais efetivos por apresentarem pequena interação com os cromóforos hemoglobina e melanina e grande com a água. Para intensificar a ação nas camadas dérmicas, realiza-se resfriamento epidérmico antes, durante ou depois da emissão do *laser*. O nível de profundidade de ação dérmica está na dependência de como se faz esse resfriamento. Os *lasers* de Nd:YAG 1.320nm, de diodo 1.450nm e de Er:*glass* 1.540nm têm-se mostrado capazes de estimular fibroblastos na derme papilar e reticular.

O *laser* de Nd:YAG 1.320nm apresenta capacidade única de dispersão horizontal, além de causar dano dérmico significativo se aplicado em altas fluências[23]. Essa característica tem potencial importante para provocar lesão epidérmica, mas foi desenvolvido um sistema de resfriamento por *spray* pré ou pós-emissão do *laser*, com a finalidade de poupar a epiderme. Quando se resfria antes da emissão do *laser*, a ação se faz preferencialmente a 150μm a 450μm de profundidade,

porém, com o resfriamento pós-*laser* esta ação se faz mais intensamente a 150μm de profundidade. Ao superficializar esse aquecimento na derme e com a consequente modificação do colágeno, esses efeitos da remodelação dérmica são mais perceptíveis na superfície epidérmica. Em ambas as situações, a epiderme é protegida pelo resfriamento que diminui em 20°C a sua temperatura, o que não ocorre na derme, que sofre aquecimento após a emissão do *laser*, controlada pela leitura da temperatura através de radiômetro e ajuste adequado da fluência. O aquecimento provoca uma lesão térmica seletiva na derme papilar e reticular superficial, ativando os fibroblastos e a neoformação de colágeno e de material matricial extracelular neste nível. Observam-se, clinicamente, melhora da elasticidade cutânea e redução das rugas na área tratada (Fig. 65.1). As alterações histológicas nem sempre se correlacionam com as clínicas, aparecendo em maior intensidade. Os resultados iniciais com o Nd:YAG 1.320nm foram desapontadores, demonstrando resposta clínica discreta apenas em casos de rugas mais graves, efeitos adversos indesejáveis e alterações histológicas insignificantes. Em um estudo realizado por Menaker em 1999, dez pacientes com idades variando entre 40 e 70 anos receberam tratamento com esse *laser* nas rugas periorbitais e na região retroauricular. O seguimento foi de três meses, com análise histológica pré e pós-aplicação. Apenas quatro pacientes apresentaram algum grau de melhora clínica e, destes, três demonstraram aumento no colágeno dérmico. Entre as complicações ocorreram três casos de hiperpigmentação e três de cicatrizes deprimidas. O autor concluiu que esse *laser* apresentava potencial para complicações com resultados insatisfatórios, sugerindo novos estudos até que fosse utilizado rotineiramente[24]. Entretanto, outros autores apresentaram resultados mais promissores, clínica e histologicamente, com mudança de parâmetros de aplicação e número de sessões, além de seguimento mais longo. Goldberg publicou dois estudos utilizando o *laser* de Nd:YAG 1.320nm em 1999 e outro um ano depois. No primeiro, tratou dez pacientes com peles de tipos I e II e rugas das classes I a III de Glogau em quatro sessões. Obteve

978-85-7241-919-2

melhora clínica em oito pacientes e evidência de alterações histopatológicas em todos os casos, sem qualquer complicação relatada. O seguimento foi de seis meses[23]. Posteriormente, o mesmo autor tratou mais dez pacientes com peles de tipos II e II e rugas de classes I e II de Glogau, com seguimento também de seis meses. Obteve melhora clínica em todos os pacientes, assim como evidência histológica de neoformação de colágeno. Não foram relatadas complicações[29].

Com base nesses fatos, a luz intensa pulsada tem sido utilizada no tratamento do fotoenvelhecimento, apresentando resultados no tratamento de rugas superficiais e também em eritema cutâneo, telangiectasias e alterações pigmentares da pele. Diferentes protocolos foram avaliados, variando a fluência, a quantidade de pulsos, o intervalo de pulsos e os filtros, assim como o número de sessões[1,29]. Em um estudo realizado por Bitter, em 2000, foram tratados 49 pacientes com graus diferentes de fotoenvelhecimento. O grau de satisfação foi elevado (88%) com efeitos adversos temporários, com edema e eritema em alguns casos. Nenhum caso de hiper ou hipopigmentação prolongada ou cicatrizes inestéticas foi relatado. Foram realizadas cinco ou mais sessões. A alteração histológica provocada por esse método demonstrou importante neoformação de colágeno não apenas em derme papilar, mas através de toda a espessura da derme reticular[29].

Os efeitos de deposição e remodelação de colágeno, provocados por métodos não ablativos, não são tão evidentes quanto aqueles observados em abordagens mais destrutivas, ablativas. Portanto, o método não ablativo é indicado para aqueles pacientes que não querem perder qualquer período de suas atividades rotineiras, mas ao mesmo tempo desejam melhorar a qualidade da pele fotodanificada. Essa técnica também tem indicação restrita para pacientes com extensas

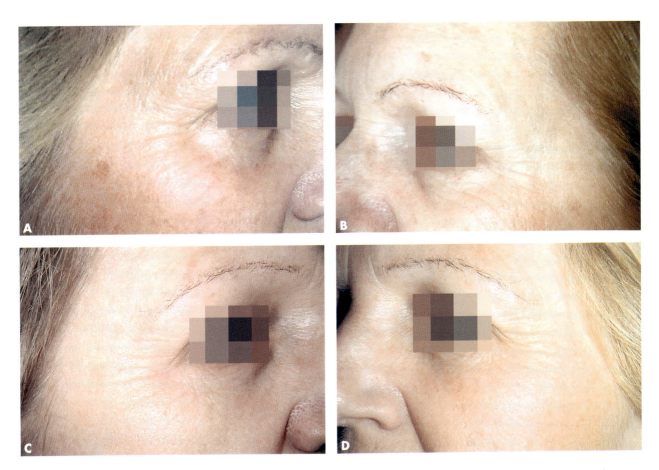

Figura 65.1 – (*A* e *B*) Paciente de 50 anos de idade, sexo feminino, portadora de rugas periorbitais e fotoenvelhecimento cutâneo. (*C* e *D*) Mesma paciente após oito sessões de *laser* subablativo (*laser* de neodímio ítrio alumínio granada de 1.320nm).

alterações pigmentares epidérmicas induzidas pelo sol e para estas alterações a melhor indicação seria um método ablativo ou um *laser* específico para pigmentos[23].

Foi realizado um estudo comparando a luz intensa pulsada com diferentes filtros e o *laser* de Nd:YAG 1.064nm. Foram tratados 15 pacientes com rugas periorais e peles de tipos II e III, recebendo de três a cinco sessões com intervalos de duas semanas. Goldberg obteve melhora relativa em todos os pacientes, sem diferença estatística entre os grupos da luz intensa pulsada e do *laser* de Nd:YAG. O seguimento foi de seis meses após o término do tratamento. Ambas as modalidades apresentaram resultados limitados, porém satisfatórios, mas o *laser* de Nd:YAG apresentou melhor tolerabilidade na aplicação, com menor incidência de efeitos adversos como crostas e eritema[30].

Os parâmetros regularmente usados para o Nd:YAG são: fluência de 22 a 27 J/cm², *cooling* entre 20 e 30ms, intervalo entre os pulsos de 30 e 40ms e o teste da temperatura deve estar acima de 40°C, o que equivale a um aumento de até 70°C na derme, com o objetivo de estímulo de colágeno a este nível.

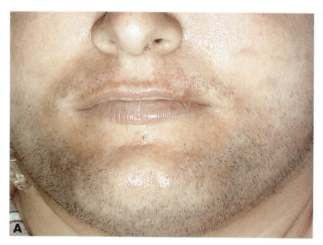
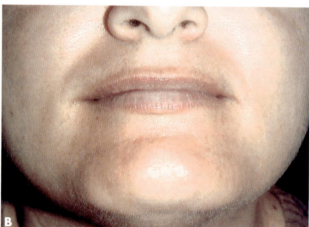

Figura 65.2 – (*A*) Paciente de 23 anos de idade, sexo feminino, portadora de hirsutismo e pele danificada. (*B*) Mesma paciente, após cinco sessões de epilação com aplicação de *laser* de diodo, observando-se melhora da textura da pele com a eliminação dos pelos.

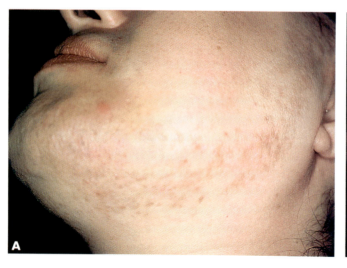
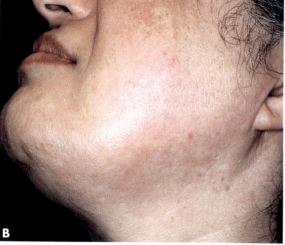

Figura 65.3 – (*A*) Paciente de 26 anos de idade, sexo feminino, portadora de hirsutismo. (*B*) Mesma paciente, após seis sessões de epilação com aplicação de luz intensa pulsada, observando-se melhora da textura da pele com a eliminação dos pelos.

Com base nos estudo mais recentes, podemos usar o *laser* de Nd:YAG 1.320nm para o rejuvenescimento facial e para o tratamento de estrias com o objetivo de remodelação e estímulo do colágeno nos seguintes parâmetros: fluência em torno de 23J/cm^2, *cooling* de 20ms, intervalo entre os pulsos de 30ms e teste de temperatura acima de 40°C.

Em análise retrospectiva observou-se em pacientes que se encontravam em tratamento de hirsutismo e hipertricose a melhora da textura da pele, como pode ser visto na Figura 65.2, com o uso do *laser* de diodo, após cinco sessões, e com o uso de luz intensa pulsada na Figura 65.3, após seis sessões.

Na Figura 65.4, pode-se observar a melhora da textura da pele e das telangiectasias com o uso de luz intensa pulsada, após duas sessões.

TRATAMENTO DA FLACIDEZ FACIAL COM LUZ INFRAVERMELHA

O Titan® é uma tecnologia com luz infravermelha desenvolvida para promover efeito de contração na pele. Seu mecanismo de ação é o aumento da temperatura da derme e a promoção de desnaturação e remodelação do colágeno[31]. O aquecimento da derme com Titan® ocorre 1 a 2,5mm abaixo da superfície da pele, com aumento progressivo e uniforme da temperatura, independentemente das estruturas da derme, como espessura e camadas de gordura. A luz infravermelha possui um espectro de absorção pela água de 1.100nm a 1.800nm. Esse comprimento de absorção promove o aquecimento somente da

978-85-7241-919-2

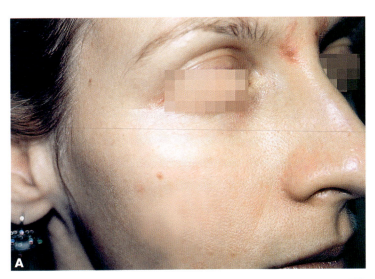

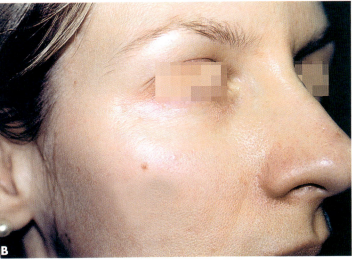

Figura 65.4 – (*A*) Paciente de 22 anos de idade, sexo feminino, portadora de lesões acneicas e telangiectásicas de face. (*B*) Mesma paciente, após duas sessões de aplicação de luz intensa pulsada, com filtro 550, apresentando melhora das telangiectasias, da textura da pele e do processo inflamatório cutâneo.

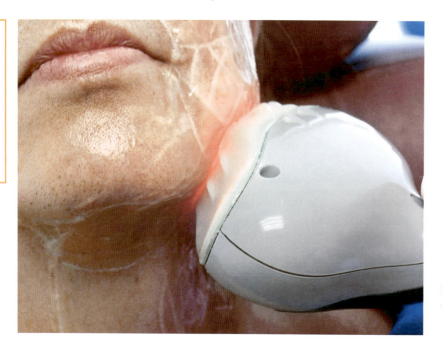

Figura 65.5 – Aplicação da luz infravermelha.

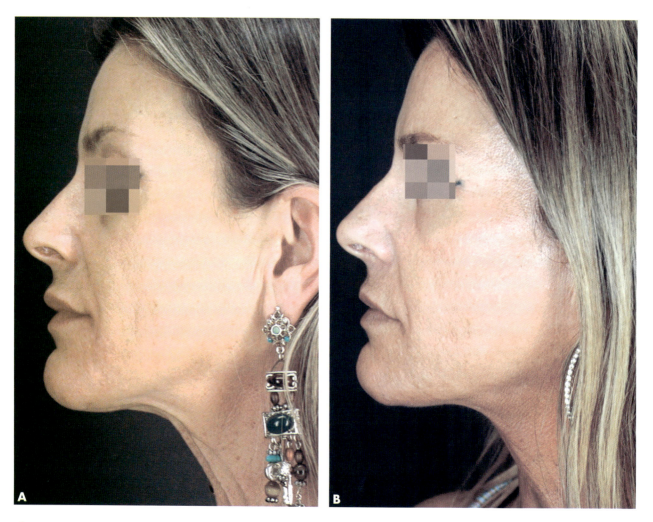

Figura 65.6 – (*A*) Paciente com 47 anos de idade, com flacidez na região mentoniana e no pescoço. Perfil lateral. (*B*) Mesma paciente, após duas sessões de luz infravermelha na região mentoniana e no pescoço. Vista lateral. Note a melhora da flacidez nessa região.

derme, deixando a epiderme intacta e favorecendo segurança maior quanto a queimaduras.

Os objetivos da luz infravermelha são a contração imediata do colágeno e a estimulação a longo prazo da remodelação do colágeno[32].

Durante a aplicação da luz infravermelha (Titan®), o aparelho é colocado em contato com a pele, promove inicialmente o pré-resfriamento desta, exposição à luz infravermelha e pós-resfriamento de 2s novamente para proteger a pele (Fig. 65.5). Todo esse processo leva aproximadamente 7s e é ajustado automaticamente com base na seleção de energia. Esse calor sustentado e uniforme provoca a contração do colágeno.

A quantidade de energia aplicada em determinada área é medida em J/cm^2. O ajuste é baseado no local tratado e na tolerância do paciente.

A abordagem para tratamento da flacidez facial consiste em duas a quatro passadas de exposições adjacentes. Densidades de energia de 34 a 46J/cm^2 são normalmente usadas sobre áreas de tecido flexível, como bochechas e área submentoniana. A densidade de energia deve ser reduzida aproximadamente 10 a 15% sobre ossos e pele fina, como na testa. Normalmente, são realizados de dois a três tratamentos com intervalos mensais. Compressas de gelo devem ser colocadas imediatamente após o tratamento, pois resfriam e acalmam a pele (Fig. 65.6).

A utilização de *lasers* não ablativos, da luz intensa pulsada e da luz infravermelha tem nos oferecido uma alternativa não agressiva para o rejuvenescimento facial em pacientes que têm a opção de ter um período de pós-aplicação que permita a sua volta às atividades normais, imediatamente após o tratamento. Assim, a melhor utilização de todos os modos não invasivos de remodelação de colágeno e melhora da textura cutânea estão ao alcance do profissional que deseja desenvolver um regime ambulatorial para o paciente com a pele fotoenvelhecida.

QUESTÕES

1. Qual é a função da tretinoína e dos hidroxiácidos na preparação da pele para o *laser* não ablativo?

2. Quais os principais tipos de *laser* que promovem rejuvenescimento cutâneo não ablativo?

3. Qual é a função dos *lasers* Nd:YAG?

4. Qual é o mecanismo de ação do *laser* não ablativo no rejuvenescimento cutâneo?

5. Qual é a ação da luz infravermelha no rejuvenescimento cutâneo?

REFERÊNCIAS

1. ALSTER, T. Clinical and histologic evaluation of six Erbium:YAG lasers for cutaneous resurfacing. *Lasers Surg. Med.*, v. 24, p. 87-92, 1999.

2. BITTER, P. H. Noninvasive rejuvenation of photodamaged skin using serial, full-face intense pulsed light treatments. *Dermatol. Surg.*, v. 26, n. 9, p. 835-843, 2000.

3. COTTON, J.; HOOD, A. F.; GONIN, R. M. Histologic evaluation of preauricular and postauricular human skin after high-energy, short-pulse dioxide laser. *Arch. Dermatol.*, v. 132, p. 425, 1996.

4. DARR, D.; DUSNTON, S.; FAUST, H. Effectiveness of antioxidants (vitamin C and E) with and without sunscreens as topical photo-protectants. *Acta. Derm. Venereol.*, v. 176, p. 264-268, 1996.

5. DITRE, L. M.; GRIFFIN, T. D.; MURPHY, G. F. The effects of alpha hydroxy acids (AHAS) on photoaged skin: a pilot clinical, histological and ultrastructural study. *J. Am. Acad. Dermatol.*, v. 34, p. 187-195, 1996.

6. FITZPATRICK, R. E.; GOLDMAN, M. P.; SOTUR, N. M. Pulsed carbon dioxide laser resurfacing of photoaged skin. *Arch. Dermatol.*, v. 132, p. 395-403, 1996.

7. FITZPATRICK, R. E.; GERONEMUS, R. G.; GREVELINK, J. M. The incidence of adverse healing reactions occurring with ultrapulse CO_2 resurfacing during a multicenter study. *Lasers Surg. Med.*, v. 8, p. 34, suppl. 1996.

8. FITZPATRICK, R. E.; TOPE, W. D.; GOLDMAN, M. P. Pulsed carbon dioxide laser, trichloroacetic acid, Baker-Gordon phenol and dermabrasion: a comparative clinical and histologic study of cutaneous resurfacing in a porcine model. *Arch. Dermatol.*, v. 132, p. 469, 1996.

9. GLOGAU, R. G.; MATARASSO, S. L. Chemical peels: trichloroacetic acid and phenol. *Dermatol. Clin.*, v. 13, p. 263-276, 1995.

10. GOLDBERG, D. J. Non-ablative subsurface remodeling: clinical and histologic evaluation of a 1320 nm Nd:YAG laser. *J. Cutan. Laser Ther.*, v. 1, p. 153-157, 1999.

11. GOLDBERG, D. J. Full-face nonablative dermal remodeling with a 1320 nm Nd:YAG laser. *Dermatol. Surg.*, v. 26, n. 10, p. 915-918, 2000.

12. GOLDBERG, D. J. Nonablative improvement of superficial rhytides with intense pulsed light. *Lasers Surg. Med.*, v. 26, n. 2, p. 196-200, 2000.

13. GOLDBERG, D. J.; SAMADY, J. A. Intense pulsed light and Nd:YAG laser non-ablative treatment of facial rhytids. *Lasers Surg. Med.*, v. 28, n. 2, p. 141-144, 2001.

14. GOLDMAN, M. P.; FITZPATRICK, R. E.; SMITH, S. S. Resurfacing complications and their management. In: COLEMAN, W. P.; LAWRENCE, N. (eds.). *Laser Resurfacing*. Baltimore: William & Williams, 1997.

15. GOLDMAN, M. P. Treatment of benign vascular lesions with the Photoderm VL high intensity pulsed light source. *Adv. Dermatol.*, v. 13, p. 503-521, 1998.

16. GRAF, R. M.; BERNARDES, A.; AUERSVALD, A.; NORONHA, L. Full face resurfacing and rhytidectomy. *Aesth. Plast. Surg.*, v. 23, p. 101-106, 1999.

17. GRAF, R. M.; RIBAS, J. M.; MALAFAIA, O.; GRAF, C. M.; RIBEIRO, L. L.; DAMASIO, R. C. C. Estudo comparativo da influência da aplicação de laser de Er:YAG na sobrevivência de retalho cutâneo dorsal em ratos. *Acta Cir. Bras. (São Paulo)*, v. 4, supl. 2, p. 40, 1999.

18. KILMER, S. L.; CHOTZEN, V. A. Pulse dye laser treatment of rhytides. *Lasers Surg. Med.*, v. 19, n. 9, p. 194, 1997.

19. KLIGMAN, A. M.; GROVE, G. L.; HIROSE, R. Topical retinoic acid for photoaged skin. *J. Am. Acad. Dermatol.*, v. 15, p. 836-859, 1986.

20. LASK, G. P. Nonablative laser treatment of facial rhytides. *Cosmetic Laser Surgery*.

21. LOWE, N. J.; LASK, G.; GRIFFIN, M. E. Skin resurfacing with the ultrapulse carbon dioxide laser: observations on 100 patients. *Dematol. Surg.*, v. 21, p. 1025-1029, 1995.

22. MCDANIEL, D. H.; ASH, K.; LORD, J. The erbium:YAG laser: a review and preliminary report on resurfacing of the face, neck and hands. *Aesthetic Surg. J.*, v. 17, p. 157, 1997.

23. MENAKER, G. M. et al. Treatment of facial rhytids with a nonablative laser: a clinical and histologic study. *Dermatol. Surg.*, v. 25, n. 6, p. 440-444, 1999.

24. NELSON, B. R.; MAJMUDAR, G.; GRIFFITHS, C. E. Clinical improvement following dermabrasion of photoaged skin correlates with synthesis of collagen I. *Arch. Dermatol.*, v. 130, p. 1136, 1994.

25. NELSON, B. R.; METZ, R. D.; MAJMUDAR, G. A comparison of wire brush and diamond fraise superficial dermabrasion for photoaged skin: a clinical, immunohistologic and biochemical study. *J. Am. Acad. Dermatol.*, v. 34, p. 235, 1996.

26. NELSON, B. R.; FADER, D. J.; GILLARD, M. Pilot histologic and ultrastructural study of the effects of medium-depth chemical facial peels on dermal collagen in patients with actinically damaged skin. *J. Am. Acad. Dermatol.*, v. 32, p. 472, 1996.

27. WEINSTEIN, C. Computerized scanning Erbium:YAG laser for skin resurfacing. *Dermatol. Surg.*, v. 24, p. 83-89, 1998.

28. WEISS, J. S.; ELLIS, C. N.; HEADINGTON, J. T. et al. Topical retinoic acid in the treatment of aging skin. *J. Am. Acad. Dermatol.*, v. 1988; 19:169-175.

29. WINTON, G. R.; SALASCHE, S. J. Dermabrasion of the scalp as a treatment for actinic damage. *J. Am. Acad. Dermatol.*, v. 14, p. 661-668, 1986.

30. ZACHARY, C. B. Electro surgical skin resurfacing. In: CONTROVERSIES AND CONVERSATIONS IN CUTANEOUS LASER SURGERY, 1999. Napa, CA. *Presented at Controversies and Conversations in Cutaneous Laser Surgery*, Aug. 1999.

31. ESPARZA, J. R. Near painless, nonablative, immediate skin contraction induced by low-fluence irradiation with new infrared device: a report of 25 patients. *Dermatol. Surg.*, v. 32, p. 601-610, 2006.

32. ZELICKSON, B.; ROSS, V.; KIST, D.; COUNTERS, J.; DAVENPORT, S.; SPOONER, G. Ultrastructural effects of an infrared hand piece on forehead and abdominal skin. *Dermatol. Surg.*, v. 32, p. 897-901, 2006.

33. ZELICKSON, B. D.; KILMER, S. L.; BERNSTEIN, E. Pulsed dye laser for sun damaged skin. *Lasers Surg. Med.*, v. 25, p. 229-236, 1999.

LEITURA COMPLEMENTAR

GRAF, R. M. *Estudo da Contração Cutânea Após o Uso do Laser de Erbium:YAG em Dorso de Ratos*. Curitiba: FEPAR, 2000. Dissertação (Mestrado em Princípios da Cirurgia) – Faculdade Evangélica de Medicina do Paraná.

GRIFFITHS, C. E. M.; RUSSMAN, N. A.; MAJMUDAR, G. Restoration of collagen formation in photoaged human skin by tretinoin (retinoic acid). *N. Engl. J. Med.*, v. 329, p. 530, 1993.

ZELICKSON, B. D.; KILMER, S. L.; BERNSTEIN, E. Pulsed dye laser for sun damaged skin. *Lasers Surg. Med.*, v. 25, p. 229-236, 1999.

Laser em Baixa Intensidade

Martha Simões Ribeiro ♦ Daniela de Fátima Teixeira da Silva
Silvia Cristina Núñez ♦ Denise Maria Zezell

SUMÁRIO

Nas áreas da saúde, as aplicações do *laser* mais estudadas são aquelas determinadas pelos efeitos térmicos (quando a energia absorvida se transforma subsequentemente em calor), devido à possibilidade de emissão de altas potências para coagular, vaporizar ou ablacionar tecidos biológicos. Sabe-se hoje em dia que a exposição de um corpo ou tecido à radiação *laser* em baixa intensidade, com densidade de potência de alguns mW/cm^2, exclui a possibilidade da manifestação dos efeitos térmicos. Essa terapia com *lasers* emitindo baixas intensidades é responsável pelos efeitos não térmicos (efeitos fotofísicos, fotoquímicos e fotobiológicos), constituindo-se num tratamento a *laser* no qual a intensidade utilizada é baixa o bastante para que a temperatura do tecido tratado não ultrapasse 37,5°C. O sucesso da terapia com *lasers* de baixa potência ou *lasers* operando em baixa intensidade depende de uma conjunção de fatores que englobam características individuais, como a condição clínica a ser tratada e as características do tecido-alvo, e fatores gerais relacionados à dosimetria da luz. Este capítulo abordará duas fototerapias com o *laser* em baixa intensidade na estética: a fototerapia com *lasers* em baixa intensidade, em que estudos *in vitro*, *in vivo* e clínicos sugerem efeitos biomodulatórios obtidos com o *laser*, e a terapia fotodinâmica antimicrobiana, em

que uma molécula exógena absorvedora de luz (algumas vezes endógena, como a porfirina) conduz a uma resposta fototóxica, normalmente via dano oxidativo.

HOT TOPICS

- A fototerapia com *lasers* em baixa intensidade estimula a atividade celular, conduz a liberação de fatores de crescimento por macrófagos, a proliferação de queratinócitos, o aumento de população e desgranulação de mastócitos e a angiogênese.
- A fototerapia com *lasers* de baixa potência não é decorrente de efeitos térmicos, e sim de efeitos não térmicos (efeitos fotoquímicos, fotofísicos e fotobiológicos).
- O regime do *laser* pode ser pulsado, em que a potência varia entre um valor máximo e zero, de forma que a potência média é que é significante para o cálculo da dose.
- *Lasers* contínuos apresentam potência constante igual à potência média.
- Densidade de potência, intensidade ou taxa de fluência é a potência de saída de luz por unidade de área – medida em W/cm^2.
- Densidade de energia, exposição radiante, dose ou fluência é a quantidade de energia por unidade de área transferida à matéria – medida em J/cm^2.

- Terapia fotodinâmica é a modalidade de fototerapia em que três fatores atuam concomitantemente: o fotossensibilizador (corante), a fonte de luz e o oxigênio.
- A eficiência da terapia fotodinâmica depende da seletividade e da capacidade de retenção do fotossensibilizador pela célula, da intensidade da radiação, da eficiência da absorção de fótons ativadores, da eficiência da transferência de energia de excitação e do efeito oxidante na molécula fotossensibilizadora.
- O oxigênio singleto é um poderoso agente oxidante e altamente tóxico para as células.
- A escolha da dosimetria apropriada à terapia fotodinâmica depende da condição do tecido, das condições do paciente (idade, estado de saúde) e do diagnóstico clínico.

INTRODUÇÃO

A fototerapia com *lasers* em baixa intensidade (LILT, *low-intensity laser therapy*) entrou no arsenal da medicina moderna como um componente eficiente para auxiliar no tratamento de um grande número de enfermidades, como feridas e úlceras indolentes, úlceras de estômago e duodeno, situações pós-cirúrgicas, contusões, artrite crônica, dermatose, isquemia, dor crônica, entre outras.

O uso dessa terapia nas áreas biomédicas é um tópico relativamente recente, constituindo-se num campo de pesquisa a ser explorado e que levará ainda muitos anos para que seus mecanismos de ação sejam completamente esclarecidos. Os primeiros estudos sobre os efeitos da LILT em cicatrização datam de aproximadamente 40 anos atrás. Desde então, um grande número de estudos é realizado *in vitro* e *in vivo*, em animais e humanos, mas as informações obtidas ainda permanecem discordantes, principalmente em razão da falta de um protocolo comum de pesquisa e da adoção de modelos e métodos que não são frequentemente reprodutíveis.

Na metade da década de 1970, iniciou-se o emprego da LILT na medicina estética, e atualmente vários artigos podem ser encontrados na literatura para o tratamento de queimaduras, queloides, cicatrizes hipertróficas, alopecia, acnes, celulite e estrias.

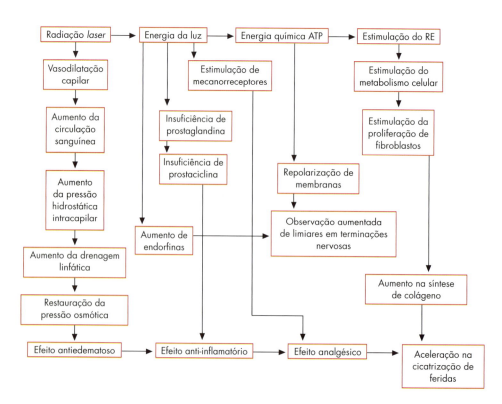

Figura 66.1 – Efeitos atribuídos à fototerapia com *lasers* em baixa intensidade. ATP = trifosfato de adenosina; RE = retículo endoplasmático.

No caso da cicatrização de uma queimadura ou de uma úlcera de pele, por exemplo, o produto final no processo de reparação deve ser uma ferida cicatrizada. Para entender como a radiação *laser* em baixa intensidade atua nesse processo, é necessário conhecer a estrutura normal dos tecidos envolvidos na lesão e os estágios envolvidos no reparo destes tecidos.

Os efeitos da LILT nos eventos celulares, que ocorrem durante a cicatrização de feridas da pele, são importantes no entendimento dos mecanismos que agem neste processo. Entre os efeitos da LILT, podem-se citar o estímulo à atividade celular, conduzindo à liberação de fatores de crescimento por macrófagos, proliferação de queratinócitos, aumento da população e desgranulação de mastócitos e angiogênese. Esses efeitos podem provocar aceleração no processo de cicatrização de feridas. Essa aceleração é devida, em parte, à redução na duração da inflamação aguda, resultando em uma entrada mais rápida no estágio proliferativo de reparo, quando o tecido de granulação é produzido. A Figura 66.1 resume a interação, para efeitos biomodulatórios, da radiação *laser* em baixa intensidade com o tecido.

MECANISMOS DE INTERAÇÃO

A LILT não se baseia em aquecimento, ou seja, a energia dos fótons absorvidos não é transformada em calor. Nesse caso, a energia absorvida é utilizada para produzir efeitos fotoquímicos, fotofísicos e/ou fotobiológicos nas células e no tecido.

Quando a luz administrada na dose adequada interage com as células ou o tecido, certas funções celulares poderão ser estimuladas. Esse efeito é particularmente evidente se a célula em questão tem a sua função debilitada. Trabalhos encontrados na literatura mostram que a LILT tem efeitos mais pronunciados sobre órgãos ou tecidos enfraquecidos, como em pacientes que sofrem algum tipo de desordem funcional. A celulite, por exemplo, caracteriza-se por debilidade no sistema venoso e capilar da circulação sanguínea e linfática. O dano ocorre no tecido subcutâneo e conduz a um fibroblasto anormal e resposta reticuloendotelial na área afetada, causando aumentada deposição de gordura nas células adiposas. Distúrbios no sistema capilar inibem a liberação de gordura e reduzem a circulação linfática causando, assim, mudanças no trofismo do tecido afetado. O tecido conectivo reage por meio da formação de micro e macronódulos, que posteriormente impedem a circulação linfática, causando fibrose intersticial em forma de rede. No tratamento da celulite, portanto, sugere-se que o efeito bioestimulador da LILT significantemente aumente a microcirculação sanguínea e linfática, reduza a dor e relaxe as fibras colágenas, se utilizada em doses adequadas.

Há três níveis possíveis nos quais vários aspectos da fototerapia podem ser considerados: níveis molecular, celular e orgânico. Em outras palavras, a absorção da luz por um fotoabsorvedor em uma célula conduz a mudanças físicas ou químicas nas moléculas ali presentes e, consequentemente, respostas biológicas positivas podem ser observadas. Por outro lado, dependendo da dose administrada, certas funções celulares podem ser inibidas, ao invés de estimuladas.

A absorção da radiação visível por um sistema biológico causa reação fotoquímica. Entretanto, a absorção de radiação emitida na região do infravermelho do espectro eletromagnético resulta em rotações e vibrações moleculares. Assim, não se espera que esse tipo de radiação cause mudanças químicas nas moléculas. Já que tanto a radiação visível como a infravermelha mostram ser benéficas nesse tipo de terapia e já que diferem drasticamente em suas propriedades fotoquímicas e fotofísicas, a literatura propõe dois modelos para explicar os efeitos produzidos por ambos os comprimentos de onda.

No modelo de Karu[1], a luz visível produz mudanças fotoquímicas em fotoabsorvedores das mitocôndrias, que alteram o metabolismo, conduzindo à transdução (processo de transferência de energia de um sistema para outro) do sinal a outras partes da célula (incluindo membranas), que finalmente conduzem à fotorresposta (biomodulação). Ao passo que a luz visível provavelmente inicie a cascata de eventos na cadeia respiratória das mitocôndrias, por eventos fotoquímicos (provavelmente a fotoativação de enzimas), o modelo de Smith sugere que, por

978-85-7241-919-2

causa das propriedades fotofísicas e fotoquímicas da radiação infravermelha, esta inicie a cascata de eventos metabólicos através de efeitos fotofísicos sobre as membranas (provavelmente nos canais Ca++), conduzindo à mesma resposta final. O modelo para a LILT, sugerido por Smith, é mostrado na Figura 66.2.

Em um artigo mais recente referente aos mecanismos de ação primários e secundários sobre células irradiadas com luz monocromática no intervalo do visível ao infravermelho do espectro eletromagnético, discute-se a enzima citocromo c oxidase como o possível fotoabsorvedor. Cinco mecanismos primários de ação são propostos como resultados da fotoexcitação de estados eletrônicos: mudanças nas propriedades redox dos componentes da cadeia respiratória após excitação, liberação de óxido nítrico (NO) do centro catalítico do citocromo c oxidase (ambas envolvem reações redox), formação de oxigênio singleto, aquecimento transitório local de cromóforos absorvedores e aumento da produção do ânion superóxido com aumento subsequente na concentração dos produtos de sua dismutação, H_2O_2 [envolvem a geração de espécies reativas de oxigênio (ERO)].

As primeiras mudanças físicas e/ou químicas induzidas pela luz nas moléculas fotoabsorvedoras são seguidas por uma cascata de reações bioquímicas na célula, que não precisam de posterior ativação de luz e que ocorrem no escuro (transdução do fotossinal e cadeias de amplificação). Essas reações são conectadas com mudanças nos parâmetros da homeostase celular.

Acredita-se que o ponto crucial seja uma alteração do estado redox celular: uma variação buscando oxidação é associada com estimulação da vitalidade celular e uma variação buscando redução é ligada à inibição. Células com pH mais baixo que o normal, em que o estado redox é alterado na direção reduzida, são consideradas mais sensíveis à ação estimuladora de luz que aquelas com os respectivos parâmetros sendo ótimos ou próximos de ótimo. Essa circunstância explica as possíveis variações nas magnitudes observadas com os efeitos da LILT.

A ação da luz sobre o estado redox de uma célula, via cadeia respiratória, também explica a diversidade dos efeitos obtidos com a LILT. Além de explicar muitas controvérsias, o mecanismo de regulação redox proposto pode ser um esclarecimento fundamental para alguns efeitos clínicos da radiação, por exemplo, os resultados positivos alcançados no tratamento de feridas e inflamações crônicas, ambas caracterizadas por acidose (pH diminuído) e hipóxia [pressão de oxigênio (pO_2) diminuída]. A transdução e a amplificação do fotossinal na célula conduziriam a uma cascata de reações conectadas com alterações nos parâmetros da homeostase celular, que pode acontecer na ausência de luz [mecanismos secundários: metabolismo celular e síntese de colágeno mais acentuada em fibroblastos; aumento no potencial de ação de células nervosas; estimulação da formulação de ácido desoxirribonucleico (DNA, *deoxyribonucleic acid*) e ácido ribonucleico (RNA, *ribonucleic acid*) no núcleo da célula; efeitos sobre o sistema

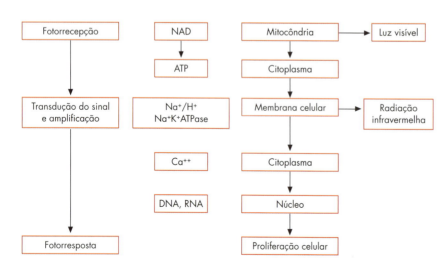

Figura 66.2 – Modelo para a modulação de sistemas biológicos mediante a fototerapia com *lasers* em baixa intensidade. ATP = trifosfato de adenosina; ATPase = trifosfatase de adenosina; DNA = ácido desoxirribonucleico; NAD = nicotinamida adenina dinucleotídeo; RNA = ácido ribonucleico.

imunológico; formação de capilares mais pronunciada pela liberação de fatores de crescimento; aumento na atividade de leucócitos]. De acordo com a literatura, não há argumentos para se acreditar que somente um desses processos ocorra quando uma célula é irradiada e uma importante questão para o futuro seria determinar qual dessas reações é responsável por determinado efeito relativo à LILT.

Apesar da vasta quantidade de trabalhos encontrados na literatura, nota-se que as informações sobre os efeitos não térmicos do *laser* em tecidos biológicos não são conclusivas; muitas vezes, são conflitantes; outras, inconsistentes. Por exemplo, com relação a estudos realizados *in vivo*, não se encontram trabalhos na literatura que procurem investigar a distribuição da luz na pele em condições patológicas. Portanto, adequar os parâmetros e conhecer a penetração da luz, nas diferentes camadas da pele para determinada patologia, é fator decisivo para selecionar a dose a ser administrada nessa terapia.

Parâmetros Associados

Os seguintes parâmetros, entre outros, são significantes nos bons resultados conseguidos com a LILT: escolha do comprimento de onda do *laser*, densidade de energia (exposição radiante, dose ou fluência), densidade de potência (irradiância, intensidade ou taxa de fluência), tipo de regime de operação do *laser* (contínuo ou pulsado), frequência do pulso (taxa de repetição), número de tratamentos e dados ópticos do tecido a ser irradiado, como características de absorção e espalhamento da luz.

Comprimento de Onda

É importante utilizar o comprimento de onda/tipo de *laser* adequado em cada tratamento. Embora ainda não tenha sido possível determinar o melhor comprimento de onda para cada disfunção, a literatura sugere que o *laser* de hélio-neônio (He-Ne) (λ = 632,8nm) seja a melhor opção para úlceras, herpes, regeneração nervosa e cicatrização de feridas abertas; o *laser* de GaAs (λ = 904nm) é a melhor escolha para o tratamento de lesões do esporte e tem mais influência em

tratamento de dor pós-operatória e inchaço; o *laser* de gálio alumínio arsênio gálio arsênio (GaAlAs) (λ = 790nm ou 830nm) pode ser uma boa alternativa de terapia em analgesia, tendinites e edema e há bons resultados do uso deste *laser* no tratamento de úlcera crônica.

Potência do *Laser*

É importante conhecer a potência média do *laser* para o cálculo da exposição radiante (dose) a ser administrada. Quando o regime do *laser* é pulsado, a potência varia entre um valor máximo (potência-pico) e zero, de forma que é a potência média do *laser* que é significante para o cálculo da dose. Se o regime de operação do *laser* for contínuo, a potência do *laser* permanece constante por todo o tempo e é igual à potência média.

Densidade de Potência (Irradiância, Intensidade ou Taxa de Fluência)

É a potência de saída da luz, por unidade de área, geralmente medida em W/cm². É a grandeza física que avalia a possibilidade de dano microtérmico.

Densidade de Energia (Exposição Radiante, Dose ou Fluência)

É a grandeza física que avalia a possibilidade de estimulação, inibição ou não manifestação dos efeitos terapêuticos. A exposição radiante é a quantidade de energia por unidade de área transferida à matéria (tecido ou células em cultura). Geralmente, é medida em J/cm².

Cálculo do Tempo de Tratamento

A situação mais comum é aquela em que se quer administrar certa quantidade de energia a uma área específica a ser tratada. Para tanto, é necessário calcular o tempo de exposição:

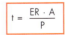

$$t = \frac{ER \cdot A}{P}$$

em que *t* é o tempo de exposição, em segundos; *ER* é a exposição radiante a ser transferida, em J/cm²; *A* é a área tratada, em cm². *P* é a potência média, em W.

978-85-7241-919-2

Efeitos Sistêmicos Relacionados

Segundo a literatura, *lasers* em baixa intensidade podem produzir efeitos em outras partes do corpo além do local em que o tecido é irradiado. Uma possível razão para o efeito sistêmico é que as células no tecido que são irradiadas produzem substâncias que se espalham e circulam nos vasos sanguíneos e no sistema linfático. Entretanto, efeitos sistêmicos associados à LILT ainda não estão claros. Há trabalhos na literatura que mostram resultados positivos estatisticamente significantes nos grupos irradiados quando comparados a grupos-controle, mesmo quando o controle situa-se no próprio animal ou no indivíduo tratado.

TERAPIA FOTODINÂMICA

É uma modalidade de fototerapia em que três fatores atuam concomitantemente: o fotossensibilizador (ou corante), uma fonte de luz e o oxigênio. Isoladamente, nem a droga fotossensibilizadora nem a luz têm a capacidade de produzir o efeito deletério ao sistema biológico testado. Atualmente, a terapia fotodinâmica é estudada em várias especialidades médicas. Em oncologia, a área mais investigada para uso da terapia fotodinâmica na medicina, o tratamento de neoplasias com *laser*, tem mostrado bons resultados. A acessibilidade da pele à luz oferece oportunidade para o uso da terapia fotodinâmica no tratamento dermatológico e/ou estético. Estudos na literatura indicam que essa terapia pode ser útil no tratamento de psoríase, acne, *alopecia areata,* manchas vinho do Porto, entre outros.

Quando a utilização de *lasers* em baixas intensidades busca um efeito bactericida, tem-se a terapia fotodinâmica antimicrobiana. Essa técnica mostra-se efetiva, *in vitro*, contra bactérias (incluindo cepas resistentes a agentes antimicrobianos). Essas terapias fazem uso de fotossensibilizadores ou corantes aplicados no tecido biológico, os quais tornam o tecido vulnerável à luz em comprimentos de onda absorvidos por estes corantes, resultando em resposta fototóxica, normalmente via dano oxidativo. Vários trabalhos encontrados na literatura indicam a utilização de fotossensibilizadores exógenos, introduzidos no organismo como o primeiro passo do tratamento. Entretanto, alguns trabalhos mostram que o tratamento com luz vermelha ou azul pode ser empregado como método terapêutico para inativar certas bactérias patogênicas, que sintetizam porfirinas, cromóforos naturais, sem o uso de um fotossensibilizador externo. O diferencial da terapia fotodinâmica é a capacidade de excitar o fotossensibilizador em seu alvo com mínimo fotoefeito no tecido circunvizinho sadio.

Nessa terapia, as irradiâncias utilizadas são baixas, aproximadamente da ordem de mW/cm^2. Mantendo-se a mesma exposição radiante, mas variando-se a irradiância ou o tempo de exposição, diferentes resultados podem ser obtidos e os efeitos também podem ser dependentes da concentração do fotossensibilizador (se exógeno) e do tempo de pré-irradiação (tempo em que o corante interage com a célula antes da irradiação). É preciso lembrar que a eficiência dessa terapia depende da seletividade e da capacidade de retenção do fotossensibilizador pela célula, da intensidade da radiação eletromagnética que chega à região de tratamento, da eficiência da absorção dos fótons ativadores, da eficiência da transferência de energia de excitação e do efeito oxidante na molécula fotossensibilizadora.

978-85-7241-919-2

Mecanismos de Interação

Quando uma molécula absorve luz de certa energia, pode sofrer transição eletrônica ao estado singleto excitado. Dependendo da sua estrutura molecular e do seu ambiente, a molécula pode então perder sua energia por processos físicos ou eletrônicos, assim retornando ao estado fundamental, ou então pode sofrer transição ao estado tripleto excitado. Nesse estágio, a molécula pode novamente sofrer decaimento eletrônico e voltar ao nível fundamental, pode sofrer reações redox com seu ambiente ou sua energia de excitação pode ser transferida ao oxigênio molecular, conduzindo à formação do oxigênio singleto instável.

Para os fotossensibilizadores, é importante que o estado tripleto T^1 seja bem povoado e relativamente de longa duração. Se isso acontecer, o fotossensibilizador excitado tem tempo de reagir com seu ambiente (por transferência eletrônica/reações redox) ou transferir sua energia de excitação a uma molécula de oxigênio e produzir o altamente reativo oxigênio singleto. Se essas reações são iniciadas no meio biológico, por exemplo, dentro de um tumor ou na parede celular bacteriana, pode ocorrer morte celular.

A interação do fotossensibilizador no estado excitado com o meio pode ocorrer em duas formas, descritas como reações do tipo I e do tipo II. Na reação do tipo I ocorre a transferência de elétrons do fotossensibilizador excitado a um substrato oxidável. A transferência de elétrons ou átomos de hidrogênio gera um radical no substrato semioxidado e corante semirreduzido. A subsequente reação de ambos com o oxigênio provoca a formação de substrato oxidado, a volta do fotossensibilizador ao estado fundamental e a produção de ERO. Na reação do tipo II, o estado tripleto do fotossensibilizador transfere sua energia de excitação para o oxigênio molecular no estado fundamental e a molécula resultante é então o oxigênio singleto, que é um poderoso agente oxidante e altamente tóxico para as células.

Sendo assim, os fotossensibilizadores, sob iluminação com o comprimento de onda apropriado, são excitados para promover a produção de ERO. As subsequentes reações das ERO no meio biológico resultam em inativação das células-alvo através de reações de óxido-redução com, por exemplo, lipídeos da membrana celular, ácidos nucleicos e proteínas. A iluminação precisa da área-alvo aumenta a seletividade da terapia, uma vez que somente na área irradiada ocorre o efeito fotodinâmico. A Tabela 66.1 apresenta os principais caminhos fototóxicos para a terapia fotodinâmica antimicrobiana, conhecida pela sigla em inglês PACT (*photodynamic antimicrobial therapy*).

Dosimetria da Luz na Terapia Fotodinâmica

A dosimetria ainda é um desafio, já que muitos fatores podem influenciar a eficiência do tratamento, como a variação biológica das lesões, as características individuais dos pacientes e a disponibilidade de oxigênio molecular. Em dosimetria da luz, comumente utiliza-se taxa de fluência (irradiância) e fluência (exposição radiante) para descrever a taxa de dose da luz. A irradiância dá a quantidade de potência óptica, sem considerar a direção de propagação, que poderá ser absorvida ou espalhada. A exposição radiante geralmente é prescrita como fluência incidente, que não leva em consideração a luz refletida e espalhada. Isso é particularmente

Tabela 66.1 – Caminhos fototóxicos na terapia fotodinâmica antimicrobiana

Lugar de ação	Ação	Resultado	Consequência	Evento citotóxico
Água	Redução de hidrogênio	Formação de radical hidroxila (HO·)	Formação de peróxido de hidrogênio, superóxido (O_2^-)	Processos oxidativos posteriores
Parede celular/ membrana; lipídeos insaturados/esteróis	Peroxidação	Peroxidação	Formação de hidroperóxido	Permeabilidade a íons (passagem de Na^+/K^+) aumentada
Peptídeos	Redução de hidrogênio	Ligação cruzada nos peptídeos	Inativação de enzimas	Perda da facilidade de reparação; lise
Camada de proteína viral	Oxidação de resíduos de tir/ met/his	Degradação de proteínas	–	Perda de infecciosidade viral
Cadeia respiratória	Reações redox	–	–	Inibição da respiração
Enzimas citoplasmáticas/ enzimas virais	Oxidação ou ligações cruzadas	–	–	Inibição do corpo de ribossomos; inibição de replicação/infecciosidade
Resíduos de ácidos nucleicos (tipicamente guanosina)	Oxidação da base ou açúcar	8-hidroxiguanosina	Degradação de nucleotídeos e de açúcar/quebra	Substituição de base; quebra de fitas; mutação e inibição de replicação

978-85-7241-919-2

SEÇÃO 7

importante em órgãos ocos (traqueia, estômago, bexiga) em que o retroespalhamento da luz de outras partes do órgão pode conduzir a um aumento na fluência efetiva sobre a fluência incidente calculada. A relação entre a fluência incidente e total depende da localização e da pigmentação da área-alvo. A dosimetria da luz é importante nessa terapia. Entretanto, sem oxigênio, não há efeito. Além disso, se a distribuição da droga em diferentes tecidos-alvos não é a mesma para a mesma dose de droga administrada, então a mesma dose de luz não produzirá o mesmo efeito biológico. Três componentes, resumindo, precisam estar presentes para a citotoxicidade ocorrer: fotossensibilizador no tecido-alvo, oxigênio e luz.

Na escolha da dosimetria apropriada, o paciente deve ser visto como um todo, sendo assim, diversos fatores devem ser clinicamente analisados. Dentre eles, pode-se destacar:

- *Condições do tecido*: tecidos ulcerados, pigmentados ou queratinizados possuem propriedades ópticas diferentes, sendo assim, terão diferentes coeficientes de absorção e espalhamento. Cabe ao clínico avaliar as condições do tecido e definir por aumento ou por diminuição da dosimetria indicada. Tecidos ulcerados e expostos requerem menor energia para alcançar o alvo do que tecidos hiperpigmentados ou fibrosos.
- *Idade e condição sistêmica do paciente*: sabe-se que a atividade celular é maior em indivíduos mais jovens quando comparados a indivíduos idosos. Sendo assim, a quantidade de energia necessária para alcançar um efeito biológico pode ser diferente, com jovens requerendo menor energia do que pacientes idosos. Em condições de debilidade sistêmica, pode haver a necessidade de ajuste da dosimetria; porém, segundo alguns pesquisadores, os efeitos da radiação seriam mais notados em casos de debilidade da resposta fisiológica normal.
- *Anamnese e diagnóstico*: assim como em qualquer aplicação médica, é imprescindível a realização de uma anamnese abrangente, bem como o correto diagnóstico.

EFEITOS COLATERAIS E CONTRAINDICAÇÕES

A literatura mostra que não há efeitos colaterais e contraindicações relacionados à LILT ou à terapia fotodinâmica, desde que estas terapias sejam administradas corretamente. Também não há efeitos prejudiciais relacionados a essas terapias, excetuando-se a incidência do feixe, direta ou indireta, nos olhos.

A fototerapia com *lasers* em baixa intensidade não provoca câncer. Nenhum efeito mutagênico resultante de luz com comprimentos de onda no visível ou no infravermelho foi observado no limite de doses preconizado nessas terapias.

CONSIDERAÇÕES FINAIS

Entre os acontecimentos tecnológicos dos últimos tempos, o *laser*, sem dúvida, ocupa um lugar de destaque. O *laser* está presente na pesquisa básica, na indústria e na medicina de maneira marcante. É usado para melhorar técnicas já existentes ou para fazer tarefas que antes não eram possíveis. A medicina – e mais recentemente a estética – tem sido um dos grandes beneficiários dessa tecnologia... e os pacientes agradecem!

QUESTÕES

1. Quais os elementos básicos para o sucesso da aplicação clínica da terapia fotodinâmica?
2. Ao considerarmos o fator dosimetria na aplicação da LILT, quais fatores devem ser considerados pelo clínico em relação ao paciente para que observemos os efeitos desejados?
3. Por que nem todos os indivíduos respondem da mesma forma à radiação?
4. Quais os principais modelos criados para explicar os efeitos produzidos pela LILT?
5. Qual a principal característica da LILT em relação a outras aplicações a *laser*?

REFERÊNCIAS

1. KARU, T. Primary and secondary mechanisms of action of visible to near-IR radiation on cells. *J. Photochem. Photobiol. B. Biol.*, v. 49, p. 1-17, 1999.

2. SMITH, K. The photobiological basis of low level laser radiation therapy. *Laser Ther.,* v. 3, p. 19-24, 1991.

LEITURA COMPLEMENTAR

JORI, G. Photodynamic therapy of microbial infections: state of the art and perspectives. *J. Environ. Pathol. Toxicol. Oncol.,* v. 25, p. 505-519, 2006.

MAISCH, T.; SZEIMIES, R. M.; JORI, G.; ABELS, C. Antibacterial photodynamic therapy in dermatology. *Photochem. Photobiol. Sci.,* v. 3, p. 907-917, 2004.

MARIWALLA, K.; ROHRER, T. E. Use of lasers and light-based therapies for treatment of acne vulgaris. *Lasers Surg. Med.,* v. 37, p. 333-342, 2005.

POSTEN, W.; WRONE, D. A.; DOVER, J. S.; ARNDT, K. A.; SILAPUNT, S.; ALAM, M. Low-level laser therapy for wound healing: mechanism and efficacy. *Dermatol. Surg.,* v. 31, p. 334-340, 2005.

REDDY, G. K. Photobiological basis and clinical role of low-intensity lasers in biology and medicine. *J. Clin. Laser Med. Surg.,* v. 22, p. 141-150, 2004.

SCHINDL, A.; SCHINDL, M.; PERNERSTORFER-SCHÖN, H.; SCHINDL, L. Low-intensity laser therapy: a review. *J. Invest Med.,* v. 48, p. 312-326, 2000.

SLINEY, D. H. Radiometric quantities and units used in photobiology and photochemistry: recommendations of the Comission Internationale de l'Eclairage (International Comission on Illumination). *Photochem. Photobiol.,* v. 83, p. 425-432, 2007.

UEBELHOER, N. S.; DOVER, J. S. Photodynamic therapy for cosmetic applications. *Dermatol. Ther.,* v. 18, p. 242-252, 2005.

Laser em Odontologia

Sheila Gouw-Soares ◆ Luciane Hiramatsu Azevedo
Marina Stella Bello-Silva

SUMÁRIO

O *laser* tem atuado de forma positiva e eficaz nos tratamentos odontológicos, sejam estéticos, cirúrgicos ou terapêuticos. No campo estético, a utilização principal corresponde ao clareamento dental.

Em casos de cirurgias odontológicas, o *laser* atua de forma precisa, esterilizando automaticamente a área de incisão, ocasionando o mínimo de sangramento aos pacientes. Como consequência, proporciona uma recuperação infinitamente melhor e rápida.

Neste capítulo serão abordados os principais usos do *laser* na prática odontológica.

HOT TOPICS

- A presença de tecido cariado em dentina exige, na grande maioria das vezes, a realização do procedimento restaurador.
- O primeiro *laser* a ser desenvolvido foi o *laser* de rubi, emitido no comprimento de onda de 694nm.
- Para que não ocorra dano térmico aos tecidos dentais duros, o modo de emissão deve ser pulsado.
- Os *lasers* de emissão contínua em tecidos duros provocam o acúmulo da propagação da energia térmica, podendo causar a carbonização do tecido.

- O processo químico clareador é complexo, atuando na oxidação, em que os materiais orgânicos são eventualmente convertidos em dióxido de carbono e água.
- O *laser* é utilizado no clareamento dental catalisando a reação de oxidação necessária.
- O clareamento dental com o *laser* representa procedimento muito mais rápido quando comparado com outros métodos convencionais.
- Para que o despigmentante apresente maior efetividade, é preciso que a sua coloração potencialize a absorção do comprimento de onda utilizado para o clareamento dental.

INTRODUÇÃO

O desejo da estética, o sentimento do belo e da harmonia, dentro do contexto de cada época e civilização, sempre estiveram presentes na mais remota história da humanidade. Na Odontologia, os pacientes sempre expressaram o desejo de ter dentes claros, além de um sorriso harmonioso e visualmente mais atraente. Atualmente, a obtenção da estética dental está invariavelmente relacionada à promoção da saúde bucal.

A busca constante por técnicas e materiais capazes de restaurar a estética e a função do elemento dental, de maneira duradoura e com menor desconforto ao paciente, determinou o surgimento de novos conceitos, não apenas pelo desenvol-

978-85-7241-919-2

vimento isolado da Odontologia, mas também pelo avanço tecnológico obtido por diferentes áreas do conhecimento.

A evolução da ciência amplamente divulgada pela mídia permitiu que a população adquirisse melhor conhecimento na área da Odontologia e elevado nível de exigência em relação ao tratamento odontológico. O paciente vem, cada vez mais, buscando atendimento clínico que abranja técnicas avançadas e resultados mais rápidos e estéticos. Nesse contexto, os *lasers* de alta e baixa potência foram introduzidos na clínica odontológica com a finalidade de favorecer a condução de uma terapia baseada em melhores condições clínicas e maior conforto ao paciente, atuando, de maneira geral, como coadjuvante no tratamento odontológico tradicional.

A estética do sorriso decorre da harmonia entre forma, coloração, escultura e alinhamento dos elementos dentais, bem como da saúde do tecido gengival. Dessa maneira, o sucesso no restabelecimento da estética e da saúde bucal depende não somente da Dentística Restauradora, mas da sua interação com as demais especialidades da Odontologia, como a Endodontia, a Periodontia, a Cirurgia, a Ortodontia e a Prótese.

UTILIZAÇÃO DO *LASER* NA ODONTOLOGIA

A utilização do *laser* na Odontologia vem sendo estudada desde a década de 1960, com o desenvolvimento do primeiro *laser*, o de rubi. As primeiras pesquisas realizadas em tecidos dentais duros, com a intenção de substituir a turbina de alta rotação durante a remoção de cárie, não demonstraram resultados favoráveis, uma vez que o aquecimento excessivo durante a irradiação com o *laser* de rubi provocava a carbonização dos tecidos dentais duros e o comprometimento da vitalidade da polpa dental[1]. Por outro lado, resultados favoráveis foram obtidos nas pesquisas realizadas com esse mesmo *laser* em tecidos moles intraorais[2].

A partir da metade da década de 1960, outros *lasers* foram desenvolvidos. O *laser* de dióxido de carbono (CO_2), emitido no comprimento de onda de 10,6μm, por ser altamente absorvido pela água, o grande componente dos tecidos moles, tornou-se o instrumento de preferência na realização de incisões em procedimentos cirúrgicos[3].

Os *lasers* em alta e em baixa intensidade de diversos comprimentos de onda foram pesquisados nas diferentes áreas da Odontologia e seus resultados favoráveis são atualmente responsáveis pela difusão do seu uso na clínica odontológica, desempenhando papel relevante como coadjuvante ou como alternativa aos tratamentos convencionais.

Tanto os *lasers* de baixa potência como os de alta potência apresentam inúmeras indicações clínicas. A evolução dos equipamentos, com o desenvolvimento da fibra óptica adaptada em peça de mão semelhante às canetas de alta rotação, permite que o feixe *laser* alcance áreas reduzidas e em regiões posteriores da cavidade oral.

Os efeitos da radiação *laser* no tecido biológico dependem da interação do comprimento de onda com os componentes teciduais, da intensidade da luz, da energia entregue no tecido-alvo e do tempo de irradiação. Os efeitos fototérmicos, fotoquímicos e fotomecânicos podem promover a vaporização de tecidos moles, resultando em incisões e excisões; podem atuar removendo tecido mineralizado durante o preparo cavitário ou, ainda, podem promover a biomodulação tecidual, com aceleração do processo de reparação[4].

Os *lasers* de alta potência são utilizados como coadjuvantes no tratamento tradicional, embora possam substituir alguns procedimentos clínicos de modo rápido, preciso e extremamente conservador, aumentando os índices de sucesso da terapia e o conforto ao paciente[5].

Uma das grandes vantagens do uso do *laser* de alta potência em clínica é, sem dúvida, a sua capacidade de promover a redução microbiana, já que os microrganismos desempenham papel relevante no insucesso do tratamento.

Em Endodontia, os microrganismos remanescentes no sistema de canais radiculares podem promover o desenvolvimento de lesões periapicais e ainda serem responsáveis pela sua manutenção. Em Periodontia, a presença de microrganismos acarreta o estabelecimento da doença periodontal, caracterizada pela perda da estrutura óssea alveolar. A contaminação microbiana pode provocar recidiva de cárie e necrose pulpar sob restaurações diretas e próteses dentais cimentadas e, ainda, comprometer a osseointegração de implantes dentários ou resultar na ocorrência de peri-implantite[6,7].

A ação antimicrobiana dos *lasers* de alta potência é atribuída ao aumento de temperatura local promovido pelo *laser*. Devido à ampla influência dos microrganismos na grande maioria das afecções bucais, os *lasers* de alta potência encontram aplicação clínica nas diversas especialidades odontológicas.

Diferentemente, os *lasers* de baixa potência são atérmicos e atuam em nível celular ou molecular. Seus efeitos incluem a analgesia e a modulação da inflamação, resultando na atenuação da sintomatologia dolorosa durante o período pós-operatório. Atuam, ainda, como biomoduladores, podendo acelerar o processo de reparação tecidual[8,9].

Além das indicações do *laser* de baixa potência inerentes à sua ação terapêutica, pesquisas recentes evidenciam o efeito antimicrobiano dos *lasers* na faixa do vermelho visível quando utilizados em associação com determinados agentes fotossensibilizadores, caracterizando a chamada terapia fotodinâmica[10,11].

Cabe ressaltar que o uso da tecnologia *laser* exige que normas de biossegurança e alguns cuidados sejam seguidos. Uma delas é a utilização de óculos com filtros adequados, que bloqueiam a passagem do comprimento de onda utilizado, evitando danos à visão tanto do operador quanto do paciente e do auxiliar. Além disso, é importante salientar que o operador deve ser preparado e habilitado para a utilização dessa tecnologia, pois parâmetros de irradiação corretos devem ser empregados para evitar a ocorrência de danos térmicos irreversíveis aos tecidos irradiados e aos adjacentes[12].

Para facilitar o entendimento do uso do *laser* em Odontologia e o seu mecanismo de ação, as indicações clínicas serão divididas em *laser* de alta potência e *laser* de baixa potência, de acordo com as diversas especialidades clínicas.

Laser de Alta Potência

No tratamento com *laser* em alta intensidade (HILT, *high intensity laser treatment*), a luz interage termicamente com o tecido, podendo causar desde um aquecimento até a vaporização tecidual, ou mesmo a ablação com remoção de tecido mineralizado.

Com o desenvolvimento de novos equipamentos e pesquisas, a utilização clínica do *laser* está cada vez mais abrangente, exigindo do clínico o conhecimento dos vários comprimentos de onda para a correta indicação e técnica de irradiação. Além disso, há necessidade de seguir as normas de segurança para evitar acidentes e complicações decorrentes do uso indevido dessa energia.

Atualmente, os *lasers* de alta potência utilizados em odontologia são:

- Neodímio ítrio alumínio granada (Nd:YAG, *neodymium-doped yttrium aluminium garnet*): $\lambda = 1.064$nm.
- Neodímio ítrio alumínio perovskita (Nd:YAP, *neodymium-doped yttrium aluminium perovskite*): $\lambda = 1.340$nm.
- Diodo: $\lambda = 810$nm.
- Érbio ítrio alumínio granada (Er:YAG, *erbium-doped yttrium aluminium garnet*): $\lambda = 2.940$nm.
- Érbio cromo ítrio escândio gálio granada (Er,Cr:YSGG, *erbium chromium yttrium scandium gallium garnet*): $\lambda = 2.780$nm.
- Argônio: $\lambda = 488$nm.
- Potássio-titânio-fosfato (KTP): $\lambda = 532$nm.
- Dióxido de carbono (CO_2): $\lambda = 10.600$nm.

Outros comprimentos de onda também estão sendo pesquisados em Odontologia, como os *lasers* de hólmio; *transversally excited by atmospheric pressure* (TEA) CO_2 9,6μm; alexandrita e *excimer*[13,14].

Para se obter êxito clínico com o *laser* de alta potência, é fundamental que haja interação da luz com o tecido-alvo, isto é, o comprimento de onda da luz deve ser altamente absorvido pelo tecido biológico. Por exemplo, a água na composição tecidual da mucosa bucal apresenta alta absorção para os *lasers* de CO_2 e de érbio,

978-85-7241-9119-2

enquanto os pigmentos também presentes no tecido apresentam alta absorção para os *lasers* de diodo e neodímio[4].

Por outro lado, a maior preocupação com o uso dos *lasers* de alta potência refere-se aos danos térmicos que podem ocorrer no tecido biológico quando parâmetros inadequados são utilizados. O aumento exacerbado da temperatura pode provocar a desnaturação de proteínas, seguida da necrose tecidual.

A ordenação estrutural das proteínas no organismo apresenta-se estável em temperatura corporal; no entanto, acima de 50°C, as moléculas entram no estado ativo de energia, determinando a desnaturação proteica irreversível e a inatividade da função celular. Embora a temperatura de desnaturação da fosfatase alcalina de 56°C pareça ser o valor de limite crítico aos danos celulares, a elevação da temperatura a 53°C já promove danos irreversíveis ao tecido ósseo[15].

Estudos histológicos indicaram que a variação de temperatura tolerada pelo tecido ósseo e pelas estruturas periodontais não deve exceder 10°C por 1min, sob o risco de ocorrer anquilose e reabsorção radicular. Igualmente, a irradiação do esmalte, da dentina e do cemento em dentes com vitalidade pulpar não deve exceder a temperatura de 5°C[16,17].

Para que não ocorram danos térmicos nos tecidos irradiados e nos tecidos adjacentes, parâmetros adequados de energia, potência, tempo e método de irradiação, com períodos de resfriamento do tecido, devem ser adotados de acordo com o tecido-alvo. Porém, vale lembrar que condições teciduais como os processos inflamatórios, com edema (aumento do conteúdo de água) ou o aumento na irrigação sanguínea (maior pigmentação) são fatores que devem ser levados em consideração no estabelecimento dos parâmetros de irradiação.

Laser de Baixa Potência

O avanço tecnológico acelerado tem resultado em novos e melhores dispositivos, além de métodos em vários campos da vida. Isso tem sido uma verdade também para os *lasers* de baixa potência. As quatro décadas de história do *laser* nas áreas biológicas focaram a tentativa de se revelar os mecanismos de ação, assim como a expansão das mais diversas utilizações. Atualmente, procura-se determinar qual o parâmetro mais efetivo para sua utilização.

Os *lasers* de baixa potência possuem finalidade terapêutica, ou seja, atuam como anti-inflamatório, analgésico e biomodulador e têm igualmente aplicação em algumas condições patológicas peculiares que afetam a mucosa oral.

A terapia com *laser* em baixa intensidade, com densidade de potência de alguns mW/cm^2, exclui a possibilidade do efeito térmico. Portanto, a energia dos fótons absorvidos não é transformada em calor, mas sim, em efeitos fotoquímicos, fotofísicos e/ou fotobiológicos nas células e no tecido.

Devido aos seus efeitos, os *lasers* de baixa potência são usados em diversos procedimentos nas mais distintas áreas odontológicas, como em cirurgias orais, periodontia, dentística, ortodontia, pediatria, endodontia, estomatologia, entre outras.

Alguns efeitos da terapia com os *lasers* de baixa intensidade em nível celular já estão bem estabelecidos, como a estimulação da atividade mitocondrial, a estimulação da síntese de ácido desoxirribonucleico (DNA, *deoxyribonucleic acid*) e ácido ribonucleico (RNA, *ribonucleic acid*), a variação do pH intra e extracelular, a aceleração do metabolismo e o aumento da produção proteica e a modulação da atividade enzimática[9,18,19]. Quando a célula tem a sua função debilitada, esses efeitos são bastante evidentes.

Estudos demostram que a fototerapia com *lasers* em baixa intensidade (LILT, *low-intensity laser therapy*) tem efeitos mais pronunciados sobre órgãos ou tecidos enfraquecidos, ou seja, em estresse[20,21].

Esses efeitos, por não serem visíveis ao olho humano, são até hoje muito discutidos e alguns modelos já foram propostos na literatura, na tentativa de desvendar o que realmente ocorre no tecido quando essa luz em baixa intensidade é absorvida.

O modelo mais utilizado foi proposto por Karu[9], que sugeriu que ocorreriam mudanças fotoquímicas em moléculas fotorreceptoras, componentes da cadeia respiratória. Como resultado de fotoexcitação de estados eletrônicos, ocorreriam os seguintes fenômenos físicos e/ou químicos: alteração de propriedade redox, aceleração na transferência de elétrons e alterações na atividade bioquímica que causariam mudanças na atividade redox da mitocôndria.

Os *lasers* de baixa potência podem produzir efeitos em outras partes do corpo, além da região irradiada. Uma possível explicação para esse efeito sistêmico é que as células do tecido irradiado possuem substâncias que se espalham através dos vasos sanguíneos e do sistema linfático[22].

INDICAÇÕES CLÍNICAS

Prevenção da Doença Cárie

Há algumas décadas, a Odontologia restauradora limitava-se ao diagnóstico e ao tratamento das lesões de cárie, visando unicamente à restauração dos dentes já comprometidos. No entanto, a evolução da ciência e o maior entendimento da etiologia dessa doença permitiram que modificações ocorressem nos conceitos e no exercício da Dentística Restauradora, pois se sabe que a cárie dental é uma doença multifatorial que pode ser prevenida, interrompida, ou mesmo revertida.

Técnicas desenvolvidas recentemente, como a realização de exames complementares, possibilitam o diagnóstico precoce e seguro das lesões

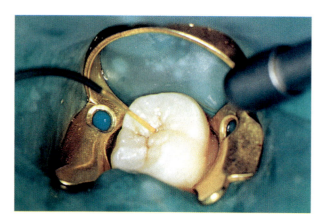

Figura 67.1 – Irradiação com o *laser* de érbio ítrio alumínio granada (Er:YAG) (Kavo Key®), através de fibra em contato com o esmalte para promover a limpeza de sulcos e fissuras.

de cárie e, dependendo da atividade destas lesões, permitem que o profissional, por meio de medidas educacionais e preventivas, atue no sentido de obter o equilíbrio no processo de desmineralização do tecido dental, impedindo a progressão da doença. Dessa maneira, o procedimento restaurador nas lesões iniciais de cárie, quando se fizer necessário, será extremamente conservador, com a realização de preparos cavitários menos invasivos. A devolução da forma, da função e da estética do elemento dental, vinculada a um programa de manutenção de saúde, permite a preservação e a longevidade da restauração.

As lesões de cárie resultam de um processo dinâmico, no qual a presença de ácidos produzidos pelos microrganismos do biofilme dental sobre a superfície dos dentes pode provocar distúrbio do equilíbrio entre a fase mineral do dente e o meio bucal circundante. Como produto direto da variação contínua do pH da cavidade bucal e resultado de sucessivos ciclos de desmineralização e precipitação de minerais de cálcio e fosfato presentes na saliva sobre a superfície dental, o equilíbrio fisiológico da natureza dinâmica do processo des-re (desmineralização e remineralização) pode ser restaurado e conduzir clinicamente à inativação da lesão de cárie. Portanto, o controle de placa bacteriana, a ingestão de dieta não cariogênica e a presença constante de flúor tornam-se fatores de grande valia para a prevenção de cárie[23,24].

Na prevenção da cárie dental, a estrutura do esmalte pode ser alterada pela fusão e recristalização da superfície por meio da irradiação com determinados comprimentos de onda em alta intensidade, que acabam por aumentar a resistência à desmineralização e, desta maneira, atuam na prevenção da cárie[25-28] (Figs. 67.1 a 67.3).

Em 1972, Stern e Sognnaes[2] demonstraram que a alteração morfológica do esmalte provocada pela irradiação com o *laser* de rubi resultava em aumento de resistência ao ácido, podendo ser útil na prevenção de cárie. Assim, a análise da estrutura do esmalte demonstrou a formação de cristais de tamanho maior após a irradiação com o *laser* de Nd:YAG, sugerindo que este fato fosse responsável pelo aumento da resistência ácida[29]. A aplicação de flúor fosfato acidulado

após a modificação do esmalte pelo *laser* de Nd:YAG pode aumentar a incorporação de íons flúor, sugerindo ser grande aliado na prevenção da cárie. Ainda, a irradiação do esmalte com os *lasers* de CO_2 de comprimentos de onda de 9,3 e 9,6μm[30] e o *laser* de hólmio[31] demonstrou resultados favoráveis e promissores na inibição da desmineralização do esmalte dental.

Preparo Cavitário

A presença de tecido cariado em dentina exige, na grande maioria das vezes, a realização do procedimento restaurador, pois mesmo em cáries inativas ou incipientes na região cervical, a estética torna-se necessária, exigindo a restauração para o restabelecimento da forma e da estética do elemento dental.

No ano de 1988, Hibst e Keller[32] iniciaram seus estudos com o *laser* de Er:YAG, emitido no comprimento de onda de 2,94μm, para preparo cavitário e remoção de tecido cariado. Os resultados foram favoráveis, pois esse comprimento de onda é altamente absorvido pela água e pela hidroxiapatita, que são os componentes do tecido dental duro. A energia térmica promove o aquecimento instantâneo do conteúdo de água, transformando-a em vapor. O aumento da pressão nessas estruturas ocasiona microexplosões, com o rompimento e a remoção do tecido mineralizado adjacente. Esse processo é conhecido como ablação.

Os estudos demonstram que a elevada interação dos *lasers* de Er:YAG e Er,Cr:YAG com os tecidos dentais duros permite que a irradiação com parâmetros de energia suficientemente baixos remova o esmalte e a dentina sem causar aumento excessivo de temperatura. Para que não ocorram danos térmicos aos tecidos dentais duros, o modo de emissão deve ser preferencialmente no modo pulsado. Os *lasers* de emissão contínua em tecidos duros provocam o acúmulo da propagação da energia térmica, podendo causar a carbonização do tecido[33-35].

O *laser* de Er:YAG pode ser considerado uma alternativa interessante para o preparo de cavidades conservadoras, pois, além da remoção do tecido dental, promove a redução microbiana dos

978-85-7241-919-2

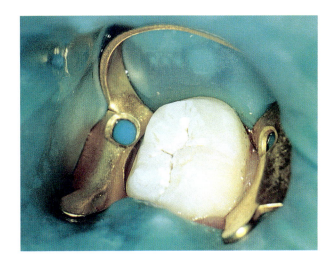

Figura 67.2 – Aspecto da face oclusal do dente após irradiação com o *laser* de érbio ítrio alumínio granada (Er:YAG).

túbulos dentinários em profundidade e quando restauradas com resina composta fotopolimerizável, apresentam baixos índices de infiltração[35-37] (Figs. 67.4 a 67.11).

Outro comprimento de onda que também apresenta pico de absorção pelos componentes de tecido dental duro é o *laser* pulsado TEA CO_2 com comprimento de onda de 9,6μm, podendo ser utilizado para preparo cavitário. O processo de ablação de tecidos dentais duros com esse comprimento de onda é acompanhado pela fusão de esmalte e de dentina[38]. A superfície dentinária irradiada com esse *laser*, vista através de microscopia eletrônica de varredura, mostra a obliteração dos túbulos dentinários com áreas

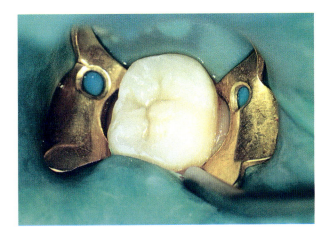

Figura 67.3 – Aspecto final da face oclusal após aplicação de selante sobre a superfície de esmalte irradiada.

978-85-7241-919-2

SEÇÃO 7

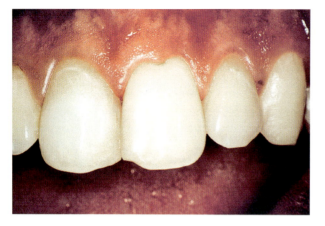

Figura 67.4 – Estética do dente 21 comprometida. Hiperplasia da gengiva marginal e presença de cárie cervical.

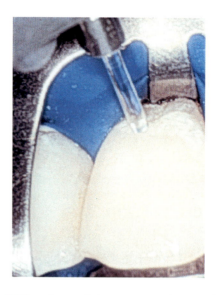

Figura 67.7 – O condicionamento do esmalte e da dentina realizado com a irradiação do *laser* de érbio ítrio alumínio granada (Er:YAG) (Opus 20®), através da fibra de safira em contato com a superfície.

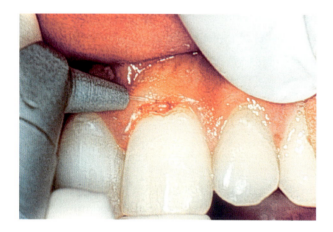

Figura 67.5 – Gengivectomia realizada com o *laser* de diodo 810nm (Opus 10®).

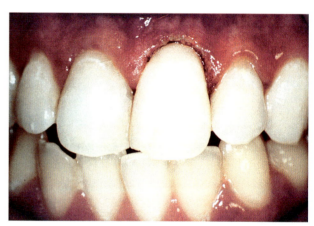

Figura 67.8 – Aspecto final do dente após restauração convencional com resina composta fotopolimerizável.

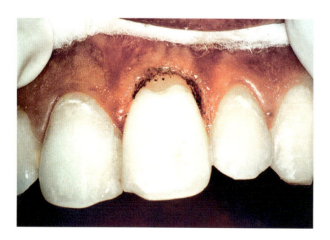

Figura 67.6 – Aspecto final após remoção parcial da gengiva marginal. Exposição de cárie cervical.

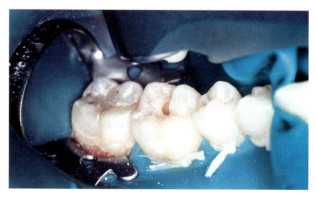

Figura 67.9 – Preparo cavitário na face oclusal do molar inferior, com o *laser* de érbio ítrio alumínio granada (Er:YAG).

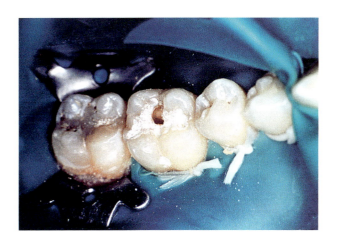

Figura 67.10 – Aspecto final do preparo antes de restaurar.

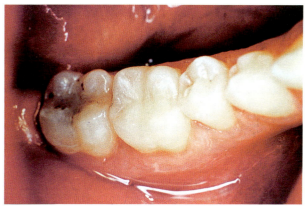

Figura 67.11 – Cavidade restaurada com resina composta fotopolimerizável restabelecendo a função e a estética do dente.

de fusão e nova solidificação distribuídas de maneira homogênea (Fig. 67.12). No entanto, até o momento, esse *laser* está sendo utilizado apenas experimentalmente[13].

Hipersensibilidade Dentinária

A hipersensibilidade dentinária cervical pode ser conceituada como uma dor que surge em áreas de dentina exposta, normalmente em resposta a estímulos químicos, térmicos ou osmóticos[39,40]. O diagnóstico é feito através da anamnese e da inspeção clínica minuciosa. O mecanismo responsável pela hipersensibilidade dentinária cervical tem sido muito discutido em várias teorias, sendo a da hidrodinâmica, proposta por Brannstrom em 1964, a mais aceita. Segundo essa teoria, há uma movimentação dos fluidos dos canalículos dentinários em decorrência de uma agressão, que estimulará os receptores de dor na polpa[41].

Etiologicamente, a dentina pode se tornar exposta pela perda de esmalte ou de cemento. A perda de esmalte pode ocorrer por atrição, abrasão, erosão, abfração ou uma associação destes fatores. Em contrapartida, a exposição de

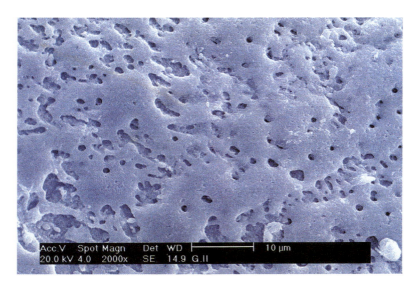

Figura 67.12 – Imagem obtida por microscopia eletrônica de varredura da superfície dentinária irradiada com o *laser* TEA CO_2 9,6μm. Fusão e ressolidificação da estrutura distribuídas homogeneamente em toda a superfície, obliterando os túbulos dentinários.

cemento pode decorrer de doença periodontal, técnica de escovação inadequada, trauma e tratamento periodontal[42].

O tratamento convencionalmente utilizado é o uso de fluoretos que promovem a remineralização interna dos túbulos de dentina, bloqueando o fluxo do fluido dentinário. Essa obliteração evita que o estímulo seja transmitido da dentina à polpa. As terapias de tratamento resumem-se em ações anti-inflamatórias, oclusivas e despolarizadoras de terminações nervosas. Os vernizes com flúor são capazes apenas de reduzir o grau de dor e possuem pouca efetividade a médio e longo prazo[43].

A terapia *laser* de baixa potência contribui efetivamente na eliminação da hipersensibilidade dentinária, bem como em sua manutenção em longo prazo. Diversos trabalhos científicos relatam, na sua grande maioria, que o *laser* em baixa intensidade, tanto o vermelho quanto o infravermelho, proporcionam resultados satisfatórios no controle da dor após três sessões com intervalos de 48 a 72h (Fig. 67.13). Constata-se clinicamente que o comprimento de onda de 780nm promove a diminuição da dor mais rapidamente, em decorrência de sua maior absorção em profundidade pelos tecidos[39,43-45].

Já com a terapia com *laser* de alta potência, desde os primeiros trabalhos diversos autores já mostraram a efetividade dos *lasers* de alta potência no selamento dentinário, com consequente obliteração dos canalículos dentinários. A irradiação da dentina com um *laser* cirúrgico de CO_2 na dentina apresentou através da microscopia eletrônica de varredura uma depressão de superfície lisa vitrificada, com margens bem delimitadas e dentina fundida, concluindo que a estrutura dental se transformou numa superfície vitrificada, mostrando obliteração dos canalículos[46].

Baseando-se em várias pesquisas, desenvolveram-se técnicas de obliteração dos canalículos dentinários expostos, a fim de promover um selamento que funciona como tamponamento, isolando a superfície externa da polpa dentária.

Atualmente, o *laser* de Nd:YAG tem sido utilizado para essa finalidade, promovendo obliteração e diminuição do diâmetro dos túbulos dentinários, o que resulta na redução da hipersensibilidade dentinária[47] (Fig. 67.14).

Endodontia

Redução Microbiana

O tratamento endodôntico tem como principal objetivo a descontaminação dos canais radiculares e o estabelecimento da saúde dos tecidos periapicais. Após a conclusão do tratamento, a permanência de microrganismos na intimidade do canal radicular pode acarretar o desenvolvimento e a manutenção de um processo inflamatório na região periapical, que caracteriza o insucesso do tratamento endodôntico[48].

Tradicionalmente, a descontaminação do sistema de canais é obtida com o uso de substâncias químicas irrigadoras antimicrobianas, que per-

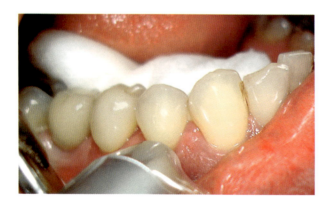

Figura 67.13 – Irradiação com *laser* de diodo de baixa potência na hipersensibilidade dentinária. Fotografia gentilmente oferecida pela Dra. Cláudia Strefezza.

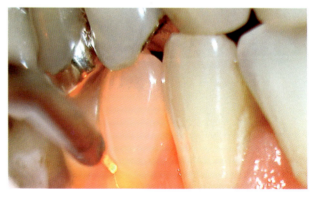

Figura 67.14 – Irradiação com *laser* de neodímio ítrio alumínio granada (Nd:YAG) na hipersensibilidade dentinária.

meiam nos túbulos dentinários e eliminam a microbiota ali presente. Porém, essas substâncias possuem capacidade limitada de descontaminação e a medicação intracanal antimicrobiana é comumente associada à terapia, com a finalidade de prover redução microbiana mais expressiva. No entanto, ainda assim, os índices de sucesso do tratamento endodôntico variam entre 83 e 96%[49,50]. Tal fato se deve, principalmente, às características da microbiota endodôntica e da anatomia da região apical, que dificultam a eliminação dos microrganismos nas camadas mais profundas do sistema radicular[51].

Os *lasers* de alta potência vêm sendo frequentemente associados ao tratamento endodôntico tradicional. Seu efeito antimicrobiano pronunciado, mesmo em camadas dentinárias mais profundas, resulta em maiores índices de redução microbiana e, consequentemente, em maior sucesso clínico[52-54].

Dentre os comprimentos de onda com aplicações em Endodontia, os *lasers* de diodo e Nd:YAG têm se destacado pela redução microbiana efetiva. No entanto, o tamanho reduzido do equipamento e a relação custo-benefício favorável do *laser* de diodo têm sido os fatores decisivos para o clínico na escolha deste *laser* em vez do de neodímio[36,55-57].

Os *lasers* de Er:YAG e de Er,Cr:YSGG, por serem bem absorvidos pela água e pelos tecidos mineralizados, apresentam maior interação com as camadas superficiais do tecido dental e, portanto, a sua ação antimicrobiana é menor nas camadas mais profundas da massa dentinária. Estudos demonstram que o *laser* de Er:YAG apresenta ação reduzida sobre *E. faecalis*, quando comparado ao *laser* Nd:YAG ou mesmo ao uso do hidróxido de cálcio intracanal. A mesma limitação é observada com o *laser* de Er,Cr:YSGG em comparação ao Nd:YAG[58].

Cirurgia Apical

Na constatação de falha do tratamento endodôntico, uma nova intervenção deve ser sempre considerada. Porém, no insucesso dessa nova intervenção ou quando o prognóstico desta é desfavorável, a cirurgia apical é o procedimento

978-85-7241-919-2

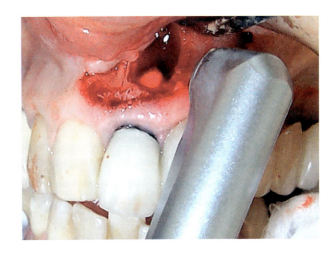

Figura 67.15 – Cirurgia apical. Irradiação do *laser* de érbio ítrio alumínio granada (Er:YAG) na apicectomia, removendo o ápice radicular.

indicado. A cirurgia apical pode ser considerada um dos últimos recursos para a preservação do elemento dental.

A técnica preconizada para essa cirurgia inclui a remoção do ápice radicular, com a finalidade de eliminar eventuais alterações anatômicas (reabsorções cementárias, perfurações, infecções externas radiculares, etc.) que poderiam alojar microrganismos e estabelecer a manutenção do processo infeccioso apical.

Estudos demonstram que o insucesso na cirurgia apical é atribuído à presença de microrganismos remanescentes na massa dentinária do

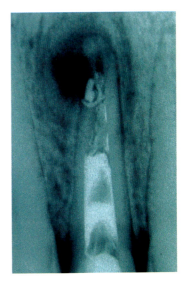

Figura 67.16 – Dente 12 com perfuração radicular e lesão apical. Imagem radiográfica antes da cirurgia.

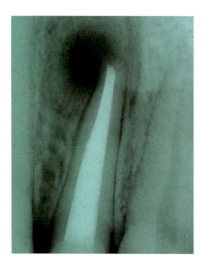

Figura 67.17 – Imagem radiográfica imediatamente após a cirurgia apical realizada com os *lasers* de érbio ítrio alumínio granada (Er:YAG) e neodímio ítrio alumínio granada (Nd:YAG).

sistema radicular, impedindo, desta maneira, a reparação dos tecidos periapicais[51,52].

Os *lasers* de alta potência são capazes de promover a redução microbiana em profundidade, portanto, o uso desta luz pode ser considerado um instrumento de grande valia na desinfecção dos tecidos periapicais durante a cirurgia[56]. Podem ainda, nas cirurgias, realizar a incisão da mucosa para obtenção do retalho e os comprimentos de onda que apresentam interação com a água e a

hidroxiapatita possibilitam a ablação do tecido mineralizado ósseo e dental, a remoção da cortical óssea para o acesso ao tecido patológico, a ressecção do ápice radicular e o preparo da retrocavidade[59,60] (Fig. 67.15 a 67.18).

Pesquisas recentes demonstram que a alteração morfológica da superfície dentinária irradiada com o *laser* de Er:YAG na ressecção apical é favorável à adesão de fibroblastos[61].

Periodontia

A saúde gengival desempenha papel importante na estética das restaurações e na harmonia e beleza do sorriso. Nos *lasers* de diodo (810 a 930nm) e de Nd:YAG, a entrega do feixe *laser* ocorre através de uma fibra óptica. A inserção dessa fibra com a emissão do feixe no interior do sulco gengival favorece a ação antimicrobiana dos *lasers* em profundidade nos locais ativos de doença periodontal, atuando efetivamente como coadjuvantes no tratamento convencional e favorecendo a eliminação do processo infeccioso[62].

Esses *lasers* podem, ainda, pelo processo de vaporização, realizar a gengivectomia e a gengivoplastia. Essa técnica consiste na vaporização do tecido gengival e é indicada tanto na presença de tecido cariado subgengival, a fim de possibilitar o acesso à lesão de cárie durante o preparo cavitário, como também com finalidade protética, visando ao aumento de coroa clínica (Figs. 67.19 a 67.23).

Os comprimentos de onda dos *lasers* de diodo e Nd:YAG são bem absorvidos pelos tecidos pig-

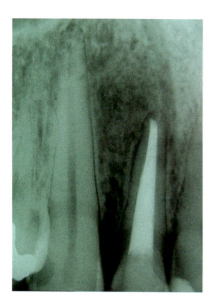

Figura 67.18 – Imagem radiográfica 12 meses após a cirurgia apical, evidenciando o restabelecimento da lâmina dura e a reparação do tecido periapical.

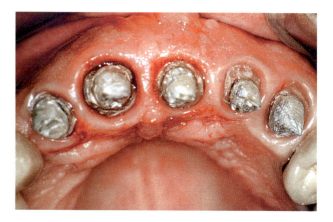

Figura 67.19 – Gengiva inflamada com a presença de tecido de granulação, impedindo a moldagem adequada para a confecção de coroas em porcelana.

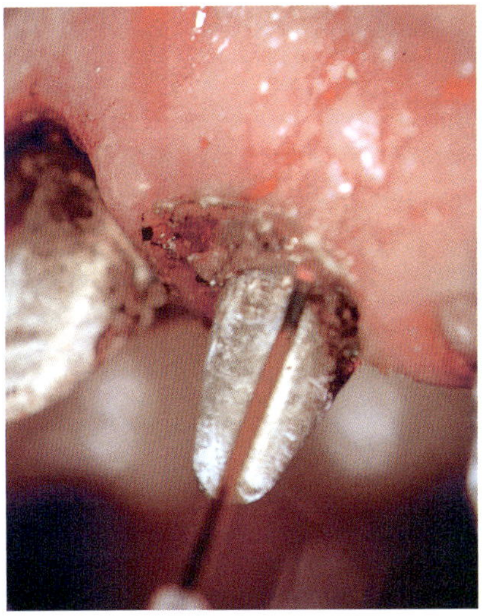

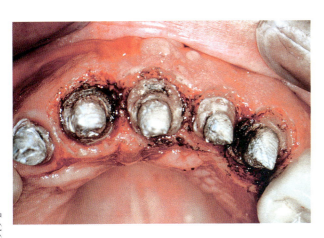

Figura 67.20 – Gengivoplastia com o *laser* de neodímio ítrio alumínio granada (Nd:YAG), realizada sem anestesia.

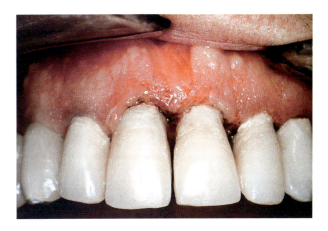

Figura 67.22 – As coroas provisórias cimentadas em posição após gengivoplastia.

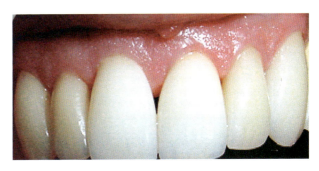

Figura 67.23 – Aspecto final após a cimentação das coroas de porcelana (cerâmica de vidro Empress 2®).

Figura 67.21 – Aspecto da gengiva imediatamente após a gengivoplastia. Não houve sangramento durante o procedimento em razão da capacidade hemostática do *laser* de neodímio ítrio alumínio granada (Nd:YAG).

978-85-7241-919-2

mentados e, por isso, apresentam a capacidade de favorecer a hemostasia. O sangramento decorrente do corte e da remoção do tecido gengival com esses *lasers* é reduzido e não há a necessidade de utilização do cimento cirúrgico, como ocorre na técnica de gengivectomia tradicional. No entanto, se houver necessidade de aumento de coroa clínica com remoção de tecido ósseo, a realização da cirurgia com *laser* de alta potência não é indicada. Além dos *lasers* de diodo e Nd:YAG, os *lasers* de argônio, CO_2, Ho:YAG (hólmio) e Er:YAG podem ser utilizados para esse procedimento clínico de gengivectomia, seja com finalidade estética, seja com finalidade protética, e promovem, ao mesmo tempo, a redução microbiana no local[63].

Cirurgia de Tecidos Moles

Dentre as vantagens dos *lasers* de alta potência em tecidos moles, a efetividade na vaporização tecidual permite a realização de cirurgias praticamente sem sangramento, proporcionando melhor campo de visão e, dependendo do procedimento, dispensa a sutura. São exemplos: frenectomia, incisão de tecido gengival, excisão de lesões na mucosa bucal, vaporização de tecido de granulação e descontaminação em bolsas periodontais, etc. (Figs. 67.24 a 67.29).

A utilização da irradiação do *laser* no tecido gengival é procedimento simples e efetivo. O acesso ao tecido cariado localizado abaixo da linha da gengiva pode ser obtido "pincelando-se"

978-85-7241-919-2

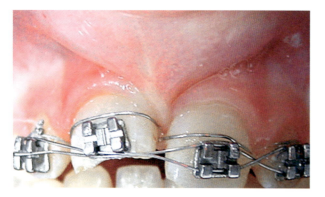

Figura 67.24 – Fratura e extrusão dos elementos 11 e 21 por trauma. Após a reinserção nos alvéolos, os dentes foram imobilizados.

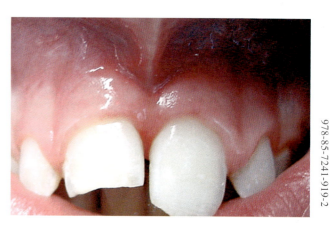

Figura 67.27 – Aspecto após a remoção da contenção ortodôntica.

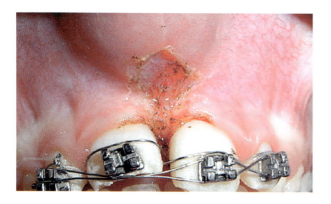

Figura 67.25 – Diastema causado pelo freio labial com cordão fibroso inserido entre os incisivos centrais até a região palatina. A frenectomia foi realizada com o *laser* de diodo 810nm, de alta potência, com 1W de potência, no modo contínuo. Aspecto imediatamente após a remoção do freio labial.

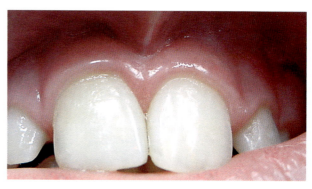

Figura 67.28 – A restauração dos elementos 11 e 21 com resina composta e o fechamento do diastema restabeleceram a estética e a harmonia do sorriso.

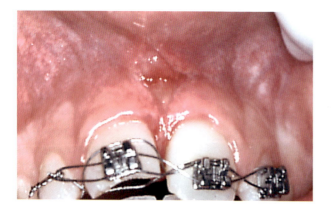

Figura 67.26 – Pós-operatório de cinco dias.

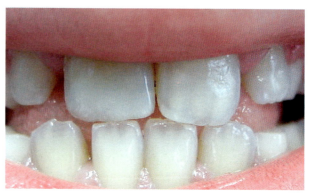

Figura 67.29 – Aspecto estético final dos dentes.

a extremidade da fibra óptica do *laser* pulsado de Nd:YAG sobre a gengiva. Cuidados devem ser observados em relação ao aquecimento excessivo dos tecidos adjacentes com o objetivo de evitar a ocorrência de danos térmicos teciduais como carbonização e necrose do tecido ósseo e dental.

Além do *laser* de neodímio, outros *lasers* de alta potência como CO_2, diodo e érbio podem ser utilizados para esse procedimento clínico.

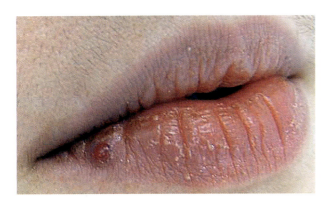

Figura 67.30 – Pequena lesão vascular no lábio inferior (*venous lake*) comprometendo a estética facial. Foi indicada a fotocoagulação da lesão com *laser* de diodo.

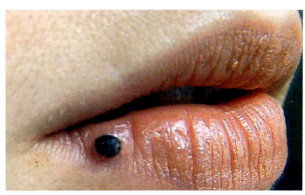

Figura 67.32 – Aspecto após quatro dias da irradiação. Houve a formação da crosta no lábio inferior.

Estomatologia

Os *lasers* de baixa potência atuam como anti-inflamatórios, analgésicos e biomoduladores e têm aplicação em determinadas condições patológicas da mucosa oral, como a mucosite, resultante de quimioterapia e radioterapia. Outras indicações para o *laser* de baixa potência são as ulcerações aftosas recorrentes e o herpes labial recorrente, resultando em melhora da sintomatologia dolorosa e acelerando o processo de cicatrização tecidual.

Os *lasers* de alta potência têm sido utilizados na Estomatologia para o tratamento cirúrgico de vários tipos de lesões, em particular neoplasias benignas, processos proliferativos, degenerações linfo-hemangiomatosas e lesões potencialmente cancerizáveis.

Diversos *lasers* de alta potência podem ser utilizados em tecidos moles, pois a maioria é absorvida pelos cromóforos absorvedores da cavidade oral, devido ao seu alto teor de água e pigmentos ressonantes com o comprimento de onda desde o infravermelho médio até o distante.

As vantagens de seu uso são bastante conhecidas na incisão e excisão, pois promovem o controle do sangramento, proporcionando melhor visualização do campo cirúrgico, além de reduzirem o tempo do procedimento clínico e o risco de bacteremia.

A densidade de energia, o diâmetro do feixe *laser*, a extensão de tecido irradiado, o tipo de sistema de entrega (guia de onda oco, fibra óptica, presença ou não de irrigação) e principalmente o comprimento de onda devem ser selecionados de acordo com o procedimento clínico a ser realizado. Os parâmetros de uso dos *lasers* influenciam diretamente no tempo operatório, nos

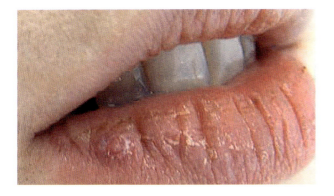

Figura 67.31 – O *laser* de diodo de alta potência (Lasering 808®, Milão, Itália) foi utilizado no modo contínuo com 3W de potência a 2mm de distância do tecido alvo. Imediatamente depois, observa-se a mudança de cor da lesão da cor vermelha para esbranquiçada.

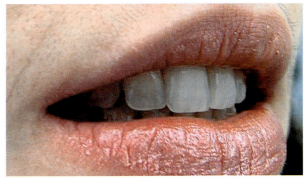

Figura 67.33 – Após dez dias, houve total reparação tecidual. Imagens do caso clínico realizado em parceria com a Dra. Vivian Galletta.

efeitos térmicos, na resposta inflamatória e reparadora dos tecidos irradiados e, portanto, no êxito do tratamento e no conforto pós-operatório do paciente[9,20-23].

Os cuidados a serem tomados no uso do *laser* de alta potência são relacionados ao calor gerado pelo efeito térmico, que pode resultar em carbonização tecidual, porém, esta ocorrência pode ser facilmente contornada com o uso de parâmetros apropriados para cada procedimento clínico. Os *lasers* pulsados e os de pulsos ultracurtos também são indicados para tecidos moles da cavidade bucal.

Graças à seletividade de determinados comprimentos de onda à hemoglobina, é possível o tratamento de lesões vasculares da cavidade oral por meio da fotocoagulação pelo *laser*.

A fotocoagulação é uma modalidade de tratamento na qual se utiliza o *laser* de alta potência. O calor gerado pelo efeito térmico atinge as lesões vasculares do lábio e da mucosa oral, promovendo o selamento dos vasos sanguíneos (Figs. 67.30 a 67.33).

Herpes Simples

O herpes é uma infecção causada pelo herpes--vírus simples tipo I. O contato com o vírus ocorre geralmente na infância, mas muitas vezes a doença não se manifesta neste período. O vírus

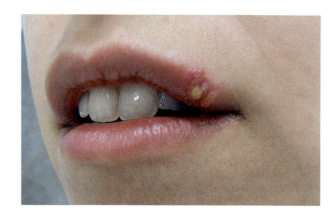

Figura 67.35 – Formação de crosta imediatamente após a irradiação e diminuição da sintomatologia dolorosa.

fica alojado no gânglio trigeminal em estado latente, sendo reativado por diversos fatores deflagradores (exposição à luz solar intensa, fadiga física e mental, estresse emocional, febre ou outras infecções que diminuam a resistência orgânica).

Clinicamente, o herpes labial recorrente apresenta-se em lesão única ou em pequenas lesões múltiplas na junção mucocutânea dos lábios, nos ângulos da boca, ou abaixo do nariz. Os pacientes podem sentir um pródromo descrito como prurido, repuxamento ou formigamento. As vesículas aparecem pouco depois, cercadas frequentemente por pequena área de eritema[64]. A fase de crosta finaliza o ciclo do herpes, sendo a fase mais extensa da lesão (Figs. 67.34 a 67.36).

A fototerapia com *laser* em baixa intensidade atua acelerando o ciclo da lesão do herpes.

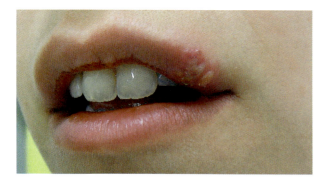

Figura 67.34 – Herpes simples na fase de vesículas no lábio superior em paciente do sexo feminino relatando sintomatologia dolorosa há 24h e recorrências das lesões a cada mês com duração aproximada de 14 dias em diferentes regiões do lábio. A vesícula foi inicialmente drenada com *laser* de neodímio ítrio alumínio granada (Nd:YAG) (1 a 10Hz) e em seguida irradiada com *laser* de baixa potência de gálio alumínio arsênio (2J/cm², emissão vermelha).

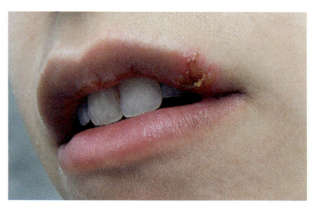

Figura 67.36 – Aspecto clínico 24h após a primeira irradiação com *laser* de alta e baixa potência. O *laser* de baixa potência foi utilizado em mais duas sessões com intervalos de 24h.

978-85-7241-919-2

Quando aplicada no início da fase prodrômica, pode evitar o aparecimento de lesões, ou ainda, se a fase prodrômica já estiver no fim, pode acelerar a erupção das vesículas.

Na fase de vesícula é importante notar em que estágio desta fase encontra-se a lesão, podendo a fototerapia estimular seu crescimento ou, ainda, atuar no sistema imunológico do hospedeiro, levando-a mais rapidamente à fase de crosta. Esta por sua vez é a fase na qual o *laser* apresenta maior eficiência, acelerando seu desaparecimento. A fototerapia com o *laser* em baixa intensidade traz benefícios em relação ao tempo de duração da lesão, acelerando a reparação tecidual e reduzindo suas recorrências[65,66].

TERAPIA FOTODINÂMICA

Os *lasers* de alta potência são capazes de aumentar a temperatura do tecido, causando a desnaturação proteica e a morte de microrganismos. Quando os parâmetros de irradiação são selecionados adequadamente, essa ação antimicrobiana ocorre de maneira eficaz e segura para as estruturas adjacentes[67]. Porém, o uso desses *lasers* na clínica odontológica é dificultado por seu alto custo, bem como pela necessidade de treinamento e conhecimento específico por parte dos profissionais.

Por outro lado, os *lasers* de baixa potência não produzem aumento da temperatura do tecido e podem também, em determinadas condições, causar a morte microbiana. Quando associado aos agentes fotossensibilizadores, o *laser* de baixa potência na faixa do vermelho visível é capaz de gerar espécies reativas de oxigênio e estas moléculas altamente reativas provocam a morte da célula microbiana de maneira rápida e eficiente. Esse processo é chamado de terapia fotodinâmica.

Para a realização da terapia fotodinâmica, o agente fotossensibilizador deve entrar em contato e se ligar à célula microbiana. Quando o *laser* de baixa potência na faixa do vermelho visível incide sobre essa célula, o corante absorve a energia do *laser* e a transmite para moléculas de oxigênio presentes no meio. Essas moléculas desencadeiam uma cascata de eventos fotoquímicos que levam a célula ao dano oxidativo e, consequentemente, à morte[68]. Os agentes fotossensibilizadores mais utilizados em Odon-tologia são os corantes, que podem ser azul de toluidina, azul de metileno, clorina, verde de malaquita e assim por diante. É importante ressaltar que para a produção de oxigênio singleto ser efetiva, deve haver afinidade entre o pigmento do corante e o comprimento de onda incidente. Assim, ao utilizarmos o azul de metileno como agente fotossensibilizador, a luz indicada é o *laser* de baixa potência emitindo na faixa do vermelho visível.

A terapia fotodinâmica antimicrobiana possui diversas vantagens em relação aos *lasers* de alta potência, incluindo o baixo custo e a ausência do risco de danos térmicos ao tecido. Em relação aos agentes antimicrobianos tradicionais, a terapia fotodinâmica possui a vantagem de promover a morte microbiana em um período de tempo menor, além de não ser necessária a manutenção do fotossensibilizador em altas concentrações na área-alvo, como ocorre quando se faz uso de antissépticos e antibióticos[69]. O uso tópico da terapia fotodinâmica permite que sua ação se restrinja aos locais em que haja contaminação microbiana, diferentemente dos antibióticos, que atuam em nível sistêmico.

A terapia fotodinâmica tem se mostrado eficiente na descontaminação e na promoção da morte de microrganismos. Com isso, espera-se que sua utilização como coadjuvante na terapia tradicional possa vir a proporcionar índices maiores de sucesso nas afecções odontológicas de origem microbiana, principalmente nos casos em que a presença de microbiota resistente à terapia convencional acaba por torná-los de difícil resolução.

Em Endodontia, o insucesso do tratamento está associado à permanência de microrganismos viáveis no sistema de canais radiculares e isto decorre, principalmente, da ineficiência das manobras antimicrobianas realizadas durante o tratamento ou do selamento coronário inadequado[51]. A ação da terapia fotodinâmica foi demonstrada recentemente contra bactérias anaeróbias frequentemente associadas com infecções endodônticas, como *Fusobacterium nucleatum*, *Peptostreptococcus micros*, *Prevotella intermedia*, *Streptococcus intermedius* e *Enterococcus faecalis*[70-72]. Para sua realização, o corante é inserido no canal radicular e irradiado com *laser* de baixa potência na faixa do vermelho visível, seja através do uso de fibra

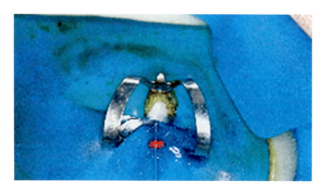

Figura 67.37 – Terapia fotodinâmica antimicrobiana como coadjuvante no tratamento endodôntico associando o uso do *laser* vermelho de baixa potência com um fotossensibilizador.

óptica, seja pelo posicionamento do *spot* do *laser* na entrada da câmara pulpar (Figs. 67.37 a 67.40).

Em Periodontia, as bactérias presentes no biofilme e no cálculo são responsáveis pelo desenvolvimento da inflamação dos tecidos periodontais, resultando em perda de estrutura óssea alveolar e de suporte do dente. A terapia fotodinâmica deve ser realizada no interior do sulco gengival, atuando de maneira tópica nos locais ativos da doença periodontal. O corante

978-85-7241-919-2

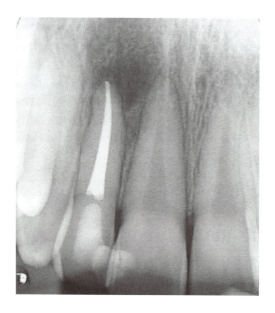

Figura 67.39 – Imagem radiográfica imediatamente após a obturação do canal.

é inserido no interior do sulco, seguido pela irradiação com *laser* de baixa potência na faixa do vermelho visível. O *laser* pode ser emitido tanto através de fibra óptica e, neste caso, esta é inserida até o limite da bolsa periodontal, como pelo posicionamento do *spot* do *laser* na superfície externa da gengiva. As características de colimação e coerência garantem que o *laser*

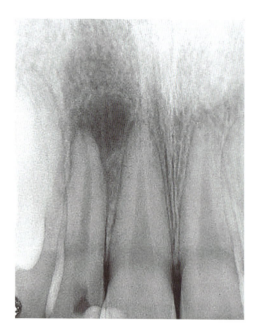

Figura 67.38 – Imagem radiolúcida na região apical do dente 12. Foi realizada a terapia fotodinâmica antimicrobiana. Após a instrumentação, o conduto foi preenchido com azuleno (corante) e irradiado com *laser* de baixa potência. Caso clínico gentilmente cedido pela Dra. Patrícia Pugliesi.

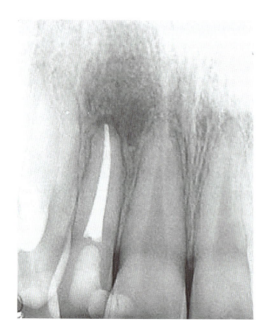

Figura 67.40 – Três meses após a obturação do canal, a imagem radiográfica já demonstra o restabelecimento da lâmina dura e a diminuição da lesão periapical.

penetre no tecido gengival, alcançando o interior da bolsa periodontal. A terapia fotodinâmica pode, ainda, atuar na descontaminação da dentina após a remoção de cárie, no tratamento de lesões da mucosa bucal associadas à presença de microrganismos e, recentemente, no tratamento de lesões de herpes labial.

DIODOS EMISSORES DE LUZ

Clareamento Dental

Os diodos emissores de luz (LED, *light emitting diodes*) são as fontes de luz mais utilizadas pelos profissionais durante o clareamento. O LED é, assim como o *laser*, uma energia eletromagnética monocromática, ou seja, todos os fótons que compõem a luz emitida pelo LED possuem o mesmo comprimento de onda. No entanto, diferentemente dos *lasers*, nos LED os fótons não apresentam colimação e nem coerência.

Os LED têm sido preconizados como fonte de energia para a catalisação da reação de liberação dos agentes oxidantes e este fato se deve à sua efetividade, bem como à acessibilidade a esta tecnologia em decorrência de seu baixo custo.

Os géis clareadores apresentam pigmentos que são capazes de absorver o comprimento de onda emitido pelos LED. Portanto, para que haja maior eficiência na catalisação, o comprimento de onda incidente deve ter afinidade pela cor do pigmento presente no gel. É comum o uso dos LED azuis em consultório e, portanto, os géis clareadores apresentam-se geralmente na cor avermelhada.

É frequente a utilização do termo "clareamento a *laser*" pelos cirurgiões dentistas e pacientes para se referirem ao clareamento realizado com os LED. Esse termo é usado equivocadamente, visto que a luz emitida pelos LED possui características semelhantes, mas ainda assim diferentes das observadas na luz *laser*.

O clareamento a *laser* pode ser realizado, mas neste caso, o *laser* de alta potência é utilizado apenas para aquecer o gel que catalisa a reação de oxidação através do calor. Os *lasers* de alta potência de argônio e diodo são os mais utilizados para o clareamento a *laser*.

O clareamento dental está entre os procedimentos mais procurados pelos pacientes durante a consulta ao cirurgião dentista. Trata-se de uma alternativa conservadora para o restabelecimento da estética de sorriso, para a qual a preservação da estrutura dental e a simplicidade da técnica favorecem a acessibilidade (Figs. 67.41 a 67.43).

O clareamento pode ser realizado em dentes vitais e não vitais com alterações de cor que impossibilitem a obtenção de uma dentição harmoniosa. É fundamental o conhecimento da natureza e da origem das manchas nos dentes para que se consiga a previsibilidade do prognóstico e a estabilidade do tratamento.

A alteração cromática dental pode ser extrínseca e intrínseca. As manchas extrínsecas são causadas por agentes externos ao organismo e localizam-se mais superficialmente na estrutura dental, sendo, desta maneira, mais facilmente removidas pelo cirurgião dentista. Esse tipo de escurecimento dental pode ocorrer pela ingestão de alimentos ou de bebidas com corantes (chá, café, vinho tinto), por tabagismo, por acúmulo de placa bacteriana, ou mesmo pelo uso de determinados enxaguatórios bucais.

As manchas intrínsecas estão incorporadas na estrutura dental e podem ser causadas por má formação dessa estrutura, como fluorose, tetraciclina, traumatismo, tratamento endodôntico, entre outros.

O clareamento é mais eficiente em manchas do tipo amareladas. As manchas de coloração castanha ou acinzentada têm um prognóstico menos favorável e, na ausência de resultados, a solução para o clareamento dos dentes é conseguida somente por meio de procedimentos restauradores, como facetas de resina composta ou porcelana e coroa total.

O profissional deve estar consciente das limitações do clareamento dental e estas devem ser minuciosamente explicadas ao paciente, com o intuito de minimizar a expectativa frequentemente gerada pela realização desse tipo de tratamento.

Existem diferentes técnicas para o clareamento, porém, o caseiro e o de consultório são os mais comumente realizados. No clareamento caseiro, o profissional confecciona uma moldeira individualizada e o paciente deve, em casa,

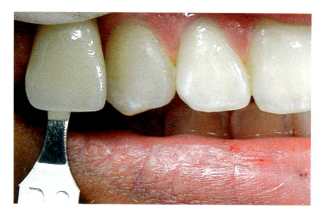

Figura 67.41 – Aspecto inicial dos dentes anteriores superiores e inferiores. Esmalte escurecido, cor D3 na escala Vita.

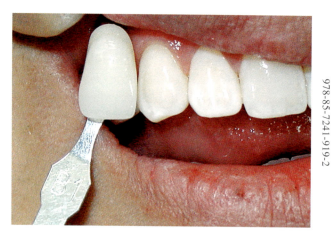

Figura 67.43 – Aspecto final dos dentes obtido com apenas uma sessão de clareamento, alcançando a cor B1 da escala Vita.

978-85-7241-919-2

inserir o gel clareador na moldeira, colocá-la em posição e mantê-la por algumas horas.

O clareamento profissional é realizado pelo cirurgião dentista em consultório. O agente clareador e o mecanismo de ação de ambas as técnicas são semelhantes, porém, a concentração do gel utilizada pelo profissional é maior, permitindo a obtenção de resultados mais rapidamente. Outra vantagem é que o profissional pode controlar a ação do gel, evitando a colocação deste sobre as superfícies de esmalte que apresentam áreas de fluorose ou trincas, além de impedir que entre em contato com superfícies dentinárias, o que poderia provocar sensibilidade pós-clareamento.

O agente clareador utilizado nas técnicas de clareamento é o peróxido de hidrogênio. Podem ser utilizados, também, produtos que permitam a formação desse composto, como o peróxido

de ureia, o perborato de sódio e o peróxido de carbamida. A concentração do agente clareador pode variar de 15 a 35%, sendo as mais elevadas utilizadas exclusivamente em consultório.

Ao entrar em contato com a umidade, o peróxido de hidrogênio libera oxigênio e água. O oxigênio entra em contato com as macromoléculas dos pigmentos, quebrando-as em moléculas menores. É importante ressaltar que existe um ponto se saturação, no qual todas as moléculas de pigmento atingiram sua estrutura mínima. Nesse momento, o clareamento atingiu sua eficiência máxima e o emprego continuado do agente clareador além deste ponto pode promover alterações na estrutura dental. Clinicamente, o ponto de saturação pode ser constatado quando não se observa mais a alteração de cor do dente.

A reação de liberação de oxigênio pelo peróxido pode ser catalisada, de maneira a acelerar a ação do clareamento. O calor e a luz são fatores que podem ser empregados para essa catalisação, porém, o aumento de temperatura frequentemente causa danos à estrutura dental e ao tecido pulpar. Portanto, a utilização de luz durante o clareamento profissional é o método de eleição para acelerar a reação de liberação dos agentes oxidantes[73-75].

Finalmente, é de extrema importância que o profissional realize exame clínico e anamnese criteriosamente antes de iniciar o tratamento. A constatação de cárie, restaurações estéticas, tratamento endodôntico prévio, sensibilidade, ou

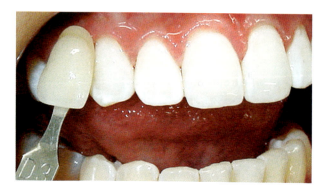

Figura 67.42 – Aspecto dos dentes após o clareamento (gel de peróxido de carbamida sobre o esmalte dental e irradiação com o *laser* de diodo 810nm da Opus 10®), restabelecendo a estética do sorriso.

mesmo de uma dieta rica em alimentos com corante influencia significantemente a indicação do clareamento, direcionando inevitavelmente a maneira como este será realizado e o seu prognóstico.

CONSIDERAÇÕES FINAIS

O avanço tecnológico e o uso de novos recursos na odontologia são responsáveis, atualmente, pelos altos índices de sucesso no tratamento odontológico e maior conforto aos pacientes, no trans e pós-operatório.

O uso da tecnologia *laser* na clínica odontológica vem contribuindo atualmente, de maneira significante, para a preservação do elemento dental fundamentada no restabelecimento da sua função e da estética da arcada dental.

Dentre as inúmeras vantagens, na área da estética, o *laser* permite o preparo de cavidade extremamente conservador, removendo o tecido cariado e ao mesmo tempo promovendo a desinfecção microbiana dessa cavidade. Possibilita, ainda, a realização do contorno gengival estético das coroas e facetas em porcelana e também o restabelecimento da estética e conforto aos pacientes acometidos por herpes.

Porém, vale ressaltar que o emprego dessa nova tecnologia exige do profissional profundo conhecimento da interação do comprimento de onda com o tecido biológico a ser tratado, além das normas de segurança, incluindo o uso de óculos de proteção apropriados e o necessário treinamento com o equipamento a ser utilizado.

O *laser* em condições adequadas de irradiação e com parâmetros de energia corretos estabelece a sua utilização segura, evitando a ocorrência de danos térmicos teciduais.

QUESTÕES

1. Qual é a função do *laser* de diodo na odontologia?
2. Quais são os principais tipos de *laser* usados como meio diagnóstico na odontologia?
3. Quais são os principais efeitos adversos do uso do *laser* no tecido adjacente?
4. Quais são as principais vantagens do uso do *laser* na odontologia?
5. Como ocorre o processo de clareamento dentário com o uso do *laser*?

REFERÊNCIAS

1. STERN, R. H.; SOGNNAES, R. F. Laser beam on dental hard tissues. *J. Dent. Res.*, v. 43, p. 873, 1964.
2. STERN, R.; SOGNNAES, R. F. Laser inhibition of dental caries suggested by first tests in vivo. *J. Am. Dent. Assoc.*, v. 85, n. 5, p. 1087-1090, Nov. 1972.
3. MISERENDINO, L. J.; PICK, R. M. In: *Lasers in Dentistry*. Chicago: Quintessence, 1995. cap. 3, p. 39-56; cap. 17, p. 247-259.
4. MALDONADO, E. P.; RIBEIRO, M. S.; ZEZELL, D. M. *Interação da Luz Laser com Tecidos Biológicos*. São Paulo: USP, 2000. Mestrado Profissionalizante – Laser em Odontologia, Apostila de curso. Instituto de Pesquisas Energéticas e Nucleares da Faculdade de Odontologia da Universidade de São Paulo, 2000.
5. GOUW-SOARES, S. C.; LAGE-MARQUES, J. L.; EDUARDO, C. P. O uso do laser em cirurgia apical. In: GUTKNECHT, N.; EDUARDO, C. P. *A Odontologia e o Laser*. 2. Ed. Berlin: Quintessense, 2004. v. 1, p. 198-215.
6. SHOOP, U.; KLUGER, W.; DERVISBEGOVIC, S. et al. Innovative wavelengths in endodontic treatment. *Lasers Surg. Med.*, v. 38, n. 6, p. 624-30, 2006.
7. HAYPEK, P. *Redução Bacteriana Pós-aplicação do Laser de Dióxido de Carbono na Superfície de Implantes Contaminados com S. sanguis*. São Paulo: USP, 2001. Dissertação (Mestrado) – Faculdade de Odontologia da Universidade de São Paulo, 2001.
8. MESTER, E.; MESTER, A. F.; MESTER, A. The biomedical effects of laser application. *Lasers Surg. Med.*, v. 5, p. 31-39, 1985.
9. KARU, T. Photobiological fundamentals of low-power laser therapy, IEEE. *J. Quantum Electron. QE-23*, p. 1703-1717, 1987.
10. PRATES, R. A.; YAMADA JR., A. M.; SUZUKI, L. C. et al. Bactericidal effect of malachite green and red laser on Actinobacillus actinomycetemcomitans. *J. Photochem. Photobiol. B. Biol.*, v. 86, p. 70-76, 2007.
11. GARCEZ, A. S.; NUÑEZ, S. C.; HAMBLIN, M. R. et al. Antimicrobial effects of photodynamic therapy on patients with necrotic pulps and periapical lesion. *J. Endod.*, v. 34, p. 138-42, 2008.
12. NOGUEIRA, G. E. C. Normas de segurança do laser. In: DE MAIO, M. *Tratado de Medicina Estética*. 1. ed. São Paulo: Roca, 2004. v. 2, p. 1183-1204.
13. GOUW-SOARES, S.; STABHOLZ, A.; LAGE-MARQUES, J. L. et al. Comparative study of dentine permeability after apicectomy and surface treatment with 9.6 micron TEA CO_2 and Er:YAG laser irradiation. *J. Clin. Laser Med. Surg.* v. 22, n. 2, p. 129-139, 2004.
14. GOODIS, H. E.; FRIED, D.; GANSKY, S. et al. Pulpal safety of 9.6 micron TEA CO_2 laser used for caries prevention. *Lasers Surg. Med.*, v. 35, n. 2, p. 104-110, 2004.
15. KNAPPE, V.; FRANK, F.; ROHDE, E. Principles of lasers and biophotonic effects. *Photomed. Laser Surg.*, v. 22, p. 411-417, 2004.

16. ERIKSSON, A. R.; ALBREKTSSON, T. Temperature threshold levels for heat-induced bone tissue injury: a vital-microscopic study in the rabbit. *J. Prosthet. Dent.*, v. 50, p. 101-107, 1983.

17. ZACH, L.; COHEN, G. Pulp response to externally applied heat. *Oral Surg. Oral Med. Oral Pathol.*, v. 19, p. 515-530, 1965.

18. SILVA, N. M. M.; CECCHINI, R. C. M.; EDUARDO, C. P. Aplicações do "soft laser" em odontologia. *Rev. Paul. Odontol.*, v. 14, p. 30-32, 1992.

19. TÚNER, J.; HODE, L. It's all in parameters: a critical analysis of some well known negative studies on low-level laser therapy. *J. Clin. Laser Med. Surg.*, v. 16, p. 245-248, 1998.

20. WALSH, L. J. The current status of low level laser therapy in dentistry. Part 1. Soft tissue applications. *Aust. Dent. J.*, v. 42, n. 4, p. 247-54, 1997.

21. AZEVEDO, L. H.; EDUARDO, F. P.; MOREIRA, M. S. et al. Influence of different power densities of LILT on cultured human fibroblast growth: a pilot study. *Lasers Med. Sci.* v. 21, n. 2, p. 86-89, 2006.

22. ROCHKIND, S.; ROUSSO, M.; NISSAN, M. et al. Systemic effects of low-power laser irradiation on the peripheral and central nervous system, cutaneous wounds, and burns. *Lasers Surg. Med.*, v. 9, n. 2, p. 174-182, 1989.

23. BURNET, J. R.; CONCEIÇÃO, E. N. Doença cárie: manifestações clínicas, diagnóstico e terapêutica. In: CONCEIÇÃO, E. N. *Dentística – Saúde e Estética*. São Paulo: Artes Médicas, 2000. cap. 10.

24. BARBAKOW, F.; IMFELD, T.; LUTZ, F. Enamel remineralization: how to explain it to patients. *Quintessence Int.*, v. 22, p. 341-347, 1991.

25. TAGOMORI, S.; IWASE, T. Ultrastructural change of enamel exposed to a normal pulsed Nd:YAG laser. *Caries Res.*, v. 29, n. 6, p. 513-520, 1995.

26. CECCHINI, R. C.; PELINO, J. E. P.; ZEZELL, D. M. et al. Acid resistance of enamel treated with Nd:YAG laser associated with fluoride and exposed to a S. Mutans cuture media. In: INTERNATIONAL CONGRESS ON LASERS IN DENTISTRY. Maui, Jul. 1998. *Proceedings of International Congress on Lasers in Dentistry*, 1999. Utah: University of Utah, 1999. v. 6, p. 53-57.

27. KAYANO, T.; OCHIAI, S.; KIYONO, K. el al. Effect of Er:YAG laser irradiation on human extracted teeth. *J. Clin. Laser Med. Surg.* v. 4, p. 147-150, 1991.

28. PELINO, J. E. P. In vitro study of the Nd:YAG laser effect on the human dental enamel: optical and scanning electron microscope analysis. *J. Clin. Laser Med. Surg.* v. 17, n. 4, p. 171-177, 1999.

29. TAGOMORI, S.; MORIOKA, T. Combined effects of laser and fluoride on acid resistance of human dental enamel. *Caries Res.*, v. 23, n. 4, p. 223-231, 1989.

30. FEATHERSTONE, J. D. B.; BARRET-VESPONE, N. A.; FRIED, D. CO_2 laser inhibition of artificial caries-like lesion progression in dental enamel. *J. Dent. Res.*, v. 77, p. 1397-1403, 1998.

31. ZEZELL, D. M.; BONK, P. A.; SALVADOR, V. L. R. et al. Potential of Ho:YLF and fluoride in prevention of dental caries. In: INTERNATIONAL CONGRESS ON LASERS IN DENTISTRY. Maui, Jul. 1998. *Proceedings of International Congress on Lasers in Dentistry*, 1999. Utah: University of Utah, 1999. v. 6, p. 63-65.

32. HIBST, R.; KELLER, U. Experimental studies of the application of the Er:YAG laser on dental hard substances. I Measurements of the ablation rate. *Lasers Surg. Med.*, v. 9, p. 338-344, 1989.

33. KELLER, U.; HIBST, R. Experimental studies of the application of the Er:YAG laser on dental hard substances. II Light microscopic and SEM investigations. *Lasers Surg. Med.*, v. 9, p. 345-351, 1989.

34. KELLER U.; HIBST R. Tooth pulp reaction following Er:YAG laser application. Lasers in orthopedic, dental and veterinary medicine. *SPIE Proceedings*, v. 1424, p. 127-133, 1991.

35. GOUW-SOARES, S.; PELINO, J. E. P; HAYPEK, P. et al. Temperature rise in cavities prepared in vitro by Er:YAG laser. *J. Oral Laser Applications*, v. 1, n. 2, p. 1-5, 2001.

36. SCHOOP, W.; KLUGER, A.; MORITZ, N. et al. Bactericidal effect of different laser systems in the deep layers of dentin. *Lasers Surg. Med.*, v. 35, p. 111-116, 2004.

37. NAVARRO, R. S.; GOUW-SOARES, S.; HAYPEK, P. et al. Er:YAG laser cavity preparation with variable pulsewidth: a microleakage study. In: VII INTERNATIONAL CONGRESS ON LASER IN DENTISTRY, 2000. Brussels. *Proceedings of VII International Congress on Laser in Dentistry*, 2000.

38. SVELTO, O. Types of lasers. In: *Principals of Lasers*. 3. ed. New York: Hanna, 1989. p. 287-377.

39. GROTH, E. D. B. *Contribuição para o Estudo da Aplicação do Laser de Baixa Potência GaAlAs no Tratamento da Hipersensibilidade Dentinária*. São Paulo: USP, 1993. 60p. Dissertação (Mestrado) – Faculdade de Odontologia da Universidade de São Paulo,1993.

40. LIZARELLI, R. F. Z.; BAGNATO, V. S. Laser de baixa intensidade vermelho (660nm) para tratamento de hipersensibilidade dentinária cervical. *Jornal Brasileiro de Odontologia Clínica*, v. 5, p. 433-437, 2001.

41. KRUGER, C. R. Hipersensibilidade dentinária: mecanismos, permeabilidade e técnicas de dessensibilização. *Jornal Brasileiro de Odontologia Clínica*, v. 5, p. 48-54, 2001.

42. ODA, M.; MATOS, A. B.; LIBERTI, E. A. Morfologia da dentina tratada com substâncias dessensibilizantes: avaliação através da microscopia eletrônica de varredura. *Rev. Odontol. Univ. São Paulo*, v. 13, p. 337-342, 1999.

43. VILLA, G. E. P.; BREGAGNOLO, J. C.; LIZARELLI, R. F. Estudo clínico comparativo utilizando laser de baixa intensidade 660 e 785nm contínuo e chaveado para hipersensibilidade dentinária. *J. Bras. Clin. Odont. Integrada*, v. 5, p. 520-524, 2002.

44. YUAN, S. C. *Comparative Analysis of the Effect of the GaAlAs Laser Irradiation in 780nm and 660nm in the Hypersensitive Dentin*. São Paulo: IPEN/FOUSP, 2003. Dissertação (Mestrado Profissionalizante de Lasers em Odontologia) – Universidade de São Paulo, 2003.

45. BENETTI, A. R. et al. Laser therapy for dentin hypersensitivity: a critical appraisal. *J. Oral Laser Applications*, v. 4, p. 271-278, 2004.

46. WATANABE, I.; LIBERTI, E. A; AZEREDO, R. A.; NUTI SOBRINHO, A. Estudo através do microscópio eletrônico de varredura dos efeitos do raio laser CO_2 sobre a dentina

de molares humanos. *Odontólogo Moderno*, v. 14, n. 6, p. 33-37, 1987.

47. LAN, W. H.; LEE, B. S.; LIU, H. C. et al. Morphologic study of Nd:YAG laser usage in treatment of dentinal hypersensitivity. *J. Endod.*, v. 30, p. 131-4 2004.

48. NAIR, P. N.; SJOGREN, U.; KREY, G.; KAHNBERG, K. E.; SUNDQVIST, G. Intraradicular bacteria and fungi in root-filled, asymptomatic human teeth with therapy-resistant periapical lesions: a long-term light and electron micros-copic follow-up study. *J. Endod.*, v. 16, p. 580-8, 1990.

49. DE QUADROS, I.; GOMES, B. P.; ZAIA, A. A.; FERRAS, C. C.; SOUZA-FILHO, F. J. Evaluation of endodontic treatments performed by students in a Brazilian Dental School. *J. Dent. Educ.*, v. 69, p. 1161-1170, 2005.

50. BENENATI, F. W.; KHAJOTIA, S. S. A radiographic recall evaluation of 894 endodontic cases treated in a dental school setting. *J. Endod.*, v. 28, p. 391-395, 2002.

51. TRONSTAD, L.; BARNETT, F.; CERVONE, F. Periapical bacterial plaque in teeth refractory to endodontic treatment. *Endod. Dent. Taumatol.*, v. 6, p. 73-77, 1990.

52. EDUARDO, C. P.; GOUW-SOARES, S. The use of lasers in endodontics. *J. Oral Laser Applications*, v. 1, p. 221-226, 2001.

53. BERGMANS, L.; MOISIADIS, P.; TEUGHELS, W. et al. Bactericidal effect of Nd:YAG laser irradiation on some endodontic pathogens ex vivo. *Int. Endod. J.*, v. 39, p. 547-557, 2006.

54. GOUW-SOARES, S.; GUTKNECHT, N.; CONRADS, G. et al. The bactericidal effect of Ho:YAG laser irradiation within contaminated root dentinal samples. *J. Clin. Laser Med. Surg.* v. 18, p. 81-87, 2000.

55. RADAELLI, C. M.; ZEZELL, D. M.; CAI, S. et al. Effect of a high power diode laser irradiation in root canals con-taminated with Enterococcus faecalis. In: *International Society of Lasers in Dentistry.* Amsterdam: Elsevier Science B.V., 2003. p. 273-276, 2003.

56. LEE, B. S.; LIN, Y. W.; CHIA, J. S. Bactericidal effects of diode laser on Streptococcus mutans after irradiation through different thickness of dentin. *Lasers in Surgery and Medicine*, v. 38, p. 62-69, 2006.

57. RIBEIRO, A. C.; NOGUEIRA, G. E. C.; ANTONIAZZI, J. H. et al. Effects of diode laser (810nm) irradiation on root canal walls: thermographic and morphological studies. *Journal of Endodontics*, v. 33, p. 252-255, 2007.

58. WANG, Q. Q.; ZHANG, C. F.; YIN, X. Z. Evaluation of the bactericidal effect of Er,Cr:YSGG, and Nd:YAG lasers in experimentally infected root canals. *J. Endod.*, v. 33, p. 830-832, 2007.

59. GOUW-SOARES, S.; CARDOSO, W.; TANJI, E. et al. The use of Er:YAG, Nd:YAG and Ga-Al-As lasers in periapical surgery. Three years clinical case. *J. Clin. Laser Med. Surg.* v. 19, n.14, 193-198, 2001

60. OLIVEIRA, R. G.; GOUW-SOARES, S. C.; BALDOCHI, S. L.; EDUARDO, C. P. Scanning electron microscopy (SEM) and optical microscopy: effects of Er:YAG and Nd:YAG lasers on apical seals after apicoectomy and retrofill. *Photo-med. Laser Surg.*, v. 22, n. 6, p. 533-536, 2004.

61. GOUW-SOARES. S. C.; LOBATO, A.; MARQUES, M. M. Et al. Adhesion of fibroblasts cells on dentine cut surfaces by Er:YAG laser treated or not by Nd:YAG laser.

Abstract of the 10th meeting of the International Society of Laser in Dentistry and 15th Annual Congress of DGL. Berlin: Quintessence, 2, p. 109, 2006.

62. BEN HATIT, Y. The effects of a pulsed Nd:YAG laser on subgingival bacterial flora and on cementum: an in vivo study. *J. Clin. Laser Med. Surg.* v. 14, n. 3, p. 137-143, 1996.

63. COLUZZI, D. J. An overview of laser wavelengths used in dentistry. In: CONVISSAR, R. A. Lasers and light amplification in dentistry. *Dent. Clin. North Am.*, v. 44, p. 753-765, 2000.

64. SONIS, S. T.; FAZIO, R. C.; FANG, l. *Princípios e Prática de Medicina Oral*. 2. ed. Rio de Janeiro: Guanabara Koogan, 1995. p. 436-437.

65. EDUARDO, C. P.; CECCHINI, R. C. M.; CECCHINI, S. C. M. Uma nova alternativa para o tratamento da úlcera aftosa e herpes labial. Caso clínico. *Âmbito Odontológico*, v. 4, p. 21-24, 1995.

66. SCHINDL, A.; NEUMANN, R. Low-intensity laser therapy is an effective treatment for recurrent herpes simplex infection. Results from a randomized double-blind placebo-controlled study. *J. Invest. Dermatol.*, v. 113, p. 221-223, 1999.

67. SHOOP, U.; GOHARKHAY, J.; KLIMSCHA, J. et al. The use of the erbium, chromium:yttrium-scandium-gallium-garnet laser in endodontic treatment: the results of an in vitro study. *J. Am. Dent. Assoc.*, v. 138, p. 949-955, 2007.

68. WILSON, M.; BURNS, T.; PRATTEN, J. et al. Bacteria in supragingival plaque samples can be killed by low-power laser light in the presence of a photosensitizer. *J. Appl. Bacteriol.*, v. 78, p. 569-574, 1995.

69. MALIK, Z.; HANANIA, J.; NITZAN, Y. Bactericidal effects of photoactivated porphyrins – an alternative approach to antimicrobial drugs. *J. Photochem. Photobiol. B.*, v. 5, p. 281-293, 1990.

70. GARCEZ, A. S.; RIBEIRO, G. P.; TEGOS, S. C. et al. Antimicrobial photodynamic therapy combined with con-ventional endodontic treatment to eliminate root canal biofilm infection. *Lasers Surg. Med.*, v. 39, p. 59-66, 2007.

71. WILLIAMS, G. J.; PEARSON, M.; JOHN COLLES, M. Antibacterial action of photoactivated disinfection {PAD} used on endodontic bacteria in planktonic suspension and in artificial and human root canals. *J. Dent.*, v. 34, p. 363-371, 2006.

72. BONSOR, S. J.; NICHOL, R.; REID, T. M. et al. Microbio-logical evaluation of photo-activated disinfection in endo-dontics (an in vivo study). *Br. Dent. J.*, v. 200, p. 337-341, 2006.

73. WHITE, J. M.; PELINO, J. E. P.; RODRIGUES, R. O.; ZWHALEN, R. L.; NGUYEN, M. H.; WU, E. H. Surface and pulpal temperature comparison of tooth whitening using lasers and curing lights. *Spie (Washington)*, v. 1, n. 4, p. 95-101, 2000.

74. WETTER, N. U.; BARROSO, M. C. S.; PELINO, J. E. P. Dental bleaching efficacy with Diode Laser and LED irra-diation; an in vitro study. *Laser Surg. Med.*, v. 35, p. 254-258, 2004.

75. LIZARELLI, R. F. Z.; PELINO, J. E. P.; BAGNATO, W. S.; MORIYAMA, L. T. Temperature response of permanent teeth bleached with a blue LED system. *Journal of Oral Laser Applications (Áustria)*, v. 4, n. 4, p. 257-261, 2004.

Normas de Segurança do *Laser*

Gessé Eduardo Calvo Nogueira

SUMÁRIO

Muitos equipamentos que usam *lasers* operam com intensidades seguras para a saúde. Outros equipamentos possuem *lasers* nocivos, mas operam com a radiação *laser* confinada e também não representam riscos à saúde. Noutro extremo, existem *lasers* que representam potenciais riscos à saúde. Assim, é útil diferenciar *lasers* seguros e nocivos. Quando nocivos, é necessário diminuir a possibilidade de exposição à radiação *laser* e quando a possibilidade de exposição acidental não é nula, é recomendada a proteção dos olhos e eventualmente da pele. Mas é comum uma associação, quase sempre única, entre segurança no uso de *lasers* e óculos de proteção. Este capítulo explora o senso comum, de especialistas, de que a proteção ocular deveria ser uma medida de precaução redundante, atuante somente quando outras medidas falham. Antes, porém, ele apresenta um breve histórico das diretrizes que orientam profissionais atuantes na área de segurança no uso de *lasers*. Na sequência, relata os mecanismos que resultam nos principais efeitos adversos da radiação *laser* na pele e nos olhos. E, em seguida, descreve os fundamentos que levaram à derivação de valores de máxima exposição permissível (MEP) à radiação *laser*, definidos como exposições máximas dos olhos e da pele, antes que efeitos danosos ocorram.

Num segundo momento, este capítulo apresenta nossa legislação sanitária que controla uma série de produtos e serviços sanitários, dentre eles, equipamentos eletromédicos a *laser*, que é o termo empregado. O controle é efetuado na fabricação e na comercialização do produto, de procedência tanto nacional como externa.

Na terceira parte deste capítulo, são apresentados os requisitos de segurança exigidos nos equipamentos eletromédicos a *laser*. Também são apresentadas sugestões sobre o uso seguro de *lasers*, voltadas aos usuários e que completam e tornam efetivas as exigências de fabricação de equipamentos eletromédicos, que visam essencialmente garantir a qualidade e a segurança.

HOT TOPICS

- Comprimento de onda é a distância entre dois máximos consecutivos na intensidade da onda eletromagnética.
- Todo corpo aquecido emite radiação eletromagnética.
- A radiação infravermelha, a visível e a ultravioleta (UV) são frequentemente chamadas de radiação óptica.
- Uma das principais características que diferenciam a radiação *laser* de uma radiação comum é a possibilidade de concentrar altas intensidades de radiação, mesmo quando a potência do *laser* é pequena.
- Há duas classes de *laser* quanto ao regime de operação: os de emissão contínua e os de emissão pulsátil.
- Quando a radiação eletromagnética é absorvida, a energia resultante na matéria é térmica.

- Os órgãos do corpo humano mais suscetíveis aos efeitos adversos da radiação *laser* são a pele e os olhos.
- Os principais efeitos adversos são: aceleração do envelhecimento, aumento da pigmentação, queimaduras, eritemas e aumento da sensibilidade da pele.
- Quanto maior o tempo de exposição de uma área à radiação *laser*, maior a lesão dos tecidos adjacentes.
- A córnea, o cristalino, o humor aquoso e o vítreo absorvem pouca radiação a *laser* na faixa visível e infravermelha.

LIMITES DE EXPOSIÇÃO À RADIAÇÃO *LASER*

Em 1982 foi publicada uma revisão significativa de relatos científicos sobre efeitos biológicos da radiação *laser* e de outras fontes de radiação[1]. Com base nessa revisão, em 1985 foi publicado um guia contendo diretrizes sobre proteção contra a radiação *laser*[2] e em 1988, pequenas correções[3]. Em 1992 foi estabelecida uma organização científica independente a International Commission on Non-Ionizing Radiation Protection (ICNIRP), que publicou em 1996 um guia atualizando e substituindo o anterior[4]. Em 2000, as diretrizes do guia para a faixa entre 400nm e 1.400nm foram revisadas[5].

O guia contém uma revisão dos efeitos biológicos da radiação *laser* e de outras fontes de radiação óptica e apresenta valores de MEP, definidos como valores máximos de exposição da pele e olhos à radiação, sem que ocorram efeitos nocivos.

Na sequência, serão brevemente apresentados os princípios e as considerações que conduziram à elaboração do guia. Antes, porém, é apresentada uma breve introdução sobre a radiação *laser* e suas propriedades, com o objetivo de introduzir termos e conceitos usados em diretrizes sobre segurança no uso de *lasers*.

Radiação Eletromagnética

Transmissores de rádio, lâmpadas, o sol, emissores de raios X e *lasers* são alguns exemplos de fontes de radiação eletromagnética.

A radiação eletromagnética viaja como ondas, com velocidade que depende do meio. A distância entre dois máximos consecutivos na intensidade da onda eletromagnética viajante é denominada comprimento de onda da radiação.

Todo corpo aquecido emite radiação eletromagnética. Em geral, um corpo aquecido emite radiação em diversas direções e com diversos comprimentos de onda. Como exemplo, uma lâmpada incandescente emite radiação numa vasta faixa de comprimentos de onda: desde radiação UV até infravermelha. O espectro de irradiação da lâmpada é contínuo e normalmente apresenta um máximo de emissão numa região do espectro, que depende da temperatura da lâmpada.

Espectro Eletromagnético

O espectro eletromagnético se estende por uma vasta faixa de comprimentos de onda, conforme mostra a Tabela 68.1, em que o espectro é dividido em faixas de acordo com os nomes normalmente atribuídos a cada faixa.

Tabela 68.1 – Espectro eletromagnético dividido em faixas de acordo com os nomes atribuídos

Nome	Comprimento de onda	Principais fontes artificiais
Ondas de rádio	1.000 a 1m	Radiotransmissores
Micro-ondas	1.000 a 1mm	Radiotransmissores, fornos de micro-ondas
Infravermelho	1.000.000 – 700nm	Corpos aquecidos, *lasers*, lâmpadas
Luz visível	700 – 400nm	Corpos aquecidos, lâmpadas, *lasers*
Ultravioleta	400 – 1nm	Lâmpadas, *lasers*
Raios X	1.000 – 1pm	Tubos de raios X, aceleradores
Raios γ	1.000 – 1fm	Isótopos radioativos, aceleradores

978-85-7241-919-2

A radiação infravermelha, a visível e a UV (de 1nm a 1.000.000nm) são frequentemente chamadas de radiação óptica. A parte visível (de 400 a 700nm) ocupa uma pequena porção do espectro e toda radiação nesta faixa é frequentemente chamada de luz. É comum usar a palavra "luz" para denominar toda radiação óptica, mas as normas técnicas que são aqui tratadas usam o termo radiação para toda radiação óptica, enquanto o termo luz é usado somente quando a radiação é visível. E o termo radiação invisível é usado visando alertar sobre o risco adicional de a radiação não ser visível.

Características da Radiação *Laser*

A radiação *laser* é uma radiação eletromagnética com características que normalmente não são encontradas nas fontes comuns de radiação óptica. Uma das principais características que diferenciam a radiação *laser* (coerente) de uma radiação comum (incoerente) é a possibilidade de concentrar altas intensidades de radiação, no espaço e no tempo, mesmo quando a potência ou a energia do *laser* é pequena.

Há *lasers* que apresentam a radiação confinada na forma de feixes muito estreitos, conhecidos como feixes colimados. Na prática, todo feixe *laser* apresenta divergência não nula, mas alguns feixes podem ser mantidos colimados por vários milhares de metros. A grande maioria dos *lasers* médicos possui feixes com divergências acentuadas. Nesses casos, os níveis da radiação decrescem com a distância.

Regimes de Operação de *Lasers*

Basicamente, há duas classes de *lasers* quanto ao regime de operação: *lasers* com emissão contínua, em que sua intensidade é constante no tempo, e *lasers* com emissão pulsátil, em que a energia emitida é concentrada num pequeno intervalo de tempo. *Lasers* que emitem pulsos repetidos são denominados *lasers* pulsáteis repetitivos. Em geral, *lasers* pulsáteis apresentam altas intensidades quando comparadas com as obtidas com *lasers* contínuos. As interações de *lasers* pulsáteis repetitivos e contínuos com a matéria, mesmo com potências médias iguais, em geral são diferentes.

Interação da Radiação Óptica com a Matéria

Quando a radiação eletromagnética incide na matéria, em geral, parte é refletida, parte é transmitida e parte é absorvida, em proporções que dependem das propriedades da matéria e da fonte de radiação.

Quando a radiação é absorvida, sua energia é transferida para a matéria. Normalmente, a energia resultante é térmica, provocando o aquecimento da matéria. A radiação absorvida também pode ser transformada em outras formas de energia, sendo as mais comuns nesses processos a acústica e a luminosa (em outro comprimento de onda), que podem interagir novamente com o meio. Outros tipos comuns de interação da radiação com a matéria são a óptica (provoca a ruptura dielétrica) e a fotoquímica (interage ou inicia reações químicas).

Efeitos Biológicos Adversos da Radiação *Laser*

Os efeitos adversos da radiação *laser*, emitida em qualquer faixa do espectro eletromagnético, podem ocorrer em todos tecidos biológicos. Mas os órgãos do corpo humano que normalmente estão sujeitos à radiação *laser* acidental são a pele e os olhos. E os danos na retina são, em geral, mais importantes e ocorrem na faixa entre 400 e 1.400nm.

A radiação óptica pode provocar, como exemplos, aceleração do envelhecimento, aumento da pigmentação, queimaduras, eritemas e aumento da sensibilidade da pele. Também pode provocar fotoqueratite na córnea e na conjuntiva, catarata, danos térmicos e fotoquímicos na retina e queimaduras na córnea e no cristalino.

978-85-7241-919-2

Em geral, os efeitos biológicos adversos induzidos pela radiação óptica coerente e incoerente são os mesmos para um determinado comprimento de onda, área de exposição, local e tempo de exposição. Mas a radiação *laser* deve ser tratada como um caso especial, pois poucas fontes convencionais de radiação óptica podem produzir as densidades de energia ou de potência obtidas com *lasers*.

Os efeitos biológicos da radiação *laser* podem ser resultantes de um ou mais mecanismos de interação (térmico, termoacústico, óptico e fotoquímico). As interações ocorrem ao nível molecular ou atômico e são, em geral, fortemente dependentes do comprimento de onda, da intensidade da radiação e do tempo de exposição.

Quando a radiação óptica é absorvida pelos tecidos biológicos, em geral suas moléculas se aquecem e pode ocorrer a morte celular, principalmente pela desnaturação de suas proteínas, que pode ocorrer com pequenos incrementos da temperatura. A maior parte dos danos causados por *lasers* é decorrente desse mecanismo de interação. Mas a gravidade do dano aumenta com o tempo de exposição e com a área irradiada. Quanto maior o tempo de exposição, decorrente dos mecanismos físicos e fisiológicos de condução do calor gerado, mais tecido adjacente é lesionado. Em geral a extensão da lesão às regiões circunvizinhas depende da temperatura e da área em que ocorre a irradiação.

Outros danos podem ocorrer devido à absorção molecular em comprimentos de onda específicos. Nesses casos, mesmo após cessar a irradiação, há a possibilidade de ocorrerem reações químicas. Tais reações são responsáveis por lesões ocasionadas por baixos níveis de irradiação.

Pulsos curtos, na faixa de nanossegundos, podem provocar lesões em tecidos, decorrentes de diferentes mecanismos de interação. Quando a energia é entregue em intervalos curtos de tempo, as células se aquecem rapidamente e seus conteúdos líquidos evaporam. Quando a elevação da pressão intracelular é muito rápida, pode haver ruptura explosiva da sua estrutura. Os transientes de pressão podem provocar a elevação da temperatura na região circunvizinha e lesões em regiões mais remotas em relação à irradiada podem ocorrer.

Tabela 68.2 – Divisão do espectro óptico em faixas, de acordo com a Comissão Internacional de Iluminação, em que prevalecem um tipo de efeito, o limiar de dano e o mecanismo de interação

Faixa	Comprimento de onda	Terminologia
UVC	100 – 280nm	Ultravioleta distante
UVB	280 – 315nm	Ultravioleta médio
UVA	315 – 400nm	Ultravioleta próximo
Luz	400 – 780nm	Visível
IRA	780 – 1.400nm	Infravermelho próximo
IRB	1.400 – 3.000nm	Infravermelho médio
IRC	3.000 – 1.000.000nm	Infravermelho distante

Os tipos de efeito, os limiares e os mecanismos de dano podem variar significativamente com o comprimento de onda e aproximadamente com as regiões espectrais definidas pela Comissão Internacional de Iluminação, conforme a mostra a Tabela 68.2. Essas regiões espectrais têm sido usadas para estabelecer limites de exposição, embora os efeitos biológicos adversos predominantes possam ser definidos em regiões mais largas e alguma sobreposição possa ocorrer.

Efeitos da Radiação Ultravioleta

A radiação ultravioleta (UV) nas faixas UVB e UVC é absorvida pela córnea e pela conjuntiva, enquanto a radiação UV na faixa UVA é absorvida principalmente pelo cristalino. A exposição às radiações UVB e UVC pode provocar eritemas agudos na pele, fotoqueratites e conjuntivites nos olhos. Em geral intensidades ou durações 1.000 vezes superiores de exposição UVA são necessárias para resultar em fotoqueratite e eritema por mecanismo fotoquímico.

Na faixa UVA, danos via interação predominantemente térmica na pele, córnea e cristalino são possíveis, decorrentes da exposição de pulsos curtos, enquanto para pulsos longos (maiores que 1ms), efeitos fotoquímicos prevalecem.

Nas regiões UVB e UVC, a sensibilidade da córnea a danos não é maior que a da pele levemente pigmentada e desprotegida, mas os danos na córnea são geralmente muito mais sérios e dolorosos.

Efeitos da Radiação Visível e Infravermelha Próxima

Os *lasers* que operam na faixa visível e infravermelha próxima do espectro (400 a 1.400nm) oferecem riscos principalmente à retina por duas principais razões. A córnea, o cristalino, o humor aquoso e o humor vítreo absorvem pouco a radiação *laser* nessa faixa. E o sistema óptico focalizador do olho responde bem nessa faixa e magnifica a densidade de potência ou de energia quando a radiação é focalizada na retina.

Nos casos de visualização de fontes pontuais (fontes cujas imagens na retina têm pequenas dimensões) ou de visualização de um feixe colimado, a fonte pode ser focalizada na retina com diâmetro na ordem de 10 a 30μm e a intensidade da radiação é magnificada entre 50.000 e 100.000 vezes. Nessas condições, altas densidades de potência ou de energia podem ocorrer na retina. Assim, em decorrência da capacidade de focalização inerente do sistema ocular, a retina é muito mais suscetível a danos nessa região espectral (400 a 1.400nm) que qualquer outra parte do corpo.

Apenas uma parte da radiação *laser* focada na retina (em torno de 15%) é absorvida pelos cones e bastonetes. O restante é absorvido pelo epitélio pigmentado e pela coroide subjacente. A energia absorvida pode elevar a temperatura no local. Caso o incremento da temperatura seja excessivo, podem ocorrer lesões locais e adjacentes tanto no epitélio como nos cones e bastonetes e as lesões podem resultar em perda de visão.

Dependendo da exposição, a perda de visão pode ser permanente ou não. A perda de visão tem sido observada usualmente quando a região central da retina, a fóvea, é lesionada. A fóvea é a região responsável pela visão aguçada. Os relatos sobre acidentes em que a fóvea foi lesionada apontam que, logo após a lesão, o decremento visual é manifestado como uma mancha clara (branca ou rosa) na região central do campo visual. Mas após duas ou três semanas a mancha clara muda para uma zona escura. Normalmente ocorre adaptação visual, que resulta na exclusão da zona escura no campo de visão. Mas se o acidentado for solicitado a fixar a visão em uma folha de papel branca, notará uma zona escura.

Os danos na retina são principalmente de origem térmica ou fotoquímica. Embora não existam limites claros entre os mecanismos de dano, alguns mecanismos predominam em função do tempo de exposição a um determinado limiar. Para tempos de exposição inferiores a poucos segundos, o risco predominante é o de lesão térmica. Já os efeitos fotoquímicos predominam somente na faixa azul do espectro visível, embora possa ocorrer entre 400 e 700nm e para longos tempos de exposição (maiores que 10s). Na faixa do infravermelho próximo, quando os efeitos fotoquímicos aparentemente desaparecem, os efeitos térmicos ainda prevalecem mesmo para tempos de exposição superiores a 10s.

Os danos na pele, produzidos pela radiação nesta faixa (400 a 1.400nm), geralmente ocorrem quando a temperatura na pele ultrapassa 45°C. Nessa faixa, a fotossensibilização da pele é rara.

Efeitos da Radiação Infravermelha Média e Distante

Na faixa infravermelha média e distante do espectro, o meio ocular é opaco e a absorção da radiação pela água é predominante. Nessa faixa, danos ocorrem principalmente na córnea, embora também possam ocorrer no cristalino para comprimentos de onda inferiores a 3.000nm. O mecanismo de dano predominante nessa faixa é o térmico, para exposições superiores a 1μs. Para tempos menores, o mecanismo predominante é termomecânico. Nessa faixa, o limiar de dano da córnea é comparável ao da pele.

Derivação dos Limites de Exposição

Muitos estudos sobre efeitos biológicos, disponíveis na literatura científica, foram usados para estabelecer valores razoáveis de limites de exposição. A derivação dos valores-limites de exposição demandou criteriosa identificação e análise das variáveis físicas e biológicas que mais afetaram os estudos disponíveis na literatura, incluindo suscetibilidade individual, incremento da gravidade do dano com a sobre-exposição, possibilidade de existirem bandas estreitas de absorção ainda desconhecidas em moléculas biológicas, movimentos dos olhos, da cabeça e do corpo (tempo médio máximo de exposição ocular à radiação invisível), reflexos de aversão à luz (tempo médio de fechamento da pálpebra), reversibilidade dos danos, confiabilidade dos instrumentos radiométricos e outras.

Na derivação dos valores-limites de exposição, a simplicidade na apresentação dos resultados também foi considerada. Como não foi possível encontrar um valor ou uma fórmula única que expresse valores-limites para todos os tipos de *laser* e tempos de exposição, os resultados são apresentados por fórmulas matemáticas em função do comprimento de onda e do tempo de exposição e outros fatores de correção (ver, por exemplo, International Commission on Non-Ionizing Radiation Protection[4]). Os valores de MEP são expressos em energia radiante (J) ou exposição radiante (J/m^2) ou potência radiante (W) ou irradiância (W/m^2), para a pele e para os olhos.

LEGISLAÇÃO SANITÁRIA BRASILEIRA SOBRE EQUIPAMENTOS ELETROMÉDICOS

O texto que segue tem o objetivo de apresentar sucintamente a legislação brasileira que visa o uso seguro de *lasers* na área de saúde. No entanto, o texto não exaure nossa legislação ou as normas técnicas aplicáveis a equipamentos eletromédicos, focando somente a legislação sanitária relacionada com o uso seguro da radiação *laser*. Mas embora exista legislação sanitária específica, o profissional que atua na área de saúde deve conhecer nossa legislação sobre Leis Trabalhistas e nossa legislação sobre responsabilidades civis, reguladas por normas do Direito Civil. Em adição, embora o programa brasileiro de controle da qualidade de equipamentos eletromédicos seja essencialmente estruturado em diretrizes técnicas internacionais, ou seja, recorrendo a normas técnicas internacionais (que vêm sendo pouco modificadas nas últimas duas décadas), as leis que operacionalizam o programa são

dinâmicas. Assim, é recomendável recorrer à Agência Nacional de Vigilância Sanitária (ANVISA) sempre que a legislação sanitária pertinente ao programa de controle de qualidade e segurança de eletromédicos a *laser* for necessária.

Produtos Sanitários Controlados

Artigos e equipamentos de uso médico e odontológico constituem uma classe de produtos abrangidos pela legislação sanitária brasileira que dispõe de instrumentos destinados ao controle de produção, importação, distribuição e uso de tais produtos. Considerando a diversidade de artigos e equipamentos de uso médico-hospitalar e odontológico, aqui somente é considerada a legislação referente ao controle de equipamentos elétricos médico-hospitalares e odontológicos, frequentemente referidos como equipamentos eletromédicos.

No Brasil, o controle é exercido pelo Sistema Nacional de Vigilância Sanitária, compreendido por instituições da Administração Pública direta e indireta da União, dos Estados, do Distrito Federal e dos Municípios, que exerçam atividades de regulação, normalização, controle e fiscalização na área de vigilância sanitária, conforme estabelecido na Lei nº 9.782, de 26 de janeiro de 1999, que criou a ANVISA, a qual é uma autarquia vinculada ao Ministério da Saúde. A Agência tem a finalidade de promover a proteção da saúde da população, por intermédio do controle sanitário da produção e da comercialização de produtos e serviços submetidos à vigilância sanitária.

Programas de Controle

Um dos dispositivos de controle é a obrigatoriedade do Registro da empresa fornecedora de produtos sanitários e o Registro de seus produtos controlados. Aqui, entende-se por empresa fornecedora a fabricante ou a importadora.

O órgão federal competente para autorizar o fornecimento de produtos sanitários é a ANVISA.

Somente são concedidos registros a produtos destinados a procedimentos cujas aceitações estejam consagradas na literatura técnica e cien-

978-85-7241-919-2

978-85-7241-919-2

tífica (eficácia e segurança comprovadas). Os demais procedimentos, cujas aceitações ainda não estejam estabelecidas, são considerados novos procedimentos e são abrangidos pelas diretrizes, normas e regulamentos sobre pesquisas envolvendo seres humanos, definidas na Resolução nº 196 do Ministério da Saúde, de 10 de outubro de 1996. Tais procedimentos devem ser submetidos a um Comitê de Ética em Pesquisa (conforme instituído na Resolução nº 196), que analisará os aspectos éticos envolvidos na pesquisa. Caso aprovada, a pesquisa é conduzida e seus resultados técnicos e científicos devem ser encaminhados juntamente com o Certificado de Conformidade (detalhes na sequência) do produto para seu registro.

O registro de um equipamento eletromédico na ANVISA significa que o equipamento em consideração atende aos requisitos técnicos de qualidade e de segurança exigidos pelos mecanismos de controle legais, para determinada finalidade (aplicação) declarada no registro. A prática do uso de um equipamento eletromédico destinado outro fim que não seja o específico, é considerado um novo procedimento e também deve seguir as diretrizes da Resolução nº 196.

Objetivos do Programa de Controle

A legislação sanitária brasileira estabelece os requisitos de qualidade e de segurança mínimos que os fornecedores de equipamentos eletromédicos devem atender. Os dispositivos de controle visam fundamentalmente garantir a qualidade e a segurança de equipamentos eletromédicos, beneficiando os usuários e respaldando seus fornecedores frente às suas responsabilidades perante nosso Código de Proteção e Defesa do Consumidor e o Código Civil.

Programa de Qualidade de Produtos Correlatos

A Portaria do Ministério da Saúde nº 2.043, publicada no Diário Oficial da União em 12 de dezembro de 1994 (alterada parcialmente pela Portaria nº 2661, de 20 de dezembro de 1995), ao instituir o Sistema de Garantia da Qualidade de uma classe de produtos definidos na mesma portaria (esta classe é denominada Produtos Correlatos), prevê em seu conteúdo:

I) A aplicação do Sistema aos materiais, artigos e equipamentos médico-hospitalares definidos na Portaria (produtos correlatos): a) equipamentos de diagnóstico, b) equipamentos de terapia, c) equipamentos de apoio médico-hospitalar, d) materiais e artigos descartáveis, e) materiais e artigos implantáveis, f) materiais e artigos de apoio médico-hospitalar, e g) equipamentos, materiais e artigos de educação física, embelezamento ou correção estética;

II) A obrigatoriedade do registro dos produtos controlados (descritos na Portaria), em conformidade com regulamentação técnica instituída pela Secretaria da Vigilância Sanitária;

III) As diretrizes quanto ao conteúdo dos regulamentos técnicos aplicáveis aos produtos correlatos: a portaria adota preferencialmente as especificações técnicas e requisitos de qualidade contidos nas Normas Técnicas Brasileiras (ABNT), harmonizadas com as do Mercosul e Internacionais, prioritariamente nessa ordem;

IV) A adoção do Sistema Nacional de Metrologia, Normalização e Qualidade Industrial, SINMETRO, para verificação e comprovação da conformidade dos produtos médicos com os requisitos de segurança e qualidade exigidos pelos regulamentos técnicos.

Operacionalizando a Portaria nº 2.043, a resolução RDC nº 32, de 29 de maio de 2007, determina o registro compulsório de uma série de equipamentos elétricos sob regime da vigilância sanitária, para fins médicos e odontológicos, adotando as normas técnicas da Associação Brasileira de Normas Técnicas (ABNT) descritas na Instrução Normativa nº 8, de 29 de maio de 2007, da ANVISA, publicada no Diário Oficial da União em 30/05/2007.

A solicitação do registro de equipamentos eletromédicos à ANVISA deve conter, além de outros itens, uma cópia do Certificado de Conformidade, emitido por um Organismo de Certificação credenciado no âmbito do Sistema Brasileiro de Certificação (SBC), definido pelo SINMETRO. Um Certificado de Conformidade deve atestar a conformidade do equipamento eletromédico com prescrições descritas em Normas Técnicas.

A Instrução Normativa nº 8 (anteriormente referida) adota a Norma Técnica Brasileira NBR IEC 60601.1 e a série NBR IEC 60601.2 para estabelecer os requisitos de Segurança e Qualidade de equipamentos eletromédicos. Dentre as Normas da série 60601.2, a Norma Técnica Brasileira[6] NBR IEC 601.2.22 prescreve os requisitos de segurança em equipamentos eletromédicos a *laser*, aos quais os fabricantes e importadores devem obedecer. Mas a NBR IEC 601.2.22 somente é aplicável a classes restritas de *lasers*, denominadas Classes 3B e 4 (o critério de classificação de *lasers* será abordado mais adiante). Portanto, o registro de um equipamento eletromédico a *laser* somente é compulsório quando pertencente às Classes 3B e 4.

Assim, os equipamentos eletromédicos a *laser* pertencentes às Classes 3B e 4 comercializados no Brasil devem estar em conformidade com as Normas NBR IEC 601.1, NBR IEC 601.2.22 e colaterais.

A Norma Técnica NBR IEC 601.2.22 somente altera ou completa as prescrições de segurança da Norma Técnica Internacional IEC 60825-1:1993 (ainda não existe a correspondente brasileira), atualmente atualizada[7] pela IEC 60825-1:2001. A International Electrotechnical Commission (IEC) é uma organização internacional composta de mais de 50 membros (o Brasil é membro), cuja finalidade é elaborar Normas Técnicas Internacionais. A IEC 60825-1 prescreve requisitos de segurança em equipamentos a *laser* (aplicáveis a qualquer equipamento a *laser*) e sugere aos usuários procedimentos que minimizam o risco de exposição perigosa à radiação *laser*.

A ABNT, fundada em 1940, é o órgão responsável pela normalização técnica no país. A ABNT é uma entidade privada, sem fins lucrativos, reconhecida como Foro Nacional de Normalização.

NORMAS DE SEGURANÇA SOBRE EQUIPAMENTOS ELETROMÉDICOS A *LASER*

No texto que segue, sempre que o termo norma for empregado será referente à norma geral IEC 60.825-1 e, onde for cabível, à norma particular NBR 601.2.22 (pois a norma NBR 601.2.22, referida em nossa legislação, recorre à norma IEC 60.825-1).

A apresentação a seguir somente tem o objetivo de alertar os usuários sobre o teor de alguns dos requisitos e recomendações da norma. Detalhes sobre definições, prescrições, exceções, recomendações e justificativas deverão ser obtidos nas normas referidas.

Há normas, também regulamentadas pela legislação sanitária brasileira, que prescrevem requisitos de segurança referentes a aspectos elétricos, mecânicos e ambientais, além dos relacionados com a radiação *laser*. Tais requisitos não são aqui apresentados, mas também devem ser atendidos pelos fabricantes.

A norma IEC 60.825-1 não somente prescreve requisitos de segurança como também tem uma seção voltada ao usuário. No entanto, enquanto todas as prescrições da norma dirigidas ao fabricante ou importador são compulsórias, as recomendações da norma ao usuário não são reguladas pelo nosso Programa de Qualidade de Correlatos. Mas as recomendações da norma são incluídas no texto que segue por tornarem efetivos muitos dos dispositivos de segurança exigidos. Ou seja, alguns requisitos de segurança exigidos somente são funcionais se o usuário efetivamente os usar (como exemplo, a proteção ocular), enquanto outros requisitos de segurança são incorporados ao equipamento e independem do conhecimento do usuário (como exemplo, um dispositivo que iniba a ação *laser* sempre que a potência ou energia da radiação ultrapassar os limites de tolerância estabelecidos pela norma).

Objetivos da Norma

As medidas de controle de riscos e precauções de segurança prescritas na norma visam:

- Proteger pessoas contra a radiação *laser* na faixa de comprimentos de onda entre 180nm e 1mm, através da indicação de níveis seguros de exposição à radiação *laser* e através da adoção de um sistema de classificação de *lasers* de acordo com o grau de risco que apresentem, e prescrever medidas de controle de riscos e precauções de segurança de acordo com a classe.
- Definir requisitos de segurança para o fabricante e recomendar medidas de segurança ao usuário, prescrevendo procedimentos e o fornecimento de informações tais que precauções apropriadas possam ser adotadas pelo fabricante e pelo usuário.
- Assegurar que as pessoas sejam devidamente avisadas quanto aos riscos associados à radiação acessível (RA) emitida por equipamentos a *laser*, através de sinais, rótulos e instruções.
- Reduzir a possibilidade de danos, minimizando a radiação *laser* acessível desnecessária, prover o controle de riscos da radiação *laser* através de mecanismos de proteção e promover a utilização segura de equipamentos a *laser* especificando medidas de controle pelo usuário.
- Proteger pessoas contra outros riscos resultantes do uso de equipamentos a *laser*.

Avaliação de Riscos Associados ao Uso do *Laser*

De acordo com a norma, existem três aspectos no uso de *lasers* que devem ser levados em consideração, tanto na avaliação dos riscos envolvidos na sua operação quanto na aplicação de medidas de controle de riscos:

- A capacidade de o *laser* provocar lesões.
- O ambiente no qual o *laser* é usado.
- O nível de treinamento do pessoal que opera o *laser* ou que possa ser exposto à sua radiação.

O meio prático que a norma adota para avaliar e controlar os riscos que um equipamento a *laser* oferece é classificar *lasers* de acordo com seus potenciais de risco e em seguida espe-

cificar medidas de controle apropriadas para cada classe. O esquema de classificação adotado pela norma está relacionado com seu potencial de risco, que depende da emissão acessível do *laser* e de suas características físicas. Esses aspectos são facilmente padronizáveis. Esse esquema é a maior contribuição da norma em relação às diretrizes do guia, pois sistematiza tanto os requisitos de segurança do equipamento como as recomendações ao usuário.

No entanto, o ambiente em que o *laser* opera e o treinamento do usuário também são relevantes na determinação das medidas de controle necessárias, mas estes aspectos são dificilmente padronizáveis. Assim, a norma sugere que um agente de segurança deveria ser designado para ser responsável por julgar e informar as situações não especificamente previstas na norma. A norma sugere que o agente pode ser treinado e designado, ou ser externo.

Medidas de Segurança e de Controle de Riscos

As medidas de segurança e de controle de riscos prescritas na norma visam essencialmente minimizar o risco de exposição acidental de pessoas à radiação *laser* em excesso quanto aos limites seguros de exposição. E nos casos de possibilidade de exposição acidental a níveis de radiação acima dos limites seguros, prescreve medidas que minimizam os riscos de lesões na pele e olhos. As medidas podem ser agrupadas em:

- Requisitos técnicos ou de engenharia.
- Requisitos de informação.
- Medidas administrativas.

Os requisitos técnicos ou de engenharia prescritos na norma são aplicáveis ao projeto do equipamento a *laser* e, portanto, ao fabricante. São dispositivos incorporados ao equipamento ou características que visam minimizar os riscos de exposição à radiação *laser* em excesso quanto aos limites seguros. Alguns dispositivos dependem do uso adequado pelo usuário e, portanto, do treinamento e/ou de medidas administrativas.

978-85-7241-919-2

Os requisitos de informação prescritos na norma também são aplicáveis ao fabricante e visam suprir o usuário de informações sobre instalação, uso e manutenção do equipamento, sobre a radiação *laser* e seus efeitos biológicos adversos e sobre as medidas aplicáveis para controlar e minimizar os riscos.

As medidas administrativas podem ser desde a restrição de pessoal não treinado no ambiente em que o equipamento a *laser* opera até a indicação de um agente de segurança.

A norma apresenta uma seção direcionada ao fabricante, em que são especificados os requisitos de engenharia e de informações, que dependem da classificação do *laser*. Os processos de caracterização e de classificação do *laser* também são padronizados.

A norma também apresenta uma seção voltada ao usuário, que especifica medidas de segurança e de controle a serem adotadas pelo usuário de um equipamento a *laser*, também de acordo com sua classificação de risco. Essa seção também padroniza medições ou cálculos para derivar valores da radiação *laser*. Mas geralmente é suficiente adotar a classificação do produto feita pelo fabricante para classificar a instalação do *laser* e adotar as medidas de precaução e segurança necessárias. A adoção das recomendações da norma voltadas aos usuários é voluntária no Brasil.

Prescrições de Fabricação

Na sequência, são brevemente apresentados alguns dos principais requisitos dos equipamentos eletromédicos a *laser*.

As prescrições de fabricação podem ser agrupadas como segue:

- Testes, quando o equipamento é caracterizado para sua classificação, segundo os valores Limites de Emissão Acessível (LEA) estabelecidos pela norma para cada classe.
- Especificações de engenharia, que dependem da classe à qual o *laser* pertence.
- Informações: rótulos e símbolos no painel, informações sobre uso e manutenção do equipamento, dentre outras.

Testes e Classificação do *Laser*

Classificar o *laser* é responsabilidade do fabricante, ou deve confiá-la a terceiros. Para classificar o *laser*, o fabricante deve caracterizá-lo. A caracterização deve ser efetuada via medições padronizadas pela norma e requer a medição da Potência Radiante ou da Energia Radiante usando radiômetros padronizados através de aberturas e distâncias da fonte também padronizadas, que dependem do comprimento de onda e de outras características do *laser*.

A norma estabelece quatro classes de equipamentos a *laser* e subclasses, segundo um critério de risco crescente. Para cada subclasse são estabelecidos valores LEA. Cada subclasse apresenta valores LEA, que são valores de radiação *laser* aos quais é possível o acesso humano, intencional ou acidental. Os valores LEA são expressos em Exposição Radiante ou Irradiância ou Potência Radiante ou Energia Radiante e dependem do comprimento de onda, do regime de operação do *laser*, do tempo de exposição e de características do feixe.

Uma vez conhecida a Potência Radiante ou a Energia Radiante, a classificação é efetuada comparando-se esses valores com os valores LEA de cada subclasse. As definições de cada subclasse, segundo a norma, são as que seguem.

Em 2001 houve uma revisão significativa na norma IEC 60825-1. A revisão incluiu subclasses inteiramente novas de *lasers*. A revisão também estendeu os limites dos valores de MEP para incluir os novos *lasers* com pulsos ultracurtos. Para faixa de 400 a 1.400nm, os valores de MEP foram revisados para tempos de exposição superiores a 10s e superiores a 100s na faixa invisível (400 a 700nm). No entanto, até o presente momento, a norma IEC 601.2.22 e sua correspondente brasileira, NBR IEC 601.2.22, não foram revistas (portanto, não consideram as novas Classes de *lasers*). Considerando ainda que todos os equipamentos já comercializados foram classificados de acordo com os critérios anteriores, na sequência são apresentadas as descrições das subclasses antigas e atuais.

Até 2001 a norma estabelecia as subclasses 1, 2, 3A, 3B e 4, conforme as seguintes definições:

978-85-7241-9119-2

- *Classe 1*: são *lasers* seguros sob condições razoavelmente previsíveis de operação.
- *Classe 2*: são *lasers* que emitem radiação visível, na faixa de comprimentos de onda entre 400 e 700nm (faixa visível do espectro). A proteção ocular é normalmente obtida por respostas de aversão, incluindo o reflexo da pálpebra.
- *Classe 3A*: são *lasers* que são seguros se visualizados sem dispositivos ópticos auxiliares. Para *lasers* que emitem na faixa de comprimentos de onda entre 400 e 700nm, a proteção ocular é normalmente assegurada por reflexos de defesa, entre os quais o reflexo da pálpebra. Para outros comprimentos de onda, o risco para a visão não auxiliada por dispositivos ópticos não é maior que o da Classe 1. A visão intrafeixe direta com auxílio de dispositivos ópticos (binóculos, microscópios, etc.) pode ser perigosa.
- *Classe 3B*: a visualização intrafeixe desses *lasers* é sempre perigosa. A visualização de reflexões difusas é normalmente segura.
- *Classe 4*: são *lasers* que também são capazes de produzir reflexões difusas perigosas. Podem causar danos à pele e oferecem risco de fogo. Seu uso requer extrema cautela.

Após 2001, as seguintes subclasses são definidas:

- *Classe 1*: são *lasers* seguros dentro de condições razoavelmente previsíveis de operação, incluindo o uso de instrumentos ópticos de visualização.
- *Classe 1M*: são *lasers* que emitem na faixa de comprimentos de onda entre 302,5 e 4000nm e que são seguros dentro de condições razoavelmente previsíveis de operação, mas podem ser danosos se visualizados com instrumentos ópticos.
- *Classe 2*: são *lasers* que emitem radiação visível, na faixa de comprimentos de onda entre 400 e 700nm, em que a proteção ocular normalmente é obtida pelos reflexos de aversão, incluindo o reflexo de fechamento da pálpebra. É esperado que os reflexos de aversão providenciem proteção adequada,

dentro de condições razoavelmente previsíveis de operação, incluindo o uso de instrumentos ópticos de visualização.
- *Classe 2M*: são *lasers* que emitem radiação visível, na faixa de comprimentos de onda entre 400 e 700nm, em que a proteção ocular normalmente é obtida pelos reflexos de aversão, incluindo o reflexo de fechamento da pálpebra. No entanto podem ser danosos se visualizados com instrumentos ópticos.
- *Classe 3R*: são *lasers* que emitem na faixa de comprimentos de onda entre 302,4 e 1mm, em que a visualização intrafeixe é potencialmente perigosa, mas o risco é menor que o para *lasers* da Classe 3B. Os requisitos de fabricação e medidas de controle aplicáveis aos usuários são menores que os aplicáveis aos *lasers* Classe 3B. O LEA não é maior que cinco vezes o LEA da Classe 2 dentro da faixa de comprimentos de onda de 400 a 700nm e menor que cinco vezes o LEA da Classe 1 para outros comprimentos de onda.
- *Classe 3B*: são *lasers* normalmente perigosos quando a visualização intrafeixe ocorre dentro da Distância de Risco Ocular Nominal (DRON) (definição a seguir). A visualização de reflexões difusas normalmente é segura.
- *Classe 4*: são *lasers* também capazes de produzir reflexões difusas perigosas. Podem causar danos à pele e aos olhos e oferecem risco de fogo. O uso requer extrema cautela.

Especificações de Projeto

Os requisitos de fabricação aqui apresentados somente são exigidos nos equipamentos eletromédicos a *laser* das Classes 3A e 4, lembrando que a norma NBR IEC 601.2.22 (ainda não revisada) somente é aplicável a equipamentos eletromédicos a *laser* das Classes 3B e 4. Assim, os equipamentos eletromédicos a *laser* pertencentes a outras Classes atualmente não estão sujeitos ao registro compulsório no Brasil.

Alguns dos principais requisitos aplicáveis aos equipamentos a *laser* das Classes 3B e 4 para fins médicos são as que seguem:

- *Blindagem de proteção*: todo equipamento a *laser* deve ter uma blindagem de proteção que impeça o acesso humano à radiação *laser* que ultrapasse o LEA da Classe 1, excluindo a(s) abertura(s) do(s) feixe(s) de trabalho.
- *Conector de intertrava remota*: todo equipamento a *laser* de Classe 3B ou 4 deve ter um conector elétrico destinado a conectar uma chave remota, que quando acionada, a RA não ultrapasse o LEA das Classes 1M e 2M (conforme o caso). Segundo a norma NBR IEC 601.2.22, essa cláusula não é aplicável quando o equipamento for portável e operado por bateria.
- *Chave de controle*: todo equipamento a *laser* de Classe 3B ou 4 deve incorporar uma chave removível ou qualquer sistema de codificação tal que a radiação *laser* não seja acessível quando a chave for retirada.
- *Alertas de emissão* laser: todo equipamento a *laser* de Classe 3B ou 4 deve emitir alerta audível ou visível quando apresentar condições de emitir radiação *laser*. A norma NBR IEC 601.2.22 completa essa especificação, prescrevendo uma sequência de sinais de alerta: o primeiro quando o equipamento está em condições de emitir radiação, mas a radiação somente ocorre quando for acionada uma chave que controla a emissão da radiação, e outro sinal, quando a chave for acionada. A radiação somente deve ocorrer 2s após acionada a chave que controla a emissão *laser* e após emitido o segundo alerta.
- *Localização de controles*: todo equipamento a *laser* terá seus controles localizados de modo que o ajuste e o funcionamento não impliquem na exposição à radiação *laser* ao LEA das Classes 3R ou 3B ou 4.
- *Indicador de nível da radiação* laser: todo equipamento eletromédico a *laser* das Classes 3B e 4 deve ter um meio para indicar o nível da radiação *laser* destinada à irradiação do corpo humano, com um erro de medição não superior a 20%.

- *Proteção contra característica de saída incorreta*: todo equipamento eletromédico a *laser*, exceto *lasers* da Classe 3B para aplicações não cirúrgicas e não oftalmológicas dentro da faixa de 600 a 1.400nm, emitindo menos que cinco vezes a MEP da pele e menos que 50mW ou não excedendo a MEP da pele, deve ter a emissão monitorada durante a operação e o valor de saída não deve desviar mais que 20% do valor pré-ajustado. Caso ocorra falha, o usuário deve ser informado.
- *Indicador de alvo*: todo equipamento eletromédico a *laser* deve ter um dispositivo indicador de alvo (óptico ou mecânico), que indique onde a radiação *laser* irá incidir antes que esteja disponível.
- *Sistema de entrega do feixe* laser *por fibra óptica*: os sistemas a *laser* que empregam transmissão por fibra óptica devem ter conexões que necessitem de uma ferramenta para sua desconexão, se o LEA das Classes 1, 2 e 3A for excedido quando realizada a desconexão (esta prescrição, da norma NBR IEC 601.2.22, ainda não revista, refere-se às subclasses antigas).
- *Reinício manual*: todo equipamento a *laser* da Classe 4 deve ter um sistema de reinício manual caso haja a interrupção da emissão *laser*, causada por uma intertrava remota ou por queda inesperada do fornecimento de energia elétrica.

Informações que o Fabricante Deve Prover

Todo equipamento a *laser* deve dispor de rótulos identificando características do *laser*, em conformidade com as exigências da norma quanto ao formato e à cor, constantes nos itens que seguem. Os tipos de rótulos são: rótulo declarando a classe do *laser*; rótulo declarando a abertura do *laser*; rótulo declarando as características da radiação emitida (potência, duração do pulso, comprimento de onda, nome e data de publicação da Norma); rótulo declarando painéis de acesso ao *laser* em cada conexão, em cada painel de blindagem protetora e em cada painel de acesso de invólucro protetor que, quando removido ou deslocado, permite acesso humano à radiação *laser* superior ao LEA estabelecidos na norma; rótulo declarando painéis com intertravamento de segurança; rótulo declarando radiação *laser* invisível, quando for o caso; rótulo declarando radiação *laser* visível, quando for o caso. Além dos rótulos, um sinal de alerta, padronizado para radiações não ionizantes, deve ser fixado em *lasers* das Classes 3B e 4.

Os fabricantes de aparelhos a *laser* devem fornecer, como parte integrante do manual de operação normalmente fornecido com o equipamento a *laser*, as seguintes informações:

- Instruções suficientes para correta montagem, manutenção e utilização segura, incluindo avisos claros acerca de precauções para evitar a possível exposição à radiação *laser*.
- Uma declaração em unidades apropriadas da divergência de feixe, referentes a feixes colimados, duração de pulso e potência máxima emitida, com as magnitudes da incerteza de medição acumulada e qualquer aumento esperado nas quantidades medidas a qualquer tempo após a fabricação, somadas aos valores medidos no momento da fabricação.
- Reproduções legíveis (em cores, opcional) de todos os rótulos e avisos de alerta que obrigatoriamente são afixados ao equipamento a *laser* ou fornecidos com este.
- Uma indicação clara, no manual, de todas as localizações de aberturas do *laser*.
- Uma relação de controles, ajustes e procedimentos de operação e manutenção.
- Uma nota dizendo que o equipamento a *laser* fora de uso deve ser protegido contra a utilização por pessoa não qualificada (por exemplo, pela remoção de uma chave).
- Informar sobre a DRON para o equipamento a *laser* em operação normal e com cada acessório apropriado. A DRON é a distância máxima, a partir da abertura do *laser*, em que os valores da radiação *laser* estão acima dos valores de MEP para os olhos. Ou seja, a visualização da radiação *laser* a distâncias maiores que a DRON não signi-

fica risco de lesão ocular, desde que ocorra reflexo de aversão (exposição máxima de 0,25s), quando a radiação for visível, ou a exposição for menor que 10s, quando a radiação for invisível.
- Informar que, quando for o caso, manusear a fibra óptica de forma contrária às recomendadas pelo fabricante pode causar dano à fibra, ao paciente e ao usuário.
- Recomendar examinar a qualidade do feixe-mira (quando houver), pois é um indicador do estado funcional do sistema de entrega de feixe.
- Informar ao usuário que o uso de gases anestésicos inflamáveis deve ser evitado e que solventes de adesivos e soluções inflamáveis devem evaporar antes do uso do equipamento a *laser* e deve informar sobre o perigo da ignição de gases endógenos.
- Uma especificação para extração de gases e fumaça, onde aplicável.
- Indicar uma proteção ocular apropriada.

A proteção ocular é indicada sempre que a RA for superior à MEP dos olhos. Nesses casos, a proteção ocular deve atenuar a radiação a um nível igual ou inferior ao da MEP para o *laser* em questão. Para conhecer a RA, a norma prescreve as distâncias e aberturas ópticas em que medições ou cálculos são efetuados e que dependem das características físicas do *laser*. Uma vez medida ou calculada a RA, esta é comparada com a MEP e, caso seja superior, há indicação de proteção ocular. A MEP é fornecida na norma, na forma de tabelas, em função de características físicas do *laser* e do tempo de exposição. O tempo de exposição acidental sugerido na norma, para os cálculos de MEP e RA, é de 0,25s para radiação entre 400 e 700nm (faixa visível) e de 10s fora desta faixa. A exposição acidental de 0,25s (para a faixa visível) prevê reflexos de aversão (fechamento da pálpebra) e a de 10s (faixa invisível) é sugerida como sendo o intervalo máximo em que um indivíduo normal permanece imóvel, ou ocorrem movimentos do globo ocular. As exposições acidentais de 0,25 e 10s são aplicáveis a *lasers* contínuos. Quando a emissão for pulsátil ou pulsátil repetitiva,

978-85-7241-919-2

a MEP e a RA são calculadas para cada pulso. Normalmente, a proteção ocular é indicada usando a quantidade Densidade Óptica (DO) expressa na forma: DO = Log (RA/MPE).

Considerando que todo feixe *laser* apresenta divergência não nula e que normalmente ocorre atenuação da radiação no meio em que se propaga, a RA decai com a distância. Assim, a intensidade da RA decai progressivamente em função da distância da abertura do *laser*. Quanto maior a divergência do feixe, maior o decréscimo da RA com a distância. E quanto maior a atenuação do feixe no meio, maior o decréscimo da RA com a distância. Assim, a DRON depende, dentre outros fatores, da intensidade da radiação e da divergência do feixe. Como exemplo, considerando dois *lasers* com potências e comprimentos de onda iguais, a DRON de um *laser* com feixe divergente é pequena (poucos metros ou menos) quando comparada à de um *laser* com feixe colimado (de centenas a milhares de metros).

RECOMENDAÇÕES SOBRE INSTALAÇÃO E OPERAÇÃO DE EQUIPAMENTOS ELETROMÉDICOS A *LASER*

A norma especifica medidas de segurança a serem adotadas pelo usuário de um equipamento a *laser*, de acordo com sua classificação de risco. Aqui somente são apresentadas algumas recomendações, aplicáveis a *lasers* das Classes 3B e 4, salvo menção contrária.

As diretrizes da norma direcionadas aos usuários podem ser divididas em recomendações sobre:

- Precauções de segurança.
- Riscos associados à operação de *laser*.
- Procedimentos para controle de riscos.

Precauções de Segurança

Muitos dos requisitos de fabricação prescritos na norma são dispositivos de segurança ou características do *laser* especificados no seu projeto e que não dependem do usuário para serem efetivos, pois estão incorporados ao funcionamento do equipamento. Como exemplo, um dispositivo que faz a radiação *laser* cessar caso um painel da blindagem seja aberto. Mas muitos requisitos, no entanto, são dispositivos que estão disponíveis ou são procedimentos sugeridos aos usuários, que visam minimizar riscos, mas suas eficácias dependem exclusivamente do usuário. Por exemplo, o uso da intertrava remota. Assim, fica clara a importância das informações às quais o usuário deve ter acesso. Algumas das precauções de segurança recomendadas para equipamentos a *laser* das Classes 3B e 4 são:

- *Uso do conector de intertrava remota*: a norma recomenda que o conector de intertravamento remoto deva ser conectado a um dispositivo de desligamento central de emergência ou a uma porta de acesso ao ambiente onde o *laser* opera, ou no móvel do equipamento (conforme o caso).
- *Uso da chave de controle*: quando não estiver em uso, a norma recomenda que todo equipamento a *laser* deva ser protegido contra uso não autorizado, pela remoção da chave de controle.
- *Uso de placas de advertência*: a norma recomenda que rótulos com identificação do equipamento a *laser*, seguindo os padrões estabelecidos na norma, deveriam ser fixados nas entradas de áreas ou de divisórias de proteção contendo equipamentos a *laser*.
- *Limitar trajetórias de feixes*: a norma recomenda que o feixe emitido por todo equipamento a *laser* deva ser terminado ao final de sua trajetória útil, por um material de reflexão difusa, dotado de refletividade e propriedades térmicas apropriadas, ou por absorvedores. As trajetórias de feixes *laser* descobertos devem ser localizadas acima ou abaixo do nível ocular, sempre que praticável. Os caminhos de feixes de *lasers* devem ser os menores possíveis e devem, quando praticável, ser blindados.
- *Evitar reflexões especulares*: a norma recomenda prevenir a reflexão especular involuntária da radiação *laser*.

- *Usar proteção ocular*: a norma recomenda o uso de um protetor ocular destinado a prover proteção adequada contra radiações *laser* específicas em todas as áreas de risco em que *lasers* de Classes 3R (quando emitir radiação invisível), 3B ou 4 estiverem em uso. As exceções são quando os controles técnicos e administrativos forem tais que eliminem a exposição superior à MEP para os olhos, ou quando, devido a exigências operacionais incomuns, a utilização de proteção ocular não for praticável. Tais procedimentos operacionais só devem ser realizados com a aprovação de um agente de segurança *laser*.
- *Identificação dos óculos*: a norma recomenda que todos os óculos de proteção contra radiação *laser* sejam claramente rotulados com informações adequadas para assegurar a escolha correta dos óculos para *lasers* específicos.
- *Roupas de proteção*: a norma recomenda o uso de roupas adequadas sempre que pessoas possam ser expostas a níveis de radiação que excedem à MEP para a pele. Os *lasers* de Classe 4 em especial constituem um risco potencial de incêndio e as roupas de proteção devem ser feitas de material apropriado, resistente ao fogo e ao calor.
- *Treinamento*: equipamentos a *laser* das Classes 3B e 4 somente devem ser operados por pessoas treinadas. O treinamento, que poderá ser ministrado pelo fabricante ou fornecedor do sistema, ou por um órgão externo credenciado, deve incluir, entre outros aspectos, familiarização com os procedimentos operacionais do sistema, uso correto de procedimentos de controle de riscos, placas de advertência, necessidade de proteção pessoal e procedimentos de relatório de acidentes e prover informações sobre os efeitos biológicos do *laser* nos olhos e na pele.
- *Supervisão médica*: se forem necessários exames oftalmológicos, podem ser limitados a trabalhadores envolvidos com *lasers* das Classes 3B e 4 e imediatamente após suspeita ou evidência de exposição ocular comprometedora. Exames oftalmológicos realizados antes, durante e depois do período de emprego de trabalhadores que lidem com *lasers* das Classes 3B e 4 têm valor apenas para fins médico-legais e não constituem necessariamente parte de um programa de segurança.

Riscos Associados à Operação do *Laser*

Dependendo do tipo de *laser* utilizado, há riscos associados (outros, além dos relativos à exposição à radiação *laser*), que podem incluir os seguintes:

- *Contaminação atmosférica*: as reações provenientes de operações de corte, perfuração e soldagem a *laser* podem vaporizar materiais nocivos.
- *Riscos de radiação colateral*: pode haver um risco considerável resultante da radiação UV e/ou visível e/ou infravermelha associada à operação de alguns tipos de *lasers*.
- *Riscos elétricos*: a maioria dos *lasers* pulsáteis da Classe 4 faz uso de altas tensões e pode ser letal.
- *Refrigerantes criogênicos*: líquidos criogênicos podem provocar queimaduras e exigem precauções especiais para seu manuseio.
- *Processamento de materiais*: as especificações de equipamentos a *laser* usados para processar materiais podem variar de acordo com o uso pretendido. Se o usuário for processar outros materiais além dos recomendados pelos fabricantes, deve considerar os riscos envolvidos, tais como emissão de gases tóxicos, fogo, explosão ou reflexão da radiação *laser* na peça de trabalho.

Procedimentos para Controle de Riscos

Os seguintes detalhes são relacionados com a operação segura de equipamentos a *laser* das Classes 3B e 4 em ambientes fechados e que podem ser aplicados a salas de cirurgia ou de procedimentos odontológicos, onde o controle técnico pode desempenhar o papel principal. Nos casos de instalações de equipamentos a *laser* das Classes 1M, 2, 2M e da Classe 3R, a norma

978-85-7241-919-2

somente recomenda precauções para prevenir a observação contínua do feixe direto. Uma exposição momentânea (limitada a até 0,25s por aversão) na faixa visível do espectro, que pode ocorrer em situações de observação acidental, não é considerada perigosa. No entanto, o feixe *laser* não deve ser apontado intencionalmente para as pessoas. Mas o emprego de recursos ópticos de observação (por exemplo, binóculos) em equipamentos a *laser* das Classes 1M, 2M e 3R pode ser perigoso.

Instalações de Equipamentos a *Laser* da Classe 3B

Os equipamentos a *laser* classe 3B são potencialmente perigosos se o feixe colimado ou uma reflexão especular for vista por olho desprotegido (visão intrafeixe). As medidas de segurança que seguem devem ser tomadas para evitar a visão de feixe direto e para controlar reflexões especulares:

- O *laser* só deve ser operado numa área controlada.
- Deve ser tomado cuidado para evitar reflexões especulares involuntárias.
- O feixe de *laser* deve ser terminado, quando possível, ao fim de sua trajetória útil por um material difuso e dotado de cor e refletividade que tornem possível o posicionamento do feixe, também minimizando o risco de reflexão.
- A proteção ocular é necessária se houver qualquer possibilidade de visualizar o feixe direto ou uma reflexão especular, ou de visualizar uma reflexão difusa a menos de 13cm (detalhes na Norma).
- Deve ser afixada uma placa de advertência padrão alertando sobre a presença de radiação *laser* e a classe do *laser* nas entradas das áreas.

Instalações de Equipamentos a *Laser* da Classe 4

Equipamentos a *laser* da Classe 4 podem provocar lesões resultantes do feixe direto ou de suas reflexões especulares e de reflexões difusas. Também podem causar incêndio. Os seguintes controles devem ser empregados, além daqueles previstos no item anterior (Classe 3B) para minimizar esses riscos:

- As trajetórias do feixe devem ser blindadas sempre que praticável.
- Sempre que praticável, os *lasers* da Classe 4 devem ser operados por controle remoto, eliminando assim a necessidade da presença física de pessoal no ambiente do *laser*.
- A boa iluminação do ambiente é importante em áreas onde seja enfraquecida pela proteção ocular (quando o protetor também atenuar a luz visível). Superfícies de paredes em cores claras e difusas ajudam a obter essa condição.
- Medidas de segurança especiais podem ser necessárias para evitar reflexões prejudiciais no espectro invisível, provenientes da radiação *laser* infravermelha distante. O feixe e a área-alvo devem ser envolvidos por um material opaco ao comprimento de onda do *laser* (mesmo superfícies metálicas foscas podem se tornar altamente especulares ao comprimento de onda de CO_2 de 10.600nm, por exemplo).
- Anteparos locais devem ser usados sempre que praticável para reduzir a extensão de radiações provenientes de reflexões.

CONSIDERAÇÕES FINAIS

As normas técnicas adotadas em nossa legislação sanitária prescrevem características e dispositivos de segurança que os equipamentos eletromédicos devem apresentar e que visam essencialmente eliminar a radiação *laser* que exceda à máxima permissível quando desnecessária (localizada em outras regiões espaciais que não a da trajetória do feixe de trabalho). Visa ainda sugerir medidas de segurança destinadas a prevenir danos sempre que a exposição perigosa dos olhos ou da pele for possível.

Alguns dispositivos de segurança exigidos são efetivos, independendo do nível de conheci-

SEÇÃO 7

mento do usuário. No entanto, alguns dispositivos de segurança, a instalação e o uso do *laser* requerem conhecimentos específicos, havendo a necessidade de treinamento dos usuários.

As medidas de controle e de precaução devem ser redundantes, de tal forma que a proteção ocular seja uma precaução adicional a outras.

QUESTÕES

1. Que são limites seguros de exposição à radiação *laser*?
2. Todos os *lasers* são nocivos aos olhos e à pele?
3. Quando o uso de proteção ocular é necessário?
4. Que é DRON (distância de risco ocular nominal)?
5. Que são dispositivos de segurança em equipamentos eletromédicos a *laser*?

REFERÊNCIAS

1. UNITED NATIONS ENVIRONMENT PROGRAM; WORLD HEALTH ORGANIZATION; INTERNATIONAL RADIATION PROTECTION ASSOCIATION. *Lasers and Optical Radiation*. Geneva: World Health Organization/ Environmental Health Criteria, 1982. n. 23.
2. INTERNATIONAL RADIATION PROTECTION ASSOCIATION AND INTERNATIONAL NON-IONIZING RADIATION COMMITTEE. Guidelines on limits of exposure to laser-radiation of wavelengths between 180nm and 1mm. *Health Physics*, v. 49, n. 2, p. 341-359, 1985.
3. INTERNATIONAL RADIATION PROTECTION ASSOCIATION AND INTERNATIONAL NON-IONIZING RADIATION COMMITTEE. Recommendations for minor updates to the IRPA 1985: guidelines no limits of exposure to laser-radiation. *Health Physics*, v. 54, n. 5, p. 573-574, May 1988.
4. INTERNATIONAL COMMISSION ON NON-IONIZING RADIATION PROTECTION. Guidelines on limits of the exposure to laser radiation of wavelengths between 180nm and 1.000μm. *Health Physics Society*, v. 71, n. 5, p. 804-819, Nov. 1996.
5. MATTHES, R.; CAIN, C. P.; COURANT, D. et al. Revision of guidelines on limits of exposure to laser radiation of wavelengths between 400nm and 1.4μm. *Health Physics*, v. 79, n. 4, p. 431-440, Oct. 2000.
6. ASSOCIAÇÃO BRASILEIRA DE NORMAS TÉCNICAS. *Equipamento Eletromédico. Parte 2: prescrições particulares para a segurança de equipamento terapêutico e de diagnóstico a laser*. Rio de Janeiro: ABNT, 1997.
7. INTERNATIONAL ELECTROMECHANICAL COMMISSION. *Consolidated Edition 1.2: safety of laser products – Part 1: Equipment classification, requirements and user's guide*. Geneva: IEC, 2001.

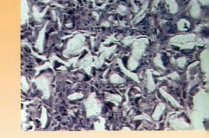

Seção 8

Inclusões

Capítulo 69

Características Físico-químicas

Izabel Coelho

SUMÁRIO

Atualmente, um dos grandes desafios da cirurgia moderna é a substituição de tecidos do organismo com biocompatilidade tecidual, que tem sido uma prática necessária no caso de perdas de estruturas anatômicas decorrentes de defeitos congênitos, sequelas de trauma, lesão grave ou correções estéticas.

Neste capítulo serão estudados os principais materiais usados nos implantes e suas propriedades para a obtenção de um resultado satisfatório.

HOT TOPICS

- O colágeno é, quantitativamente, a proteína mais abundante encontrada no organismo.
- Os diferentes colágenos se diferenciam por diversas combinações de cadeias α.
- A quebra de colágeno é um processo complexo, que consiste em ataque proteolítico por colagenases que clivam as hélices da molécula.
- Os implantes, por se tratarem de um produto proteico de origem biológica, devem ser conservados sob refrigeração (2 a 8°C).
- Os silicones são polímeros de dimetilsiloxanos.
- Os silicones líquidos são incolores, química e fisiologicamente inertes, com alta repelência à água, baixa volatilidade, estabilidade ao calor, baixa tensão superficial e com habilidade de permanecer indefinidamente em estado líquido.
- Os fatores que influenciam o entumescimento de hidrogéis podem ser divididos em dois grupos: os que são favoráveis à entrada de água no polímero e aqueles que resistem ou inibem o influxo de água.

INTRODUÇÃO

A história dos implantes modernos objetivando o aumento tecidual inicia-se no século XIX. Médicos têm procurado por um material bioinjetável ideal desde os primeiros estudos com parafina em 1899[1].

Nos últimos 20 anos, vários métodos para preenchimento de rugas faciais têm surgido no campo dos tratamentos estéticos. Até o presente momento, duas categorias de implantes estão disponíveis para utilização: os implantes biodegradáveis, de origem animal, biológica ou sintética, que são reabsorvidos pelo organismo hospedeiro; e os implantes não biodegradáveis e permanentes, de origem sintética. Cada método tem suas vantagens e desvantagens[2].

Os critérios que são pré-requisitos para uma aplicação clínica são apresentados a seguir[2]:

- Biocompatibilidade:
  - Polímero.
  - Oligômero, monômero residual, produtos de degradação.
  - Forma.
  - Propriedades da superfície.
  - Características da degradação.
- Biofuncionalidade:
  - Propriedades físicas.
  - Propriedades mecânicas.
  - Propriedades biológicas.
- Estabilidade:
  - Tratamento.
  - Esterilização.
  - Reserva.

As características físico-químicas de cada material utilizado com o propósito de preenchimento tecidual certamente influenciarão a estabilidade, a biocompatibilidade e o tempo de permanência no tecido hospedeiro, bem como as diferenças na apresentação e no manuseio.

COLÁGENO

O colágeno é, quantitativamente, a proteína mais abundante encontrada no organismo[3,4]. É formada por cadeias polipeptídicas denominadas cadeias α. Cada cadeia α contém aproximadamente 1.000 aminoácidos, dos quais o aminoácido glicina ocupa sempre a terceira posição (… Gli-X-Y-Gli-X-Y-Gli-X-Y…). As cadeias se agrupam formando fibrilas e fibras colágenas (Fig. 69.1). Aproximadamente 96% da molécula de colágeno está em forma de hélice, com terminações amino e carboxi não helicais denominadas telopeptídeos. Esses telopeptídeos contêm o mais importante loco antigênico da molécula[4]. Atualmente, já foram descritos 14 tipos de colágeno[3], sendo encontrados pelo menos 8 nos mamíferos[5], nos quais os 5 primeiros são os mais estudados e os demais são quantitativamente menos importantes[3].

Os diferentes colágenos se diferenciam por diversas combinações de cadeias α. O colágeno humano tem aproximadamente 80% de colágeno tipo I (2 cadeias α1 e 1 cadeia α2) e 20% de colágeno tipo III (3 cadeias α1)[3,4].

Degradação do Colágeno

A quebra de colágeno é um processo complexo, que consiste em ataque proteolítico por colagenases que clivam as hélices da molécula. As colagenases são sintetizadas por diferentes células, incluindo fibroblastos, leucócitos polimorfonucleares e macrófagos. Os pequenos fragmentos de colágeno são, então, suscetíveis à proteólise por outras proteases. Os fragmentos resultantes ficam disponíveis à fagocitose e à subsequente degradação lisossômica[4].

IMPLANTES

Obtidos a partir de extração de pele de animais (bovino ou porcino), os implantes são solubilizados com pepsina, clarificados, concentrados, purificados, filtrados, precipitados, homogeneizados e reconstituídos em forma injetável em solução aquosa tamponada[3].

São disponibilizados em diferentes concentrações e conformações, o que altera seu tempo de permanência.

Estudos realizados em humanos com uma preparação comercial contendo 35mg/mL de colágeno bovino demonstraram que o produto era totalmente reabsorvido após três meses[1].

Dois métodos foram utilizados para aumentar a persistência do implante. O primeiro ad-

978-85-7241-919-2

CAPÍTULO 69

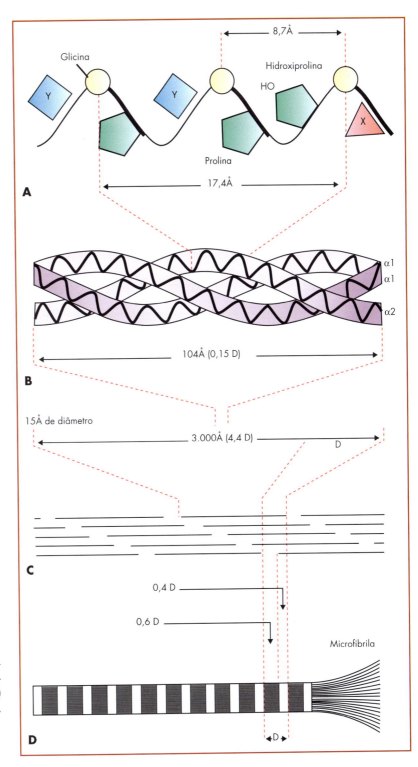

Figura 69.1 – Representação esquemática da fibra de colágeno. (*A*) Sequência típica das cadeias α1 e α2. (*B*) Espiral tripla. (*C*) Molécula de colágeno. (*D*) Fibrila.

vindo de estudos quanto à relação existente entre concentração de colágeno e persistência, o que resultou na comercialização de produtos contendo maior quantidade de colágeno no mesmo volume.

Muito mais significativa foi a adição de glutaraldeído em baixa concentração (Fig. 69.2),

que produz um *cross-link* entre as cadeias, aumentando a resistência às enzimas proteolíticas. Esse artifício permitiu um tempo de permanência de 12 meses[1].

Por se tratar de um produto proteico de origem biológica, deve ser conservado sob refrigeração (2 a 8°C), não devendo ser congelado[3].

978-85-7241-919-2

SEÇÃO 8

Figura 69.2 – (*A a C*) *Cross-link* entre cadeias após adição de glutaraldeído. Lys = lisina.

ELASTINA (C$_{27}$H$_{48}$N$_6$O$_6$)

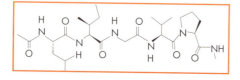

ÁCIDO HIALURÔNICO

O ácido hialurônico (hialuronano) é um polissa-carídeo formado por um dissacarídeo de gluco-ronato-ᴅ de sódio e ɴ-acetil-ᴅ-glucosamina com uma ligação β-glicosídica 1,3[1].

Esses dissacarídeos repetem-se em uma ligação β 1,4 e assim se desenvolvem cadeias lineares de alto peso molecular, com capacidade de retenção de água[1].

Em mamíferos, os hialuronanos estão distribuídos em todo o corpo, sendo o maior componente dos tecidos conectivos. A função biológica primária do hialuronano na matriz intercelular é prover a estabilização das estruturas intercelulares e formar uma matriz fluida elastoviscosa, na qual se inserem colágeno e fibras elásticas. A matriz polianiônica dos hialuronanos é altamente permeável e regula o transporte de soluções no espaço extracelular, agindo como uma peneira molecular a diversos metabólitos com diferentes tamanhos e cargas[6].

As funções biológicas são atribuídas às suas propriedades reológicas[1,7,8] de elasticidade e viscosidade, que resultam da interação entre suas cadeias lineares[1].

Em razão da sua elastoviscosidade e da sua propriedade de ser um estabilizador de estruturas, ocupando espaços e preenchendo a matriz de tecidos conectivos protetores celulares, o hialuronano seria um material excelente para preenchimento cutâneo. Entretanto, ele se renova rapidamente, tem meia-vida de 1 a 2 dias em todos os tecidos conectivos do corpo, com exceção do humor vítreo do olho, o que o impediria de permanecer o tempo necessário para ser utilizado como um produto de preenchimento[1].

Na década de 1970 soluções elastoviscosas de hialuronano foram introduzidas como ferramentas médicas em cirurgias oftálmicas e para o tratamento de artrite[9].

Para expandir suas aplicações médicas, uma série de derivados dos hialuronanos foi criada na década de 1980[1,9]. O nome *hylan* foi cunhado a esses derivados por referirem-se genericamente a essa família[9].

Os *hylans* mantiveram as propriedades biológicas e a biocompatibilidade dos hialuronanos, e ganharam um aumento no tempo de permanência no tecido dérmico[1,9].

Hylans são produzidos por *cross-link* entre as cadeias do hialuronano por meio de dois métodos (Fig. 69.3). Um método utiliza o tratamento com aldeído formando pontes entre duas ou mais cadeias por meio de proteínas específicas, resultando em moléculas com peso molecular de 8 a 23 milhões, solúvel em água, denominadas *hylan* A. Outro método requer a molécula de sulfonil-bis-etil para a formação de uma infinita rede, resultando em um gel insolúvel em água, denominado *hylan* B. As propriedades reológicas desse gel dependem da densidade da cadeia polissacarídea e do número de ligações *cross-link* formadas. Controlando esses dois parâmetros, uma grande variedade de géis *cross-linked* de propriedades reológicas variadas pôde ser criada[9].

Hylans estão disponíveis na forma sólida seca, fluidos, pastas, géis, membranas, tubos e revestimentos. Essa diversidade de formas e funções capacita o *hylan* a ser utilizado em específicas necessidades terapêuticas.

O tempo de permanência no local de aplicação depende das propriedades reológicas, do tipo de *hylan* utilizado e das forças mecânicas e físico-químicas teciduais locais.

DEXTRANO

Dimetilpolissiloxano

Os silicones não são encontrados na natureza. As primeiras pesquisas de silício-carbono datam

Figura 69.3 – Formação de *hylans* por meio de "pontes" entre as cadeias de hialuronano.

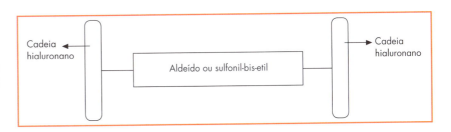

do final do século XIX, mas o uso de silicones em medicina tem início após a Segunda Guerra Mundial[4].

Desde 1943, quando os primeiros silicones foram disponibilizados comercialmente, vários tipos têm sido produzidos. Em razão de suas características químicas, principalmente sua retenção de flexibilidade e elasticidade a baixas temperaturas, iniciou-se seu uso em medicina. Foi apenas uma questão de tempo para esse material ser utilizado em implantes subdérmicos, datando as primeiras referências da década de 1960[10].

Os silicones são polímeros de dimetilsiloxanos.

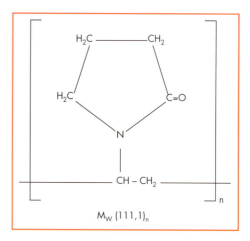

O radical N pode ser polimerizado até 200 vezes ou mais.

Quanto maior o valor de N na fórmula, maior a viscosidade do fluido. Quando o valor de N é igual a dois ou três, o silicone tem a aparência de água e, ao atingir 10.000 unidades, trata-se de um material sólido[11].

Silicone Líquido

Na década de 1960, Dow Corning desenvolveu o silicone líquido purificado (Grau 360) e, embora esse produto não tenha sido originalmente produzido para ser injetado, tal prática foi se tornando habitual. Em 1965, a Food and Drug Administration (FDA) autorizou o estudo de aplicação de silicone em humanos, o que levou a Dow Corning a produzir um silicone ainda mais puro, o MDX 4.4011[4].

Os silicones líquidos são incolores, química e fisiologicamente inertes, com alta repelência à água, baixa volatilidade, estabilidade ao calor, baixa tensão superficial e com habilidade de permanecer indefinidamente em estado líquido. Os silicones utilizados para implante apresentam viscosidade de aproximadamente 250 centistoke (a viscosidade da água é de 1 centistoke). Após

armazenagem por diversos anos não se observaram mudanças na viscosidade, indicando ausência de alteração polimérica espontânea. Não são conhecidos organismos que possam alterar ou digerir o fluido[11].

Silicone Sólido

As micropartículas texturizadas utilizadas em implantes, produzidos por intensa polimerização, apresentam diâmetro variando entre 100 e 600μm[12,13].

Trabalhos realizados com diversos materiais demonstraram que as cápsulas cicatriciais formadas ao redor de implantes texturizados são mais finas e menos reativas que cápsulas formadas ao redor de implantes de superfície lisa no mesmo mamífero e no mesmo tempo, o que favorece a maior permanência do implante[12].

PLASDONE®

Polivinilpirrolidona (Plasdone®) é um polímero sintético, de fórmula molecular $(C_6H_9NO)_n$, solúvel em água, utilizado como veículo em diversas preparações farmacêuticas, como líquidos e suspensões orais, e produtos de aplicações tópica e parenteral[14], há pelo menos 50 anos[12].

Soluções aquosas isotônicas de polivinilpirrolidona foram utilizadas como soluções de substituição do plasma durante a Segunda Guerra Mundial[13].

Os polímeros utilizados por via parenteral apresentam peso molecular entre 8.000 e 58.000, com viscosidade variando entre 1,5 e 2,5mPas[14].

978-85-7241-919-2

Em implantes, utiliza-se o produto na forma de gel carreador de outras partículas, uma vez que sua eliminação do organismo recebedor ocorre em poucos dias. O gel carreador tem um peso molecular de 15.000 a 30.000[12], com propriedades lubrificantes e viscosidade similares ao mel[13].

POLIMETILMETACRILATO

O polimetilmetacrilato é um polímero constituído de diversas unidades de metilmetacrilato $C_5H_8O_2$[15,16].

Metilmetacrilato — Polimetilmetacrilato

Foi desenvolvido em 1902 e patenteado em 1928, sendo desde então utilizado na indústria em produtos dentários e medicina. Os maiores avanços de sua utilização em medicina ocorreram após a Segunda Guerra Mundial em decorrência da grande demanda em cirurgias reconstrutiva e cosmética. Diversos tipos de próteses foram criados com esse material[16].

HIDROGEL

Os hidrogéis são materiais que apresentam as seguintes propriedades[17]:

- São compostos de cadeias poliméricas.
- São insolúveis em água à temperatura fisiológica, pH e força iônica.
- Podem entumescer de 10 a 98% em água.

Os fatores que influenciam o entumescimento de hidrogéis podem ser divididos em dois grupos: os que são favoráveis à entrada de água no polímero e aqueles que resistem ou inibem o influxo de água[17].

Favorecem o entumescimento:

- Potencial osmótico.
- Forte interação com água.

- Grande volume livre.
- Grande flexibilidade das cadeias.
- Baixa densidade de *cross-linking*.

Inibem o entumescimento:

- Frágil interação com água.
- Baixo volume livre.
- Baixa flexibilidade das cadeias.
- Alta densidade de *cross-linking*.

Diferentes estruturas químicas podem ser classificadas como hidrogéis e são preparadas utilizando-se diferentes técnicas. Entretanto, o objetivo é o mesmo em todos os casos: preparar um polímero hidrofílico que mantém sua integridade em água, com configuração geométrica precisa para a aplicação requerida e que tenha força mecânica suficiente e se adapte apropriadamente[17].

Historicamente, tem-se atribuído a concepção e o desenvolvimento inicial de polímero sintético designado especificamente ao uso para aplicações biomédicas a Wichterle e Lim, que em 1960 descreveram o uso de poli-hidroxietilmetacrilato (p-HEMA)[17]. Os pesquisadores iniciaram a produção de lentes de contato em sua própria cozinha, que foram testadas na Universidade Charles, em Praga, e ganharam posteriormente o apoio do governo tcheco para implementação da produção automatizada. Foi o início da produção de lentes de contato para Bausch e Lomb[18].

Outros polímeros foram desenvolvidos para aplicações biomédicas: além do p-HEMA, poliacrilamida, polivinilpirrolidona, polivinil álcool, polióxido de etileno, entre outros[17].

ÁCIDO POLILÁTICO

O ácido polilático (PLA, *polylactic acid*) pertence à classe dos poliésteres alifáticos, polímeros de síntese que são degradados ao contato dos tecidos vivos ou de condições exteriores.

A síntese dos poliésteres alifáticos resulta da polimerização de monômeros heterocíclicos, tendo no mínimo uma ligação éster no anel ou por policondensação de hidroxiácidos ou dióis diácidos.

SEÇÃO 8

Ácido lático

Condensação a ácido polilático

Geralmente, a polimerização conduz a polímeros de alto peso molecular, ao passo que a policondensação conduz a polímeros de baixo peso molecular.

Todos esses polímeros têm sido utilizados para aplicações terapêuticas temporárias por aproximadamente 30 anos e muitos deles são comercializados como fios de sutura.

Os polímeros de alto peso molecular são obtidos pela polimerização (abertura do anel) dos diésteres cíclicos. No caso de ácido lático contendo cadeias poliméricas, a quiralidade permite modular a taxa de biorreabsorção, assim como as características físicas e mecânicas.

QUESTÕES

1. Quais são os pré-requisitos para a aplicação clínica de um implante?
2. Quais são as principais propriedades dos hidrogéis?
3. Quais são os fatores que favorecem o entumescimento de um hidrogel?
4. Qual a diferença de policondensação e polimerização?
5. Quais as características físico-químicas do ácido hialurônico?

REFERÊNCIAS

1. KLEIN, A. W. *Tissue Augmentation in Clinical Practice – Procedures and Techniques*. New York: Marcel Dekker, 1998. 398p, 1998.

2. BIOTECH INDUSTRY. *New Fill – The Implant for the Future*. Luxemburgo: Information Document, 2000.

3. COLLAGEN CORPORATION. *Collagen – Prodotti e Metodologie di Sucesso*. Milano: Centro Informazioni Collagen, 1994. 60p.

4. MATTON, G.; ANSEEUW, A.; KEYSER, F. The history of injectable biomaterials and the biology of callagen. *Aest. Plast. Surg.*, v. 9, p. 133-140, 1985.

5. KÜHN, K. Structure and biochemistry of collagen. *Aest. Plast. Surg.*, v. 9, p. 141-144, 1985.

6. COMPER, W. D.; LAURENT, T. C. Physiological function of connective tissue polysaccharides. *Physiological Reviews*, v. 58, n. 1, p. 255-315, 1978.

7. GIBBS, D. A.; MERRILL, E. W.; SMITH, K. A. Rheology of hyaluronic acid. *Biopolymers*, v. 6, p. 777-791, 1968.

8. MANNA, F. et al. Comparative chemical evaluation of two commercially available derivatives of hyaluronic acid (hylaform from rooster combs and restylane from streptococcus) used for soft tissue augmentation. *J. Eur. Acad. Dermatol. Venereol.*, v. 13, n. 3, p. 183-192, 1999.

9. BALAZS, E. A. et al. Hylan: hyaluronan derivatives for soft tissue repair and augmentation. *Biotech. USA*, p. 442-451, 1988.

10. NOORT, R.; BLACK, M. M. Silicone rubbers for medical applications. In: WILLIAMS, D. F. *Biocompatibility of Clinical Implant Materials*. Florida: CRC, 1981. v. 2, Cap. 4, 367p.

11. ASHLEY, F. L. et al. The present status of silicone fluid in soft tissue augmentation. *Plast. Reconstr. Surg.*, v. 39, p. 411-420, 1967.

12. ERSEK, R. A.; BEISANG, A. A. Bioplastique: a new biphasic polymer for minimally invasive injection implantation. *Aest. Plast. Surg.*, v. 16, p. 59-65, 1992.

13. ERSEK, R. A.; BEISANG, A. A. Bioplastique: a new textured copolymer microparticle promises permanence in soft tissue augmentation. *Plast. Reconstr. Surg.*, v. 87, p. 693-702, 1991.

14. INTERNATIONAL SPECIALITY PRODUCTS (ISP). Disponível em: http://www.ispcorp.com.

15. LEMPERLE, G. et al. PMMA microspheres for intradermal implantation: part I. Animal research. *Ann. Plast. Surg.*, v. 26, p. 57-63, 1991.

16. WIJN, J. R.; MULLEM, P. J. Biocompatibility of acrylic implants. In: WILLIAMS, D. F. *Biocompatibility of Clinical Implant Materials*. Florida: CRC, 1981. v. 2, Cap. 5, 367p.

17. RATNER, B. D. Biomedical applications of hydrogels: review and critical appraisal. In: WILLIAMS, D. F. *Biocompatibility of Clinical Implant Materials*. Florida: CRC, 1981. v. 2, Cap. 7, 367p.

18. THOMPSON, J. Y. Hidrogels. *Biomaterials – BMME* 112/APPL 161 – Lecture, Out. 2000.

Imunologia e Biocompatibilidade

Rodrigo Achilles ◆ Thaís Mauad

SUMÁRIO

A pesquisa em materiais biocompatíveis tem sido uma das mais produtivas ciências dos materiais. Como resultado, uma grande diversidade de novos materiais com base em metais, ligas, cerâmicas avançadas e polímeros tem sido produzido e testado com a finalidade de substituir partes do corpo humano e reconstruir funções vitais. Embora ainda não haja materiais totalmente inertes aos tecidos humanos, alguns são bem tolerados pelo organismo.

As características de um material de inclusão compreendem: não ser modificado por tecidos e líquidos orgânicos, ser quimicamente inerte, não causar reação inflamatória, não ser carcinogênico, não produzir reação inflamatória e poder ser esterilizado. Na busca desse tipo de material, incessantes pesquisas ainda persistem, e neste capítulo serão descritos os principais tipos de implantes mais usados no Brasil e suas principais características.

HOT TOPICS

- O polimetilmetacrilato foi desenvolvido estritamente para implantes profundos, sendo classificado como implante sintético de longa duração.
- O ácido hialurônico é usado principalmente para o preenchimento de partes moles.
- O ácido lático é um biomaterial sintético, desenvolvido para próteses cirúrgicas e para carregar medicamentos com liberação prolongada.
- A metabolização do ácido lático não é hepática.
- O efeito preenchedor do ácido lático ocorre pela formação de tecido granulomatoso de corpo estranho.
- A hidroxiapatita consiste em implante subcutâneo estéril, isento de látex, não pirogênico, semissólido e coesivo.

INTRODUÇÃO

Desde os tempos antigos, o homem tenta substituir tecidos orgânicos por materiais que suavizam deformidades causadas por tumores, traumas ou defeitos congênitos, e ainda os danos faciais causados pelo envelhecimento. Ainda não há materiais totalmente inertes aos tecidos humanos, mas alguns são bem tolerados pelo organismo, podendo propiciar benefícios estéticos e funcionais. Assim, é importante conhecer o tipo de reação inflamatória que o material causa ao organismo, sua intensidade e duração. Hoje há ainda outras preocupações, como a fagocitose deste material e sua provável migração. A procura por um material compatível com os tecidos orgânicos tem sido objeto de muitas pesquisas em todas as partes do mundo.

Há mais de 100 anos, o patologista Rudolph Virchow retratou a pele como um órgão protetor e funcionalmente sofisticado[1]. Assim, qualquer material incluso na pele não deve alterar suas características funcionais para que se obtenha aspecto natural deste órgão após procedimento.

Scales, em 1953, definiu as características ideais de um material de inclusão: não ser modificado pelos tecidos e líquidos orgânicos, ser quimicamente inerte, não causar reação inflamatória, não ser carcinogênico, não produzir reações alérgicas, ser capaz de resistir a tensões mecânicas, poder ser fabricado de forma desejada e poder ser esterilizado[2].

A busca por este material ideal persiste até a atualidade. Recentemente, têm sido usados vários tipos de implantes, entre eles: metacrilato, ácido lático, ácido hialurônico e hidroxiapatita. São produtos que procuram seguir as características de Scales e estão sendo consagrados com o uso cada vez mais frequente, a fim de corrigir deficiência de volume de partes moles consequentes a: envelhecimento, traumas, doenças de pele, atrofias faciais, pequenas deformidades pós-operatórias e malformações congênitas.

Apesar do uso clínico frequente, alguns implantes ainda são considerados polêmicos. Descreveremos a seguir algumas particularidades dos implantes mais usados no Brasil e aqueles que já possuem registro nos órgãos competentes do nosso país.

POLIMETILMETACRILATO

O primeiro a investigar o polimetilmetacrilato (PMMA) foi Otto Rohn, com a colaboração de Walter Bauer, que acabaram por lançar o produto industrializado em 1932. O Artecoll® foi o primeiro produto deste composto a ser utilizado no Brasil, na década de 1980, mas tem colágeno bovino em sua constituição, o que leva à necessidade de teste antes de sua aplicação. Outros produtos à base de PMMA já chegaram ao país, incluindo o Metacril® e New Plastic®, ambos fabricados industrialmente e sem a presença de colágeno.

Em sua forma líquida, o *PMMA* é formado por microesferas de 30 a 40 micra com superfície lisa, sendo desenvolvido estritamente para implantes profundos e classificado como implante sintético de longa duração. A grande dúvida estava relacionada com a possibilidade de essas microesferas serem fagocitadas pelos macrófagos, migrarem ou produzirem granulomas. Há mais de quatro anos nos dedicamos ao estudo destes implantes em ratos e acreditamos que ainda devemos estudá-los mais (Figs. 70.1 a 70.3); porém, até agora nas pesquisas desenvolvidas na Faculdade de Medicina em Santos e na Faculdade de Me-

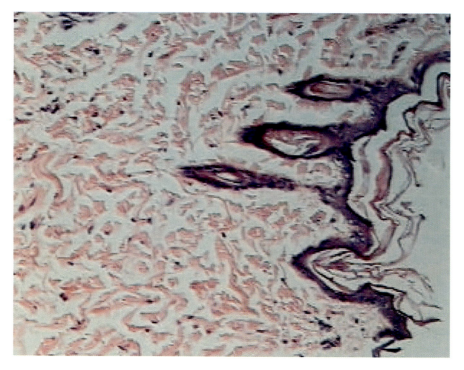

Figura 70.1 – Tecido conectivo normal (grupo-controle). Mostra uma lâmina de tecido de pele normal do rato.

dicina da Universidade de São Paulo (FMUSP), podemos ter algumas conclusões a respeito.

Quase todo o implante de PMMA é fagocitado por macrófagos, tornando o implante de longa duração e não permanente como ele é classificado. A formação de granulomas de corpo estranho é rara, aparecendo em poucos dos casos estudados (Figs. 70.4 a 70.7); levando em conta que as aplicações nos ratos foram feitas com agulha (o que clinicamente não é indicado), acreditamos que este problema tenha ocorrido em razão da forma pela qual o implante foi aplicado (em bolo) e não pelo produto em si. Não houve migração para nenhum órgão analisado (fígado,

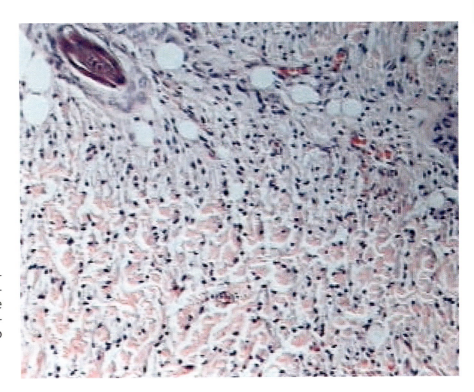

Figura 70.2 – Inúmeros macrófagos no tecido. 7º pós-operatório de metacrilato. Podem-se notar inúmeras células macrofágicas no tecido, com reação inflamatória importante.

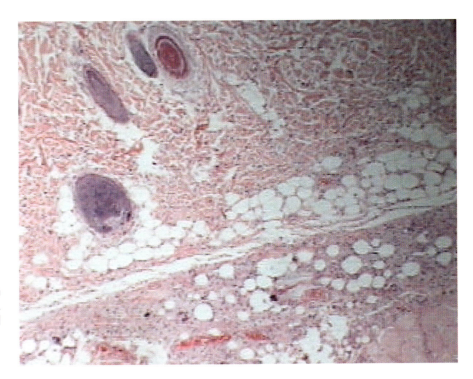

Figura 70.3 – Material em nível dermo-hipodérmico. Metacrilato aplicado a nível dermo-hipodérmico.

rins, pulmões e gânglios linfáticos) após 120 dias da aplicação nos ratos, o que contesta algumas informações sobre sua migração. Após sua aplicação, as partículas de acrílico podem estimular o aumento de volume com a formação de tecido conectivo. Oxigênio, glicose e outros nutrientes não podem passar através de suas partículas, podendo modificar a estrutura da

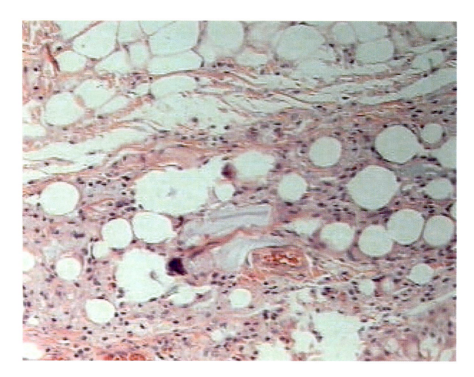

Figura 70.4 – Granuloma de corpo estranho. Em aumento maior, notam-se o material disperso no tecido e a formação de granuloma de corpo estranho (raro), com cristais de acrílico em seu interior.

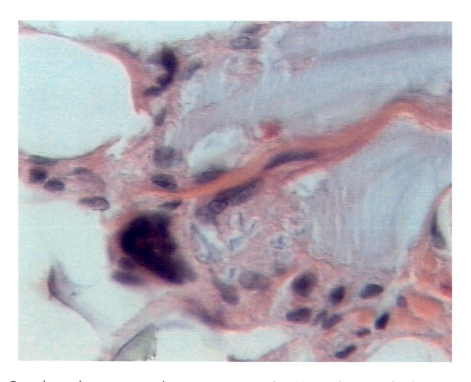

Figura 70.5 – Granuloma de corpo estranho em aumento maior. Mesma imagem da Figura 70.4.

978-85-7241-919-2

pele se não for aplicado no plano correto ou se formar granulomas. Na FMUSP, novos trabalhos já começaram a estudar mais detalhadamente sua migração. Agora, os implantes são realizados por meio de microcânulas, que é a forma correta de aplicar este produto, esperando-se em breve uma resposta definitiva sobre sua migração.

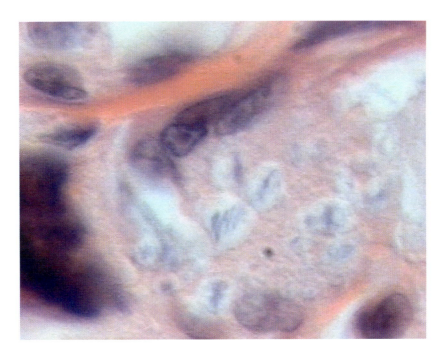

Figura 70.6 – Detalhe do acrílico no granuloma em aumento de 400×, mostrando o acrílico dentro de uma célula gigante.

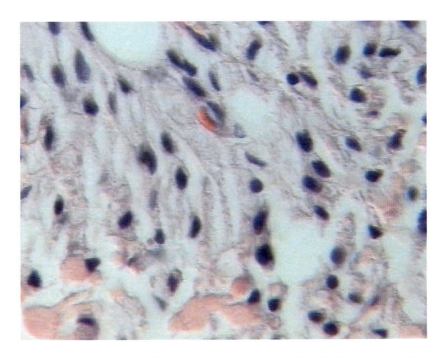

Figura 70.7 – Material no interior do macrófagos. Nas lâminas do 60º dia pós-implantação de metacrilato, pode-se perceber, no citoplasma dos macrófagos, material levemente basofílico, que corresponde ao metacrilato. Isso nos mostra que quase todo (*se não todo*) material está localizado *no interior dos macrófagos*, ou seja, esse material é fabricado na forma de micropartículas capazes de serem *fagocitadas*.

ÁCIDO HIALURÔNICO

O gel de ácido hialurônico injetável é um dos mais novos biomateriais desenvolvidos para o preenchimento de partes moles. O ácido hialurônico não animal estabilizado (NASHA, *non-animal stabilized hyaluronic acid*) é um implante biossintético temporário, composto de um polissacarídeo que não só está presente em todos os organismos vivos, como também é idêntico em todas as espécies e tipos de tecidos. O ácido hialurônico possui propriedades de transporte do corpo, dando volume à pele, forma aos olhos e elasticidade às articulações. Na pele, as moléculas de ácido hialurônico, já estabilizadas, são injetadas na derme para corrigir rugas estáticas e tratar o contorno facial. Após sua aplicação, o ácido liga-se à água e suas partículas aumentam de volume

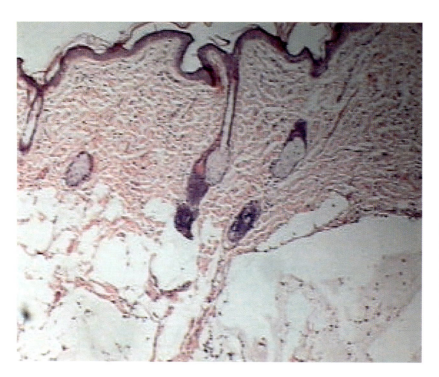

Figura 70.8 – Poucas células inflamatórias. Após o 7º dia de aplicação, visualiza-se material eosinofílico homogêneo em derme profunda, caracterizado como o material injetado, com pouca ou nenhuma quantidade de células inflamatórias, sem a formação de granulomas.

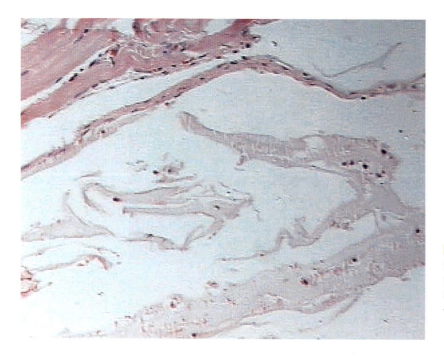

Figura 70.9 – Poucas células inflamatórias. No ácido hialurônico, o material é observado com poucos macrófagos isolados no 14º pós--operatório.

978-85-7241-919-2

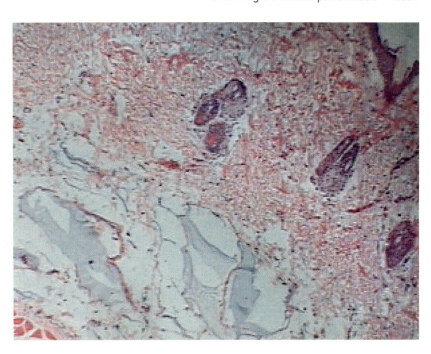

Figura 70.10 – Após 60 dias, ainda podemos observar o material no tecido conectivo com características discretamente basofílicas, diferentemente do aspecto inicial, podendo sugerir o início de sua biodegradação.

(Figs. 70.8 e 70.9). O oxigênio, a glicose e outros nutrientes podem passar livremente entre suas partículas, não modificando a estrutura da pele.

Segundo seus fabricantes, este ácido sofre uma degradação isovolêmica, ou seja, quanto menos concentrado se torna o gel, mais água se liga a cada molécula (Fig. 70.10). É produzido biossinteticamente por fermentação bacteriana, desaparece sem deixar resíduo e pode ser esterilizado. Suas partículas podem ser fabricadas de diferentes tamanhos, mas com a mesma concentração de 20mg/mL. Quanto menor sua partícula, mais superficial deve ser sua aplicação. Para se obter o aumento de tecido desejado, o implante deve ter um suporte por parte da matriz do tecido circunvizinho. Assim, é necessário adequar o tamanho da partícula injetável à densidade da matriz do tecido, que se modifica dependendo da profundidade da derme. Seu efeito é de aproximadamente 6 a 12 meses, dependendo do local da aplicação e da estrutura da derme. Sua presença, porém, pode ativar e nutrir as moléculas de colágeno na região tratada.

ÁCIDO POLILÁTICO

A formulação utilizada é o ácido poli-L-lático associado à carboximetilcelulose sódica e ao manitol apirogênico. O composto é formado sob a forma de microesferas entre 40 e 60 micra de diâmetro. O ácido poli-L-lático é um biomaterial sintético desenvolvido nos anos 1960, utilizado em próteses cirúrgicas e como carreador de medicamentos com liberação prolongada. Pertence à classe dos poliésteres alifáticos, tem sua reabsorção total após 3 anos no tecido implantado e vida média de 18 meses.

A metabolização deste ácido não é hepática, e o material é despolimerizado em quatro etapas: hidratação, clivagem das ligações covalentes, perda de peso molecular e degradação com eliminação sob a forma de CO_2 por meio das vias respiratórias. Os resultados são mais dependentes da repetição da aplicação do que do volume injetado; o número de aplicações depende do tipo de tratamento e da resposta do paciente. Pelo menos três sessões são necessárias para conseguir os efeitos desejados, com um intervalo de no mínimo 15 dias entre as sessões (ver Figs. 70.16 a 70.18 adiante). Acreditamos que seu efeito preenchedor se dá mediante a formação de tecido granulomatoso de corpo estranho, como será visto nas Figuras a seguir. Após sua atividade na estimulação deste tipo de tecido, ele é metabolizado e não deixa resíduo ou deformidade no local.

Já após a terceira aplicação, encontramos extensos granulomas com material basofílico e a presença de material espiculado no interior do granuloma (Fig. 70.11). Em maior aumento, podemos notar a forma sob a qual nos aparece este material localizado dentro de células gigantes multinucleadas, formando uma reação granulomatosa de corpo estranho (Figs. 70.12 e 70.13).

Após o 30º dia, começa uma involução dos granulomas, sem haver alteração do tecido circunvizinho (Fig. 70.14). Após 60 dias, observamos um granuloma ainda menor, confirmando sua involução (Fig. 70.15).

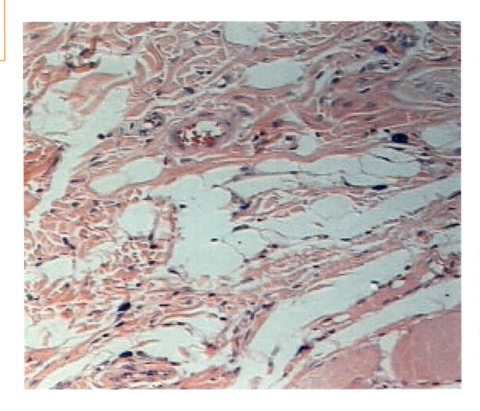

Figura 70.11 – Sétimo dia após a primeira aplicação. Observa-se que, após 7 dias de sua aplicação no tecido, há na lâmina a mesma imagem do seu grupo-controle (Fig. 70.1), ou seja, sem nenhuma alteração significativa.

978-85-7241-919-2

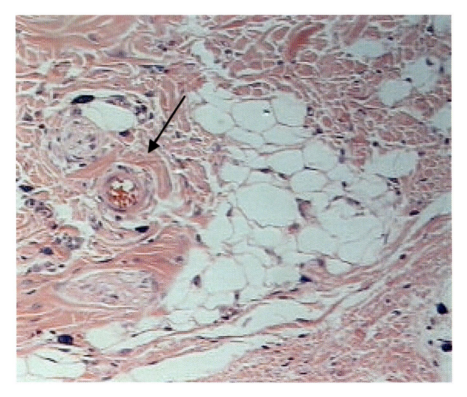

Figura 70.12 – Presença de mastócitos. No sétimo dia após a segunda aplicação foi possível observar algumas células mastocitárias (*seta*), podendo sugerir alguma provável reação alérgica tecidual, o que não foi observado em seus controles e em nenhuma outra substância estudada.

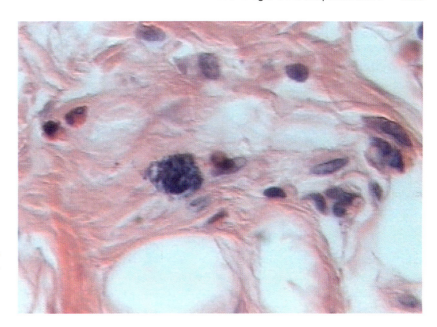

Figura 70.13 – Detalhe do mastócito encontrado sete dias após a segunda aplicação de ácido polilático.

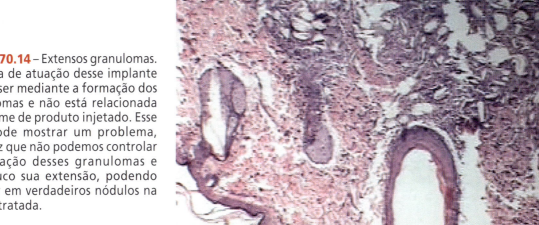

Figura 70.14 – Extensos granulomas. A forma de atuação desse implante parece ser mediante a formação dos granulomas e não está relacionada ao volume de produto injetado. Esse fato pode mostrar um problema, uma vez que não podemos controlar a formação desses granulomas e tampouco sua extensão, podendo resultar em verdadeiros nódulos na derme tratada.

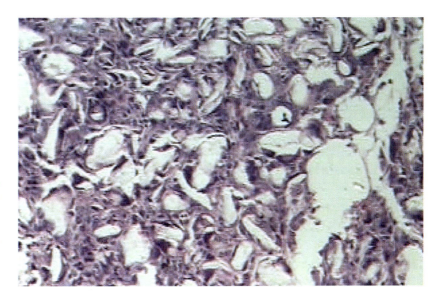

Figura 70.15 – Material em forma de espículas. Após a implantação, o implante de ácido polilático apresenta-se sobre a forma espiculada, dentro de processo granulomatoso de corpo estranho.

Figuras do Grupo do Ácido Polilático

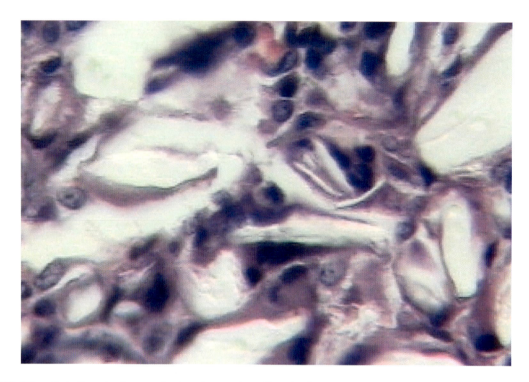

Figura 70.16 – Detalhe da forma do implante. Detalhe da forma espiculada do ácido polilático após sua implantação.

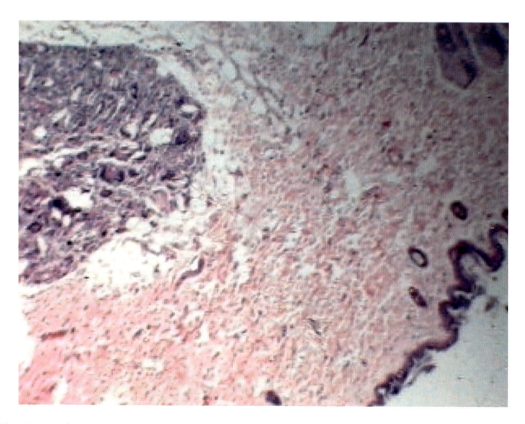

Figura 70.17 – Involução dos granulomas dia 30. A imagem mostra a involução do granuloma após 30 dias da aplicação de ácido polilático.

978-85-7241-919-2

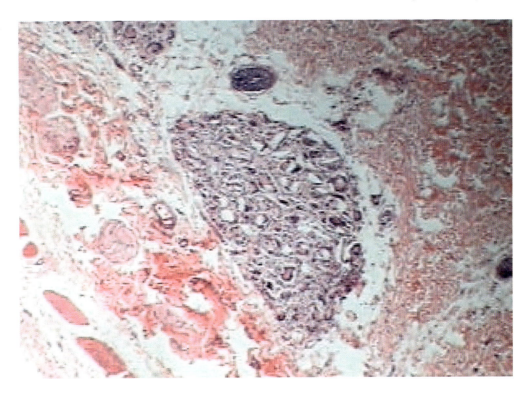

Figura 70.18 – Involução dos granulomas dia 60. O granuloma formado após 60 dias da terceira aplicação de acido polilático parece desaparecer espontaneamente com o tempo, não deixando resíduos ou sequelas no tecido.

HIDROXIAPATITAS

A hidroxiapatita consiste num implante subcutâneo estéril, isento de látex, não pirogênico, semissólido e coesivo. O principal componente é a hidroxiapatite de cálcio sintética, um material biológico com mais de 20 anos de utilização em ortopedia, neurocirurgia, odontologia, otorrinolaringologia e oftalmologia. A hidroxiapatite de cálcio é a principal constituinte mineral dos ossos e dos dentes. Sua natureza semissólida é criada através de suspensão de hidroxiapatite de cálcio num transportador gel constituído essencialmente por água e glicerina. A estrutura do gel é formada através da adição de uma pequena quantidade de carboximetilcelulose de sódio. O gel é dissipado *in vivo* e substituído pelo desenvolvimento de tecido mole, ao passo que a hidroxiapatite de cálcio permanece no local da injeção. O resultado traduz-se em restabelecimento e enchimento a longo prazo.

Exemplos de hidroxiapatitas, o Radiance FN® e o Beautifill® possuem uma gama de dimensões de partículas e podem ser injetados com agulha de parede fina de calibre 26 ou superior. Estão indicadas para cirurgia plástica estética e reconstrutora, incluindo o enchimento de tecido mole subcutâneo na face.

Na análise das lâminas estudadas com este material, houve pouca reação inflamatória, não houve fagocitose de suas partículas e não foi observada migração deste material, mostrando sua viabilidade em seu uso na pele.

Existem outros produtos não mencionados neste capítulo que também podem ser usados como preenchedores na pele. Neste capítulo, procuramos discutir sobre os mais conhecidos e os mais utilizados na prática clínica. Novos estudos poderão, sem dúvida, detalhar o comportamento destes e de novos implantes que ainda surgirão no cenário da plástica clínica.

QUESTÕES

1. Quais são as características fundamentais de um material de inclusão seguro?
2. Qual é o principal uso do gel de ácido hialurônico?

3. Qual é a indicação da hidroxiapatita na cirurgia plástica estética e reconstrutora?
4. Como ocorre o efeito preenchedor do ácido lático?
5. Quais são as indicações do uso do preenchedor o polimetilmetacrilato?

REFERÊNCIAS

1. VIRCHOW, R. *Cellular Pathology*. London: John Churchill, 1860, p. 33.
2. SCALES, J. T. Discussion on metals and synthetic materials in relation to soft tissue reaction to synthetic materials. *Proc. Roy. Med.*, 1953, v. 46, p. 647.

LEITURA COMPLEMENTAR

ACHILLES, R. Imunologia e biocompatibilidade. In: MAIO, M. *Tratado de Medicina Estética*. 1. ed. São Paulo: Roca, v. 2, 2003, cap. 67.

AMARD, P. et al. The effects of polylactic acid as therapy for lipoatrophy of the face. In: II INTERNATIONAL WORKSHOP ON ADVERSE DRUG REACTION AND LIPODYSTROPHY IN HIV, 2000. Toronto, Canadá. *Abstract of II International Workshop on Adverse Drug Reaction and Lipodystrophy in HIV*, 2000.

ANDREWS, J. M. Biomateriais em cirurgia plástica. In: *Cirurgia Plástica Reparadora e Estética*. Rio de Janeiro: Medsi, 1993, cap. 18, p. 115-121.

BURKE, K. E. et al. An histological, immunological, and electron microscopic study of bovine collagen implants in the human. *Annals of Plastic Surgery*, v. 14, n. 6, p. 515-522, 1985.

BURNIER, M. *Reação Celular às Inclusões*. Escola Paulista de Medicina. Comunicação pessoal, 1987.

CANTISANO-ZILKHA, M.; BOSNIAK, S. Hyaluronic acid gel injections for facial rejuvenation: a 3-year clinical experience. *Operative Techniques in Oculoplastic, Orbital, and Recontructive Surgery*, v. 2, n. 4, p. 177-181, 1999.

CHARRIERE, G. et al. Reaction to a bovine collagen implant. *Journal of the American Academy of Dermatology*, v. 21, n. 6, p. 1203-1207, 1989.

DURANTI, F. et al. Injectable hyaluronic acid gel for soft tissue augmentation: a clinical and histological study. *Dermatological Surgery*, v. 24, p. 1317-1325, 1998.

ERAZO, P. J.; REGAZZINI, D. V.; CARVALHO, A. C. Preenchimento facial com ácido hialurônico: "técnica dos pilares" e "malha de sustentação". In: YAMAGUCHI, C. *Procedimentos Estéticos Minimamente Invasivos*. São Paulo: Santos, 2005, cap. 38, p. 285-295.

HOFFMAN, C.; SCHULLER-PETROVIC, S.; SOYER, P.; KERL, H. Adverse reactions after cosmetic lip augmentation with permanent biologically inert implant materials. *Journal of the American Academy of Dermatology*, v. 40, n. 1, p. 100-103, 1999.

KULKARNI, R. K. et al. Polylactic acid for surgical implants. *Arch. Surg.*, v. 93, Nov. 1966.

LEMPERLE, G.; HAZAN-GAÚTHIER, N.; LEMPERLE, M. PMMA microspheres (Artecoll) for skin and soft-tissue augmentation. Part II: clinical investigations. *Plast. Reconst. Surg.*, v. 96, n. 3, p. 627-634, 1995.

LUPTON, J. R.; ALSTER, T. S. Cutaneous hypersensitivity reaction to injectable hyaluronic acid gel. *Dermatol. Surg.*, v. 26, n. 2, p. 135-137, 2000.

MCCLELLAND, M.; EGBERT, B.; HANKO, V.; BERG, R. A.; DELUSTRO, F. Evaluation of artecoll polymethylmethacrylate implant for soft-tissue augmentation: biocompatibility and chemical characterization. *Plast. Reconst. Surg.*, v. 100, n. 6, p. 1466-1473, 1997.

MURPHY, G. F.; MIHN, M. C. The skin. In: COTRAN, R. S. et al. *Robins Pathologic Basis of Disease*. 4. ed. Philadelphia: W.B. Saunders, 1989, cap. 27, p. 1056.

OLENIUS, M. The first clinical study using a new biodegradable implant for the treatment of lips, wrinkles and folds. *Aesthetic Plastic Surgery*, v. 22, p. 97-1325, 1998.

SALTI, G. et al. A different forms of hyaluronic acid gel in treatment of facial wrinkles. In: XII ABSTRACT INTERNATIONAL CONGRESS ON AESTHETIC MEDICINE, 1999. Rio de Janeiro. *Proceedings of XII Abstract International Congress on Aesthetic Medicine*, 1999.

SCAFANI, A. P. Soft tissue fillers for management of aging perioral complex. *Facial Plastic Surgery*, v. 21, n. 1, p. 74-78, Fev. 2005.

WATSON, W. et al. Injectable collagen: a clinical overview. *Therapeutics for the Clinician*, v. 31, May 1983.

WINTER, G. D.; GIBBONS, D. S.; PLENK JR., H. *Biomaterials*. New York: *John Wiley & Sons*, 1980.

Capítulo 71

Indicação e Seleção de Pacientes para Preenchimento Dérmico Facial

Cesar Isaac ♦ Maurício de Maio

SUMÁRIO

O processo de envelhecimento humano não é estático. Além dos principais fatores biológicos que determinam as características desse envelhecimento, existem fatores externos que podem modificá-lo. Didaticamente, denomina-se envelhecimento intrínseco o processo biológico e extrínseco aquele causado por fatores ambientais.

Os sinais clínicos mais característicos dos efeitos ambientais sobre o envelhecimento cutâneo são presença de rugas e aprofundamento de vincos faciais. Existem diversos fatores que interferem nesses sinais de envelhecimento. O principal deles é o efeito da radiação solar, porém outros fatores como condições climáticas, posição de dormir, expressão facial, álcool e cigarro podem modificar as características destas rugas e sulcos.

Uma das opções no tratamento dessas rugas e sulcos é o preenchimento dérmico, cujas particularidades serão discutidas neste capítulo.

HOT TOPICS

- O fator externo mais importante responsável pelo envelhecimento da pele é a exposição à luz solar.

- Durante o processo de envelhecimento cutâneo há moderada diminuição dos vasos sanguíneos, o que prejudica os processos de cicatrização e diminui a velocidade de absorção da pele.
- Condições climáticas, posições ao dormir, expressão facial, cigarro e álcool vão interferir nos sinais de envelhecimento facial, contribuindo para a formação de linhas e no ressecamento da pele.
- Preenchimentos por enxertia são indicados na correção de depressões cutâneas ou rugas profundas, para aumento do volume labial e atrofias de tecidos moles.
- Preenchimento dérmico pode ser associado aos métodos esfoliativos ou à paralisação da musculatura subjacente.

Envelhecer é um processo dinâmico. Durante este processo muitas alterações ocorrem na pele. Estas mudanças são provocadas não somente pelo envelhecimento genético (biológico ou intrínseco), mas também por fatores externos que aceleram o processo. O fator externo que mais contribui para o envelhecimento da pele é a exposição à luz solar. O envelhecimento extrínseco provocado pelo sol recebe o nome de fotoenvelhecimento (Fig. 71.1).

978-85-7241-919-2

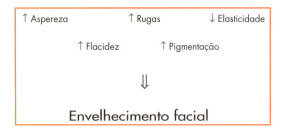

Figura 71.1 – Efeitos da luz solar sobre o envelhecimento cutâneo facial mostrando aumento de rugas, flacidez, aspereza e pigmentação concomitante à perda da elasticidade.

FATORES QUE INTERFEREM NOS SINAIS DE ENVELHECIMENTO FACIAL

Durante o processo de envelhecimento cutâneo, a camada córnea torna-se mais espessa, as ligações desmossômicas que unem queratinócitos tornam-se mais frágeis, havendo perda da junção dermoepidérmica e aplainamento das papilas dérmicas[1].

O crescimento e o reparo dos tecidos tornam-se mais lentos. A derme fica mais fina e menos elástica graças à cristalização da substância fundamental amorfa e a diminuição na produção de fibras elásticas e colágenas[2].

Há perda do tecido celular subcutâneo, gerando flacidez cutânea e intolerância ao frio.

Com esta alteração estrutural do colágeno surgirão rugas superficiais e profundas que ainda podem ser acentuadas por gravidade, movimentos faciais e posições ao dormir[3].

Há diminuição moderada do número de vasos sanguíneos, o que prejudica os processos de cicatrização e diminui a velocidade de absorção da pele. Ocorre também a perda da cor rosada da pele jovem.

As glândulas sebáceas secretam menos. Este fato somente é benéfico em peles oleosas e acneicas; geralmente, a pele torna-se ressecada, o que acentuará ainda mais as rugas.

A redução das células de Langerhans, responsáveis pela imunidade, acarreta, além da diminuição das reações alérgicas, maior incidência de câncer de pele. Há ainda maior propensão ao surgimento de *fibroma pendular*, *queratose seborreica* e *hemangiomas*.

Para reduzir a quantidade de luz ultravioleta (UV) que penetra na pele haverá aumento da espessura das camadas epidérmicas superficiais; este mecanismo natural de proteção dá uma tonalidade amarelada à pele[4]. Poderá ocorrer o surgimento de manchas levemente descamativas e pré-cancerosas chamadas de *queratose actínica*[5].

Com a frequente estimulação do sol surgem as discromias. A hipercromia mais comum é conhecida como "mancha senil". A exposição excessiva ao sol pode promover morte de melanócitos, gerando manchas hipo ou acrômicas[6].

Nas peles danificadas pelo sol são produzidas fibras elásticas atípicas, rugas aparecerão mais cedo e serão mais profundas que aquelas do envelhecimento cronológico[7].

VARIANTES AMBIENTAIS

Existem outros fatores ambientais que interferem nos sinais de envelhecimento facial[8].

- *Condições climáticas*: calor, frio, vento e baixa umidade podem afetar a pele. Todos estes fatores têm o efeito de ressecar a pele.
- *Posições ao dormir*: promovendo danos mecânicos e enrugando certas áreas do rosto. Por exemplo: pessoas que dormem de lado podem desenvolver linhas do lado do rosto sobre o qual elas dormem.
- *Expressão facial*: sulcos e pregas são consequências da mímica e se originam especialmente por contrações exageradas dos músculos superficiais. Rugas profundas podem se desenvolver por causa dessas contrações musculares repetidas e habituais. Sorrir também cria linhas de expressão.
- *Cigarro e álcool*: pessoas que bebem muito e fumam terão algumas deficiências, como, por exemplo, de vitamina B. A falta desta vitamina pode ocasionar pele mais fina e seca, a qual é facilmente danificada e não cicatriza bem. Fumantes terão ainda uma pele mais amarelada, com mais rugas.

Estes efeitos são causados pela nicotina que retarda o crescimento das células na pele e reduz seu suprimento de sangue. A pele do fumante se cicatrizará mais lentamente que a do não fumante. É frequente a associação entre alcoolismo e aparecimento de telangiectasias no terço médio da face[9].

Toda a alteração de relevo cutâneo tem origem específica. Quando indicamos uma substância de preenchimento, devemos considerar, além do sítio receptor, o organismo como um todo e observar critérios como:

- Variantes do próprio indivíduo:
  - Grau de envelhecimento intrínseco: presença de flacidez cutânea, presença de flacidez muscular, raça e fatores genéticos.
  - Presença de fotoenvelhecimento.
  - Antecedentes pessoais: presença de quadro alérgico ou patologias associadas.
  - Mudanças no índice de massa corporal (IMC), tais como: perda de peso, dietas constantes, atividade física intensa (catabolismo gorduroso), ingesta proteica deficiente.
  - Medicamentos de uso crônico (anabolizantes, hormônios tireoidianos, ansiolíticos, corticosteroides, insulina, anticoagulantes, reposição hormonal, antiandrógenos, tretinoína) e drogas (álcool, tabaco e outras).
  - Síndrome da má oclusão dentária: falha dentária, bruxismo, disfunção oclusal, alterações de articulação temporomandibular (ATM), defeitos mastigatórios, próteses mal ajustadas.
  - Espasmos da musculatura facial.
  - Cirurgias prévias estéticas ou reparadoras, qualidade de cicatrização, sensibilidade dolorosa.
- Variantes do defeito a se corrigir:
  - Profundidade.
  - Localização anatômica.
  - Tempo de evolução.
  - Distensibilidade da lesão.
  - Textura da superfície cutânea.
  - Espessura dérmica.
  - Gênero: masculino/feminino.
- Implantes anteriores: material, número de aplicações, volume injetado por sessão, durabilidade dos resultados, reações adversas, hematomas, medicamentos utilizados após o procedimento.
- Variantes da técnica de preenchimento:
  - Linear retrógrada (retroinjeção).
  - Ponto-a-ponto.
  - *Criss-crossing* ou técnica cruzada.
- Variantes do material empregado:
  - Características do implante dérmico ideal[10]:
    - Ausência de resposta inflamatória.
    - Não carcinogênico.
    - Estéril.
    - Biocompatível:
      - Boa integração local.
      - Ausência de formação de corpo estranho.
    - Não imunogênico.
    - Estável:
      - Ausência de decomposição da molécula.
      - Ausência de migração. Não existe tal substância. Considera-se um bom material de implante dérmico aquele que atende o maior número dos quesitos anteriormente relacionados[11].

O tempo de permanência do material no sítio hospedeiro depende de[12]:

- Estrutura química da molécula:
  - Tamanho da partícula.
  - Peso molecular.
  - Concentração da substância no produto final.
- Biocompatibilidade.
- Propriedades reológicas (viscoelasticidade).
- Área hospedeira.

REGISTRO FOTOGRÁFICO

Recomenda-se realizar fotografias do tipo *pré* e *pós-tratamento*, a fim de podermos acompanhar o progresso obtido com o tratamento.

No caso de implantes, as fotos de *"pós"* devem ser feitas com algum intervalo de tempo, para que se possa avaliar com mais exatidão a durabilidade da correção.

Se possível, o paciente deve estar sem maquiagem, sem ornamentos (brincos, etc.), com cabelos escondidos por touca cirúrgica e vestindo uma bata.

As fotografias devem ficar disponíveis para o paciente.

SELEÇÃO DE PACIENTES PARA PREENCHIMENTO POR ENXERTIA

A enxertia deve ser indicada na correção de depressões cutâneas ou rugas profundas. O paciente deve ser *exaustivamente* informado sobre as etapas do ato cirúrgico, riscos envolvidos, resultados que podem ser alcançados e natureza do material empregado (principalmente no caso de material obtido de doadores).

São consideradas boas indicações pacientes com:

- Sulcos ou depressões faciais pronunciadas.
- Aumento de volume labial.
- Atrofias de tecidos moles passíveis de correção.

Não são consideradas boas indicações pacientes com:

- Linhas finas e superficiais.
- Pele extremamente delgada, com reduzido tecido subcutâneo.
- Pele extremamente oleosa, com cistos sebáceos.
- Reduzida dimensão vertical da mucosa labial.

SELEÇÃO DE PACIENTES PARA PREENCHIMENTO INJETÁVEL

Os cuidados são essencialmente os mesmos, com o uso de métodos de antissepsia e de campo operatório.

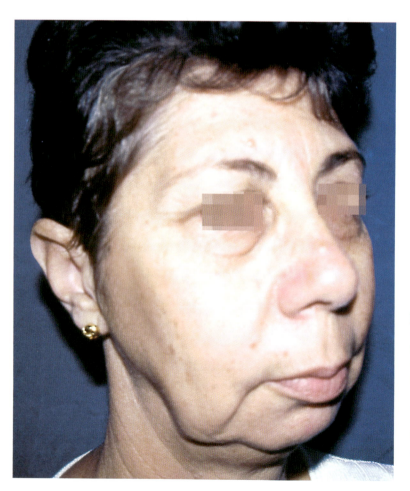

Figura 71.2 – Paciente com flacidez cutânea e perda da biomecânica das partes moles da face. A colocação de qualquer produto no sulco mentolabial poderá acarretar efeito nulo, se pouca substância for utilizada, ou migração gravitacional, caso se opte pela correção completa com esse tipo de tratamento. Neste caso, a paciente deverá ser submetida a cirurgia.

É importante atentar para volumes injetados e profundidades dérmicas, subdérmicas ou supraperiostais.

Todos os tipos de rugas e depressões são passíveis de preenchimento com material injetável.

PROCEDIMENTOS ASSOCIADOS

Em casos de envelhecimento facial moderado ou grave, o preenchimento dérmico pode ser associado aos métodos esfoliativos ou à paralisação da musculatura subjacente.

Quando as rugas apresentarem associação de componentes estático e dinâmico deve-se, primeiramente, inibir a atividade da musculatura (responsável pelo componente dinâmico na formação da ruga) e somente depois preencher a derme adelgaçada, corrigindo, assim, o componente estático.

Nos casos de envelhecimento grave é recomendável que primeiramente a pele seja condicionada e esfoliada, o que torna as rugas mais superficiais. O preenchimento nesta situação será complementar, valorizando o rejuvenescimento obtido.

Nos casos de procedimentos associados, o preenchimento dérmico deve ser realizado por último, pois o processo infamatório decorrente dos demais tratamentos (esfoliação, estimulação elétrica. Injeções intradérmicas, etc.) pode alterar a velocidade de absorção da substância eleita, abreviando o tempo de permanência do produto.

O sucesso do tratamento de pacientes com substâncias de preenchimento está na seleção adequada destes. Além disso, é prudente avisar aos pacientes a quantidade de produto a ser utilizada, bem como os riscos e eventos adversos inerentes a qualquer produto escolhido.

A seguir, serão apresentados alguns casos com as críticas e as limitações que podem ser encontradas durante o tratamento com as substâncias de preenchimento (Figs. 71.2 a 72.7).

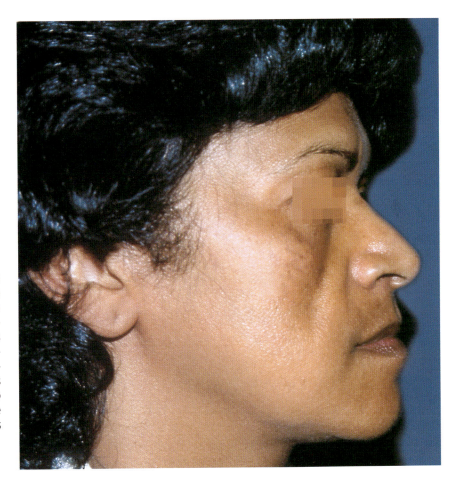

Figura 71.3 – Afundamento malar. Há perda importante de gordura dessa região. Existe uma regra simples para os procedimentos de preenchimento: em grandes volumes deve-se optar por gordura. A tentativa de preenchimento com expansores dérmicos só poderá ser realizada com o consentimento do paciente, que deverá conhecer as limitações desses métodos.

SEÇÃO 8

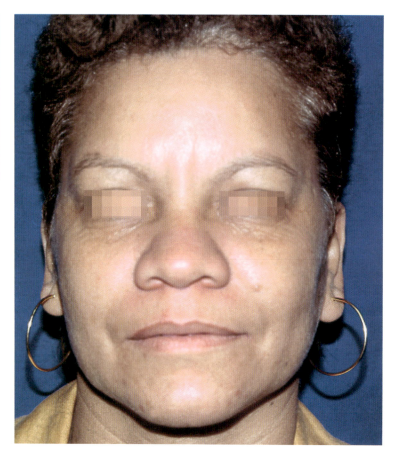

Figura 71.4 – O tratamento da região glabelar deve obedecer à seqüência lógica e coerente: tratar primeiro o componente dinâmico e somente após o componente estático com o preenchimento. Pode ser realizado simultaneamente quando o médico for experiente o suficiente para determinar que o componente estético não sofrerá modificação com a inibição muscular.

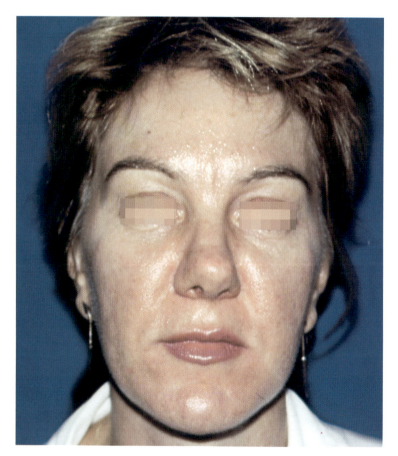

Figura 71.5 – Paciente de pele muito oleosa com poros dilatados. É comum a saída de material e deve-se posicionar o produto mais profundamente com o bisel da agulha para baixo. O componente muscular que atua sobre o sulco nasogeniano é intenso. O preenchimento dessa área produz, muitas vezes, exacerbação da região zigomática, sem atenuar o sulco de maneira correta.

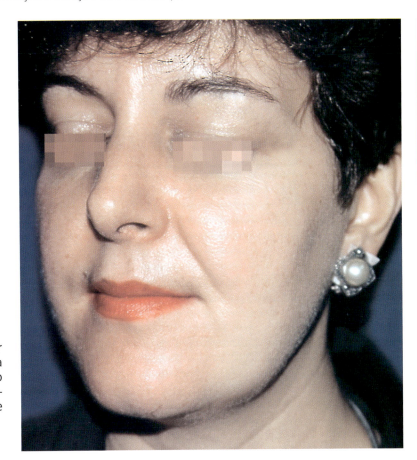

Figura 71.6 – Projeção do zigoma por arcabouço ósseo ou acúmulo de gordura faz com que haja acentuação do sulco nasogeniano; os tratamentos com preenchimento exigirão grande quantidade de material.

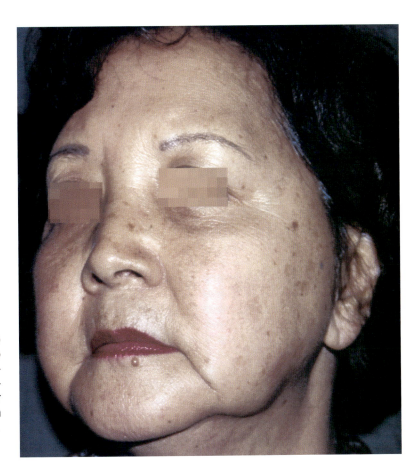

Figura 71.7 – Aparência cicatricial do sulco mentolabial. Há fibrose nessa região e impossibilidade de expansão dos produtos de preenchimento e correção desse tipo de alteração. Deve-se optar por métodos complementares, como toxina botulínica, subincisão e tração da pele.

QUESTÕES

1. Quais são as variantes do defeito a ser corrigido com preenchedores?
2. Quais são as técnicas de preenchimento mais utilizadas?
3. Quais são as principais características a serem observadas antes da escolha do preenchedor?
4. Quais são as indicações e contraindicações para o preenchimento com enxertia?
5. Por que o preenchimento dérmico deve ser realizado por último nos casos de procedimentos associados?

REFERÊNCIAS

1. DALZIEL, K. L. Aspects of cutaneous aging. *Clin. Exp. Dermatol., v.* 16, p. 315-323, 1991.
2. CUA, A. B.; WILHELM, K. P.; MAIBACH, H. I. Elastic properties of human skin: relation to age, sex, and anatomical region. *Arch. Dermatol. Res.,* v. 282, p. 283-288, 1990.
3. LAPIÈRE, C. H. M.; PIÉRARD, G. E. The mechanical forces, a neglected factor in the age-related changes of the skin. *G. Ital. Chir. Dermatol.,* v. 2, p. 201-210, 1987.
4. FISHER, G. J.; WANG, Z. Q.; DATTA, S. C.; VARANI, J.; KANG, S.; VOORHEES, J. J. Pathophysiology of premature skin aging induced by ultraviolet light. *N. Engl. J. Med.,* v. 337, p. 1419-1428, 1997.
5. COUTURAUD, V.; COUTABLE, J.; KHAIAT, A. Skin biomechanical properties: In vivo evaluation of influence of age and body site by a non-invasive method. *Skin Res. Technol.,* v. 1, p. 68-73, 1995.
6. GILCHREST, B. A. A review of skin ageing and its medical therapy. *Br. J. Dermatol.,* v. 135, p. 867-875, 1996.
7. PIÉRARD, G. E.; KORT, R.; LETAWE, C. et al. Biomechanical assessment of photodamage. Derivation of a cutaneous extrinsic ageing score. *Skin Res. Technol.,* v. 1, p. 17-20, 1995.
8. HUNT, T. K.; PAI, M. P. Effect of varying ambient oxygen tensions on wound metabolism and collagen synthesis. *Surg. Gynecol. Obstet.,* v. 135, p. 561-567, 1972.
9. SMITH, J. B.; FENSKE, N. A. Cutaneous manifestations and consequences of smoking. *J. Am. Acad. Dermatol.,* v. 34, p. 717-732, 1996.
10. THULL, R. Implantable materials: biocompatibility issues. In: SYMPOSIUM OF IMPLANTABLE MATERIALS IN FACIAL AESTHETIC AND RECONSTRUCTIVE SURGERY, 1995. *Montreal. Proceedings of the Symposium on Implantable Materials in Facial Aesthetic and Reconstructive Surgery,* 1995.
11. KAUFMAN, M. J. New soft-tissue augmentation substance has great potential. *Cosmetic Dermatol.,* p. 44-45, Feb. 1993.
12. ELSON, M. L. Soft tissue augmentation. *Dermatol. Surg.,* v. 21, p. 401-500, 1995.

Substâncias não Biodegradáveis

Charles Yamaguchi

SUMÁRIO

A utilização de substâncias não absorvíveis ocorre pela injeção de partículas de material inabsorvível em gel absorvível. Após a absorção do gel, as partículas inabsorvíveis ficam retidas na pele permanentemente, mantendo o resultado de forma prolongada.

O principal representante é o polimetilmetacrilato (PMMA). Apresentam maior risco de complicações como extrusão, inflamação e infecção se comparados aos implantes absorvíveis. Sua vantagem maior é o preço e como vantagem "relativa" pode-se citar sua característica definitiva. É importante salientar que as rugas faciais mudam com o decorrer do tempo, podendo levar a distorções discretas de resultado.

HOT TOPICS

- As substâncias que menos oferecem resistência imunológica são as de origem artificial, que não induzem respostas do tipo antígeno-anticorpo.
- Um material introduzido no organismo deve ser moldável, biocompatível, facilmente retirado e manter-se estável.
- Cada material possui uma finalidade específica e nem sempre pode ser aplicado em qualquer região.
- As substâncias utilizadas são empregadas na forma líquida, gelatinosa ou sólida.
- Não existe um material ideal. Todos os produtos apresentam limitações e possíveis efeitos adversos.
- O metacrilato é uma das substâncias mais utilizadas para microimplantes injetáveis.
- O politetrafluoretileno (PTFE) é indicado para correção de rugas profundas da região nasolabial, do queixo e região malar.
- Os produtos definitivos são indicados para a correção de sulcos profundos ou aumento de partes moles.

INTRODUÇÃO

A busca do material perfeito, que substitua os tecidos humanos, constitui um dos maiores desafios científicos da medicina atual. Quando for descoberta uma substância que possa interagir com todos os tecidos, assumindo características de resistência e densidade semelhantes a ossos, cartilagens e músculos, haverá condição de produzir membros e órgãos que funcionem harmoniosamente, substituindo partes do corpo.

Até o momento, o único material que contém todas as características necessárias para essa interação, mantendo as mesmas propriedades de uma célula normal, são os tecidos do próprio organismo. Portanto, somente quando tivermos a capacidade de cultivar todos os tecidos ou aprendermos como se realiza a diferenciação celular a partir de células-tronco, poderemos encontrar os substitutos ideais para reconstruir qualquer tipo de órgão.

A medicina atual já consegue cultivar pele artificial, fibroblastos, células cartilaginosas e estimular o crescimento de vasos sanguíneos e nervos, mas ainda não tem a tecnologia para reproduzir partes de órgãos formados por vários tipos de células que interagem, como o sistema pilossebáceo, alvéolos pulmonares ou glându-las endócrinas.

Os materiais empregados na atualidade deixam muito a desejar quanto às características necessárias para a integração total com o organismo. Nas culturas celulares, o processo para se obter uma quantidade significativa de células ainda é muito caro e demorado. Podem-se utilizar tecidos obtidos de doadores, retirando sua capacidade antigênica, mas, nesse aspecto, sempre existe o estigma de usar cadáveres para procedimentos estéticos.

Muitas substâncias têm sido testadas para substituir ou preencher partes do corpo humano. No geral, as que menos oferecem resistência imunológica são as de origem artificial, que não induzem a respostas do tipo antígeno-anticorpo. O silicone sólido e em gel tem sido um dos materiais mais utilizados, assim como as próteses de titânio, o acrílico, o ouro e o náilon.

Para que um material seja implantado no organismo, ele deve ter as seguintes características:

- *Similaridade com o tecido normal*: quando se necessita corrigir um defeito muscular ou preencher uma ruga profunda, o material utilizado deve ter textura semelhante ao tecido normal, para que não seja palpável ou perceptível a olho nu. Nesse aspecto, várias substâncias para tal finalidade não preenchem tal requisito, formando nódulos palpáveis ou elevações facilmente perceptíveis.
- *Ser moldável*: todo material inserido no organismo deve ser capaz de se adaptar ao local implantado, de acordo com as características próprias de cada região. Por isso, deve ser de fácil manipulação, esterilizável e moldável.
- *Ser biocompatível*: qualquer produto a ser utilizado na face ou no corpo deve ser compatível com o organismo, ou seja, induzir ao mínimo de reação imunológica. Mate-

riais que induzem à forte reação inflamatória tendem a ser rejeitados pelo organismo, podendo ocasionar infecções ou mesmo sua extrusão.

- *Ser facilmente retirável*: uma aplicação deve ser retirada quando não atingir seu objetivo estético ou se houver algum tipo de rejeição por parte do organismo. Nesse sentido, alguns produtos são de difícil extração, o que coloca em risco sua efetividade.
- *Manter-se estável*: o material injetado não pode sofrer transformações que induzam à formação de subprodutos tóxicos ou que causem câncer. Deve-se manter fixo no local aplicado, não sofrendo deslocamentos que possam alterar o resultado estético final.

FORMAÇÃO PROFISSIONAL

O médico que se aventura nas técnicas de preenchimento deve estar ciente de que está realizando um procedimento estético aparentemente simples, mas que pode gerar graves problemas caso ocorra algum tipo de complicação.

Tem-se percebido um aumento no número de reclamações de pacientes insatisfeitos, principalmente nos procedimentos realizados por profissionais pouco habituados a essa técnica, como também pela má indicação ou pelo uso de materiais inadequados.

Não existe uma especialização médica que autorize este procedimento. No geral, cirurgiões plásticos, dermatologistas e médicos "estéticos" são os que mais o realizam. É fato, porém, que profissionais em número cada vez maior e de diferentes áreas estão realizando as técnicas de preenchimento. Isso é muito preocupante, pois nem sempre é o procedimento mais indicado para resolver o problema do paciente. Rugas superficiais, que seriam mais bem resolvidas com um *peeling* químico ou a *laser*, são tratadas com preenchimentos superficiais de resultados duvidosos. Casos de flacidez de face, que necessitariam de um *lifting* facial, são erroneamente corrigidos com técnicas de preenchimento. Lábios invaginados, com reabsorção da maxila causada pelo uso de próteses dentárias,

978-85-7241-919-2

são aumentados indiscriminadamente sem a preocupação com a reabilitação dentária.

Problema bastante grave é o uso de um mesmo produto para resolver qualquer tipo de indicação. Cada material tem uma finalidade e nem sempre pode ser aplicado indistintamente e em qualquer local. Outro fator de preocupação é o uso de substâncias proibidas pelas Sociedades de Dermatologia e Cirurgia Plástica, porém muito mais baratas, como o silicone líquido, que é aplicado com o nome de dimetilsiloxano, com o claro intuito de confundir os pacientes.

Nesse aspecto, existe sempre a responsabilidade de quem ensina e de quem vende os produtos. É necessário pautar-se pela boa formação profissional, pela ética na comercialização dos produtos e pela honestidade com os pacientes.

PRINCÍPIOS BÁSICOS DE PREENCHIMENTO

Os preenchimentos faciais dividem-se em duas grandes áreas: os materiais ditos absorvíveis (temporários) e os não absorvíveis (definitivos). Os materiais definitivos geralmente são usados por médicos que sentem segurança no procedimento e querem resultados que durem muito tempo, ao contrário dos materiais temporários, rapidamente reabsorvidos.

Aos profissionais que estão iniciando nessa técnica é aconselhável utilizar os materiais temporários nos primeiros casos e, somente depois que tiverem alguma experiência, começar a usar os definitivos. O ideal é ter um leque de opções, tanto de materiais temporários quanto de definitivos, para que se empregue cada implante de acordo com sua indicação clínica.

Quando o profissional estiver escolhendo o implante com o qual deseja trabalhar, deve pesquisar alguns itens:

- *Tipo de material*: é muito importante saber qual produto vai ser utilizado. Determinados materiais são mais antigênicos que outros, podendo ocasionar reação inflamatória muito intensa. Alguns produtos podem ser carci-

nogênicos ou induzir a doenças autoimunes. Deve-se também tomar muito cuidado com os diluentes do material, pois estes também podem ser nocivos ao organismo.

- *Apresentação do produto*: a substância empregada é utilizada nas formas líquida, gelatinosa ou sólida, podendo formar grânulos palpáveis e facilmente perceptíveis, de acordo com o diâmetro das partículas. Nos casos de materiais líquidos ou gelatinosos, pode haver migração do produto para fora do local de aplicação.
- *Procedência do material*: checar os meios de produção, a origem do material, sua qualidade e se possui certificados da Comunidade Europeia, da Food and Drug Administration (FDA) e do Ministério da Saúde do Brasil. Estes certificados permitem verificar se o produto foi testado pelos órgãos competentes e se está devidamente regulamentado no Brasil.
- *Conservação*: alguns produtos devem ser armazenados em ambiente refrigerado, outros em temperatura de até 10°C ou mesmo no congelador. É importante verificar as condições de esterilização do material. Em geral, quando o produto se apresenta em grande quantidade, os médicos usam o mesmo frasco para tratar vários pacientes, mas ele dificilmente se mantém estéril após a primeira aplicação. A forma de apresentação mais adequada é a esterilizada, hermeticamente fechada e em pequena quantidade para uso individual.
- *Técnica de aplicação*: o médico deve aprender o modo correto de aplicar o material. De acordo com o produto utilizado é necessário um pequeno procedimento cirúrgico ou, então, usar agulhas de diferentes calibres e seringas especiais. Para o profissional que não tem experiência com o produto é interessante acompanhar algum colega mais experiente nessa técnica para evitar as possíveis complicações.
- *Indicação precisa*: nenhum produto é indicado para todos os tipos de preenchimento e todos os locais. Geralmente, alguns são mais apropriados para tratar rugas profundas e outros, para aumento de partes moles.

Poucos materiais definitivos podem ser utilizados nos lábios ou em pele fina.

- *Quantidade a ser aplicada*: existem diferentes substâncias e em diferentes concentrações. Algumas delas causam reação inflamatória intensa, com proliferação de fibroblastos e formação de cápsula fibrosa ao redor do implante, alterando o volume injetado. Outras substâncias atraem moléculas de água, aumentando de tamanho, e algumas são parcialmente reabsorvidas pelos macrófagos. Em muitos casos, é difícil prever o resultado da aplicação, pois alguns produtos vêm diluídos em colágeno ou coloides, que são absorvidos com o tempo. Por isso, somente a experiência com cada material pode dar ao profissional a real noção do resultado a ser alcançado.
- *Efeitos colaterais*: não existe material ideal que possa ser indicado sem restrições. Todo produto tem suas limitações e prováveis efeitos colaterais. Estar ciente dos limites de cada técnica é muito importante para evitar possíveis complicações.

PRODUTOS MAIS UTILIZADOS

Metacrilato

O metacrilato é uma substância utilizada na medicina desde 1945. É aplicado em odontologia, ortopedia, neurocirurgia, cirurgia torácica e outras especialidades. Testes realizados comprovam sua biocompatibilidade[1,2]. Desde 1989, ele é utilizado como microimplante injetável para preenchimento de rugas e correção de defeitos de partes moles, na forma de microesferas homogêneas de PMMA, uniformemente suspendidas em solução de colágeno bovino a 3,5% e lidocaína a 0,3% (anestésico). Essas microesferas são homogêneas, com diâmetro variando de 30 a 40μm, não sendo fagocitadas pelos macrófagos. O Artecoll® é fornecido em seringas de uso único, previamente esterilizadas, contendo cerca de 0,6mL dessa suspensão, com agulha de calibre 30,5 fixada por uma trava do tipo Luer.

Recomendam-se sempre dois testes alérgicos prévios com o colágeno bovino, com intervalo mínimo de duas semanas entre eles, para que sejam testadas as reações antígeno-anticorpo imediata e tardia. Os sinais de positividade no teste alérgico são eritema ao redor do local aplicado, formação de nódulo no ponto de aplicação e prurido localizado. Nesses casos, sua aplicação não é recomendada.

O Artecoll® é indicado para correção de sulco nasolabial, rugas frontoglabelares, definição do contorno labial e aumento de partes moles. No aumento labial deve ser utilizado com muita perícia, pois, muito frequentemente, pode ocorrer formação de granulomas.

No tratamento de rugas profundas e aumento de partes moles, o material sempre deve ser injetado em nível subdérmico, nunca intradérmico. Quando injetado no tecido subcutâneo, promove pouco resultado estético. Em nossa experiência, usamos anestesia tópica somente no aumento labial, pois essa região é muito sensível.

A agulha deve ser introduzida em ângulo aproximado de 30°, percorrendo o tecido subdérmico abaixo da ruga ou vinco profundo. O material deve ser colocado por retroinjeção, tomando-se o cuidado de, quando retirar a agulha, não liberar o conteúdo perto da pele. Recomenda-se massagear o local levemente para uniformizar a aplicação.

Nunca se deve aplicar grande quantidade do Artecoll®, pois, como os resultados são permanentes, qualquer erro pode comprometer a técnica. O ideal é fazer novas aplicações a cada 30 ou 60 dias até obter o resultado estético final.

Logo após a aplicação, é comum aparecer um inchaço moderado, eritema e discreta dor no local. Esses sintomas costumam durar cerca de dois dias. Caso a aplicação seja realizada muito superficialmente, esses sintomas podem permanecer por bastante tempo, formando nódulos palpáveis[3].

Histologicamente, após três dias da aplicação, monócitos invadem largas áreas do implante. Depois de seis dias, os monócitos começam a diferenciar-se em fibroblastos, englobando todas as partículas ao redor do 9º dia. Depois de dois meses, a densidade do colágeno aumenta, encerrando a atividade fibrótica após quatro meses. Nessa fase, existem poucas células de corpo estranho ao redor do implante. Não há reabsorção do material e ele permanece fixo no local de implantação por meio de uma rica rede de fibroblastos[3].

Não há evidências de carcinogênese nos locais injetados em seres humanos[4]. Não foi detectada migração das microesferas em seres humanos, nem em ratos[5]. As micropartículas são pequenas o suficiente para serem injetadas por uma fina agulha, mas grandes demais para serem fagocitadas pelos macrófagos. O colágeno é absorvido pelos macrófagos nos primeiros três meses e o seu volume é substituído parcialmente (cerca de 50%) pela fibrose que se instala ao redor das microesferas de PMMA, sugerindo que cerca de dois terços do volume aplicado de Artecoll® permanece no local.

Em nossa experiência com mais de 650 casos (1994-2001), o sulco nasolabial foi a área que mais recebeu aplicações (85%), seguido do contorno e aumento labial (27%). Em 42,5% dos casos foi realizada apenas uma aplicação e, em 57,5%, foram necessárias mais aplicações.

Cerca de 78,7% dos pacientes ficaram satisfeitos com os resultados. Dentre as vantagens dessa técnica, 86,4% acham que é interessante por ser um procedimento rápido, de recuperação praticamente imediata, não deixando cicatriz e oferecendo excelentes resultados. Cerca de 51% dos pacientes reclamaram da dor à aplicação e 68%, dos custos.

Tivemos complicações em quatro casos: dois granulomas em lábios, que foram tratados inicialmente com injeções de corticosteroide e depois extraídos cirurgicamente; em dois casos houve elevação na área implantada cerca de dois anos após a aplicação, tratada com injeções de 5-fluorouracila associada a corticosteroide, evoluindo satisfatoriamente (Figs. 72.1 a 72.5).

978-85-7241-919-2

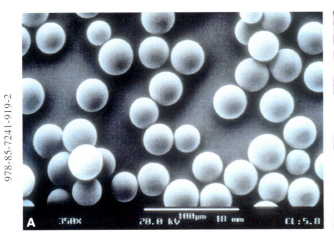 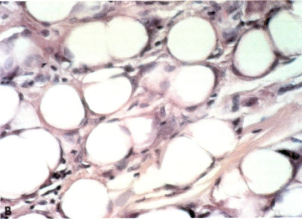

Figura 72.1 – (*A*) Imagem das microesferas de Artecoll® em suspensão no colágeno. (*B*) Microesferas depois de injetadas, envoltas por tecido fibroso.

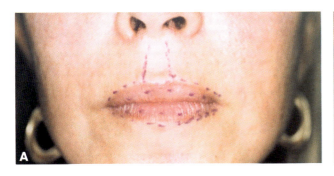 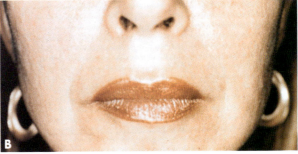

Figura 72.2 – (*A*) Antes da aplicação de Artecoll®. (*B*) Depois da aplicação na definição do contorno labial.

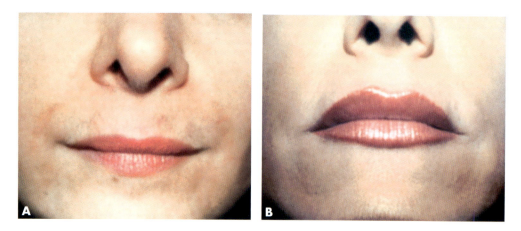

Figura 72.3 – (*A*) Antes da aplicação de Artecoll®. (*B*) Depois da aplicação em aumento labial.

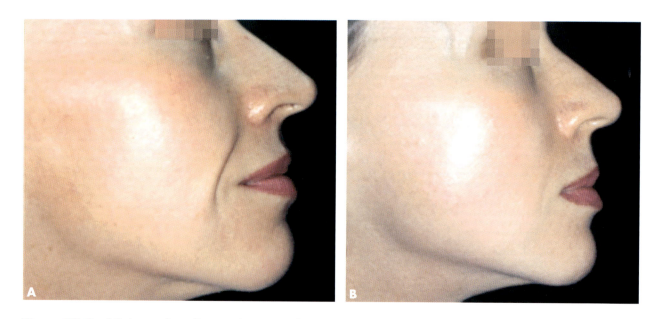

Figura 72.4 – (*A*) Antes da aplicação de Artecoll®. (*B*) Depois de aplicação em sulco nasolabial.

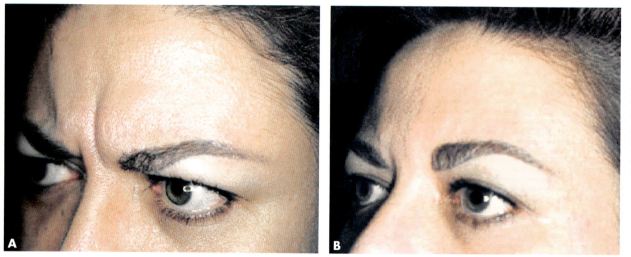

Figura 72.5 – (*A*) Antes da aplicação de Artecoll®. (*B*) Depois de aplicação em ruga glabelar.

978-85-7241-919-2

Politetrafluoretileno

O Gore-tex® é um polímero de PTFE expandido, formado por nódulos sólidos envoltos em finas fibras desse material, com espaços vazios no seu interior, que possibilitam o crescimento de células dentro do produto. Foi desenvolvido inicialmente por W. L. Gore e associados, em 1969. Em 1972, foi utilizado como conduto vascular[6], sendo aplicado em várias especialidades médicas, principalmente na cirurgia vascular, com mais de 5.000.000 de implantes, ortopedia, oftalmologia, cirurgia geral, odontologia e, em 1982, como implante facial.

Experimentos clínicos e laboratoriais indicam que o PTFE não é carcinogênico, é não alergênico e causa mínima reação antígeno-anticorpo[7].

O PTFE é um material muito versátil, podendo ser utilizado como fio de sutura, *strands* e placas. É usado para suturas, preencher sulcos profundos e no aumento de partes moles como lábios, nariz, queixo e malar.

Como é um material sólido, sua introdução é feita somente por meio de agulha (fios) ou com pequena cirurgia, o que dificulta o procedimento em relação aos outros materiais, que são injetáveis. Essa aparente desvantagem oferece, por outro lado, a possibilidade de retirar o material quando necessário. Isso é muito importante, pois na vigência de alguma rejeição por parte do organismo, a retirada é fácil e total. Os implantes na forma de fios podem ser "pescados" com finas agulhas de crochê, de forma semelhante à técnica de microcirurgia vascular, ao passo que os *strands* e placas de PTFE geralmente necessitam de um pequeno procedimento cirúrgico.

O Gore-tex® é indicado para casos de correção de rugas profundas, principalmente na região nasolabial, de aumento nasal, de queixo e de região malar. Em nosso entendimento, ele é contraindicado para correção de rugas superficiais, pela possibilidade de extrusão do material (próximo de 2%) ou de ficar perceptível a olho nu. Não indicamos também para aumento labial, pois sua consistência é muito diferente do tecido normal, produzindo aumento real, porém facilmente perceptível à palpação.

Outra grande vantagem desse material é a capacidade de moldar-se de acordo com o problema estético. Desse modo, aumentos nasais, de queixo ou de região malar tornam-se especialmente interessantes quando utilizamos o PTFE (Figs. 72.6 a 72.8).

Soft-form®

Trata-se de material semelhante ao PTFE expandido, mas em forma de tubo oco, permitindo a proliferação de tecido conectivo no seu interior. As células penetram pelas extremidades do implante até se encontrarem dentro do tubo. Este mecanismo permite maior aderência do produto no organismo, tornando sua adaptação mais fácil e com menores chances de deslocamento.

As indicações são as mesmas para o Gore-tex®, prestando-se mais para aumento labial e correção do sulco nasogeniano. As contraindicações também são semelhantes. Uma das suas características é dispor de um trocarte que facilita a introdução, diminuindo a manipulação do material, o que, consequentemente, resulta em menores riscos de infecção. Caso haja algum tipo de rejeição ou presença de infecção, o implante pode ser facilmente removido (Figs. 72.9 e 72.10).

Poli-hidroxivinil

Evolution® é um material composto por micropartículas de poli-hidroxivinil, variando de 30 a 60µm de diâmetro, envoltas em gel de acrilamida viscoso, homogêneo e em pH neutro. Esse produto oferece a vantagem de não exigir teste alérgico prévio, podendo ser aplicado diretamente no plano subdérmico profundo, não sendo indicado para correções de rugas superficiais. Pode ser utilizado para amenizar rugas profundas, como o sulco nasogeniano, corrugador ou para aumento de partes moles. Deve-se evitar aplicar no lábio, pois pode formar grânulos sólidos e sensíveis à palpação.

Pode ser aplicado por meio da técnica puntiforme, na qual pequenos volumes são introduzidos por uma agulha de calibre 30 em pontos distantes a cada 3mm; porém, geralmente se realiza o preenchimento pela retroinjeção, que permite difusão mais homogênea do produto. Indica-se massagear o local após a aplicação.

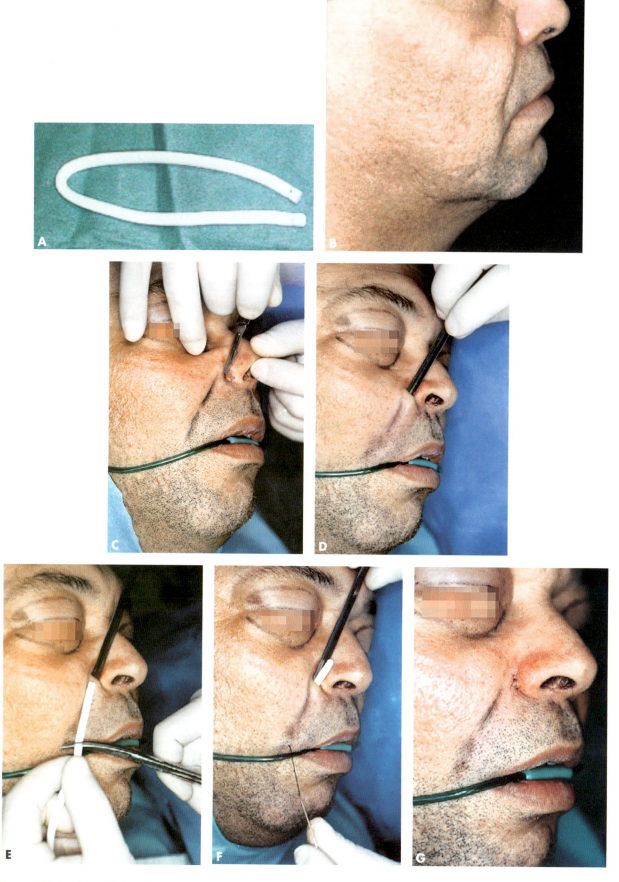

Figura 72.6 – (*A* a *G*) Sequência de implantação do Gore-tex® em sulco nasolabial.

978-85-7241-919-2

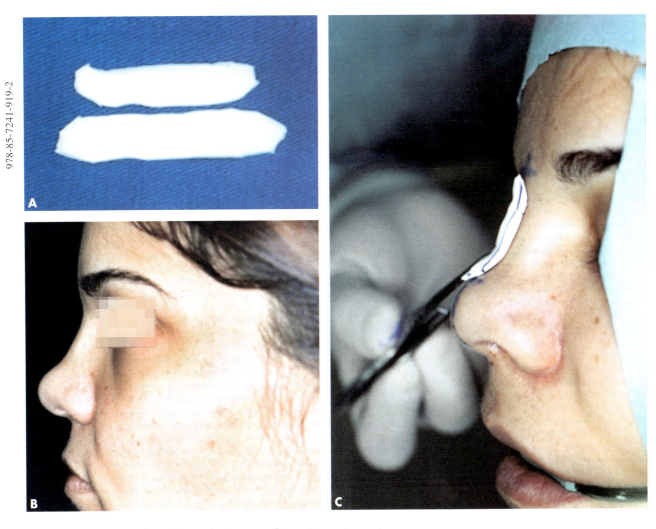

Figura 72.7 – (*A* a *C*) Implante de Gore-tex® em dorso do nariz.

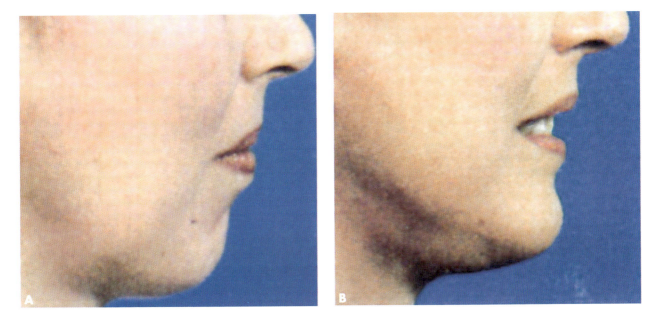

Figura 72.8 – Pré (*A*) e pós-operatório (*B*) de aumento de queixo com Gore-tex®. Imagem gentilmente cedida pela Gore-tex®.

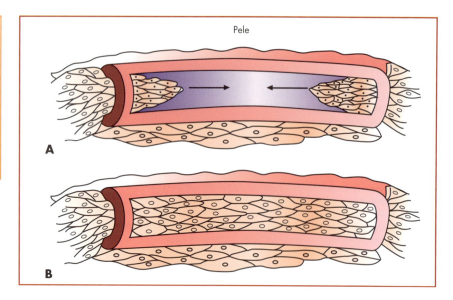

Pele

Figura 72.9 – (*A* e *B*) Figura esquemática do implante Soft-form® e o crescimento de células no seu interior.

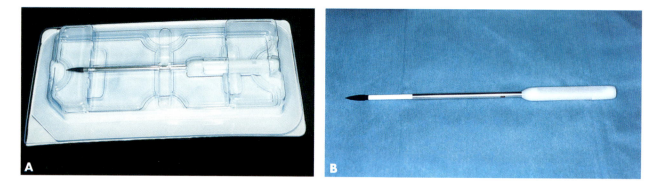

Figura 72.10 – (*A* e *B*) Trocarte utilizado na introdução do Soft-form®.

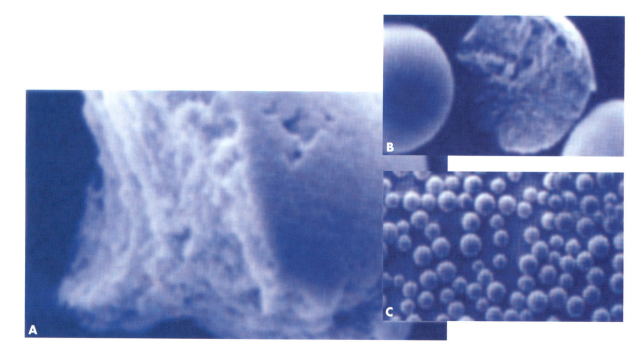

Figura 72.11 – (*A* a *C*) Microesferas de poli-hidroxivinil.

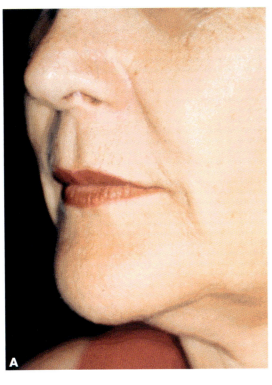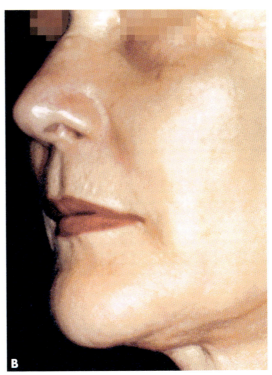

Figura 72.12 – (*A*) Antes da aplicação de Evolution®. (*B*) Após a aplicação em sulco nasolabial. Imagem gentilmente cedida pela Pró-life.

Recomenda-se aplicar o material em pequena quantidade, com intervalos de 2 a 3 meses. Após esse intervalo, a reação inflamatória já terá estabilizado, sendo possível avaliar o resultado obtido (Figs. 72.11 e 72.12).

Dimetilpolissiloxano e Hidrogel

Bioplastique® é um copolímero bifásico composto por grânulos sólidos de dimetilpolissiloxano vulcanizado (silicone), envolto em fase líquida de hidrogel (polivinilpirrolidona). Este gel é rapidamente absorvido, liberando as micropartículas sólidas que são envoltas pelos fibroblastos, mantendo-se estável depois de algum tempo. Suas partículas são maiores de 60µm e, portanto, não são fagocitadas pelos macrófagos[8].

Vem condicionado em seringas previamente esterilizadas de 1mL e aplicado por pistola mecânica especialmente projetada para esse procedimento, que injeta cerca de 0,1mL a cada disparo. Isso permite controle exato da quantidade a ser injetada e distribuição uniforme do produto.

Este produto é indicado para corrigir rugas profundas e aumento de partes moles, como nariz, mento, mandíbula e região malar. Não é recomendada a injeção em derme superficial ou para aumento labial, pois pode formar grânulos palpáveis.

É recomendável fazer uma massagem suave no local aplicado para distribuir o produto e imobilizar a região por 4 a 5 dias, a fim de evitar o deslocamento do material. É sempre melhor realizar uma hipocorreção do que uma hipercorreção, pois dificilmente se consegue retirar o Bioplastique®. Novas injeções podem ser feitas após 1 a 3 meses (Fig. 72.13).

Silicone

Apesar da proibição de uso dessa substância, ela foi incluída neste livro em razão de sua longa utilização. É uma forma de esclarecimento e prevenção, não de indicação.

Na verdade, o silicone não produz mais efeitos colaterais que qualquer outro produto anteriormente descrito. O que contribui para sua discri-

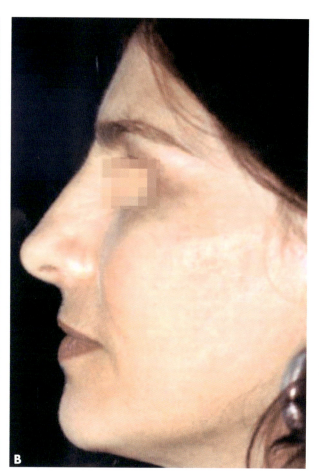

978-85-7241-919-2

Figura 72.13 – Antes (*A*) e após (*B*) a aplicação de Bioplastique® em ponta nasal. Imagem gentilmente cedida por Dr. Almir Nácul.

minação é o fato de ser largamente utilizado por travestis, que aumentam bochechas, seios e nádegas com silicone de uso industrial. Por ser muito barato, o silicone é utilizado em volumes muito grandes e, quando injetado em quantidade exagerada, produz atrofia cutânea e migra, por gravidade, para as extremidades mais baixas. Outro fator muito importante é a reação idiossincrásica que o produto causa em algumas pessoas que apresentam reação do tipo antígeno-anticorpo ao produto, caracterizada por inflamação intensa ao redor dos grânulos de silicone. Dificilmente se consegue sua extração, bem como controlar definitivamente os problemas inflamatórios causados por ele.

Existem vários outros produtos que podem substituir o silicone, inclusive com vantagens, não havendo nenhuma justificativa, além do preço, para sua utilização, considerada ilegal (fotorreação ao silicone injetável).

ASSOCIAÇÃO DE SUBSTÂNCIAS DE PREENCHIMENTO NÃO BIODEGRADÁVEIS E BIODEGRADÁVEIS

Alguns compostos são uma associação de materiais não biodegradáveis (permanentes) e biodegradáveis (temporários). O intuito do componente biodegradável é servir como carreador e garantir um efeito imediato, até que ocorra uma reação de corpo estranho fibrótica induzida pelo componente não biodegradável.

Polimetilmetacrilato e Colágeno

A associação de PMMA e colágeno é a mais antiga utilizada. Gotas de PMMA são suspensas em solução de 3,5% de colágeno de origem bovina (carreador) e 0,3% de lidocaína. O colágeno é reabsorvido em um período de dois a três meses, ao passo que as esferas de PMMA se tornam encapsuladas por material fibrótico. Deve-se aplicar o material no terço inferior da derme por meio da técnica de tunelização, seguida de massagem para distribuição uniforme. Nunca injetar muito superficialmente. A sobrecorreção não é aconselhável e uma segunda aplicação pode ser realizada após três meses.

Hidroxietilmetacrilato e Ácido Hialurônico

As esferas de hidroxietilmetacrilato suspensas em ácido hialurônico são utilizadas desde o final dos anos 1990. O produto consiste em 40% de ácido hialurônico de origem bacteriana e 60% de partículas de hidrogel acrílico (45 a 65μm de diâmetro). Há formulações com conteúdo maior de ácido hialurônico, com partículas de 85 a 110μm, as quais são indicadas para injeções mais profundas. Esse produto deve ser aplicado na derme profunda por meio da técnica da tunelização, ao passo que o de maior volume deve ser aplicado mais profundamente, na camada subperiostal ou na hipoderme. A sobrecorreção deve ser evitada. O intervalo para uma segunda aplicação deve ser de no mínimo três meses.

CONSIDERAÇÕES FINAIS

Ainda não existe o material ideal que possa substituir as células do organismo com as mesmas propriedades físicas e bioquímicas. Todos os produtos têm indicações e contraindicações, devendo ser usados sempre com moderação. No caso dos implantes definitivos, essa precaução deve ser rigidamente obedecida, pois qualquer erro pode causar problemas estéticos de difícil correção.

Os produtos definitivos geralmente são indicados para correção de sulcos profundos ou aumento de partes moles e nunca devem ser aplicados superficialmente. Os materiais que se apresentam na forma de microesferas ou sólidos devem ser utilizados com muita precaução em aumento labial, pois podem causar grânulos palpáveis e dolorosos.

É importante que o profissional saiba trabalhar com mais de um material, pois cada implante tem indicação específica.

Somar experiência e bom senso é a melhor forma de obter os melhores resultados estéticos.

QUESTÕES

1. Quais são os fatores que devem ser observados na escolha do implante não biodegradável?
2. Quais são as reações de hipersensibilidade causadas pelo metacrilato?
3. Quais são as complicações mais frequentes decorrentes do uso do metacrilato?
4. Quais são os principais efeitos colaterais do uso do silicone?
5. Quais são as principais associações de preenchedores?

REFERÊNCIAS

1. CONVERY, F. R.; GUNN, D. R.; HUGHES, J. D.; MARTIN, W. E. The relative safety of polymethylmethacrylate. *J. Bone Surg.*, v. 57-A, p. 57, 1975.
2. APPLE, D. J.; MAMALIS, N.; BRADY, S. E.; LOFTFIELD, K.; KAVKA-VAN NORMAN, D.; OLSON, R. J. Biocompatibility of implant materials: a review and scanning electron microscopic study. *Am. Intra-Ocular Implant. Soc. J.*, v. 10, p. 53, 1984.
3. LEMPERLE, G.; GAUTHIER, N. H.; LEMPERLE, M. PMMA microspheres for skin and soft-tissue augmentation. Clinical Investigations. *Plast. Reconst. Surg.*, v. 96, n. 3, p. 627-634, 1995.
4. HOFFMAN, A. S. Synthetic polymeric biomaterials. *American Chemical Society*, v. 256, p. 13, 1984.
5. OTT, H. *Die Biocompatibilität von Mikroskopischen PMMA – Kugelchen in der Rattenhautl Thesis*. Main: Johann Wolfgang Goethe – University Frankfurt, 1988.
6. SOYER, T.; LEMPINEM, M.; COOPER, P. et al. A new venous prosthesis. *Surgery*, v. 72, p. 864-872, 1972.
7. BROWN, G. L.; RICHARDSON, D.; MALANGONI, M. A. et al. Comparison of prosthetic materials for abdominal wall reconstructions in the presence of contamination and infection. *Ann. Surg.*, v. 201, p. 705-711, 1985.
8. ERSEK, R. A.; BEISANG, A. A. Copolymer microparticle promises permanence in soft-tissue augmentation. *Plast. Reconst. Surg.*, v. 87, p. 693, 1991.

LEITURA COMPLEMENTAR

BERGERET-GALLEY, C. et al. The value of a new filler material in corrective and cosmetic surgery: dermalive e dermadeep. *Aesthetic Plast. Surg.*, v. 25, n. 4, p. 249-255, 2001.
LEMPERLE, G. et al. Soft tissue augmentation with artecoll: 10 year-history, indications, techniques and complications. *Dermatol. Surg.*, v. 29, n. 6, p. 573-587; discussion 587, 2003.

Substâncias de Preenchimento Biodegradáveis: Conceito e Técnica

Cesar Isaac

SUMÁRIO

Grande diversidade de substâncias de preenchimento tem sido desenvolvida e utilizada nos últimos anos. Estes produtos podem ser classificados de várias maneiras: quanto a sua origem, seu estado físico ou sua capacidade de absorção pela área hospedeira.

A classificação mais atual divide o material de preenchimento em absorvíveis ou biodegradáveis, e não absorvíveis. Neste capítulo abordaremos somente as substâncias biodegradáveis.

As substâncias degradáveis mais comumente utilizadas são: gordura autóloga, colágeno bovino, colágeno humano autólogo, ácido polilático (PLA, *polylactic acid*), hidroxiapatita, ácido hialurônico (HA, *hialuronic acid*).

HOT TOPICS

- A principal complicação do uso de colágeno bovino corresponde à necrose, principalmente da região glabelar.
- Não se deve aplicar colágeno bovino em portadores de doenças autoimunes.
- Na técnica do autocolágeno, a maior vantagem está no fato do material ser extraído do próprio paciente, sem riscos de formação de anticorpos.
- A maior desvantagem do uso de autocolágeno é a rápida reabsorção sofrida pelo material.
- O implante de colágeno humano homólogo injetável é obtido a partir da derme de doadores.
- A melhor indicação da derme autóloga é preencher áreas deprimidas com borda suave.
- As contraindicações do uso de AlloDerm® são: doenças autoimunes do tecido conjuntivo, sítio de implantação pouco vascularizado ou presença de infecção.
- As principais indicações do HA altamente reticulado são: rugas superficiais e de média profundidade, sulcos faciais, modificações dos contornos faciais, cicatrizes cirúrgicas ou de acne.
- As complicações mais usuais do uso do PLA estão relacionadas ao volume injetado.
- As principais indicações do uso da hidroxiapatita de cálcio (HC) são: diminuição de rugas profundas e sulcos faciais e modificação dos contornos faciais.

INTRODUÇÃO

O produto de preenchimento ideal deveria atender aos seguintes quesitos:

- Ausência de resposta inflamatória.
- Não carcinogênico.

- Estéril.
- Biocompatível:
  - Boa integração local.
  - Ausência de formação de corpo estranho.
- Não iminogênico.
- Estável:
  - Ausência de decomposição molecular.
  - Ausência de migração.

Tal substância, infelizmente, ainda não existe, por isso a indústria farmacêutica tem desenvolvido produtos que atendem ao maior número destes quesitos. Dentro do grupo de substâncias biodegradáveis serão listados, a seguir, os principais expoentes.

COLÁGENO BOVINO (FIGURA 73.1)

Cerca de 75% do colágeno humano dérmico é do tipo I e aproximadamente 20% do tipo III. Este colágeno é formado por cadeias polipeptídicas conhecidas como cadeias alfa, cada uma delas possuindo 96% de moléculas helicoidais e 4% restantes de moléculas não helicoidais. As cadeias alfa constituem diferentes tipos de colágeno.

As cadeias proteicas do colágeno apresentam variações entre as diferentes espécies animais. Estas variações peptídicas estão localizadas nas terminações não helicoidais (telepeptídeos), ao passo que a porção helicoidal é semelhante entre as diferentes espécies de mamíferos.

O colágeno bovino injetável é um material de preenchimento amplamente utilizado na correção de depressões dérmicas, tais como: rugas, sequelas cicatriciais de acne, procedimentos cirúrgicos ou trauma[1].

A remoção dos telepeptídeos da porção não heliocoidal do colágeno possibilita a utilização de colágenos originários de diferentes espécies animais, diminuindo sua antigenicidade. Graças a este fenômeno, desenvolveram-se estudos do colágeno bovino e humano para aplicação em seres humanos.

No final da década de 1970, Daniels e Knapp[2] descrevem as primeiras experiências utilizando colágeno animal como substância de preenchimento dérmico.

Datam de 1980 os primeiros registros do uso de colágeno bovino em correção de cicatrizes, principalmente de acne.

Vadasz, em 1988[3], concluiu que a permanência do material dependia de: tamanho da partícula, viscoelasticidade e concentração de colágeno[4].

Zyderm® (Collagen Corporation, 2500 Faber Place, Palo Alto, Califórnia, Estados Unidos) foi o primeiro material de preenchimento dérmico comercializado para fins estéticos com aprovação da Food and Drug Administration (FDA), nos Estados Unidos.

978-85-7241-919-2

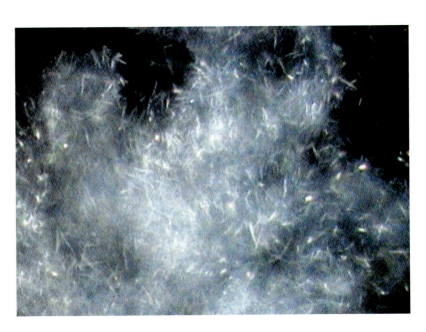

Figura 73.1 – Gel de colágeno bovino visto à microscopia óptica. Campo escuro, 400×. Cortesia de Dr. Gilles Landmann – Laboratório de Anatomia Patológica Dr. Gilles Landmann.

Apesar de a técnica de remoção de telepeptídeos ter diminuído muito o potencial antigênico do colágeno bovino, estudos experimentais evidenciaram algumas complicações tardias de sensibilidade. Os pesquisadores passaram, então, a recomendar a realização de teste de alergenicidade prévio.

Sensibilização

A avaliação dos testes de sensibilidade em 10.000 casos demonstrou que cerca de 5% dos pacientes apresentam reações alérgicas positivas (Fig. 73.2), cuja maioria (80%) ocorria dentro das primeiras 72h[5]. O exame histopatológico revela processo granulomatoso de corpo estranho.

Recomenda-se a realização de dois testes de sensibilidade ao colágeno com 15 dias de intervalo antes da aplicação, pois 3% dos pacientes hipersensíveis só manifestarão esta reação após o segundo contato com a proteína. É importante registrar a ocorrência de cerca de 4% de reações no local das injeções mesmo após os testes negativos.

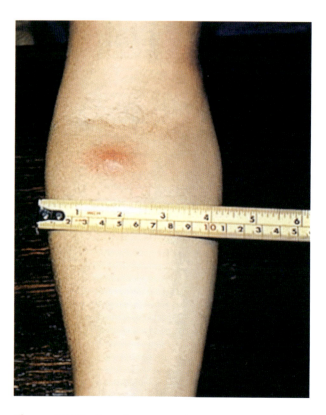

Figura 73.2 – Pápula em antebraço. Reação alérgica provocada pela injeção de colágeno intradérmico.

Este colágeno está disperso em soro fisiológico tamponado com fosfato e conservado a 4°C até o momento de sua utilização.

Apresentação e Indicações

* *Zyderm® I (35mg/mL – 95% tipo I e 5% tipo III)*: rugas muito superficiais, principalmente nos locais em que a pele é muito fina (pés de galinha, lábio superior), injetado na derme superficial.
* *Zyderm® II (65mg/mL – 95% tipo I e 5% tipo III)*: rugas em regiões de pele mais espessa, na derme média.
* *Zyplast® (35mg/mL – colágeno reticulado + lidocaína a 0,3%)*: rugas profundas (nasogenianas, ruga da amargura, aumento de volume labial, cicatrizes).

Teste Alérgico (Figura 73.2)

Aplicação intradérmica de 0,1mL do produto (seringas-teste) na face interna do antebraço esquerdo, a mais ou menos quatro dedos da dobra do cotovelo. A leitura é efetuada após 15 dias de cada aplicação. Para maior segurança, pode-se realizar um duplo-teste: o primeiro ao dia 1 e leitura aos 4 dias; o segundo ao dia 15 com leitura aos 45 dias. Isto permite detectar as raras reações de intolerância ao produto que não se manifestaram no primeiro teste (0,06%).

Técnica de Implante

* Desinfecção da pele.
* Injeção intradérmica superficial (observa-se embranquecimento imediato da área) com Zyderm® I/II.
* Injeção intradérmica profunda com colágeno reticulado (Zyplast®), o embranquecimento da área é observado quando se estira a pele.

Em rugas muito profundas, pode-se associar a forma reticulada em profundidade e a não reticulada na superfície. Esta técnica de injeção em dois planos dérmicos permite obter uma correção mais satisfatória, pois trata o desnível do sulco e a fratura da epiderme simultaneamente.

Duas técnicas são utilizadas: injeções contínuas-retrógradas (Fig. 73.3) e ponto a ponto (Fig. 73.4).

Na técnica contínua-retrógrada ou retroinjeção, a agulha é introduzida na pele com inclinação aproximada de 30° a 45°, quase paralela à superfície da pele, ao longo da ruga. A agulha vai então sendo retirada, ao mesmo tempo em que o êmbolo da seringa vai sendo pressionado, permitindo a saída do material (Fig. 73.3).

Na técnica do "ponto a ponto", a agulha é introduzida perpendicularmente à pele, a injeção do produto forma pápulas esbranquiçadas visíveis, as quais devem ser massageadas em seguida (Fig. 73.4).

Quando usamos a forma não reticulada, devemos provocar pequena sobrecorreção. Com a forma reticulada (Zyplast®), sugere-se apenas a correção da ruga ou sulco, seguida de massagem manual da região.

Complicações

Entre as principais complicações foram relatados casos de necroses, principalmente da região glabelar, provavelmente devidos à obstrução vascular do plexo dérmico. Existem descritos em literatura casos de cegueira relacionada à injeção do colágeno bovino do tipo Zyplast® por embolização da artéria oftálmica.

Contraindicações

Mesmo não havendo reação cruzada com o colágeno humano, deve-se evitar a aplicação do colágeno em portadores de doenças autoimune.

978-85-7241-919-2

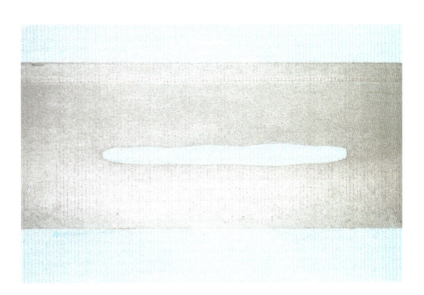

Figura 73.3 – Técnica de retroinjeção.

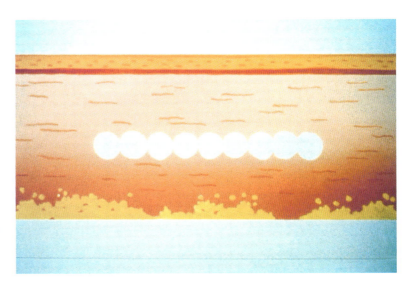

Figura 73.4 – Técnica de injeção ponto a ponto.

978-85-7241-919-2

COLÁGENO AUTÓLOGO

Autocolágeno

Em 1990, Fournier[6] descreve a obtenção de material adequado à injeção dérmica superficial, resultante da quebra das células gordurosas. Acrescentando água destilada e congelando as amostras, ele promovia ruptura das células gordurosas que contêm "óleo". Uma vez eliminado este óleo, o produto final era denominado autocolágeno, um material passível de ser implantado por seringa e agulha. Coleman descreveu, em 1995, que havia muito pouco colágeno neste material obtido a partir da gordura (menos de 3%). Porém, a injeção deste material na derme promove aumento de sua espessura, induzindo a produção de novas fibras colágenas sem os inconvenientes dos outros materiais.

Deve-se aplicar mais de uma injeção de autocolágeno. Alguns autores defendem uma sequência de aplicação de pelo menos 2 ou 3 vezes num intervalo de 3 a 6 meses. O volume necessário para correção de sulcos e depressões faciais é maior que o do colágeno bovino.

Técnica de Utilização

A gordura é armazenada em seringas que ficam em repouso na posição vertical para que o soro, a solução anestésica e o sangue decantem.

Acrescenta-se água destilada ao tecido gorduroso extraído e decantado, a fim de romper a membrana celular das células adiposas.

Acoplando-se um transferidor de gordura a uma outra seringa, passa-se o material de uma seringa para outra repetidas vezes. A quebra do tecido é obtida com a utilização de transferidores com diâmetros cada vez menores. Após a homogeneização da gordura, o material pode ser estocado ou congelado em nitrogênio líquido.

As seringas são então centrifugadas à baixa rotação durante 1min. A centrifugação e o peneiramento da gordura produzem um material mais sólido e, portanto, mais definitivo, pois a diminuição do volume de fase líquida faz com que esta seja reabsorvida dentro de alguns dias.

A dificuldade está no momento da injeção, pois o trocanter de calibre 0,7mm não penetra na derme, necessitando incisão prévia por bisturi. É difícil a fragmentação do tecido adiposo em partículas menores apenas com os movimentos de vaivém das seringas e dos transferidores. Como consequência da densidade final do autocolágeno, sua implantação só se torna viável na subderme; portanto, não se destina ao tratamento das rugas superficiais como preconizava Fournier.

Recomenda-se, no pós-operatório, uso profilático de antibióticos e, eventualmente, corticosteroides se houver edema muito intenso, além da aplicação de compressas geladas no local.

Na técnica do autocolágeno, a maior vantagem está no fato do material ser extraído do próprio paciente, sem riscos de formação de anticorpos.

Quando se obtêm grandes volumes, pode-se congelar o material para posterior utilização.

Os melhores resultados são obtidos quando faz-se pelo menos três enxertos sucessivos. Não há limite para a aplicação de autocolágeno, porém há necessidade de intervalo mínimo de 30 dias. A cada aplicação ocorre formação de neocolágeno pela ativação de fibroblastos.

As *complicações* são praticamente inexistentes, salvo a ocorrência de edemas, hematomas e eventual infecção secundária.

A maior *desvantagem* é a grande reabsorção sofrida pelo material implantado, devendo-se esclarecer o paciente da necessidade de múltiplas sessões[7].

Quanto mais finas as agulhas utilizadas no implante de autocolágeno, maior o sucesso em injetar na derme.

Autologen®

No final da década de 1980, surgem os primeiros testes com colágeno humano injetável obtido a partir de amostras de pele retirada dos procedimentos cirúrgicos estéticos. Surge, assim, o Autologen® (Collagenesis Inc., Beverly, Massachusetts), outro tipo de preenchimento injetável, à base de colágeno autólogo.

A pele excisada é envolta em gaze umedecida com solução salina e acomodada em *container* estéril, fornecido pelo próprio fabricante. As amostras são, então, enviadas ao laboratório, mantendo-se sua refrigeração.

A Collagennesis Inc. disponibiliza no mercado duas apresentações, *Autologen standard®* (4%) e *Autologen XL®* (polimerizado, a 6%); porém, outras concentrações (2,5 a 10%) podem ser solicitadas.

O processamento do Autologen® começa tão logo o material é recebido. Inicialmente é dissecado, com separação da epiderme e da gordura subcutânea. A derme é, em seguida, pulverizada e colocada em solução tamponada estéril. O produto final, na concentração solicitada, é acondicionado em seringas de 1mL, tipo Luer-lock, sendo então submetido aos testes de controle de qualidade e esterilidade antes do envio para o médico.

Geralmente, para a obtenção de 1mL de Autologen® a 5%, necessita-se de uma amostra de pele de 2,5cm². Caso o uso do implante não esteja programado ou a quantidade de produto não tenha sido avaliada, a pele poderá ser armazenada pelo fabricante (*Collagenesis' BioBank*) durante algum tempo e o colágeno produzido conforme sua necessidade.

Todos os implantes injetáveis de matriz de colágeno humano necessitam de veículo difusor para preservar a integridade das fibras. Graças ao fato deste veículo ser absorvido somente por uma pequena quantidade de fibras colágenas, ele permanecerá no local injetado a cada sessão. Portanto, o colágeno obtido deverá ser injetado repetidas vezes com intervalos de 2 a 4 semanas. O processo inflamatório existente é de pequena monta e o aumento dérmico obtido decorre principalmente do colágeno injetado. Cerca de três sessões serão necessárias para a obtenção do resultado desejado. Sobrecorreção de 20 a 30% do volume injetado é recomendada a cada injeção. A correção pode continuar sendo efetuada durante longos períodos.

Na histologia comparativa nota-se que o colágeno bovino apresenta reação inflamatória moderada após um mês da injeção, ao passo que o Autologen® praticamente não apresenta processo inflamatório detectável.

Suas *indicações* e *forma de aplicação* são semelhantes às do colágeno bovino.

COLÁGENO DE DOADORES HUMANOS

Dermalogen®

O implante de colágeno humano homólogo injetável Dermalogen® (Collagenesis, Inc., Beverly, Massachusetts) é obtido a partir da derme de doadores. Um banco de órgãos e tecidos mantém estocada a pele humana[8].

A pele é tratada de forma a torna-se acelular sem alteração das fibras colágenas, elastina e glicosaminoglicanos. Diferentemente do processo de obtenção do Autologen®, não há necessidade de remover uma amostra de pele do paciente. A preservação de fibras colágenas no Dermalogen® representa a maior diferença entre este produto e o colágeno bovino.

O doador é submetido à investigação de seus antecedentes pessoais, sociais e *causa mortis*. Amostras sanguíneas são testadas para a presença de: antígeno de superfície para hepatite B (HBsAg, *hepatitis B surface antigen*), anticorpos antivírus da hepatite C (HCV, *hepatitis C virus*), anticorpos antivírus da imunodeficiência humana (HIV, *human immunodeficiency virus*) tipos I e II, anticorpos antilinfoma viral tipo I (vírus linfotrópico humano T tipo 1 [HTLV-I, *human T lymphotropic virus type I*]) e sífilis (reagina plasmática rápida [RPR, *rapid plasma reagin*] ou Venereal Disease Research Laboratory [VDRL]), além de testes para detectar a presença de bactérias, fungos ou vírus patogênicos. O processo de "decelulização" dérmica inativa possíveis vírus intracelulares. À semelhança do Autologen®, este produto também deve ser refrigerado, podendo ser conservado por seis meses.

O aumento dérmico promovido por Dermalogen® decorre das características físicas do próprio produto. Neovascularização e depósito de colágeno hospedeiro são induzidos pela presença do implante[9].

As principais *indicações* do Dermalogen® são: preenchimento de rugas periorais, rugas glabelares, contorno labial e demais preenchimentos dérmicos superficiais.

A *técnica de implantação* é semelhante a todos os colágenos injetáveis.

Complicações observadas são eritema e leve edema na fase inicial e aumento da vascularização dérmica (*spyders*), principalmente na região do sulco nasogeniano.

Derme Autóloga (Dermoimplante)

Os primeiros estudos que descrevem a utilização de material autólogo vivo na correção de deformidades faciais foram realizados na Europa no início do século XX. Lexer, em 1914, descreve o uso de enxerto livre dermogorduroso (FDFG, *free dermal fat graft*) na correção de deformidades auriculares e da ponta nasal. Eitner, em 1920, obteve sucesso no tratamento de depressão malar pós-cirúrgica utilizando este enxerto. Em 1931, o uso do enxerto dermogorduroso foi descrito pela primeira vez na literatura americana por Figi. Seu relato descreve a utilização bem--sucedida de FDFG no reparo de depressão óssea da região frontal. Desde então, diversas publicações utilizando esta técnica têm surgido na literatura mundial.

O implante dérmico quando feito com gordura subcutânea apresenta melhor revascularização e boa sobrevida do enxerto.

A melhor *indicação* é preencher áreas deprimidas com borda suave. Não servindo para aquelas depressões cujas bordas são bem delimitadas.

A utilização de um enxerto autólogo principalmente para sulcos, depressões e cicatrizes de acne é bem aceita pelos pacientes. Porém, a falta de área doadora conveniente dificulta o procedimento; mesmo na região retroauricular, a marca pode ficar visível. Não havendo nenhuma cicatriz conveniente para fazer a remoção, a técnica fica limitada para alguns casos somente. É necessário cuidado para não se incluir folículos pilosos no fragmento de enxerto.

As *complicações* mais frequentes decorrem da formação de corpo estranho ou cistos de inclusão. A causa é a presença de epiderme e folículos pilosos incluídos dentro do enxerto.

Técnica de Implantação

Existem duas técnicas para fazer o enxerto dos fragmentos:

- Fazer *subincisão* duas semanas antes do implante.
- Fazer *subincisão* durante o ato cirúrgico antes da implantação.

Esta *subincisão* pode ser realizada com agulhas 16G ou 18G $\frac{1}{2}$ ou simplesmente com uma agulha calibre 12. Para se fazer *subincisão* e implantação do material, o ponto de introdução da agulha não deve ser muito próximo à área a ser enxertada. A finalidade é posicionar e manter o enxerto, sem haver expulsão do material.

A melhor área doadora é a região retroauricular, por ser isenta de pelos e permitir que a cicatriz fique escondida pela orelha. A área doadora é anestesiada e demarcada. O fragmento deve ser estreito e longo, acompanhando a curvatura da orelha. O dermabrasor deverá remover a epiderme para evitar a formação de cistos. O procedimento para remover a epiderme é mais profundo do que a dermabrasão que se realiza na face. Essa região retroauricular não contém folículos pilosos e existe derme suficiente com gorduras fibrosas. O enxerto é cortado em pedaços menores do que 3mm de diâmetro.

Quando houver necessidade de implantação em sulcos, como o nasogeniano, é recomendável a utilização de pinça de Hartmann, que traciona o enxerto por uma das extremidades.

A sutura do orifício é feita com mononáilon 6-0. Pode ser utilizada cola biológica.

Complicações, como expulsão do material ou formação de cistos, são observadas. Outras complicações menores são decorrentes do procedimento cirúrgico propriamente dito, tais como hematoma, edema, infecção secundária e dor. Eventualmente pode haver formação de cicatriz hipertrófica.

DERME DE DOADORES HUMANOS

AlloDerm®

AlloDerm® (LifeCell Corp., The Woodlands, Texas, Estados Unidos) é um enxerto de derme homóloga, acelular, desidratado e congelado sem prejuízo estrutural da matriz, proveniente de bancos de pele.

978-85-7241-919-2

Desde 1982, este material tem sido utilizado como cobertura cutânea em pacientes queimados, reconstruções faciais e aumento de partes moles. O AlloDerm® também apresenta uso potencial nas reconstruções de artéria carótida após grandes esvaziamentos cervicais, reparação da dura nas cirurgias craniomaxilofaciais, reconstruções da cavidade oral e tratamento da síndrome de Frey.

Durante o processo de obtenção do material, elimina-se a parte celular da pele (responsável pela resposta imunológica) sem se alterar o colágeno ou a matriz extracelular. Isto resulta em um implante imunologicamente inerte e estruturalmente "funcionante", assegurando revascularização e multiplicação celular no organismo receptor.

Uma das faces do enxerto contém a junção dermoepidérmica da membrana basal, enquanto na outra face encontra-se a derme reticular. Estas estruturas da derme humana normal permitem o desenvolvimento de um nova rede vascular (neovascularização), além da infiltração de fibroblastos, depósito de colágeno e neoepitelização. Quando utilizado no tratamento de queimaduras, o AlloDerm® promove regeneração da morfologia normal da pele.

O AlloDerm® pode ser transportado em temperatura ambiente e estocado em refrigerador (1-10°C) durante dois anos.

O material chega ao médico esterilizado e pronto para o uso. Em caso de contaminação acidental do enxerto durante sua manipulação, este deve ser desprezado. O fabricante não recomenda a utilização de qualquer método de reesterilização pelo risco de dano estrutural e funcional ao tecido.

A triagem dos doadores segue a normalização aprovada pela FDA nos Estados Unidos (Code of Federal Regulations [CFR], Title 21, Part 1270) e inclui: história clínica, exame físico, *causa mortis*, testes sorológicos e microbiológicos.

As amostras de pele são testadas quanto à presença de fungos e bactérias. A amostra de sangue dos doadores é submetida aos seguintes testes:

- HbsAg.
- Anticorpo anti-HCV.
- Anticorpo anti-HIV 1 e 2.
- Anticorpo anti-HTLV-I.
- Anticorpos para sífilis (RPR ou VDRL).

Esta rotina de triagem é a mesma seguida por todos os laboratórios que utilizam materiais homólogos.

As principais *indicações* do AlloDerm® são:

- Implantes dentários, perda óssea pós-extração, palatoplastias.
- Ectrópio, preenchimento de região suborbital.
- Incontinência urinária, faloplastia.
- Na cirurgia plástica reparadora, o AlloDerm® começou a ser utilizado em 1994 como implante de partes moles. O material pode ser enrolado, dobrado ou recortado, fornecendo, assim, a quantidade necessária de implante.

O AlloDerm® pode também ser utilizado em tecido conjuntivo de interposição, permitindo o reparo de perfurações no septo nasal[10].

As *contraindicações* são: doenças autoimunes do tecido conjuntivo, sítio de implantação pouco vascularizado ou presença de infecção.

O AlloDerm® apresenta-se em placas ou em pó (nova apresentação), o material necessita ser reidratado antes de sua utilização.

Enxerto: placas de 1cm × 2cm; 1cm × 4cm; 2cm × 4cm e 3cm × 7cm

Injetável: Cymetra® (AlloDerm® micronizado), que consiste em pequenas partículas de matriz extracelular de tecido humano sob a forma de pó. Após reidratação, o material pode ser aspirado em seringas para injeção.

Técnica de Utilização

As técnicas de assepsia e antissepsia devem ser obedecidas rigorosamente para que nenhum resíduo seja incorporado ao material[11].

A placa de AlloDerm® contida na embalagem deve ser removida de forma asséptica e recortada em forma e dimensão necessárias à correção do defeito. Isto é realizado utilizando-se tesoura ou bisturi, com o cuidado de não formar ângulos agudos.

O material passa para a etapa de hidratação, que consistirá em dois banhos de 5min cada, sendo submerso em um recipiente estéril contendo de 50 a 100mL de soro fisiológico ou solução de Ringer lactato. A partir da segunda hidratação, o material permanece viável para utilização por até 4h.

Nas cicatrizes, a placa é recortada em múltiplos pedaços, conforme a anatomia do defeito. A pele recebe assepsia clássica e as áreas que serão tratadas são demarcadas com caneta dermográfica.

A anestesia é do tipo tumescente. Com uma agulha 18G, faz-se o acesso à base da lesão. A agulha penetra em posição perpendicular e, ao atingir a derme profunda, assume posição paralela em relação à superfície da pele.

Executando movimentos de vaivém, o bisel de formato especial da agulha secciona o tecido fibrótico que mantém a cicatriz em depressão (técnica de subincisão) ao mesmo tempo em que cria um espaço necessário à colocação dos fragmentos de AlloDerm®.

Com uma pinça delicada, estes fragmentos são inseridos através da incisão realizada na pele e acomodados abaixo da lesão. O número de fragmentos implantados varia de 1 a 8 e sua quantidade vai depender da profundidade da cicatriz.

As incisões da pele são suturadas com fio 6-0, se necessário, ou aproximadas com Steri-strips® estéreis.

Nos sulcos e lábios toma-se os mesmos cuidados de hidratação do material, assepsia e antissepsia, além da marcação do paciente. A anestesia será tumescente (sulcos) ou por bloqueio (lábios).

Ácido Hialurônico

Introduzido na medicina como material de preenchimento intra-articular nos casos de osteoartrite, o gel de HA (Fig. 73.5) é obtido a partir de moléculas do polissacarídeo interligadas entre si, utilizando-se dois métodos distintos; a molécula resultante é chamada genericamente de *hylan*. Estas frações podem ser ou não hidrossolúveis. A fração hidrossolúvel, cujo peso molecular varia entre 8 e 23 milhões de dáltons, tem larga utilização na medicina, porém não serve como implante cutâneo. Já a fração insolúvel é bastante utilizada na forma de géis, membranas, tubos, etc.

Hialurano (HA ou hialuronato) é um glicosaminoglicano composto pela repetição de unidade do disacarídeo N-acetilglicosamina e ácido glicurônico. Estes dois açúcares estão unidos por uma ligação β1-4 glicosídeo e os dímeros de repetição estão unidos por uma ligação β1-3 glicosídeo. A molécula resultante destas ligações terá peso molecular entre 5 e 6 milhões de dáltons.

Hylan é o nome genérico das cadeias de hialurona interligadas, somente quando estas

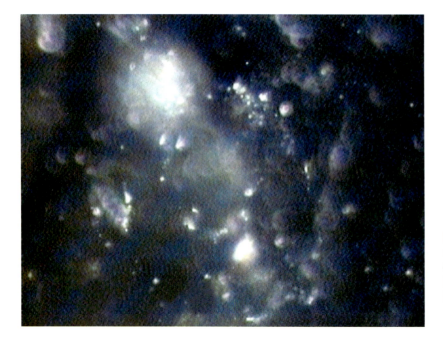

978-85-7241-9119-2

Figura 73.5 – Gel de ácido hialurônico à microscopia óptica. Campo escuro, 400×. Cortesia de Dr. Gilles Landmann – Laboratório de Anatomia Patológica Dr. Gilles Landmann.

ligações não afetam dois grupos específicos de moléculas: grupo carboxila e grupo N-acetil. *Hylans* têm as mesmas cadeias de polissacarídeos e as mesmas características polianiônicas que o hialurano, porém seu peso molecular é maior, formando-se, assim, uma rede molecular infinita (gel). Pode-se obter moléculas de *hylan* a partir de processos distintos de interligação molecular. Utilizando formaldeídos em pH neutro, produz ligações definitivas entre o grupamento C-OH do polissacarídeo e o grupamento amino de uma proteína. Esta proteína forma uma ponte entre duas cadeias de polissacarídeos. Para se estabelecer esta interligação (*cross-link*), os polisacarídeos devem estar a uma distância correta uns dos outros e o polipeptídeo deve formar uma relação química apropriada com o polissacarídeo. Somente proteínas específicas, com baixo peso molecular e afinidade específica pelas cadeias do polisacarídeos formarão uma ponte satisfatória. A quantidade total de proteína necessária para manter estas pontes corresponde a 0,4 a 0,8% da quantidade total do sacarídeo. Desde que as pontes proteicas fiquem envoltas por duas ou mais cadeias de hialurano, elas não serão reconhecidas como antígenos. Este processo de *cross-link* produz uma estrutura química menos densa que a do HA nativo. Somente um número limitado de cadeias de hialurano estão ligadas permanentemente à associação "metileno-ponte proteica-metileno" neste processo, o que confere ao produto final a característica de solução elastoviscosa, chamada de *hylan* fluido.

Aperfeiçoamentos nas técnicas de extração, produção e polimerização melhoraram a qualidade e a durabilidade do material. As modificações químicas e ligações cruzadas para formar moléculas complexas e gigantescas resultaram em dois novos polímeros chamados de *hylan A e hylan B*.

O *hylan* A é um polissacarídeo com peso molecular acima de 24 milhões, altamente elástico, viscoso e pseudoplástico em solução. É hidrossolúvel e, quando injetado na derme, é biodegradável, podendo ser reabsorvido.

No segundo processo de obtenção do *hylan*, utiliza-se a vinilsulfona como agente indutor da formação das pontes proteicas. A vinilsulfona reage com os grupamentos hidroxila das cadeias do polissacarídeo, formando uma rede infinita de interligações sulfonil-bis-etil. O gel resultante tem alto grau de hidratação (< 99,7% de água).

O *hylan* B é um polissacarídeo de segunda geração, não solúvel em água, mas altamente hidrófilo, formando um gel transparente e elástico.

O HA polimerizado obtido através da cultura de bactérias apresenta algumas diferenças nas características de plasticidade e no estudo histológico. Perde volume com o tempo, sem produzir fibrose. Há reabsorção gradativa e total do material aproximadamente entre seis meses e um ano a partir de sua aplicação. Há descrições de cordões fibrosos visíveis que duraram dois anos.

Foram feitos estudos imunológicos em macacos e ratos e há verificação de anafilaxia cutânea passiva em cobaias, resultando em provas negativas. Não houve também mortalidade ou toxicidade com o material, injetando-se cerca de 270mg/kg de HA polimerizado. Estudos do fabricante informam que o *hylan* B de origem animal não é tóxico, mutagênico, trombogênico ou hemolítico.

No estudo comparativo com o colágeno bovino em animais de laboratório, observou-se que este é reabsorvido 26 semanas após o implante, não sendo detectável após 52 semanas. O HA polimerizado é observado integralmente na região da derme 52 semanas após a injeção. A reação inflamatória do tecido é discreta e não ocorre a formação de cápsulas. O material é, portanto, altamente biocompatível.

Estudos com marcadores específicos mostraram que a sobrevida média do material é de nove meses. Em macacos foi provado que pode permanecer em um sulco durante dois anos. Sendo o HA um componente do tecido conjuntivo, o glicosaminoglicano é um implante que teoricamente pode ser utilizado infinitas vezes.

ÁCIDO HIALURÔNICO ALTAMENTE RETICULADO

Varioderm®

Recentemente a indústria farmacêutica modificou as características dos *cross-links*, gerando um produto comercial chamado Varioderm® (Adoderm GmbH, Langenfeld, Germany), de maior durabilidade. Este material de implante, obtido por biofermentação, apresenta alto teor de *cross-links* (70 a 90%) realizado pela divinilsulfona (C_2H_3-SO_2-C_2H_3). Essa característica físico-química confere maior viscoelasticidade ao produto final. As concentrações de *cross-links* no produto podem variar entre 6mg/mL e 27mg/mL, o que possibilita apresentações comerciais distintas para utilizações específicas, a saber: 6mg/mL (Varioderm fine lines®) para preenchimento de rugas superficiais; 12mg/mL (Varioderm®) para tratamento de rugas mais profundas e sulcos; 18mg/mL (Varioderm *plus*®) para utilização em deme profunda; e 27mg/mL (Varioderm subdermal®) para utilização em planos extradérmicos como gordura, fáscia ou justaperiostal.

O tempo de duração dos resultados varia entre 18 e 24 meses e, após esse período, o produto será absorvido graças à degradação enzimática promovida pela área hospedeira.

Indicações

- Rugas superficiais indeléveis.
- Rugas de média profundidade.
- Sulcos faciais.
- Modificação dos contornos faciais.
- Cicatrizes cirúrgicas ou de acne.

Técnicas de Implantação

- As seringas de 1mL já contém o gel e vêm acompanhadas de agulha 30G $\frac{1}{2}$ ou 13 × 3.

  Observação: as apresentações comerciais variam conforme o fabricante.

- A agulha é acoplada à seringa por meio de um suporte de plástico ou é rosqueada. Não existe possibilidade de desconectar a agulha.
- Anestesia tópica ou troncular.
- Os hialuronatos polimerizados de segunda geração têm efeito duradouro, entre seis meses e um ano. Não têm poder de preenchimento para o subcutâneo a não ser em volumes muito grandes. A indicação correta é para o tratamento de rugas e cicatrizes superficiais.

A técnica utilizada para preenchimento de rugas superficiais é linear retrógrada (retroinjeção) ou ponto a ponto.

As pequenas rugas por falta de turgescência da pele se beneficiam com o preenchimento da derme. Essa técnica produz hematomas com facilidade, sendo imprescindível a prévia orientação do paciente.

Outras apresentações de HA foram produzidas para utilização na subderme ou na derme profunda. Apresentam maior consistência e plasticidade em relação ao HA polimerizado inicial, sendo constituídos por macropolímeros que tem grandes agregados. Um mesmo peso da substância nessas várias apresentações pode conter menor ou maior número de unidades polimerizadas.

As *contraindicações* são antecedentes de doenças do colágeno e hipersensibilidade a componentes aviários e bacterianos.

Pode haver eritema e edema, que podem durar de um dia a uma semana. Não é normal ocorrer reação inflamatória após duas ou quatro semanas. Tal ocorrência pode indicar sensibilização a um dos componentes e não ao HA, visto que se obtém melhora com prednisona, 20mg ao dia, durante cinco a sete dias. A sensibilização pelo HA deveria produzir um processo inflamatório mais duradouro, até o desaparecimento pela reabsorção completa do material.

Quem tem reação ao colágeno de boi desenvolve facilmente reação de hipersensibilidade aos hialuronatos.

Durabilidade

A redução do volume na área injetada, mesmo no caso de HA polimerizado, faz-se em função da diminuição de água retida pela substância e da migração lateral e para planos mais profundos dentro do subcutâneo. A migração corresponde a 50 a 75% dos casos de perda de volume. Quando os sulcos se tornam mais acentuados e atingem a profundidade do subcutâneo, deverá ser feito preenchimento com maior volume, se possível com outros materiais.

Duas semanas antes da injeção, a subincisão auxilia o implante, sendo feita no local em que a pele é repuxada pelo músculo.

O local receptor de implantes que apresenta maior durabilidade é o lábio.

As associações com outros procedimentos do tipo toxina botulínica e preenchimento de volumes do subcutâneo aumentam a durabilidade dos efeitos hialuronatos.

ÁCIDO POLI-L-LÁTICO

O ácido polilático apresenta diversas utilizações dentro da medicina, graças à sua biocompatibilidade:

- Como material de sutura, o copolímero ácido polilático-ácido poliglicólico (PLAGA, *polylactic acid-glycolic acid*) forma um material absorvível bem tolerado pelo organismo e cuja degradação inicia-se somente após o final do período de cicatrização.
- Como membranas ou placas destinadas à osteossíntese ou reparação ligamentar. A flexibilidade do material obtido permite a formação de calo ósseo com periósteo.

Na farmacologia, o PLA é utilizado como vetor em formulações de liberação prolongada usada por via oral, parenteral, embolização ou tópica.

Como implante dérmico, o PLA apresenta-se na forma de hidrogel (Fig. 73.6), um polímero sintético biodegradável, da família dos ésteres alifáticos, biocompatível e imunologicamente inerte[12].

Este polímero tem forma de microesferas, cujos diâmetros variam entre 40 e 60µ em suspensão num gel de carboximetilcelulose sódica. O diâmetro das microesferas é superior a 10µ para evitar que haja fagocitose imediata pelos macrófagos, superior a 30µ para evitar que haja difusão intracapilar e inferior a 100µ para garantir a passagem por agulhas intradérmicas finas, além de evitar aspecto granulomatoso na área tratada. O produto comercial existente no mercado é liofilizado, isto evita hidrólise do polímero antes da aplicação, garantindo a estabilidade do material ao longo do tempo. Após a reconstituição com água destilada ou com solução salina a 0,9%, o material passa a ter a forma de hidrogel de PLA, cuja viscosidade é inversamente proporcional à temperatura.

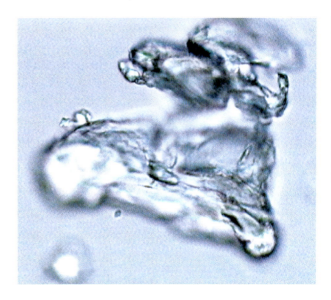

Figura 73.6 – Hidrogel de ácido polilático à microscopia óptica, aumento de 400×. Cortesia de Dr. Gilles Landmann – Laboratório de Anatomia Patológica Dr. Gilles Landmann.

Seu mecanismo de ação na derme pode ser dividido em: *ação mecânica imediata* e *modulação da resposta dérmica.*

A distensão dérmica inicial e, portanto, o preenchimento primário das rugas são proporcionais ao volume de hidrogel injetado, à semelhança de qualquer outro produto de preenchimento. Este efeito, porém, é efêmero, desaparecendo com a reabsorção do gel. O preenchimento real ocorrerá pela neocolagênese induzida pelo PLA.

Um mês após a aplicação, observa-se, na histologia, a formação de uma cápsula de tecido conjuntivo vascularizado ao redor do implante, com espessura aproximada de 100µ. Os principais componentes desta cápsula são: células do tecido conjuntivo, macrófagos, linfócitos, células gigantes tipo corpo estranho e mastócitos.

Três meses após a aplicação, observa-se a diminuição da densidade celular da cápsula conjuntiva, bem com de sua espessura (80µ). Somente o número de mastócitos resta inalterado; todavia, nota-se um aumento no depósito de fibras colágenas.

Seis meses depois, prossegue a diminuição do número de células e da espessura da cápsula, que chega a 60µ, sendo constituída, agora, quase que exclusivamente de fibras colágenas com raros fibroblastos e macrófagos[13].

978-85-7241-919-2

A degradação do PLA decorre de sua estrutura química e peso molecular[14].

Nos tecidos vivos, o PLA se despolimeriza em ácido lático por hidrólise química. Esta hidrólise se dará em quatro etapas:

- *Hidratação* com perda das "forças de van der Waals" (ligações intermoleculares) e das pontes de hidrogênio.
- *Alteração da coesão do implante* pela clivagem das ligações covalentes. Esta etapa é irreversível, porém sua velocidade é bastante lenta.
- *Perda de peso molecular*: esta etapa é relacionada diretamente à conformação e estrutura química da substância.
- *Solubilização*: com a perda de peso molecular e fragmentação do polímero surgem os monômeros de ácido polilático, que serão fagocitados pelos macrófagos. O PLA resultante entra no ciclo de Krebs, sendo eliminado sob a forma de CO_2.

O tempo médio de degradação do hidrogel de PLA é de 18 a 36 meses.

A principal *indicação* é o preenchimento das seguintes regiões:

- Sulco nasogeniano e sulco labiomentoniano.
- Lábios e rugas periorais e depressões infrapalpebrais.
- Rugas periorbitáris.
- Fronte.
- Terço médio da face.
- Pescoço.

As principais *contraindicações* são:

- Intolerância à lactose.
- Gestação e amamentação (não existem trabalhos realizados nestas situações).
- Esperar a resolução de qualquer patologia cutânea antes da aplicação do produto.

As *complicações* mais usuais estão relacionadas ao volume injetado. Sobrecorreção em derme superficial gera formação de nódulos de fibrose que podem ser visíveis ou simplesmente palpáveis. As áreas onde estes nódulos aparecem mais comumente são as áreas periorbital e perilabial. Estes nódulos surgem 2 a 3 semanas após a aplicação e devem ser tratados com injeções de corticosteroide intralesional.

Observação: achados clínicos recentes têm demonstrado que estes nódulos de fibrose podem aparecer tardiamente, até 8 meses após a última aplicação. Embora ainda não exista nenhuma confirmação em literatura especializada, aconselha-se evitar a utilização deste produto em derme superficial.

Técnica de Implante

O resultado estético da utilização deste produto depende da técnica de aplicação.

Reconstituição do material: com água destilada ou solução salina a 0,9% injetada no frasco sobre material liofilizado. Deixar o material em repouso por 30min ao menos.

Agitar vigorosamente o frasco para que o gel se reconstitua. Quanto maior a velocidade de agitação (centrífugas) mais homogêneo o aspecto final do gel.

Para conservação: deixar o produto em temperatura ambiente, não necessita resfriamento.

O material necessário é:

- Seringa de rosca (Luer Lock).
- Agulha 21G × $\frac{1}{2}$ (0,8 × 16mm) e agulha 26G (0,4 × 12mm) para injeção.
- Agulha 18G × $\frac{1}{2}$ (1,2 × 40mm) para aspiração.
- Luvas.
- Material de antissepsia.

Profundidade da injeção: na correção das rugas superficiais (fraturas dérmicas), as injeções devem ser aplicadas em derme papilar; recomenda-se a utilização de pequenos volumes; às vezes, hipocorreção é recomendada. Na correção de sulcos, vincos ou modificação dos contornos faciais, as injeções devem ser feitas em derme profunda ou no tecido celular subcutâneo, podendo-se utilizar volumes maiores nestas condições.

Número de sessões: recomendam-se múltiplas sessões com intervalos quinzenais a mensais, até que se obtenha o resultado estético desejado.

978-85-7241-919-2

Particularidades da técnica segundo cada região anatômica:

- *Lábios*: recomenda-se anestesia troncular, pois esta área é rica em terminações nervosas e, portanto, muito dolorosa.
- *Contorno*: injeção superficial na transição do vermelhão para a pele do lábio (0,5cc por lábio, agulha 26G).
- *Rugas*: injeção superficial suficiente para preencher cada ruga (0,25cc para todas as rugas do lábio superior, agulha 26G, duas sessões com intervalo de três semanas).
- *Malar*: injeção em derme profunda (em média 2cc por lado, agulha 21G).
- *Sulcos nasogeniano e labiomentoniano ("bigode chinês")*: preenchimento em dois planos distintos.
- *Plano profundo*: aumento de volume (1 a 2cc por lado, agulha 21G).
- *Derme superficial*: tratamento da ruga (0,25cc por lado, agulha 26G).

HIDROXIAPATITA DE CÁLCIO

A HC é um material de implante absorvível que, originalmente, foi utilizada para correção de defeitos ósseos. Essa substância dá lugar à formação do tecido ósseo novo, favorecendo o suporte nutricional dentro de seus poros e produzindo uma continuidade com o osso em volta. A avaliação histológica revela que o osso desenvolvido dentro do implante possui aspecto normal em todos os sentidos.

Os primeiros relatos sobre enxertos ósseos bem-sucedidos datam do século passado, quando Walker, em 1820, transplantou osso autógeno (tecido pertencente ao próprio indivíduo) no homem. No início do século XX, a transplantação óssea obteve grande popularidade na medicina, com sucesso questionável. A Segunda Grande Guerra estimulou o interesse por enxertos autógenos (o doador é o próprio receptor), alógenos (de doador da mesma espécie) e xenógenos (doador de espécie diferente da do receptor), desde a publicação dos primeiros sucessos com enxertos ósseos alógenos em humanos, no fim da década de 1960.

Enxertos autógenos são largamente utilizados para reparo de fraturas com perda de tecido ósseo; reconstrução após retirada de tumores ósseos invasivos ou para acelerar a reconstituição de ossos fraturados. A vantagem óbvia de enxertos autógenos em cirurgia de reconstrução ortopédica está no fato de a matriz enxertada ser não imunogênica. Entre as desvantagens, pode-se mencionar: complicações no sítio doador, disponibilidade limitada de tecido, incapacidade para substituir uma superfície articular, métodos de estocagem temporária não satisfatórios

Enxertos alógenos e xenógenos apresentam várias dificuldades, entre as quais: rejeição, risco de forte reação antigênica, transmissão de doenças infecciosas e exigência de adequação entre doador e receptor do tecido ósseo. Pesquisas têm visado a obtenção de biomateriais que satisfaçam os requisitos biomecânicos para um implante, sendo, ao mesmo tempo, compatíveis com o meio bioquímico/celular circundante.

Devido à semelhança de composição química entre hidroxiapatita sintética e os ossos e dentes dos vertebrados, esta substância tem sido amplamente pesquisada como biomaterial de preenchimento. Quando colocada em contato com osso, a HC atua inicialmente como uma prótese e, em seguida, como um suporte para a regeneração dos tecidos. Hidroxiapatitas obtidas por diferentes métodos têm sido avaliadas em animais e humanos. Em todos os casos estudados, este material tem demonstrado alto grau de biocompatibilidade com tecidos duros e moles.

Implantes dérmicos injetáveis contendo gel de HC têm sido utilizados nas correções de sulcos e rugas. Estes produtos são constituídos por microesferas de HC (25 a 45μm de diâmetro) suspensas em gel de carboximetilcelulose[15].

Quando injetadas, as microesferas de HC atraem fibroblastos e induzem a formação de matriz de colágeno, o que gera aumento tecidual na área de implantação desse produto.

As principais *indicações* de utilização de HC são:

- Diminuição de rugas profundas e sulcos faciais.
- Modificação de contornos faciais.

O resultado deste preenchimento permanece por 12 a 18 meses e, mesmo o produto sendo

SEÇÃO 8

absorvido pelo organismo, as rugas nunca voltam a ser como antes, pois o colágeno que foi induzido pela presença de HC deixa a área hospedeira mais elástica.

Após o procedimento, a área tratada apresenta edema discreto, que dura, em média, 48h. Deve-se evitar exposição solar no pós-aplicação imediato.

QUESTÕES

1. Quais são os principais quesitos de um produto de preenchimento ideal?
2. Quais são os principais usos do colágeno bovino injetável?
3. Quais são as complicações e contraindicações do uso do colágeno bovino injetável?
4. Como é a técnica de utilização do colágeno autólogo?
5. Qual é a maior desvantagem do uso do colágeno autólogo?
6. Como é obtido o Dermalogen®?
7. Quais são as duas técnicas para o enxerto de fragmento?
8. Quais são as principais indicações do AlloDerm®?
9. Quais são as indicações do HA altamente reticulado?
10. Quais são as principais contraindicações do ácido poli-L-lático?

REFERÊNCIAS

1. MCPHERSON, J. M.; WALLACE, D. G.; PIEZ, K. A. Development and biochemical characterization of injectable collagen. *J. Dermatol. Surg. Oncol.*, v. 14, p. 13-20, 1988.
2. DANIELS, J. R.; KNAPP, T. R. Process of augmenting connective mammalian tissue with in-situ polymerizable native collagen solution. *U.S. Patent, 3 949 073*, Apr. 1976.
3. VADASZ, A.; TRINKAUS-RANDALL, V.; CAPECCHI, J.; NEWTON, A.; LEIBOWITZ, H.; FRANZBLAU, C. Development of a biopolymeric keratoprosthetic material. Evaluation in vitro and in vivo. *Investigative Ophthalmology & Visual Science*, v. 29, n. 3, p. 393-400, 1988.
4. JOUSSEN, K. Initial experiences with collagen as a soft tissue implant in glottis insufficiencies. *HNO*, v. 35, n. 7, p. 291-295, Jul. 1987.
5. COOPERMAN, L. S.; MACKINNON, V.; BECHLER, G.; PHARRISS, B. B. Injectable collagen: a six-year clinical investigation. *Aesthetic Plast. Surg.*, v. 9, p. 145-151, 1985.
6. FOURNIER, P. F. Facial recontouring with fat grafting. *Dermatol. Clin.*, v. 8, p. 523, 1990.
7. FEINENDEGEN, D. L.; BAUMGARTNER, R. W.; VUADNES, P. et al. Autologous fat injection for soft tissue augmentation in the face: a safe procedure? *Aesthetic Plast. Surg.*, v. 22, p. 163, 1998.
8. FAGIEN, S. Facial soft tissue augmentation with autologous and homologous injectable collagen (autologen and dermalogen). In: KLEIN, A. (ed.). *Tissue Augmentation in Clinical Practice: procedures and techniques*. New York: Marcel Dekker, 1998. p. 97-124.
9. ELSON, M. L. Soft tissue augmentation with allogeneic human tissue matrix. *Cosmetic Dermatol.*, p. 24, 1998.
10. KRIDEK, R. W. H.; FODA, H.; LUNKE, K. C. Septal perforation repair with acellular human dermal allograft. *Arch. Otolaryngol. Head Neck Surg.*, v. 124, p. 73-78, 1998.
11. JONES, R. J.; SCHWARTZ, B. M.; SILVERSTEIN, P. Use of a nonimmunogenic acellular dermal allograft for soft tissue augmentation: a preliminary report. *Aesthetic Surg. Q.*, v. 16, p. 196, 1996.
12. Resorbable polyesters. Documentation technique. Boehringer Ingelheim
13. GALGUT, P.; WAITE, I.; SMITH, R. Tissue reactions to biodegradable and non-degradable membranes placed transcutaneously in rats, observed longitudinally over a period of 4 weeks. *J. Oral Rehabil.*, v. 23, n. 1, p. 17-21, Jan. 1996.
14. ROKKANEN, P.; BÔSTMAN, O.; VAINIONPA, S. et al. Absorbable devices in the fixation of fractures. *J. Trauma*, v. 40, suppl., p. 5123-5127, 1996.
15. JANSEN, D. A.; GRAIVIER, M. H. Evaluation of a calcium hydroxylapatite-based implant (radiesse) for facial soft-tissue augmentation. *Plastic & Reconstructive Surgery. Semipermanent and Permanent Dermal/Subdermal Fillers*, v. 118, n. 3S, suppl., p. 22S-30S, 2006.

Capítulo 74

Gordura Autógena

Cesar Isaac

SUMÁRIO

O enxerto de gordura autógena, que havia caído em descrédito, passou a ser bastante utilizado quando se descobriu que a gordura injetada nas estruturas musculares apresenta integração melhor do que aquela que era injetada em derme ou plano subdermal. O preparo da gordura também vem merecendo um cuidado especial, visto que a célula gordurosa é bastante frágil e necessita de manuseio atraumático.

A revascularização do enxerto tem início no quarto dia pós-implante. Durante este período, o regime de hipóxia ao qual as células transplantadas são submetidas pode ser letal para as elas, porém será responsável pela liberação de fatores estimuladores da angiogênese.

A partir do recente conhecimento da presença de células-tronco em outros tecidos humanos além da medula, metodologias diversas têm sido desenvolvidas para obtenção e aproveitamento dessas células.

O tecido adiposo é uma grande fonte de células mesenquimais indiferenciadas, de sorte que o material descartado em lipoaspirações pode ser a esperança para muitos pacientes.

HOT TOPICS

- A finalidade da lipoaspiração não é o emagrecimento, mas sim corrigir e melhorar o contorno corporal.
- A injeção de gordura no parênquima mamário causa microcalcificações, devido a enzimas liberadas que causam a precipitação de cálcio.
- Sendo uma substância autóloga, o enxerto de gordura está completamente livre da formação de anticorpos.
- Os principais efeitos adversos são: reações alérgicas, formação de granuloma de corpo estranho, alterações de vascularização, migração e necrose.
- As principais áreas doadoras de gordura são: abdome, coxa, joelho, submento e área posterior do braço.
- O fator de crescimento endotelial vascular (VEGF, *vascular endothelial growth factor*), associado a outras citoquinas, é responsável pela angiogênese no local do enxerto de gordura.
- O tecido adiposo é uma grande fonte de células mesenquimais indiferenciadas e de células-tronco primárias.

INTRODUÇÃO

Um dos procedimentos mais difundidos e realizados em cirurgia plástica é a lipoaspiração, técnica cirúrgica simples e segura, que exige profissional habilitado, avaliação pré-operatória criteriosa e instrumental específico. Nos últimos 20 anos, foi aperfeiçoada com a utilização de cânulas delicadas e funcionais e de métodos avançados.

A cirurgia apresenta ótimo resultado quando bem indicada e quando o paciente for bem esclarecido de todos os cuidados e procedimentos auxiliares que podem ajudá-lo na sua recuperação pós-operatória. Seus resultados definitivos são percebidos após quatro a seis meses. Indicada para corrigir pequenas e grandes deformidades abdominais e do contorno corporal, deve ser realizada em pessoas com peso próximo ao normal, com gordura localizada e com boa elasticidade da pele. Não é um método de emagrecimento. A finalidade da cirurgia é melhorar o contorno corporal, e não reduzir peso. Em alguns casos, recomenda-se uma dieta balanceada e ginástica adequada para preparar o corpo para uma lipoaspiração, que consiste em retirar o excesso de células gordurosas.

A gordura que é retirada durante o procedimento pode ser utilizada para o preenchimento de depressões ou áreas que necessitam de projeção: nádegas, coxas, pernas e até mãos envelhecidas podem se beneficiar com o enxerto de gordura.

O enxerto de gordura é um procedimento cada vez mais estudado pelos cirurgiões plásticos. Mesmo na face, onde havia sido quase abandonado pela absorção precoce que a gordura sofria, recebe atualmente um impulso na sua utilização, pois a gordura é injetada nas estruturas musculares onde sua integração é muito mais efetiva. O preparo da gordura também vem merecendo um cuidado especial, visto que a célula gordurosa é bastante frágil e necessita de um manuseio atraumático.

Os primeiros relatos da utilização de tecido subcutâneo autógeno na correção de deformidades faciais vêm da Europa, no início do século XX. Lexter[1], em 1914, descreve a utilização de enxerto composto de pele e subcutâneo na correção de deformidades da ponta nasal. Em 1931, Figi[2] descreve pela primeira vez na literatura americana a utilização de enxerto de gordura autógena na correção do contorno facial.

Apesar do sucesso inicial, a utilização de tecido gorduroso como material de preenchimento caiu em descrédito devido ao alto índice de reabsorção do material transplantado[3] e à imprevisibilidade quanto ao tempo de duração dos resultados[4,5]. Graças ao aprimoramento das técnicas de obtenção deste material, porém, o tecido gorduroso volta a despertar interesse dos profissionais médicos.

Illouz, em 1984, e Johnson, em 1987[6], reintroduzem no meio médico a injeção de gordura como forma de correção das alterações no relevo cutâneo.

Além da reabsorção, existem outros problemas relacionados à injeção de gordura em situações específicas, dentre elas o aumento de volume mamário. A injeção de gordura no parênquima mamário causa microcalcificações. Enzimas intracelulares são liberadas à medida que a gordura vai sendo degradada, modificando o pH local e provocando precipitação do cálcio sérico sob forma de microdepósitos. A presença destas microcalcificações pode ser interpretada como processo maligno em exames radiográficos[7].

Diversos autores acreditam que a principal vantagem do enxerto de gordura sobre outros biomateriais, sua histocompatibilidade, supera seu alto índice de reabsorção. Sendo uma substância autóloga, o enxerto de gordura está completamente livre da formação de anticorpos, apresenta menor morbidade, menor índice de infecção, fácil manipulação no preenchimento dérmico e baixo custo[8].

Outras alternativas de preenchimento são: colágeno, ácido hialurônico, derivados dérmicos, acrilatos, fluoretilenos e silicone (nos países em que sua utilização é permitida). Efeitos adversos, como reação alérgica, formação de granuloma de corpo estranho, alterações focais de vascularização, migração e necrose, podem ocorrem com o uso destas substâncias[9].

Vários médicos mostram-se extremamente satisfeitos com o enxerto de gordura como técnica de preenchimento[10].

TÉCNICA DE UTILIZAÇÃO

A gordura é obtida pela técnica de lipoaspiração. As áreas doadoras mais usuais são: abdome, coxa (faces interna e externa), joelho, submento e face posterior do braço[11].

O material deve ser coletado num sistema de baixa pressão, evitando a ruptura dos adipócitos, fato comum nos sistemas a vácuo máximo. As células coletadas são lavadas para a remoção de soro, sangue, tecido lisado e fibrina. A presença de fibrina impede a dissociação do tecido adiposo, formando um aglomerado celular que dificulta a injeção desta gordura e diminui a vitalidade celular. Estudos demonstram que enxertos maiores de 1,5 ± 0,5mm de diâmetro não permitem sua revascularização, prejudicando a integração deste à área doadora. Simples lavagem e centrifugação deste material inibem o crescimento bacteriano, incrementando a integração das células.

A injeção local deverá ser feita com cânula apropriada de ponta romba com 2 a 3mm de diâmetro ou agulha de grosso calibre.

O material implantado deverá ser depositado em túneis delgados na derme profunda ou no plano extradérmico (Fig. 74.1).

A anestesia, tanto para retirada do material quanto para injeção deste, ficará a critério médico. É necessário lembrar que anestesia infiltrativa na área receptora tende a distorcer o volume local, dificultando a avaliação do grau de correção das deformidades tratadas.

Após a injeção de gordura, deve-se fazer curativo com tiras adesivas (ponto falso) nos orifícios de punctura. Suturas somente serão necessárias se as cânulas utilizadas forem de diâmetro muito espesso.

A revascularização do enxerto tem início no quarto dia pós-implante. Durante este período, o regime de hipóxia ao qual as células transplantadas são submetidas pode ser letal para elas, porém será responsável pela liberação de fatores estimuladores da angiogênese, como VEGF.

VEGF é um potente e específico fator de mitose secretado por células tumorais, macrófagos, queratinócitos e células da musculatura lisa. Este fator, associado a outras citoquinas, é responsável pela angiogênese local, cujo pico máximo ocorrerá ao redor do sétimo dia pós-implante.

A perda de volume inicial pode ser explicada pela necrose tecidual que ocorre durante o período de hipóxia. A perda de peso subsequente, cujo máximo ocorre após 30 dias do implante, é causada, porém, pela apoptose celular que ocorre neste período. A integração do enxerto dá-se após este período.

O tempo de reabsorção da gordura é bastante variável. Estudos demonstram que 20 a 80% do volume injetado tende a desaparecer a longo prazo.

Estudos recentes relatam métodos diversos para aumentar a longevidade deste implante.

Asaadi e Haramis[12] descrevem a irrigação da gordura com soluções contendo 100U de insulina simples para estabilizar a membrana do

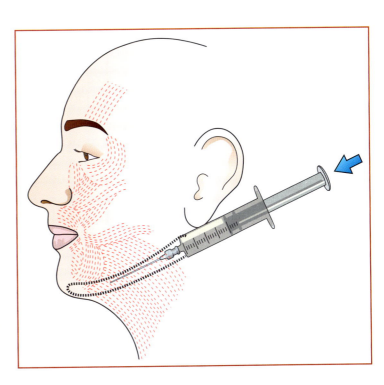

Figura 74.1 – Representação esquemática da técnica de injeção de gordura.

978-85-7241-919-2

978-85-7241-919-2

adipócito. Yukse acredita que a presença de insulina na área receptora por tempo prolongado melhora a sobrevida dos adipócitos. Todavia, estudos prévios de Chajchir não demonstram benefício algum promovido pela presença de insulina nestas áreas.

Carraway e Mellow descrevem o simples armazenamento da gordura em seringas resfriadas com cotonoides nas pontas, para absorção da porção líquida (soro e sangue) desta suspensão. Karacalar e Ozcan preconizam a técnica do *no-touch*, em que a gordura da face interna do joelho é extraída por meio de um torniquete para minimizar sangramento e transferida para a área receptora sem ser tocada.

Em 1992, Samdal *et al.* propuseram descolamento pré-operatório da área receptora para aumentar a vascularização local, melhorando a vitalidade do enxerto.

Apesar de todos estes recursos, muitos autores ainda preconizam sobrecorreção de 20 a 40% do volume injetado.

Esta técnica de preenchimento tem sido amplamente utilizada na correção de deformidades congênitas, pós-traumáticas, iatrogênicas e nas modificações estéticas dos contornos facial e corporal.

Nas malformações craniofaciais, como a *síndrome de Romberg*, onde há atrofia de partes moles em uma das hemifaces, o enxerto de gordura é muito utilizado por fornecer grande volume de material autógeno. Nos casos de traumatismo com perda de substância, a gordura é um bom recurso para correção do relevo ou contorno facial.

As principais indicações estéticas na face são: aumento malar, de dorso ou ponta nasal; modificação do contorno mandibular, com ou sem aumento do mento; e aumento do volume labial (Fig. 74.2).

REAÇÕES ADVERSAS

Não existe contraindicação para a utilização da gordura por ser substância autógena; porém, existem limitações à sua utilização[13].

Primeiramente, há necessidade de intervenção cirúrgica para obtenção do material. O tempo de duração e o grau de reabsorção da gordura são imprevisíveis[14]. O resultado é variável segundo a área tratada; acredita-se que sessões repetidas na face sejam mais duradouras que no corpo.

A partir do recente conhecimento da presença de células-tronco em outros tecidos humanos além da medula, metodologias diversas têm sido desenvolvidas para obtenção e aproveitamento dessas células.

O tecido adiposo é uma grande fonte de células mesenquimais indiferenciadas, de sorte que o material descartado em lipoaspirações pode ser a esperança para muitos pacientes e o ponto de partida para tratamentos de patologias, como fraturas causadas em consequência de osteoporose, úlceras provocadas por complicações do diabetes melito ou mesmo lesões no músculo cardíaco.

Dos dois tipos de células-tronco, as específicas têm a capacidade de regenerar os tecidos onde estão presentes, como no caso da pele, por exemplo, ao passo que as primárias podem diferenciar-se em tecidos de várias áreas do corpo. Grande parte das células-tronco primárias está na medula óssea, mas há cerca de cinco, seis anos, descobriu-se que elas também estão presentes em outras regiões, como a vascular e a adiposa.

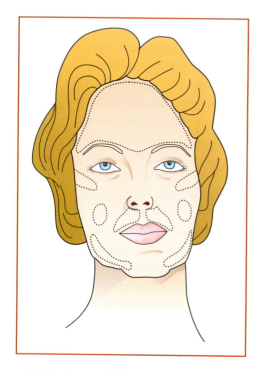

Figura 74.2 – Zonas da face, nas quais se faz enxerto de gordura com finalidade estética.

Para se obter células-tronco de tecido adiposo, é necessário desenvolver procedimentos padronizados para coletar, purificar e aproveitar terapeuticamente essas células. A terapia celular é um tratamento individual, que utiliza células lipoaspiradas do próprio paciente.

O primeiro passo é a separação das células mesenquimais das células de gordura, de menor densidade. Após centrifugação, seguem-se sucessivas lavagens para retirada de células e tecidos danificados. O processo é repetido para garantir a purificação do material. Em seguida, as células descansam em cultura para reforçar sua viabilidade, verificando-se sua capacidade de regeneração e proliferação. A partir daí, estas células podem ter uso imediato ou serem preservadas por congelamento para utilização posterior.

Tratamentos com células-tronco de tecido adiposo estão sendo empregados para a regeneração óssea de fraturas em pacientes que sofrem de osteoporose após a menopausa ou mesmo em fraturas complicadas em vítimas de acidentes automobilísticos; tais tratamentos podem evitar amputações devido a complicações em diabéticos ou idosos com problemas de insuficiência vascular de membros inferiores; para a recuperação de úlceras crônicas de lesões em consequência de degeneração muscular e para vários tipos de lesões traumáticas e degenerativas.

No caso de pacientes idosos, como as células têm a idade biológica do organismo, o ideal seria aspirar células-tronco da medula ainda jovem, que seriam congeladas e empregadas quando fosse necessário. Entretanto, mesmo esses pacientes guardam na medula células com boa capacidade de regeneração. Em tecidos ósseos, que exigem maior volume de células-tronco, essas células devem ser expandidas e, para isso, são cultivadas em laboratório.

São grandes as expectativas quanto à utilização clínica das células mesenquimais indiferenciadas; porém, até o presente momento, existem mais dúvidas do que respostas quanto a este potencial de utilização.

QUESTÕES

1. Quais são os principais efeitos adversos decorrentes do enxerto de células gordurosas?
2. Quais são as áreas doadoras mais usuais de células gordurosas?
3. Como deve ser realizado o curativo da pele após a enxertia?
4. Como ocorre a revascularização do enxerto e em quantos dias isso ocorre?
5. Cite alguns métodos para aumentar a longevidade do implante.

REFERÊNCIAS

1. LEXER, E. Free transplantation. *Ann. Surg.*, v. 60, p. 166-194, 1914.
2. FIGI, F. A. Depression of frontal region, fat transplant. *Surg. Clin. North Am.*, v. 11, p. 8-31, 1931.
3. ELLENBOGEN, R. Invited comment. *Aesthetic Plast. Surg.*, v. 24, p. 197, 1990.
4. FUENTE, A.; TAVORAL, T. Fat injection for the correction of facial lipodistrophies: a preliminary report. *Aesthetic Plast. Surg.*, v. 12, p. 39, 1988.
5. NIECHAJEV, I.; SEVCUK, O. Long term results of fat transplantation: clinical and histologic studies. *Plast. Reconstr. Surg.*, v. 94, p. 496, 1994.
6. JOHNSON, J. W. Body contouring by macroinjection of autogenous fat. *Am. J. Cosmetic Surg.*, v. 4, p. 103, 1987.
7. HAN-FU, L.; MARMOLYA, G.; FEIGLIN, D. Liposuction fat fillant implant for breast augmentation and reconstruction. *Aesthetic Plast. Surg.*, v. 19, p. 427, 1995.
8. MATSUDO, P.; TOLEDO, L. Experience of injected fat grafting. *Aesthetic Plast. Surg.*, v. 12, p. 35, 1988.
9. CHAJCHIR, A.; BENZAQUEN, I.; ARELLANO, A.; WEXLER, E. Fat injection. *Aesthetic Plast. Surg.*, v. 14, p. 127, 1990.
10. CHAJCHIR, J.; BENZAQUEN, I. Fat-grafting injection for soft tissue augmentation. *Plast. Reconstr. Surg.*, v. 84, p. 921, 1989.
11. ASKIN, S. Autologous fat transplantation: minor and macro techniques. *Am. J. Cosmet. Surg.*, v. 4, p. 111-115, 1987.
12. ASAADI, M.; HARAMIS, H. Successful autologous fat injection at 5-year follow-up. *Plast. Reconstr. Surg.*, v. 91, p. 755-756, 1993.
13. MARKEY, A. C.; GLOGAU, R. G. Autologous fat grafting: comparison of techniques. *Dermatol. Surg.*, v. 26, p. 1135-1139, 2000.
14. ERSEK, R. A. Transplantation of purified autologous fat: a 3-year follow-up is disappointing. *Plast. Reconstr. Surg.*, v. 87, p. 219-227, 1991.

Capítulo 75

Materiais Aloplásticos

Vera Lúcia Nocchi Cardim ♦ Rodrigo de Faria Valle Dornelles
Rolf Lucas Salomons

SUMÁRIO

De todos os materiais aloplásticos utilizados na face, o que melhor preenche os pré-requisitos básicos é o Medpor-Porex®. Sua porosidade recebe o tecido fibroso que traciona o plano ósseo adjacente, prevenindo sua reabsorção.

Apresentam-se os vários sítios de utilização deste material na face, visando à obtenção de uma forma jovial. Para isto, delimitam-se as áreas ósseas que costumam sofrer reabsorção durante o envelhecimento: a devolução de seu volume, com o implante, expande os tecidos moles e devolve à anatomia facial os padrões de beleza e juventude.

HOT TOPICS

- O primeiro material aloplástico utilizado em grande escala foi o silicone.
- Na forma líquida, o silicone é conduzido pelas circulações linfáticas e sanguíneas, alojando-se em linfonodos e órgãos.
- Os biomateriais são aqueles que apresentam a capacidade de serem invadidos pelo tecido hospedeiro por possuírem poros.
- Os biomateriais compreenderem: hidroxiapatita porosa, politetrafluoretileno de carbono e polietileno poroso de alta densidade.
- O rápido crescimento de tecido conectivo através dos poros faz com que o material ganhe estabilidade espacial, além de maior resistência.

- O polietileno poroso reúne o maior número de qualidades que um material aloplástico de preenchimento pode ter para o uso na área craniofacial.

MATERIAIS ALOPLÁSTICOS

A modificação da forma facial, pela utilização de materiais aloplásticos, tem sido um propósito almejado há muito tempo. Embora o tecido autógeno, na forma de enxertos (ósseo, cartilaginoso, dermogorduroso) ou retalhos (osteomusculares, osteogaleais, miocutâneos, osteomiocutâneos), seja o material ideal para remodelar a face ou reparar suas perdas de substância, o aumento de tempo, complexidade e morbidade cirúrgica que seu uso acarreta sempre impulsionou a busca de um material aloplástico o mais perfeito possível.

As qualidades esperadas em um material aloplástico para preenchimento facial seriam:

- Antigenicidade nula.
- Boa integração com o hospedeiro.
- Baixo índice de distorção a longo prazo.
- Baixo índice de migração.
- Baixo índice de absorção pelo hospedeiro ou, se houver absorção, que ela aconteça após a substituição de material por osso neoformado.
- Grande resistência à infecção.

- Facilidade de manuseio e modelagem cirúrgica.
- Baixo índice de agressividade ao osso adjacente, ou melhor, ausência de absorção do osso hospedeiro quando em contato com o material de inclusão.
- Baixo custo.
- Boa disponibilidade no mercado.

Como nem mesmo os tecidos autógenos conseguem apresentar simultaneamente todas as qualidades anteriormente enumeradas, obviamente os materiais aloplásticos terão menor probabilidade de apresentá-las todas juntas.

Por isso, tem-se assistido à sucessão de inúmeros tipos de materiais aloplásticos que são lançados como detentores de todas as qualidades, mas que, após estudos experimentais e clínicos, demonstram possuir pontos fracos que acabam inviabilizando parcial ou totalmente seu uso.

O primeiro aloplástico utilizado em ampla escala, já na década de 1950, foi o silicone (dimetilpolissiloxano), em todas as suas formas (sólida com variadas densidades, gelatinosa e líquida). Na forma líquida, o silicone é conduzido pelas circulações linfática e sanguínea, alojando-se em linfonodos e órgãos. Também migra pela ação da gravidade, sendo, hoje, um material absolutamente execrado para uso como implante. As peças rígidas e semirrígidas, por serem compactas, funcionam como anteparos que, colocados entre os tecidos moles e o osso, transferem à peça óssea adjacente toda a pressão exercida pelas partes moles, pressão esta que será tanto maior quanto maior o volume e menor a área de apoio da peça de implante. Como a pressão promove absorção óssea, em qualquer idade, os implantes de silicone costumam sofrer migração no osso adjacente, penetrando mais facilmente quanto maior sua mobilidade[1,2].

Os materiais porosos já escapam a esse fenômeno, pois a proliferação de tecido fibroso através dos seus poros intercomunicantes provoca trações sobre a peça óssea adjacente pelo poder contrátil das fibras cicatriciais que vão da superfície óssea à intimidade do implante. Essas trações, além de praticamente anularem a absorção do osso adjacente, estimulam a osteoblastose, provocando até mesmo grau variável de ossificação através dos poros do material aloplástico.

Aos materiais que apresentem essa capacidade de serem invadidos pelo tecido hospedeiro, por terem poros que variam de 25 a 100µm, convencionou-se chamar "biomateriais" ou "biocerâmicas". Os materiais mais utilizados que cumprem essas características são a hidroxiapatita porosa, o politetrafluoretileno de carbono (Proplast®) e o polietileno poroso de alta densidade (Medpor® – Porex Surgical, Newnan, Georgia, Estados Unidos).

A hidroxiapatita porosa, que pode ser obtida diretamente de corais ou ser sintetizada em laboratório, pode sofrer rápida absorção por ter seus cristais de cálcio muito semelhantes ao osso do hospedeiro, comprometendo, assim, a resistência da área reconstruída.

Isso acontece quando é utilizada para reparar áreas críticas de perdas ósseas (aquelas que são extensas a ponto de não permitirem regeneração óssea, apenas reparação cicatricial).

Para que a hidroxiapatia se comporte com um enxerto ósseo, emprestando sua estrutura à proliferação de osteoblastos, é preciso que esteja muito bem fixada e tenha perfeito contato com as margens do defeito ósseo e com o periósteo, pois daí migrarão as células osteogênicas. O uso de proteína morfogênica óssea (BMP, *bone morphogenetic protein*) e plasma rico em plaquetas (PRP) nas biocerâmicas costuma potencializar esta osteogênese.

Em pequenos defeitos, até mesmo uma trama de colágeno bovino ou suíno embebida em BMP (Infuse® – Dabasons e Pelmac® – SPI-SP Intervention) pode induzir perfeita ossificação.

O Proplast®, ao sofrer a osteocondução, apresenta rompimentos em sua trama, fragmentando-se com o crescimento osteofibroso em seus canalículos[3,4].

O polietileno poroso de alta densidade, Medpor®, tem poros intercomunicados de mais de 100 a 250µm, mimetizando os canais de Havers. Apesar de sua consistência permitir a modelagem a bisturi e ser plástico em temperaturas de 82 a 100°C, o Medpor® é resistente o suficiente para não sofrer deformação ou fragmentação durante a invasão tecidual do hospedeiro, evitando encapsulamento.

978-85-7241-919-2

O rápido crescimento de tecido conectivo através dos poros faz com que o material ganhe uma estabilidade espacial adicional, além de maior resistência à infecção e à deformação, o que afasta a possibilidade de extrusão[3,5].

Esse crescimento tecidual é favorecido sobremaneira com a imobilização rígida do implante ao osso, através de parafusos de titânio, o que possibilita, logicamente, ossificação mais efetiva desde a superfície óssea em direção à intimidade do implante. Em relação a isso, os estudos de Ferreira e Minami[6-8] são bastante precisos, determinando que, em coelhos que receberam implantes de polietileno poroso de alta densidade, houve proliferação de tecido fibrovascular em duas semanas[6-8]. Em seis semanas havia tecido fibroadiposo nos poros dos implantes e, com 16 semanas, o tecido que os intermediava era adiposo. Esses estudos também demonstraram nítida osteoblastose interna nos implantes fixados rigidamente, com nenhuma absorção do osso adjacente, ao passo que no grupo em que o implante não foi fixado rigidamente houve menos infiltração osteoblástica e alguma absorção (embora quase imperceptível) do plano ósseo adjacente.

Quanto ao uso clínico do polietileno poroso de alta densidade, além dos excelentes resultados apresentados na literatura[6,8-11], com 0,5 a 7% de complicações, há também a casuística do autor de 88 casos de utilização de Medpor® na região craniofacial, tanto em cirurgia estética como reconstrutiva. Em todos esses casos houve apenas duas complicações com extrusão da peça: uma extrusão parcial após um ano de reconstrução nasal em uma sequela de infecção, e uma extrusão completa da peça esférica usada para reconstruir um bulbo do olho em paciente positivo para o vírus da imunodeficiência humana.

Concordando com os achados de Ferreira e Minami[6-8], costuma-se fixar rigidamente com parafusos de titânio as peças de Medpor® em seu local ósseo, utilizando sempre o plano subperiosteal para sua colocação. Quando a abor-

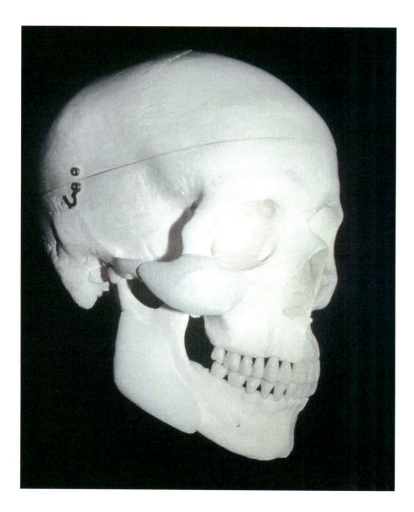

Figura 75.1 – Peças de Medpor® para remodelagem de zigoma e ângulo da mandíbula.

dagem é intraoral, toma-se redobrado cuidado com o fechamento do periósteo e o total vedamento da incisão.

Além dos blocos maciços que permitem modelagem e adaptação em qualquer local, existem os blocos flexíveis e as peças pré-moldadas para utilização nas áreas de indicação mais comum (mento, ângulo da mandíbula, zigoma, dorso nasal, fossa temporal, bulbo do olho, orelha) e que estão disponíveis em várias formas e tamanhos para cada modelagem, facilitando o trabalho do cirurgião (Fig. 75.1).

Sendo o polietileno poroso um material altamente inerte, tendo já relatos de seguimento de mais de 30 anos sob a forma de grânulos de baixa densidade[12], a utilização de sua apresentação de alta densidade tem provado, nesta última década, ser este um material extremamente confiável e o que reúne maior número de qualidades que um material aloplástico de

preenchimento jamais apresentou para uso na área craniofacial.

Sendo um material osteoindutor, o polietileno poroso pode reconstituir áreas críticas incapazes de prover osteoblastos, e não sendo um material passível de absorção (como a hidroxiapatita, que é idêntica ao componente mineral do osso), não perderá nunca o volume ou a resistência.

A seguir, o autor aborda as utilizações mais frequentes.

Região Malar

A margem orbital inferior, tracionada para baixo pela musculatura zigomática que nele se insere, não sofre grande reposicionamento inferior, em razão do antagonismo de tração centrípeta que o músculo orbicular exerce. A remodelagem da

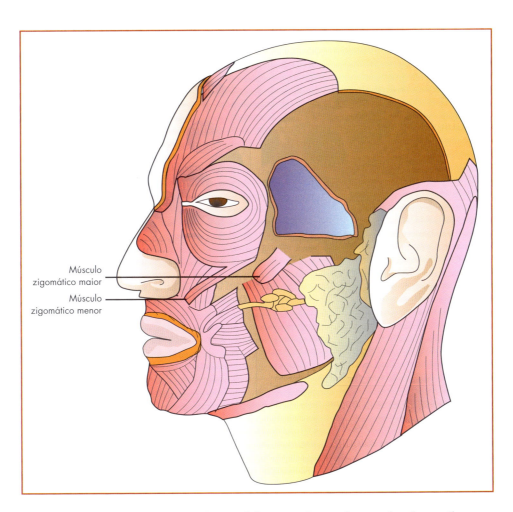

Músculo zigomático maior

Músculo zigomático menor

Figura 75.2 – Musculatura zigomática atuando paralelamente à parede anterior da maxila.

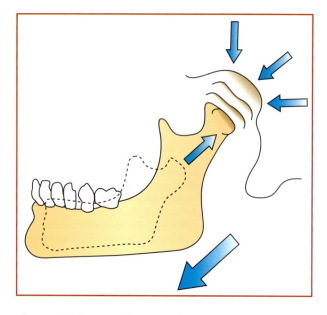

Figura 75.3 – Movimentos de crescimento: remodelagem e relocação.

parede anterior da maxila no sentido posterior se deve à pressão da musculatura zigomática, cujo eixo de trabalho é paralelo ao plano ósseo (Fig. 75.2). A face anterior da maxila tem caráter reabsortivo desde a infância[13], já que a musculatura zigomática atua sempre paralelamente a ela. Durante a fase de crescimento, no entanto, a retroposição da remodelagem é compensada e suplantada pela relocação, pois a face posterior da maxila é o local de inserção de toda a musculatura do véu palatal e dos pterigóideos interno e lateral. A função intensa desta musculatura traciona e estimula fortemente a aposição óssea. Com isso, a maxila se remodela para trás, de encontro às asas maiores do esfenoide, mas se desloca para a frente (Fig. 75.3). Na fase adulta, não existe esta relocação, predominando a perda de projeção anterior da maxila.

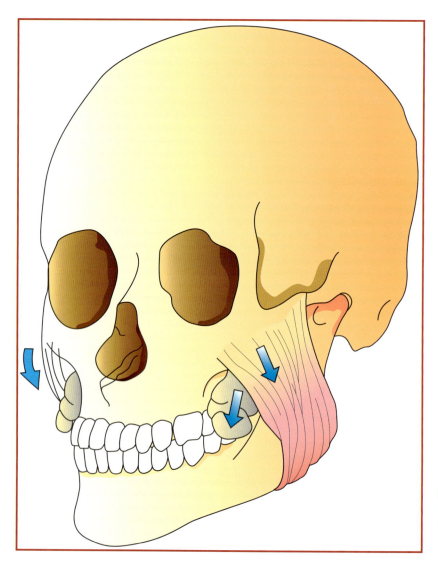

Figura 75.4 – Aplanamento e alongamento do zigoma por tração do masseter; queda da bola de Bichat.

978-85-7241-919-2

Ao longo do tempo, o corpo do zigoma, tracionado vigorosamente para baixo pela força da musculatura massetérica que se insere em seu rebordo inferior, vai sofrendo aplanamento anteroposterior e alongamento em seu eixo vertical (Fig. 75.4), bem como o descenso da implantação das partes moles na parede lateral da órbita, alterando o eixo orbital[14], o que se manifesta clinicamente como perda do contorno facial por apagamento da proeminência zigomática, aumento do volume da região jugal e implantação inferior do ligamento cantal lateral.

No processo de envelhecimento das faces normais, geralmente não se faz necessário o encurtamento vertical cirúrgico do zigoma. No entanto, em alguns casos de desproporções ósseas da face, podem ser encontrados corpos de zigoma muito alongados, sendo necessário que se resseque uma faixa em seu rebordo inferior, desinserindo, para isso, o músculo masseter.

No pós-operatório, a reinserção muscular é rápida, não trazendo qualquer desconforto ou déficit funcional ao paciente.

A abordagem pode ser palpebral, caso sua colocação seja simultânea a uma blefaroplastia, ou oral, nas cirurgias isoladas. Por ser poroso, o material raramente sofre deslocamentos inestéticos. É preferível, porém, fixá-lo, mesmo que em apenas um ponto, com parafuso de titânio (Fig. 75.5).

A despeito da existência de osteotomias indicadas para projetar o corpo do zigoma, a utilização da peça de malar Medpor® simplifica o procedimento, devolvendo a jovialidade anatômica desta área.

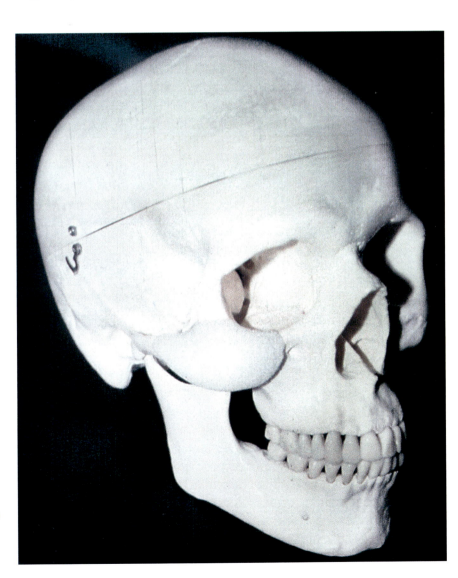

Figura 75.5 – Peça de Medpor® para projeção do zigoma.

Região Parapiriforme

A região alveolar de ambas as arcadas exerce grande influência no aspecto de envelhecimento facial, causando várias eventualidades: na disfunção de articulação temporomandilbular (ATM), em que há grande hipertonia mastigatória com acentuada intrusão, desgaste oclusal e perda da dimensão vertical; ou na perda parcial ou total dos elementos dentais. Nessa situação, a absorção óssea da região dos alvéolos acarreta não só a perda dramática de dimensão vertical, como também a retrusão dessa área, provocando diminuição aparente do volume dos lábios. A região parapiriforme sofre reabsorção natural durante o envelhecimento pela pressão da ação muscular paralela do levantador dos lábios e zigomático. A retrusão da margem piriforme determina a queda da ponta nasal[15], com intrusão da columela e diminuição do ângulo nasolabial.

Estas características são comuns não somente em faces senis, como em jovens portadores de hipomaxilismo. O aumento volumétrico desta área pode ser obtido com implantes de Medpor®.

A abordagem é por via intraoral com incisão de Rouge e descolamento subperiostal expondo a região das fossas piriformes e pré-maxila. O implante é esculpido para moldar a abertura piriforme, de maneira que não haja perda no fluxo aéreo tanto pelo estreitamento quanto pela elevação do assoalho das narinas. Deve-se ter, conforme o caso, um ganho tanto no aspecto lateral, quanto no anteroposterior. A fixação é feita com um parafuso em cada lado, cuidando das posições apicais.

Região Mandibular

Nos casos de desproporções ósseas evidentes (como prognatismo, laterognatismo ou micrognatismo), a correção ortognática é obrigatória para que se obtenha resultado de rejuvenescimento e embelezamento. Qualquer tentativa de estiramento dos tecidos moles sobre o arcabouço desproporcional provocará apenas a evidenciação da desproporção.

Mesmo se excetuando esses casos especiais, quando se considera globalmente o terço inferior da face, seu tratamento cirúrgico deverá ter como objetivo redefinir o limite inferior da face, devolvendo volume às regiões dos ângulos da mandíbula, projetando o mento quando necessário, reposicionando os tecidos moles cervicais, a fim de fechar o ângulo cervicofacial.

Nos casos de pacientes edentados e/ou com disfunção de ATM, deve-se previamente submetê-los a tratamento clínico de relaxamento da musculatura mastigatória, a fim de que se possa resgatar a dimensão vertical da área alveolar inferior por prótese ou enxertos ósseos e implantes, tal como já foi proposto para o arco superior.

Além da perda de dimensão vertical, que projeta a mandíbula para a frente por fechamento excessivo, outra característica marcante de senilidade é o apagamento do ângulo da mandíbula por desgaste ósseo no local de pressão do masseter e pterigóideo interno. Enxertos ósseos nessa área, visando recuperar o volume perdido, terão a mesma sorte do osso original, isto é, serão reabsorvidos em razão da pressão muscular da área.

Como rotina, utiliza-se o polietileno de alta densidade (Porex®, Medpor®), que oferece várias opções de modelos e tamanhos para os ângulos da mandíbula (Fig. 75.6). A abordagem cirúrgica do espaço subperiosteal pode ser tanto intra como extraoral.

A via intraoral, apesar do risco potencial de contaminação pelo contato transoperatório com a saliva, é tecnicamente a mais simples. Por incisão no sulco gengivolabial, é preparada a loja subperiosteal que receberá o implante. Como existe na peça um ressalto inferior que se encaixa por baixo do rebordo inferior da mandíbula, teoricamente basta colocar o implante e fechar o envelope periosteal, pois a própria cinta muscular do masseter e do pterigóideo se encarregará de sua fixação. No entanto, para prevenir deslocamentos e garantir o perfeito contato da peça com o osso (o que prevenirá a formação de fibrose excessiva neste plano, com alteração de volume e vascularização óssea), é mandatório que seja ela fixada por 1 ou 2 parafusos transcutâneos monocorticais. Se estiver sendo feita a cervicoplastia simultânea, pode-se fazer a fixação com parafusos sem atravessar a pele, aproveitando o

978-85-7241-919-2

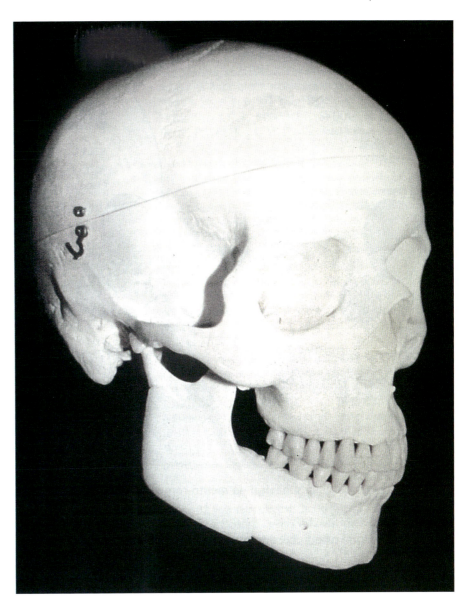

Figura 75.6 – Peça de Medpor® para delimitação do ângulo da mandíbula.

levantamento do retalho cutâneo da área do ângulo da mandíbula.

A via extraoral de colocação do implante de ângulo da mandíbula utiliza o levantamento do retalho cutâneo da cervicoplastia. Pratica-se uma incisão dos tecidos moles sobre a linha do ângulo, atingindo-se o espaço subperiosteal, no qual o implante será colocado e fixado diretamente por um ou dois parafusos. Essa via, apesar de ser mais segura em relação à possibilidade de contaminação, oferece o risco adicional da lesão do ramo do nervo facial, o nervo marginal da mandíbula, o que provocaria paralisia do lábio inferior. Além desse risco, a via extraoral é bem mais trabalhosa que a intraoral, em virtude da limitação de campo cirúrgico oferecida pela exis-

tência do retalho cutâneo e da topografia do nervo marginal.

Por isso, é preferível sempre a via intraoral, evitando ao máximo o contato do implante com a saliva, durante sua colocação.

Região do Mento

A projeção anterior e laterolateral do mento, quando esteticamente necessária, tanto pode ser feita pela colocação de um implante de Medpor® (também fixado por um ou dois parafusos monocorticais) como por osteotomia subapical de avanço (Fig. 75.7). A osteotomia com o avanço do retalho osteomuscular do soalho da boca está in-

INTRODUÇÃO

A musculatura da mímica (Fig. 77.1) exerce papel fundamental na expressão de sentimentos humanos. É por meio da contração ou relaxamento sincronizado desses músculos que se determinam a dinâmica e a harmonia faciais. Mesmo um pequeno desequilíbrio na ação muscular entre as duas hemifaces pode produzir alterações estáticas e dinâmicas que influenciam a estética facial em diferentes graus.

Sob profunda análise estética, as diferenças individuais são enormes no que diz respeito a pequenas assimetrias e ao comportamento muscular da face. Há indivíduos que são mais "fortes" e mais cinéticos que outros, como também há indivíduos que são mais hipotônicos e/ou hipocinéticos. Essa riqueza de variação individual é tão complexa, que o tratamento das linhas de expressão da face deve ser adequado para cada paciente.

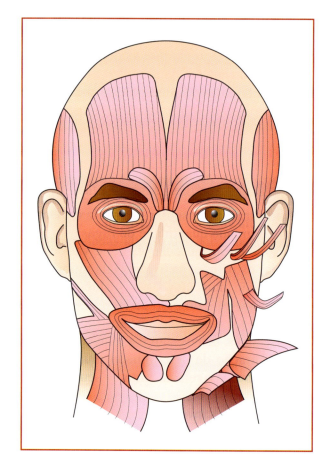

Figura 77.1 – Musculatura da mímica.

CLASSIFICAÇÃO ESTÉTICA DE DE MAIO DO PADRÃO MUSCULAR

Músculos que apresentam movimentação natural são considerados cinéticos. Mímica normal é definida pela quantidade de movimento suficiente para expressar determinado sentimento, como quando, por exemplo, ao sorrir, contraímos o músculo orbicular do olho e formamos linhas de expressão natural e suave na região periorbital.

Indivíduos hipercinéticos são os que apresentam mímica excessiva de determinado grupo muscular ou que movimentam simultaneamente outras áreas da face não ligadas diretamente com a emoção que se deseja transmitir. Têm-se como exemplos o palestrante que contrai a região glabelar de forma ininterrupta enquanto fala ou aquele que contrai excessivamente o músculo frontal, elevando os supercílios enquanto ri.

Indivíduos hipertônicos são os que perderam a capacidade de relaxamento de determinado grupo muscular da mímica. A contração muscular sem relaxamento forma grande quantidade de rugas. Essa condição é comum nas regiões frontal, glabelar, periorbital, comissura dos lábios e pescoço, assim como as bandas platismais.

Indivíduos hipotônicos, em geral, apresentam flacidez cutânea e os hipocinéticos, pouca expressividade. Algumas dessas características estão presentes desde sempre e outras decorrem de fenômenos adaptativos.

Há uma sequência evolutiva do padrão muscular que sofre modificação com o processo de envelhecimento. Primeiro, os indivíduos são cinéticos, executam movimentos musculares adequados ao expressar emoções. Dependendo da solicitação que o músculo recebe, o indivíduo torna-se hipercinético e executa ciclos de contração e relaxamento em velocidade superior ao normal em determinado intervalo de tempo. Este é o indivíduo típico com excesso de mímica.

A fase seguinte é o indivíduo hipertônico que, após longo tempo de padrão hipercinético, perdeu a capacidade de relaxar o grupamento muscular específico. A contração muscular se faz independentemente da sua vontade. São os indivíduos que apresentam rugas compostas. Este padrão é muito comum na região glabelar tanto em indivíduos jovens quanto idosos, ou nas regiões frontal e periorbital em indivíduos de meia-idade.

Muitos indivíduos, no entanto, apresentam padrão muscular variado na face; determinado grupo muscular é hipercinético, outro é hipotônico e cada região necessitará de tratamento particular e dirigido (Tabela 77.1).

DESENVOLVIMENTO DA EXPRESSÃO

Ao nascermos, não executamos todos os movimentos da mímica em sua plenitude. As regiões bucal e periorbital apresentam maior quantidade de movimentos do que as regiões frontal e glabelar. Os músculos das regiões esfincterianas, como olhos e boca, apresentam mímica mais precoce do que das outras regiões da face. A mímica peribucal é muito desenvolvida pelo simples fato de haver o movimento de sugar mesmo antes do nascimento.

A solicitação muscular determinará os padrões individuais da mímica e, consequentemente, as características faciais na idade adulta e durante o envelhecimento.

O padrão muscular é também influenciado pelas partes moles e ossos da face. Dessa forma, pequenas alterações genéticas ou ambientais, ocorridas durante o desenvolvimento musculoesquelético, podem causar desarmonia estética e sinais clínicos desfavoráveis que propiciarão dificuldade de tratamento.

Alterações funcionais e estéticas graves, como as fissuras labiais, demonstram a importância muscular no desenvolvimento ósseo. Ausência de contenção da cinta muscular labial produz deformidade importante na arcada dentária. Os

profissionais que já trataram esse tipo de pacientes conseguem realmente entender a importância da musculatura no desenvolvimento ósseo e de partes moles de qualquer indivíduo.

Quando se trabalha com sinais mais sutis, como a beleza ou a estética, sinais clínicos não tão evidentes quanto as fissuras labiais não são fáceis de se verificar. São as pequenas alterações de forma, posição e comportamento muscular que vão fazer com que umas pessoas sejam mais bonitas que outras. Ou, ainda, que determinada pessoa seja mais bonita quando se expressa (dinamicamente) do que quando se encontra sem movimentos (estática).

A graciosidade é dada pelo comportamento muscular e pela maneira como as fibras musculares interagem entre si. Um número maior de entrelaçamento entre os grupos musculares faz com que a mímica facial seja menos sutil e agradável, pois um grupamento muscular interfere em outro. Músculos faciais sem tantas conexões promovem grande liberdade de expressão e riqueza de movimentos, o que não necessariamente significa beleza.

FENÔMENOS ADAPTATIVOS

A musculatura da mímica tende a se adaptar às mudanças que ocorrem durante o desenvolvimento facial, estabilização na fase adulta e envelhecimento. Pode-se dizer que, além da ação adaptativa, a musculatura da mímica apresenta ação protetora e auxiliadora.

A ação adaptativa durante o envelhecimento refere-se ao padrão de contração muscular hipercinético ou hipertônico que se forma para atenuar a flacidez e o excesso de pele que apa-

Tabela 77.1 – Classificação estética de De Maio do padrão muscular

Tipo	Padrão	Característica da mímica	Expressividade
I	Cinético	Movimentação normal	Adequada e harmônica
II	Hipercinético	Movimentação excessiva	Excessiva
III	Hipocinético	Movimentação lenta	Baixa
IV	Tônico	Tônus muscular normal	Estruturas anatômicas posicionadas corretamente
V	Hipertônico	Ausência de relaxamento	Distorção anatômica e formação de rugas compostas
VI	Hipotônico	Relaxamento excessivo	Flacidez e ptose de determinadas estruturas anatômicas

978-85-7241-919-2

recem com a idade. Por exemplo, indivíduos do sexo masculino apresentam, de maneira geral, implantação baixa do supercílio. Com a idade, há tendência de ocorrer ptose dos supercílios, que produzirão excesso de pele na pálpebra superior. Como fenômeno adaptativo para melhorar a visão, contrai-se o músculo frontal, eleva-se o supercílio e "corrige-se" essa alteração, em detrimento da formação de rugas horizontais na fronte. É claro que o grau e o tempo de contração dependerão da necessidade de cada caso. E, assim, estabelece-se o padrão hipercinético ou hipertônico do indivíduo.

O fenômeno protetor mais conhecido é de piscar os olhos. A ação do músculo orbicular do olho, além de protegê-lo, também causa as rugas periorbitais. Este é mais um exemplo de que a presença de linhas de expressão é inexorável à vida humana. Nesta área também se pode verificar o padrão hipercinético ou hipertônico.

A ação auxiliadora é verificada nos músculos corrugador e prócero. O fato de auxiliar na focalização ocular durante a contração desses músculos pode produzir as rugas glabelares.

O aparecimento das bandas platismais também decorre de fenômenos adaptativos. A ação gravitacional sobre as estruturas cervicais que apresentam perda da biomecânica de suporte faz com que o músculo platisma forme zonas de contração, principalmente nas bordas mediais, com o intuito de "sustentar" as partes moles da região cervical que sofrem atração gravitacional.

DESCRIÇÃO ANATÔMICA

Terço Superior da Face

O tônus da região frontal e a posição dos supercílios são influenciados pela interação de três músculos abaixadores (orbicular, corrugador e prócero) e um levantador (frontal)[1]. Os dois pares do músculo frontal caminham verticalmente através da fronte e são contíguos à aponeurose epicrânica, à camada densa de músculo e à fáscia do couro cabeludo (Fig. 77.2). Por não possuir origem óssea, as fibras do músculo frontal se interdigitam inferiormente com o músculo prócero na região do násio, com os músculos corrugadores na região medial dos supercílios e, mais lateralmente, com fibras do músculo orbicular do olho.

Com a contração do músculo frontal há elevação dos supercílios e aparecimento na fronte de rugas transversais de profundidade variada. Essa profundidade varia de acordo com a espessura dérmica e o volume muscular associado à força de contração muscular.

A elevação frontal se opõe aos três músculos antagônicos, prócero, corrugador e orbicular do olho (Fig. 77.3). O músculo corrugador, em forma de leque, origina-se no osso frontal, próximo à rima orbital superomedial, insere-se nas fibras do frontal e na pele, na região medial do supercílio[2]. A ação dos corrugadores é aproximar medialmente os supercílios, o que produz rugas verticais glabelares. Há diferentes padrões de contração e formação de rugas na região glabelar. Essa região é muito suscetível ao padrão hipercinético e hipertônico, por contrair-se durante a focalização ocular. Esse tipo de rugas aparece frequentemente em pessoas com alteração de acuidade visual ou em indivíduos sisudos ou preocupados.

As fibras de orientação vertical do músculo prócero se originam dos ossos nasais e se inserem na pele da região medial da fronte, entre as fibras mais mediais do músculo frontal, sendo responsáveis pelas rugas das regiões glabelar e nasal. A contração do músculo prócero promove movimento caudal da região medial dos supercílios.

As fibras concêntricas do músculo orbicular do olho, quando se contraem, contrapõem-se à

978-85-7241-9119-2

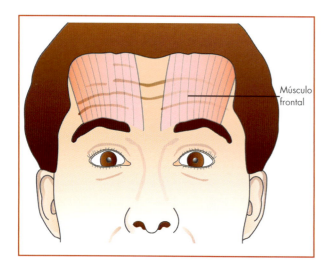

Músculo frontal

Figura 77.2 – Dinâmica frontal.

elevação do músculo frontal. As rugas periorbitais, ou "pés de galinha", aparecem frequentemente durante a contração do músculo orbicular do olho, em geral, na expansão temporal da região orbital. Trata-se de um tipo de ruga muito comum, uma vez que essa região apresenta contração contínua, não só pela frequência com que sorrimos, mas também pelo reflexo de piscar.

Como exposto anteriormente, a configuração dos supercílios está relacionada com o sexo. O supercílio feminino ideal encontra-se, no mínimo, 1cm acima da rima supraorbital, em que o ponto mais elevado deste arco se encontra no limbo lateral[3]. O supercílio masculino, por sua vez, é mais horizontal e se posiciona ao longo da rima supraorbital. Algumas orientações numéricas auxiliam no estabelecimento das relações estéticas do terço superior da face. As distâncias ideais para o padrão feminino são: 5 a 6cm do supercílio à raiz do cabelo; 1,6cm do supercílio ao sulco supratarsal; e 2,5cm do supercílio ao centro da pupila[4].

Com o envelhecimento, o músculo frontal perde o tônus em resposta à gravidade e há queda do supercílio. O posicionamento baixo do supercílio promove aumento da pele inferior ao supercílio e aparência de blefarocalasia. As rugas transversas frontais podem ser consideradas sequela da ação constante do músculo frontal, que tenta compensar o excesso de pele na pálpebra superior, o que obstrui a visão[5].

A atenuação da elevação do músculo frontal altera o equilíbrio biomecânico e permite que os músculos abaixadores e antagonistas (corrugador e prócero) se contraiam em oposição. O efeito resultante é a expressão exagerada da região glabelar e consequente formação de rugas.

Terço Médio da Face

O sistema musculoaponeurótico superficial (SMAS) avança sobre a musculatura da mímica facial (músculos orbicular do olho, abaixador do ângulo da boca, zigomáticos maior e menor e risório). A contração muscular é traduzida na expressão de movimentos por meio de septos verticais que se estendem do SMAS à derme[6]. A fáscia, composta de fibras colágenas e elás-

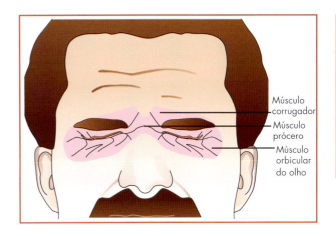

Figura 77.3 – Dinâmica periorbital e glabelar.

Músculo corrugador
Músculo prócero
Músculo orbicular do olho

ticas com propriedades viscoelásticas semelhantes à derme, é mais espessa sobre a glândula parótida e afina-se anteriormente sobre o masseter e o coxim de gordura bucal. O SMAS é contíguo à margem inferior do músculo orbicular do olho, mas torna-se muito delicado a 1cm do arco zigomático. O resistente ligamento zigomático – de 6 a 8mm de comprimento – origina-se na borda inferior do zigoma, atrás da inserção dos músculos zigomáticos, insere-se na derme, servindo como ancoragem às partes moles da região malar contra alterações gravitacionais[7].

Os músculos superficiais da mímica do terço médio da face (músculos zigomáticos maior e menor, levantador do lábio superior, levantador do lábio superior e da asa do nariz) (Fig. 77.4, A) derivam embriologicamente dos músculos esfincterianos do pescoço, possuem inserção óssea direta, em oposição aos músculos do terço inferior da face e do pescoço, os quais derivam do platisma primitivo, que não apresenta inserção óssea[8]. Septos fibrosos menos rígidos interconectam as fáscias superficiais e profundas do terço médio da face na margem anterior do músculo masseter. O enfraquecimento desses ligamentos de retenção causa a ptose anteroinferior da camada fibrogordurosa lipodistrófica sobre a proeminência zigomática (coxim gorduroso malar), produzindo encovamento infraorbital e aprofundamento do sulco nasogeniano.

Anteriormente, o SMAS se estende através da bochecha até o sulco nasogeniano, onde emerge com o músculo orbicular da boca no

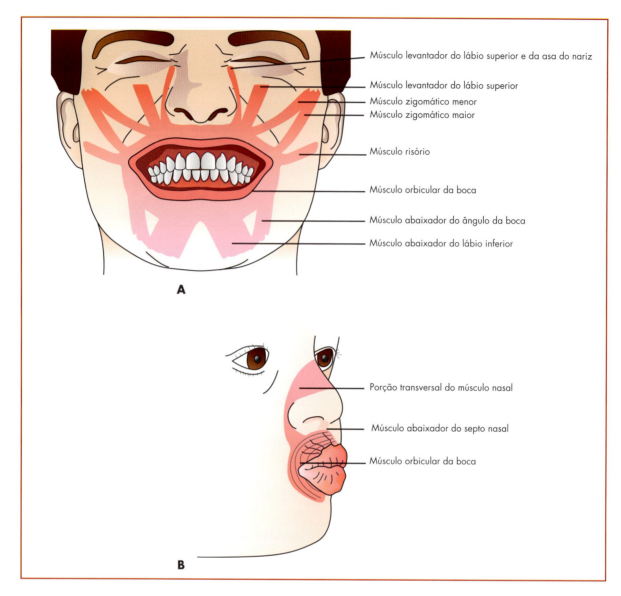

Músculo levantador do lábio superior e da asa do nariz

Músculo levantador do lábio superior

Músculo zigomático menor

Músculo zigomático maior

Músculo risório

Músculo orbicular da boca

Músculo abaixador do ângulo da boca

Músculo abaixador do lábio inferior

A

Porção transversal do músculo nasal

Músculo abaixador do septo nasal

Músculo orbicular da boca

B

Figura 77.4 – (*A* e *B*) Dinâmica bucal.

lábio superior[9]. O sulco nasogeniano separa a bochecha do lábio superior, onde os músculos da mímica e o SMAS se inserem no músculo orbicular da boca[10]. Medialmente ao sulco, não há quase subcutâneo entre a derme e o músculo orbicular da boca (Fig. 77.4, *B*). Lateralmente, há uma camada importante de gordura entre os músculos da mímica e a derme, que permite o deslizamento suave durante a animação[11].

Durante o processo de envelhecimento, o sulco nasogeniano permanece em uma posição ancorada em razão da tração constante do SMAS e dos músculos da mímica ao manter o tônus de repouso e a atividade do lábio superior, ao passo que as estruturas fibrogordurosas e menos fixas, laterais ao sulco, descem com a gravidade e o envelhecimento sobre o sulco fixo, aumentando o abaulamento e a profundidade do sulco nasogeniano[12]. Um erro comum é acreditar que a tração lateral do SMAS no terço médio da face achatará a prega nasogeniana. Ao contrário, a tração lateral do SMAS aprofunda o sulco e acentua a prega nasogeniana. Inversamente, na face paralisada, quando o tônus do SMAS e da musculatura da mímica estão enfraquecidos, a prega nasogeniana se achata, ao passo que os levantadores do lábio se alongam e o sulco nasogeniano desce medialmente. Dessa forma, a suavização estética real da prega nasolabial requer a liberação das forças provenientes dos ligamentos zigomáticos, suspensão da camada fibrogordurosa superficial da prega nasogeniana (coxim gorduroso malar) num vetor direcionado acima da proeminência malar e a compensação da pele na direção oblíqua lateral.

Terço Inferior da Face

O músculo platisma pode ser descrito como um músculo largo, quadrangular e fino; origina-se na parte superior do tórax, da clavícula e dos ombros; estende-se obliquamente pela porção anterior do pescoço; e se funde com o SMAS e os músculos periorais da mímica (músculos orbicular da boca, abaixador do ângulo da boca, abaixador do lábio inferior e risório)[13]. Na borda anterior do músculo masseter, o platisma é aderente à camada profunda da fáscia por meio dos ligamentos cutâneos massetéricos. Diferentemente dos músculos da mímica do terço superior da face que se originam a partir de aderências ósseas, o platisma e os músculos da mímica do terço inferior da face não apresentam essas inserções ósseas, com exceção do denso ligamento mandibular na região anterior da mandíbula, mas são inteiramente suspensos pela fáscia fibroelástica do SMAS.

Com o envelhecimento, o platisma e a gordura do subcutâneo respondem às alterações gravitacionais e ao enfraquecimento dos ligamentos massetéricos cutâneos, permitindo a migração inferior dos tecidos moles da bochecha, além da borda mandibular[14]. O sulco mentolabial estende-se da comissura dos lábios até a parassínfise e representa a adesão das fáscias superficial e profunda no ponto de fixação do ligamento mandibular osteocutâneo[15].

Na região anterior do pescoço, o músculo platisma pode apresentar decussação no nível da linha média sobre o hioide ou ser totalmente separado[16]. Por serem as bordas mediais do platisma firmemente aderidas à fáscia cervical profunda, as bandas platismais representam as pregas laterais causadas pela flacidez muscular.

EQUILÍBRIO DE FORÇAS

A musculatura da mímica deve ser analisada com um conjunto de forças vetoriais que atuam de forma sinérgica e antagônica nas principais regiões da face. A posição correta das estruturas anatômicas também sofre influência desse conjunto de forças. Pode-se dar como exemplo a cauda do supercílio, que será tanto mais elevada quanto mais fraca for a ação da porção temporal depressora do músculo orbicular do olho ou quanto mais fortes forem as fibras laterais do músculo frontal.

O vetor resultante da ação de forças modifica-se com o tempo. A posição do canto da boca é um exemplo: a linha ascendente torna-se horizontal e, depois, descendente. Essa evolução da resultante vetorial colabora com a hipótese de que, quando somos jovens, os músculos que levantam o lábio superior preponderam sobre os abaixadores e, com a idade, são os abaixadores que alteram o sentido das forças vetoriais. Um exemplo clássico é o abaixador do ângulo da boca que, ao ser inibido pela ação da toxina botulínica, promove elevação do canto da boca.

As forças vetoriais não são apenas bidimensionais, atuando de cima para baixo ou da direita para esquerda, são tridimensionais. Agem da superfície para a profundidade e vice-versa. Um exemplo diz respeito à continência das bolsas palpebrais inferiores. A perda do tônus do músculo orbicular do olho faz com que haja projeção das bolsas palpebrais causando olhar cansado e embriagado. Comprova-se este fato ainda mais quando há acentuação das bolsas palpebrais em pacientes submetidos à aplicação de toxina botulínica.

SINERGISMO E ANTAGONISMO

Os músculos da mímica apresentam interações sinérgicas e antagônicas. A ação de um músculo ou grupo muscular interfere em outros músculos da mesma região. Isto ocorre em razão da existência de entrelaçamento das fibras dos músculos que atuam sobre uma área específica. A contração de um determinado músculo provoca relaxamento de seu antagonista e vice-versa.

ENVELHECIMENTO E MÍMICA

O tônus muscular interfere no posicionamento das estruturas anatômicas na face. Na fase de desenvolvimento da criança há constante adaptação entre a estrutura óssea e as partes moles.

978-85-7241-919-2

SEÇÃO 9

As forças vetoriais orientam e direcionam o crescimento dessas estruturas durante o desenvolvimento. Na fase adulta, há equilíbrio dessas forças e as estruturas faciais encontram-se posicionadas de forma harmônica.

Com o envelhecimento, o vetor gravitacional e, portanto, descendente supera os vetores da biomecânica facial, aqueles responsáveis pelo posicionamento harmônico das estruturas faciais. Há queda das estruturas anatômicas em sentido caudal. No início, a musculatura da mímica altera seu comportamento estático e dinâmico. Por exemplo, indivíduos com implantação baixa do supercílio, ao envelhecer, apresentam ptose dessa região e aumento de pele na pálpebra superior que atrapalha a visão. Como fenômeno adaptativo, há contração do músculo frontal que eleva os supercílios e melhora a visão. A consequência é a formação de rugas dinâmicas frontais que evoluirão para hipercinese e hipertonia. Quando a ação hipertônica muscular não suporta o vetor gravitacional, há queda em bloco das estruturas. Com o tempo, o músculo tende a atrofiar-se, atuando sobre a mímica facial.

QUESTÕES

1. Quais são os principais músculos do terço superior da face?
2. Quais são os principais músculos do terço médio da face?
3. Quais são os principais músculos do terço inferior da face?
4. Quais as principais características do indivíduo hipercinético e hipertônico?
5. O que geralmente ocorre com a mímica facial durante o envelhecimento?

REFERÊNCIAS

1. LEMKE, B. N.; STASIOR, O. G. The anatomy of eyebrow ptosis. *Arch. Ophthalmol.*, v. 100, p. 981, 1982.
2. KRIZE, D. M. Transpalpebral approach to the corrugator supercilii and procerus muscles. *Plast. Reconstr. Surg.*, v. 95, p. 52, 1995.
3. LARRABEE, W. R.; MAKIESKI, K. H. *Surgical Anatomy of the Face*. New York: Raven, 1993.
4. MCKINNEY, P.; MOSSIE, R. D.; ZUKOWSKI, M. C. Criteria for the forehead lift. *Aesth. Plast. Surg.*, v. 15, p. 141, 1991.
5. FLOWERS, R. S.; CAPUTY, G. G.; FLOWERS, S. S. The biomechanics of brow and frontalis function and its effect on blepharoplasty. *Clin. Plast. Surg.*, v. 20, p. 255-268, 1993.
6. MITZ, V.; PEYRONIE, M. The superficial musculoaponeurotic system in the parotid mid cheek area. *Plast. Reconstr. Surg.*, v. 58, p. 80, 1976.
7. FURNAS, D. W. The retaining ligaments of the cheek. *Plast. Reconstr. Surg.*, v. 83, p. 11, 1989.
8. YOUSIF, N. S.; MENDELSONHN, D. C. Anatomy of the midface. *Clin. Plast. Surg.*, v. 22, p. 227-240, 1995.
9. YOUSIF, N. S.; GOSAIN, A.; MATLOUB, H. S. et al. The nasolabial fold: an anastomotic and histological reappraisal. *Plast. Reconstr. Surg.*, v. 93, p. 60-69, 1994.
10. BARTON, F. E.; GYIMESI, T. M. Anatomy of the nasolabial fold. *Plast. Reconstr. Surg.*, v. 100, p. 1276, 1997.
11. YOUSIF, N. S. Changes of the mid-face with age. *Clin. Plast. Surg.*, v. 12, p. 213-226, 1995.
12. MITZ, V.; PEYRONIE, M. The superficial musculoaponeurotic system in the parotid mid cheek area. *Plast. Reconstr. Surg.*, v. 58, p. 80, 1976.
13. STUZIN, J. M.; BAKER, T. S.; GORDON, H. L.; BAKER, T. M. Extended SMAS dissection – an approach to mid face rejuvenation. *Clin. Plast. Surg.*, p. 295-311, 1995.
14. STUZIN, J. M.; BAKER, T. J.; GORDON, H. L. The relationship of the superficial and deep fascias; relevance to rhytidectomy and aging. *Plast. Reconstr. Surg.*, v. 98, p. 59, 1996.
15. VISTNES, L. M.; SOUTHER, S. M. The platysma muscle: anatomic considerations for aesthetic surgery of the anterior neck. *Plast. Reconstr. Surg.*, v. 10, p. 441, 1983.
16. MCKINNEY, P. The management of platysma bands. *Plast. Reconstr. Surg.*, v. 98, p. 999-1000, 1996.

Farmacologia e Imunologia

Fernando César Ribeiro ◆ Maurício de Maio

SUMÁRIO

A toxina botulínica é um agente paralisante produzido pela bactéria *Clostridium botulinum*, causadora do botulismo. A principal ação dessa droga é bloquear a liberação do neurotransmissor acetilcolina, responsável por contração muscular e secreção salivar e das glândulas sudoríparas.

Quando nos expressamos, rimos ou choramos, os músculos da face se contraem. Como consequência dessas frequentes contrações, com o passar do tempo, a atividade desses músculos resulta no desenvolvimento de linhas de expressão profundas, tais como as linhas da testa, os pés de galinha e os vincos entre as sobrancelhas.

Desta forma, a toxina é aplicada diretamente no músculo responsável pela formação da linha ou ruga de expressão, causando seu relaxamento temporário e conferindo ao rosto uma aparência mais calma, rejuvenescida e agradável.

HOT TOPICS

- As neurotoxinas produzidas pelo *Clostridium botulinum* exercem efeitos paralíticos na junção neuromuscular (JNM) por inibir a liberação de acetilcolina.
- As toxinas A, B, E e F são as principais toxinas que afetam os humanos.
- A toxina só exerce efeito se entrar na terminação nervosa.
- Para que o efeito desejado ocorra, são necessárias quatro etapas: ligação, internalização, translocação da membrana e atividade da protease.

- A toxina botulínica apresenta uma cadeia leve e uma cadeia pesada.
- A toxina atua especificamente inibindo a liberação de acetilcolina através da cadeia leve.
- A presença de anticorpos da toxina botulínica em estética é rara.
- Se houver a produção de anticorpos contra a toxina botulínica, o efeito do tratamento torna-se ineficaz.
- A resposta imune dependerá da dose injetada por sessão, da dose acumulada e da frequência de administração da toxina.
- O desenvolvimento da imunorresistência está relacionada a grandes doses e intervalos curtos de tempo entre as injeções.

INTRODUÇÃO

Clostridium botulinum são bactérias anaeróbicas, Gram-positivas, formadoras de esporos, que estão amplamente distribuídas no solo e na água[1]. Os esporos são capazes de sobreviver a uma temperatura de 100°C por pelo menos 6h, porém são destruídos em 5min à temperatura de 120°C[2]. Sob condições anaeróbicas ou semianaeróbicas, tais esporos podem germinar, levando à criação das bactérias que produzem a toxina botulínica[3].

Desde sua descoberta, em 1897, até seu uso como agente terapêutico, em 1977, a toxina botulínica evoluiu de veneno a um agente clínico versátil com uma lista infindável de utilidades.

No início da década de 1990, a toxina botulínica começou a ser usada na área dermatológica, com a finalidade de melhorar as rugas faciais. Essa descoberta ocorreu por acaso. No tratamento de espasmos hemifaciais, observou-se uma diminuição unilateral das rugas faciais[4] e, em pacientes tratados para blefaroespasmos, notou-se melhora importante das linhas da região glabelar[5].

A aplicabilidade da toxina botulínica resulta de propriedades particulares, pois tem ação transitória e não destrutiva. Os efeitos podem ser localizados em uma área-alvo e a gravidade, controlada pela dose, com mínimas reações adversas. Além disso, a toxina botulínica demonstra-se segura há mais de 20 anos em humanos. A transição de elemento venenoso a terapêutico é resultado de centenas de estudos das suas propriedades e ações[6].

ESTRUTURA E FARMACOLOGIA

As neurotoxinas produzidas pelo *Clostridium botulinum* são inodoras e insípidas, lábeis ao calor e se desnaturam a temperaturas acima de $80°C^2$. Exercem efeitos paralíticos na JNM por inibir a liberação de acetilcolina.

As toxinas botulínicas se assemelham às toxinas tetânicas na arquitetura molecular e na biossíntese. Existem oito tipos distintos de sorotipos designados por A, B, C_1, C_2, D, E, F e G. Apesar de serem distintas antigenicamente e terem diferentes locais de ação dentro dos neurônios, possuem peso molecular similar e subunidade estrutural comum[7].

As toxinas A, B, E e F são as principais toxinas que afetam os humanos[1]. As toxinas C e D causam botulismo em pássaros e outros mamíferos[3].

Toxina botulínica tipo A é a mais potente de todas e foi a primeira a ser desenvolvida para o uso clínico. Os tipos B e F também mostraram efeitos benéficos em humanos e a comercialização do tipo B tornou-se disponível recentemente nos Estados Unidos. Toxinas de ação curta como os subtipos E e F podem ter valor em pós-operatórios e após traumas[8].

A toxina botulínica tipo A é purificada para o uso clínico e comercializada pela Ipsen (Dysport®) e pela Allergan (Botox®). Um frasco de Dysport® contém 500 unidades e um frasco de Botox®,

100 unidades. Não existem diferenças significativas entre as potências desses produtos e no uso clínico, a relação de equivalência entre os dois produtos varia de 3:1 a 4:1[9,10].

A sequência completa de ácido desoxirribonucleico (DNA, *deoxyribonucleic acid*) da toxina botulínica tipo A mostra 1.296 resíduos de aminoácidos e a *Escherichia coli* inativa o gene produtor da toxina botulínica tipo A. Uma comparação com a toxina tetânica mostra que existe uma identidade na sequência de aminoácidos de cerca de 33,8%[11].

Quando a neurotoxina é isolada de culturas de bactérias, normalmente se associa a macromoléculas não tóxicas, como proteínas ou ácidos nucleicos, e a hemaglutinina é um exemplo, associada por ligação não covalente à toxina tipo A.

TRANSMISSÃO NEUROMUSCULAR

A neurotransmissão colinérgica envolve seis etapas a serem definidas como: síntese, armazenagem, liberação, ligação, degradação e reciclagem da acetilcolina.

A colina é primeiramente transportada do líquido extracelular para dentro do citoplasma do neurônio colinérgico pelo sistema de transporte do sódio, que reage enzimaticamente com a acetilcolina A para formar a acetilcolina, que então é transportada para dentro das vesículas sinápticas, nas quais é armazenada em grânulos. Quando um potencial de ação chega ao nervo terminal, os canais de cálcio da membrana sináptica (que são sensíveis à alteração de voltagem) se abrem, causando aumento da concentração de cálcio intracelular. Níveis elevados de cálcio promovem o armazenamento e a fusão das vesículas sinápticas com a membrana celular por um mecanismo complexo que envolve proteínas isoformes, culminando na liberação de acetilcolina que se difunde através do espaço sináptico e se liga aos receptores nicotínicos pós-sinápticos da fibra muscular. Essa ligação ativa o segundo sistema mensageiro que resulta na contração muscular.

A acetilcolina é rapidamente clivada em colina e acetato pela acetilcolinesterase e a colina pode ser reciclada por um sistema de transporte de alta afinidade que leva a molécula de volta ao neurônio[12].

ESTRUTURA DA TOXINA

Os dois subtipos mais relevantes clinicamente (A e B) são sintetizados por classes diferentes de *Clostridium botulinum* e têm propriedades distintas. As toxinas são sintetizadas como polipeptídeos de cadeia única com massa molecular aproximada de 150kDa[13]. O subtipo A pode ser encontrado com massa molecular de 900kDa, e esse tamanho é relacionado ao tipo cristalizado da toxina usada clinicamente[8]. A ativação neurotóxica da toxina requer modificação terciária da estrutura, que é realizada em duas etapas. Na primeira etapa, a cadeia-mãe é clivada em uma cadeia pesada (100kDa), que se une por uma ligação dissulfídica a uma cadeia leve (50kDa), que está associada a um átomo de zinco. Esta é a forma que a toxina deve entrar no axônio terminal. A segunda etapa de ativação é a redução dissulfídica, e ocorre somente após a internalização na célula-alvo.

AÇÃO MOLECULAR

Todos os sorotipos de toxina botulínica agem no sistema nervoso periférico, no qual inibem a liberação de acetilcolina do terminal pré-sináptico da JNM. As toxinas podem se ligar ao nervo terminal no gânglio colinérgico com efeitos autonômicos; por essa razão, isso ocorre somente em altas dosagens. Dosagens terapêuticas não parecem estar associadas a qualquer reação adversa autonômica significativa.

Para que o efeito desejado se estabeleça, devem ocorrer quatro etapas: ligação, internalização, translocação da membrana e atividade de protease[14]. A toxina só exerce efeito se entrar na terminação nervosa[15].

Ligação

A ligação da toxina (Fig. 78.1) ocorre específica e irreversivelmente a terminais nervosos colinérgicos, mediados pela cadeia pesada desta. A metade do terminal C da cadeia pesada determina a especificidade colinérgica e é responsável pela ligação, ao passo que a cadeia leve promove a toxicidade intracelular. Esse processo é seletivo e saturável.

Internalização

A internalização (Fig. 78.2) é realizada por endocitose da vesícula lisossomal (processo mediado por receptores e dependente de energia)[16]. A internalização das toxinas A e B é máxima em um período de 90min a 22°C[17]. Esse processo independe da concentração de cálcio e depende parcialmente da estimulação nervosa[18]. É acelerado em meio ácido e lentificado pelo resfriamento. Quando o pH da vesícula cai a níveis inferiores a 4, ocorre mudança na conformação da molécula da toxina; a cadeia pesada entra na membrana vesicular para formar um canal através do qual a cadeia leve vai penetrar no citoplasma[19].

978-85-7241-919-2

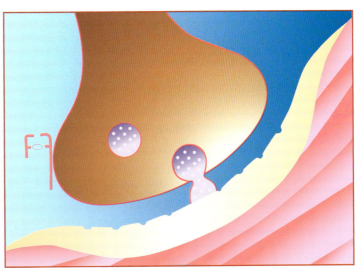

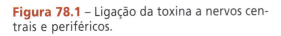
Figura 78.1 – Ligação da toxina a nervos centrais e periféricos.

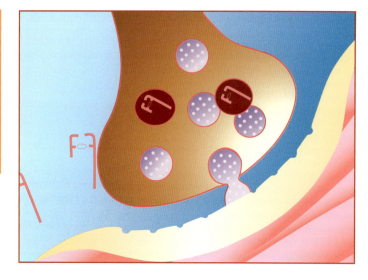

Figura 78.2 – Internalização. A toxina é internalizada via endocitose mediada pelo receptor, um processo no qual a membrana plasmática da célula nervosa invagina ao redor do complexo toxina-receptor, formando uma vesícula que contém a toxina dentro do terminal nervoso. Após ter sido internalizada no endossoma, a cadeia leve da molécula de toxina, que é responsável pelo bloqueio da liberação da acetilcolina, é liberada para o citoplasma do terminal nervoso.

978-85-7241-919-2

Se a ligação de enxofre se quebrar antes da internalização, a cadeia leve não consegue entrar, causando perda completa da toxicidade[20].

Translocação

Após a internalização, a ligação dissulfídica se rompe e a metade terminal N da cadeia pesada promove a penetração e a translocação da cadeia leve através da membrana endossomal, responsável pela inibição da liberação da acetilcolina[21]. A toxina atua especificamente inibindo a liberação de acetilcolina e não atua sobre a síntese nem armazenamento.

As terminações nervosas envenenadas pela toxina podem ainda ser induzidas a liberar quantidade normal de acetilcolina, embora técnicas não fisiológicas devam ser utilizadas.

Atividade de Protease

A atividade proteolítica está localizada no terminal N da cadeia leve (50kDa). A liberação da acetilcolina é inibida quando a endopeptidase quebra uma ou mais proteínas da cadeia de transporte vesicular.

A exocitose da vesícula e sua consequente liberação do neurotransmissor (do citosol à membrana plasmática) depende do trifosfato de adenosina (ATP, *adenosine triphosphate*) (translocação). A união da vesícula à superfície da membrana interna envolve a formação de um complexo incluindo proteínas citoplasmáticas (γ-SNAP, α-SNAP, NSF, SNAP-25), proteínas vesiculares (VAMP/sinaptobrevina) e proteínas na membrana-alvo (sintaxina). A proteólise inibe a liberação de neurotransmissores (Fig. 78.3).

Cada subtipo tem seu local de ação específico. Os alvos de ação da toxina botulínica tipos A e C são proteínas associadas ao sinaptossoma, de 25kDa de massa molecular, comumente abreviada como SNAP-25. O alvo de ação dos subtipos B, D, E, F e G é a proteína de membrana associada à vesícula (VAMP), também chamada de sinaptobrevina[22]. Essa diferença pode ser a responsável por algumas alterações observadas no efeito clínico dos subtipos A e B. Ainda não existem informações da ação intracelular da toxina tipo B.

O efeito clínico da toxina é decorrente primariamente da ação na periferia. Há tipicamente atraso da ação em 24 a 72h entre a administração da toxina e o efeito clínico, apesar de alguns pacientes apresentarem resultados imediatos. O retardo de efeito clínico pode estar relacionado à ação da protease no metabolismo ou mesmo à liberação proximal da toxina.

A recuperação ocorre em duas fases distintas[23]. Inicialmente, a partir dos axônios, com o terminal pré-sináptico destruído, formam-se brotamentos terminais acessórios que agem para estimular os músculos (Fig. 78.4). Após 28 dias aproximadamente, o terminal principal começa lentamente a recuperar sua função de liberação de neuro-

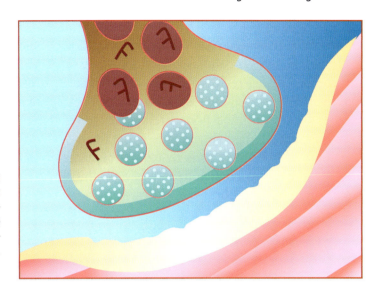

Figura 78.3 – Bloqueio. Uma vez dentro da célula nervosa, a toxina botulínica tipo A bloqueia a liberação da acetilcolina pela clivagem enzimática da proteína específica. O impulso nervoso que leva à despolarização da membrana da célula responsável pela ação também é bloqueado.

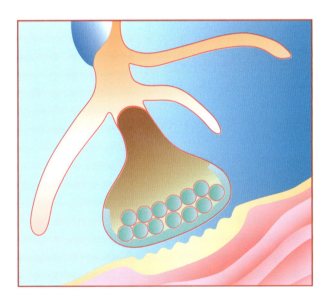

Figura 78.4 – Rebrotamento. Embora a toxina botulínica efetivamente interfira na transmissão nervosa colinérgica, bloqueando a liberação da acetilcolina, ela não afeta a síntese ou armazenagem desse neurotransmissor ou a condução dos sinais elétricos ao longo da fibra nervosa. A evidência também indica que a desnervação química provocada pela toxina estimula o crescimento de brotamentos axonais laterais.

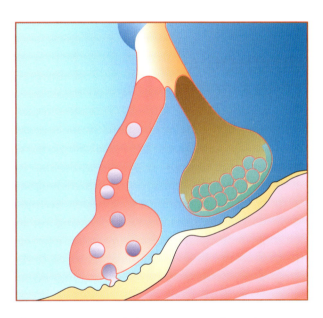

Figura 78.5 – Restabelecimento. Um desses brotamentos nervosos estabelece uma nova junção neuromuscular.

transmissores, provavelmente pela síntese de novas e intactas SNAP-25, e os brotamentos desaparecem gradativamente (Fig. 78.5). A recuperação estará completa em pouco mais de 90 dias, aproximadamente o mesmo tempo de duração dos efeitos clínicos[8].

Em modelos experimentais humanos e animais, concluiu-se que a exposição prolongada à toxina causa desnervação atrófica reversível[24-26].

EFEITOS INDIRETOS NO SISTEMA NERVOSO CENTRAL

A toxina botulínica tipo A nos neurônios motores γ reduzem os sinais aferentes provenientes dos receptores musculares[27,28], o que diminui a espasticidade em uma área maior que a esperada no local injetado. Assim, a injeção da toxina botulínica tipo A no músculo reduzirá a atividade do neurônio motor α na fibra muscular extrafusal e na contração muscular. Simultaneamente, receptores musculares, quando presentes na área, são

SEÇÃO 9

também inibidos pela toxina botulínica tipo A pela inibição dos receptores das fibras intrafusal dos neurônios motores γ pelo sistema aferente. Essa atenuação do sinal reduz o retorno da atividade muscular de outros músculos não injetados.

A toxina botulínica pode afetar o sistema nervoso central. Hipoteticamente, o tratamento com a toxina botulínica pode reduzir a liberação de neuropeptídeos nociceptivos dos neurônios colinérgicos ou das fibras δ C ou A, *in vivo*. A redução da liberação dos neuropeptídeos pode prevenir a sensibilização local dos nociceptores e, então, reduzir a percepção da dor. A redução do sinal nociceptivo do sistema nervoso periférico pode reduzir a sensibilização do sistema nervoso central associado à dor crônica[29].

IMUNOLOGIA DA TOXINA BOTULÍNICA

As toxinas botulínicas possuem propriedades imunológicas que podem provocar estímulo da produção de anticorpos, o que torna ineficaz o tratamento quando realizado nas doses subsequentes. A dose mínima e a quantidade de injeções necessárias para induzir a formação de anticorpos ainda são desconhecidas. A resposta imune depende da dose injetada por sessão, da dose acumulada e da frequência de administração da toxina.

A maioria dos indivíduos que é tratada com a toxina botulínica continua responsiva a tratamentos repetitivos, porém alguns não respondem inicialmente (não responsivos primários) e outros respondem inicialmente, mas falham nas injeções subsequentes (não responsivos secundários). A produção de anticorpos parece ser a resposta para a falha de tratamento do não responsivo secundário.

O teste para detecção de anticorpos que é mais largamente utilizado é o teste de neutralização em ratos (Northview Pacific Labs, Berkeley, Califórnia)[12], nos quais anticorpos do soro humano são coadministrados em ratos. A ligação dos anticorpos à toxina protege o rato dos efeitos letais da toxina; essa neutralização é quantificada. Esse teste é de custo elevado e demanda muito tempo para ser realizado.

Na prática clínica, pode-se suspeitar de resistência imunológica nos casos em que o indivíduo se mostra não responsivo secundário e não responsivo primário nos casos em que a resposta ao tratamento se mostra inferior ao desejado. Se a imunorresistência é suspeitada, os testes dos músculos frontais e do supercílio são indicados ou testes de radioimunoprecipitação podem ser realizados. Em termos práticos, no primeiro teste, as injeções são geralmente continuadas até que a resposta clínica se torne insignificante. No segundo caso, os testes de imunodiagnóstico devem ser utilizados, pois apresentam quatro ordens de magnitude, além de grande sensibilidade, superior aos testes convencionais, como o ensaio imunossorvente ligado à enzima (ELISA, *enzyme-linked immunosorbent assay*), uma vez que nestes a quantidade de anticorpos produzida pode ser muito pequena para ser detectada clinicamente ou pelo próprio ELISA[30]. Nesse momento, algumas alternativas devem ser consideradas. Paradoxalmente, alguns pacientes respondem à substituição do fabricante da toxina botulínica tipo A; outros parecem se beneficiar de um "descanso" de seis meses entre as sessões e após esse intervalo passam a responder normalmente aos tratamentos; porém não existe, na literatura, qualquer publicação que confirme essas duas últimas condutas.

As toxinas botulínicas são proteínas capazes de estimular a resposta imune. Essa resposta pode resultar do desenvolvimento de anticorpos que bloqueiam os efeitos terapêuticos da droga (anticorpos neutralizantes). No uso terapêutico da toxina botulínica, é importante evitar a produção de anticorpos neutralizantes, pois pacientes que não respondem ao tratamento com a toxina botulínica certamente apresentam tratamentos menos efetivos com maiores efeitos adversos. Em vários anos de uso de toxina botulínica tipo A, um pequeno número de pacientes desenvolveu anticorpos neutralizantes. A resposta imune é influenciada pela quantidade de proteína do sistema imune que foi exposta a cada dose aplicada[8]. Tratamentos efetuados com pequenas doses diminuem o risco de os indivíduos se tornarem refratários a ela.

Desde que a formação de anticorpos está correlacionada com a quantidade de proteína estranha exposta, ela quase não existe quando são usadas quantidades inferiores a 15ng de toxina por tratamento. Não se deve esquecer, porém, que grandes volumes injetados podem também afetar o sistema imune[31].

Em muitos casos, os anticorpos podem ser formados contra a associação de proteínas inativas clinicamente, em quantidade maior que a toxina botulínica propriamente dita. O desenvolvimento de imunorresistência parece ocorrer mais frequentemente em pacientes tratados com grandes doses e em intervalos curtos de tempo entre as injeções[6].

As toxinas dos subtipos B e F parecem induzir muito mais a formação de anticorpos, pois têm menor atividade específica em humanos e menor duração de bloqueio pré-sináptico[32].

QUESTÕES

1. Quais são os tipos conhecidos de toxina botulínica?
2. Quais são as principais toxinas que afetam os humanos?
3. Quais são as etapas da neurotransmissão colinérgica?
4. Quais são as principais etapas da ação da toxina botulínica?
5. Qual o teste utilizado para a detecção de anticorpos?

REFERÊNCIAS

1. DOWELL JR., V. R. Botulism and tetanus: selected epidemiologic and microbiologic aspects. *Rev. Infect Dis.*, v. 6, Suppl. 1, p. S202-S207, 1994.
2. SCHAFFNER, W. Clostridium botulinum (botulism). In: MANDELL, G. L.; DOUGLAS JR., R. G.; BENNETT, J. E. (eds.). *Principles and Practices of Infectious Diseases.* 3. ed. New York: Churchill Livingstone, p. 1847-1850, 1990.
3. CENTER FOR DISEASE CONTROL. *Botulism in the Unites States, 1899-1977 – Handbook for Epidemiologists, Clinicians, and Laboratory Workers.* Atlanta: Center for Disease Control, 1979.
4. BORODIC, G. E.; CHENEY, M.; MCKENNA, M. Contralateral injections of botulinum A toxin for the treatment of hemifacial spasm to achieve increased facial symmetry. *Plast. Reconstr. Surg.*, v. 90, p. 972-979, 1992.
5. CARRUTHERS, J. D.; CARRUTHERS, J. A. Treatment of glabelar frown lines with C botulinum-A exotoxin. *J. Dermatol. Surg. Oncol.*, v. 18, p. 17-21, 1992.
6. BLITZER, A.; SULICA, L. Botulinum toxin: basic science and clinical uses in otolaryngology. *Laryngoscope*, v. 111, p. 218-226, 2001.
7. DASGUPTA, B. R.; FOLEY, J. C. Botulinum neurotoxin types A and E: isolated light chain breaks down into two fragments: comparison of their amino acid sequences with tetanus neurotoxin. *Biochimie*, v. 71, p. 1193-1200, 1989.
8. CARRUTHERS, A.; CARRUTHERS, J. Botulinum toxin type A: history and current cosmetic use in the upper face. *Seminars in Cutaneous Medicine and Surgery*, v. 20, n. 2, p. 71-84, 2001.
9. ODERGREN, T.; HJALTASON, H.; KAAKKOLA, S.; SOLDERS, G.; HANKO, J.; FEHLING, C.; MARTTILA, R. J.; LUNDH, H.; GEDIN, S.; WESTERNGREN, I.; RICHARDSON, A.; DOTT, C.; COHEN, H. A double blind, randomized, parallel group study to investigate the dose equivalence of dysport and botox in the treatment of cervical dystonia. *J. Neurol. Neurosurg. Psychiatry*, v. 64, n. 1, p. 6-12, 1998.
10. RANOUX, D.; GURY, C.; FONDARAI, J.; MAS, J. L.; ZUBER, M. Respective potencies of Botox and Dysport: a double blind, randomized, crossover study in cervical dystonia. *J. Neurol. Neurosurg. Psychiatry*, v. 72, n. 4, p. 459-462, 2002.
11. BINZ, T.; KURAZONO, H.; WILLE, M.; FREVERT, J.; WENARS, K.; NIEMANN, H. The complete sequence of botulinum neurotoxin type A and comparison with other clostridial neurotoxins. *J. Biol. Chemistry*, v. 265, n. 16, p. 9153-9158, 1990.
12. HUANG, W.; FOSTER, J. A. et al. Pharmacology of botulinum toxin. *J. Am. Acad. Dermatol.*, v. 43, p. 249-259, 2000.
13. DASGUPTA, B. R. Structures of botulinum neurotoxin, its functional domains, and perspectives on the crystalline type A toxin. In: JANKOVICH, J.; HALLET, M. (eds.). *Therapy with Botulinum Toxin.* New York: Marcel Dekker, p. 15-39, 1994.
14. PELLIZARI, R.; ROSSETO, O.; SCHIAVO, G.; MONTECUCCO, C. Tetanus and botulinum neurotoxins: mechanism of action and therapeutic uses. *Philos Trans. R. Soc. Lond. B. Biol. Scie.*, v. 354, p. 259-268, 1999.
15. SIMPSON, L. Peripheral actions of the botulinum toxins. In: SIMPSON, L. L. (ed.). *Botulinum Neurotoxin and Tetanus Toxin.* New York: Academic, p. 153-178, 1989.
16. SIMPSON, L.; DASGUPTA, B. R. Botulinum neurotoxin type E: studies on mechanism of action and on structure activity relationships. *J. Pharmacol. Exp. Ther.*, v. 224, p. 135-140, 1983.
17. HAMBLETON, P. Clostridium botulinum toxins: a general review of involvement in disease, structure, mode of action and preparation for clinical use. *J. Neurol.*, v. 239, p. 16-20, 1992.
18. NATHAN, P.; DIMITRIJEVIC, M. R.; SHERWOOD, A. M. Reflex path length and clonus frequency (letter). *J. Neurol. Neurosurg. Psychiatry*, v. 48, p. 7-25, 1985.
19. DAVIS, L. E. Botulinum toxin – from poison to medicine. *West J. Med.*, v. 158, p. 25-29, 1993.
20. ZHOU, L. Q.; DE PAIVA, A.; LIU, D.; AOKI, R.; DOLLY, J. O. Expression and purification of the light chain of botulinum neurotoxin A: a single mutation abolishes its cleavage of SNAP 25 and neurotoxicity after reconstitution with the heavy chain. *Biochemistry*, v. 34, p. 15175-15181, 1995.

21. DOLLY, J. O.; ASHTON, A. C.; MCINNES, C.; WADSWORTH, J. D.; POULAIN, B.; TAUC, L.; SHONE, C. C.; MELLING, J. Clues to the multi-phasic inhibitory action of botulinum neurotoxins on release of transmitters. *J. Physiol.*, v. 84, p. 237-246, 1990.

22. SCHIAVO, G.; BENFENATI, F.; POULAIN, B. et al. Tetanus and botulinum-B neurotoxins block transmitter release by proteolytic cleavage of synaptobrevin. *Nature*, v. 359, p. 832-835, 1992.

23. DE PAIVA, A.; MEUNIER, F. A.; MOLGO, J.; AOKI, K. R.; DOLLY, J. O. Functional repair of motor endplates after botulinum neurotoxin type A poisoning: biphasic switch of synaptic activity between nerve sprout and their parent terminals. *Proc. Natl. Acad. Sci. (USA)*, v. 96, p. 3200-3205, 1999.

24. BORODIC, G. E.; COZZOLINO, D. Blepharospasm and its treatment, with emphasis on the use of botulinum toxin. *Plast. Reconstr. Surg.*, v. 83, p. 546-554, 1989.

25. BORODIC, G. E.; FERRANTE, R. Effects of repeated botulinum toxin injections on orbicularis oculi muscle. *J. Clin. Neuroophtalmol.*, v. 12, p. 121-127, 1992.

26. HARRIS, C. P.; ALDERSON, K.; NEBEKER, J.; HOLDS, J. B.; ANDERSON, R. I. Histologic features of human orbicularis oculi treated with botulinum A toxin. *Arch. Ophtalmol.*, v. 109, p. 393-395, 1991.

27. FILLIPE, G. M.; ERRICO, P.; SANTARELLI, R.; BAGOLINI, B.; MANNI, E. Botulinum A toxin effects on rat jaw muscles spindles. *Acta Otolaryngol. (Stockh.)*, v. 113, p. 400-404, 1993.

28. ROSALES, R. L.; ARIMURA, K.; IKENAGA, S.; OSAME, M. Extrafusal and intrafusal miuscles effects in experimental botulinum toxin A injection. *Muscle Nerve*, v. 19, p. 488-496, 1996.

29. AOKI, K. R. Pharmacology and immunology of botulinum toxin serotypes. *J. Neurol.*, v. 248, n. 1, p. 3-10, 2001.

30. SIATKOWSKI, R. M.; TYUTYUNIKOC, A.; BIGLAN, A. W. et al. Serum antibody production to botulinum A toxin. *Ophthalmology*, v. 100, n. 12, p. 1861-1865, 1993.

31. BIGALKE, H.; WOHLFARTH, K.; IRMER, A.; DENGLER, R. Botulinum A toxin: dysport improvement of biological availability. *Experimental Neurology*, v. 168, p. 162-170, 2001.

32. GREENE, P. E.; FAHN, S. Response to botulinum toxin F in seronegative botulinum toxin-A resistant patients. *Mov. Disord.*, v. 11, p. 181, 1996.

Indicação e Seleção de Pacientes para Toxina Botulínica

Rogério de Oliveira Ruiz ◆ Silvio Previde Neto
Paula Nunes Toledo

SUMÁRIO

A indicação correta do procedimento e uma seleção adequada de pacientes é de extrema importância para garantir um resultado positivo e a satisfação tanto do paciente quanto do médico.

Neste capítulo serão estudadas as principais indicações, orientações e restrições do tratamento ablativo, bem como a correta seleção de pacientes que devem ser submetidos à aplicação da toxina botulínica.

HOT TOPICS

- A toxina botulínica está indicada nos casos onde o efeito desejável é a paralisia flácida.
- A toxina pode ser utilizada também para o tratamento de hiperfunções de esfíncteres.
- Causando a paralisação temporária da musculatura, obtém-se o desaparecimento das marcas de expressão.
- Pacientes com patologias de transmissão neuromuscular não devem ser tratados com a toxina.
- Deve-se saber se o paciente apresenta algum tipo de alergia antes da aplicação da toxina botulínica.

- A paralisia facial pode ser classificada em diferentes categorias que vão de normal até paralisia total.

INTRODUÇÃO

É interessante saber como o veneno mais letal conhecido desde o império romano foi descoberto e "domado", sendo de grande valia na medicina, tanto na área terapêutica como na cosmética.

Depois de observado por Dr. Justinus Krener, em 1817, e isolado por Emile Pierre Van Ermengen, em meados de 1896-1897, o patógeno recebeu, em 1922, a denominação de *Clostridium botulinum,* já que *Clostridium*, além de indicar a natureza anaeróbica, descreve a morfologia (fio torcido, do grego *Kloster*) *e botulus,* do latim, linguiça/embutidos[1].

Em 1946, Carl Lamanna isola a forma pura e cristalina da toxina botulínica tipo A; em 1949, Burgen e sua equipe finalmente comprovaram que o bloqueio do impulso nervoso é causado pela inibição da liberação da acetilcolina[2,3].

Alan B. Scott, oftalmologista canadense, iniciou estudos de um procedimento alternativo à correção cirúrgica do estrabismo na década de 1960, obtendo autorização da Food and Drug

Administration (FDA) somente no ano de 1977 para a realização de estudos do uso da toxina em humanos para esse fim. A técnica resultante desse estudo foi considerada como o primeiro relato do uso médico da toxina e ocorreu nos primórdios do ano de 1980.

Desde essa data, iniciaram-se estudos multicêntricos para tratamentos de diversos tipos de distonias e, a partir de um desses grupos, a Dra. Jean Carruthers, oftalmologista canadense, notou a melhora das rugas glabelares de pacientes tratados com toxina botulínica por blefaroespasmo e, em conjunto com seu marido, o dermatologista Alastair Carruthers, publicaram, em 1992, o primeiro trabalho científico de utilização da toxina para uso cosmético. Em 1993, o grupo do Dr. Micchele Brin publicou um trabalho científico sobre o tratamento estético das regiões cervical e outras regiões de face com o uso da toxina[4,5].

A utilização da toxina para hiperidrose foi constatada por Bushara *et.al.* em meados de 1994 e amplamente estudada nos anos seguintes para a aplicação em regiões axilares, palmares e plantares[6].

INDICAÇÕES

Conhecendo o mecanismo de ação da toxina, pode-se indicá-la em qualquer situação em que seja desejável a paralisia flácida.

Terapêutica

No tratamento do blefaroespasmo, usa-se a toxina para a diminuição da contração excessiva do músculo orbicular do olho e, com isso, para o tratamento da patologia. Ainda na oftalmologia, pode-se indicar a toxina para o tratamento de estrabismo[7].

Em quadros espásticos, o tratamento com toxina trouxe grande avanço com melhora significativa na qualidade de vida e maior facilidade para terapêuticas fisioterápicas. Pacientes vítimas de paralisia cerebral, acidente vascular cerebral (AVC), síndromes pós-traumatismos, enfim, pacientes que teriam de conviver com derformidades incapacitantes são beneficiados com o uso da toxina[8].

Utiliza-se também o relaxamento promovido pela toxina para tratamento de hiperfunções de esfíncteres, tais como vesical, anal, esofágico.

Mais recentemente, o tratamento de hipersecreção de glândulas salivares e lacrimais está sendo realizado. Alguns tipos de tiques e tremores também se beneficiaram com esse tratamento[9].

Em casos de enxaquecas tencionais, a injeção de toxina botulínica é um tratamento a ser considerado atualmente[10].

Estética

No rejuvenescimento, pode-se atuar nas rugas decorrentes da movimentação muscular facial. Causando a paralisação temporária da musculatura, sem interferir na mímica, obtém-se a atenuação ou o desaparecimento das marcas de expressão; assim, podem ser tratadas rugas frontais, periorbitárias, nasais, glabelares, platismais e de colo, bem como cantos labiais caídos[11].

O tratamento de glândulas sudoríparas já está consagrado, sendo excelente opção ao tratamento cirúrgico.

A simetrização da hemiface hiperfuncionante, frente ao lado contralateral, acometido de paralisia facial ou suas sequelas, tem modificado para melhor a qualidade de vida dos pacientes. Nessa patologia também se tem a facilitação de fonomioterapia com maior rapidez na obtenção de resultados quanto a funções mastigatórias e de mímica facial.

Seleção de Pacientes

Os pacientes candidatos ao tratamento com toxina botulínica devem ser triados com o mesmo cuidado com o qual se faz a triagem de qualquer outro procedimento médico.

É mister proceder boa anamnese para avaliar o estado geral, tanto físico quanto mental, do paciente. Um paciente extremamente ansioso por resultados ou mesmo depressivo não é um bom candidato ao tratamento, uma vez que os resultados não são imediatos e nem definitivos.

Há de ser muito bem verificado se o paciente em questão apresenta alergias a algum dos componentes da toxina e se faz uso de alguma medicação que influirá no resultado. Aminoglicosídeos, penicilaminas e succinilcolina, por exemplo, podem potencializar o efeito da toxina,

978-85-7241-919-2

ao passo que bloqueadores de canal de cálcio, quinolonas, repositores hormonais podem abreviar o seu efeito.

Pacientes com patologias de transmissão neuromuscular, como *miastenia gravis* e síndrome de Lambert-Eaton, entre outras, não devem ser tratados com toxina botulínica.

Como se trata de um procedimento injetável, deve-se inquirir o paciente sobre a presença de discrasias sanguíneas ou mesmo de tratamentos com medicamentos anticoagulantes na proximidade do tratamento.

O procedimento no pré-tratamento deve ser avaliado também por fotos do paciente em mímica espontânea e forçada para comparação póstuma.

Pode-se pedir para que o paciente assine um termo de consentimento e concordância com o procedimento, após ele estar informado sobre todo o tratamento.

O tratamento com esse fármaco visa a melhoria ou a prevenção de rugas causadas pela movimentação muscular, simetrização da face pós-paralisias hemifaciais ou tratamento de hipersecreção glandular.

Desaconselha-se como tratamento único de rugas já marcadas com a face em repouso, pois se mostra ineficiente para esse fim[12].

Para o tratamento de rejuvenescimento, pode-se tratar pacientes com:

- Rugas frontais.
- Rugas glabeláres.
- Elevação ou simetrização de sombrancelhas.
- Rugas periorbitrais.
- Rugas nasais.
- Estabilização da ponta nasal.
- Rugas peribucais.
- Rugas mentuais.
- Lábios "caídos" ou "tristes".
- Bandas plastimais.
- Rugas de colo.

Ainda na área considerada estética, pode-se tratar hiperfunções glandulares:

- Hiperidrose axilar.
- Hiperidrose palmar.
- Hiperidrose plantar.
- Hiperidrose em outro local.
- Simetrização da face paralisada.

AVALIAÇÃO CLÍNICA

A face é responsável pela comunicação não verbal[13] e a paralisia do nervo facial pode causar graves distúrbios físicos, psicológicos, sociais e profissionais a estes pacientes[14].

A movimentação voluntária e o tônus da musculatura da boca são importantes, seja para a fala, para a alimentação e/ou na ingestão de líquidos e oclusão palpebral. A perda destas funções acarreta dificuldades constrangedoras durante o processo alimentar e acarretada distúrbios estéticos importantes na mímica facial[15].

O exame da função da musculatura facial é feito inicialmente pela observação do paciente em repouso, com a verificação do tônus muscular, de simetria, de contrações e espasmos musculares e das linhas de expressão facial, incluindo o sulco nasogeniano. A função motora é testada ao solicitar que o paciente eleve os supercílios, feche os olhos firmemente, mostre os dentes, contraia os lábios e outras expressões. O platisma e os músculos depressores são testados ao se pedir ao paciente para puxar o lábio inferior e o ângulo da boca para baixo. Paralisias do bucinador e orbicular da boca resultam em alteração na fala, perda de saliva (babar) e impossibilidade de assobiar ou inflar as bochechas[16].

A escala de avaliação proposta por House e Brackmann, classifica a paralisia facial em seis categorias:

1. Normal.
2. Deformidade leve.
3. Deformidade moderada.
4. Disfunção moderada grave.
5. Disfunção grave.
6. Paralisia total[17].

A toxina botulínica tipo A reduz temporariamente a hiperfunção muscular contralateral, melhorando a assimetria de pacientes com paralisia facial. A aplicação de toxina botulínica é um tratamento farmacológico local para a hiperatividade muscular, que corrige potencialmente os desequilíbrios entre músculos agonistas hipoativos e antagonistas relativamente hiperativos. A aplicação de toxina botulínica no lado não paralisado em pacientes com paralisia facial melhora temporariamente a simetria facial.

A terapia miofuncional no paciente com paralisia facial de longa duração associada à aplicação de toxina é eficiente, pois promove aumento significante da média da nota da avaliação clínica do lado paralisado após a terapia miofuncional. Também ocorre o aumento da média dos Índices de Função Física e de Bem-Estar Social de forma significante após a terapia miofuncional, realizada antes da aplicação de toxina botulínica[18].

Como terapia adjuvante ao tratamento integrado da paralisia facial, a terapia miofuncional é frequentemente indicada antes e após a aplicação de toxina botulínica.

QUESTÕES

1. Quais as indicações do uso da toxina botulínica?
2. Quais as contraindicações do uso da toxina botulínica?
3. Quais as orientações pós-tratamento com toxina botulínica?
4. Como se deve proceder a associação de tratamento fonoterápico e toxina botulínica em portadores de paralisia facial?
5. Quais fatores contribuem para a duração do efeito da toxina botulínica?

REFERÊNCIAS

1. SCHANTZ, E. J.; JHONSON, E. A. Botulinum toxin: the story of its development fro the treatment of human disease. *Perspect Biol. Med.*, v. 40, p. 317-337, 1997.
2. LAMANA, C. The most poison. *Science*, v. 130, p. 763-772, 1959.
3. BURGEN, A. S. et al. The actino of botulinum toxin on the neuro-muscular junction. *J. Physiol.*, v. 109, p. 10-24, 1949.
4. CARRUTHERS, J. D.; CARRUTHERS, J. A. Treatment of glabellar frown lines with C. botulinum-A exotixin. *J. Dermatol. Surg. Oncol.*, v. 18, n. 1, p. 17-21, 1992.
5. BLITZER, A.; BRIN, M. F. et al. Botulinum toxin for the treatment of hyperfunctional lines of the face. *Dermatol. Surg.*, v. 24, p. 1198.
6. BUSHARA, K. O.; PARK, D. M. Botulinum toxin and sweating. *J. Nerol. Neurosurg. Psychiatry*, v. 57, n. 11, p. 1437-1438, 1994.
7. CARRUTHERS, J. D.; CARRUTHERS, J. A. History of the cosmetic use of botulinum A exotoxin. *Dermatol. Surg.*, v. 24, n. 11, p. 1168-1170, 1998.
8. KOMAN, L. A.; SMITH, B. P. et al. The effect of botulinum toxin type A injections on the natural history of equines foot deformity in pediatric cerebral palsy patients. *Euro. J. Neurol.*, v. 6, n. 4, p. S19-S22, 1999.
9. SCHURCH, B.; SCHMID, D. M.; KNAPP, P. A. An update on treatment of detrusos-sphincter dyssynergia with botulinum toxin type A. *Euro. J. Neurol.*, v. 6, n. 4, p. S83-S89, 1999.
10. SILBERSTEIN, S.; MATHEW, N. et al. Botulinum toxin type A as a migraine preventive treatment. *Headache*, v. 40, p. 455-450, 2000.
11. RUIZ, R. O.; ISAAC, C.; GIMENEZ, R. *Uso Cosmético da Toxina Botulínica: rugas de colo*. Porto Alegre: AGE, 2002. p. 178-181.
12. SANTOS, J. I.; SWENSEN, P.; GLASGOW, L. A Potentiation of clostridium botulinum toxin aminoglycoside antibitics: clinical and laboratory observations. *Pedriatrics*, v. 68, p. 50-54, 1981.
13. FINN, J. C., COX, S. E.; EARL, M. L. Social implications of hyperfunctional facial lines. *Dermatol. Surg.*, v. 29, p. 450-455, 2003.
14. DIELS, H. J. Facial paralysis: is there a role for a therapist? *Facial Plast. Surg.*, v. 16, p. 361-364, 2000.
15. FERREIRA, M. C. Aesthetic considerations in facial reanimation. *Clin. Plast. Surg.*, v. 29, p. 523-532, 2002.
16. MCCARTHY, J. G. (ed.). *Plastic Surgery*. Philadelphia: W. B. Saunders, 1990. v. 3.
17. HOUSE, J. W.; BRACKMANN, D. E. Facial nerve grading system. *Ototalyngo. Head Neck Surg.*, v. 93, n. 2, p. 146-147, 1985.
18. TOLEDO, P. N. *Efeito da Terapia Miofuncional em Pacientes com Paralisia Facial de Longa Duração Associada à Aplicação de Toxina Botulínica*. São Paulo: USP, 2007. Tese (Doutorado) – Faculdade de Medicina da Universidade de São Paulo.

Aplicações Estéticas da Toxina Botulínica

Maurício de Maio ◆ Luiz Gustavo Leite de Oliveira

SUMÁRIO

A toxina botulínica (TB) é uma substância que inibe a liberação da acetilcolina nas terminações pré-sinápticas das fibras musculares, causando redução do tono muscular. A recuperação funcional dessa musculatura, após tratamento com a TB, acontece após 3 a 4 meses através de brotamentos axônicos. Neste capítulo será discutida a aplicação estética da TB na face, seus efeitos e complicações mais comuns.

HOT TOPICS

- A aplicação de toxina botulínica na região glabelar é a mais comum.
- A ptose palpebral ocorre mais frequentemente após aplicação de toxina botulínica na glabela.
- Na região frontal, as complicações mais comuns incluem ptose de supercílios e sinal de Mefisto.
- Deve-se evitar o uso da toxina botulínica em pacientes com excesso de bolsas palpebrais e pele na região orbitária.
- A injeção inadvertida de toxina botulínica na pálpebra inferior pode resultar em ressecamento ocular, lagoftalmo e aparecimento de bolsas palpebrais.

- A aplicação da toxina botulínica na columela nasal tem como objetivo projetar a ponta em repouso e evitar sua queda durante o sorriso.
- Pode-se corrigir o sorriso gengival com aplicação de toxina botulínica.
- O tratamento das rugas peribucais deve ser realizado com dose baixa.
- Pode-se elevar o canto da boca após o bloqueio do músculo abaixador do ângulo da boca.
- A aplicação cervical da toxina botulínica nas bandas platismais tem por objetivo reduzir as linhas verticais que surgem quando o músculo platisma se contrai.

INTRODUÇÃO

A TB é um medicamento produzido a partir da bactéria anaeróbica *Clostridium botulinum*, responsável pela paralisia muscular associada à intoxicação alimentar. Foi usada pela primeira vez na década de 1970, no tratamento do estrabismo. Para fins estéticos, a toxina precisa ser isolada, purificada e estabilizada. As diversas cepas do *C. botulinum* produzem sete toxinas antigênicas diferentes. São elas A, B, C, D, E, F e G; entretanto, somente as toxinas tipos A e B estão disponíveis como medicamento. A TB mais utilizada na medicina estética é a do tipo A, embora algumas pesquisas tenham sido publicadas com o uso do tipo B; útil para os pacientes que desenvolvem anticorpos contra o tipo A. As toxinas disponíveis no comércio são:

- *Botox®*: tipo A, produzida pela Allergan, Inc., Irvine, Califórnia. Aprovada pela Food and Drug Administration (FDA) para tratar rugas glabelares em 2002.
- *Dysport®*: tipo A, produzida pela Ipsen Limited, Maidenhead, Berkshire, Reino Unido.
- *Xeomin®*: tipo A, produzida pela Merz Pharmaceuticals GmbH, Frankfurt, Germany.
- *Prosigne®*: tipo A, produzida pela Lanzhou Institute of Biological Products, China.
- *Myobloc/Neurobloc®*: tipo B, produzida pela Elan Phamaceuticals, San Francisco, Califórnia.

MECANISMO DE AÇÃO

A TB atua na placa das terminações neuromusculares colinérgicas pré-sinápticas, inibindo a liberação das vesículas de acetilcolina nas terminações pré-sinápticas. As toxinas têm diferentes sítios de ação no receptor conhecido como proteína de ligação do fator sensível à N-etilmaleimida solúvel (SNARE), proteína responsável pelo acoplamento da membrana e pela fusão das vesículas sinápticas que liberam acetilcolina. A recuperação funcional ocorre em 3 a 4 meses, depois que brotamentos dos axônios novos substituem as placas terminais bloqueadas. A ação da TB em nível molecular consiste na sua ligação extracelular a estruturas glicoproteicas em terminais nervosos colinérgicos e no bloqueio intracelular da secreção de acetilcolina. A TB interfere no reflexo espinal de estiramento através do bloqueio de fibras musculares intrafusais, causando redução da sinalização aferente veiculada por fibras Ia e II e do tono muscular. Portanto, o efeito da TB pode estar relacionado não somente à paresia muscular, mas também à inibição reflexa espinal. A TB promove ainda o bloqueio de fibras autonômicas para músculos lisos e glândulas exócrinas. Apesar de ocorrer alguma difusão sistêmica após a aplicação intramuscular, a TB não atinge o sistema nervoso central (SNC), devido ao seu peso molecular (não atravessa a barreira hematoencefálica) e à lentidão do seu transporte axonal retrógrado que permite a sua inativação. Os efeitos indiretos sobre o SNC são: inibição reflexa, reversão das alterações da inibição recíproca, da inibição intracortical e de potenciais evocados somatossensoriais. A redução da dor induzida por formalina sugere que a TB tenha efeito analgésico direto possivelmente mediado por bloqueio da substância P, do glutamato e do peptídeo relacionado ao gene da calcitonina.

TÉCNICAS DE APLICAÇÃO

As TB do tipo A mais utilizadas na prática clínica são o Botox® e o Dysport®. Segundo os fabricantes, ambos devem ser armazenados em um refrigerador, entre 2 e 8°C. O Botox® também pode ser congelado a – 5°C ou menos. Não se deve congelar o Dysport®. Para uma diluição com 2,5mL de solução fisiológica (SF) a 0,9% de Botox® e Dysport®, teremos 5U e 20U, por 0,1mL da solução, respectivamente. Após a diluição em solução salina, administrar o Botox® dentro de 24h. Durante esse período de tempo, o produto deve ser armazenado em refrigerador. Utilizar o Dysport® dentro de 8h. Entretanto, na prática clínica, a TB-A normalmente é armazenada no refrigerador por dias ou semanas. Com o passar do tempo, tende a ocorrer uma diminuição na eficácia e risco crescente de contaminação.

Há basicamente duas formas de injetar a TB: a técnica padrão e a técnica da microinjeção. Não se recomenda injetar a TB em forma de leque ou por retroinjeção, a fim de evitar comprometimento involuntário de músculos adjacentes.

Técnica Padrão

É a mais utilizada e estudada. Injeta-se no músculo um volume de 0,05mL ou mais com uma agulha de calibre 30 ou 32, em ângulo perpendicular ou oblíquo. Esta técnica apresenta um risco menor de comprometimento de músculos vizinhos.

Técnica da Microinjeção

Utilizada para administrar pequenas doses de TB muito superficialmente. Sua aplicação segue a técnica intradérmica, onde pequenas quantidades de TB (menores que 0,025mL) são injetadas a uma distância média de 1cm, muito superficialmente, com uma agulha de calibre 30 ou 32.

INDICAÇÕES ESTÉTICAS MAIS COMUNS

Fronte

O objetivo é diminuir as rugas da fronte provocadas pela contração do músculo occipitofrontal. São injetados, em geral, um total de 4 a 6 pontos no centro da fronte. Os pontos laterais determinam o grau de movimento dos supercílios, quanto mais medial, maior o movimento lateral com uma elevação das partes laterais do supercílio – padrão feminino (Fig. 80.1). A injeção deve ser feita profundamente, sem contato com o periósteo. As complicações mais comuns são ptose de supercílios, sinal de Mefisto (quando se restringe o tratamento na área entre as linhas médias das pupilas, tornando mais evidente o movimento lateral do músculo frontal) e rugas superiores residuais de supercílio:

- *Dose Botox®*: 10 a 15U.
- *Dose Dysport®*: 25 a 40U.

Glabela

A glabela é normalmente a primeira região a ser tratada com TB-A. As linhas glabelares são formadas por três músculos: o músculo abaixador do supercílio, o músculo corrugador e o músculo prócero. O objetivo é reduzir as linhas verticais (corrugador) e horizontais (prócero) da glabela. São injetados de 3 a 5 pontos de aplicação: um ponto para o músculo prócero, um ponto por músculo corrugador (0,5cm acima do rebordo orbital medial) e dois pontos mais laterais para tratar as inserções dos músculos corrugadores e partes do músculo frontal (Fig. 80.2). Deve-se injetar profundamente, sem contato com o periósteo. As possíveis complicações são ptose palpebral e alargamento entre os supercílios:

- *Dose Botox®*: 20 a 40U (dose total).
- *Dose Dysport®*: 50U, variando de 30 a 70U (dose total).

Supercílios

Os supercílios possuem um músculo levantador (músculo frontal) e três oponentes como abaixadores (músculo corrugador, músculo prócero e músculo orbicular dos olhos). O objetivo é elevar os supercílios. As técnicas para tratamento

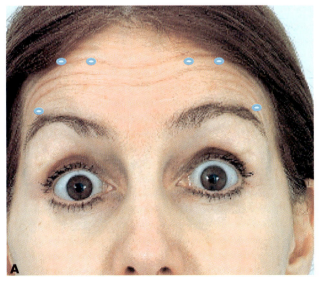
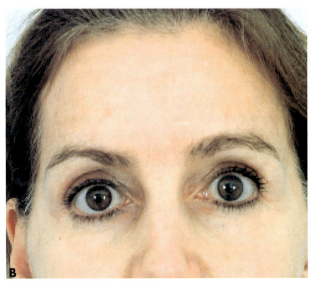

Figura 80.1 – (*A*) Sugestão de pontos de aplicação de toxina botulínica na região frontal. (*B*) Resultado após 15 dias de aplicação.

978-85-7241-919-2

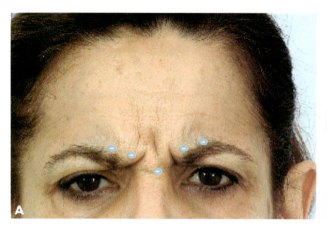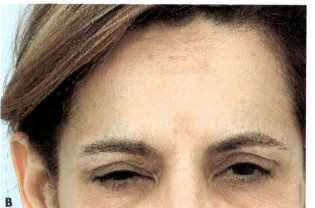

Figura 80.2 – (*A*) Padrão de cinco pontos de aplicação para tratamento da região glabelar. (*B*) Desaparecimento das linhas de expressão.

desta elevação são três e as complicações mais comuns são ptose dos supercílios e, mais raramente, ptose palpebral.

Técnica 1

Consiste em um ponto de aplicação, na parte orbitária do músculo orbicular dos olhos, 0,5cm acima do rebordo orbital, para bloquear sua porção lateral, que forma os pés de galinha:

- *Botox*®: 3 a 4U por ponto.
- *Dysport*®: 10 a 12U por ponto.

Técnica 2

Consiste no bloqueio total dos músculos depressores e parcial das fibras mediais do músculo frontal. São sete pontos de injeção:

- *Botox*®: músculos corrugadores (3 a 5U por ponto); músculo prócero (3 a 5U); fibras medias do músculo frontal (2 a 6U, dois pontos).
- *Dysport*®: músculos corrugadores (10 a 15U por ponto); músculo prócero (10 a 15U); fibras medias do músculo frontal (6 a 15U, dois pontos).

Técnica 3

Consiste em múltiplos pontos de aplicação ao longo do supercílio. São feitos de 3 a 5 pontos a aproximadamente 0,5cm acima do rebordo orbital (Fig. 80.3):

- *Botox*®: 1U por ponto.
- *Dysport*®: 3U por ponto.

Pés de Galinha e Pálpebra Inferior

São rugas estáticas e dinâmicas que se formam principalmente durante o sorriso e que se localizam na parte lateral da pálpebra inferior. São injetados de 3 a 5 pontos de aplicação, superficialmente (Fig. 80.4). As complicações incluem equimoses e hematomas. A injeção de TB-A na pálpebra inferior deve ser feita com cautela para evitar resultados indesejáveis, como ressecamento ocular, lagoftalmo e aparecimento de bolsas palpebrais:

- Botox®
  - *Pés de galinha*: 3 pontos laterais a 1cm do rebordo orbital; 6 a 15U dose total.
  - *Pálpebra inferior*: 1 a 2 pontos de injeção, infraorbital; 1 a 2U dose total.
- Dysport®
  - *Pés de galinha*: dose total de 15 a 30U.
  - *Pálpebra inferior*: dose total de 2 a 4U.

Linhas de Expressão Nasal

As rugas de expressão nasal ou *bunny lines* são aquelas que se formam na parte lateral e/ou dorsal do nariz. O objetivo do tratamento é re-

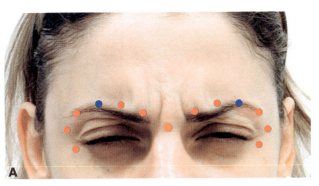
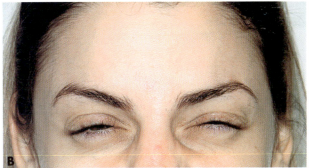

Figura 80.3 – (*A*) Técnica de múltiplos pontos ao longo do supercílio. (*B*) Notar que não há queda do supercílio com esta técnica.

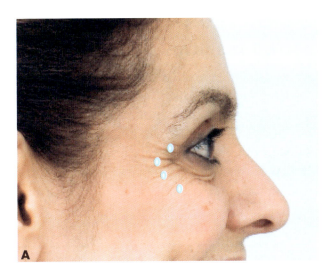
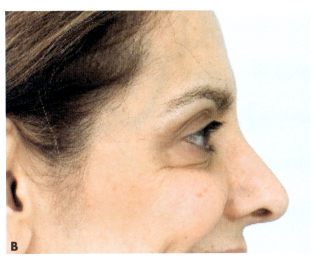

Figura 80.4 – (*A*) Pontos-padrão para o tratamento de rugas periorbitais. (*B*) Redução no número de linhas de expressão.

duzir as linhas de expressão do nariz, naturalmente presentes ou provenientes do tratamento da área glabelar ou de pés de galinha. São realizados dois pontos de injeção, um para cada lado do nariz. Em certos casos, pode ser adicionado um ponto medial (Fig. 80.5). A complicação mais comum é formação de equimose ou hematoma:

- *Botox®*: dose total de 2 a 5U para os 2 pontos; 1 a 2U para o ponto extra.
- *Dysport®*: 6 a 15U para os dois pontos; 3 a 5U para o ponto extra.

Nariz

O nariz contém três músculos principais: o músculo prócero, o músculo nasal e o músculo abaixador do septo nasal. O músculo prócero forma a linha horizontal sobre a glabela, o músculo nasal forma as linhas laterais do nariz e o músculo abaixador do septo nasal, que se une com as fibras do orbicular da boca, ao se contrair, encurta o lábio superior e diminui a projeção da ponta quando em movimento. O objetivo é bloquear o músculo abaixador do septo nasal, para projetar a ponta em repouso e evitar sua queda durante o sorriso. As vias de acesso podem ser transcutânea ou intrabucal. Injeta-se dois pontos, um em cada cruz medial, ou um ponto, na base da columela (Fig. 80.6):

- *Botox®*: 1 a 2U cada lado; 2 a 3U ponto medial.
- *Dysport®*: 4 a 6U cada lado; 5 a 9U ponto medial.

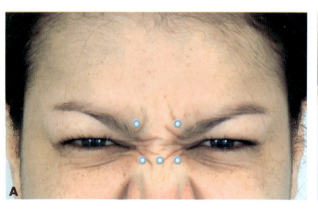 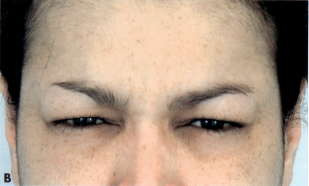

Figura 80.5 – (*A*) Pontos de aplicação para as rugas nasais. (*B*) Notar ausência de rugas e suavização do sulco nasogeniano também.

Sulco Nasolabial

O sulco nasolabial é normalmente tratado por cirurgias ou substâncias de preenchimento. Em alguns casos, porém, a utilização de preenchedores apenas não produz resultados satisfatórios. O objetivo do tratamento é reduzir a hiperatividade muscular local. O bloqueio do músculo levantador do lábio superior ou músculo levantador do lábio superior e da asa do nariz deve provocar aplainamento ou suavização do sulco nasolabial proeminente. A aplicação é de um ponto para cada lado (Fig. 80.7). As complicações incluem assimetria, queda do lábio superior em um ou ambos os lados e "sorriso de coringa":

* *Botox®*: 1 a 3U em cada lado.
* *Dysport®*: 2 a 8U em cada lado.

Sorriso Gengival

A exposição excessiva da gengiva durante o sorriso caracteriza o sorriso gengival. A hipercontração do músculo levantador do lábio superior e da asa do nariz e/ou o músculo levantador do lábio superior é uma das causas deste padrão de sorriso. Deve-se solicitar ao paciente sorrir em contração máxima e avaliar o sulco nasolabial (Fig. 80.8):

* Pacientes com sulco nasolabial proeminente e lábio superior curto: um ponto de aplicação de cada lado do sulco.
  – *Botox®*: 2 a 3U, dose inicial. Injeção superior.
  – *Dysport®*: 5 a 7U, dose inicial. Injeção superior.

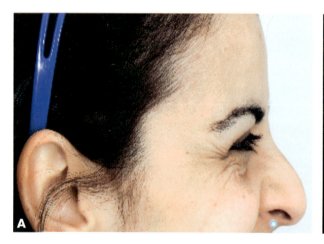 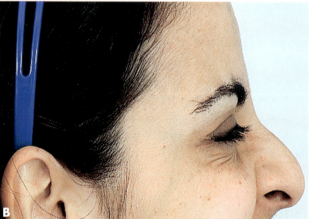

Figura 80.6 – (*A*) Ponto de aplicação para diminuir a queda do ponto nasal durante o sorriso. (*B*) Notar mudança da posição da narina também.

978-85-7241-919-2

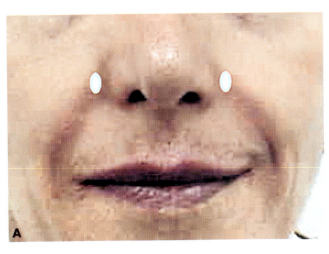 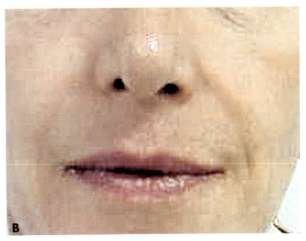

Figura 80.7 – (*A*) Pontos de aplicação para suavização do sulco nasogeniano. (*B*) Resultado após 15 dias da aplicação.

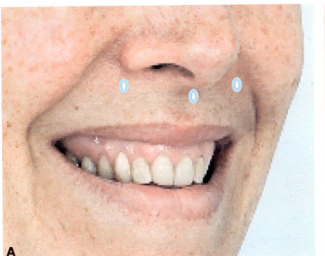 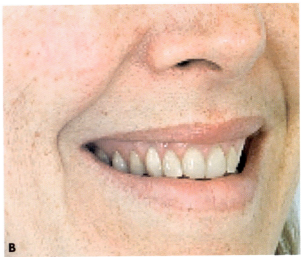

Figura 80.8 – (*A*) Técnica de três pontos para correção de sorriso gengival. (*B*) Resultado após 15 dias da aplicação.

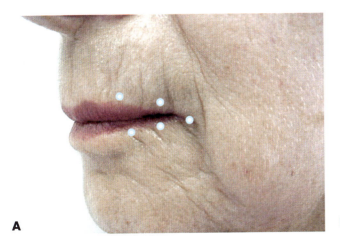 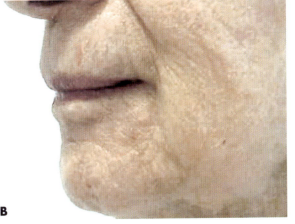

Figura 80.9 – (*A*) Tratamento de rugas peribucais. Notar que a dose por ponto deve ser bem baixa e a aplicação extremamente superficial. (*B*) Resultado após 15 dias da aplicação.

- Pacientes com sulco nasolabial plano e lábio superior mais longo: um ponto de aplicação de cada lado da narina.
  - *Botox®*: 1 a 2U, dose inicial. Injeção inferior.
  - *Dysport®*: 3 a 4U, dose inicial. Injeção inferior.

Rugas nos Lábios Superior e Inferior

A presença de linhas verticais no lábio superior é um sinal de envelhecimento importante. Mesmo com a utilização de preenchedores injetáveis, algumas destas linhas ainda persistem durante o movimento. O objetivo é reduzir rugas verticais dos lábios superior e inferior. Pode ser injetado de duas formas, e a complicação mais comum inclui comprometimento funcional do paciente para beber, comer ou até falar:

- *Técnica 1*: 2 ou 4 pontos (2 acima e 2 abaixo) de injeção na área do filtro. Isto tornará plana a parte central do lábio.
- *Técnica 2*: 2 ou 4 pontos de injeção dispostos ao longo da parte vermelha dos lábios. Isto previne alteração no arco de cupido e aumenta a área total da parte vermelha do lábio.
  - *Botox®*: 1 a 2,5U de cada lado, dose inicial.
  - *Dysport®*: 2 a 6U de cada lado, dose inicial.

Linhas de Marionete

Os músculos peribucais estão dispostos em várias camadas ao redor do lábio inferior e mento. A parte mais superficial forma o músculo abaixador do ângulo da boca. O objetivo é reduzir a força deste músculo, proporcionando elevação dos cantos da boca enquanto o paciente está em repouso. São injetados dois pontos em cada hemiface. O primeiro, visando o músculo abaixador do ângulo da boca, deve ser aplicado à distância mínima de 1cm do canto da boca. O outro, mais inferior, deve ser aplicado para atingir também o platisma. O ponto inferior promove resultados mais previsíveis (Fig. 80.10). As complicações incluem comprometimento funcional e assimetrias:

- *Botox®*: máximo de 5U por ponto.
- *Dysport®*: máximo de 10U por ponto.

Bandas Platismais

O platisma é o maior músculo da mímica. Ele leva a mandíbula e traz os cantos da boca para baixo, expande a pele do pescoço e a estende em linhas verticais. O objetivo é a redução das bandas verticais que surgem quando o platisma se contrai. O tratamento é feito com o paciente sentado e com as bandas platismais contraídas. Quatro a seis pontos são aplicados por banda, bem superficialmente, à distância aproximada de 2cm entre si, dependendo do comprimento das bandas (Fig. 80.11):

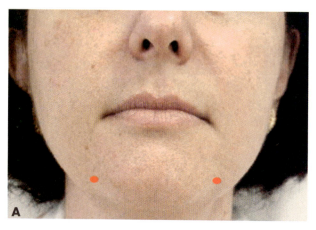
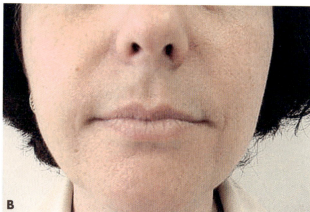

Figura 80.10 – (*A*) Pontos de aplicação para elevar o canto da boca. (*B*) Resultado após 15 dias da aplicação.

978-85-7241-919-2

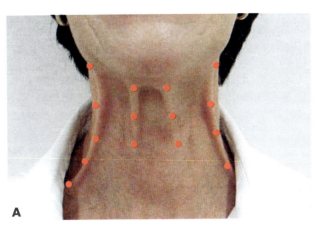
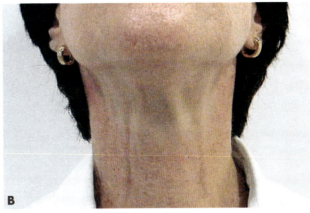

Figura 80.11 – (*A*) Múltiplos pontos de aplicação para as bandas platismais. (*B*) Resultado após 15 dias da aplicação.

- Botox®: 2 a 2,5U por ponto.
- Dysport®: 5 a 10U por ponto.
- Na parte superior do tórax, a contração do platisma pode causar rugas diagonais. A aplicação da TB, nesse caso, tem como objetivo o rejuvenescimento do colo. Delimita-se a área de injeção da toxina, em forma de um triângulo, unindo um ponto que vai de 2cm acima do apêndice xifoide aos pontos hemiclaviculares. Os pontos de aplicação distam 1,5cm entre si, distribuídos pela área delimitada. O tratamento varia de 24 a 48U de Botox® e 70 a 150U de Dysport®. O resultado não é constante em todos os pacientes. Como complicação, pode-se verificar diminuição da força muscular do movimento de adução e rotação medial dos membros superiores.

CONTRAINDICAÇÕES PARA USO DA TOXINA BOTULÍNICA

- Enfermidades com transmissão neuromuscular patológica: o tratamento com TB é contraindicado em pacientes com esclerose lateral amioatrófica, *miastenia gravis*, esclerose múltipla e síndrome de Eaton Lambert, devido à transmissão neuromuscular patológica destas enfermidades, que pode piorar com os efeitos sistêmicos da TB.
- Hipersensibilidade ou alergia à classe de TB ou seus incipientes.

- Interações medicamentosas: embora não tenham sido descritas interações significativas até o momento, algumas substâncias podem interferir na transmissão neuromuscular ou neuroglandular. São elas: aminoglicosídeos, ciclosporinas, D-penicililamida, quinidina, sulfato de magnésio, lincosamidas e aminoquinolonas.
- Dismorfismo: pacientes dismórficos são aqueles excessivamente preocupados com defeitos reais ou imaginários. Em geral, estes defeitos são mínimos, mas para eles causam desfiguração e descontentamento. Alguns pacientes possuem realmente um problema psiquiátrico ou emocional. Cabe ao médico esclarecer os limites de resultado de cada procedimento quando percebe que o resultado esperado não será atingido.
- Gravidez: até o presente momento, não foram publicados dados confiáveis sobre efeitos teratogênicos da TB em humanos, nem complicações em gravidez. Mas deve-se evitar o tratamento com TB em mulheres grávidas.

QUESTÕES

1. Por que ocorre a ptose palpebral após aplicação de toxina botulínica?
2. Qual a complicação mais comum do tratamento do músculo frontal?
3. Qual músculo deve ser bloqueado para tratamento do sorriso gengival?
4. O que é a técnica de microinjeção?

5. Qual a complicação mais comum do tratamento das linhas de marionete?

LEITURA COMPLEMENTAR

AHN, K. Y. et al. Botulinum toxin A for the treatment of facial hyperkinetic wrinkle lines in Koreans. *Plast. Reconstr. Surg.*, v. 105, n. 2, p. 778-784, 2000.

BALIKIAN, R. V.; ZIMBLER, M. S. Primary and adjunctive uses of botulinum toxin type A in the periorbital region. *Facial Plast. Surg. Clin. North Am.*, v. 13, n. 4, p. 583-590, 2005.

BATNIJI, R. K.; FALK, A. N. Update on botulinum toxin use in facial plastic and head and neck surgery. *Curr. Opin. Otolaryngol. Head Neck Surg.*, v. 12, n. 4, p. 317-322, 2004.

CARRUTHERS, J. et al. Consensus recommendations on the use of botulinum toxin type A in facial aesthetics. *Plast. Reconstr. Surg.*, v. 114, n. 6, suppl., p. 1S-22S, 2004.

CARRUTHERS, J.; CARRUTHERS, A. Aesthetic botulinum A toxin in the mid and lower face and neck. *Dermatol. Surg.*, v. 29, n. 5, p. 468-476, 2003.

DAYAN, S. H.; KEMPINERS, J. J. Treatment of the lower third of the nose and dynamic nasal tip ptosis with Botox. *Plast. Reconstr. Surg.*, v. 115, n. 6, p. 1784-1785, 2005.

DRESSLER, D. Pharmacological aspects of therapeutic botulinum toxin preparations. *Nervenarzt*, v. 77, n. 8, p. 912-921, 2006.

HUANG, W. et al. Browlift with botulinum toxin. *Dermatol. Surg.*, v. 26, n. 1, p. 55-60, 2000.

KANE, M. A. The effect of botulinum toxin injection on the nasolabial fold. *Plast. Reconstr. Surg.*, v. 112, n. 5, suppl., p. 66S-72S; discussion 73S-74S, 2003.

LE LOUARN, C. Functional facial analysis after botulin on toxin injection. *Ann. Chir. Plast. Esthet.*, v. 49, n. 5, p. 527-536, 2004.

LEE, C. J. et al. The results of periorbital rejuvenation with botulinum toxin A using two different protocols. *Aesthetic Plast. Surg.*, v. 30, n. 1, p. 65-70, 2006.

MATARASSO, S. L.; MATARASSO, A. Treatment guidelines for botulinum toxin type A for the periocular region and a report on partial upper lip ptosis following injections to the lateral canthal rhytids. *Plast. Reconstr. Surg.*, v. 108, n. 1, p. 208-214; discussion p. 215-217, 2001.

PATTERSON, C. The aging nose: characteristics and correction. *Otolaryngol. Clin. North Am.*, v. 13, p. 275, 1980.

ROHRICH, R. J. et al. Importance of the abaixador septi nasi muscle in rhinoplasty: anatomic study and clinical application. *Plast. Reconstr. Surg.*, v. 105, p. 376, 2000.

RZANY, B. et al. Repeated botulinum toxin A injections for the treatment of lines in the upper face: a retrospective study of 4,103 treatments in 945 patients. *Dermatol. Surg.*, v. 33, n. 1, Spec No., p. S18-S25, 2007.

SPIEGEL, J. H. Treatment of periorbital rhytids with botulinum toxin Type A: maximizing safety and results. *Arch. Facial Plast. Surg.*, v. 7, n. 3, p. 198-202, 2005.

SPIEGEL, J. H.; DE ROSA, J. The anatomical relationship between the orbicularis oculi muscle and the levator labii superioris and zygomaticus muscle complexes. *Plast. Reconstr. Surg.*, v. 116, n. 7, p. 1937-1942; discussion, p. 1943-1944, 2005.

Aplicações Extrafaciais da Toxina Botulínica

Rodrigo Gimenez

SUMÁRIO

A toxina botulínica é uma substância produzida pela bactéria *Clostridium botulinum*, usada, inicialmente, em oftalmologia e neurologia para tratamento de desvios musculares. Começou a ser usada em dermatologia para corrigir as rugas de expressão, como as rugas da testa, o sulco entre as sobrancelhas e os famosos "pés de galinha".

Atualmente, outras regiões do corpo e da face têm sido tratadas com a toxina botulínica, como o colo das mamas, as rugas de colo, o pescoço, a região em torno dos lábios, os sorrisos gengivais (aqueles em que aparece muito a gengiva), a subida da ponta do nariz e outros.

HOT TOPICS

- As rugas de colo aparecem aos 30 anos e são de etiologia multifatorial.
- As rugas podem ser divididas em primárias, secundárias e terciárias.
- Os fatores para a gênese das rugas de colo são: envelhecimento intrínseco, hipercinesia muscular e envelhecimento extrínseco.
- A ação da toxina botulínica promove a suavização de rugas estáticas e dinâmicas.
- Pacientes que apresentam fotoenvelhecimento moderado e idade entre 30 e 50 anos são os mais beneficiados com o tratamento.
- O efeito da toxina no colo surge mais tardiamente do que na face.
- A massagem digital do local após a aplicação garante maior homogeneidade do resultado.

INTRODUÇÃO

As rugas de colo são verificadas a partir dos 30 anos de idade e são de etiologia multifatorial. Com o passar do tempo, essas rugas podem se tornar mais evidentes, conferindo aspecto antiestético ao terço anterossuperior do tórax.

O processo de envelhecimento observado nessa região pode tornar-se algo estigmatizante, conferindo às pessoas idade muitas vezes superior à que elas realmente têm.

Tratar o colo para obter rejuvenescimento tornou-se comum em nosso meio. A toxina botulínica representa mais um recurso na tentativa de melhoria dessa região.

ANATOMIA

A maior parte do platisma situa-se no pescoço. É o músculo da mímica que apresenta maior superfície. Pode ser dividido em porção superior e inferior; esta última se espalha pelo subcutâneo da região superior do tórax, atingindo níveis variáveis[1] (Fig. 81.1).

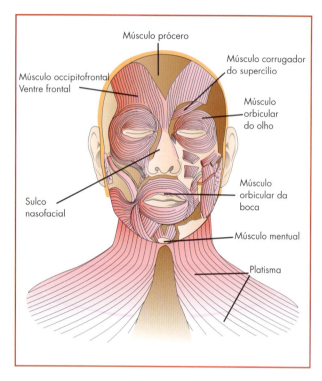

Figura 81.1 – Musculatura da face e platisma.

As variações anatômicas desse músculo são comuns, frequentemente ultrapassando as inserções usuais[2] (Fig. 81.2).

Dependendo das características anatômicas, contrações do músculo platisma podem originar rugas verticais e horizontais não só na região cervical, mas também na região do colo[3].

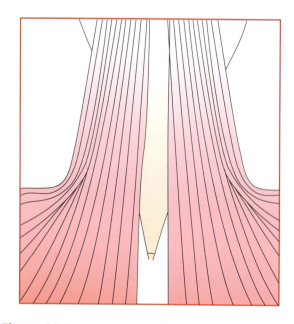

Figura 81.2 – Variação anatômica do platisma.

INDICAÇÃO E SELEÇÃO DE PACIENTES

As rugas que se formam na região do colo podem ser, didaticamente, classificadas em *dinâmicas*, *estáticas* e *associadas* ou *mistas*. As rugas dinâmicas são aquelas visíveis somente quando há contração muscular, ao passo que as rugas estáticas estão presentes mesmo com a musculatura em repouso. A presença de rugas estáticas denota um envelhecimento cutâneo mais avançado, sendo estas mais frequentes a partir da sexta década de vida.

Outra forma de classificação bastante útil na seleção de pacientes é quanto à morfologia das rugas, as quais podem ser divididas em *primárias*, *secundárias* e *terciárias*. As rugas primárias são muito finas, aparecem em áreas cutâneas protegidas da ação solar, consequentes à deterioração das fibras elásticas de oxitalano e, geralmente, surgem na terceira década de vida. As rugas secundárias são consequentes à acentuação das primárias, ocorrendo em peles prematuramente envelhecidas. As rugas terciárias surgem em pessoas mais idosas, incluindo-se, neste grupo, as rugas decorrentes de ptose ou flacidez cutânea.

Glogau classificou o envelhecimento extrínseco ou fotoenvelhecimento cutâneo em quatro tipos: *suave*, *moderado*, *avançado* e *intenso*. O fotoenvelhecimento suave, ou tipo I de Glogau, inclui pessoas com rugas mínimas e faixa etária entre 20 e 30 anos. No envelhecimento moderado, ou tipo II de Glogau, os pacientes estão na terceira década de vida (30 a 40 anos de idade) e as rugas são dinâmicas. O envelhecimento avançado, ou tipo III de Glogau, reúne pessoas com 50 anos de idade ou mais e as rugas são estáticas. No tipo IV de Glogau ou fotoenvelhecimento intenso, a faixa etária é superior aos 60 anos de idade e as rugas têm padrão associado ou misto.

A gênese dessas rugas deve-se à somatória de diversos fatores, sendo os mais importantes:

- Envelhecimento biológico ou intrínseco.
- Hipercinesia muscular (platisma/peitoral maior).
- Envelhecimento extrínseco (fotoenvelhecimento).

Como as rugas de colo têm origem multifatorial, seu tratamento deve ser realizado com a associação de métodos. Recomendam-se condicionamento cutâneo adequado e utilização de agentes esfoliantes superficiais.

A toxina botulínica vai atuar na hipercinese muscular, promovendo a paralisia parcial e programada das fibras mediais do músculo peitoral maior e porção caudal do platisma. Com sua ação, a toxina promove a suavização tanto de rugas estáticas quanto dinâmicas.

A melhor indicação do tratamento das rugas de colo com toxina botulínica se dá em pacientes portadores de rugas morfologicamente dos tipos secundário ou terciário, de origem dinâmica e Glogau tipo II, portanto, que apresentam fotoenvelhecimento moderado e idade entre 30 e 50 anos.

As contraindicações ao tratamento das rugas de colo com toxina botulínica do tipo A são:

- Gravidez e amamentação.
- Doenças neuromusculares (*miastenia gravis*, síndrome de Eaton-Lambert).
- Hipersensibilidade aos componentes do produto (albumina humana).
- Uso de antibióticos do grupo dos aminoglicosídeos, penicilamida e quinina no período de três dias.
- Processo infeccioso no local da aplicação.
- Coagulopatias.

TÉCNICA DE APLICAÇÃO

Num frasco de Botox® existem 100U de toxina botulínica do tipo A, que deve ser reconstituída com solução salina a 0,9%. Em cada ponto de aplicação, recomenda-se o volume de 1 a 5mL. Preconizamos a diluição em 4mL de NaCl a 0,9%, de forma que 1mL da solução contenha 25U de toxina e, portanto, 0,1mL da solução represente 2,5U de toxina botulínica do tipo A.

Para delimitar a área de aplicação da toxina, marca-se o ponto hemiclavicular em cada hemitórax. Demarca-se, então, um ponto no apêndice xifoide entre o 6º e o 7º espaço intercostal. A união dos pontos hemiclaviculares ao ponto do apêndice xifoide formará uma letra "V", que convencionamos chamar de "V do decote". Unindo-se os dois pontos hemiclaviculares, formar-se-á um triângulo isósceles de base infraclavicular. Esse triângulo corresponde à inserção clavicular do platisma que se funde com a inserção do peitoral maior e à porção esternocostal do músculo peitoral maior de ambos os lados.

Procede-se à aplicação intramuscular de 2,5U de toxina botulínica do tipo A, preenchendo todo o triângulo delimitado com pontos que distem entre si aproximadamente 1,5cm (Fig. 81.3). Os pontos devem ser distribuídos de maneira equitativa por toda a área demarcada. A dose total utilizada nesse tratamento varia entre 50 e 100U

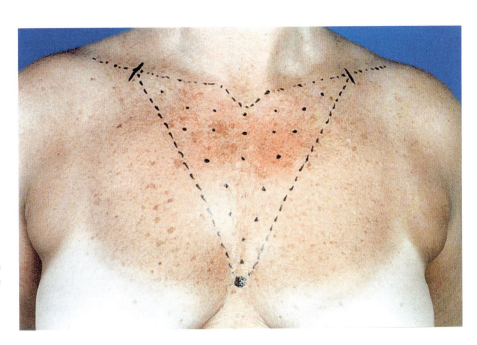

Figura 81.3 – Marcação do "V do decote" e os pontos de aplicação.

978-85-7241-919-2

de toxina botulínica do tipo A; em média 75U são suficientes para a realização total do tratamento. O número de puncturas varia com a área e a dose utilizadas.

Após a injeção da toxina, recomenda-se leve massagem digital em cada ponto, com o objetivo de uniformizar o volume injetado. Essa manobra permite maior "homogeneidade" do resultado.

EFEITOS ADVERSOS

As complicações que podem ser observadas no tratamento das rugas de colo com a toxina botulínica do tipo A são, na maioria das vezes, decorrentes de erros técnicos ou utilização de doses inadequadas.

Pode-se verificar diminuição da força muscular do movimento de adução e rotação medial dos membros superiores, como o que ocorre no ato de abraçar. Isso decorre do bloqueio das fibras esternais do músculo peitoral maior.

No caso da utilização de doses recomendadas anteriormente ou da aplicação em planos mais profundos, pode-se verificar dificuldade na inspiração profunda, por acometimento indevido da musculatura intercostal.

Não existem relatos de pneumotórax por punção inadequada ou complicações mais graves até o presente momento.

978-85-7241-9119-2

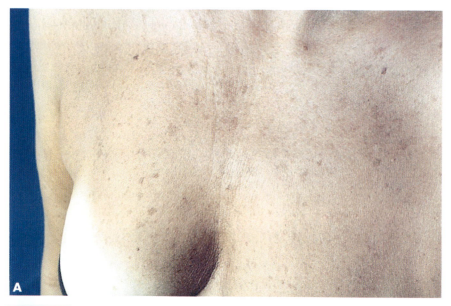

Figura 81.4 – Tratamento com toxina botulínica. (*A*) Antes. (*B*) Após um mês.

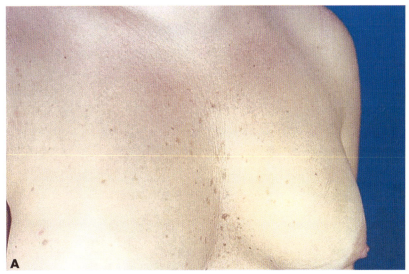

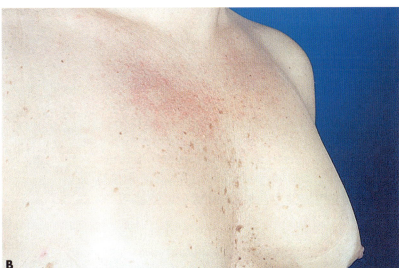

Figura 81.5 – Tratamento com toxina botulínica. (*A*) Antes. (*B*) Após um mês.

RESULTADOS

O efeito da toxina nesta região anatômica surge mais tardiamente do que na face. Na primeira semana, o resultado é pobre ou inexistente. Durante a segunda semana, o resultado se torna mais evidente, e somente após o 15º dia da aplicação será possível avaliar sua eficácia.

Nas Figuras 81.4 e 81.5 podem-se avaliar o pré e o pós-tratamento com um mês de intervalo.

QUESTÕES

1. Como são classificadas didaticamente as rugas do colo?
2. Qual a técnica mais utilizada para o tratamento das rugas do colo?
3. Quais são as contraindicações do tratamento das rugas de colo com a toxina?
4. Quais são os efeitos adversos causados pela toxina na região do colo?
5. Como se avalia o resultado deste tratamento?

REFERÊNCIAS

1. KOPF-MAIER, P. *Wolf-Heidegger's Atlas of Human Anatomy*. 5. ed. Basel, Karger, 1999.
2. BERGMANN, R.; AFIFI, A.; MIYAUCHI, R. *Illustrated Encyclopedia of Human Anatomic Variation*. Part 1: Muscular system.
3. BECKER-WEGERICH, P.; RAUCH, L.; RUZICKA, T. Botulinum toxin A: successful décolleté rejuvenation. *Dermatol. Surg.*, v. 28, p. 168-171, 2002.

Capítulo 82

Aplicação de Toxina Botulínica em Paralisia Facial

Maurício de Maio ♦ Maria Fernanda Demattê Soares

SUMÁRIO

A paralisia facial é um distúrbio parcial ou total de todos ou alguns músculos da expressão facial. Como a face é um grande meio de comunicação não verbal e é através desta que transmitimos as nossas emoções, um indivíduo portador desta patologia terá uma enorme dificuldade em transmitir as suas emoções para o mundo exterior.

Neste capítulo será estudado o uso da toxina botulínica com o objetivo de melhorar a assimetria da face em pacientes portadores de paralisia.

HOT TOPICS

- O grupo mais complexo de músculos da mímica é aquele que controla o movimento dos lábios e das bochechas.
- Lesões do nervo facial podem produzir deformidades, resultando em distúrbios estéticos e funcionais.
- As formas mais graves de paralisia facial ocorrem nos portadores de paralisia com mais de um ano de evolução.
- A aplicação de toxina botulínica deve equilibrar todos os vetores da região peribucal.
- A toxina botulínica pode alterar temporariamente a fala e mímica facial dos portadores de paralisia facial.
- A simetrização da face com o uso da toxina botulínica possibilita a reintegração social dos portadores de paralisia facial.

INTRODUÇÃO

O sorriso expressa sentimentos como prazer, amizade, aceitação, constrangimento, alegria, regozijo e concordância. Pelo sorriso nos comunicamos. Estar privado do sorriso é estar sem um dos principais instrumentos da comunicação social.

A paralisia facial promove alterações estéticas e funcionais com repercussões físicas e psicológicas importantes para seus portadores. Além dos distúrbios de fala, deglutição, mastigação, há desequilíbrios estático e dinâmico que afetam, de forma impressionante, a expressão das emoções[1]. O aspecto físico promove efeito desastroso sobre a autoimagem[2] e o estado emocional do paciente[3].

O nervo facial (VII par craniano) é responsável pela inervação dos músculos da mímica, promovendo equilíbrio das forças sinérgicas e antagônicas que atuam sobre as estruturas faciais. É responsável também pelo tônus em repouso e as contrações voluntária e involuntária dos músculos de cada hemiface[4].

O músculo frontal é inervado pelo ramo temporal; os músculos da região orbital são inervados pelo ramo zigomático; os músculos do lábio superior são inervados pelo ramo bucal; os músculos do lábio inferior, pelo ramo marginal da mandíbula; e o platisma, pelo ramo cervical. Esses músculos apresentam função de ativar os orifícios da pálpebra e da boca e expressar a emoção humana[5].

O grupo mais complexo de músculos da mímica é aquele que controla o movimento dos lábios e bochecha. Os músculos levantadores do lábio (levantador do lábio superior, levantador do ângulo da boca, zigomáticos maior e menor e levantador do lábio superior e da asa do nariz) se interdigitam e interlaçam intimamente com o músculo orbicular da boca. Sobre o lábio inferior atuam os músculos abaixadores do lábio inferior, abaixador do ângulo da boca e o mentual. A confluência desses músculos promove número quase ilimitado de movimentos faciais e expressões individuais.

Lesões do nervo facial podem produzir deformidades de variados graus, resultando em distúrbios estéticos e funcionais nos pacientes.

O lado acometido pela paralisia facial apresenta características comuns entre os pacientes. Sobre a pele, há menor formação de rugas decorrente da ausência de tração muscular sobre a derme, apagamento do sulco nasolabial, queda da comissura dos lábios e do supercílio. Dependendo da gravidade da lesão e do tempo de instalação da paralisia facial, pode ser verificado maior ou menor grau de comprometimento estético (Fig. 82.1).

O lado "normal" ou contralateral responde com reação hipercinética da musculatura em decorrência da falta de tônus do lado paralisado. Esse desequilíbrio de forças vetoriais promove desvios faciais. A gravidade das alterações estéticas não está relacionada somente à ausência de movimento do lado paralisado, mas principalmente à resposta que a musculatura da mímica produz após a perda de força entre o lado que se movimenta e o outro que não. O comprometimento estético é tanto mais grave quanto mais longa for a duração da paralisia facial. As assimetrias faciais em repouso são menos evidentes nas paralisias de curta duração, tornando-se mais aparentes durante a movimentação (Fig. 82.2).

Nas paralisias de longa duração, há perda importante do tônus muscular mínimo do lado comprometido; há desequilíbrio tão excessivo que o lado contralateral apresenta desvios labial, nasal e orbital, mesmo em repouso. Nesses casos, há inclusive rotação facial para o lado não comprometido, com encurtamento da hemiface não paralisada (Fig. 82.3).

As formas mais graves de paralisia facial ocorrem nos portadores de paralisia com mais de um ano de evolução, pois, além da falta de expressão do lado afetado, há hiperatividade do lado normal, o que acentua a assimetria facial.

TRATAMENTO

A reconstrução deve procurar restabelecer a simetria da boca no sorriso e obter a contração

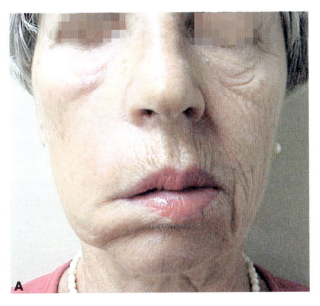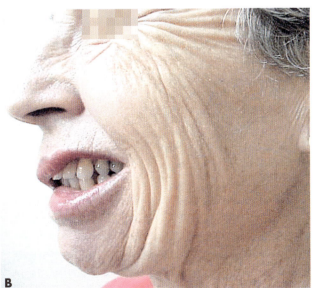

Figura 82.1 – (*A*) Contraste na formação de rugas entre o lado paralisado e o lado hipercinético. (*B*) A tração muscular excessiva produz grande quantidade de rugas.

978-85-7241-919-2

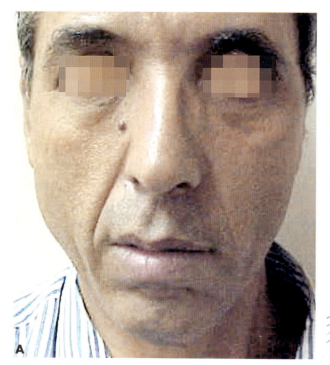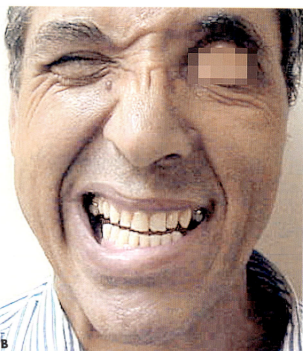

Figura 82.2 – (*A* e *B*) Assimetria facial mais evidente durante o sorriso.

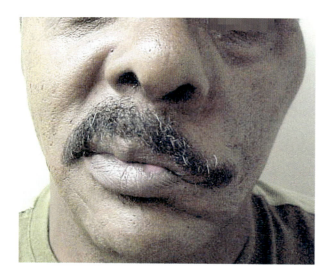

Figura 82.3 – Rotação facial com encurtamento da hemiface não paralisada.

dos esfíncteres oral e palpebral, elementos mais importantes da estética facial perdida.

Os melhores resultados são obtidos pela associação de várias técnicas. Assim, o ideal seria diminuir a hiperatividade do lado normal por meio de neurectomia ou miectomia seletiva, transferir músculos funcionais ao lado paralisado e sincronizar a função desses músculos com o lado normal por meio de enxerto nervoso transfacial[6,7].

Mesmo após essas terapias clínico-cirúrgicas, verifica-se que os pacientes ainda possuem importante assimetria de face nas posições estática e dinâmica em consequência de hipercinesia da musculatura da mímica do lado não paralisado. A regulação dessa hipercinesia pode ser conduzida por miotomias, miectomias ou neurectomias seletivas dos músculos responsáveis pela mímica[8,9].

Além dos métodos cirúrgicos, há possibilidade de utilizar-se toxina botulínica para melhorar a assimetria de face em portadores de paralisia facial[10].

Há dois tipos de apresentações de toxina botulínica do tipo A: Dysport® (Ipsen – Reino Unido) e Botox® (Allergan – Estados Unidos). Um frasco de Dysport® contém 500 unidades e um frasco de Botox®, 100 unidades nominais. Não existem diferenças significativas entre as potências desses produtos e, no uso clínico, a relação de equivalência entre os dois produtos varia de 3:1 a 4:1[11,12].

TÉCNICA DE APLICAÇÃO

Reconstituindo-se 500U de Dysport® (toxina botulínica) em 4mL de solução fisiológica, obtém-se a concentração de 12,5U de Dysport® para cada 0,1mL de solução ressuspendida. A Tabela 82.1 apresenta as unidades por volume de solução.

Em paralisia facial, devem-se tratar os músculos zigomático maior, zigomático menor, levantador do lábio superior e da asa do nariz, levantador do lábio superior, risório, abaixador do ângulo da boca e abaixador do lábio inferior (Fig. 82.4).

Em geral, cada paciente recebe 0,9mL da suspensão de toxina botulínica do tipo A, perfazendo um total de 112,5 unidades.

A toxina botulínica oferece a possibilidade de provocar inibição muscular química reversível e, dessa forma, pode ser utilizada como teste terapêutico antes de sacrificar definitivamente a função muscular por meio de neurectomias e miectomias. Apresenta, inclusive, potencial para tratar a hipertonia da face que resulta, após métodos cirúrgicos, em anastomose entre o nervo facial e o hipoglosso[13]. Além disso, pode reduzir os efeitos adversos decorrentes do mau posicionamento de reinervações cirúrgicas[14].

VETORES

A análise de forças de tração muscular foi estabelecida pelo recurso físico de vetores[15]. Adaptar-se-ão os conhecimentos vetoriais para o lado

Tabela 82.1 – Relação entre volume e unidades

Volumes (mL)	Unidades (U)
0,05	6,25
0,1	12,5
1	125

hipercinético, a fim de estabelecer uma forma coerente de tratamento para esta alteração (Fig. 82.5).

O equilíbrio com o lado paralisado torna necessário o enfraquecimento uniforme das forças que agem sobre a região do esfíncter oral. Os principais efetores da tração lateral da comissura dos lábios durante o sorriso são os músculos zigomático maior e risório. Há desequilíbrio dos vetores superiores e inferiores, ou seja, dos músculos levantador do lábio superior e da asa do nariz, levantador do lábio superior no movimento ascendente e dos músculos abaixador do ângulo da boca e abaixador do lábio inferior no movimento descendente (Figs. 82.6 e 82.7). O mecanismo abaixador dos músculos do lábio inferior é mais importante nos pacientes que apresentam sorriso do tipo "dentadura completa" e necessitam, em geral, de dose maior de toxina botulínica (Figs. 82.8 e 82.9).

Pode-se dizer que a musculatura da mímica do lado contralateral apresenta comportamento evolutivo decorrente da ausência de força contrária

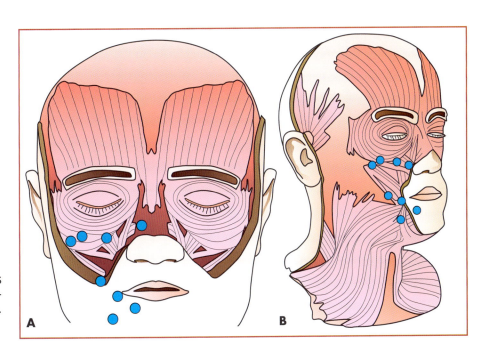

Figura 82.4 – (*A* e *B*) Pontos de aplicação da toxina botulínica na hemiface hipercinética.

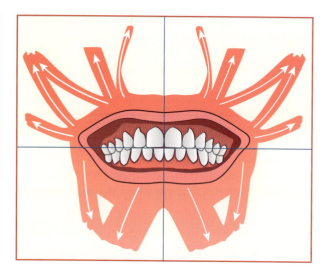

Figura 82.5 – Apresentação dos vetores de força que agem sobre a região perioral. A aplicação de toxina botulínica deve ser realizada mediante análise vetorial.

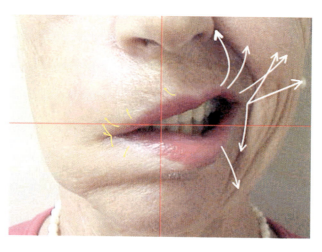

Figura 82.6 – Demonstração esquemática dos vetores que atuam sobre o lado paralisado e o lado hipercinético. Notar que há vetores retos e curvos representando a tração e a rotação que a região perioral sofre em decorrência da hipercinesia.

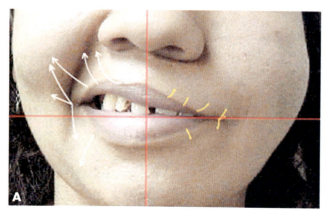

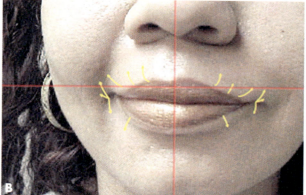

Figura 82.7 – (*A*) Análise vetorial pré-aplicação de toxina botulínica. Há desvio nasal e de rima da boca. Os vetores estão representados em tamanhos diferentes para ressaltar a diferença de força entre o lado paralisado e o hipercinético. (*B*) Após aplicação de toxina botulínica, há equilíbrio facial, representado por vetores de tamanho e direção similares durante análise dinâmica.

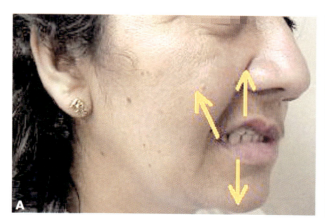

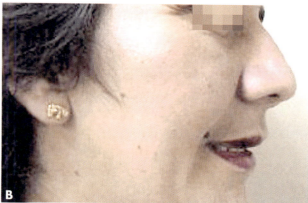

Figura 82.8 – (*A*) Forças vetoriais superior, lateral e inferior. (*B*) Equilíbrio dinâmico muito importante durante o sorriso, após aplicação da toxina botulínica.

978-85-7241-919-2

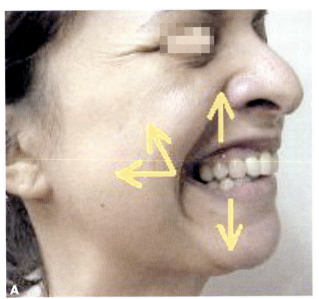

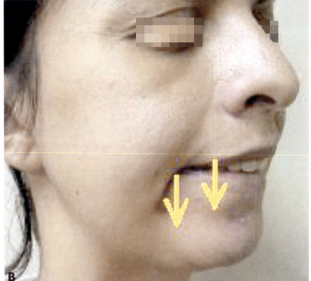

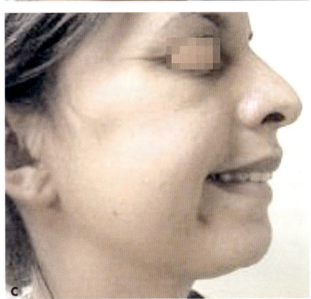

Figura 82.9 – (*A*) Análise vetorial do sorriso aberto do lado hipercinético. (*B*) Hipotonia dos levantadores do lábio superior e queda do lábio após 15 dias da aplicação. (*C*) Normalização e equilíbrio importante do sorriso após 30 dias.

ou antagonismo vetorial (Fig. 82.10). Esse comportamento inicia-se somente durante a movimentação e instala-se posteriormente em repouso. Pode-se dizer que a ação muscular do lado contralateral assume etapas diferentes dependendo da duração da paralisia facial. No início, há cinética muscular normal que evolui rapidamente para hipercinese evidenciada somente pela análise dinâmica. Não há alteração estética durante o repouso nesta fase (Fig. 82.11). Com o passar do tempo, a hipercinese torna-se mais evidente, produzindo excursão muscular lateral e superior mais evidente, com maior exposição do arco dental superior (Fig. 82.12). A etapa posterior é da hipertonia muscular estabelecida, podendo ser leve, moderada ou grave, com desvios importantes e rotação facial para o lado não paralisado, além do encurtamento deste lado.

EVENTOS ADVERSOS

Os eventos adversos do uso da toxina[16] estão geralmente relacionados a doses altas[17].

A paralisia facial apresenta alterações nas tarefas comuns, como continência a alimentos sólidos, líquidos, mastigação, expressão de fonemas durante a fala e expressão de emoções. Pacientes portadores de paralisia facial aprendem e adaptam-se a estas limitações com métodos

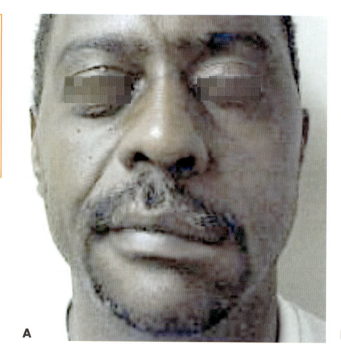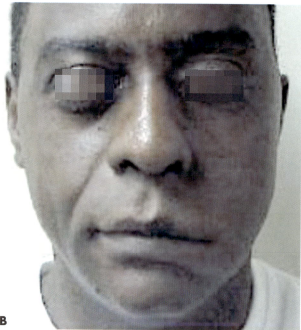

Figura 82.10 – (*A*) Paciente com desvio facial decorrente de hipertonia muscular da hemiface direita. (*B*) Melhora da simetria facial e da autoestima ao se apresentar sem barba após dois meses.

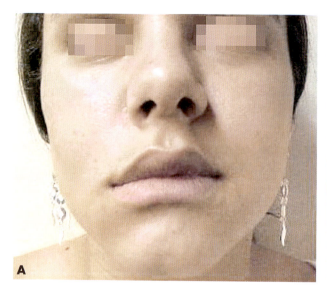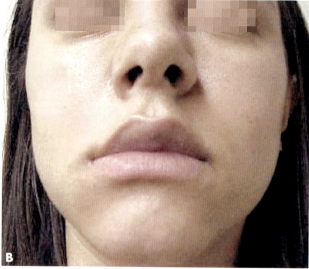

Figura 82.11 – (*A*) Leve desvio facial na condição estática. (*B*) Correção total da assimetria após toxina botulínica. Paciente sem qualquer estigma facial após 30 dias.

desenvolvidos por eles mesmos durante a vida. Aprendem a mastigar, a falar e a se expressar da maneira mais adequada possível. Após a aplicação da toxina botulínica, na tentativa de promover equilíbrio estético com o lado paralisado, promovemos modificação abrupta da musculatura da mímica e consequente mudança nos padrões de aprendizado e adaptativos dos pacientes.

Apesar da melhora estética, há repercussão funcional que pode prejudicar algumas tarefas até que o indivíduo se adapte à nova realidade.

Em geral, não há complicações precoces, como hematomas, infecções ou alergias, ou tardias e permanentes, como incontinência bucal definitiva para sólidos e líquidos, dificuldade permanente de audição, mastigação e fala.

978-85-7241-919-2

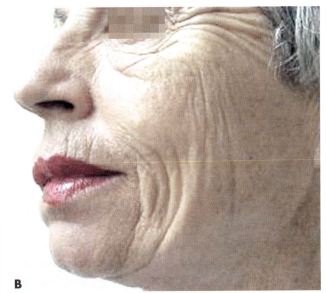

Figura 82.12 – (*A*) Hipercinese muscular excessiva dos músculos periorais e periorbitais. (*B*) Tratamento apenas dos músculos periorais com grande melhora da hipercinesia. Notar que a paciente está realizando a mesma força de contração muscular pré e pós-tratamento com toxina botulínica, a qual é evidenciada pela mesma quantidade de rugas da região periorbital sem tratamento.

As principais alterações de fala surgem 15 dias após a aplicação da toxina e são relacionadas, principalmente, com a articulação dos fonemas [f], [v] e [b]. Trinta dias após o tratamento, há melhora, inclusive, para os fonemas [b] e [t], que eram ditos de forma incorreta antes da aplicação, o que sugere que o equilíbrio dinâmico obtido após a aplicação da toxina botulínica promove benefícios funcionais, além de estéticos.

Há incontinência bucal para líquidos e dificuldade para falar e sorrir nos 15 primeiros dias após a aplicação da toxina botulínica do tipo A, bem como dificuldade para aproximar e apertar os lábios nos primeiros 20 dias após a aplicação da toxina. Todas essas alterações apresentaram melhora, comprovando a capacidade adaptativa dos pacientes ante a nova realidade funcional. As complicações não são duradouras e não há nenhum efeito sistêmico com a aplicação de toxina botulínica.

A toxina botulínica no tratamento de portadores de paralisia facial pode ser considerada recurso indispensável no conjunto terapêutico para os profissionais que atuam com esse tipo de deformidade. A ampla possibilidade de indicações, como tratamento não cirúrgico, prova terapêutica ou complementos pós-cirúrgicos, após neurectomias ou miectomias, auxiliará de forma fundamental na evolução dos tratamentos em paralisia facial. Por se tratar de método não definitivo, pode-se adaptar a aplicação da toxina botulínica em nossos pacientes de acordo com a própria evolução inexorável da paralisia facial, que mudará seu curso após a generalização do uso desse método. A toxina botulínica deve ser considerada como tratamento de assimetrias temporárias ou definitivas em pacientes com paralisia facial.

O fato de se enfraquecer o lado contralateral diminuirá certamente os desvios e as rotações faciais em repouso nos casos de paralisia tardia e após tratamento cirúrgico do lado paralisado, que poderá, inclusive, acelerar a atividade muscular nos métodos de reinervação e transplantes musculares, além de possibilitar tratamento para regeneração nervosa inapropriada nos casos de reinervação cirúrgica. Mas, o mais importante, parece ser a potencialidade na aplicação em crianças e adolescentes, que muito se beneficiarão durante a fase de desenvolvimento muscular e esquelético. São conhecidos a influência da paralisia no desenvolvimento musculoesquelético da face de crianças e os distúrbios do sorriso que resultam dessa alteração[18].

Há liberação do uso de Dysport® em crianças a partir de dois anos para os casos de pé equino[19] e espasticidade. Estudos posteriores deverão ser feitos para os casos de paralisia facial. Certamente, produziremos menores sequelas funcionais e estéticas para nossos pacientes.

QUESTÕES

1. Quais são as principais características apresentadas por portadores de paralisia facial?
2. Qual a dose média utilizada para tratamento da hipercinese contralateral a paralisia facial?
3. Quais são os músculos que devem ser tratados na paralisia facial?
4. Quais são os principais efeitos adversos?
5. Qual o maior benefício do tratamento da assimetria facial com toxina botulínica?

REFERÊNCIAS

1. SAMII, M.; MATTHIES, C. Indication, technique and results of facial nerve reconstruction. *Acta Neurochir.*, v. 130, p. 125-139, 1994.
2. BOERNER, M.; SEIFF, S. Etiology and management of facial palsy. *Curr. Opin. Ophtalmol.*, v. 5, n. 5, p. 61-66, 1994.
3. DAWIDJAN, B. Idiopathic facial paralysis: a review and case study. *J. Dent. Hyg.*, v. 75, n. 4, p. 316-321, 2001.
4. AVIV, J. E.; URKEN, M. L. Management of the paralysed face with microneurovascular free muscle transfer. *Arch. Otolaryngol. Head Neck Surg.*, v. 118, p. 909-912, 1992.
5. RUBIN, L. R. Anatomy of facial expression. In: *Reanimation of the Paralysed Face – New Approaches*. St. Louis: Mosby, 1977, p. 2-20.
6. FINE, N. A.; PRIBAZ, J. J.; ORGILL, D. P. Use of the innervated platysma flap in facial reanimation. *Ann. Plast. Surg.*, v. 34, n. 3, p. 326-330, 1995.
7. GUEREISSI, J. O. Selective myectomy for postparetic facial synkinesis. *Plast. Reconstr. Surg.*, v. 87, n. 3, p. 459-466, 1991.
8. MUHLBAUER, W.; FAIRLEY, J.; VAN WINDERGER, J. Mimetic modulation for problem creases of the face. *Aesthetic Plast. Surg.*, v. 19, n. 2, p. 183-191, 1995.
9. DOBIE, R. A.; FISCH, U. Primary and revision surgery (selective neurectomy) for facial hyperkinesia. *Arch. Otorynolaringol. Head Neck Surg.*, v. 112, n. 2, p. 154-163, 1986.
10. NEUENSCHWANDER, M. C.; PRIBITKIN, E. A.; SATALOFF, R. T. Botulinum toxin in otoryngology: a review of its actions and opportunity for use. *Ear Nose Throat J.*, v. 79, n. 10, p. 788-789, 2000.
11. ODERGREN, T.; HJALTASON, H.; KAAKKOLA, S.; SOLDERS, G.; HANKO, J. et al. A double blind, randomised, parallel group study to investigate the dose equivalence of Dysport and Botox in the treatment of cervical dystonia. *J. Neurol. Neurosurg. Psychiatry*, v. 64, n. 1, p. 6-12, 1998.
12. RANOUX, D.; GURY, C.; FONDARAI, J.; MAS, J. L.; ZUBER, M. Respective potencies of Botox and Dysport: a double blind, randomised, crossover study in cervical dystonia. *J. Neurol. Neurosurg. Psychiatry*, v. 72, n. 4, p. 459-462, 2002.
13. LINNET, J.; MADSEN, F. F. Hypoglosso-facial nerve anastomosis. *Acta. Neurochir.*, v. 133, n. 3-4, p. 112-115, 1995.
14. WOLF, S. R. Idiopathic facial paralysis. *HNO*, v. 46, n. 9, p. 786-798, 1998.
15. PALETZ, J. L.; MANKTELOW, R. T.; CHABAN, R. The shape of normal smile: implications for facial paralysis reconstruction. *Plast. Reconstr. Surg.*, v. 93, n. 4, p. 784-789, 1994.
16. ARMSTRONG, M. W.; MOUNTAIN, R. E.; MURRAY, J. A. Treatment of facial synkinesis and facial asymmetry with botulinum toxin type A following facial nerve palsy. *Clin. Otolaryngol.*, v. 21, n. 1, p. 15-20, 1996.
17. UEDA, K.; HARI, K.; ASATO, H.; YAMADA, A. Neurovascular free muscle transfer combined with cross-face nerve grafting for the treatment of facial paralysis in children. *Plast. Reconstr. Surg.*, v. 101, n. 7, p. 1765-1773, 1998.
18. UBHI, T. Treatment of paediatric cerebral palsy with Dysport. *Hosp. Med.*, v. 61, n. 10, p. 718-721, 2000.
19. BAKHEIT, A. M.; SEVERA, S.; COSGROVE, A.; MORTON, R.; ROUSSOUNIS, S. H.; DODE, L.; LIN, J. P. Safety profile and efficacy of botulinum toxin A (Dysport) in children with muscle spasticity. *Dev. Med. Child. Neurol.*, v. 43, n. 4, p. 234-238, 2001.

Complicações da Toxina Botulínica

Doris Maria Hexsel ♦ Rosane Orofino-Costa

Rosemari Mazzuco ♦ Camile L. Hexsel

SUMÁRIO

As complicações e efeitos adversos (EA) decorrentes do uso cosmético da toxina botulínica (TB) são poucos e geralmente leves, transitórios e técnico-dependentes.

A segurança da TB resulta da qualidade das apresentações comerciais e do fato de ser utilizada em doses extremamente baixas, em locais seguros e com técnicas apuradas.

As principais complicações e EA são: efeitos locais como eritema, edema, dor e equimose; cefaleias e náuseas; possibilidade de infecções; e efeitos decorrentes da ação do medicamento, tais como ptose, alterações na musculatura das regiões injetadas, assimetrias e outras.

Apesar de leves e reversíveis, as complicações e EA decorrentes do uso da TB podem causar preocupação para o médico e desconforto para o paciente. Portanto, o conhecimento das suas causas, evolução e seu manejo adequado são de importância fundamental para o sucesso final do procedimento.

HOT TOPICS

- Eritema, edema, dor e equimose são as principais complicações da toxina.
- Os EA da toxina são geralmente leves e transitórios.
- Dor ou ardência podem ocorrer durante a aplicação.
- Cefaleias e náuseas podem ocorrer e estão relacionadas ao trauma da injeção.
- A ptose palpebral é a complicação mais temida e mais importante que ocorre com a aplicação toxina.
- A diplopia ocorre devido à paralisia dos músculos retos laterais.
- Uma duração mais curta do efeito pode estar relacionada à produção de anticorpos contra a TB.
- Disfagia e dificuldade de fletir o pescoço são complicações descritas após a injeção de altas doses de TB para o tratamento das bandas platismais.
- Embora não haja comprovação de efeito teratogênico, deve-se evitar o uso da TB em gestantes.

INTRODUÇÃO

A aplicação de TB é um dos procedimentos mais utilizados para rejuvenescimento facial. Quase duas décadas após o início do seu uso cosmético, poucas complicações foram descritas e os EA são geralmente leves, transitórios e técnico-dependentes. Portanto, mesmo sendo o "mais venenoso dos venenos"[1], a TB é bastante segura, quando bem indicada e realizada dentro dos parâmetros técnicos adequados.

Em 2005, um artigo publicado pela Food and Drug Administration (FDA) revisou os EA causados pelo uso geral da TB, que foram relatados àquela instituição[2]. Apesar de terem ocorrido alguns efeitos graves, até mesmo letais, com o uso terapêutico da TB, nas indicações cosméticas a maioria dos EA foram considerados não graves. Os eventos mais relatados foram: ausência de efeito terapêutico (63% do total de EA relatados), reação no local da injeção (19%) e ptose palpebral (11%)[2].

A ocorrência de morte por TB, quando aplicada para fins cosméticos, não é esperada, pelo baixo potencial alergênico das preparações comerciais e também pelo fato da dose letal conhecida da TB tipo A (TB-A) ser em torno de 60 vezes maior do que as doses utilizadas para fins cosméticos[3].

Entretanto, apesar de leves e reversíveis, os EA decorrentes da TB podem causar preocupação para o médico e desconforto para o paciente. Portanto, o conhecimento das causas, da evolução e do manejo desses efeitos é de importância fundamental para o sucesso final do procedimento.

EFEITOS ADVERSOS E COMPLICAÇÕES MAIS FREQUENTES

Decorrentes da Injeção

Efeitos Locais

A injeção de qualquer substância na pele causa reações localizadas decorrentes do trauma. As mais comuns são eritema, edema, dor e equimoses.

O eritema e o edema estão associados ao trauma da própria injeção e ao volume de líquido injetado. Quando diluições maiores de TB são utilizadas, o edema tende a ser proporcionalmente maior. Estes EA regridem, de forma espontânea, na primeira hora, não havendo necessidade de tratamento. Se necessário, pode-se aplicar maquiagem corretiva.

Dor ou ardência pode ocorrer durante a aplicação, e a intensidade é variável dependendo da sensibilidade individual. Em pacientes com baixo limiar para a dor, o desconforto pode ser diminuído usando-se pomada anestésica tópica

ou crioanalgesia antes do procedimento. Outras manobras para redução da dor são: emprego de agulha de calibre mais fino, sua inserção exatamente no ponto marcado e previamente anestesiado e a injeção lenta do produto. A dor é mais intensa e mais duradoura em certos locais, como palmas e plantas, onde a TB é utilizada para tratamento de hiperidrose. Nesses casos, pode ser necessário bloqueio troncular, isolado ou associado a outros métodos de analgesia.

Equimoses decorrem de lesão a vasos sanguíneos por ocasião da injeção. Algumas áreas da face são ricamente vascularizadas, favorecendo este tipo de complicação. São mais comuns em pacientes com distúrbios de coagulação ou que ingeriram anti-inflamatórios derivados do ácido acetilsalisílico, vitamina E ou *gingko biloba*[4]. Para minimizar sua ocorrência é conveniente sugerir aos pacientes que evitem o uso dos medicamentos citados na semana anterior às injeções de TB.

Na ocorrência de lesão vascular durante a injeção, a compressão da área por alguns minutos, sem massagem, é útil para auxiliar a hemostasia. A área com maior risco de equimoses é a região periorbitária, pois a pele é bastante fina e os vasos sanguíneos são calibrosos e superficiais (Fig. 83.1).

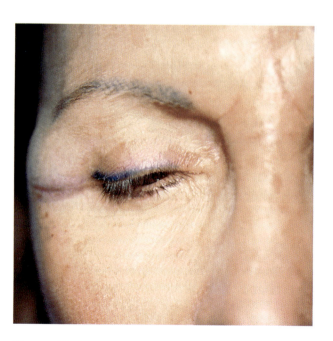

Figura 83.1 – Hematoma grande na área periorbital em paciente usando ácido acetilsalicílico.

Cefaleia e Náuseas

Cefaleia e náuseas podem ser relatadas após a aplicação, mas tendem a ser leves. Em geral estão relacionadas ao trauma da injeção ou ao estado de ansiedade antes e/ou durante o procedimento. Costumam ter regressão espontânea, mas podem ser tratadas sintomaticamente, se causarem desconforto significativo para o paciente. Em raros casos podem ser intensas e persistir por dias.

Paradoxalmente, a TB também é indicada para tratamento de cefaleia tensional e enxaqueca[5].

Infecção

Apesar de não existirem relatos de infecção local ou sistêmica, a manipulação e a aplicação da TB devem obedecer a todos os cuidados de assepsia e antissepsia. Um estudo mostrou que não houve isolamento de bactérias, após 30 dias da diluição da TB[6] em solução salina sem conservantes. Mesmo assim, existe risco teórico de contaminação[7].

O médico deve estar atento para quadros de infecção, inclusive por germes incomuns, e instituir tratamento precoce. Pacientes mais suscetíveis a infecções devem ser monitorados.

Decorrentes do Efeito da Toxina Botulínica

Ptose Palpebral

É a complicação mais temida e mais importante[4,8]. Caracteriza-se clinicamente por queda de 1 a 2mm na pálpebra, obscurecendo o arco superior da íris (Fig. 83.2). Ocorre em consequência de injeções na glabela, pela difusão da TB ou pela injeção no septo orbital, paralisando o músculo elevador da pálpebra superior[4].

Admite-se que a ptose palpebral é dependente da técnica utilizada, na maioria dos casos. Diluições muito altas, injeções muito próximas da borda orbital, massagens ou intensa manipulação da área depois da aplicação e maior difusão das preparações de TB são fatores que podem aumentar a possibilidade de ocorrência desse EA.

Os sintomas aparecem após 7 a 10 dias da aplicação da TB e tendem a ser leves. Além da queda da pálpebra, os pacientes referem dificuldade para movimentá-la e sensação de peso quando os olhos são abertos.

A ptose palpebral resolve-se espontaneamente em 2 a 4 semanas, porém, em função do desconforto que costuma causar, é indicado o uso

978-85-7241-919-2

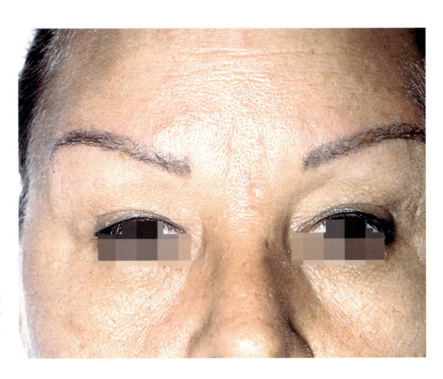

Figura 83.2 – Ptose palpebral após aplicação de toxina botulínica nos músculos da glabela e região frontal.

de colírios com efeito alfa-adrenérgico, tais como a pilocarpina, que elevam parcialmente a margem ciliar, pelo estímulo à contração do músculo de Mueller[9]. Esses medicamentos devem ser usados com cautela, pois, além da duração do efeito não ser longa, existem EA ao colírio.

Para minimizar o risco da ptose palpebral, sugere-se aplicação de TB concentrada, em direção mais superior e lateral, acuradamente nos locais previamente determinados e demarcados[4].

Dificuldade de Oclusão das Pálpebras

Causada pela difusão da TB para a porção palpebral do músculo orbicular, quase sempre em consequência do uso de altas doses de TB para o tratamento das rugas periorbitárias. É ainda relatada como sintoma nos pacientes com ptose palpebral.

Tal complicação pode ser evitada respeitando-se o limite de 1cm da borda orbital nas injeções, para o relaxamento da musculatura orbicular e da glabela e em doses preconizadas.

Alterações Oculares e na Região Periorbitária

O uso de doses muito altas e a difusão ou migração da TB para dentro da órbita podem resultar em várias complicações oculares e visuais.

Uma das complicações mais descritas é a diplopia, que se deve à paralisia dos músculos retos laterais e caracteriza-se por visão dupla[10].

Outras complicações também relatadas são: síndrome do olho seco, epífora[11] e queratite punctata superficial[12]. As possíveis causas dessas complicações são a paralisia excessiva do músculo orbicular, com consequente lagoftalmo, e a ação direta da TB na glândula lacrimal[12]. Paresia da pálpebra inferior e ectrópio, decorrentes de doses elevadas de TB nessa região, também podem levar a queratite[13].

As complicações na região periorbitária podem ser evitadas com a aplicação de TB concentrada nos pontos marcados, respeitando-se o limite de 1cm da borda orbitária. Também é importante orientar o paciente para que não manipule a área nas primeiras horas após a aplicação.

Ptose Superciliar e Diminuição Significativa da Expressividade do Terço Superior da Face

Esses EA decorrem da aplicação da TB na região frontal.

A movimentação e a altura dos supercílios dependem do antagonismo dos grupos musculares rebaixadores e elevadores, localizados respectivamente na glabela e na região frontal[14]. Em razão da maior força muscular do grupo rebaixador, associada ao efeito crônico da gravidade, pessoas mais idosas apresentam queda fisiológica do supercílio e da pálpebra superior. Nessas pessoas, quando houver necessidade de aplicação de TB para correção de rugas frontais, devem ser injetadas poucas unidades, a fim de evitar a ptose dos supercílios e a aparência de "máscara" da face.

Recomenda-se cautela também no tratamento dos pacientes que utilizam o músculo frontal como suporte para a pálpebra superior flácida e/ou ptótica[14], a fim de melhorar ou ampliar o campo visual. Caso o músculo frontal seja totalmente paralisado haverá piora dessa ptose palpebral e consequente diminuição da acuidade visual.

Pessoas que usam a musculatura facial profissionalmente como atores e políticos requerem cautela ainda maior quando se aplica TB na região frontal. O simples relaxamento muscular, mantendo a movimentação do supercílio, em geral não interfere na expressividade facial.

A ptose lateral do supercílio também merece ser mencionada como efeito indesejável, sendo mais visível quando o paciente aciona a musculatura frontal para tentar elevá-lo[10]. Para a maioria dos pacientes, isso não constitui um problema estético, mas alguns realmente desejam uma maior elevação da região lateral do supercílio. Nesses casos, pode-se aplicar pequenas doses de TB lateral e inferiormente, concentrando-se a aplicação de doses maiores nas partes média e superior da região frontal[4].

Para evitar os EA descritos é importante que a TB seja aplicada somente na região frontal de pacientes que tenham o supercílio alto, bem posicionado e que não necessitem da musculatura frontal para compensar uma possível ptose

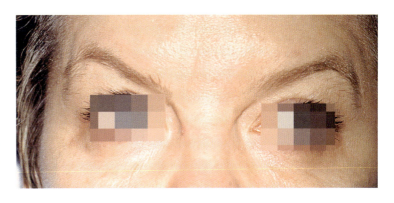

Figura 83.3 – Elevação excessiva da cauda do supercílio após aplicação de toxina botulínica.

fisiológica. Também se sugere respeitar o limite de 1cm acima do supercílio ou da ruga frontal mais inferior para as injeções.

A glabela pode ser tratada isoladamente, porém, quando for necessário o tratamento da região frontal, esta sempre deve ser tratada em associação com a glabela, a fim de evitar que se mantenha a movimentação do grupo muscular rebaixador dos supercílios, o que causaria a ptose desses últimos.

Elevação Excessiva da Cauda do Supercílio

Ocorre principalmente em pessoas com musculatura frontal potente e supercílios naturalmente altos. Deve-se ao relaxamento da glabela e da parte média da região frontal, com consequente compensação lateral da musculatura frontal[14] (Fig. 83.3). Trata-se de um efeito indesejado e esteticamente desagradável, principalmente em homens, que pode ser evitado com a aplicação de 1 a 2U da TB de 100U ou 2,5 a 5U da TB de 500U nas fibras frontais mais laterais. Em homens, para evitar o arqueamento dos supercílios, recomenda-se a injeção de 4 a 6U de TB de 100U ou 10 a 15U de TB de 500U no ponto médio--pupilar, 1cm acima da borda supraorbitária.

Assimetrias

Podem surgir após aplicação da TB em quantidades ou pontos assimétricos na face e no pescoço.

Assimetria discreta da face é fisiológica em todas as pessoas. Quando esta é muito evidente, a TB pode ser aplicada objetivando corrigi-la. No entanto, na grande maioria dos pacientes, a TB deve ser aplicada de maneira simétrica em todos os locais.

Para corrigir as assimetrias decorrentes da aplicação da TB, pode ser feito um retoque nos músculos responsáveis pela alteração depois de 30 dias.

Pacientes com tatuagem em supercílios ou lábios (maquiagem definitiva) devem ser cuidadosamente examinados e selecionados. Se a tatuagem for assimétrica ou mal posicionada essas alterações podem ficar mais evidentes após a aplicação da TB.

Resposta Subótima, Curta Duração da Ação e Desenvolvimento de Resistência

Geralmente resultam da aplicação de doses muito baixas de TB (tendo em vista que o relaxamento muscular é dose-dependente) ou em pontos incorretos. Altas diluições também têm sido associadas à diminuição da potência e da duração da toxina. Além disso, o efeito pode ser menor do que o desejado em algumas regiões da face, especialmente na região periorbitária. É conveniente lembrar que na gênese das rugas concorrem outros fatores, principalmente o fotoenvelhecimento. Por isso, outras terapêuticas podem ser necessárias, em associação à TB, para otimização do efeito.

O recurso da eletromiografia pode ser empregado para identificar grupos musculares pequenos ou com inserção anômala em pacientes que exibem pouco efeito da TB, apesar da dose e da técnica de aplicação corretas.

Uma duração mais curta do efeito também pode estar relacionada à produção de anticorpos contra a TB (resistência secundária), o que pode ocorrer pela prática de retoques frequentes ou aplicação em várias etapas, técnicas não reco-

978-85-7241-919-2

mendadas no uso da toxina, além de aplicação de grandes doses (acima de 200U de TB de 100U ou 500U de TB de 500U por sessão) ou reaplicações em intervalos menores de um mês[7]. Qualquer título de anticorpos é suficiente para inativar a toxina[7]. No entanto, ainda não há relatos de detecção de anticorpos, quando a TB é usada para fins cosméticos[7].

Pequenas variações nos lotes de produção da TB também podem acarretar diferentes respostas.

Alguns indivíduos não respondem à administração de determinada droga e isso, provavelmente, se deve a fatores genéticos (resistência primária).

Maior Evidência de Flacidez e Redundância da Pele da Pálpebra Inferior

Na região periorbitária, as rugas não se devem apenas à contração muscular, mas também à flacidez cutânea e ao fotoenvelhecimento. Por essa razão, abolir totalmente a função muscular pode determinar apenas melhora parcial das rugas nessa região, além de existir o risco de se evidenciar ou agravar o aspecto flácido da pele da pálpebra inferior, especialmente em pessoas com atrofia e grau moderado ou acentuado de flacidez cutânea. Esses pacientes referem eventualmente edema na pálpebra inferior ao amanhecer, que cede espontaneamente durante o dia. Nestes casos, está indicada a blefaroplastia, que pode posteriormente ser associada à TB, para correção das rugas de expressão residuais.

Agravamento das Linhas Zigomáticas

Quando as rugas periorbitárias são tratadas pela TB, paradoxalmente pode haver piora das linhas zigomáticas em pacientes com flacidez cutânea.

A aplicação intradérmica de 1 a 2U de TB de 100U ou de 2 a 5U de TB de 500U na região em que as rugas zigomáticas são mais evidentes, pode corrigi-las parcialmente. No entanto, são necessárias outras técnicas (preenchimento, *resurfacing*, etc.) para sua correção total.

Agravamento das Rugas Nasais

Esse efeito é comumente observado após a aplicação da TB na glabela e/ou na região periorbitária,

sendo conhecido como "sinal da toxina botulínica". Pode ser facilmente corrigido pela aplicação de 1 a 3U de TB de 100U ou 2 a 7,5U de TB de 500U, exatamente no ponto de maior concentração das rugas, nas faces laterais da região nasal.

É conveniente citar que alguns pacientes utilizam exageradamente a musculatura nasal e que as doses recomendadas acima são, às vezes, insuficientes. Doses maiores devem ser evitadas, pelo risco de paresia do músculo elevador do lábio superior, que se insere nesse nível.

Ptose do Lábio Superior

Tal EA é decorrência da aplicação da TB na região infraorbitária ou malar para correção das rugas da pálpebra inferior, das rugas zigomáticas ou da hipertrofia do músculo orbicular. Também pode ocorrer após a injeção da TB na região nasal para correção do "sinal da toxina botulínica", descrito no item anterior.

Essa complicação é consequência de paresia ou paralisia dos músculos elevador do lábio superior e/ou zigomático maior[10], principalmente quando se injetam grandes doses de TB nas áreas citadas[14].

Dificuldade em Movimentar os Lábios com Prejuízo das Funções da Boca (Assobiar, Falar, Fumar, etc.)

Dificuldade em movimentar o lábio superior decorre principalmente da injeção de doses muito altas de TB no músculo orbicular da boca ou nos elevadores do ângulo da boca. A injeção de doses maiores que as recomendadas no mento e nos rebaixadores do ângulo da boca também podem ocasionar dificuldade de movimentação do lábio inferior, além de alterações labiais inestéticas durante o sorriso.

Outros sintomas indesejáveis que podem surgir são: mordedura involuntária da língua, parestesia dos lábios, perda do desenho do filtro, dificuldade de movimentação da saliva na boca e perda de saliva durante a oratória.

Disfagia e Dificuldade em Fletir o Pescoço

São complicações descritas após a injeção de altas doses de TB para o tratamento das bandas platismais.

978-85-7241-919-2

Alguns autores sugerem que a dose total nessa região não ultrapasse 30 a 40U de TB de 100U ou 75 a 100U de TB de 500U, a fim de evitar tais complicações[15]. No entanto, outros sugerem que possam ser usadas doses tão altas quanto 200U de TB, de 100U ou 500U de TB, ou de 500U por sessão.

Dificuldade em Realizar Movimentos Finos

Citada como EA pós-injeção de TB nos dedos para tratamento da hiperidrose palmar[16]. Ocorre por difusão da toxina para a musculatura motora estriada. Para evitá-la, a aplicação da TB deve ser realizada na derme superficial, na menor dose e diluição possíveis.

Maior cautela é necessária no tratamento de pacientes que utilizam as mãos para tarefas minuciosas e delicadas (pianistas, cirurgiões, etc.), pois a diminuição da habilidade manual, nesses casos, pode ter repercussão profissional. Recomenda-se, para evitar transtornos mais importantes em decorrência desse EA, que se trate uma palma de cada vez, com intervalo de 3 a 4 semanas.

Hiperidrose Compensatória

Nas bordas das áreas tratadas para hiperidrose, pode ocorrer aumento da sudorese que, na maioria das vezes, não chega a ser percebido ou sentido pelo paciente. Em alguns casos pode haver hiperidrose compensatória em outras regiões, principalmente quando se trata a região palmar.

Expectativa Exagerada ou Fantasiosa por Parte do Paciente

Decorre das ansiedades e dificuldades pessoais do paciente ou da falta de esclarecimento ou orientação por parte do médico antes do procedimento.

Pacientes que buscam procedimentos de rejuvenescimento sempre devem ser cuidadosamente avaliados. É muito importante que eles sejam exaustivamente esclarecidos sobre o procedimento e os resultados que podem ser obtidos. Nos pacientes que se tornam adictos à toxina, a duração mais curta ou o efeito subótimo em alguma sessão pode ser causa de grande decepção e desapontamento.

Antes de proceder ao tratamento desses candidatos a procedimentos cosméticos, o médico deve conhecer o compromisso com os resultados e, ainda, a responsabilidade civil com os riscos do procedimento. Para evitar problemas futuros, o paciente com queixas estéticas deve ser submetido a uma cuidadosa avaliação psicológica, para entendimento das motivações e expectativas que o levaram a buscar o tratamento.

Alguns deles apresentarão queixas posteriores. Nesta etapa, a parte mais fragilizada é o médico, que precisa ser atencioso e cuidadoso e, muitas vezes, comprovar os resultados e sua habilidade na execução do procedimento. Segundo Matarasso, os médicos devem estar preparados para um pequeno número de pacientes que se desequilibram emocionalmente e revelam um estado psicológico instável após as injeções de TB ou outros procedimentos estéticos[17].

Fotografias e termo de consentimento pós-informação prévios são úteis para a documentação do atendimento e devem ser usados como rotina.

Desencadeamento ou Agravamento de Doenças Neuromusculares Preexistentes

Em pacientes com história familiar ou predisposição a doenças que cursam com distrofia ou fraqueza neuromuscular, como *miastenia gravis* e síndrome de Lambert-Eaton, o uso da TB deve ser muito cauteloso ou mesmo contraindicado. Nesses pacientes, a aplicação pode agravar uma doença subclínica, evento raramente observado na prática médica.

A presença de outras doenças neurológicas deve também ser questionada antes da aplicação da TB, como, por exemplo, a paralisia facial periférica.

INTERAÇÕES MEDICAMENTOSAS

As drogas que interferem na junção neuromuscular por meio de diferentes mecanismos podem interagir com a TB. Dentre elas, destacam-se aminoglicosídeos (canamicina, gentamicina, estreptomicina), ciclosporina, aminoquinoleínas (cloroquina e hidroxicloroquina), D-penicilamina, tubocurarina, pancurônio, galamina e succinilcolina[18].

OUTROS

Foi descrito um caso de erupção psoriasiforme após injeção intramuscular de TB em um jovem de 17 anos, que teve regressão espontânea 15 semanas depois da aplicação[19]. Outro caso relatado foi de eritema pigmentar fixo[20].

Há relato de um caso fatal de paciente de 43 anos que recebeu injeções de TB (Botox®) para tratamento de dor crônica no pescoço e nas costas. A causa da morte foi determinada anafilática à mistura de TB e lidocaína[21].

Aplicações de doses mais elevadas que as de uso cosmético podem provocar alterações eletromiográficas distantes do músculo tratado, sinais sistêmicos como astenia, febre, sintomas de gripe forte, incontinências fecal e urinária e tremor de extremidades[5].

Embora não haja comprovação de efeito teratogênico ou de outras complicações para o feto[22], deve-se evitar o uso da TB em gestantes.

CONSIDERAÇÕES FINAIS

Os EA mais frequentes decorrentes da aplicação da TB costumam ser leves e desaparecer rápida e espontaneamente, não causando maior preocupação aos médicos ou aos pacientes. Na maioria das vezes são técnico-dependentes e podem ser evitados pela aplicação correta e pelo conhecimento minucioso da anatomia muscular e cosmética da face. Os locais de injeção e as doses devem ser cuidadosamente monitorados e as indicações precisam ser cautelosas. Alguns relatos de reações mais importantes são especulativos e carecem de maior comprovação.

As seguintes orientações são úteis para prevenir a ocorrência de complicações:

- Anamnese detalhada e dirigida.
- Exame físico completo, observando toda a disposição das estruturas da face, em repouso e durante o movimento.
- Fotografias prévias.
- Marcação da região a ser tratada, para evitar aplicações assimétricas.
- Técnica precisa de diluição e conservação.
- Injeção de volumes pequenos e concentrados.
- Aplicação com margem de 1cm da borda orbitária no tratamento das rugas próximas a essa região.
- Respeito às doses recomendadas para cada área e músculo.
- Técnica minuciosa de aplicação.
- Orientação do paciente para que permaneça em posição ortostática e não manipule a área tratada até 4h após a aplicação.
- Explicação detalhada e clara do procedimento e seus efeitos esperados.

QUESTÕES

1. Eritema, edema, dor e equimoses são os principais EA locais decorrentes das injeções de TB. Como a dor e a equimose podem ser manejadas e prevenidas?
2. A ptose palpebral é a complicação mais importante do uso da TB. Qual é a sua causa e como pode ser caracterizada clinicamente?
3. O que pode ser feito para minimizar o risco de ptose palpebral?
4. Que medicamentos podem interagir com a TB?
5. Quais as ações que podem ser tomadas pelo médico anteriormente ao procedimento de forma a prevenir e evitar complicações com o uso cosmético da TB?

REFERÊNCIAS

1. LAMANNA, C. The most poisonous poison. *Science*, v. 130, p. 763-772, 1959.
2. COTE, T. R.; MOHAN, A. K.; POLDER, J. A.; WALTON, M. K.; BRAUN, M. M. Botulinum toxin type A injections: adverse events reported to the US Food and Drug Administration in therapeutic and cosmetic cases. *J. Am. Acad. Dermatol.*, v. 53, n. 3, p. 407-415, 2005.
3. CARRUTHERS, J.; CARRUTHERS, A. Complications of botulinum toxin type A. *Facial Plast. Surg. Clin. North Am.*, v. 15, n. 1, p. 51-54, 2007.
4. HEXSEL, D.; MAZZUCO, R.; DAL'FORNO, T.; KRAEMER, C.; LIMA, M. M.; ZECHMEISTER, D. O.; PRADO, D. Botulinum toxin for facial wrinkles: history and future. *Expert Rev. Dermatol.*, v. 2, n. 4, p. 417-426, 2007.

5. SMUTS, J. A. et al. Prophylatic treatment of chronic tension-type headache using botulinum toxin type A. *Eur. J. Neurol.*, v. 6, p. 99-102, 1999.

6. SLOOP, R. R.; COLE, B. A.; ESCUTIN, R. O. Reconstituted botulinum toxin type A does not lose potency in humans if it is refr en or refrigerated for 2 weeks before use. *Neurology*, v. 48, p. 249-253, 1997.

7. KLEIN, A. W. Dilution and storage of botulinum toxin. *Dermatol. Surg.*, v. 24, p. 1179-1180, 1998.

8. KLEIN, A. W. Complications, adverse reactions, and insights with the use of botulinum toxin. *Dermatol. Surg.*, v. 29, n. 5, p. 549-556, 2003.

9. VARTANIAN, A. J.; DAYAN, S. H. Complications of botulinum toxin A use in facial rejuvenation. *Facial Plast. Surg. Clin. North Am.*, v. 11, n. 4, p. 483-492, 2003.

10. GARCIA, A.; FULTON JR., J. E. Cosmetic denervation of the muscles of facial expression with botulinum toxin. *Dermatol. Surg.*, v. 22, p. 39-43, 1996.

11. CORONEO, M. T.; ROSENBERG, M. L.; CHEUNG, L. M. Ocular effects of cosmetic products and procedures. *Ocul. Surf.*, v. 4, n. 2, p. 94-102, 2006.

12. NORTHINGTON, M. E.; HUANG, C. C. Dry eyes and superficial punctuate keratitis: a complication of treatment of glabelar dynamic rhytides with botulinum exotoxin A. *Dermatol. Surg.*, v. 30, n. 12 pt. 2, p. 1515-1517, Dec. 2004.

13. HARRISON, A. R.; ERICKSON, J. P. Thyroid eye disease presenting after cosmetic botulinum toxin injections. *Ophthal. Plast. Reconstr. Surg.*, v. 22, n. 5, p. 397-398, 2006.

14. WIEDER, J. M.; MOY, R. L. Understanding botulinum toxin. *Dermatol. Surg.*, v. 24, p. 1172-1174, 1998.

15. CARRUTHERS, A.; CARRUTHERS, J. The adjunctive usage of botulinum toxin. *Dermatol. Surg.*, v. 24, p. 1244-1247, 1998.

16. NAUMANN, M.; HOFMANN, U.; BERGMANN, I. et al. Focal hyperhidrosis. *Arch. Dermatol.*, v. 134, p. 301-304, 1998.

17. MATARASSO, S. L. Complications of botulinum A exotoxin for hyperfunctional lines. *Dermatol. Surg.*, v. 24, p. 1249-1254, 1998.

18. HUANG, W.; FOSTER, J. A.; ROGACHEFSKY, A. S. Pharmacology of botulinum toxin. *J. Am. Acad. Dermatol.*, v. 43, p. 249-259, 2000.

19. BOWDEN, J. B.; RAPINI, R. P. Psoriasiform eruption from intramuscular botulinum A toxin. *Cutis*, v. 50, n. 6, p. 415-416, 1992.

20. COX, N.H.; DUFFEY, P.; ROYLE, J. Fixed drug eruption caused by lactose in an injected botulinum toxin prepation. *J. Am. Acad. Dermatol.*, v. 40, p. 263-264, 1999.

21. LI, M.; GOLDBERGER, B. A.; HOPKIN, S. C. Fatal case of Botox® – related anaphylasis? *J. Forensic. Sci.*, v. 50, n. 1, p. 1-4, 2005.

22. MONTEIRO, E. O. Botulinum toxin and pregnancy. *Skinmed.*, v. 5, n. 6, p. 308, 2006.

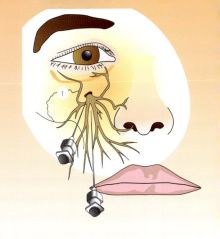

Capítulo **84**

Anestesia e Analgesia

Mônica Iunes Fernandes Spirandelli

SUMÁRIO

Avaliação pré-anestésica é uma consulta médica de avaliação clínica e especializada que deve ser efetuada antes da realização de um ato anestésico. Nessa consulta, o médico *anestesiologista* entrevista o paciente para se informar sobre suas condições físicas e psicológicas e para conhecer todas as informações de interesse clínico sobre o paciente, como, por exemplo, se há doenças preexistentes, se o paciente é portador de alguma *alergia*, se fez ou faz uso de *medicamentos*, obtendo informações sobre o nome e a dose diária utilizada deste medicamento, se o paciente já se submeteu anteriormente a alguma cirurgia em que foi necessária a utilização de anestesia e qual a *cirurgia* (ou procedimento) que este paciente realizará e/ou a que será submetido.

É durante a avaliação e/ou consulta pré-anestésica que o anestesiologista informa o paciente sobre os cuidados que deverão ser tomados antes, durante e depois da realização do procedimento. Essas informações são basicamente o período de *jejum* pré-operatório, as rotinas da anestesia e as informações gerais sobre a técnica anestésica que será empregada para a realização da cirurgia. Além disso, prescreve as medicações que o paciente deverá receber para tornar a entrada no centro cirúrgico menos estressante (a denominada medicação pré-anestésica).

HOT TOPICS

- A obtenção de dados relativos às experiências anestésicas anteriores na anamnese é de fundamental importância para o plano da anestesia.

- Ácido acetilsalicílico, antidepressivos tricíclicos, clorpropamida, inibidores da monoamina oxidase e enzima conversora da angiotensina são alguns exemplos de drogas que devem ser suspensas em um período de no mínimo sete dias antes da realização da cirurgia.
- Os exames laboratoriais devem ser solicitados de forma individualizada com base nas condições de cada paciente.
- *Todo* ato anestésico eletivo pressupõe tempo adequado de jejum.
- O paciente deve sempre receber informações detalhadas do plano anestésico e ter suas dúvidas sanadas.

INTRODUÇÃO

A cirurgia plástica estética envolve procedimentos dos mais diversos e as técnicas anestésicas empregadas podem abranger as técnicas regional e locorregional, bloqueios (tronculares e do neuroeixo) associados ou não à sedação e/ou à anestesia geral. Seja qual for a técnica escolhida, deve, de maneira segura, buscar analgesia, amnésia, hipnose e relaxamento muscular, quando necessário.

Acredita-se que a grande maioria dos pacientes submetidos a procedimentos estéticos seja hígida[1]; entretanto, no Brasil, a maior parte dos pacientes encontra-se a partir da quarta década de vida, sendo frequente a associação de doenças, como hipertensão arterial sistêmica, diabetes, obesidade, doença isquêmica coronariana, alcoolismo e abuso de fármacos, aumentando a morbimortalidade dos pacientes cirúrgicos. Sendo assim, rigorosa avaliação pré-anestésica é necessária, mesmo porque grande número de procedimentos cirúrgicos é realizado em regime ambulatorial, o que significa atendimento a pacientes sob qualquer tipo de anestesia, para intervenções cirúrgicas, exames ou procedimentos terapêuticos, que ficarão sob vigilância médica até a total recuperação de suas funções, recebendo alta sem pernoitar no hospital[2,3].

AVALIAÇÃO PRÉ-ANESTÉSICA

Esclarecer as dúvidas, reduzir a ansiedade pré-operatória e a morbimortalidade do ato cirúrgico são algumas das finalidades da avaliação pré-operatória, além de servir de base para o planejamento do ato anestésico, bem como da relação médico-paciente.

Em obediência à Resolução nº 1.363/93 do Conselho Federal de Medicina (CFM), a avaliação pré-anestésica deverá, obrigatoriamente, registrar em prontuário anamnese e exame físico objetivo realizados preferencialmente em caráter ambulatorial, exames que o anestesiologista achar pertinentes e eventuais solicitações de avaliações de outros especialistas, que julgar necessário.

Anamnese

Além da pesquisa de eventuais doenças pregressas, comorbidades e a forma de tratamento medicamentoso, a obtenção de dados relativos às experiências anestésicas anteriores, como náuseas, vômitos pós-operatórios, dificuldade de entubação traqueal, dor pós-operatória, cefaleia pós-bloqueio espinhal e parada cardiorrespiratória, são de grande importância para o plano da anestesia. Ressalve-se também que uso de drogas ilícitas, fenômenos alérgicos como hipertermia maligna e alergia ao látex devem fazer parte do questionário, assim como a história familiar anestésica.

A manutenção de medicamentos é um assunto controverso, porém, as drogas que constam na Tabela 84.1 *deverão* ser suspensas no período pré-operatório.

Exame Físico

Obtenção e registro dos dados antropométricos e minucioso e detalhado exame físico são de fundamental importância. A avaliação das vias aéreas faz-se mister e deve incluir abertura bucal, condição dentária, mobilidade do pescoço, distância tireomentoniana, esternomentoniana e índice de Mallampati e classificação do estado

978-85-7241-919-2

Tabela 84.1 – Medicamentos que devem ser suspensos no pré-operatório

Medicamentos	Intervalo para suspensão
Ácido acetilsalicílico > 100mg/dia	7 dias
Alho	7 dias
Antidepressivos tricíclicos (amitriptilina)	3 dias (ou não suspender)
Clorpropamida (diabenese)	36 a 48h
Erva-de-são-joão	7 dias
Fórmulas emagrecedoras	15 dias
Ginkgo biloba	7 dias
Ginseng	7 dias
Glibenclamida (Daonil®)	24h
Enoxaparina (HBPM)	12 a 24h
Heparina cálcica ou sódica	6h
IMAO (Parnate®)	15 dias (suspensão questionável)
Inibidores da ECA	No dia da cirurgia
Inibidores do apetite (Sibutramina – Reductil®)	15 dias
Insulina NPH	24h, iniciar a regular
Ticlopidina (Ticlid®)	15 dias
Varfarina (Marevan®)	3 a 5 dias – substituir por heparina

ECA = enzima conversora da angiotensina; HBPM = heparina de baixo peso molecular; IMAO = inibidor da monoamina oxidase; NPH = protamina neutra de Hagedorn.

físico do paciente segundo os critérios da American Society of Anesthesiologists (ASA) e o índice de Goldman (Tabela 84.2).

Avaliação do Estado Físico

Classificação segundo a ASA:

- *Classe 1*: saudável.
- *Classe 2*: apresenta doença(s) sistêmica(s) controlada(s).
- *Classe 3*: doença(s) sistêmica(s), com limitação da atividade.
- *Classe 4*: doença(s) sistêmica(s), com limitação da atividade e incapacitante.
- *Classe 5*: moribundo, sem condições de sobrevida por mais de 24h.
- *Classe 6*: morte cerebral, candidato à doação de órgãos.

Tabela 84.2 – Índice de Goldman

Critérios	Pontos
1 – História	
Idade > 70 anos	5
Infarto agudo do miocárdio < 6 meses	10
2 – Exame físico	
B3 ou turgência jugular	11
Estenose aórtica importante	3
3 – Eletrocardiograma	
Ritmo não sinusal ou contrações atriais prematuras	7
> 5 contrações ventriculares prematuras	7
4 – Estado geral	
$PO_2 < 60mmHg$ ou $PCO_2 > 50mmHg$, $K < 3mmol/L$	
ou $HCO_3 < 20mmol/L$, ureia > 50mg/dL ou $Cr > 3mg/dL$	
AST anormal, sinais de doença hepática crônica ou paciente acamado por causas não cardíacas	3
5 – Cirurgia	
Intraperitoneal, intratorácica ou aórtica	3
Cirurgia de emergência	4
Total possível de pontos	53

	Grupos
0 – 5	Grupo I
6 – 12	Grupo II
13 – 25	Grupo III
26 – 53	Grupo IV

AST = aspartato aminotransferase; PCO_2 = pressão de gás carbônico; PO_2 = pressão parcial de oxigênio.

Exames Laboratoriais

Devem ser solicitados de forma individualizada, com base na condição física dos pacientes, no tipo de cirurgia e nos achados relevantes encontrados na anamnese e na avaliação física, ou visando à comparação dos valores pré e pós-operatórios:

- *Hemoglobina (Hb)/hematócrito (Ht)*: solicitar para pacientes acima de 60 anos de idade, mulheres em idade fértil e para os candidatos às cirurgias com possibilidade de grandes perdas sanguíneas (mamoplastia redutora, reconstrução de mama por rotação de retalho abdominal, lipoaspiração, cirurgias combinadas, etc.).

- *Glicemia*: a partir dos 50 anos de idade e em qualquer idade para diabéticos, doentes renais, cardiopatas, portadores de doenças neurológicas e usuários de diuréticos, digoxina e esteroides.
- *Eletrocardiograma*: para mulheres a partir dos 50 anos e para homens a partir dos 40 anos de idade e para todos os portadores de cardiopatias, pneumopatias, doenças renais, diabetes melito, doenças neurológicas malignidades e em usuários de diuréticos e digoxina.
- *Radiografia de tórax*: a partir dos 60 anos de idade e para todos os tabagistas, pneumopatas e cardiopatas.
- *Prova de função respiratória*: para avaliação da resposta a agentes broncodilatadores em pacientes com pneumopatias, cirurgias prolongadas, cirurgias torácicas e de abdome superior.
- *Teste de gravidez*: todas as mulheres em idade fértil, salvo raras exceções.
- *Coagulograma*: para todos os pacientes de cirurgia plástica, aos pacientes que serão submetidos a bloqueios espinhais, hepatopatas, portadores de doenças hematológicas, cardíacas e, evidentemente, em uso de anticoagulantes.
- *Prova de função hepática*: para hepatopatas e pacientes em uso de drogas potencialmente hepatotóxicas.

Jejum

Todo ato anestésico eletivo pressupõe tempo adequado (horas) de jejum, que é a melhor profilaxia para a pneumonite química (síndrome de Mendelson). Essa complicação cursa com a mortalidade que varia de 1:35.000[4] a 1:71.829[5].

Sendo assim, sugere-se o seguinte:

- *Pacientes adultos e crianças acima de três anos de idade*: 8h de jejum.
- *Crianças entre seis meses e três anos de idade*: 6h de jejum.
- *Lactentes com menos de seis meses de idade*: 4h de jejum.

Com a finalidade de evitar quadros de desidratação, líquidos claros (água ou chá sem açúcar) podem ser oferecidos até 3h antes para crianças e 2h[6] antes para lactentes.

Medicação Pré-anestésica

Por apresentarem baixa cardiotoxicidade e pequeno potencial para depressão respiratória, quando utilizados isoladamente, os benzodiazepínicos, apesar de não possuírem atividade analgésica intrínseca, são o grupo de drogas-padrão para medicação pré-anestésica, pois apresentam eficiente ação ansiolítica, amnéstica e sedativa, sendo diazepam, midazolam e flunitrazepam as drogas mais utilizadas do grupo.

Analgesia, diminuição do consumo intraoperatório de anestésicos e redução dos reflexos autonômicos tornaram a clonidina, um agonista alfa-2 adrenérgico, na dose de 2 a $3\mu g.kg^{-1}$, por via oral, 90min antes da cirurgia, uma interessante alternativa aos benzodiazepínicos como medicação pré-anestésica.

Conclusão

Finda a avaliação, o paciente deverá receber explicações detalhadas do plano anestésico, e o anestesiologista deverá deixá-lo à vontade para perguntar tudo o que queira e certificar-se de que entendeu todas as explicações que recebeu.

Todos os esclarecimentos, bem como todos os riscos a que o paciente estará exposto por ocasião do ato anestésico-cirúrgico, deverão ser informados ao paciente e estar minuciosamente descritos no documento chamado *Termo de Consentimento Livre e Esclarecido*, que deverá ser assinado pelo paciente, pelo anestesiologista e, preferencialmente, também por duas testemunhas, preservando-se o direito de sigilo.

PACIENTE AMBULATORIAL

Pacientes ASA III, adequadamente controlados no período pré-operatório, não estão excluídos das cirurgias em regime ambulatorial[7]. Deve-se ter

978-85-7241-919-2

em mente que são as complicações ou os cuidados pós-operatórios imediatos (por exemplo, dor pós-operatória e/ou curativos) que limitarão a inclusão de pacientes no regime ambulatorial[8,9]. Como regra prática, podem-se considerar candidatos à cirurgia em regime ambulatorial aqueles pacientes em que se pode controlar a dor pós--operatória com medicação por via oral[10].

As seguintes situações contraindicam os procedimentos cirúrgicos eletivos em regime ambulatorial:

- Pressão arterial diastólica ≥ 110mmHg.
- Angina instável.
- Arritmias sintomáticas.
- Asmáticos com infecções repetidas do trato respiratório superior.
- Infecções das vias aéreas superiores.
- Obesos com índice de massa corporal ≥ 35.
- Pacientes que apresentem, no dia da cirurgia, qualquer indício de consumo ou abuso de drogas[7].

O paciente deverá estar acompanhado de um adulto, que cuidará da remoção e dos cuidados nas primeiras 24h pós-operatórias.

Em relação à alta, é necessário que o paciente satisfaça as seguintes condições:

- Fixe a atenção e a memória.
- Recupere a coordenação motora grosseira e fina.
- Ingira e retenha líquidos.
- Permaneça sentado sem apresentar tonturas.
- Deambule e urine espontaneamente[3,11-13].

MONITORIZAÇÃO

A monitorização de frequência e ritmo cardíacos, pressão arterial, frequência, ritmo e amplitude dos movimentos respiratórios, ausculta pulmonar e saturação periférica de oxigênio constitui o conjunto de parâmetros mínimos necessários para qualquer procedimento anestésico. A monitorização do dióxido de carbono, no final da expiração, deve ser efetuada em pacientes entubados[6,14]. Recentemente, pôde-se adicionar ao arsenal de monitores não invasivos o monitor do índice bispectral (Bis). O monitor apresenta um número (índice) que pode variar de 0 a 100 e está relacionado com a condição de hipnose, sendo 0 a ausência de função cerebral registrável e 100 o estado acordado. Com base no índice, pode-se manter o paciente de um estado levemente sedado até a sedação profunda, sendo os valores de índice Bis entre 60 e 40 recomendados para anestesia geral[15]. Permite averiguar com segurança e simplicidade o estado hipnótico do paciente, muito embora seu custo para uso rotineiro ainda seja bastante elevado para os padrões brasileiros.

ESCOLHA DA TÉCNICA ANESTÉSICA

Tomando-se como base os preceitos da anestesia ambulatorial, conclui-se que várias técnicas anestésicas poderão ser utilizadas. A opção por uma ou outra deverá levar em conta fatores como: segurança, analgesia pós-operatória, preferência da equipe, consentimento do paciente, duração da cirurgia, tempo para alta, custo, etc. A exigência, como em qualquer técnica escolhida, é a capacidade de proporcionar analgesia pós-operatória, principalmente no pós-operatório imediato[16].

É nesse momento que se inicia o controle da dor aguda pós-operatória. A analgesia multimodal, ou seja, associação sinérgica de drogas (opioides, anti-inflamatórios, analgésicos) e técnicas anestésicas, é nossa escolha, uma vez que, atuando por diferentes mecanismos, proporciona por sinergismo a analgesia adequada, permitindo a diminuição da dose de drogas, com consequente diminuição dos possíveis efeitos colaterais que cada uma delas isoladamente[17,18] poderia causar.

Tão logo se inicia a anestesia (venóclise), optamos por infundir drogas que propiciem analgesia preemptiva[19,20].

Adotamos como modelo de tratamento para dor de pequena intensidade o uso exclusivo de dipirona em dose analgésica. Para dores de média intensidade, associamos à dipirona anti-inflamatórios não esteroidais.

Como sugestão, listamos as seguintes drogas:

- Dipirona:
  - *Adultos*: 1,5 a 2g, via endovenosa (EV), a cada 6h.
  - *Crianças*: 20 a 25mg/kg, EV, a cada 6h[21-24].
- Cetorolaco:
  - *Adultos < 65 anos de idade*: dose única, 10 a 60mg, via intramuscular (IM), ou 10 a 30mg, EV. Doses múltiplas: 10 a 30mg, EM, a cada 4 a 6h, ou 10 a 30mg, EV, a cada 6h, por dois a três dias.
  - *Crianças*: 1mg/kg, EM, a cada 6h, ou 0,5 a 1mg/kg, EV, seguido de 0,5mg/kg, a cada 6h, por dois dias.
- Cetoprofeno: 100mg, EV, até duas vezes/dia.
- Tenoxicam: ataque, 40mg, EV, seguido de 20mg de manutenção a cada 12h, ou 0,4mg/kg.

Para os casos de dor de grande intensidade, deve-se acrescentar um opioide ao esquema anterior:

- Morfina – droga modelo (poderá provocar náuseas/vômitos, prurido e retenção urinária; em altas doses, depressão respiratória):
  - *Adultos*: 2,5 a 10mg em solução decimal, EV, com infusão fracionada; 5 a 20mg, IM/subcutânea (SC); 10 a 30mg, via oral (VO), a cada 4h, ou 30 a 100mg, VO (liberação lenta), a cada 12h.
  - *Crianças*: 0,05 a 0,2mg/kg (máximo de 15mg), EV; 0,05 a 0,2mg/kg (máximo de 15mg), EM/SC; 0,3 a 0,6mg/kg, VO, a cada 4h.
- Codeína:
  - *Adultos*: 30 a 60mg, VO, a cada 6h (máximo de 360mg/dia); 15 a 60mg, IM/SC, a cada 6h.
  - *Crianças*: 0,5mg/kg, VO, a cada 6h (máximo de 100mg/dia); 0,5mg/kg, IM/SC, a cada 6h.
- Nalbufina:
  - *Adultos*: 5 a 10mg (0,1 a 0,3mg/kg), EV/IM/SC, a cada 6h.
- Tramadol:
  - *Adultos*: 50 a 100mg, VO, a cada 6h (máximo de 400mg/dia); 50 a 100mg, EV/IM, a cada 6h; VR 100, a cada 6h.

Infusão venosa: dose inicial de 0,25 a 1mg/kg; manutenção de 8 a 12mg/h.
- Oxicodona:
  - *Adulto*: 10 a 20mg (comprimidos de liberação lenta), VO, a cada 12h.
- Metadona – analgesia e desintoxicação da dependência de opioides:
  - *Adulto e pediátrico*: 5 a 20mg (0,1 a 0,4mg/kg), VO, a cada 6 ou 8h; 2,5 a 10mg (0,05 a 0,1mg/kg), IM/SC, a cada 4h. Desintoxicação por opioides: 15 a 40mg (dose única diária), VO.

A utilização de opioides para controle da dor pós-operatória pode causar náuseas, vômitos, hipotensão, sedação, prurido, taquicardia ou bradicardia e retenção urinária e, em altas doses, parada respiratória. Por esses motivos, a prescrição de morfina, nalbufina, tramadol[25] ou qualquer outro opioide deve ficar reservada aos pacientes que referirem dor intensa após terem recebido medicação analgésica conforme descrito anteriormente:

- *Tratamento de náuseas/vômitos e prurido desencadeados por opioides*: naloxona, 0,2 a 0,4mg, EV + difenidramina, 12,5 a 25mg, EV/IM, a cada 6h.
- *Tratamento de retenção urinária desencadeada por opioides*: naloxona, 0,2 a 0,4mg, EV + sondagem de alívio S/N.
- *Tratamento de depressão respiratória desencadeada por opioides*: suporte ventilatório + naloxona, 0,2 a 0,4mg, EV.

O tratamento adequado da dor pressupõe ausência completa da dor aguda com o paciente em repouso. É um sintoma que deve ser tratado, sempre, vigorosamente, e não devemos nos conformar nunca com a famosa expressão "melhorou!".

Anestesia Geral

Define-se pela presença de hipnose (diminuição do nível de consciência), analgesia (modulação da dor), relaxamento muscular, amnésia e bloqueio das respostas neurovegetativas (sistema nervoso

978-85-7241-919-2

autônomo simpático e parassimpático). Normalmente obtida pela associação de diversas medicações, tem como objetivo promover o sinergismo e reduzir a incidência e a gravidade de efeitos colaterais[6,26]. Pode ser inalatória ou endovenosa. A associação de ambas recebe o nome de balanceada. É denominada combinada quando um bloqueio é realizado concomitantemente à anestesia geral.

Escolha da Droga

A escolha recai sobre drogas que possibilitem rápida recuperação do paciente e que, ao mesmo tempo, proporcionem anestesia adequada e segura e analgesia pós-operatória satisfatória.

Benzodiazepínicos

Midazolam e diazepam são as drogas desse grupo mais utilizadas em anestesia ambulatorial, tanto como medicação pré-anestésica como para sedação, recaindo a preferência sobre o midazolam, pois é um potente ansiolítico, que apresenta metabolização e eliminação rápidas, não é irritante para os vasos e proporciona amnésia anterógrada. O midazolam por via endovenosa pode ser utilizado como droga adjuvante[26] na indução e com o intuito de proporcionar estado basal de hipnose[14,27]. Outra vantagem é a reconhecida estabilidade cardiovascular[28]. O flumazenil é o antagonista de qualquer benzodiazepínico[29-31].

Bloqueadores Neuromusculares

Essas drogas são adjuvantes da anestesia; podem apresentar efeitos indesejáveis e, eventualmente, exigirem a descurarização do paciente; mas, de maneira criteriosa, podem ser utilizados em regime ambulatorial, dando-se preferência aos de ação curta ou intermediária.

Dentre os de curta duração, ressalta-se que o uso de succinilcolina está ligado ao aparecimento de dor muscular pós-operatória; o mivacúrio pode provocar liberação de histamina, que depende da dose e da velocidade de injeção; o atracúrio está contraindicado quando houver qualquer história de atopia, além de apresentar os mesmos problemas em relação à histamina.

Em relação aos bloqueadores neuromusculares de ação intermediária, tem-se que o vecurônio depende de metabolização hepática para eliminação, além de apresentar efeito prolongado em idosos e crianças, o que exige diminuição da dose neste tipo de pacientes. O rocurônio tem perfil semelhante ao vecurônio. O cisatracúrio é utilizado em bolo, e a manutenção poderá ser realizada por infusão contínua tanto em adulto quanto em criança.

A descurarização deve ser evitada, pois a associação da atropina com a neostigmina está relacionada com o aumento de náuseas, vômitos e taquicardia. A neostigmina está contraindicada para pacientes asmáticos.

Cetamina

Apresenta rápido início de ação e despertar sem efeitos residuais, embora seu uso deva ser precedido pela utilização de algum benzodiazepínico para abolir ou diminuir a ocorrência de alucinações e ilusões peculiares a esse fármaco em consequência de hipermetabolismo frontal e parieto-occipital[32]. Pode ser utilizada como agente anestésico único EV ou IM. Os principais efeitos colaterais são hipertensão arterial, taquicardia, alucinações, delírios, hipersialorreia e hipertonia muscular.

Etomidato

A principal vantagem em relação a outros agentes hipnóticos é não promover depressão miocárdica importante, estando indicado a pacientes com doença cardiovascular[33]. Também tem sido utilizado em associação com opioides para cirurgias de curta duração[34]. Como efeitos colaterais importantes apresenta dor à injeção, movimentos musculares involuntários, elevada incidência de náuseas e vômitos, bem como possibilidade de indução de depressão da produção de glicocorticosteroides pelo córtex adrenal, quando da utilização prolongada. Como apresenta atividade convulsiva no eletroencefalograma, não deve ser utilizado em pacientes com antecedente convulsivo[35].

Opioides

São drogas amplamente utilizadas em anestesia, pois podem abolir as respostas cardiovasculares provocadas pelo estresse resultante dos estímulos nociceptivos, que resultam em grande estabilidade hemodinâmica, que é de fundamental importância para otimizar as condições cirúrgicas[36]; diminuem a necessidade de outros agentes anestésicos e proporcionam efeito analgésico residual pós-operatório. Como efeitos adversos, podem desencadear hipotensão, bradicardia, náuseas, vômitos[37], depressão respiratória, retenção urinária, prostração e prurido, podendo prolongar o tempo de permanência hospitalar. A naloxona é o antagonista específico para qualquer efeito colateral induzido pelas drogas desse grupo[14].

Remifentanila, alfentanila, fentanila e sufentanila são opioides que podem ser utilizados, devendo-se levar em conta a duração do procedimento e a duração de ação da droga. A incidência de náuseas e vômitos é semelhante entre essas drogas[38].

Propofol[39,40]

É um hipnótico de uso venoso, alquilfenol, insolúvel em água, mas que se torna solúvel quando diluído pela emulsão lipídica de óleo de soja, glicerol e fosfatídeo de ovo, que pode ser utilizado em doentes alérgicos à proteína do ovo. Trata-se de excelente hipnótico, pois apresenta rápido início de ação, em razão da rápida distribuição sistêmica e da grande afinidade por tecidos gordurosos, e curta duração de ação em decorrência da biotransformação acelerada no fígado e em outros tecidos como o pulmão, proporcionando rápido despertar[35], mesmo quando administrado em infusão contínua[33,41,42], por causa da meia-vida de redistribuição curta. Apresenta propriedades antieméticas[40] e atividade amnésica relativa; determina relaxamento muscular que permite a entubação traqueal sem o uso de bloqueadores neuromusculares e pode ser utilizado em pequenas doses quando da realização de bloqueios periféricos, como sedativo, proporcionando conforto ao paciente[33,41]. Apesar de não apresentar analgesia residual importante,

é o agente anestésico de escolha para indução da anestesia geral e sedação, que, além de outras vantagens, proporciona recuperação precoce com clareza de raciocínio imediata, sem sonolência ou confusão mental.

Como efeito colateral mais importante e dose-dependente, pode apresentar hipotensão arterial por vasodilatação periférica e depressão miocárdica direta[43], além da redução da atividade simpática e depressão de barorreceptores, provocando bradicardia. Portanto, deve ser utilizado com extrema cautela em pacientes cardiopatas. Quando associado a outras drogas ou após injeção rápida, pode sobrevir apneia prolongada.

Atualmente, tem-se utilizado essa droga sempre diluída ao meio (0,5%) em solução fisiológica e de forma fracionada para obtenção segura do plano anestésico desejado, o que parece não diminuir a dor à injeção relatada frequentemente pelos pacientes. A injeção prévia de 10mg de lidocaína sem vasoconstritor, EV, é eficiente método de prevenção da dor resultante da administração do propofol.

Anestésicos Inalatórios

Indica-se o uso de anestésicos inalatórios halogenados em anestesia geral, pois proporcionam controle preciso do estado anestésico, possibilitam recuperação previsível e rápida e ainda apresentam baixo custo, especialmente quando utilizados baixos fluxos de gases[44].

O halotano, droga consagrada principalmente em anestesia pediátrica, tende a ser substituído pelo sevoflurano, em decorrência das várias vantagens observadas, tais como: tempo de indução extremamente curto; menor irritação das vias aéreas, permitindo indução anestésica tranquila; menor incidência de arritmias; menor incidência de bradicardia ou hipotensão ou depressão miocárdica; ausência de hepatotoxicidade e a presumível ausência de nefrotoxicidade; recuperação mais rápida da consciência e dos reflexos de vias aéreas, além de despertar mais rápido e agradável. Sendo assim, o sevoflurano é o agente adequado para anestesia ambulatorial em qualquer idade[44-46].

978-85-7241-919-2

O desflurano não é recomendado para indução inalatória em pediatria por ser irritante das vias aéreas superiores. Tem como vantagem importante a baixa incidência de disritmias cardíacas, mesmo durante administração de adrenalina[44].

O isoflurano, que também é irritante das vias aéreas superiores, deve ser evitado para indução da anestesia em pediatria. Não deve ser utilizado em pacientes com múltiplas obstruções em coronárias, mas tem indicação para pacientes com distúrbios do ritmo cardíaco.

O uso do óxido nitroso potencializa o efeito dos anestésicos inalatórios, favorecendo despertar precoce em razão de rápida captação e eliminação. Alguns autores imputam maior incidência de náuseas e vômitos ao uso do óxido nitroso, pela capacidade de aumentar o tônus simpático.

Anestesia Subaracnóidea

Consagrada em nosso meio como raquianestesia, é por definição a anestesia regional obtida pela ação de anestésicos nos nervos espinhais, no espaço subaracnóideo[47]. É empregada em anestesia ambulatorial porque o uso de agulhas de fino calibre (25G, 27G, 29G) causou significativa diminuição da ocorrência de cefaleia pós-raquianestesia[48,49]. Alguns estudos mostram que, entre essas agulhas, a que apresenta maior incidência de cefaleia pós-punção é a 25G[49,50]. Como em pacientes acima de 60 anos de idade a incidência de cefaleia pós-punção de dura-máter é menor, mesmo com agulhas de calibres maiores, reserva-se a agulha 25G para tais pacientes. Quando se emprega agulha 29G, existe maior número de falhas e de tentativas de punção[50,51]. Sendo assim, a escolha recai sobre a agulha 27G para execução desse bloqueio em anestesia ambulatorial.

Os pacientes atendidos em regime ambulatorial devem ser orientados quanto à possibilidade da ocorrência de cefaleia; caso ocorra, devem retornar ao hospital para serem examinados e receberem a terapêutica adequada.

Os casos de cefaleia grave e incapacitante devem ser tratados com aproximadamente 10mL de sangue autólogo em tampão sanguíneo peridural, seguidos de um período de repouso de 4h[52],

e as leves ou moderadas podem ser tratadas com repouso no leito, hidratação, analgésicos e anti-inflamatórios[53].

Anestesia Peridural ou Epidural

Resulta da administração de anestésicos no espaço peridural. As punções podem ser realizadas em quatro níveis: cervical, torácico, lombar ou sacro. Permite a utilização de cateteres[54] para administração de doses fracionadas e subsequentes e para analgesia pós-operatória em bolo ou contínua com bomba de infusão.

Quando comparada à raquianestesia, apresenta como desvantagens maiores o tempo de latência, a massa e o volume de anestésicos utilizados. Se ocorrer perfuração acidental da dura-máter, a internação do paciente é obrigatória, em virtude da necessidade de repouso e hidratação como conduta terapêutica inicial. Se sobrevier cefaleia intensa apesar do tratamento clínico, está indicado o tampão sanguíneo, uma vez que seu uso profilático é controverso.

Uma das grandes vantagens da peridural em relação à raquianestesia é a possibilidade de confinar o bloqueio anestésico aos limites da área cirúrgica[55]. Dessa maneira, o local escolhido para a punção deve estar aproximadamente naquele que corresponda ao metâmero médio de todo o território cirúrgico[56]. O volume de anestésico local a ser injetado para cada metâmero que se deseja bloquear é da ordem de 1,5mL, podendo variar com a idade do paciente e a utilização de cateter ou duas punções. Dose-teste é indispensável. A escolha do anestésico local para procedimentos cirúrgicos estéticos está relacionada a apenas dois fatores, na grande maioria dos casos: utilização de cateter e tempo cirúrgico. As fibras de menor calibre, como as que ocorrem na região torácica, podem ser anestesiadas com anestésico local em menor concentração[57]. A ropivacaína a 0,5% representa o anestésico local de escolha em virtude de sua baixa toxicidade cardíaca e neurológica e prolongada analgesia. A redução da concentração resulta diretamente em menor massa e, portanto, menor toxicidade sistêmica[58,59].

Tabela 84.3 – Principais drogas adjuvantes ao bloqueio espinhal e suas respectivas doses

	Subaracnóidea	Peridural
Fentanila	10 – 25µg	50 – 200µg
Sufentanila	5 – 20µg	5 – 50µg
Morfina	0,05 – 0,1mg	2 – 3mg
Clonidina	0,5 – 1µg.kg⁻¹	2 – 4µg.kg⁻¹

A punção medular com sequela neurológica grave é a complicação mais temida quando se realiza a peridural torácica. Em 2.636 anestesias revisadas[60,61], encontraram-se nove casos de trauma radicular produzido por cateter mantido por longo tempo no espaço peridural e nenhuma lesão medular ou hematoma peridural.

Havendo queixa de dor irradiada para os membros inferiores com impotência muscular, parestesia ou anestesia com duração muito superior à esperada, o hematoma peridural deve ser pesquisado e, se existente, tratado precocemente.

A adição de opioides e agonistas alfa-2 adrenérgicos, tanto na peridural quanto na raquianestesia, diminui o tempo de latência, aumenta a duração e a qualidade do bloqueio sensitivo, ao mesmo tempo em que permite a redução da massa total do anestésico local empregado no bloqueio. Fentanila e sufentanila são os opioides mais utilizados para essa finalidade, ao passo que o uso da morfina está indicado para analgesia pós-operatória prolongada. Em decorrência dos frequentes efeitos colaterais (prurido, retenção urinária e depressão respiratória) observados quando opioides são utilizados em associação com anestesias condutivas, a clonidina vem ganhando espaço, uma vez que seu uso é destituído de tais paraefeitos e proporciona importante incremento na qualidade do bloqueio e duração da analgesia (Tabela 84.3).

Anestésicos Locais

Produzem diminuição ou abolição completa e transitória da sensibilidade e das funções motora e autonômica. A ação é decorrente da ligação dos anestésicos locais a canais de sódio, presentes nas membranas celulares, interrompendo o processo de excitação-condução[62].

A absorção sistêmica dos anestésicos locais depende do fluxo sanguíneo do local de injeção, de características físico-químicas de cada anestésico local e da adição de vasoconstritores. Quando presentes, provocam vasoconstrição no local de administração, diminuindo a absorção e aumentando a biodisponibilidade para as células nervosas. Portanto, prolongam a duração de ação, diminuindo os efeitos sistêmicos. Não podem ser aplicados em regiões de circulação terminal pelo risco de isquemia. O vasoconstritor mais utilizado é a adrenalina e, menos, a noradrenalina e a fenilefrina.

Os anestésicos locais são classificados em dois grupos de acordo com a sua estrutura química:

- *Ésteres*: frequentemente determinam reações alérgicas, pela presença do ácido *para*-aminobenzoico – cocaína, procaína, cloroprocaína e tetracaína.
- *Amidas*: são os mais utilizados atualmente – prilocaína, lidocaína, mepivacaína, bupivacaína, etidocaína e ropivacaína.

Tendo em vista o mecanismo de ação dos anestésicos locais – o bloqueio dos canais de sódio nas membranas celulares –, é esperado que, atingindo a circulação sistêmica, exerçam seu efeito nos mais diversos órgãos e sistemas. A toxicidade sistêmica dos anestésicos locais tem como alvos principais os sistemas nervoso central e cardiovascular. Os sinais e sintomas de intoxicação dependem da concentração plasmática e da velocidade em que é estabelecida. O reconhecimento destes é fundamental no diagnóstico e no tratamento de intoxicações graves: formigamento dos lábios e da língua, zumbidos, distúrbios visuais, abalos musculares, convulsões, inconsciência, coma, parada respiratória e depressão cardiovascular. Os anestésicos locais bloqueiam os canais rápidos de sódio e afetam a despolarização do miocárdio, diminuindo a velocidade de condução. Vale ressaltar que a toxicidade é variável entre os anestésicos. A entrada da bupivacaína no canal é rápida e a saída é lenta (*fast in – slow out*), provocando impregnação progressiva dos canais. A lidocaína, por sua vez, entra e sai rapidamente (*fast in – fast out*), determinando menor toxicidade cardíaca. O tratamento consiste na instituição de medidas de suporte: ventilação, oxigenação e otimização cardiovascular.

Anestesia Tópica

• *Mistura eutética de dois anestésicos locais*: lidocaína e prilocaína, Arlatone® (emulsificador), carbapol 934® (espessante) e água destilada. O pH 9,4 é obtido pela adição de hidróxido de sódio. É indicada a aplicação de 1g para cada 10cm² de epiderme intacta. O creme deve permanecer em contato com a pele por aproximadamente 1h[63] (em curativo oclusivo). Trata-se de mistura atóxica, sendo a concentração plasmática baixa, muito inferior aos níveis tóxicos publicados[64].
• *Fluoretano, lidocaína* spray, *lidocaína geleia*: aplicados em mucosas e feridas abertas[63].

Anestesia para Lipoaspiração

Lipoaspiração é, atualmente, a cirurgia mais comum estética no mundo[65], podendo ser realizada sob qualquer tipo de anestesia, embora a preferência recaia sobre as técnicas como local + sedação ou peridural + sedação.

A técnica de *lipoaspiração* mais utilizada em nosso meio é uma modificação do procedimento relatado em 1977[66] e pressupõe infiltração do subcutâneo para posterior retirada da gordura. A técnica *ultrassônica*, relatada em 1980[67], requer a infiltração de grandes volumes de solução hipotônica para ajudar na liquefação dos lipócitos. Representa grande avanço em relação à técnica clássica, pois oferece como vantagens a redução do trauma e a diminuição do sangramento, além de permitir a remoção de grande quantidade de gordura na mesma cirurgia[67].

Em relação à infiltração do subcutâneo, as técnicas podem ser classificadas como seca, úmida, superúmida e tumescente:

• *Técnica seca*: como o próprio nome sugere, a cirurgia é realizada sem qualquer infiltração do subcutâneo.
• *Técnica úmida*: são infiltrados 200 a 300mL por área a ser aspirada.

• *Técnica superúmida*: é infiltrado 1mL para cada 1mL que se espera aspirar.
• *Técnica tumescente*: são infiltrados 2 a 3mL para cada 1mL que se espera aspirar.

Como o volume de sangue aspirado na *técnica seca* pode variar de 20 a 45%[68] da quantidade total retirada, esta técnica é pouco empregada, uma vez que representa evidente limitação para a lipoaspiração e determina frequentes transfusões de sangue quando o volume total aspirado é superior a 1.500mL, além do risco de edema agudo de pulmão e insuficiência cardíaca, em decorrência da utilização de grandes volumes de solução cristaloide para manutenção da volemia do paciente[65].

A *técnica úmida*, introduzida em 1980, reduziu o sangramento para valores entre 4 e 30% do volume aspirado, mas não eliminou a necessidade de transfusões ou o risco de hipovolemia peroperatória.

As técnicas *superúmida* e *tumescente* foram introduzidas em 1986 e permitem cirurgia sob anestesia local, uma vez que a dose de lidocaína utilizada na infiltração pode chegar a 35mg/kg[69]. Ambas as técnicas diminuem a perda sanguínea para 1% do volume aspirado, permitindo aspiração de grandes volumes de gordura na mesma cirurgia[65].

Apesar de não haver consenso quanto à velocidade de absorção para o intravascular do líquido infiltrado no preparo do paciente para a cirurgia de lipoaspiração, há relato de que 1L de solução isotônica administrado na região média da coxa, em 33 pacientes, foi absorvido em média de 167min[65].

Embora a avaliação da quantidade absorvida do infiltrado seja prejudicada pela remoção inerente à técnica cirúrgica, estudos recentes demonstraram que 22 a 29% do infiltrado são removidos pela sucção[65]. Da mesma forma, Klein demonstrou que apenas 10 a 30% da lidocaína presente na solução infiltrativa era recuperada com a aspiração, presumindo que a mesma proporção do infiltrado é removida (Tabela 84.4).

O uso de altas doses de lidocaína subcutânea nas cirurgias de lipoaspiração tem demonstrado que os limites tradicionalmente aceitos de 7 e 10mg.kg⁻¹, respectivamente sem e com vasocons-

978-85-7241-919-2

978-85-7241-919-2

SEÇÃO 10

Tabela 84.4 – Fórmulas de soluções para infiltração subcutânea

Klein	Hunsted	Fodor	Southwestern
Lidocaína a 1% – 50mL	Lidocaína a 1% – 50mL	Sem lidocaína	Lidocaína a 1% – 30mL
Adrenalina 1:1.000 – 1mL	Adrenalina 1:1.000 – 1mL	Adrenalina 1:500 – 1mL Aspirado < 2.000cc	Adrenalina 1:1.000 – 1mL
NaH$_2$CO$_3$ a 8,4% – 12,5mL	Ringer lactato – 1.000mL entre 38 e 40°C	Adrenalina 1:1.000 – 1mL Aspirado 2.000 – 4.000mL	Ringer lactato – 1.000mL a 38°C
Solução fisiológica a 0,9% – 1.000mL		Adrenalina 1:1.500 – 1mL Aspirado > 4.000mL	
		Ringer lactato – 1.000mL	

tritor como limites para toxicidade, não se aplicam para infiltração do tecido gorduroso. Klein demonstrou que o pico sérico máximo da droga após infiltração de 35mg/kg de lidocaína é encontrado em torno de 12h depois e, mesmo assim, em 99% dos pacientes o nível sérico não atingiu a reconhecida dose tóxica de 5µg/mL.

A administração de cristaloides em volume igual a duas vezes o volume aspirado garante reposição total aos pacientes submetidos à lipoaspiração[68] e, na técnica tumescente, a maioria recebe todo este volume na infiltração subcutânea, ficando o acesso venoso reservado praticamente à injeção de medicamentos e manutenção de uma via de acesso. Ocasionalmente, pacientes que receberam volume menor que o preconizado deverão receber, na recuperação pós-anestésica, solução cristaloide suficiente para completar a proporção 2:1.

Em todas as grandes lipoaspirações devemos considerar a possibilidade da execução da hemodiluição normovolêmica aguda (HNA), técnica preferida em relação à doação autóloga pré-operatória, que exige o comparecimento do paciente com antecedência ao banco de sangue e tem custo maior, pois requer realização de testes pré-transfusionais, sorologia e armazenamento da(s) bolsa(s) doada(s) em banco de sangue até a data da cirurgia.

A HNA é uma técnica simples e econômica e possibilita "economia" de eritrócitos do paciente, além de melhorar a oxigenação e a hemostasia.

Critérios para a seleção de pacientes:

- Sangramento intraoperatório esperado de 1 a 2L.
- Hb pré-operatório ≥ 12g/dL.

- Ausência de doenças clinicamente significantes.
- Ausência de hipertensão arterial grave.
- Ausência de infecção e ausência de risco de bacteremia.

Existem fórmulas capazes de indicar com alguma aproximação o volume que pode ser removido de cada paciente (V), dependendo da sua volemia (VE), estimada a partir do peso corporal e dos valores do hematócrito inicial (Hi) e final (Hf). A fórmula a seguir tem sido usada apenas como um *indicador aproximado do volume máximo* que pode ser removido de cada paciente:

$$V = \frac{VE \times (Hi - Hf)}{Hm}$$

$$Hm = \frac{Hi + Hf}{2}$$

A volemia do paciente (VE) é estimada a partir do peso. Consideramos um valor de 60mL/kg para um adulto obeso e de até 70mL/kg, para um adulto magro ou de compleição mediana. A fórmula apresentada, de modo geral, tende a indicar valores elevados para o volume de sangue a ser coletado. A manutenção da estabilidade hemodinâmica e o comportamento do hematócrito são os indicadores mais seguros do volume a ser coletado de cada paciente em que o método é aplicado.

Independentemente da técnica anestésico-cirúrgica escolhida, o jejum pré-operatório deve ser reposto com solução cristaloide, 50% na primeira hora e o restante nas 2h subsequentes[65].

Os pacientes que receberem anestesia peridural deverão receber pré-expansão e, se após o bloqueio apresentarem redução da pressão arterial da ordem de 15% em relação à pressão arterial inicial, adrenalina em bolo de 10mg é a conduta de escolha para manutenção das variáveis hemodinâmicas dentro da faixa de normalidade[70].

A escolha da anestesia peridural pode exigir a infusão venosa de maiores quantidades de soluções cristaloides, que devem ser contabilizadas no equilíbrio hídrico a fim de evitar complicações, como edema agudo de pulmão em pacientes que receberem grandes volumes de cristaloides por vias venosa e subcutânea[70].

Os coloides e polímeros de amido podem ser utilizados, pois proporcionam melhor e mais duradouro controle do volume intravascular quando comparados aos efeitos das soluções cristaloides, além de diminuírem a incidência de distensão da bexiga nos pacientes não sondados e que recebam importantes quantidades de solução cristaloide intravascular[70].

A perda sanguínea total é representada pela quantidade existente no aspirado mais o sangue que fica retido no terceiro espaço no intra e pós-operatórios. Sendo assim, o sangue presente no aspirado permite a estimativa da perda total.

Para o cálculo estimado da perda sanguínea, pode-se utilizar a fórmula seguinte:

$$PSE = \frac{Ht_{pré} - Ht_{pós} \times VSE \times PP}{Ht_{pré}}$$

Em que:

- PSE = perda sanguínea estimada em mililitros (mL).
- $Ht_{pré}$ = hematócrito pré-operatório (%).
- $Ht_{pós}$ = hematócrito pós-operatório (%).
- VSE = volume sanguíneo estimado (mulheres: 65cc/kg; homens: 70cc/kg).
- PP = peso do paciente (kg).

Rohrich *et al.* relatam que a média de perda sanguínea transoperatória fica em torno de 8% do volume total aspirado e que, apesar de poder haver considerável variação de perda sanguínea de paciente para paciente, esta média pode servir de referência preditiva da necessidade de transfusão autóloga[68] e, assim, informar ao paciente a necessidade e as vantagens de coletar previamente seu próprio sangue.

BLOQUEIOS TRONCULARES

A manipulação cirúrgica do segmento cefálico realizada sob anestesia regional + sedação representa desafio para o anestesiologista, uma vez que a área cirúrgica está muito próxima do nariz e da boca, impossibilitando o acesso irrestrito às entradas do aparelho respiratório.

A sensibilidade e a motricidade da face são dependentes dos ramos do V par de nervos cranianos (trigêmeo) (Fig. 84.1). Suas raízes originam-se na ponte e enviam ramos sensitivos ao gânglio de Gasser e a um núcleo menor que dá origem a fibras motoras de um nervo terminal, o mandibular. Os três ramos principais do trigêmeo têm, cada um, uma saída independente do crânio. O ramo oftálmico, mais superior, passa para dentro da órbita originando o nervo frontal, que se bifurcará nos nervos supraorbital e supratroclear (Fig. 84.2).

Os outros dois ramos do trigêmeo são o maxilar (médio), que dá origem ao nervo infraorbital (Fig. 84.3), e o nervo mandibular (inferior) (Fig. 84.4), que é o maior e o único a receber fibras motoras e dá origem ao nervo mentual.

Nervo Supraorbital

- *Território de inervação*: fronte.
- *Técnica*: injetar cerca de um quarto de tubete anestésico na depressão localizada no terço interno dos supercílios, com a agulha direcionada para a fronte (Fig. 84.5).

Nervo Supratroclear

- *Território de inervação*: região frontal medial.
- *Técnica*: injetar 1mL na junção das bordas interna e superior da órbita, um pouco abaixo da extremidade medial do supercílio (Fig. 84.6).

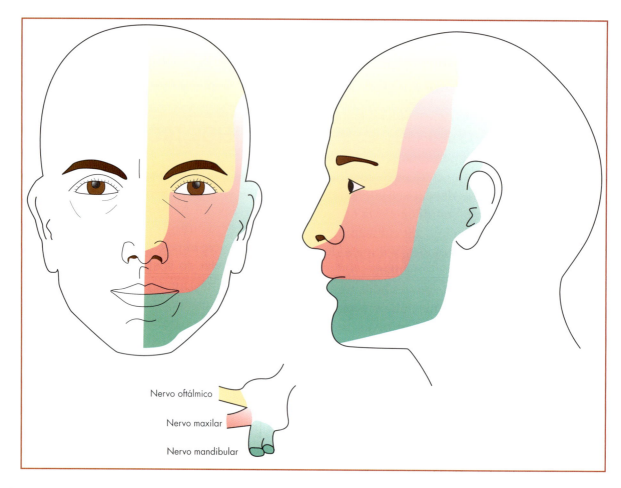

Nervo oftálmico

Nervo maxilar

Nervo mandibular

Figura 84.1 – Representação esquemática das áreas sensitivas dos principais nervos faciais.

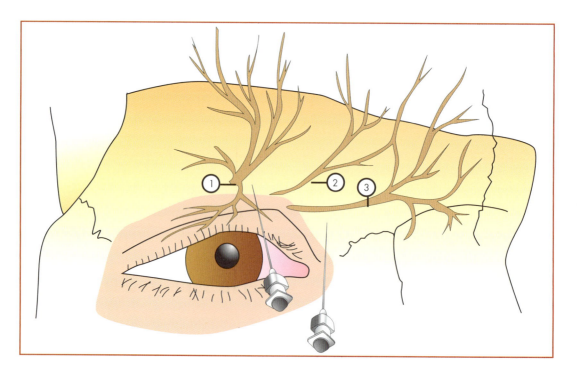

Figura 84.2 – Bloqueios supraorbital e supratroclear. 1 = ramo externo do nervo frontal; 2 = ramo interno do nervo frontal; 3 = nervo frontal interno.

978-85-7241-919-2

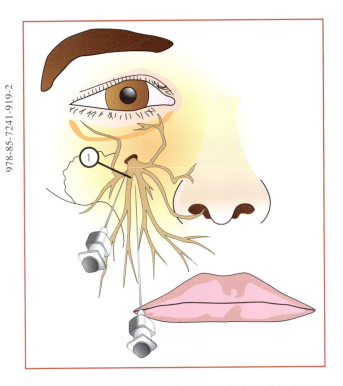

Figura 84.3 – Bloqueio do nervo infraorbital. 1 = nervo infraorbital.

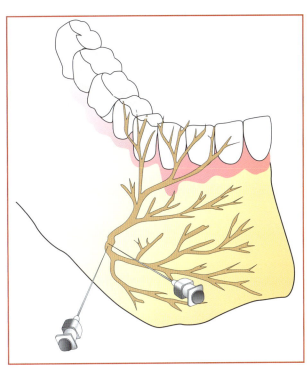

Figura 84.4 – Bloqueio do nervo mentual.

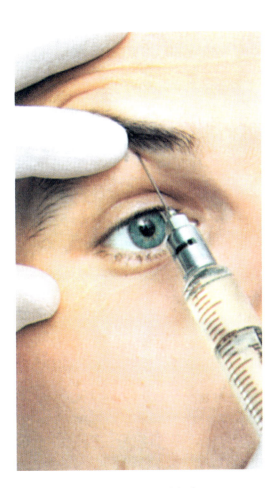

Figura 84.5 – Bloqueio supraorbital.

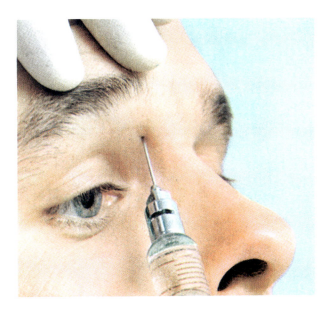

Figura 84.6 – Bloqueio supratroclear.

Nervo Auricular Magno

- *Território de inervação*: região auricular inferior.
- *Técnica*: injetar meio tubete de anestésico, cerca de 2cm abaixo e posterior ao lóbulo da orelha, superficialmente.

978-85-7241-919-2

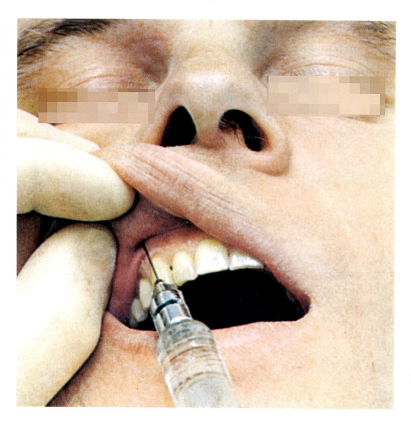

Figura 84.7 – Bloqueio infraorbital.

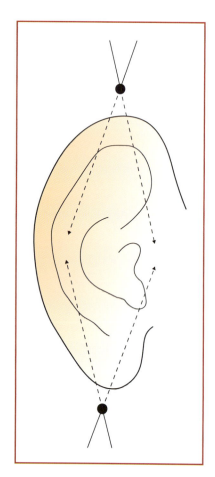

Figura 84.8 – Anestesia auricular.

Nervo Maxilar

- *Território de inervação*: sulco nasogeniano e lábio superior.
- *Localização*: posição infraorbital, a 1cm da borda média inferior da órbita.
- *Técnica*: injetar por via intrabucal, na altura do canino, em direção à íris. A emergência do nervo encontra-se a aproximadamente 1cm do rebordo infraorbital. Injeta-se, com Carpule, um quarto de um tubete anestésico e, em manobra retrógrada, completa-se meio tubete. O controle da posição da agulha é realizado por via externa através da pele e da palpação (Fig. 84.7).

Nervo Mentual

- *Território de inervação*: lábio inferior e pele da região do lábio mentual.
- *Técnica*: por via intrabucal, injeta-se cerca de meio tubete, posicionando-se a agulha na altura do III pré-molar inferior, dirigida ao forame mentual, que pode ser percebido por palpação externa.

Anestesia Auricular

O bloqueio externo da orelha é relativamente fácil de ser executado. A inervação sensorial externa da orelha é atribuída anteriormente ao nervo auriculotemporal e ao nervo grande auricular; posteriormente pelo nervo mastóideo e pelo ramo occipital do nervo mastóideo. Uma anestesia eficiente poderá ser obtida mediante infiltração subdérmica periauricular, como indicado na Figura 84.8. Lidocaína a 1% acrescida de adrenalina 1:100.000 proporciona anestesia eficiente.

Membro Superior

É inervado pelos nervos oriundos do plexo braquial, que é formado pelas raízes de C5 a T1, podendo as raízes de C4 e T2 estarem envolvidas. Embora muitas vias de acesso tenham sido descritas, existem basicamente três regiões anatômicas habituais em que o plexo pode ser abordado: o sulco interescalênico, a região perivascular subclávia e a região axilar.

A técnica baseada na busca de parestesia para localização do plexo, consagrada pelo uso e extremamente eficaz, foi por nós abandonada (em razão do temor de lesões nervosas), no momento em que os estimuladores de nervos periféricos (ENP) e as agulhas isoladas se tornaram alternativa economicamente viável.

No paciente adulto, após a identificação do plexo, injeta-se volume igual a 20 ou 25% da estatura em centímetros para a punção supraclavicular ou axilar, respectivamente, podendo utilizar-se lidocaína a 1,5% com vasoconstritor, bupivacaína racêmica a 0,375% com vasoconstritor ou ropivacaína a 0,75%.

Bloqueio Distal da Extremidade Superior

As técnicas descritas a seguir destinam-se aos bloqueios individuais de três nervos – ulnar, mediano e radial –, podendo ser realizados no nível do cotovelo ou do punho. Devem ser realizados quando a área cirúrgica é inervada por um ou dois desses nervos ou como complementação para eventuais falhas do bloqueio do plexo braquial.

Bloqueio no Nível do Cotovelo

Nervo Mediano

Paciente deitado em posição supina com o membro superior estendido. A prega do cotovelo e a artéria braquial são os pontos de reparo.

Após demarcação da prega do cotovelo, palpa-se a artéria braquial 2 ou 3cm em direção cefálica, medialmente à artéria braquial realiza-se botão anestésico cutâneo com lidocaína sem vasoconstritor. Com o auxílio do neuroestimulador calibrado para 0,8mA, realiza-se a punção tangenciando a artéria braquial, em um

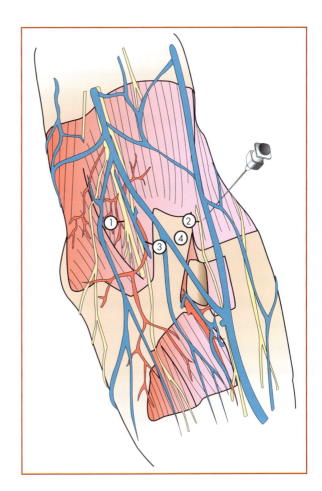

Figura 84.9 – Relação anatômica entre estruturas da face anterior do cotovelo. 1 = nervo mediano; 2 = nervo radial; 3 = artéria braquial; 4 = tendão do músculo bíceps.

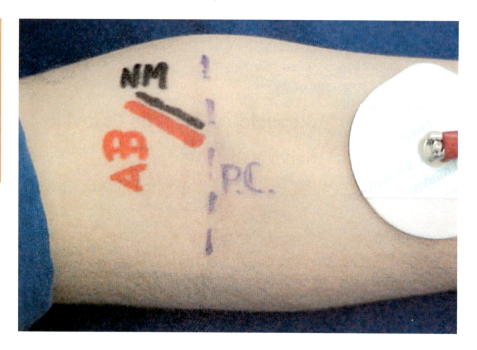

Figura 84.10 – Demarcação do cotovelo. AB = artéria braquial; NM = nervo mediano; PC = prega do cotovelo.

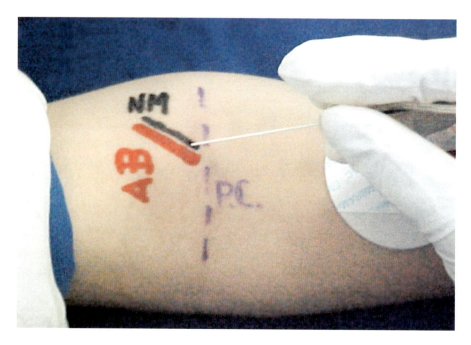

Figura 84.11 – Bloqueio do nervo mediano (NM) no nível no cotovelo. AB = artéria braquial; PC = prega do cotovelo.

ângulo de 45° em relação à pele. Resposta motora eficaz com 0,3 a 0,4mA de corrente autoriza a injeção de 3 a 5mL de anestésico local (Figs. 84.9 a 84.11).

Nervo Radial

Paciente deitado em posição supina com o membro superior estendido. A prega do cotovelo, o músculo braquiorradial e a borda lateral do tendão dos bíceps são os pontos de reparo. Ao longo da borda lateral do tendão do bíceps, 2 a 3cm acima da prega do cotovelo, palpa-se o músculo braquiorradial quando solicitado que o paciente flexione levemente o cotovelo. Esse é o ponto que receberá botão anestésico cutâneo, para então, com o auxílio do neuroestimulador calibrado para 0,8mA, introduzir-se a agulha em um ângulo de 60° em relação à pele. Resposta motora adequada em torno de 0,3 ou 0,4mA autoriza a injeção de 3 a 5mL de anestésico local (Figs. 84.9, 84.12 e 84.13).

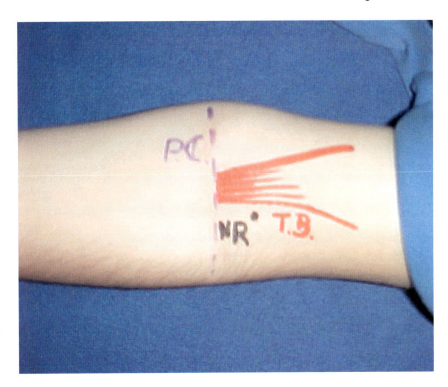

Figura 84.12 – Demarcação do cotovelo. NR = nervo radial; PC = prega do cotovelo; TB = tendão do bíceps.

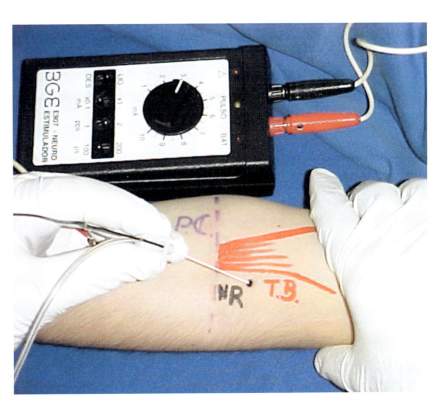

Figura 84.13 – Bloqueio do nervo radial (NR) no nível do cotovelo. PC = prega do cotovelo; TB = tendão do bíceps.

Nervo Ulnar

Com a articulação do cotovelo flexionada, 1 a 4mL de anestésico local devem ser injetados no sulco formado pelo côndilo medial do úmero e do olécrano. Não há necessidade do uso do neuroestimulador, pois o nervo é muito superficial. A pesquisa de parestesia deve ser evitada, já que, com certeza, o nervo se encontra no sulco. Agulha romba é a mais indicada para esse bloqueio (Figs. 84.14 a 84.16).

SEÇÃO 10

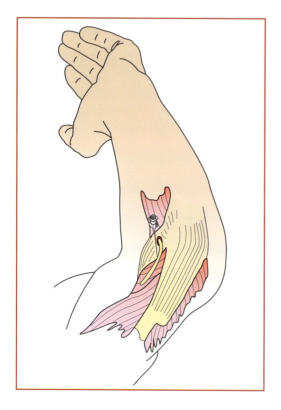

Figura 84.14 – Representação esquemática do nervo ulnar no nível do cotovelo.

Bloqueio no Nível do Punho

Nervo Mediano

A prega do punho, os tendões do flexor palmar longo e do flexor radial do carpo são os pontos de reparo visando à anestesia desse nervo, cujo território de inervação é a face palmar da mão, excluindo a borda ulnar.

Uma agulha de bisel curto deve ser introduzida 1,5cm acima da prega do punho em um ângulo de 45° em relação à pele, em direção à mão. Um clique pode ser notado quando a fáscia que delimita o túnel do carpo é perfurada. Como o nervo se encontra dentro desse compartimento, 5mL de solução anestésica deverão ser injetados para a obtenção da anestesia.

Se apenas o tendão do flexor palmar longo puder ser palpado, o nervo estará provavelmente no lado radial deste tendão.

A pesquisa de parestesia deve ser evitada e o uso de neuroestimulador não é necessário (Figs. 84.17 e 84.18).

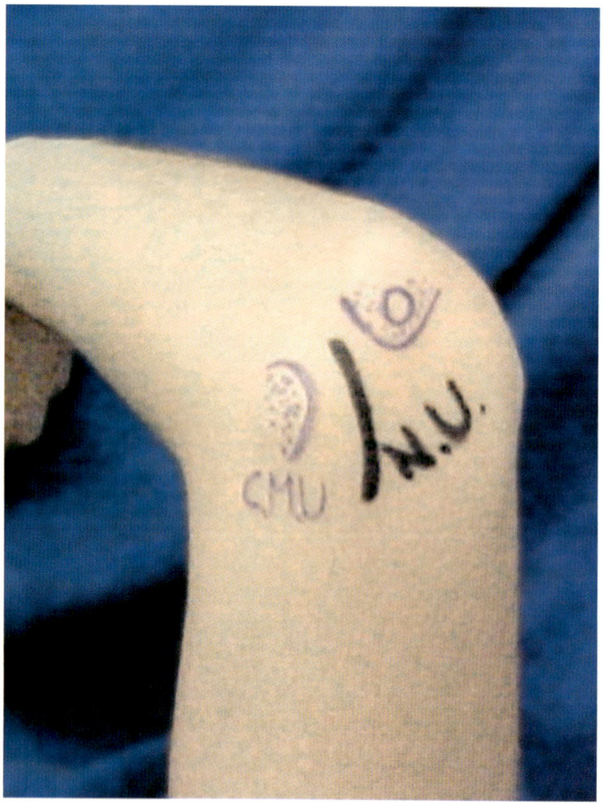

978-85-7241-919-2

Figura 84.15 – Demarcação do cotovelo. CMU = côndilo medial do úmero; NU = nervo ulnar; O = olécrano.

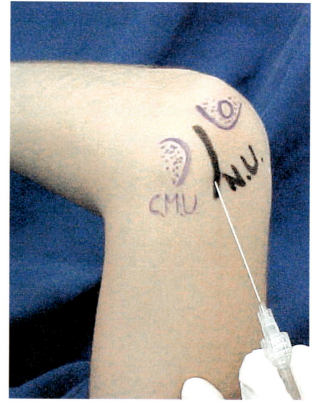

Figura 84.16 – Bloqueio do nervo ulnar (NU) no nível do cotovelo. CMU = côndilo medial do úmero; O = olécrano.

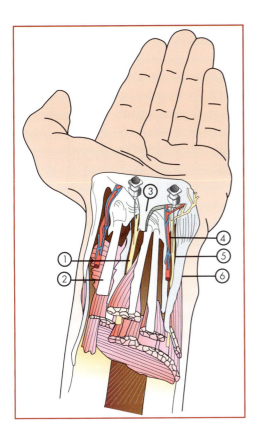

Figura 84.17 – Representação esquemática da relação anatômica entre estruturas do punho. 1 = nervo mediano; 2 = tendão palmar longo; 3 = tendão palmar curto; 4 = artéria ulnar; 5 = nervo ulnar; 6 = tendão flexor ulnar do carpo.

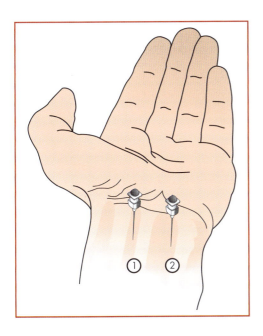

Figura 84.18 – 1 = Representação esquemática do bloqueio do nervo mediano no nível do punho. 2 = Representação esquemática do bloqueio do nervo ulnar no nível do punho.

Nervo Radial

A artéria radial, o tendão do extensor longo e o tendão do extensor curto do polegar são os pontos de reparo para anestesiar esse nervo, no nível do punho, que dá sensibilidade ao dorso da mão (Figs. 84.19 e 84.20).

A técnica é injetar até 3mL de anestésico local no subcutâneo da região de projeção da cabeça do II metacarpiano em duas direções (bracelete): ao longo do tendão do extensor longo do polegar e cruzando o extensor curto (Fig. 84.19). Palpa-se a artéria radial no ponto mais distal (próxima ao punho) e lateralmente a ela injeta-se 1 ou 2mL de anestésico local (Fig. 84.20).

Nervo Ulnar

- *Território de inervação*: borda ulnar da mão.
- *Técnica*: no punho, através de punção em sua face anterior, no nível do pulso da artéria ulnar, na borda lateral do tendão flexor longo do carpo, 3 a 4mL de anestésico local devem ser injetados. Como ramos ulnares podem percorrer o subcutâneo, um "bracelete" deve ser realizado na borda ulnar com 2 ou 3mL de anestésico (Figs. 84.21 a 84.23).

Membro Inferior

É inervado, na sua totalidade, pela associação dos nervos formados pelo plexo lombar e o nervo ciático, sendo o primeiro responsável por toda a porção anterior e o segundo, pela porção posterior do membro inferior.

O bloqueio do plexo lombar associado ao do nervo ciático proporciona anestesia cirúrgica de todo o membro inferior abordado e analgesia pós-operatória prolongada[71,72], sendo possível também a instalação de cateteres para execução de injeção intermitente ou contínua[73].

O plexo lombar[74] é formado pelos ramos ventrais das três primeiras raízes e parte da IV raiz lombar. Em aproximadamente 50% da população, um pequeno ramo da XII raiz torácica (T12) associa-se à I raiz lombar (L1) (Fig. 84.24). A porção cefálica divide-se em dois troncos: superior, que dá origem aos nervos ílio-hipogástrico e ilioinguinal; e inferior, que se une a um

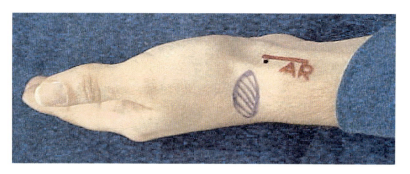

Figura 84.19 – Demarcação do punho para bloqueio do nervo radial. AR = artéria radial.

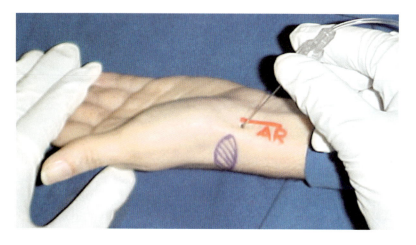

Figura 84.20 – Bloqueio do nervo medial no nível no punho. AR = artéria radial.

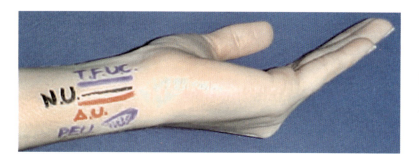

Figura 84.21 – Demarcação do punho para bloqueio do nervo ulnar (NU). AU = artéria ulnar; PEU = pulso da artéria ulnar; TFUC = tendão flexor do carpo.

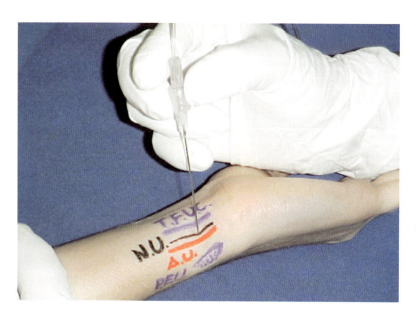

Figura 84.22 – Bloqueio do nervo ulnar (NU) no nível do punho. AU = artéria ulnar; PEU = pulso da artéria ulnar; TFUC = tendão flexor do carpo.

978-85-7241-919-2

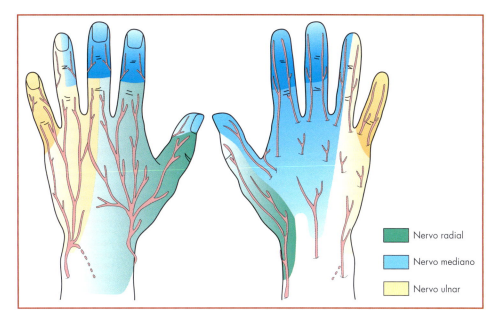

Figura 84.23 – Representação esquemática das áreas sensitivas dos nervos da mão.

Nervo radial
Nervo mediano
Nervo ulnar

pequeno ramo de L2, dando origem ao nervo genitofemoral. Em posição caudal às três raízes lombares estão os três principais nervos do plexo lombar: cutâneo lateral da coxa, femoral e obturador.

O plexo lombossacral é formado pelos ramos ventrais de L4 e L5 e das três primeiras raízes sacrais, com eventual participação de S4 (Fig. 84.25). O principal nervo é o ciático, formado por dois componentes, o pré-axial, com ramos do tibial, e o pós-axial, com ramos do nervo fibular comum, que passam unidos pela parte posterior da coxa até a região poplítea, na qual se dividem em suas porções finais. O nervo tibial é formado pelos ramos ventrais de L4 e L5 e de S1 a S3, enquanto o fibular é formado pelos ramos dorsais das mesmas raízes (Figs. 84.24 e 84.25).

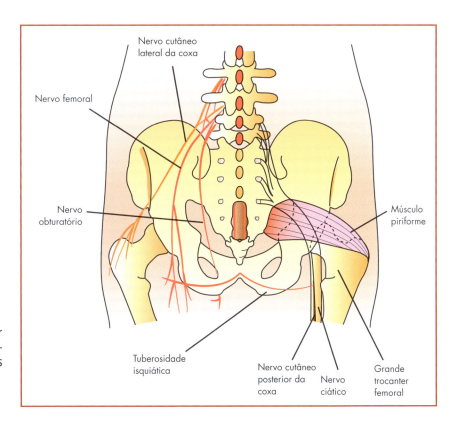

Nervo cutâneo lateral da coxa

Nervo femoral

Nervo obturatório

Músculo piriforme

Tuberosidade isquiática

Nervo cutâneo posterior da coxa

Nervo ciático

Grande trocanter femoral

Figura 84.24 – Visão posterior esquemática da relação entre estruturas anatômicas das regiões lombossacral e da bacia.

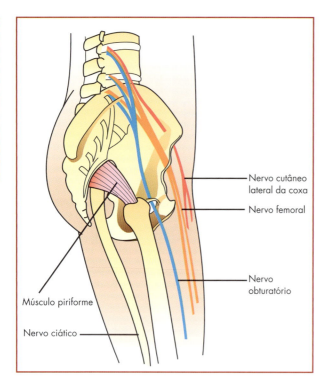

Figura 84.25 – Visão lateral esquemática da relação entre estruturas anatômicas das regiões lombar, da bacia e da coxa.

Bloqueio do Plexo Lombar Via Posterior (Técnica Winnie)

- O paciente deve ser posicionado em decúbito lateral, com o membro inferior, a ser anestesiado, para o lado de cima e em flexão parcial. O membro inferior oposto deve permanecer em extensão.
- Demarca-se uma linha que deve ligar as cristas ilíacas (Tuffier).
- Identifica-se a espinha ilíaca posterossuperior homolateral ao bloqueio (Fig. 84.26).
- A partir da espinha ilíaca posterossuperior homolateral, traça-se uma linha paralela ao maior eixo da coluna lombar e perpendicular à linha de Tuffier; a intersecção das linhas é o ponto de punção (Fig. 84.27).
- A punção deve ser realizada com agulha isolada (Fig. 84.28) conectada a ENP, regulado para emitir pulsos de 1mA. A contração do quadríceps associada à elevação da patela é o resultado da efetiva estimulação que se objetiva encontrar nessa técnica.

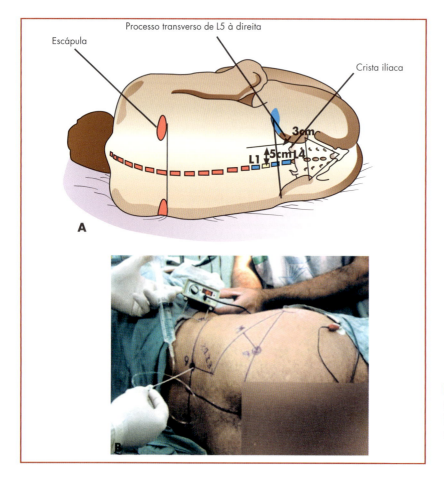

Figura 84.26 – (*A* e *B*) Representação dos pontos de reparo para realização do bloqueio do plexo lombar, via posterior.

978-85-7241-919-2

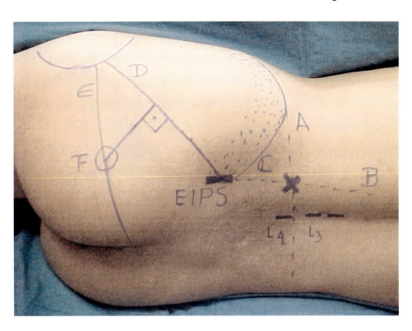

Figura 84.27 – Pontos de reparo para realização do bloqueio do plexo lombar e do nervo ciático, via posterior. EIPS = espinha ilíaca posterossuperior; L3 = local de projeção da apófise espinhosa de L3; L4 = local de projeção da apófise espinhosa de L4; A = linha que liga as espinhas ilíacas – Tuffier; B = linha paralela ao maior eixo da coluna a partir da EIPS; C = crista ilíaca; D = linha grande trocanter do fêmur à EIPS; E = linha grande trocanter do fêmur ao hiato sacro; F = local de punção para localização do nervo ciático; X = local de punção para localização do plexo lombar.

• Uma vez localizado o plexo, deve-se diminuir progressivamente a intensidade da corrente gerada pelo ENP até valores em torno de 0,3 a 0,4mA (mantendo as contrações do quadríceps visíveis), faixa esta de estimulação que autoriza ministrar o anestésico local (Fig. 84.28).

• Após dose-teste, injetam-se de 30 a 40mL de solução anestésica de bupivacaína ou lidocaína (associadas a vasoconstritor, respeitando-se as contraindicações) ou ropivacaína, sempre se levando em conta a dose tóxica.

Complicações

Como em todo bloqueio e principalmente naqueles em que se utilizam grandes volumes de anestésico local, pode ocorrer intoxicação do sistema nervoso central e cardiovascular[75]. Em decorrência da difusão não habitual do anestésico local, especificamente quando são efetuadas punções acima do nível de L3 – L4, pode ocorrer bloqueio do membro contralateral, peridural e até raquianestesia total. Também estão descritas punções retroperitoneal, abdominal e da loja renal em crianças e pacientes magros, princi-

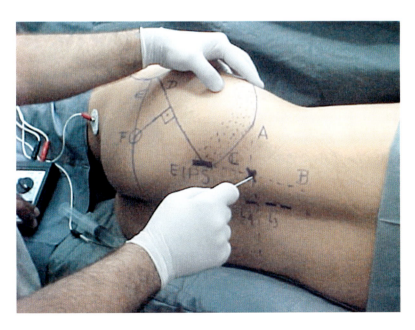

Figura 84.28 – Bloqueio do plexo lombar, via posterior. EIPS = espinha ilíaca posterossuperior; L3 = local de projeção da apófise espinhosa de L3; L4 = local de projeção da apófise espinhosa de L4; A = linha que liga as espinhas ilíacas – Tuffier; B = linha paralela ao maior eixo da coluna a partir da EIPS; C = crista ilíaca; D = linha grande trocanter do fêmur à EIPS; E = linha grande trocanter do fêmur ao hiato sacro; F = local de punção para localização do nervo ciático; X = local de punção para localização do plexo lombar.

palmente quando executada acima da linha de Tuffier. Complicações neurológicas decorrentes do bloqueio, tais como parestesias e/ou paralisias, atualmente estão minimizadas com a utilização correta dos ENP.

Bloqueio de Nervo Ciático Via Posterior

- O paciente deve ser posicionado em decúbito lateral, com o membro inferior a ser anestesiado para o lado de cima e em flexão parcial. O membro inferior oposto deve permanecer em extensão (Fig. 84.29).
- Identifica-se o grande trocanter do fêmur do membro inferior a ser anestesiado e traça-se uma linha (linha D) que vai até a espinha ilíaca posterossuperior homolateral (Fig. 84.27).
- Traça-se outra linha (linha E) a partir do grande trocanter, que vai até o hiato sacral.

- A partir do ponto médio da linha D, traça-se outra linha (perpendicular a D) em direção à linha E. O ponto de encontro entre a linha perpendicular D e a linha E é o local de punção[76] (Figs. 84.27 e 84.29).
- A punção deve ser realizada com agulha isolada (Fig. 84.30), conectada ao ENP regulado para emitir pulsos de 1mA. A resposta motora desejada é a flexoextensão e/ou pronação do pé.
- Uma vez localizado o nervo ciático, deve-se diminuir progressivamente a intensidade da corrente gerada pelo ENP até valores em torno de 0,3 a 0,4mA (mantendo a resposta motora visível), faixa de estimulação que autoriza administrar o anestésico local.
- Após dose-teste, injetam-se de 15 a 20mL de solução anestésica de bupivacaína ou lidocaína (associadas a vasoconstritor, respeitando-se as contraindicações) ou ropivacaína, sempre levando em conta a dose tóxica (Figs. 84.29 e 84.30).

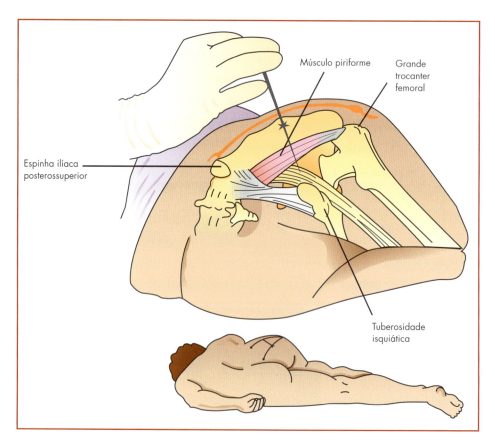

Figura 84.29 – Representação esquemática da posição do paciente para realização do bloqueio do nervo ciático, via posterior.

978-85-7241-919-2

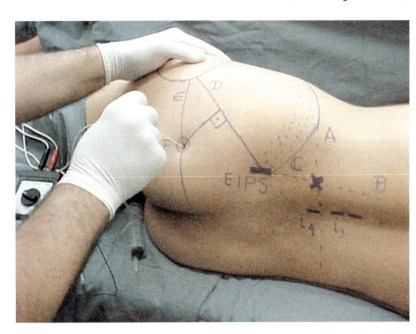

Figura 84.30 – Bloqueio do nervo ciático, via posterior. EIPS = espinha ilíaca posterossuperior; L3 = local de projeção da apófise espinhosa de L3; L4 = local de projeção da apófise espinhosa de L4; A = linha que liga as espinhas ilíacas – Tuffier; B = linha paralela ao maior eixo da coluna a partir da EIPS; C = crista ilíaca; D = linha grande trocanter do fêmur à EIPS; E = linha grande trocanter do fêmur ao hiato sacro; F = local de punção para localização do nervo ciático; X = local de punção para localização do plexo lombar.

Bloqueio do Plexo Lombar Via Anterior ("Três em Um")

Essa técnica permite a anestesia dos três principais nervos do plexo lombar – femoral, cutâneo lateral da coxa e obturador na região inguinal –, em que estes nervos são encontrados mais superficialmente que na via superior. Diferentemente da técnica antes descrita, esta não possibilita anestesia para procedimentos no nível do quadril.

O bloqueio é realizado com o paciente em decúbito dorsal horizontal:

- Identificam-se o ligamento inguinal e a artéria femoral próxima ao ligamento inguinal (Fig. 84.31).
- Aproximadamente a 1cm lateralmente à artéria e 2cm abaixo do ligamento inguinal introduz-se uma agulha isolada, conectada ao ENP, regulado para emitir pulsos de 1mA, em direção cefálica a 60° com a pele até a obtenção da contratação do quadríceps; a seguir, deve-se diminuir progressivamente a intensidade da corrente gerada pelo ENP até valores em torno de 0,3 a 0,4mA (mantendo as contrações do quadríceps visíveis), faixa de estimulação que autoriza administrar o anestésico local.
- Após dose-teste, um assistente comprime a artéria femoral e a bainha neural abaixo do

ligamento inguinal, enquanto são injetados de 30 a 40mL de solução anestésica que se desloca cefalicamente pelo interior da bainha entre os músculos psoas e ilíaco, bloqueando os ramos do plexo lombar (Fig. 84.31).

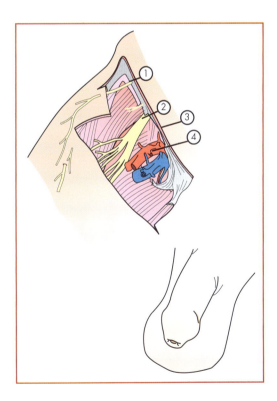

Figura 84.31 – Representação esquemática da relação anatômica entre estruturas no nível da região inguinal. 1 = nervo cutâneo lateral da coxa; 2 = nervo femoral; 3 = ligamento inguinal; 4 = artéria femoral.

Bloqueio do Ciático na Fossa Poplítea

Os nervos com atribuições sensitivas e motoras da perna podem ser anestesiados no nível do joelho. Para essa finalidade, deve-se localizar o nervo ciático, perto da sua bifurcação nos ramos tibial e fibular, ao alto na fossa poplítea e o ramo safeno do nervo femoral:

- Com o paciente em posição prona, marcam-se os bordos dos músculos bíceps femoral, semitendinoso e o sulco da pele atrás do joelho, formando um triângulo.
- Depois de marcado o triângulo, uma linha perpendicular é traçada desde o ponto médio da base até o ápice do triângulo. A 5cm da base e a 1cm lateralmente a essa linha está o local da punção.
- A punção deve ser realizada com agulha isolada, conectada ao ENP regulado para emitir pulsos de 1mA, em direção cefálica a 60° com a pele. A resposta motora desejada é a flexoextensão e/ou pronação do pé.
- Uma vez localizado o nervo ciático, deve-se diminuir progressivamente a intensidade da corrente gerada pelo ENP até valores em torno de 0,3 a 0,4mA (mantendo a resposta motora visível), faixa de estimulação que autoriza administrar o anestésico local.
- Após dose-teste, injetam-se de 10 a 15mL de solução anestésica de bupivacaína ou lidocaína (associadas a vasoconstritor, respeitando-se suas contraindicações) ou ropivacaína, sempre levando em conta a dose tóxica.
- O bloqueio do nervo safeno é obtido por injeção subcutânea de 5 a 10mL de solução anestésica, em forma de leque, na região compreendida entre a tuberosidade anterior da tíbia e a borda anterior do músculo gastrocnêmio.

Bloqueio no Nível do Tornozelo

Nervo Tibial Posterior

- *Território de inervação*: região plantar do pé.
- *Técnica*: na borda medial do tendão do calcâneo, à altura do maléolo interno da tíbia, introduz-se a agulha em direção à artéria tibial posterior (Figs. 84.32 e 84.33). Injetam-se 5 a 10mL de anestésico local subcutâneo, em leque ou na retirada da agulha.

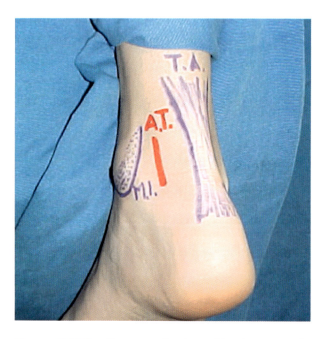

Figura 84.32 – Demarcação da região do tornozelo para realização do bloqueio do nervo tibial posterior. AT = artéria tibial; MI = maléolo interno; TA = tendão do calcâneo.

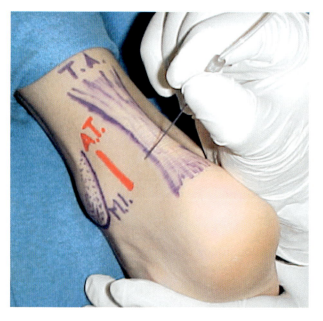

Figura 84.33 – Bloqueio do nervo tibial posterior. AT = artéria tibial; MI = maléolo interno; TA = tendão do calcâneo.

Nervo Sural

- *Território de inervação*: borda lateral do pé.
- *Técnica*: na borda lateral do tendão do calcâneo, à altura do maléolo externo, dirige-se a agulha ao maléolo até contato ósseo (Figs. 84.34 e 84.35). Injetam-se 2 a 3mL de anestésico local na retirada da agulha ou em leque.

Nervo Fibular Superficial

- *Território de inervação*: dorso do pé, exceto do interstício entre o hálux e o segundo dedo.
- *Técnica*: infiltração subcutânea abaixo do maléolo lateral da borda anterior até o ponto mais anterior do tornozelo (Figs. 84.36 e 84.37). Injetam-se 7 a 10mL de anestésico local.

Nervo Fibular Profundo

- *Território de inervação*: interstício entre o hálux e o segundo dedo.
- *Técnica*: introduz-se a agulha entre o tendão do tibial anterior e o tendão do extensor longo do hálux, abaixo do maléolo medial (Fig. 84.38). Injeta-se a solução anestésica em leque, até o plano ósseo. Utilizam-se 3 a 5mL de anestésico local.

Nervo Safeno

- *Território de inervação*: borda medial do pé.
- *Técnica*: infiltração subcutânea em torno da veia safena magna, acima e medialmente ao maléolo medial.

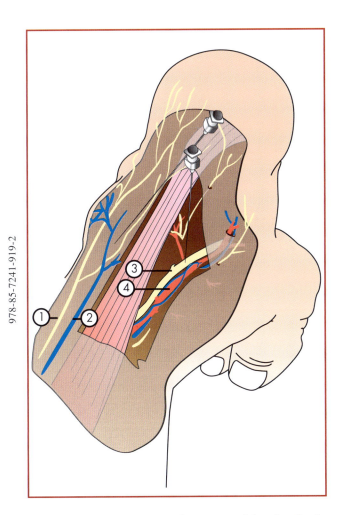

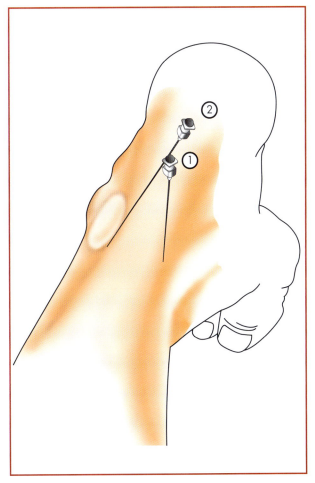

Figura 84.34 – Visão posterior esquemática da relação entre estruturas anatômicas da região do tornozelo. 1 = nervo safeno externo; 2 = veia safena externa menor; 3 = nervo tibial; 4 = artéria tibial posterior.

Figura 84.35 – 1 = Representação esquemática do bloqueio do nervo tibial posterior no nível do tornozelo. 2 = Representação esquemática do bloqueio do nervo sural no nível do tornozelo.

978-85-7241-919-2

978-85-7241-919-2

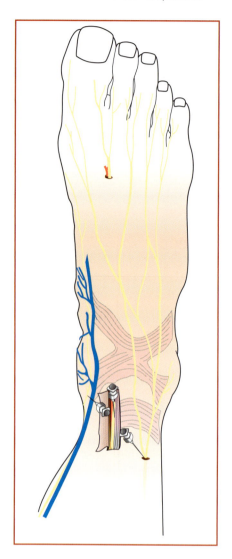

Figura 84.36 – Visão anterior esquemática da relação entre estruturas anatômicas da região do terço distal da perna.

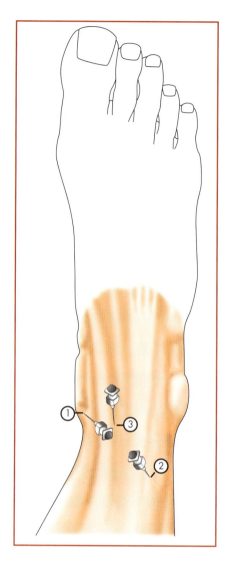

Figura 84.37 – Representação esquemática do bloqueio dos nervos fibular superficial, fibular profundo e safeno. 1 = nervo fibular superficial; 2 = nervo fibular profundo; 3 = nervo safeno.

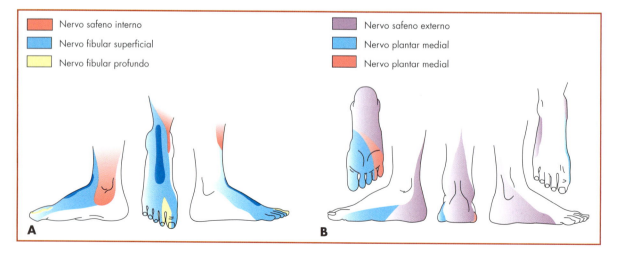

Figura 84.38 – (*A* e *B*) Representação esquemática das áreas sensitivas dos nervos do pé.

Estimulador do Nervo Periférico

O uso do ENP com agulha apropriada para execução de bloqueio de nervo periférico pressupõe bom conhecimento da anatomia da região, como também da técnica a ser empregada.

O ENP foi desenvolvido para auxiliar na localização de qualquer nervo que tenha componente motor. Disparos de corrente elétrica, produzidos pelo aparelho, atravessam os tecidos e estimulam as fibras motoras do nervo, fazendo com que ocorra contração do grupo muscular correspondente ao nervo estimulado eletricamente, de maneira indolor, pois o limiar de estimulação das fibras motoras é inferior ao das fibras responsáveis pela transmissão da sensação da dor e do tato.

É importante ressaltar que não existe a necessidade de a agulha tocar na estrutura nervosa, pois o que deflagra o potencial de ação é a estimulação elétrica.

Quanto mais próxima a agulha estiver do nervo, menor será a intensidade de corrente necessária para provocar a resposta motora.

Técnicas

Após monitorização com cardioscópio, oximetria de pulso, tomando-se o cuidado de colocar o sensor do oxímetro em outro local que não seja o membro a ser anestesiado, pelo risco de interferir na leitura (baixa saturação) e pressão arterial média não invasiva, orienta-se o paciente a respeito do procedimento anestésico ao qual será submetido, seguindo-se a sedação.

Uma vez em posição, coloca-se um eletrodo há aproximadamente 10cm do ponto em que se entrará com a agulha. Feitas a assepsia e a antissepsia da pele, colocado o campo fenestrado, um auxiliar conecta um polo de ENP ao eletrodo e outro na agulha e dá-se início ao bloqueio.

Perfura-se a pele com o ENP desligado; feito isto, o aparelho é ligado e regula-se a intensidade de corrente elétrica adequada (em torno de 1mA).

Com intensidade elétrica adequada, obtém-se uma densidade de corrente que provoca contração muscular. Se a contração encontrada for proveniente do grupo muscular comandado pelo

nervo que se está procurando, inicia-se a aproximação da agulha em direção ao nervo. Se a direção estiver correta, a contração passará a ser mais forte, o que permite diminuir a intensidade da corrente no ENP. Diminuindo a intensidade da corrente, a contração também se torna mais fraca. Feito isso por aproximação milimétrica muito lenta, mobiliza-se a agulha novamente, com a intenção de melhorar a resposta motora. Caso seja notada melhora, novamente diminui-se a intensidade da corrente no ENP e assim sucessivamente até se visualizar uma boa contratação muscular com corrente muito baixa (entre 0,3 e 0,5mA), que representa uma faixa ótima para a injeção do anestésico local. Antes de injetar, porém, deve-se realizar o teste de 0,1mA, intensidade que *não* deve ser capaz de desencadear contração muscular. A contração muscular resultante de uma corrente de 0,1mA significa tamanha proximidade entre a agulha e a fibra nervosa, que a injeção do anestésico local poderá resultar em lesão mecânica do nervo. Nessa situação, deve-se reposicionar a agulha, reiniciando todo o processo de localização.

Se a posição da agulha estiver correta, observa-se que, após a injeção de apenas 1mL da solução, ocorre desaparecimento da contração muscular decorrente do estímulo elétrico. Isso se deve à ação da pressão do líquido sobre o tecido nervoso. Trata-se de uma neurapraxia transitória.

Quanto menor a intensidade de corrente suficiente para provocar contração muscular, maior a probabilidade de sucesso do bloqueio. Albert publicou sua estatística conforme a Tabela 84.5.

Tabela 84.5 – Taxa de sucesso em bloqueios em função do decréscimo da corrente de estimulação

Tipo de bloqueio	Miliamperes (mA)	Nº de sucessos (%)
Interescalênico	0,6 – 1	4/11 (36)
	0,5	39/47 (82)
	0,4	16/19 (82)
	< 0,3	53/57 (92)
Axilar	0,6 – 1	1/4 (25)
	0,5	24/30 (80)
	0,3 – 0,4	12/21 (81)
	< 0,2	34/37 (92)

978-85-7241-919-2

Jones, estudando o bloqueio axilar e comparando as técnicas transarterial com a utilização de ENP, encontrou diferença significante em relação ao bloqueio do nervo axilar.

A técnica de busca de parestesia deve, sempre que possível, ser substituída por outras que não busquem o contato da agulha com as estruturas nervosas. Apesar de consumirem mais tempo para a sua execução e representarem custo adicional, a utilização de ENP com agulhas isoladas torna o procedimento bastante seguro.

É vantajosa também a possibilidade de identificar um nervo isoladamente (bloqueio do nervo ulnar no cotovelo, mediano na região do punho, nervo ciático na fossa poplítea, etc.), pois possibilita bloqueios seletivos extremamente úteis em determinadas circunstâncias.

Indicação

- Treinamento de especialistas em formação.
- Realização de bloqueios periféricos em pacientes anestesiados ou sedados.
- Quando as características anatômicas do paciente dificultarem a execução da técnica clássica.
- Aumentar a taxa de sucesso de profissionais que executam bloqueio de nervos periféricos com pouca frequência.
- Substituição da técnica da busca de parestesia.

Anestesia para Procedimentos a *Laser*

Os procedimentos cirúrgicos realizados com *laser* normalmente são acompanhados de dor em queimação de intensidade variável, relacionada à extensão, à profundidade e à duração da aplicação[77]. No segmento da face, as áreas mais dolorosas estão nas regiões periorbital e cervical, narinas, lábios e orelhas[65]. A necessidade da anestesia superficial ou profunda é determinada por numerosos e variados fatores, tais como: idade, experiências dolorosas prévias, horário, ciclo hormonal, época do ano e condições psicológicas de momento (estresse e ansiedade).

É bastante conhecida a relação entre dor e reflexos deletérios relacionados ao sistema nervoso autônomo simpático, determinando liberação de catecolaminas, podendo desencadear taquicardia, hipertensão arterial, arritmias, edema agudo de pulmão, acidente vascular cerebral, eventos potencialmente graves em cardiopatas, hipertensos crônicos e coronariopatas. Braquicardia reflexa e hipotensão de gravidade variável são eventos ligados à estimulação parassimpática, que podem ser desencadeados pela ansiedade. O uso de anestesia e/ou sedação adequada torna o procedimento tranquilo e seguro na maioria absoluta dos casos.

Sendo procedimentos de curta duração em pacientes ambulatoriais, as técnicas e as drogas utilizadas devem ser necessariamente aquelas que possibilitem rápido despertar e alta precoce do paciente. A entubação traqueal com ventilação controlada não está contraindicada, mas a utilização de máscara laríngea em respiração espontânea ocupa importante lugar no manuseio de vias aéreas em pacientes ambulatoriais[66-68]. Em pacientes pediátricos, a máscara facial é alternativa eficiente, facilmente removível, se necessário[69,70].

O uso do *laser* deve seguir regulamento de segurança conhecido por todos os profissionais que estejam envolvidos no seu uso. Existem cuidados universais como a utilização de óculos protetores[4].

Existe relato na literatura de que a gaze é capaz de queimar quando da utilização do *flashlamp pulsed dye laser* a 7J/cm^2 com oxigênio a 100%[5]. Ocorre combustão do cabelo no ar ambiente quando, repetidas vezes, é atingido por essa energia, sendo facilmente queimado com oxigênio a 100%[4].

A maior preocupação em relação ao uso do *laser* está nas cirurgias de vias aéreas, pelo perigo de incêndio da sonda traqueal (em geral, são procedimentos otorrinolaringológicos)[78]. O incêndio pode ser evitado utilizando-se técnicas de ventilação que não envolvam sonda potencialmente inflamável (por exemplo, apneia intermitente). Entretanto, quando o uso da sonda é imprescindível, esta pode ser envolvida por fitas metálicas ou compressas úmidas.

Somando-se isso, as seguintes precauções devem ser observadas:

- A mínima fração inspirada de oxigênio necessária deve ser mantida ($FiO_2 = 21\%$).
- Óxido nitroso deve ser substituído por ar ou hélio.
- Balonete da sonda endotraqueal deve ser preenchido por azul de metileno diluído em solução salina para dissipar calor e sinalizar possível ruptura.
- A intensidade e a duração do *laser* devem ser limitadas ao máximo.

QUESTÕES

1. Quais são as principais finalidades da avaliação pré-anestésica?
2. Como é a classificação da ASA?
3. Qual é a melhor profilaxia contra a ocorrência de pneumonite química?
4. Quais são os principais efeitos colaterais do uso de opioides para o controle da dor pós-operatória?
5. Quais são os principais bloqueior tronculares?

REFERÊNCIAS

1. GOUVEIA, M. A.; LABRUNIE, G. M. Anestesia em cirurgia plástica estética. In: MANICA, J. T. et al. *Anestesiologia: princípios e técnicas*. 2. ed. Porto Alegre: Artes Médicas, 1997, cap. 51, p. 704-714.
2. OLIVA FILHO, A. L. Anestesia para pacientes de curta permanência hospitalar. *Rev. Bras. Anestesiol.*, v. 33, p. 51-62, 1983.
3. CANGIANI, L. M.; PORTO, A. M. Anestesia ambulatorial. *Rev. Bras. Anestesiol.*, v. 50, p. 6885, 2000.
4. OLSSON, G. L.; HALLEN, B.; HAMBRAEUS-JONZON, K. Aspiration during anaesthesia: a computer-aided study of 185,358 anaesthetics. *Acta. Anaesthesiol. Scand.*, v. 30, p. 8492, 1986.
5. WARNER, M. A.; WARNER, M. E.; WEBER, J. G. Clinical significance of pulmonary aspiration during the peroperative period. *Anesthesiology*, v. 78, p. 56-62, 1993.
6. GROSS, J. B.; BAILEY, P. L.; CAPLAN, R. A. et al. Practice guidelines for sedation and analgesia by non-anesthesiologists: a report by the American Society of Anesthesiologists Task Force on Sedation and Analgesia by Non-Anesthesiologists. *Anesthesiology*, v. 84, p. 459-471, 1996.
7. MENEZES, M. S. O paciente ambulatorial: critérios de inclusão, avaliação e alta. In: *Anestesia – Atualização e Reciclagem*. Temário do 47º Congresso Brasil. Anestesiol. e 7º Luso Brasileiro, p. 15-18, 2000.
8. MILIAR, J. M. Selection and investigation of adult day cases. In: MILLAR, J. M.; RUDKIN, G. E.; HITCHCOCK, M. *Practical Anaesthesia and Analgesia for Day Surgery*. 1 ed., New York: Oxford, Bios, 1997, p. 5-16.
9. PASTERNAK, L. R. Anestesia ambulatorial. In: ROGERS, M. C.; TINKER, J. G.; COVINO, B. G. et al. *Princípios de Práticas da Anestesiologia*. Rio de Janeiro: Guanabara Koogan, v. 2, 1996, p. 1683-1716.
10. CANGIANI, L. M. O paciente ambulatorial: indicações de técnicas e analgesia pós-opertória. In: *Anestesia – Atualização e Reciclagem*. Temário do 47º Congresso Brasil. Anestesiol. e 7º Luso Brasileiro, p. 18-30, 2000.
11. CHUNG, F. F. Discharge requirements. In: WHITE, P. *Ambulatory Anesthesia and Surgery*. Philadelphia: W. B. Saunders, 1997, p. 518-525.
12. RUDKIN, G. E. Patient recovery and discharge. In: MILLAR, J. M.; RUDKIN, G. E.; HITCHCOCK, M. *Practical Anaesthesia and Analgesia for Day Surgery*. New York: Oxford, Bios, 1997, p. 213-225.
13. ORR, R. J.; PAVLIN, D. J. Ambulatory anesthesia. *Anesthesiology Clinics of North America*, v. 14, p. 595-852, 1996.
14. SARAGO, M. M.; WATCHA, M. F.; WHITE, P. F. The changing role of monitored anesthesia care in the ambulatory setting. *Anesth. Analg.*, v. 85, p. 1020-1036, 1997.
15. SARAIVA, R. A. Monitorização eletroneurofisiológica da anestesia. In: *Atualização e Reciclagem*. Temário do 47º Congresso Brasileiro de Anestesiologia e 7º Luso Brasileiro, p. 31-37, 2000.
16. NOCITI, J. R. Evolução de conceitos em anestesiologia. *Rev. Bras. Anestesiol.*, p. 4983, 1999.
17. KEHLET, H.; DAHL, J. B. The value of multimodal or balanced analgesia in postoperative pain treatment. *Anaesth. Analg.*, v. 77, p. 1048-1056, 1993.
18. MORROW, B. C.; BUNTING, H.; MILLIGAN, K. R. A comparison of diclofenac and ketorolac for postoperative analgesia following day-case arthroscopy of the knee joint. *Anaesthesia*, v. 48, p. 585-587, 1993.
19. WOOLF, C. J.; CHONG, M. S. Pre-emptive analgesia – treating postoperative pain by preventing the establishment of central sensitization. *Anesth. Analg.*, v. 77, p. 362-379, 1993.
20. DAHL, J. B.; KEHLET, H. The value of pre-emptive analgesia in the treatment of postoperative pain. *Br. J. Anaesth.*, v. 70, p. 434-439, 1993.
21. TASK FORCE ON PAIN MANAGEMENT. Acute pain section. *Anesthesiology*, v. 82, p. 1071-1081, 1995.
22. DAHL, J. B.; KEHLET, H. Non-steroidal anti-inflammatory drugs: rationale for use in severe postoperative pain. *Br. J. Anaesth.*, v. 66, n. 6, p. 703-712, 1991.
23. MOOTE, C. Efficacy of non-steroidal anti-inflammatory drugs in the management of postoperative pain. *Drugs*, v. 44, n. S5, p. 14-30, 1992.
24. TANAKA, P. P. Estudo comparativo entre o modelo de analgesia com morfina controlada pelo paciente e com cetoprofeno e dipirona no pós-operatório de colecistectomia. *Rev. Bras. Anestesiol.*, v. 48, p. 191-197, 1998.

25. SILVERMAN, M. E.; SHIH, R. D.; ALLERGRA, J. Morphine causes less nausea than meperidine when used as an analgesic in the ED. *Acad. Emerg. Med.*, v. 8, p. 430-431, 2001.

26. ELWOOD, T.; HUCHCROFT, S.; MACADAMS, C. Midazolam coindution does not delay discharge after very brief propofol anaesthesia. *Can. S. Anaesth.*, v. 42, p. 114-118, 1995.

27. CRAWFORD, M.; POLLOCK, J.; ANDERSON, K. et al. Comparison of midazolam with propofol for sedation in outpatient bronchoscopy. *Br. Anaesth.*, v. 70, p. 419-422, 1993.

28. FOSTER, A.; JUDE, O.; MOREL, D. Effects of midazolam on cerebral in humans volunteers. *Anesthesiology*, v. 56, p. 453, 1982.

29. PHILIP, B. K.; SIMPSON, T. H.; HAUCH, M. A.; MALLAMPATI, S. R. Flumazenil reverses sedation after midazolam-induced general anesthesia in ambulatory surgery patients. *Anesth. Analg.*, v. 71, p. 371-376, 1990.

30. WHITWAM, J. G. Flumazenil and midazolam in anaesthesia. *Acta Anaesthesiol. Scand.*, v. 108, suppl., p. 15-22, 1995.

31. MORA, C. R.; TORJMAN, M. T.; WHITE, P. F. Sedative and ventilatory effects of midazolam infusion: effect of flumazenil reversal. *Can. S. Anaesth.*, v. 42, p. 677-684, 1995.

32. FUKUDA, S.; MURAKAWA, T.; TAKESHITA, H. Direct effects of ketamine on isolated canine cerebral arteries. *Anesth. Analg.*, v. 62, p. 553, 1983.

33. SHLUGMAN, D.; GLASS, P. S. A. Intravenous sedative – hypnotics and flumazenil. In: WHITE, P. *Ambulatory Anesthesia and Surgery*. Philadelphia: W. B. Saunders, 1997, p. 332-348.

34. BELZARENA, S. D. Anestesia venosa total para cirurgia ginecológica em regime ambulatorial. Associação de doses variáveis de alfentanil e doses fixas de etomidato e midazolam. *Rev. Bras. Anestesiol.*, v. 44, n. 3, p. 175-180, 1994.

35. DING, Y.; FREDMAN, B.; WHITE, P. F. Recovery following outpatient anesthesia: use of enflurane versus propofol. *J. Clin. Anesth.*, v. 5, p. 447-450, 1993.

36. FROM, R. P.; WARNER, D. S.; TODD, M. M. Anesthesia for craniotomy: a double-blind comparison of alfentanil, fentanyl, and sulfentanil. *Anesthesiology*, v. 73, p. 896, 1990.

37. WEINSREIN, M. S.; NICOLSON, S. C.; SCHREINER, M. S. A single dose of morphine sulfate increases the incidence of vomiting after outpatient inguinal surgery in children. *Anesthesiology*, v. 81, p. 572-577, 1994.

38. ROSOW, C. E. Opioid and non-opioid analgesics. In: WHITE, P. *Ambulatory Anesthesia and Surgery*. Philadelphia: W. B. Saunders, 1997, p. 380-394.

39. BIEBUYCK, J. F.; GOUDSON, R.; NATHANSON, M. et al. Propofol: an update of its clinical use. *Anesthesiology*, v. 81, p. 1005-1043, 1994.

40. BIEBUYCK, J. F.; SUTER, P. M.; WILDER-SMITH, O. H. G.; BORGEAT, A. The nonhypnotic therapeutic applications of propofol. *Anesthesiology*, v. 80, p. 642-656, 1994.

41. NOCITE, J. R. Anestesia geral e condutiva em cirurgia ambulatorial. *Rev. Bras. Anestesiol.*, v. 45, n. 1, p. 7-14, 1995.

42. ACCIOLY, L. C.; NACIF, N. V. B.; FURTADO, M. L. Associação propofol-óxido nitroso em procedimentos ambulatoriais. *Rev. Bras. Anestesiol.*, v. 41, p. 237-240, 1991.

43. PEDERNEIRAS, S. G.; DUARTE, D. F.; TEIXEIRA, F. N. et al. Uso do propofol em anestesia de curta duração – estudo comparativo com tiopental. *Rev. Bras. Anestesiol.*, v. 42, p. 181-184, 1992.

44. NOCITI, J. R. Evolução da anestesia inalatória: do éter ao terceiro milênio. In: *Anestesia – Atualização e Reciclagem*. Temário do 47º Congresso Brasil. Anestesiol. e 7º Luso Brasileiro, p. 185-191, 2000.

45. FREDMAN, B.; NATHANSON, M. H.; SMITH, I. et al. Sevoflurane for outpatient anesthesia: a comparison with propofol. *Anesth. Analg.*, v. 81, p. 823-828, 1995.

46. PHILIP, B. K.; KALLAR, S. K.; BOGETZ, M. S. et al. A multicenter comparison of maintenance and recovery with sevoflurane or isoflurane for adult ambulatory anesthesia. *Anesth. Analg.*, v. 83, p. 314-319, 1996.

47. IMBELLONI, L. E. Anestesia subaracnóidea. In: MANICA, J. T. et al. *Anestesiologia: princípios e técnicas*. 2. ed. Porto Alegre: Artes Médicas, 1997, cap. 23, p. 341-355.

48. KATAYAMA, M.; LAURITO, G. M.; SEVERINO, M. A. F. et al. Comparação entre anestesia geral e bloqueio subaracnóideo para artroscopia de joelho em regime ambulatorial. *Rev. Bras. Anestesiol.*, v. 41, p. 91-97, 1991.

49. KATAYAMA, M.; LAURITO, G. M.; VIEIRA, J. L. Anestesia subaracnóidea para artroscopia de joelho em regime ambulatorial. *Rev. Bras. Anestesiol.*, v. 41, p. 173-178, 1991.

50. IMBELLONI, L. E.; SOBRAL, M. G. C.; CARNEIRO, A. N. G. Influência do calibre da agulha, via de inserção da agulha e do número de tentativas de punção na cefaléia pós-raquianestesia. *Rev. Bras. Anestesiol.*, v. 45, p. 377-384, 1995.

51. IMBELLONI, L. E.; CARNEIRO, A. N. G. Cefaléia pós-raquianestesia: causas, prevenção e tratamento. *Rev. Bras. Anestesiol.*, v. 47, p. 453-464, 1997.

52. IMBELLONI, L. E.; CARNEIRO, A. N. G. Comparação entre lidocaína 2% com e sem glicose para raquianestesia. *Rev. Bras. Anestesiol.*, v. 49, p. 98-102, 1999.

53. PEDROSA, G. C.; JARDIM, J. L.; PALMEIRA, M. A. Tampão sangüíneo peridural e alta hospitalar precoce: Análise de 60 portadores de cefaléia em raquianestesia. *Rev. Bras. Anestesiol.*, v. 46, p. 8-12, 1996.

54. OLIVEIRA, L. F. Anestesia peridural. In: MANICA, J. T. et al. *Anestesiologia: princípios e técnicas*. 2. ed. Porto Alegre: Artes Médicas, 1997, cap. 24, p. 356-362.

55. LEÃO, D. G.; BARBOSA, M. A. S.; BARROS, A. A. L. R. Metamerização do bloqueio motor após bloqueio peridural torácico ou lombar. *Rev. Bras. Anestesiol.*, v. 41, p. 13, 1991.

56. VALE, J. D. N. Peridural torácica. In: *Anestesia Peridural – Atualização e Perspectiva*. São Paulo: Ateneu, p. 199-214, 2000.

57. URSOLINO, G. L.; BIAGINI, J. A.; TINCANI, F. F. et al. Bupivacaína 0,25% em anestesia peridural torácica contínua para mamoplastias. *Rev. Bras. Anestesiol.*, v. 37, n. 1, p. 19-23, 1987.

58. LEÃO, D. G.; BARBOSA, R. Z. M.; COSTA FILHO, A. C. Dor referida nos membros superiores durante lipoaspiração sob anestesia peridural. *Rev. Bras. Anestesiol.*, v. 44, p. 18, 1998.

59. HIRABAYAHI, Y.; SHIMIZU, R. Effect of age on extradural dose requirement in thoracic extradural anaesthesia. *BR J. Anaesth.*, v. 71, p. 445-446, 1993.

60. SCHERER, R.; ERHARD, J.; LEUS, A. et al. Zur integration der thorokalen periduralanesthesie in der intraabdominalen eingriffen. *Anaesthesist.*, v. 41, p. 260-265, 1992.

61. LEÃO, D. G. Anestesia peridural torácica: estudo retrospectivo de 1.565 casos. *XXIV CLASA*, 1997.

62. CARVALHO, J. C. A.; MATHIAS, R. S. Farmacologia dos anestésicos locais. In: MANICA, J. T. et al. *Anestesiologia: princípios e técnicas.* 2. ed. Porto Alegre: Artes Médicas, 1997, cap. 22, p. 332-340.

63. ODO, M. E. Y.; CHICHIERCHIO, A. L. Manejo anestésico. In: *Práticas em Cosmiatria e Medicina Estética: evolução dos transplantes e toxina botulínica.* São Paulo: Tecnopress, 2000, cap. 2, p. 35-38.

64. FITZPATRICK, R. E.; GOLDMAN, M. P. et al. Anestesia para a cirurgia cutânea com laser. In: *Cirurgia Cutânea a Laser: a arte e a ciência da fototermólise seletiva.* Rio de Janeiro: Interlivros, 1997, cap. 7, p. 263-278.

65. TROTT, A. S.; BERAN, S. J.; ROHRICH, R. J. et al. Safety considerations and fluid resuscitation in liposuction: an analysis of 53 consecutive patients. *Plast. Reconstr. Surg.*, v. 102, n. 6, p. 2220-2229, 1998.

66. ILLOUZ, Y. G. History and current concepts of lipoplasty. *Clin. Plast. Surg.*, v. 23, n. 4, p. 721-730, 1996.

67. ZOCCHI, M. L. Ultrasound assisted lipoplasty: technical refinements and clinical evaluations. *Clin. Plast. Surg.*, v. 23, n. 4, p. 575-598, 1996.

68. ROHRICH, R. J.; BERAN, S. J.; FODOR, P. B. The role of subcutaneous infiltration is suction assisted lipoplasty: a review. *Plast. Reconstr. Surg.*, v. 99, n. 2, p. 514-526, 1997.

69. PITMAN, G. H. Liposuction and body contouring. In: ASTON, S. L.; BEASLY, R. W.; THOME, C. N. M. (eds.). *Grabb and Smith's Plastic Surgery.* 5. ed. Philadelphia: Lippincott Williams & Wilkins, 1997, p. 669-678.

70. KNIZE, D. M.; FISHELL, R. Use of preoperative subcutaneous "wetting solution" and epidural block anesthesia for liposuction in the office based surgical suite. *Plast. Reconstr. Surg.*, v. 100, n. 7, p. 1867-1874, 1997.

71. ALLEN, J. G.; DENNY, N. M.; OAKMAN, N. Postoperative analgesia following total knee arthrosplasy: a study comparing spinal anesthesia and combined sciatic femoral 3 in-1 block. *Reg. Anesth. Pain Med.*, v. 23, n. 2, p. 142-146, 1998.

72. COLLINS, L.; HALWANI, A.; VAGHADIA, H. Impact of a regional anesthesia analgesia program for outpatient surgery. *Can. J. Anaesth.*, v. 46, n. 9, p. 840-845, 1999.

73. BARTHELET, Y.; CAPDEVILA, X.; BERNARD, N. et al. Continuous analgesia with a femoral catheter: Plexus or femoral block? *Ann. Fr. Anesth. Reanim.*, v. 17, n. 10, p. 1199-1205, 1998.

74. BROWN, D. L. *Atlas of Regional Anesthesia.* 2. ed. Philadelphia: W. B. Saunders, 1999.

75. RUETSCH, Y. A.; FATTINGER, K. E.; BORGEAT, A. Ropivacaine-induced convulsions and severe cardiac dysrhythmia after sciatic block. *Anesthesiology*, v. 90, p. 1784-1786, 1999.

76. TAGARIELLO, V. Sciatic nerve blocks: approaches, techniques, local anaesthetics and manipulations. *Anaesthesia*, v. 53, suppl. 2, p. 15-17, 1998.

77. RABINOWIT, L. G.; ESTERLY, N. B. Anesthesia and/or sedation for pulsed dye laser therapy. *Pediatr. Dermatol.*, v. 9, p. 132-153, 1992.

78. KLEIN, J. A. Tumescent technique for regional anesthesia permits lidocaine doses of 35mg/kg for liposuction. *J. Dermatl. Surg. Oncol.*, v. 16, n. 3, p. 248-263, 1990.

LEITURA COMPLEMENTAR

JOAQUIM, E. H. G. Anestesiologia – dor & terapia intensiva: anestesia para neurocirurgia. *Técnica Anestésica*, v. 2, p. 3-15, 1997.

CAPÍTULO 84

Índice Remissivo

As letras *f*, *t* e *q* que se seguem aos números de páginas significam, respectivamente, *figura*, *tabela* e *quadro*.

978-85-7241-919-2

978-85-7241-919-2

978-85-7241-919-2

978-85-7241-919-2

978-85-7241-919-2

978-85-7241-919-2

Índice Remissivo

As letras *f*, *t* e *q* que se seguem aos números de páginas significam, respectivamente, *figura*, *tabela* e *quadro*.

978-85-7241-919-2

978-85-7241-919-2

978-85-7241-919-2

NOTAS